Lohr/Keppler

Innere Medizin

Lohr/Keppler

Innere Medizin

Kompendium für Studium und Klinik

4. Auflage

ELSEVIER
URBAN & FISCHER

URBAN & FISCHER
München · Jena

Zuschriften und Kritik an:
Elsevier GmbH, Urban & Fischer Verlag, Lektorat Medizinstudium, Karlstraße 45,
80333 München oder e-mail an medizinstudium@elsevier.de

Wichtiger Hinweis für den Benutzer
Die Erkenntnisse in der Medizin unterliegen laufendem Wandel durch Forschung und klinische Erfahrungen. Herausgeber und Autoren dieses Werkes haben große Sorgfalt darauf verwendet, dass die in diesem Werk gemachten therapeutischen Angaben (insbesondere hinsichtlich Indikation, Dosierung und unerwünschten Wirkungen) dem derzeitigen Wissensstand entsprechen. Das entbindet den Nutzer dieses Werkes aber nicht von der Verpflichtung, anhand der Beipackzettel zu verschreibender Präparate zu überprüfen, ob die dort gemachten Angaben von denen in diesem Buch abweichen und seine Verordnung in eigener Verantwortung zu treffen.
Wie allgemein üblich wurden Warenzeichen bzw. Namen (z.B. bei Pharmapräparaten) nicht besonders gekennzeichnet.

Bibliografische Information Der Deutschen Bibliothek
Die Deutsche Bibliothek verzeichnet diese Publikation in der Deutschen Nationalbibliografie; detaillierte bibliografische Daten sind im Internet unter http://dnb.ddb.de abrufbar.

4. Auflage 2005
® Elsevier GmbH, München
Der Urban & Fischer Verlag ist ein Imprint der Elsevier GmbH.

05 06 07 08 09 5 4 3 2 1 0

Planung: Dr. med. Dorothea Hennessen
Leitung Team Klinik: Nathalie Blanck
Lektorat: Kerstin Popp
Herstellung: Cornelia Reiter
Satz: abc.Mediaservice, Buchloe
Druck und Bindung: Printer Trento, Italien
Gedruck auf Bavaria matt 75 g
Umschlaggestaltung: SpieszDesign, Neu-Ulm

Printed in Germany
ISBN 3-437-42451-3

Aktuelle Informationen finden Sie im Internet unter www.elsevier.com und www.elsevier-deutschland.de

Inhaltsverzeichnis

Anhang

Vorwort

Dieser Band ist eine systematische Darstellung der Inneren Medizin nach der Gliederung des aktuellen Gegenstandskatalogs. Auf 790 Seiten wird das geforderte Prüfungswissen unter Berücksichtigung aktueller Frageninhalte in vollständiger und übersichtlicher Form vermittelt.

Bei der Konzeption dieses Bandes wurde Wert auf schnelle und klare Verständlichkeit gelegt. Zahlreiche Abbildungen, schematische Darstellungen und Tabellen ergänzen den Text. Durch die komprimierte Darstellung werden Zusammenhänge in Kürze erfassbar, und dem Lernenden wird die Möglichkeit gegeben, den gesamten Wissensstoff rasch zu wiederholen.

Der klinisch tätige Kollege findet praxisnahe Hinweise für eine rational begründete Behandlungsweise unter Berücksichtigung aktueller Therapiestudien. Die Auswahl der genannten Pharmaka entspricht dem aktuellen Therapiestandard. In jedem Kapitel wird auf die Besonderheiten einer Pharmakotherapie in der Schwangerschaft eingegangen.

Dieser Praxisbezug ist im Hinblick auf den mündlichen Teil des Staatsexamens erforderlich und erfüllt auch den Anspruch, das erworbene Wissen anschließend in eine eigenverantwortliche ärztliche Tätigkeit umsetzen zu können.

Konstanz, Wien im Dezember 2004

Dr. Matthias Lohr
Prof. Dr. Dr. Bernhard Keppler

Danksagung

Herrn Prof. Dr. med. G. Baumann, Frau Prof. Dr. med. R. Baumgarten, Herrn Prof. Dr. med. H. Berndt, Herrn PD Dr. med. F. Hiepe, Herrn Prof. Dr. med. G. Knappe, Herrn Dr. med. Köhler, Herrn Dr. med. H. Riess und Herrn Prof. Dr. med. H. Stobbe von der Fakultät für klinische Medizin der Humboldt-Universität zu Berlin sowie Herrn Prof. Dr. med. J. Dabels, Barth, Herrn Prof. Dr. med. H. Kaffarnik, Marburg, Prof. Dr. med. R. Nilius, Bad Kissingen, PD Dr. med. C. Rink, Aue, PD Dr. med. B. Wiesner, Bad Berka, Prof. Dr. med. F. X. Kleber, Berlin, Prof. Dr. med. M. W. Doerr, Frankfurt, Dr. med. Drexler und Prof. Dr. med. Kasper, Wiesbaden, Prof. Dr. med. H. Löllgen, Remscheid, Dr. med. K.-F. Kreitner, Mainz, Prof. Dr. med. P. Pfannenstiel und Prof. Dr. med. L.-A. Hotze, Wiesbaden, Prof. Dr. Dr. h. c. P. C. Scriba, München, Dr. med. J. A. Bönhof, Wiesbaden und Prof. Dr. R. S. Nanra, Newcastle, sowie Dr. med. B. Wintersperger, München danken wir für die Überlassung von Abbildungen und schematischen Darstellungen.

Der Abt. für Dialysetechnik der Fresenius AG, Bad Homburg v. d. H. sei an dieser Stelle für Abbildungen zum Kapitel „Hämodialyse“ gedankt und der Novartis Pharma GmbH, Nürnberg, für die Abbildung zum Kapitel „Eisenmangelanämie“.

Für die Vorarbeit zur Entstehung der ersten Auflage sei an dieser Stelle Frau Dr. med. A. Trepel, Frau S. Reinecke und Frau S. Nickel als Lektorin gedankt.

Abkürzungsverzeichnis

a	annum (Jahr)
A.	Arterie
ACTH	adrenokortikotropes Hormon
ADH	antidiuretisches Hormon = Vasopressin
Ag	Antigen
AGS	adrenogenitales Syndrom
AIHA	autoimmunhämolytische Anämie
Ak	Antikörper
ALL	akute lymphatische Leukämie
AML	akute myeloblastische Leukämie
Amp.	Ampulle
ANP	atriales natriuretisches Peptid
ANV	akutes Nierenversagen
aPSAK	anisoylierter Plasminogen-Streptokinase-Aktivator-Komplex = Anistreptase
ARDS	Adult respiratory distress syndrome = akute respiratorische Insuffizienz des Erwachsenen
AST	Antistreptolysintiter
AT 10	Dihydrotachysterol
AV	arteriovenös, atrioventrikulär
BB	Blutbild
BE	Broteinheit
BMI	Body mass index
BSG, BKS	Blutkörperchensenkungsgeschwindigkeit, Blutkörperchensenkung
BZ	Blutzucker
chron.	chronisch
CLL	chronisch-lymphatische Leukämie
CMF	Schema zur zytostatischen Therapie mit Cyclophosphamid (C), Methotrexat (M) und Fluorouracil (F)
CML	chronisch-myelomonozytäre Leukämie
CPAP	Continuous positive airway pressure
CRF	Corticotropin-releasing factor
CSF	Colony stimulating factor
CSII	kontinuierliche konventionelle Insulininfusion
CT	Computertomographie
d	die(s) Tag
DD	Differentialdiagnose
DDP/FU	Schema zur zytostatischen Therapie mit Cisplatin und Fluorouracil
d.F.	der Fälle
DHEA	Dehydroepiandrosteronazetat
D.M.	Diabetes mellitus
EAP	Schema zur zytostatischen Therapie mit Etoposid (E), Adriamycin (A) und Cisplatin (P)
EC	Schema zur zytostatischen Therapie mit Epirubicin (E) und Cyclophosphamid (C)
EKG	Elektrokardiogramm
ELF	Schema zur zytostatischen Therapie mit Etoposid, Folinsäure und Fluorouracil
ERCP	endoskopische retrograde Cholangio-Pankreatikographie
Erw.	Erwachsene
evtl.	eventuell
EZF	Extrazellulärflüssigkeit

FAMtx	Schema zur zytostatischen Therapie mit Methotrexat, 5-Fluorouracil, Folinsäure und Adriamycin
FEC	Schema zur zytostatischen Therapie mit 5-Fluorouracil, Epirubicin und Cyclophosphamid
FEV	forciertes exspiratorisches Volumen
ff.	folgende
FFP	Fresh frozen plasma
FIGO	International Federation of Gynecology and Obstetrics
g	Gramm
G-CSF	Granulocyte colony stimulating factor
gel.	gelegentlich
GFR	glomeruläre Filtrationsrate
ggf.	gegebenenfalls
GI	Gastrointestinaltrakt
GM-CSF	Granulocyte/monocyte colony stimulating factor
GN	Glomerulonephritis
G-6-PDH	Glukose-6-Phosphatdehydrogenase
GvHR	Graft-versus-host-reaction
GY	Gray
h	hora (Stunde)
HAES	Hydroxyläthylstärke
Hb	Hämoglobin
HD	Hämodialyse
HD-EC	Schema zur zytostatischen Therapie mit Epirubicin und Cyclophosphamid
HDL	Lipoproteine hoher Dichte
HI	Herzinfarkt, Herzinsuffizienz, Harnwegsinfekt
histol.	histologisch
Hkt	Hämatokrit
HLP	Hyperlipoproteinämie
HMV	Herzminutenvolumen
HPT,	Hyperparathyreoidismus
HVL	Hypophysenvorderlappen
HWZ	Halbwertszeit
HZV	Herzzeitvolumen
i.a.	intraarteriell
ICR	Interkostalraum
ICT	intensivierte konventionelle Insulintherapie
IDL	Intermediär-Lipoprotein
IE	Internationale Einheit
IF	Intrinsic factor
IL-3	Interleukin 3
i.m.	intramuskulär
IMV	intermittierende maschinelle Ventilation
insbes.	insbesondere
IPPB	Intermittent positive pressure breathing (assistierte intermittierende Überdruckbeatmung)
IPPV	Intermittent positive pressure ventilation
ITP	idiopathische thrombozytopenische Purpura
i.v.	intravenös
^{123}J, ^{131}J	radioaktive Jodisotope
KBR	Komplementbindungsreaktion

kg KG	Kilogramm Körpergewicht
KH	Kohlenhydrate
KHK	Koronare Herzkrankheit
Komb.	Kombination
Kps.	Kapsel
l	Liter
LDL	Lipoproteine geringer Dichte
LED	Lupus erythematodes disseminatus
LH-Rh	Gonadotropin-releasing-Hormon
LK	Lymphknoten
LP(a)	Lipoprotein a
LPL	Lipoprotein-Lipase
M.	Morbus oder Musculus
max.	maximal
MCH	mean cell hemoglobin (mittlerer Hämoglobingehalt/Erythrozyt)
MCT	mittelkettige Triglyzeride
MCV	mean cell volume (mittleres Zellvolumen)
MDS	Magen-Darm-Passage
mg	Milligramm
min	Minute
ml	Milliliter
MM	multiples Myelom
mmol	Millimol
mosm	Milliosmol
MOT	Mitralöffnungston
MRT	Magnetresonanztomographie
M-VEC	Schema zur zytostatischen Therapie mit Methotrexat, Vinblastin, Epirubicin und Cisplatin
N.	Nervus
NBZ	Nüchternblutzucker
NHL	Non-Hodgkin-Lymphome
NI	Niereninsuffizienz
NNR	Nebennierenrinde
NoSte	Schema zur zytostatischen Therapie mit Mitoxantron und Prednimustin
o.B.	ohne Befund
od.	oder
o.g.	oben genannt
OGT	oraler Glukosetoleranztest
OMF	Osteomyelofibrose
PCR	Polymerase-Chain-Reaktion
PD	Peritonealdialyse
PEB	Schema zur zytostatischen Therapie mit Cisplatin (P), Etoposid (E) und Bleomycin (B)
PEEP	positive endexpiratory pressure
PEI	Schema zur zytostatischen Therapie mit Cisplatin (P), Etoposid (E) und Ifosfamid (I)
PNH	paroxysmale nächtliche Hämoglobinurie
p.o.	peroral
PPSB	Komplex aus Faktor II, VII, IX und X
PTC	perkutane transhepatische Cholangiographie
PTH	Parathormon
PTT	partielle Thromboplastinzeit

rad	radiation absorbed dose
rel.	relativ
RES	retikuloendotheliales System
rez.	rezidivierend
RF	Rheumafaktor
RHS	retikulozytäres System
RI	respiratorische Insuffizienz
rt-PA	recombinant tissue type plasminogen activator
s	Sekunde
SAS	Schlafapnoesyndrom
s.c.	subkutan
SK	Streptokinase
sog.	so genannt
spez.	spezifisch
Std.	Stunden
STH	Wachstumshormone
T3	Trijodthyronin
T4	Thyroxin
Tbl.	Tablette
$^{99}mTcO_4$	^{99}mTc-Pertechnetat
TG	Trigyzeride
TMD	Tagesmaximaldosis
TNM	Tumorklassifikationssystem, das auf der Tumorgröße (T1–4), dem Befall von Lymphknoten (N0–3) und dem Nachweis von Metastasen (M0/1) beruht
tPA	Gewebsplasminogenaktivator
TPZ	Thromboplastinzeit
TRH	Thyreotropin-releasing-factor
TSH	Thyreoidea-stimulierendes Hormon
TSI	Thyreoidea-stimulierende Immunglobuline
TTP	thrombotisch-thrombozytopenische Purpura
typ.	typisch
u.a.	und andere
UK	Urokinase
unspez.	unspezifisch
UÖS	unterer Ösophagussphinkter
V.	Vena
v.a.	vor allem
V.a.	Verdacht auf
versch.	verschieden
VES	ventrikuläre Extrasystole
VLDL	Lipoproteine mit sehr geringer Dichte
VMP	Schema zur zytostatischen Therapie mit Vindesin, Mitomycin C und Prednison
vs.	versus
WHO	Weltgesundheitsorganisation
Wo.	Woche
z.B.	zum Beispiel
ZNS	Zentralnervensystem
Zst.	Zustand
ZVD	zentraler Venendruck

1 Herz und Gefäße

1.1 Herzinsuffizienz

Herzinsuffizienz bezeichnet die Unfähigkeit des Herzens, das vom Organismus benötigte Herzzeitvolumen trotz ausreichenden venösen Blutangebots bei normalem enddiastolischen Ventrikeldruck zu fördern.

Nach dem **bevorzugt betroffenen Ventrikel** werden die **Links-, Rechts- und die Globalherzinsuffizienz** unterschieden.
Die **Minderung des Herzzeitvolumens** kennzeichnet Vorwärtsversagen, die **venöse Stauung** vor dem Herzen das Rückwärtsversagen.

Abb. 1.1

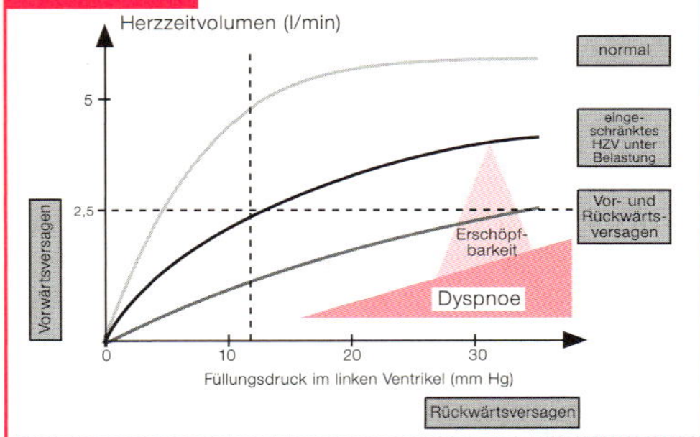

Ventrikelfunktionskurven bei Herzinsuffizienz

Vorkommen und Prognose

Herzinsuffizienz ist die häufigste Diagnose, die bei Patienten über dem 65. Lebensjahr gestellt wird.

1-Jahres-Sterblichkeit

- weitgehend **symptomlose** Patienten: **etwa 10 Prozent**
- Patienten mit **geringen Symptomen** unter Therapie: **etwa 20 Prozent**
- Patienten mit **schweren Symptomen** trotz Therapie: **>50 Prozent**

Klinische Einteilung

- ♦ **nach dem Schweregrad**
- **Ruheinsuffizienz** mit stark erniedrigtem Herzzeitvolumen (HMV) und erhöhter arteriovenöser Sauerstoffdifferenz
- **Belastungsinsuffizienz,** bei der das Ruheherzzeitvolumen erhöht und das maximale Herzminutenvolumen vermindert ist
- ♦ **nach dem zeitlichen Verlauf**
- **akute Linksherzinsuffizienz, akute Rechtsherzinsuffizienz**
- **chronische Herzinsuffizienz**, die kompensiert oder dekompensiert verlaufen kann
- ♦ **nach der Auswurfleistung**
- **low-output-failure** = Vorwärtsversagen des Herzens mit **Verminderung des Herzzeitvolumens**
- **high-output-failure** = Herzinsuffizienz mit **hohem Herzzeitvolumen** bei gleichzeitig bestehender Unfähigkeit des Herzens, sich der erhöhten Anforderung anzupassen; **bei Anämie, Beriberi, Morbus Paget, Hyperthyreose, AV-Fistel**
- ♦ **nach dem Kontraktions- und Relaxationsverhalten**
- **Kontraktionsinsuffizienz (systolisches Herzversagen)** durch mangelnde myokardiale Kontraktionsleistung
- **Relaxationsinsuffizienz (diastolisches Herzversagen)** durch unzureichende diastolische Erschlaffung und damit ungenügende Füllung der Ventrikel

Pathogenese

I. Mechanisch-hämodynamische Störungen

- Herzklappenfehler ⇒ Druckbelastung, Volumenbelastung
- narbige Herzbeutelentzündung, Herzbeuteltamponade ⇒ Füllungs- und Kontraktionsbehinderung

II. Herzmuskelerkrankungen (⇒ Ventrikelfunktionsstörung)

- Kardiomyopathien (z.B. nach Myokarditis)
- Myokarddegeneration bei Minderdurchblutung des Herzmuskels (KHK, Herzinfarkt)
- Speicherkrankheiten (Hämochromatose etc.)

III. Rhythmusstörungen

Ätiologie

- **Linksherzinsuffizienz bei** Hypertonie (Druckbelastung), Aortenstenose u. -insuffizienz, Mitralinsuffizienz, KHK (häufigste Ursache), Herzinfarkt, Speicherkrankheiten, Myokarditis, Rhythmusstörungen, erhöhter Sauerstoffbedarf (Infektionen, Schwangerschaft, Hyperthyreose (HZV↑)) bzw. Sauerstoffmangel (Schock).
- **Rechtsherzinsuffizienz bei** Pulmonalklappenstenose, Pulmonalarterienstenose, Trikuspidalklappenstenose bzw. – insuffizienz, Pulmonalerkrankungen mit pulmonaler Hypertonie (Cor pulmonale), Speicherkrankheiten, Pericarditis constrictiva, Hämatoperikard, Endomyokardfibrose, Lungenembolie, Myokarderkrankungen, erhöhter Sauerstoffbedarf bzw. -mangel (Schock).

Pathophysiologie

Definition von Vor- und Nachlast

- **Vorlast (Füllungsdruck)** bezeichnet die Kraft, die die entspannte Ventrikelwand in der enddiastolischen Herzzyklusphase dehnt und damit die Sarkomerlänge der Herzmuskelfasern vor der Kontraktion bestimmt. Sie umfasst **das in der Diastole einströmende Blut** aus dem **Niederdrucksystem.**
- **Nachlast** bezeichnet die von der Ventrikelwand **in der Systole** zu erbringende Kraft, deren Ausmaß vom diastolischen Druck in der Aorta bzw. im Truncus pulmonalis abhängt und **dem peripheren Widerstand des großen bzw. kleinen Kreislaufs** entspricht.

Volumenbelastung (Vorlast) ⇒ **Herz** ⇒ **Druckbelastung** (Nachlast)

Erstes Zeichen einer ventrikulären Dysfunktion ist der **Anstieg des pulmonalkapillären Verschlussdrucks** (PCWP). Die fortschreitende **Abnahme des Schlagvolumens** wird u. a. durch eine Frequenzzunahme kompensiert, um das HZV zu stabilisieren. Kann die weitere **Abnahme des Schlagvolumens** nicht mehr ausgeglichen werden, nimmt das **HZV** ebenfalls ab (kardiale Dekompensation).

Kompensationsmechanismen bei Herzinsuffizienz

- **vermehrte Sympathikusaktivität** (sympathoadrenerge Stimulation ⇒ Tachykardie)
- **Frank-Starling-Mechanismus** (Kontraktionskraft nimmt bis zu einem gewissen Grad proportional zur Dehnung der Herzmuskelfasern zu)
- **ventrikuläres Remodeling mit Myozytenhypertrophie**
- **Aktivierung des Renin-Angiotensin-Aldosteron-Systems**:
  - **Angiotensin II** ⇒ Vasokonstriktion (**Nachlast**↑; Tonuszunahme der Venen ⇒ Blutangebot↑ ⇒ **Vorlast**↑) und direkt positiv inotroper Effekt
  - **Aldosteron** ⇒ verminderte Na- und H_2O-Ausscheidung ⇒ **Volumenretention** ⇒ **Vorlastzunahme** (auch durch vermehrte Synthese von ADH)
- **erhöhter Endothelin-1-Spiegel** (Vasokonstriktor)
- **Volumeneliminierend und gefäßerweiternd wirksame Gegenregulation**:
  Hierzu gehören atriales natriuretisches Peptid (**ANP**), BNP (↑), gefäßerweiternde Prostaglandine (**Prostaglandin E_2 + Prostazyklin**) sowie **Bradykinin**. Bei der Herzinsuffizienz führt der **erhöhte Sympathikotonus** zu einem Überwiegen vasokonstriktorischer Hormone (**Angiotensin II und Noradrenalin**).

Auswirkungen

- **Sympathikusstimulation** ⇒ erhöht nicht nur die Anspannungs- und Auswurfleistung des Herzens und seine Frequenz, sondern steigert auch den peripheren Gefäßwiderstand und damit die Nachlast
- **überhöhter Kammerdruck** in der Füllungsphase ⇒ Rückstau (Lungen- und Leberstauung, periphere Ödeme)
- **überschießende Natrium- und Wassereinlagerung** ⇒ bei der gleichzeitig bestehenden Erhöhung des hydrostatischen Drucks ⇒ Pleuraergussbildung, Aszites und Perikarderguss

Abb. 1.2

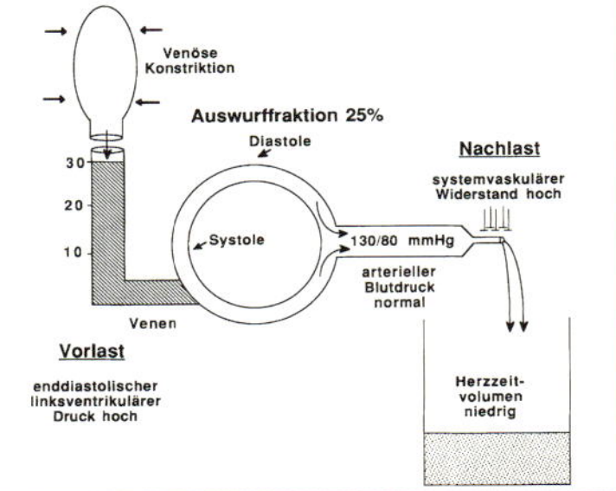

Hämodynamik bei Herzinsuffizienz (aus Stobbe/Baumann, 1996)

- **Umverteilung der Organdurchblutung** ⇒ Hautdurchblutung↓ (⇒ Hitze wird schlechter vertragen); **splanchnische Vasokonstriktion** ⇒ Nierendurchblutung↓ ⇒ GFR↓ ⇒ Volumenretention ⇒ Vorlastzunahme
- Die **chronisch erhöhten Katecholaminkonzentrationen** (Adrenalin, Noradrenalin) führen zu einer verminderten Dichte an myokardialen β_1-Rezeptoren im Sinne einer „**Down-Regulation**". Bei den β_2-Rezeptoren kommt es zur Rezeptorentkoppelung, die eine, bezogen auf die Zahl besetzter β-Rezeptoren, verminderte Stimulation der Adenylatzyklase beschreibt. Die Katecholamine wirken dadurch am Herzen immer weniger positiv inotrop, erhöhen jedoch über die Stimulation ventrikulärer α_1-Adrenorezeptoren, die keiner Down-Regulation oder Entkopplung unterliegen, den peripheren Widerstand und führen somit zu einer Nachlasterhöhung des Herzens.

Linksherzinsuffizienz führt zu

- **unzureichender** arterieller **Blutversorgung** in der Peripherie
- **Rückstau** des arteriellen **Blutes über den Vorhof** in die Lunge
- Belastung des rechten Herzens bei erheblichem Rückstau

Rechtsherzinsuffizienz führt zu

- **Blutstauung im venösen Kreislaufbereich** durch das vor dem insuffizienten rechten Ventrikel gestaute Blut
- **Venendruck**↑, da Venolentonus und Blutvolumen zunehmen
- in die Lunge ausgeworfenes **Schlagvolumen**↓ ⇒ vermindertes Angebot von sauerstoffangereichertem Blut an die linke Herzkammer

Zusammenfassung pathophysiologischer Befunde der manifesten Myokardinsuffizienz

- **Erhöht** sind
  endsystolisches Restvolumen und **enddiastolisches Volumen** sowie der **enddiastolische Füllungsdruck** des insuffizienten Ventrikels, weil das insuffiziente Herz weniger Blut auswirft. Häufig besteht ein **erhöhtes venöses Blutangebot** am Herzen bei gleichzeitig erhöhtem Gesamtblutvolumen. Die **Kreislaufzeit** ist **verlängert**.
- **Vermindert** sind
  die **Kontraktilität des Myokards** und das kardiale **Auswurfvolumen** bei gleichzeitig erhöhtem totalen peripheren Widerstand. Die **Auswurfgeschwindigkeit** ist **vermindert,** da eine reduzierte maximale Druckanstiegsgeschwindigkeit eine verlängerte Anspannungszeit zur Folge hat.
- Die **arteriovenöse Sauerstoffdifferenz** ist beim low-output-failure vergrößert, während sie beim high-output-failure normal oder vermindert ist.

Symptome und Befunde

♦ **Linksherzinsuffizienz**

- Schwäche, Ermüdbarkeit
- **Stauungslunge** ⇒ **Dyspnoe mit den Steigerungsgraden:** Belastungsdyspnoe ⇒ Ruhedyspnoe ⇒ Orthopnoe, pulmonale Rasselgeräusche
- **Orthopnoe** (= Dyspnoe im Liegen, die durch Aufsitzen gebessert wird), **Lungenödem**
- **Asthma cardiale** bei schwerer Linksherzinsuffizienz (Orthopnoe + Husten mit dem Auftreten von Herzfehlerzellen) (= hämosiderinhaltige Alveolarmakrophagen)

♦ **Rechtsherzinsuffizienz**

Stauung im Körperkreislauf führt zu

- **Venenstauung** im großen Kreislauf (⇒ hepatojugulärer Reflux)
- **Stauungsleber** (bei akuter kardialer Dekompensation: Bilirubin- und Transaminasenerhöhung), Entwicklung einer sog. kardialen „Zirrhose" (= indurierte, atrophische Stauungsleber)
- **Stauungsgastritis** (Appetitlosigkeit, Meteorismus)
- **Stauungsnieren** (⇒ Proteinurie)
- **Aszites**, **Ödeme** im Bereich der Fußgelenke und Füße, Gewichtszunahme, gestaute, erweiterte Halsvenen

- ♦ **Gemeinsame Symptome**
- **eingeschränkte Leistungsfähigkeit, Schwäche** (low-output-bedingt)
- **Nykturie** (nächtliche Rückresorption von Ödemen), Oligurie
- **Tachykardie** und Rhythmusstörungen durch sympathikotone Überaktivität
- **Herzvergrößerung** (⇒ relative AV-Klappeninsuffizienz)
- **Pleura- und Perikarderguss** (Pleuraerguss häufiger rechtsseitig)
- **Zyanose, Verminderung der zentralvenösen Sauerstoffsättigung**

Komplikationen resultieren durch Rhythmusstörungen, Lungenödem (Rückwärtsversagen), kardiogenen Schock (Vorwärtsversagen), Thrombosen (Strömungsverlangsamung, Immobilisation) mit der Gefahr von Lungenembolien sowie kardialer Kachexie (TNF-Wirkung wird diskutiert) im Spätstadium der chronischen Herzinsuffizienz.

Die akute Herzinsuffizienz resultiert zu mehr als einem Drittel der Fälle nicht aus einem myokardialen Pumpversagen **(systolisches Herzversagen)**, sondern aus einer verminderten Dehnbarkeit und Füllung der Ventrikel in der Diastole **(diastolisches Herzversagen)**.

Stadien der Herzinsuffizienz nach der New York Heart Association (NYHA)

I) Völlige **Beschwerdefreiheit bei normaler körperlicher Belastung**

II) Beschwerdefreiheit nur in Ruhe und bei leichter körperlicher Tätigkeit, **eingeschränkte körperliche Belastbarkeit**

III) Beschwerden schon **bei leichter körperlicher Tätigkeit**, nicht aber in Ruhe; stärker eingeschränkte Belastbarkeit

IV) Beschwerden schon **in Ruhe**; jede Tätigkeit verstärkt die Symptome

Abb. 1.3

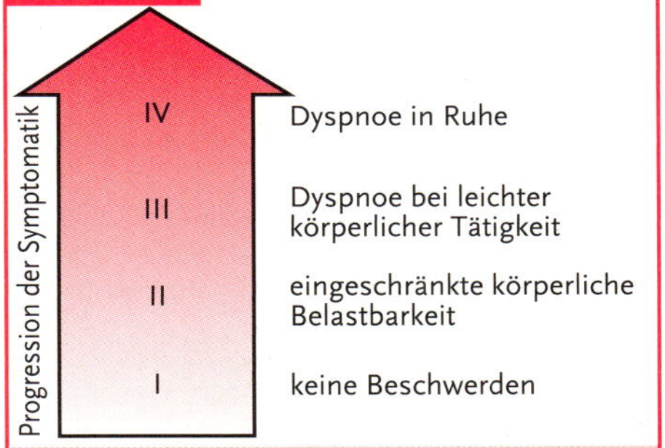

Progression der Symptome bei Herzinsuffizienz

Diagnostik

- **Laborwert-Verlaufskontrolle**
  BNP (Brain Natriuretic Peptide)-Spiegel nimmt mit dem Schweregrad der Herzinsuffizienz zu (bedside-Test) und hat signifikante prognostische Bedeutung.
- **EKG**
  Sinustachykardie, Belastung des linken Vorhofs (ggf. Vorhofflimmern), ggf. ventrikuläre Rhythmusstörungen, Erregungsrückbildungsstörungen, oft Linksschenkelblock, ggf. Zeichen einer Ventrikelhypertrophie

Abb. 1.4

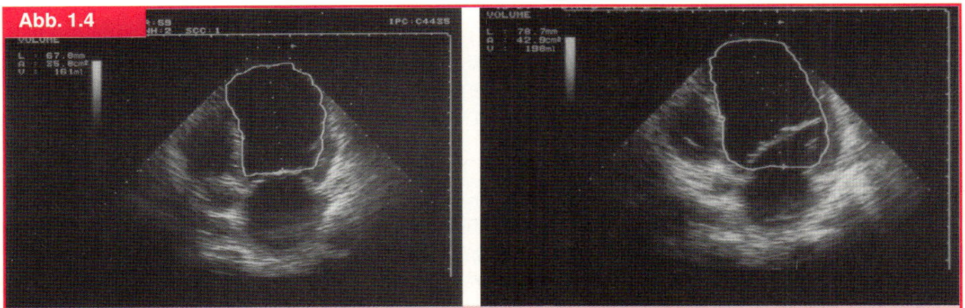

dilatierter linker Ventrikel in Systole und Diastole; EF 22% (mit freundl. Genehmigung H. Löllgen, Remscheid)

- **Echokardiographie** (transthorakal, transoesophagal (TEE), Stress-E., Kontrast-E.) Myokarddilatation, systolische **Verkürzungsfraktion** (normal > 25 %) vermindert, Darstellung von Perikardergussbildung, Vitien, Störungen der Ventrikelwandbewegung nach Myokardinfarkt, Bestimmung der Ventrikelwanddicken (bei Hypertrophie), Beurteilung der ventrikulären Funktion sowie der Blutströmung (Farb-Doppler)
- **Spiroergometrie**: Bestimmung der maximalen Sauerstoffaufnahme unter Belastung zur Festlegung des Schweregrads der Herzinsuffizienz (schwere bis sehr schwere Herzinsuffizienz, wenn VO_2 max < 10 bzw. < 6 ml/kg/min)
- **Phonokardiographie** zur Ermittlung von pathologischen Geräuschbefunden (z. B. 3. Herzton)
- **Radionuklidventrikulographie** (Bestimmung des enddiastolischen Ventrikelvolumens und der Ejektionsfraktion), **EBT** (Elektronenstrahltomographie) **und MRT** ermöglichen eine Größenbestimmung der Herzhöhlen.
- **Röntgen-Thorax** in 2 Ebenen
  - **Verbreiterung des Herzschattens** bei ventrikulärer Dilatation und exzentrischer Hypertrophie (Volumenbelastung)
  - **Herz-Lungen-Quotient HLQ > 0,5** (Quotient aus maximalem Herzdurchmesser (im p.a.-Bild) und Thoraxweite in gleicher Höhe)
  - **Rechtsherzinsuffizienz** ⇒ Verbreiterung der V. azygos (früh auftretend), der V. cava superior und des rechten Vorhofs
  - **Kerley-B-Linien:** horizontale Streifen laterobasal (gestaute Lymphspalten bei interstitiellem Ödem) unscharfe **Hilusvergrößerung**, verbreiterte, gestaute Lungenvenen
  - **Milchglaszeichnung** bei Lungenödem, ggf. Pleuraergussbildung

Abb. 1.5

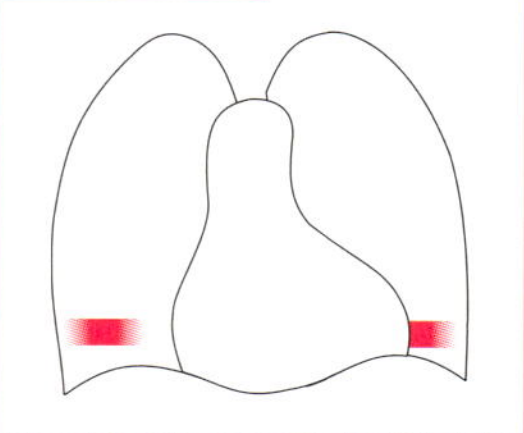

Kerley-B-Linien

Abb. 1.6

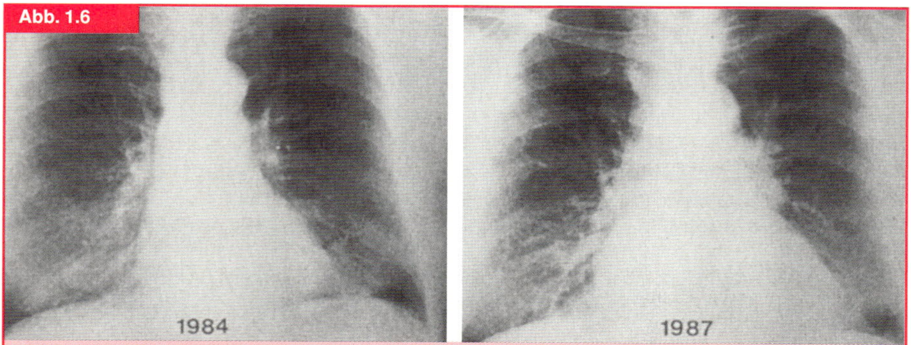

Zunehmende Myokarddilatation und Lungenstauung bei Linksherzinsuffizienz (IMPP-Abbildung)

- **Rechtsherz- und Linksherzkatheterdiagnostik / Normalwerte** in Ruhe:
  - **pulmonaler Kapillarverschlussdruck** (PCWP) **4–12 mm Hg**
  - **linksventrikulärer enddiastolischer Druck** (LVEDP) **6–12 mm Hg**
  - **zentralvenöser Druck** (ZVD) **2–12 cm H_2O**
  - **rechtsventrikulärer enddiastolischer Druck** (RVEDP) **2–7 mm Hg**
  - **Schlagvolumen** = Quotient aus Herzzeitvolumen (bzw. Herzminutenvolumen) und Herzfrequenz
  - **Ejektionsfraktion** bestimmt messbar die **Herzauswurfleistung** ⇒ Verhältnis zwischen Schlagvolumen **(SV)** und enddiastolischem Volumen **(EDV)**; **Normalwert: 65 %**
  - Das endddiastolische Volumen **(EDV)** kann aus der **Ejektionsfraktion** (EF) und dem Schlagvolumen (SV) berechnet werden: **EDV = SV/EF × 100**

Therapie (GK 1.1.6)

Akute Herzinsuffizienz mit Lungenstauung

- Beseitigung der auslösenden Ursache (z. B. Rhythmusstörung, Hypertonus)
- **sitzende Lagerung**, Sedierung: Morphin (4–8 mg langsam i. v.), O_2-Gabe, Überdruckbeatmung bei therapierefraktärem Lungenödem
- **Vorlastsenkung**: Nitroglyzerin (2–4 Hübe ⇒ 0,8–1,6 mg, anschließend über Perfusor max. 6 mg/h) + rasch wirksames Diuretikum wie Furosemid (z. B. Lasix®)
- **positiv inotrope Substanzen**: **Dopamin** (z. B. Dopamin Giulini® 3–10 µg/kg/min) u. **Dobutamin** (z. B. Dobutrex® 2–10 µg/kg/min), wenn RR <95 mmHg ⇒ 2/3 Dopamin + 1/3 Dobutamin
- **Phosphodiesterasehemmer** (z. B. Wincoram®) bei akuter passagerer schwerer Herzinsuffizienz

Chronische Linksherzinsuffizienz

Allgemeinmaßnahmen: körperliche und psychische Entlastung (wenn möglich kontrolliertes Training), Alkoholkarenz, Gewichtsnormalisierung, kaliumreiche, kochsalzarme Diät, Kontrolle des Elektrolythaushaltes und Stuhlregulierung, Bilanzierung der Flüssigkeitszufuhr bei schwerer Herzinsuffizienz

Die **medikamentöse Behandlung erfolgt ab NYHA-Stadium I** wobei ACE-Hemmer derzeit als Basistherapie gelten.

Leitlinien zur Therapie der chronischen Herzinsuffizienz

NYHA-Stadium I:	ACE-Hemmer bremst weitere Entwicklung der Herzinsuffizienz (Hospitalisierungsrate ↓).
NYHA-Stadium II:	ACE-Hemmer in Kombination mit Thiazid und/oder einem Betablocker (bei stabilen Patienten unter ärztlicher Kontrolle langsam einschleichend dosieren)
NYHA-Stadium III:	ACE-Hemmer oder AT_1-Blocker + Thiazid oder niedrigdosierter Aldosteronantagonist + Schleifendiuretikum + Digitalisglykosid und ggf. Betablocker (s.o.)
NYHA-Stadium IV:	ACE-Hemmer oder AT_1-Blocker + niedrigdosierter Aldosteronantagonist + Schleifendiuretikum + Digitalisglykosid und ggf. Betablocker (s.o.)

I. Entlastung des Herzens vorrangig durch

- **Diuretika** (vorzugsweise Vorlastsenkung)
- **ACE-Hemmer** (Vor- und Nachlastsenkung)
- **Nitrate** (vorzugsweise Vorlastsenkung)

II. Steigerung der Kontraktionskraft durch **positiv inotrope Substanzen** (z. B. Digitalis)

III. Verlängerung der diastolischen Füllungszeit (Betablocker, Digitalis)

IV. Frequenznormalisierung (Rhythmisierung) durch Antiarrhythmika, Schrittmachertherapie

Herzglykoside

RADIANCE-Studie (1993) ⇒ nach dem Absetzen von Digoxin nimmt die Hospitalisierungsrate durch Symptomverschlechterung von Patienten mit einer Herzinsuffizienz zu, auch wenn sie weiterhin mit ACE-Hemmern und Diuretika behandelt werden.

DIG-Studie (1997) ⇒ die Anwendung von Digitalisglykosiden bei Patienten mit chronischer Herzinsuffizienz über einen Zeitraum von 37 Monaten führt zu einer deutlichen Symptomverbesserung und Abnahme der Hospitalisierungsrate, ohne dass eine Beeinflussung der Mortalität nachweisbar war.

Herzwirksame Gykoside bestehen aus einem Steroidgerüst, das die eigentliche Herzwirkung vermittelt, und Zuckermolekülen, die für die Resorption, Verteilung und auch für die Ausscheidungszeit und die Inaktivierung (**Abklingquote = täglicher Wirkungsverlust in %**) dieser Stoffe von Bedeutung sind.

Wirkungen der Herzglykoside:
- positiv **inotrop** ⇒ Zunahme der Kontraktionskraft bzw. Pumpfunktion des Herzens
- positiv **bathmotrop** ⇒ Zunahme der Erregbarkeit des Herzens
- negativ **chronotrop** ⇒ Verlangsamung der Herzfrequenz (Vaguswirkung)
- negativ **dromotrop** ⇒ Abnahme der Leitungsgeschwindigkeit

Der herzkraftsteigernden Wirkung von Digitalisglykosiden liegt folgender Mechanismus zugrunde:
- Das **Glykosidmolekül** wird von einem spezifischen **Rezeptor der Transport-ATPase in der Zellmembran** mit hoher Affinität gebunden und die Aktivität des Enzyms damit gehemmt.
- **Hemmung der Natrium-/Kalium-Transport-Adenosintriphosphatase (Transport-ATPase)** ⇒ intrazellulärer Natriumgehalt ↑ ⇒ **Aktivierung des Natrium-/Kalziumaustauschers** ⇒ Menge des freien Kalziums innerhalb des Herzmuskels nimmt temporär zu. Da Kalzium wesentlich an der Vermittlung der Membranerregung in die Verkürzung der kontraktilen Muskelproteine (**elektromechanische Kopplung**) beteiligt ist, wird über das Koppelungs-Ca^{2+} die Kontraktionskraft gesteigert.

Tab. 1.1 Digitalisglykoside

Wirkstoff	Handelsname®	Abklingquote	Erhaltungsdosis (oral)	Serumspiegel
Digoxin	z. B. Lanicor	20 %	0,25–0,375 mg/d	0,7–2,0 ng/ml
β-Methyldigoxin	z. B. Lanitop	15–20 %	0,15–0,20 mg/d	0,7–2,0 ng/ml
β-Acetyldigoxin	z. B. Novodigal	20 %	0,20–0,30 mg/d	0,7–2,0 ng/ml
Digitoxin	z. B. Digimerck	7 %	0,07–0,1 mg/d	9–25 ng/ml

Digitalisglykoside führen auch zu einer
- **Abnahme der Impulsrate im Sinusknoten**
- **Verlangsamung der Erregungsleitung im Atrioventrikulärknoten (AV-Knoten)**

Kardiale Nebenwirkungen
- Es resultiert eine Abnahme der Herzfrequenz bis zum **AV-Block** unterschiedlichen Grades.
- Die direkte Wirkung der Herzglykoside auf die Reizbildung und Erregungsleitung, sowohl von Kammer als auch von Vorhof, bedingt eine **verstärkte Neigung zur heterotopen Reizbildung** ⇒ Tachykardien/Kammerflimmern.

Die **therapeutische Breite** der Herzglykoside ist **gering.** Die **toxische Grenze** liegt **bei 150 bis 200 %** der **Vollwirkdosis**, wobei die Glykosidtoleranz mit zunehmender Schwere der Herzinsuffizienz (Abnahme der ATPase-Moleküle) abnimmt.

Eine **schnelle Aufsättigung** ist nur bei Dekompensation einer **Herzinsuffizienz mit tachykardem Vorhofflimmern** oder vor einer **Kardioversion** anzustreben (**1.Tag** ⇒ **0,4 mg Digoxin i.v.** nach **4** und **12 h** wiederholen, am **2.Tag** entsprechend geringere Dosis).

Die **Therapiesicherheit** wird durch **Blutspiegelbestimmungen** von Herzglykosiden erhöht. Patienten mit verminderter Glykosidtoleranz können bereits vor dem Erreichen der Vollwirkdosis **Zeichen einer Glykosidintoxikation** entwickeln.

Zeichen der Glykosidintoxikation
- **gastrointestinale Störungen** (z. B. Übelkeit und Brechreiz, Oberbauchschmerzen, Gewichtsabnahme)
- **Zentralnervöse Störungen** (z. B. Verwirrtheit, Gelb-Sehen)
- **Herzrhythmusstörungen** (Extrasystolen, ventrikuläre Tachykardien, meist in Kombination mit AV-Blockierung I. bis III. Grades (80 % der Fälle), muldenförmige ST-Senkung)

Therapie der Digitalisvergiftung ⇒ **Digitalis-Antidot BM**

Zunahme der Glykosidempfindlichkeit bei
- **Kalium-** oder **Magnesiummangel** (Diuretika, Abführmittel, Durchfälle, Erbrechen)
- **Hyperkalzämie** (digitalisierten Patienten nie Kalzium i. v. geben!)
- arteriellem Sauerstoffmangel bei Drucksteigerung im Lungenkreislauf
- Nierenfunktionsstörungen (Kumulation von Digoxin)
- Lebererkrankungen (Kumulation von Digitoxin, Methyldigoxin)
- **Hypothyreose** (verlangsamter Metabolismus)
- frischem Myokardinfarkt, Myokarditis (ektope Reizbildung!)
- Mitralklappenverengung (Gefahr des Lungenödems)

Beachte
- Bei der Therapie einer Herzinsuffizienz im Rahmen einer **Schilddrüsenüberfunktion (Hyperthyreose)** besteht ein gesteigerter Glykosidbedarf !
- Bei **Niereninsuffizienz** muss entweder **Digitoxin** gegeben oder die **Digoxindosis** an das Serum-Kreatinin (Serum-Kreatinin korreliert direkt mit der Abklingquote von Digoxin) angepasst werden.
- Die Glykosidtoleranz nimmt mit zunehmender Schwere der Herzinsuffizienz ab.

ACE-Hemmer

Für **ACE-Hemmer** wurde in verschiedenen Studien (CONSENSUS I-, VA-HEFT II-, SOLVD-, AIRE-STUDIE) nachgewiesen, dass sie eine **Reduktion der Sterblichkeit** bei **schwerer Herzinsuffizienz** erzielen. Bei asymptomatischen Patienten (NYHA Stadium I) kann durch Gabe von ACE-Hemmern die Progredienz zur symptomatischen Herzinsuffizienz signifikant verzögert werden (SOLDP-Studie).
Bei der **Therapie der manifesten Herzinsuffizienz** führt sowohl die **Herabsetzung des peripheren Gefäßwiderstands** (Nachlast) als auch die **Erweiterung der Kapazitätsgefäße** (Vorlast des Herzens) zu einem **Anstieg des Herzminutenvolumens** bei gleichzeitiger **Abnahme der Herzfrequenz**. Diese Wirkung ist schon bei niedriger Dosierung festzustellen. Bei der Herzinsuffizienz werden u. a. die unerwünschten Wirkungen von Angiotensin II (arterielle Vasokonstriktion) durch **Absenken des Angiotensin-II-Spiegels** aufgehoben.

Wirkungen der ACE-Hemmer
- Hemmung der Bildung von Angiotensin II aus Angiotensin I
- Abnahme der erleichterten präsynaptischen Noradrenalinfreisetzung
- Abnahme der Myokardhypertrophie und Zunahme der **Koronarreserve (Fähigkeit der Durchblutungssteigerung der Koronararterien)**
- Abnahme der myokardialen Dilatation und Wandspannung
- **Hemmung des Abbaus von Bradykinin und dadurch**
  - verstärkte vasodilatierende Wirkung von PGI_2
  - Zunahme der Durchblutung der Skelettmuskulatur

Langfristige Wirkungen der **ACE-Inhibition** sind
- **Gefäß-** (Endothelzelldysfunktion wird behoben) **und Nephroprotektion** (Abnahme des intraglomerulären Drucks, glomerulosklerotische Prozesse werden verlangsamt)
- **Kardioprotektion** ⇒ **Koronarreserve** ↑; nach einem Herzinfarkt bremsen sie durch gewebeständige Wirkung ungünstige Umbauvorgänge des Herzens (Remodeling) und verhindern so das Voranschreiten einer Linksherzinsuffizienz (SOLVD-Studie).

ACE-Inhibitoren sind auch zur **Prophylaxe** und **Therapie der hypertensiven Herzkrankheit** geeignet. Dies gilt insbesondere beim gleichzeitigen Vorliegen einer **Herzinsuffizienz** oder eines **Diabetes mellitus**. Im Gegensatz zu β-Adrenozeptorantagonisten und Diuretika verhalten sie sich **stoffwechselneutral**.

Tab. 1.2 Dosierung von ACE-Hemmern und AT_1-Hemmern bei Herzinsuffizienz

Generikum	Handelsnahmen®	Wirkungsdauer	Erstdosis	Zieldosis
• **Captopril**	Lopirin, Tensobon	8–12 h	3 × 6,25	1–2–50 mg
• **Enalapril**	Pres, Xanef	12–24 h	2 × 2,25	2,5–20 mg
• **Lisinopril**	Acerbon	24 h	1 × 2,5	32,5–35 mg
• **Ramipril**	Delix	24–48 h	2 × 1,25	2–2,5–5 mg
• **Lorsartan**	Lorzaar	24 h	1 × 12,5	50–100 mg

Beachte:
- Bei Initialgabe und bei Dosiserhöhungen muss der Blutdruck sorgfältig überwacht werden.
- Bei Kreatininwerten >2 mg/dl ist eine Reduktion der Dosis erforderlich.
- Bei Kombination mit kaliumsparenden Diuretika besteht die Gefahr einer Hyperkaliämie.

Angiotensin-II-Rezeptorantagonisten

Angiotensin II vermittelt seine Wirkung über **AT_1- und AT_2-Rezeptoren.** Über den AT_1-Rezeptor wirkt das Hormon unter anderem blutdrucksteigernd und gefäßverengend und stimuliert die Hypertrophie des Herzmuskels. Dagegen scheint es über den AT_2-Rezeptor eher hypertrophiehemmend und vermutlich über eine indirekte Steigerung der NO-Produktion auch gefäßerweiternd zu wirken. Der **AT_1-Hemmer Losartan** ist antihypertensiv wirksam und eignet sich auch zur Therapie der chronischen Herzinsuffizienz. Ihm fehlen die Bradykinin-abhängigen Nebenwirkungen (z.B. Husten) der ACE-Hemmer. In der ELITE-2-Studie wurde nachgewiesen, dass Losartan im Vergleich mit einem ACE-Hemmer (Captopril) bei Herzinsuffizienz zu keiner noch deutlicheren Verlängerung der Überlebenszeit führt.

Diuretika

Schleifendiuretika
- **schnell wirksame Diuretika** ⇒ **Furosemid** (z.B. Lasix®; 20–80 mg oral oder 4 mg/min i.v.), **Etacrynsäure** (z.B. Hydromedin®), **Bumetanid** (z.B. Fordiuran®), **Piretanid** (z.B. Arelix®)

Thiazide und Analoga
- **mittellangwirkende Saluretika** (< 24 h) ⇒ **Hydrochlorothiazid** (z.B. Esidrix®), **Xipamid** (z.B. Aquaphor®)
- **langwirkende Saluretika** (>48 h) ⇒ **Chlorthalidon** (z.B. Hygroton®)

Kaliumsparende Diuretika
- **Aldosteronantagonisten** (z.B. Spironolacton)
- **aldosteronunabhängig** ⇒ **Hydrochlorothiazid + Amilorid** (z.B. Moduretik®) oder **Hydrochlorothiazid + Triamteren** (z.B. Dytide H®)

Sämtliche Diuretika bzw. Saluretika können in der Therapie der Herzinsuffizienz eingesetzt werden. Diuretika **vermindern das Blutvolumen** und führen dadurch zu einer **Reduktion der Vorlast**. Auch beim Fehlen von Stauungssymptomen ist die Gabe von Diuretika auf Grund ihrer **gefäßerweiternden Eigenschaften** (**Reduktion der Nachlast**) sinnvoll, insbesondere wenn gleichzeitig ein Bluthochdruck besteht. Zusätzlich zu ACE-Hemmern, Digitalis und Schleifendiuretikum verabreichtes niedrigdosiertes (25–50 mg/d) Spironolacton senkt in der RALES-Studie die Mortalität von Patienten mit Herzinsuffizienz im Stadium III und IV (NYHA).

Tab. 1.3 Beispiele für Diuretika (Wirkung auf Elektrolyte und den Säure-Basen-Haushalt)

Wirkstoff	Handelsname®	mittlere Tagesdosis	Gruppe und Sekundäreffekte
• **Hydrochlorothiazid**	Esidrix	12,5–50 mg	**Thiazide und Analoga:**
• **Chlortalidon**	Hygroton	25–50 mg jdn. 2. Tg.	Kalium ↓, Magnesium ↓
• **Butizid**	Saltucin	5–10 mg	eher Hyperkalzämie
• **Xipamid**	Aquaphor	10–40 mg	hypokaliämische Alkalose
• **Mefrusid**	Baycaron	25–50 mg	
• **Furosemid**	Lasix	20–80 mg	**Schleifendiuretika:**
• **Etacrynsäure**	Hydromedin	50–150 mg	Hypokalzämie, sonst wie Thiazide
• **Piretanid**	Arelix	3–6 mg	
• **Torasemid**	Unat	50–100 mg	
• **Spironolacton**	Aldactone	100–200 mg	**Kaliumsparende Diuretika:**
• **Triamteren**	Jatropur	50–100 mg	Na^+↓, hyperkaliämische Azidose

Diuretika bei Niereninsuffizienz

- **Plasmakreatinin >1,5 mg/100 ml** bzw. 133 mmol/l ⇒ **kaliumsparende Diuretika** vermeiden
- **Plasmakreatinin >2,5 mg/100 ml** bzw. 221 mmol/l ⇒ **Thiazide** und Analoga nicht ausreichend wirksam
- **Plasmakreatinin 1,5–15 mg/100 ml** bzw. 133–1326 mmol/l ⇒ Schleifendiuretika wie Furosemid (anfangs 80 mg, langsame Steigerung bis 1 mg/kg/KG/d möglich) oder Torasemid bis zu 200 mg/d

Nitrate

- **Nitrate** werden insbesondere zur **Therapie der akuten Linksherzinsuffizienz** mit Lungenstauung eingesetzt, da sie eine schnelle und zuverlässige **Vorlastsenkung** hauptsächlich durch Erweiterung der venösen Gefäße (Venodilatation) bewirken.
- Bei **chronischer Linksherzinsuffizienz** führen sie zu einer Abnahme des erhöhten ventrikulären Füllungsdrucks (⇒ Wandspannung des Herzens ↓). Siehe auch Seite 31.

Betablocker

Aktuelle Studienergebnisse (u. a. CIBIS, COPERNICUS) weisen für die niedrig dosierte Gabe der **Betablocker** Carvedilol und Bisoprolol eine Reduktion der Mortalität bei **Herzinsuffizienz im Stadium NYHA IIIB** nach. Für die Therapie mit Metoprolol weist die MERIT-HF-Studie einen ähnlich günstigen Effekt nach.

Tab. 1.4 β-Blockertherapie bei chronischer stabiler Herzinsuffizienz

β-Blocker	Erstdosis	Startdosis*	Zieldosis
Metoprolol	10 mg/d	2 × 10 mg/d	2 × 100 mg/d
Bisoprolol	1,25 mg/d	1 × 1,25 mg/d	1 × 10 mg/d
Carvedilol	3,125 mg/d	2 × 3.125 mg/d	2 × 25 mg/d

* Dosisverdoppelung nicht eher als alle 14 Tage, wenn toleriert.

Therapieergänzung bis zur Herztransplantation

- Kardiale Resynchronisationstherapie durch implantierten Herzschrittmacher mit biventrikulärer Stimulation.
- Batista-Operation zur chirurg. Rekonstruktion der Neutrikelgeometrie.
- Mechanische Unterstützungssysteme (left ventricular assist system)

Therapie der Herzinsuffizienz in der Schwangerschaft

Alle **Digitalisglykoside** können in der Schwangerschaft eingesetzt werden, obwohl sie plazentagängig sind. **ACE-Hemmer** sind in der Schwangerschaft kontraindiziert, da sie bei Neugeborenen zu **Nierenschäden** geführt haben.

1.2 Herzrhythmusstörungen

Allgemeines

Herzrhythmusstörungen (RS) können als Folge einer Herzerkrankung, extrakardialer Krankheiten oder auch ohne nachweisbare Grunderkrankung auftreten.

Abb. 1.7

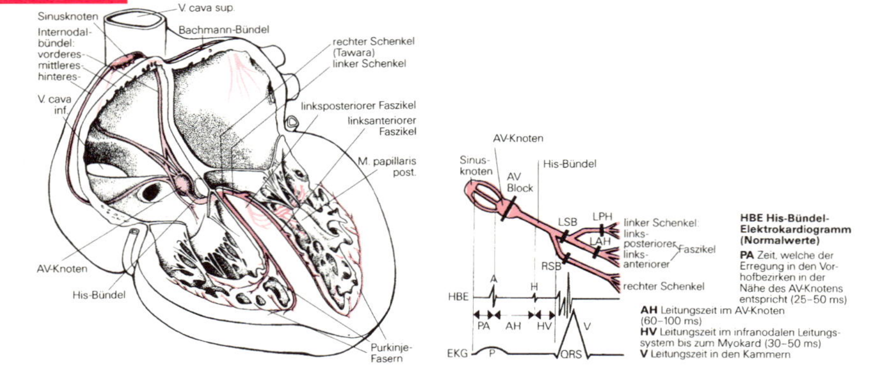

Reizleitungssystem des Herzens (aus Droste/Planta 1993)

Klassifikation

I. Reizbildungsstörungen

- **nomotop** (Funktion des **Sinusknoten** gestört) ⇒ **Änderung der Herzfrequenz oder Unregelmäßigkeit der Herzschlagfolge**
- **heterotop** (außerhalb des Sinusknotens entstehende) **vorzeitige Herzerregungen** durch lokale Impulse oder Reentrymechanismen
  aktive Heterotopie ⇒ Frequenz > Sinusknoten, **passive Heterotopie** ⇒ Frequenz < Sinusknoten
- **Lokalisation** ⇒ **ventrikulär** (prognostisch ungünstiger) oder **supraventrikulär**
- **Herzschlagfolge** ⇒ **unregelmäßiger, bradykarder** oder **tachykarder** Herzrhythmus

II. Reizleitungsstörungen

- nach dem Ort ihres Auftretens: **sinuatrialer** (SA-), **atrioventrikulärer** (AV-) oder **intraventrikulärer** (Schenkel-)**Block**

III. Präexzitationssyndrom

- angeborene Anomalie, bei der die Erregungsausbreitung die Ventrikelmuskulatur über **zusätzliche Erregungsleitungswege (akzessorische Leitungsbündel)** vorzeitig erreicht

IV. Kreislaufstillstand

Pathogenese

Zur **Sinustachykardie** kommt es, wenn die Aktivität des Sinusknotens durch **Sympathikusstimulation** bzw. vermehrte **Adrenalinausschüttung** zunimmt. Wird demgegenüber die Schrittmacheraktivität in Fasern außerhalb des Sinusknotens verstärkt, kann eine **abnorme Automatie** resultieren.

Das Auftreten einer **abnormen Automatie** bzw. **ektopen Reizbildung** wird begünstigt durch

- **kardiale Ursachen von Herzrhythmusstörungen**
  KHK, Herzinfarkt, Myokarditis und Kardiomyopathien
- **hämodynamische Ursachen von Herzrhythmusstörungen**
  Volumenbelastung bzw. Druckbelastung des Herzens bei arterieller oder pulmonaler Hypertonie oder Vitien
- **extrakardiale Ursachen**
  psychovegetative Faktoren, Elektrolytstörungen, Hyperthyreose, Hypoxie, Medikamente (z.B. Herzglykoside, Antiarrhythmika, trizyklische Antidepressiva u.a.), Genussmittel (Alkohol, Kaffee), Drogen, Toxine, hyperreaktiver Karotissinus

Diagnostik (GK 2.1.3)
Vorbedingung der antiarrhythmischen Therapie ist die eindeutige kardiologische **Diagnose der Herzrhythmusstörung**, wobei auf Grund der allen Antiarrhythmika eigenen proarrhythmischen Wirkungen die Indikationsstellung streng erfolgen muss.

Die Diagnostik umfasst die **Interpretation von**

- **Elektrokardiogramm, Mehrkanal-EKG** (12 Kanäle)
- **Langzeit-EKG** (Quantifizierung intermittierender RS), „Event-recorder"
- **Fahrradergometrie** zur Quantifizierung belastungsabhängiger RS und Prüfung des Frequenzverhaltens unter Belastung (ungenügende Frequenzzunahme bei krankem Sinusknoten) sowie
- **speziellen extra- und intrakardiale Herzstromableitungen**, die auch mit einer elektrischen Stimulation des Herzens verbunden sein können.

Eine **Behandlungsbedürftigkeit** tachykarder Herzrhythmusstörungen besteht bei subjektiv als nicht tolerierbar empfundenen Beschwerden (z.B. **Herzstolpern**, **Herzklopfen (Palpitationen) und Herzrasen**), **hämodynamischen Auswirkungen** (Blutdruckabfall), **lebensbedrohlichen Herzrhythmusstörungen**.

Supraventrikuläre Rhythmusstörungen

Sinusbradykardie

- vom Sinusknoten ausgehende **Verminderung der Herzfrequenz auf weniger als 60 Schläge/min.**

Da die Füllungszeit der Herzkammern verlängert ist, resultiert ein **großes Schlagvolumen**. Das Herzminutenvolumen (HMV) nimmt bei sonst gesundem Herzen oft erst bei weniger als 40 Schlägen/min ab.

Mögliche Ursachen sind das Sportherz (Vagusaktivität überwiegt), Vagusreize, Typhus, Hypothyreose, Hypothermie, Vergiftung, Sinusknotenschädigung, das Karotissyndrom und Hirndruckanstieg.

Sinustachykardie

- vom Sinusknoten ausgehende **schnelle Herzfrequenz von mehr als 100 Schlägen/min**

Da die Diastolendauer verkürzt ist, resultiert bei hohen Frequenzen (>150/min) eine **Verminderung des Schlagvolumens**. Das Herzminutenvolumens (HMV) und der Blutdruck nehmen ab. Der Herzmuskel arbeitet unter hohem Energieverbrauch bei nur geringem Wirkungsgrad.

Abb. 1.8

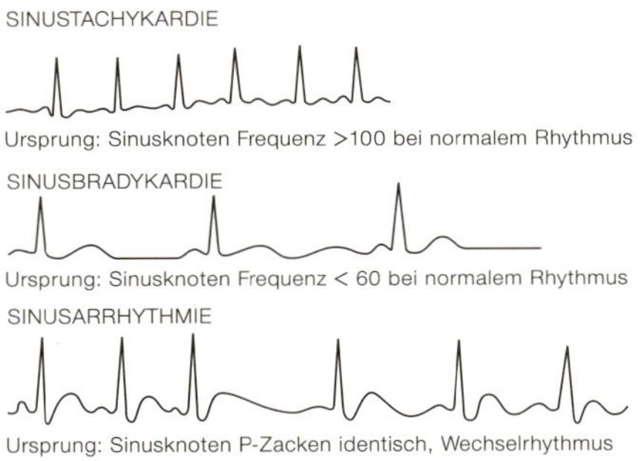

Nomotope Erregungsbildungsstörungen (aus Lohr/Bös 1998)

Mögliche Ursachen sind eine erhöhte Aktivität des Sympathikus, Fieber, Hyperthyreose, hyperkinetisches Herzsyndrom, Herzinsuffizienz, Myokarditis, Anämie, Schock, Coffeingenuss, Höhenluft (O_2-Mangel) und körperliche und seelische Belastung.

Therapie ⇒ **körperliches Training** (⇒ Vagotonus ↑), nur bei persistierender Symptomatik oder bei **Hyperthyreose, hyperkinetischem Herzsyndrom** ⇒ Propranolol 3 × 20 mg/d oder Metoprolol 2 × 50 mg/d

Sinusarrhythmie

- **respiratorische (atmungsabhängige) Arrhythmie**: Die reine Sinusarrhythmie mit inspiratorischer Frequenzzunahme tritt bei Gesunden auf (physiologisch).
- **nichtrespiratorische Arrhythmie**: Vorstadium des kranken Sinusknotens (Schwankungsbreite der RR-Intervalle > 0,16 s)

Syndrom des kranken Sinusknotens

Formen

- **persistierende Sinusbradykardie mit Beschwerden**
- **intermittierender Sinusstillstand oder SA-Block**
  Es besteht ein regelmäßig wiederkehrender oder dauernder Ausfall der Vorhoferregung, der zu einem gewöhnlich vom AV-Knoten ausgehenden Ersatzrhythmus mit einer Frequenz von 40–50 Aktionen/min führt (**sinuatrialer Block**).
- **Tachykardie-Bradykardie-Syndrom**
  Sinusstillstand ⇒ langsamer **Ersatzrhythmus im Wechsel mit supraventrikulären Tachykardien** oder Vorhofflattern/Vorhofflimmern. Nach der Tachykardie folgt eine asystolische Pause, bevor der bradykarde Sinusrhythmus wieder einsetzt (⇒ rez. Vertigo, Synkopen).

Ätiologie

- KHK, Kardiomyopathien, Myokarditis, Degeneration des Reizleitungssystems (M. Lenègre und M. Lev)

Diagnostik

- Im **Belastungs-EKG** oder nach der Injektion von 2 mg Atropin i. v. fehlt ein adäquater Frequenzanstieg.

Abb. 1.9

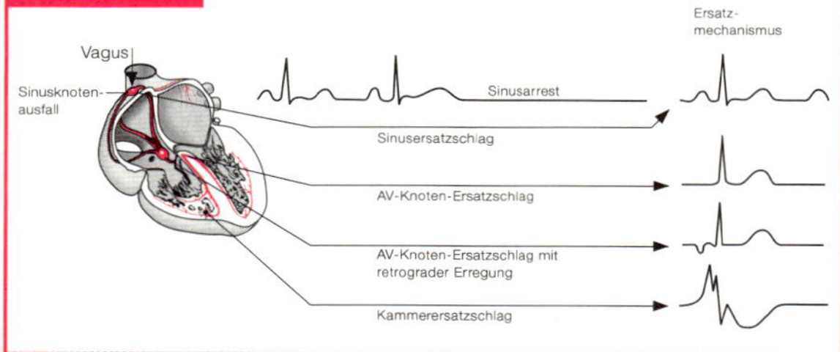

SA-Block

Therapie

- Bei symptomatischer Bradykardie: Schrittmacher-Implantation (AAI, DDD)

Karotissinussyndrom

Beim **Karotissinussyndrom** besteht eine Überempfindlichkeit der Barorezeptoren im Bereich der Karotisgabel (**meist arteriosklerotischer Genese**). Patienten, die unter einem Karotissinussyndrom leiden, zeigen bei verschiedenen Bewegungen, die mit mechanischer Reizung des Karotissinus verbunden sind, Zustände von Bewusstlosigkeit (Asystolie >3 Sekunden und/oder Blutdruckabfall).

Man unterscheidet **3 Typen**

- **kardioinhibitorischer Typ** (etwa 90 % d. F.): Asystolie oder Bradykardie durch Vagusreizung
- **vasodepressorischer Typ** (etwa 10 % d. F.): RR-Abfall infolge peripherer Vasodilatation >50 mm Hg ohne wesentliche Bradykardie
- Mischtyp

Supraventrikuläre Extrasystolen

Supraventrikuläre Extrasystolen können aus dem AV-Knoten, Vorhofmyokard und Sinusknoten stammen. Sie unterbrechen den üblichen Rhythmus, der anschließend nur mit geringer Verzögerung fortgesetzt wird. Sie werden vom Patienten selten bemerkt.

- **EKG** ⇒ vorzeitig einfallende P-Zacke mit normal geformtem QRS-Komplex.
  Beachte: Auch bei supraventrikulären Extrasystolen kann der QRS-Komplex > 0,12 s sein, weil bei Refrakterität eines (aber nicht des anderen) Tawara-Schenkels die intraventrikuläre Erregungsausbreitung einer supraventrikulären Extrasystole nur über den nichtrefraktären Schenkel erfolgt.
- Erfolgt die Kontraktion des Vorhofs zu einem Zeitpunkt, an dem die Herzklappen bereits geschlossen sind, bemerkt der Patient die Pfropfungswelle als Herzstolpern, und es erfolgt eine Rückpulsation in die Halsvenen.

Ätiologie

- Bei Gesunden: emotionale Erregung, Genussmittel
- Überdehnung der Vorhofmuskulatur vor allem des linken Vorhofs infolge Mitralfehler
- **infektiös-toxisch** bei Myokarditis
- toxisch bei Digitalisüberdosierung
- **Kaliummangel, Hyperthyreose**
- Koronarinsuffizienz, Herztraumen, Hiatushernie

Supraventrikuläre Tachyarrhythmien

Paroxysmale supraventrikuläre Tachykardie

Das **anfallsweise Herzrasen** beginnt schlagartig, oft ohne jeden erkennbaren Anlass und endet meist ebenso. Die Frequenz springt innerhalb eines Herzzyklus auf meist **140–200 Schläge/min,** was beim Betroffenen zu Schwindelgefühl, Angst, Atemnot und Angina-pectoris-Symptomatik führen kann.
Die Sekunden bis Stunden andauernden Anfälle können oft durch **Vagusreizung** (Bulbusdruck, Pressatmung, Karotismassage, Eiswasser trinken) schlagartig unterbrochen werden.

Einteilung

- **ektope atriale Tachykardie**
- **AV-Knoten-Reentrytachykardie (Reentry innerhalb des AV-Knotens)**
- **AV-junktionale Reentrytachykardie bei Präexzitationssyndrom**

EKG-Befunde

- **AV-Knoten-Reentrytachykardie: QRS** < 0,12 s; **Herzfrequenz** 140–200/min; **P-Wellen in Abl. II und III meist nicht sichtbar**, rSr' in Abl. V_1 und aVR
- **ektope atriale Tachykardie: QRS** < 0,12 s; **Herzfrequenz** 140–250/min; **P-Wellen** mit variabler Morphologie **in Abl. II und III vor QRS-Komplex**, oft 2:1 AV-Block
- **orthodrome AV-junktionale Tachykardie (häufigste Form bei WPW-Syndrom)**: QRS < 0,12 s; **Herzfrequenz** 150–240/min; negatives P folgt QRS-Komplex **(RP < Pr)** in Abl. II und III; AV-Block schließt Diagnose aus
- **antidrome AV-junktionale Tachykardie (seltene Form bei weiteren akzessorischen AV-Verbindungen): QRS** > 0,12 s; **Herzfrequenz** 150–240/min; in Abl. II und III geht negatives P dem QRS-Komplex voraus **(RP > PR)**; **AV-Block schließt Diagnose aus.**

Präexzitationssyndrome

Bei einigen Patienten, die zum gehäuften Auftreten von **paroxysmalen Tachykardien** neigen, bestehen im Sinne einer angeborenen Anomalie **zusätzliche Erregungsleitungswege** (Kent-, James-, Mahaim-Bündel), über die die im AV-Knoten physiologisch verzögerte Erregungsausbreitung vorzeitig die Ventrikelmuskulatur erreicht. Die **vorzeitige Kammererregung (Präexzitation)** erfolgt beim Wolff-Parkinson-White **(WPW)-Syndrom** über das Kent-Bündel, während sie beim Lown-Ganong-Levine **(LGL)-Syndrom** über James-Fasern vermittelt wird. Dies führt zu einer unterschiedlichen QRS-Morphologie beider Syndrome.

WPW-Syndrom

- **PQ-Zeit verkürzt (<0,12 s),** QRS-Komplex meist mit einer **Deltawelle** und einem auf über 0,09 Sekunden verlängerten QRS-Intervall. Ein **intermittierendes Auftreten** ist **möglich**.
- **Typ A** (positive Delta-Welle in V_1 und V_6) wird als sternal positiv bezeichnet
- **Typ B** (Delta-Welle in V_1 negativ und in V_6 positiv) wird als sternal negativ bezeichnet

Die Verformung des QRS-Komplexes tritt vermutlich als Folge **einer ventrikulären Kombinationssystole auf**, bei der ein Teil der Kammer über das aberrierende Bündel vorzeitig erregt wird, der Rest der Reizleitung aber über das His-Bündel erfolgt.

Abb. 1.10

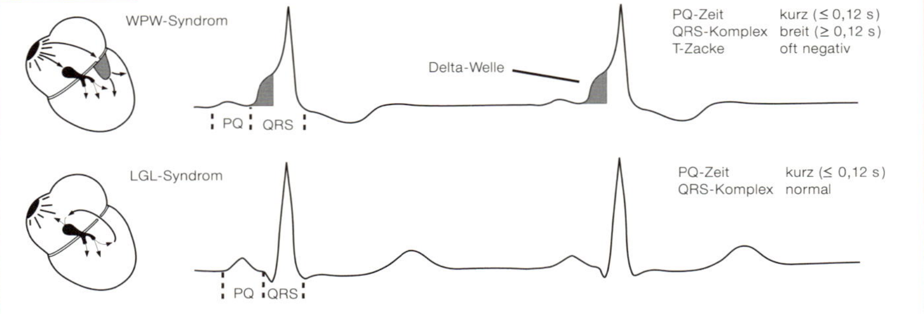

Präexzitationssyndrome

LGL-Syndrom

- normaler QRS-Komplex bei gleichzeitig verkürzter PQ-Zeit

Beim **Mahaim-Syndrom** tritt eine Deltawelle bei normaler PQ-Zeit auf.

Kreisende Erregung beim Präexzitationssyndrom

- Tritt eine Vorhofextrasystole zu einem Zeitpunkt auf, an dem diese **zusätzliche** Leitungsbahn noch unerregbar ist, wird die Erregung blockiert. Sie wird demzufolge über den AV-Knoten zu den Ventrikeln geleitet und kann bei erneuter Erregbarkeit des Gewebes retrograd über die **zusätzliche** Leitungsbahn wieder auf das Vorhofgewebe treffen und von dort aus eine erneute Kammererregung einleiten.
- Anatomisch bewegt sich dieser Impuls auf einer **Kreisbahn: Vorhof ⇒ AV-Knoten ⇒ His-Bündel/Purkinje-Fasern ⇒ Ventrikel ⇒ zusätzliche Leitungsbahn ⇒ Vorhof usw.**, was die hohe Herzfrequenz erklärt.

Therapie supraventrikulärer Tachykardien

Akuttherapie

Bei **kreislaufstabilen Patienten** (Mehrzahl d. F.)

- **Vagusreizung**: Valsalva-Manöver (= Pressen nach maximaler Inspiration ⇒ intrathorakale Drucksteigerung), Massage eines Karotissinus
- **Adenosin** (z. B. Adrekar ®) als **Bolus i. v.** wirkt zuverlässig bei AV-Knoten-Reentrytachykardie durch Induktion eines transienten AV-Blocks (Präparat der **1. Wahl** /American Heart Association).
- **Verapamil** (z. B. Isoptin®) 5 bis 10 mg über 3–10 min i. v. unter EKG-Kontrolle (gleiche Wirksamkeit bei AV-Knoten-Reentrytachykardie); bei **Kreislaufinstabilität, Herzinsuffizienz** und **Präexzitationssyndrom mit (Neigung zu) Vorhofflimmern bzw. -flattern kontraindiziert**! Cave bei gleichzeitiger β-Blocker-Langzeitmedikation (⇒ schwere Bradykardie auslösbar!)
- bei ektoper atrialer Tachykardie (bei wechselnden AV-Blockierungen an Digitalisintoxikation denken!) Hochfrequenzablation des arrhythmogenen Areals
- beim Vorliegen eines **Präexzitationssyndroms ⇒ vorzugsweise Ajmalin** oder andere **Klasse-I-Antiarrhythmika,** β-Blocker, z. B. Metoprolol 5 mg langsam unter EKG-Kontrolle i. v.
- **Elektrotherapie**
  - **Overdrive-Pacing** zur Terminierung einer kreisenden Erregung bei Therapieresistenz
  - **Elektrokardioversion** als **Therapie der 1. Wahl bei Kreislaufinstabilität**

Intervallbehandlung

- **Prophylaxe** mit β-Rezeptorenblockern (z.B. Metoprolol 2-mal 50 bis 100 mg/d), Verapamil (3-mal 80 – 160 mg/d, Kontraindikation beachten!), Digitalis (im Kindesalter)
- **selektive Hochfrequenz-(HF)-Katheterablation** insbesondere bei rezidivierender AV-Knotenreentrytachykardie oder WPW-Tachykardien
- **operative Durchtrennung** akzessorischer Bahnen (z.B. Kent-Bündel) bei therapierefraktären AV-Knoten-Reentrytachykardien bei WPW-Syndrom

Abb. 1.11

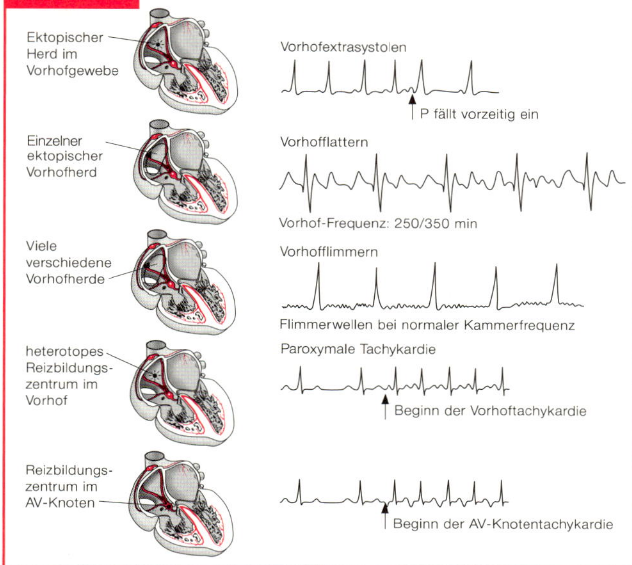

Supraventrikuläre Rhythmusstörungen

Vorhofflattern

Vorhofflattern ist charakterisiert durch sägezahnartige Flatterwellen im EKG, auffallend vor allem in den Ableitungen II, III, aVF sowie V_1 und V_2 ohne isoelektrische Linie zwischen den Flatterwellen. Es wird zwischen typischem und atypischem Vorhofflattern unterschieden:

- **Typ-I-Vorhofflattern** (typisch) ist gekennzeichnet durch negative Flatterwellen in II, III und aVF mit einer Flatterfrequenz von 240–340 Schlägen pro Minute.
- **Typ-II-Vorhofflattern** (atypisch) weist positive Flatterwellen in den genannten Ableitungen auf.

Meist besteht ein **AV-Block mit 2:1-Überleitung** (aber auch 3:1, 4:1 möglich), und die Kammerfrequenz ist entsprechend reduziert. Beim 2:1-Block schlagen die Kammern typischerweise mit einer Frequenz um 150 Schläge pro Minute.

Dem **typischen Vorhofflattern** wird als festes anatomisches Korrelat für die rechtsatriale Erregungskreisung, ein so genanntes Makro-Reentry, zugeordnet, das durch Verödung der Erregungsbahn mittels Radiofrequenz-Ablation durchbrochen werden kann. Im Gegensatz dazu nimmt man einen funktionellen Reentry mit variablem Erregungszirkel als Ursache des **atypischen Vorhofflatterns** an.

- **Ursachen** wie Vorhofflimmern.

Therapie (s. auch unter Vorhofflimmern)
Bei Vorhofflattern besteht die **Gefahr** der **1:1-Überleitung** mit bedrohlicher Kammertachykardie. Es muss daher regularisiert werden. Beide Typen des Vorhofflatterns können durch eine externe **Kardioversion** (initial 100 Joule in Kurznarkose) oder durch **atriale Überstimulation** in den Sinusrhythmus überführt werden.

- Therapie der Wahl **beim typischen Vorhofflattern** ist die **Radiofrequenz-Ablation**. Sie erspart dem Patienten die langfristige Einnahme von Antiarrhythmika.
- Eine Therapie mit Antiarrhythmika zur Unterdrückung von paroxysmalem Vorhofflattern sollte nur Einzelfällen vorbehalten bleiben. Die alleinige Gabe von Klasse-I-Antiarrhythmika (z.B. Disopyramid) kann durch Aufhebung des AV-Blocks und die dadurch mögliche 1:1-Überleitung zu einer bedrohlichen Ak-

zelleration der Herzfrequenz führen! Wenn Klasse-I-Medikamente eingesetzt werden müssen, ist daher eine Vorbehandlung mit Digoxin, Verapamil oder Betablocker zwingend indiziert.

- **Digitalisierung** überführt durch positiv bathmotrope Wirkung (⇒ Verlangsamung der AV-Überleitung) Vorhofflattern meist in Vorhofflimmern mit Senkung der Kammerfrequenz
- Bei Patienten mit chronischem Vorhofflattern sollte grundsätzlich eine **orale Antikoagulation** in Erwägung gezogen werden.

Vorhofflimmern

Vorhofflimmern tritt in der allgemeinen Bevölkerung bei etwa 1,8 % der Sechzigjährigen und 8,8 % der Achtzigjährigen auf (Framingham-Studie).

Beim **Vorhofflimmern** besteht eine hohe Flimmerfrequenz von 350–600/min, die keine wirksamen Vorhofkontraktionen mehr ermöglicht. Dadurch nimmt das Herzzeitvolumen um etwa 20% ab. Unregelmäßige Überleitung im AV-Knoten führt zur **absoluten Arrhythmie mit 40** (Hf < 60 Bradyarrhythmia absoluta) **bis über 180** (Hf >150 Tachyarrhythmia absoluta) **ventrikulären Herzaktionen/min.**

- Anstelle von P-Wellen sieht man im EKG neben den Kammerkomplexen **feinschlägige Flimmerwellen** mit wechselnder Amplitude. Gefährlich ist dabei die mögliche **Thrombenbildung** im Bereich der Vorhöfe mit nachfolgender arterieller Embolie.
- Bei **Tachyarrhythmie**: Auftreten einer akuten Linksherzinsuffizienz möglich!

Abb. 1.12

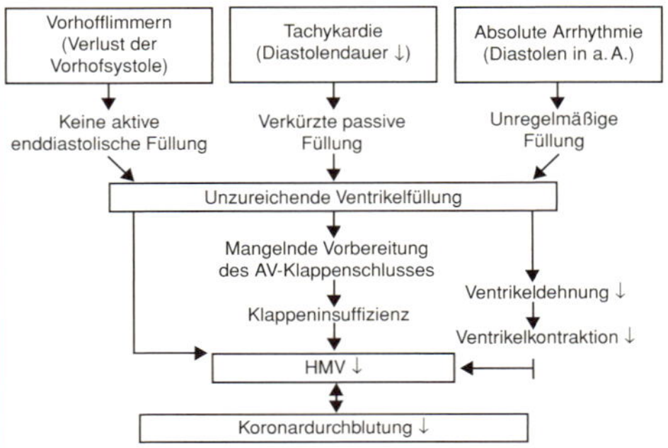

Herzrhythmusstörungen und Kammerfüllung (modifiziert nach Lohr/Bös 1998)

Ursachen

- **Idiopathisch** („lone atrial fibrillation" etwa 10 % d. Fälle)
- **Kardial bei** Mitralvitium, rheumatischer Herzerkrankung, KHK, Herzinfarkt, Linksherzinsuffizienz, Kardiomyopathien, Myo-/Perikarditis, Sick-Sinus-Syndrom, Präexzitations-Syndrom
- **Extrakardial** bei arterieller Hypertonie, pulmonaler Hypertonie, Lungenembolie, Schlaf-Apnoe-Syndrom, Hyperthyreose, alkoholtoxisch als „Holiday-heart-syndrome" oder nach Einnahme von Betasympathomimetika

Klassifizierung und Verlauf

- **Paroxysmales Vorhofflimmern** tritt bevorzugt um das 45. Lebensjahr auf und terminiert spontan innerhalb von 48 h. Es geht bei $^1/_3$ der Fälle in chronisches Vorhofflimmern über. Man unterscheidet einen **vagotonen Typ** (tritt bei Absinken der Herzfrequenz in Ruhe auf) von einem **sympathotonen Typ**, der bei Zunahme der Herzfrequenz auftritt.
- **Permanentes Vorhofflimmern** konvertiert nach therapeutischer Intervention.
- **Persistierendes Vorhofflimmern** konvertiert nicht nach therapeutischer Intervention.

Befunde

- Unterschiedliche diastolische Füllungsdauer mit Schwankungen des systolischen Blutdrucks und **Pulsdefizit**, von Schlag zu Schlag **variierende Lautstärke des 1. Herztons**, **wechselnde Pulsfrequenz**, **absolut arrhythmische Herztätigkeit** bei im EKG meist normalen QRS-Komplexen, fehlendes Präsystolikum bei Mitralstenose, **Polyurie** (ANP-Wirkung), **Synkopen** und **Dyspnoe** bei Tachyarrhythmie mit Abnahme des Herzzeitvolumens.

Therapie

I. Frequenzkontrolle (Normalisierung der Kammerfrequenz) **durch:**

- **Digitalisierung** (z.B. Digitoxin (0,07–0,1 mg/d) ⇒ positiv bathmotrope Wirkung ⇒ Verlangsamung der AV-Überleitung)

- **Verapamil** (Isoptin® (5–10 mg über 3–10 min. i.v.) ⇒ schnell wirksame Normalisierung der Kammerfrequenz bei Tachyarrhythmie
- oder **Betarezeptorenblocker** (insbesondere zur Dauertherapie)

Anmerkung: **Vorhofflimmern bei Präexzitationssyndrom ⇒ Verapamil und Digitalis sind kontraindiziert,** da durch Verkürzung der Refraktärzeit im akzessorischen Bündel Kammerflimmern induziert werden kann.

II. Regularisierung von Vorhofflimmern ⇒ Überführen in Sinusrhythmus durch
- **Medikamentöse Kardioversion:** Amiodaron i.v. (300 mg über 2 h) unter ärztlicher Aufsicht
- **EKG-getriggerte Elektrokonversion** (100 Joule in Kurznarkose)

III. Thromboemboliephrophylaxe mit Marcumar (INR 2–3) oder bei einem Patientenalter von unter 75 Jahren und dem **Fehlen weiterer Risikofaktoren** mit **ASS** (300 mg/d) für mindestens 2 Wochen vor und 3 Monate nach der Kardioversion

IV. Dauertherapie
- **Frequenzkontrolle** durch **Betarezeptorenblocker** (Mittel der Wahl), Verapamil, Diltiazem oder Digitalis
- **Katheterablationsverfahren** und **neuentwickelte DDDRP-Zweikammer Herzschrittmacher-Systeme** befinden sich derzeit in klinischer Erprobung

Voraussetzungen für eine **EKG-getriggerte Elektrokonversion:**
- Behandlung von Grunderkrankungen
- nicht bei **Sick-sinus-Syndrom**
- **Mitralvitium** ⇒ nur Stadium I und II

Die Wahrscheinlichkeit einer erfolgreichen Rhythmisierung ist umso größer, je kürzer das Vorhofflimmern besteht (< 1 Jahr) und je kleiner der linke Vorhof ist.

Therapeutische Überlegungen
Rhythmisierung bringt in mehreren aktuellen Studien (STAF-, AFFIRM-, RACE-Studie) **keine Vorteile gegenüber einer Frequenzkontrolle!**
Beachte: Nur in besonderen Fällen und bei gegebener Verträglichkeit sind Antiarrhythmika wie Amiodaron (200 mg/d) oder Flecainid (100–200 mg/d) anzuwenden, da Patienten der Rhythmisierungs-Gruppen in mehreren aktuellen Studien signifikant häufiger hospitalisiert werden und unerwünschte Medikamentenwirkungen aufweisen.

Tab. 1.5 Hämodynamische Folgen von Herzrhythmusstörungen

Rhythmusstörung	HMV ↓ durch	Folgen
Supraventrikuläre Tachykardie	– Verkürzte Diastolendauer → Ventrikelfüllung ungenügend	– O_2-Mangel des Myokards – Linksinsuffizienz – Angina pectoris, evtl. Schock
Ventrikuläre Tachykardie	– Erheblich verkürzte Diastolendauer – Dissoziierte Vorhof- und Ventrikelaktivität	Wie oben, zusätzlich: – Blutdruckabfall, Schock
Kammerflimmern	– Hyperdynamen Kreislaufstillstand infolge unkoordinierter Ventrikelaktion	– Blutfluss sistiert – Linksinsuffizienz – Schock → Tod
Vorhofflimmern	– Hämodynamisch unwirksame Vorhofkontraktion – Unregelmäßige Diastolendauer	– Blutdruck bisweilen erniedrigt
Totaler AV-Block	– Voneinander dissoziiert depolarisierende Ventrikel und Vorhöfe – Lange Diastolendauer, Bradykardie	– Schlagvolumen vergrößert – Pulsamplitude groß – Asystolie möglich

Ventrikuläre Arrhythmien

Ventrikuläre Extrasystolie

Ventrikuläre Extrasystolen (VES) haben ihren Ursprungsort unterhalb des His-Bündels. Meistens besteht nach dem Extraschlag eine kompensatorische Pause, die der Patient als **Herzstolpern** empfindet.

Früh einfallende Extrasystolen können auch zu einem Zeitpunkt auftreten, wenn die Herzkammer noch nicht mit Blut gefüllt ist (**frustrane Ventrikelkontraktion**). Für diesen Zeitpunkt besteht dann eine Pulslosigkeit (**arterielles Pulsdefizit**).

Bei gehäuftem Auftreten von ventrikulären Extrasystolen besteht die Gefahr, dass eine früh einfallende Extrasystole in die vulnerable Phase von T (**R-auf-T-Phänomen**) fällt und damit Kammerflimmern auslöst.

Abb. 1.13

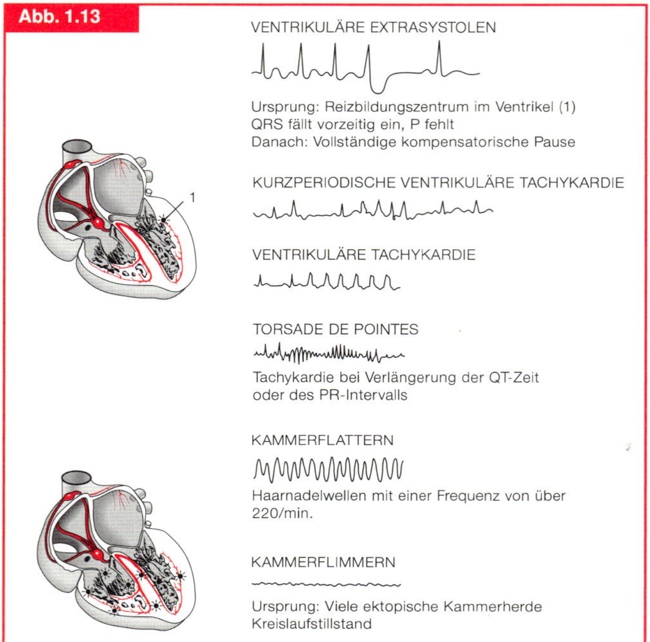

Ventrikuläre Rhythmusstörungen

Einteilung

- **monomorphe VES**: gleichartig deformierte QRS-Komplexe
- **polymorphe VES:** auf Grund polytoper Reizursprünge unterschiedliche QRS-Formen (organische Ursache)
- nach der Herzschlagfolge: **Bigeminus, Trigeminus und Salven**

Diagnostik

EKG

- **kompletter Links- bzw. Rechtsschenkelblock mit QRS > 0,11 s** bei links- bzw. rechtsventrikulären Extrasystolen
- **Bündelstamm-Extrasystolen ohne QRS-Verbreiterung**, aber auch mit kompensatorischer Pause

Ätiologie

- organische Herzleiden: Myokarditis, Myokardfibrose, Kardiomyopathie
- Herzinsuffizienz und Digitalismedikation

Tab. 1.6 Lown-Klassifikation

0	keine VES	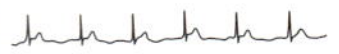
I	< 30/h VES	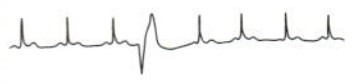
II	> 30/h VES	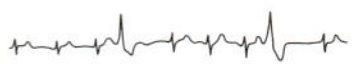
IIIa	multiforme VES	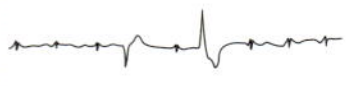
IIIb	Bigeminus	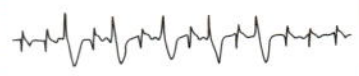
IVa	Couplets (zwei VES direkt hintereinander)	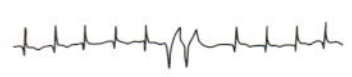
IVb	Salven (>2 VES hintereinander)	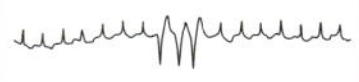
V	R-auf-T-Phänomen	Extrasystolen, die in die vulnerable Phase von T fallen

- Myokardinfarkt, besonders in den ersten Stunden bis Tagen
- Hypoxie, Hyperkapnie
- Änderung der Ionenkonzentration (z.B. Hypokaliämie)
- Hypothermie

Ventrikuläre Tachykardie

Die **ventrikuläre Tachykardie (VT)** ist eine lebensbedrohliche, ventrikuläre Rhythmusstörung, die meist im Rahmen einer myokardialen Schädigung (KHK, Myokarditis, hypertensive Herzerkrankung), aber auch aus anderer Ursache (z.B. Digitalisintoxikation) auftritt.
Man unterscheidet

- **anhaltende**
- **nicht anhaltende** ventrikuläre Tachykardien
- **monomorphe** und **polymorphe** VT

EKG: verbreiterte (>0,14 s), schenkelblockartig deformierte breite QRS-Komplexe meist mit einer Herzfrequenz von 120 bis 200/min, P-Wellen meist ohne zeitliche Zuordnung (AV-Dissoziation), oft linkstypische Achse des ORS-Komplexes >–30°; bei **Rechtsschenkelblockbild: mono- oder biphasisches R** in V_1; **R/S-Quotient** in V_6: **<1**; bei **Linksschenkelblockbild: R in V_1 >30 ms**; in $V_{1/2}$: **S-Zacken-Knotung** und **QS-Intervall >70 ms**

Sonderform: Torsade-de-Pointes-Tachykardie

Die „Spitzenumkehrtachykardie" ist eine ventrikuläre Tachyarrhythmie mit wechselartiger Undulation der QRS-Komplexe um die isoelektrische Linie, die **zu Kammerflimmern disponiert**.

Ätiologie

- **Erworbene Verlängerung der QT-Zeit** durch Antiarrhythmika (z.B. Chinidin), trizykl. Antidepressiva, Phenothiazine und Störungen, die mit einer Verlängerung des PR-Intervalls (>0,45 s) einhergehen.
- Auch beim **kongenitalen QT-Syndrom, einer angeborenen Verlängerung der QT-Zeit,** besteht durch das Auftreten von **Torsade-de-Pointes-Tachykardien** ein **hohes Risiko für den plötzlichen Herztod**. Im Unterschied zum autosomal dominant erblichen **Romano-Ward-Syndrom** ohne Taubheit besteht beim **Jervell-Lange-Nielson-Syndrom** (autosomal rezessiv erblich) zusätzlich Taubheit.

Therapie ventrikulärer Arrhythmien bei QT-Syndrom: Betarezeptorenblocker (z.B. Propranolol 2–3 mg/kg KG p.o.); bei erworbenem QT-Syndrom: Magnesiumsalze i.v.

Kammerflimmern

- Das **Kammerflattern** (EKG: Haarnadelform) zeigt einen fließenden Übergang zum **Kammerflimmern**. Hier erfolgen hochfrequente, unregelmäßige Depolarisationen der Kammermuskulatur, wodurch die Synchronizität der Kammererregung fehlt und der Blutfluss stillsteht. Kammerflimmern und -flattern führen zum mechanischen **Kreislaufstillstand.**
  Die sofortige **Therapie** besteht in elektrischer **Defibrillation** mit 400 J und Reanimation.

Antiarrhythmika

> **Merke: Eine hohe Leitungsgeschwindigkeit und eine kurze Refraktärzeit gehen mit einer erhöhten Erregbarkeit und Flimmerneigung einher**!

Nach **Vaughan Williams** werden Antiarrhythmika in verschiedene Klassen eingeteilt:

Klasse-I-Antiarrhythmika: Natriumkanalblocker

- **Klasse-I-Antiarrhythmika** binden an den **aktiven** Natriumkanal. Je mehr Aktionspotentiale pro Zeiteinheit (= schnelle Herzfrequenz) stattfinden, desto stärker ist demzufolge auch ihre Wirksamkeit.
- Mit der Natriumeinstromhemmung ist auch eine **mindernde Wirkung auf die Kontraktionskraft** verbunden. Entsprechend der **Intensität der Na^+-Blockade** ergibt sich hierfür folgende Reihenfolge: **IB>IA>IC.**

Gruppe IA (Chinidin, Disopyramid, Ajmalin)

- **Chinidin vermindert die Depolarisationsgeschwindigkeit** bzw. **Leitungsgeschwindigkeit im His-Purkinje-System** (⇒ Ausbreitungsgeschwindigkeit der Erregung im Herzmuskel sinkt). Die **Refraktärphase** des Herzens wird **verlängert** und die **Dauer des Aktionspotentials nimmt zu**.

Gruppe IB (Lidocain, Mexiletin)

- **Lidocain** verkürzt die Repolarisation und damit die Dauer des Aktionspotentials und erhöht die diastolische Reizstromschwelle (⇒**Automatiebereitschaft sinkt**). Es kommt zu einer **Unterdrückung heterotoper Reizbildungszentren im His-Purkinje-System**. Im geschädigten Myokardgewebe wird die **Leitungsgeschwindigkeit vermindert**.

Gruppe IC (Flecainid, Lorcainid)

- Durch Substanzen dieser Gruppe **nehmen die Anstiegssteilheit des Aktionspotentials und die Leitungsgeschwindigkeit ab**. Die Repolarisation und damit die Dauer des Aktionspotentials werden nicht beeinflusst. Die Refraktärzeit wird nur gering beeinflusst.

Klasse-II-Antiarrhythmika: β-Rezeptorenblocker

Betablocker **ohne partiell agonistische Aktivität** wirken
- **negativ bathmotrop** ⇒ Verminderung der Erregbarkeit des Herzens
- **negativ chronotrop** ⇒ Verlangsamung der Herzfrequenz
- **negativ dromotrop** ⇒ Verlangsamung der Leitungsgeschwindigkeit

In Situationen mit **erhöhter Sympathikusstimulation** senken sie auf diese Weise die Flimmerbereitschaft.

- Bevorzugte **Indikationen** sind supraventrikuläre Extrasystolie und Tachykardie, Sinustachykardie bei Schilddrüsenüberfunktion (**Hyperthyreose**) und **hyperkinetischem Herzsyndrom**.
- Bei Patienten mit **Zustand nach Herzinfarkt** können β-Blocker ohne partiell agonistische Aktivität das Risiko eines plötzlichen Herztodes vermindern. Für die Präparate Metoprolol und Propranolol wurde in mehreren Studien eine Senkung der postinfarziellen Mortalität (2 Jahre) um bis zu 30% nachgewiesen.
- **β-Blocker dürfen nicht abrupt abgesetzt werden,** da das Herz sonst schutzlos mit einer erhöhten **Flimmerbereitschaft** gegenüber adrenergen Stimuli reagiert!

Klasse-III-Antiarrhythmika: repolarisationshemmende Substanzen

- Amiodaron **verlängert** das **Aktionspotential** und führt dadurch zu einer **Verlängerung der Refraktärzeit**. Hierdurch wird die Myokardzelle vor vorzeitigen Extrastimuli geschützt.
- Auch der β-Blocker **Sotalol** wird zu den **Klasse-III-Antiarrhythmika** gezählt, da er, ebenso wie die anderen Substanzen dieser Klasse, zu einer Verlängerung der Aktionspotentialdauer führt. Neue Klasse-III-Antiarrhythmika werden derzeit geprüft (z. B. Azimilid in der ASAP-Studie).

Klasse-IV-Antiarrhythmika: Kalziumantagonisten

- **Kalziumantagonisten blockieren den langsamen Ca^{2+}-Einstrom an kardialen Zellmembranen** und bewirken damit eine **Unterdrückung langsamer Aktionspotentiale**, die unter Normalbedingungen im Sinus- und AV-Knoten entstehen, aber auch krankhaft im Bereich von Herzinfarkten vorkommen. Durch **Zunahme der effektiven Refraktärzeit in Zellen des AV-Knotens** werden die Kammern vor höherfrequenten Vorhoferregungen geschützt (Siebfunktion).
- Verapamil, Gallopamil und Diltiazem haben eine antiarrhythmische Wirkung auf Vorhofarrhythmien.

Auslösen bzw. Begünstigung von Herzrhythmusstörungen durch Antiarrhythmika (proarrhythmischer Effekt)

- Grundsätzlich kann jede therapeutische Gabe von Antiarrhythmika zu einer Verschlechterung der Arrhythmiesituation führen. Man geht von einer durchschnittlichen Häufigkeit der **paradoxen arrhythmogenen Eigenwirkung der Antiarrhythmika** von etwa **10 %** aus.
- In der **CAST-Studie (CAST=Cardiac arrhythmia suppression trial)** wurden Patienten nach Myokardinfarkt mit einem Antiarrhythmikum der **Klasse IC** (Flecainid, Encainid und Moricizin) oder mit

einem unwirksamen **Plazebo**präparat behandelt. **Trotz** Berücksichtigung der Effizienzkriterien (**Abnahme der ventrikulären Rhythmusstörungen im Langzeit-EKG**) zeigte sich, dass unter der im Mittel 10 Monate dauernden Therapie in der Flecainid-/Encainid-Gruppe **4,5 %** der Patienten verstarben gegenüber **1,2 %** in der Plazebogruppe. Auch für Sotalol sind proarrhythmische Effekte beschrieben worden.
- Bei **vorgeschädigtem Myokard** ist die Gabe von **Klasse-IA-Antiarrhythmika** (z.B. Chinidin) zur Behandlung oder Prophylaxe von Vorhofflimmern infolge proarrhythmischer Wirkung nicht indiziert.

Die Behandlung von Patienten mit **anhaltenden ventrikulären Tachykardien, nach tachykardem Herzstillstand** sowie bei erheblichen arrhythmieinduzierten Symptomen kann allerdings die Gabe von Antiarrhythmika rechtfertigen. **Nicht indiziert** ist die antiarrhythmische Therapie bei symptomlosen Patienten ohne wesentliche Beeinträchtigungen, die einzelne, aber auch komplexe Extrasystolen aufweisen.

Therapeutisches Vorgehen
- **Arrhythmien ventrikulären Ursprungs** können mit Antiarrhythmika der Klassen **IA** (Ajmalin), **IB**, oder beim Fehlen von Gegenanzeigen mit **Klasse-III-Antiarrhythmika** behandelt werden.
- Ajmalin ist bei Verdacht auf ventrikuläre Tachykardie Mittel der 1. Wahl. Es ist sowohl bei ventrikulärer als auch supraventrikulärer Tachykardie wirksam.
- **Adenosin** oder **Kalziumantagonisten** vom **Verapamil-Typ** können bei **supraventrikulären AV-Knoten-Reentrytachykardien** zur Anfallstherapie, **Betarezeptorenblocker** zur vorbeugenden Behandlung eingesetzt werden.
- Bei einer **Kombinationstherapie** lassen sich **nur** Substanzen mit unterschiedlichen Wirkungsmechanismen aus verschiedenen Klassen kombinieren.

Tab. 1.7 Antiarrhythmika

Einteilung	Wirkstoff	Handelsname®	Akuttherapie	Prophylaxe
Klasse I Natriumkanalhemmer				
Klasse IA Aktionspotentialdauer ↑	Chinidin, Disopyramid	Chinidin duriles Rhythmodul	200 mg i.v. (3-mal) 2 mg/kg KG i.v.	600 mg/d bis zu 600 mg/d
Klasse IB Aktionspotentialdauer ↓	Lidocain, Mexiletin	Xylocain Mexitil	50–100 mg i.v. 100–250 mg i.v.	2–4 mg/min i.v. bis zu 600 mg/d
Klasse IC geringe Beeinflussung der Aktionspotentialdauer	Propafenon, Flecainid	Rhythmonorm Tambocor	0,5–1 mg/kg KG 1 mg/kg KG	bis zu 600 mg/d bis zu 400 mg/d
Klasse II β-Rezeptorenblocker	Propranolol, Metoprolol	Dociton Beloc	1 mg/min bis 10 mg 1 mg/min bis10 mg	bis zu 240 mg/d bis zu 200 mg/d
Klasse III Kaliumkanalhemmer Repolarisationszeit ↑	Amiodaron, Sotalol	Cordarex Sotalex	5 mg/kg KG i.v. 20 mg i.v. (5 min)	bis zu 200 mg/d bis zu 240 mg/d
Klasse IV Ca^{2+}-Antagonisten	Verapamil, Diltiazem	Isoptin Dilzem	5 mg i.v. (5 min) 0,3 –1 mg/kg KG i.v.	bis zu 240 mg/d bis zu 180 mg/d

Elektrotherapie
Der **elektrische Impuls** kann ungesteuert (**Defibrillation**) oder über ein EKG herzphasengesteuert (**Kardioversion**) abgegeben werden.

Elektrischer Impuls ⇒ **sämtliche Reizbildungszentren** im Myokard gleichzeitig **refraktär** („elektrische Stille“) ⇒ spontane Depolarisation im **Sinusknoten** am schnellsten ⇒ **Sinusrhythmus**

Antitachykarde Herzschrittmachersysteme erkennen tachykarde Herzaktionen und können diese durch eine programmierte Anzahl von Extrastimuli mit unterschiedlichen Vorzeitigkeitsintervallen (**Burst**) durch Erzeugen eines bidirektionalen Blocks im Reentrykreis terminieren.

Therapeutische Möglichkeiten

- **rezidivierende lebensbedrohliche ventrikuläre Tachykardien mit schlechter Ventrikelfunktion** oder **rezidivierendes Kammerflattern bzw. -flimmern** ⇒ Implantation eines **internen Kardioverterdefibrillators** (ICD-Therapie)
- **supraventrikuläre Tachykardien** ⇒ Beendigung von therapieresistenten Reentrytachykardien durch **Overdrive-Pacing** oder **programmierte Elektrostimulation** (Einzel- oder Mehrfachimpulse)
- **rezidivierendes Vorhofflattern** ⇒ **Kardioversion** oder atriale Hochfrequenzstimulation
- **Kammerflattern /Kammerflimmern** ⇒ **Defibrillation** (initial 200 J)

Eine **relative Indikation** zur **Elektrotherapie** besteht bei therapieresistentem Vorhofflattern oder Vorhofflimmern (Patienten mit Antikoagulanzien vorbehandeln!).

Katheterablation (Hochfrequenzelektrokoagulation) von Leitungsbahnen oder ektopen Foci im Myokard nach intrakardialer Lokalisation der Rhythmusstörung (Mapping).
Indikation: Therapieresistenz bei Vorhofflattern/-flimmern mit Tachyarrhythmie und schlechter Hämodynamik (AV-Knotenablation), AV-Knoten-Reentrytachykardie (AV-Knoten-Modulation), WPW-Syndrom ⇒ Kent-Bündel-Ablation, fokal induzierbare monomorphe VT

Reizleitungsstörungen

Schenkelblöcke (GK 2.4)

Man unterscheidet einen **unifaszikulären, bi- und trifaszikulären Block** mit unterschiedlichen **Schweregraden**:
Grad I ⇒ **inkompletter Block**
Grad II ⇒ **intermittierender Block**
Grad III ⇒ **permanenter Block**

Durch meist **einseitige Leitungsverzögerung** wird ein Ventrikel nach dem anderen erregt, so dass der QRS-Komplex aufgesplittert scheint.
Ein Vorstadium des trifaszikulären ist der **bifaszikuläre Block (Kombination von überdrehtem Linkstyp und Rechtsschenkelblock),** der aus einer Blockierung des hinteren Astes des linken Schenkels und des rechten Schenkels resultiert.

Abb. 1.14

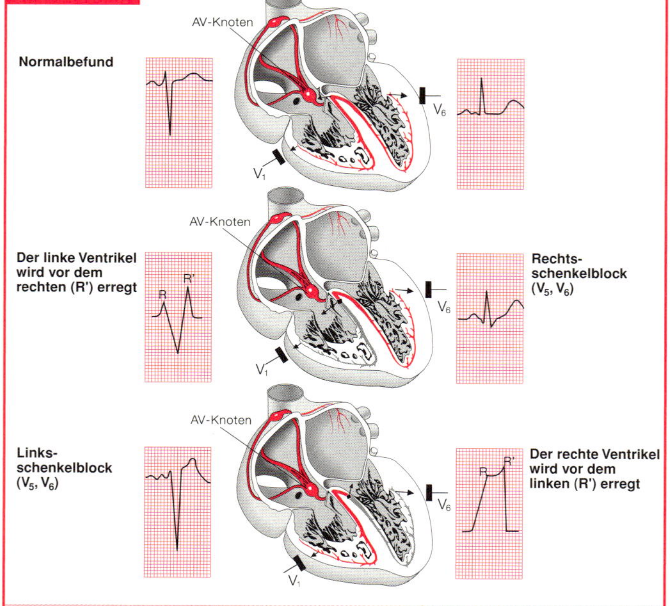

Schenkelblockierungen

Ätiologie: entzündliche und degenerative Myokarderkrankungen sowie Herzüberlastung durch Klappenfehler.

EKG

- **Rechtsschenkelblock**
  QRS-Zeit >0,11 s (**inkomplett**: QRS-Zeit <0,11 s), M-förmig aufgesplitterter Kammerkomplex in V_1 und in aVR (**inkomplett:** doppelgipfliges R in V_1 und aVR)
- **linksanteriorer Hemiblock**: Überdrehter Linkstyp: $R_I/S_{II}/S_{III}$-Typ mit tiefen S-Zacken in V_2 bis V_6
- **linksposteriorer Hemiblock**: Bild eines überdrehten Rechtstyps
- **kompletter Linksschenkelblock**
  unifaszikulärer oder bifaszikulärer Block ⇒ QRS-Zeit >0,11 s (inkomplett <0,11 s), verspäteter Beginn der endgültigen Negativitätsbewegung, breite und tiefe S-Zacke in $V_{1,2}$, aufgesplitteter Kammerkomplex („abgebrochener Zuckerhut") in $V_{5/6}$

AV-Block (GK 2.4)

Ein (atrioventrikulärer) **AV-Block** liegt dann vor, wenn die Erregungsleitung von den Vorhöfen zu den Ventrikeln verzögert oder aufgehoben ist. Die Blockierung kann im AV-Knoten, im His-Bündel oder in den Faszikeln der intraventrikulären Reizleitung lokalisiert sein.

Formen

Man unterscheidet nach dem EKG-Befund **drei Blockierungsgrade:**

- **Block I. Grades mit regelmäßiger Verzögerung der Überleitungszeit** (PQ-Zeit >0,2 s) ⇒ harmlose AV-Überleitungsstörung, die u.a. bei starker Vagotonie (Leistungssportler) vorkommt. Auch zum Digitalis-EKG gehört die lange PQ-Zeit. Bei älteren Menschen sklerosieren auch die den AV-Knoten versorgenden Blutgefäße, was ebenfalls zu einer AV-Blockierung führen kann.
- **Block II. Grades**
  Typ I ⇒ Die Überleitungszeit wird zunehmend länger, bis ein Kammerkomplex ganz ausfällt. Dann folgt nach einer Pause die neue Periode bei zunächst wieder „erholtem" AV-Knoten.
  Typ II ⇒ Nur jede 2., 3. oder 4. Vorhoferregung wird ständig übergeleitet (2:1-Block, 3:1-Block, 4:1-Block). Bei dieser Form, die überwiegend bei älteren Menschen als Folge einer Koronargefäßsklerose vorkommt, ist die Implantation eines Herzschrittmachers indiziert.
- **Block III. Grades mit** vollständigem Fehlen einer Erregungsleitung zwischen Vorhöfen und Kammern. **Vorhöfe und Kammern schlagen dabei unabhängig voneinander im Rhythmus der eigenen Schrittmacher**. Folgen hierbei Vorhof- und Kammeraktion kurz aufeinander, entsteht ein besonders lauter

Abb. 1.15

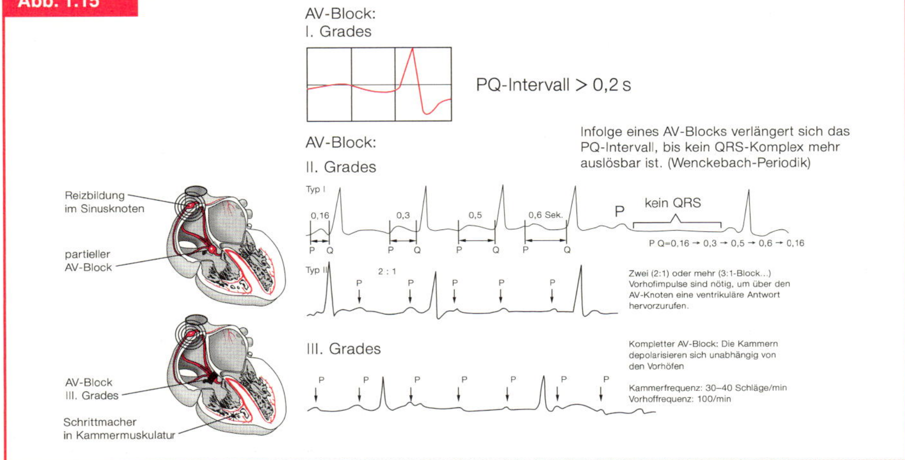

AV-Blockierungen

1. Herzton, „bruit de canon“ oder Kanonenschlag genannt. Es besteht eine Dissoziation zwischen Arterien- und Jugularvenenpuls. Die Pulsfrequenz ist durch Vagusstimulation nicht beeinflussbar.
- Bei einer höhergradigen AV- Blockierung kommt es zu **Bewusstseinsverlusten**. Dabei setzt die Ventrikelfunktion **(Pulslosigkeit)** bis zum Einspringen des ventrikulären Ersatzrhythmus aus, und das **Herzminutenvolumen sinkt** in dieser präautomatischen Pause ab. Lang dauernde Anfälle können tödlich ausgehen.

Ätiologie des totalen AV-Blocks

- Disponierende Vorerkrankungen sind bei jungen Menschen **infektiös-toxische Erkrankungen**, insbesondere Diphtherie, Stoffwechselerkrankungen (Amyloidose, Hämochromatose) oder Kardiomyopathien. **Medikamentös-toxisch** kommt der AV-Block III. Grades bei Hyperkaliämie, Antiarrhythmika- oder Digitalisintoxikation vor. Ein **angeborener totaler AV-Block** ist selten und meist mit Ventrikelseptumdefekt verbunden. Auch eine idiopathische Degeneration des Reizleitungssystems (**M. Lenègre**) oder eine Sklerose des bindegewebigen Herzgerüsts (**M. Lev**) kann ursächlich sein.
- Beim **Erwachsenen** ist der totale AV-Block meist Folge einer **koronaren Herzerkrankung** und tritt als Komplikation beim Hinterwandinfarkt auf. Eine häufige Ursache des totalen AV-Blocks ist der intraventrikuläre trifaszikuläre Block (Block des rechten Schenkels im His-Bündel).

Adams-Stokes-Anfall

- Aussetzen der Ventrikelfunktion (Pulslosigkeit) während mehrerer Sekunden bis zu einer Minute.
- Die Patienten sind über diesen Zeitraum **bewusstlos**, es kommt zur **langsam zunehmenden Zyanose** und bei längerer Anfallsdauer auch zu **Muskelkrämpfen**. Gleichzeitig besteht **vorübergehende Apnoe** mit nachfolgender Hyperventilation.

Ätiologie

Ursächlich ist eine periodische Überleitungsstörung vom Vorhof auf den Ventrikel, bei der die Ventrikeltätigkeit bis zum Einsetzen eines ventrikulären Ersatzrhythmus aussetzt und das Herzminutenvolumen in dieser präautomatischen Pause auf den Nullwert absinkt.
- Besonders häufig finden sich diese Anfälle beim Übergang von unvollständiger Blockierung (**AV-Block I. und II. Grades**) zum totalen AV-Block. Lang dauernde Anfälle können dabei tödlich ausgehen.
- Kurzdauernde (synkopale) **kardiovaskulär bedingte Bewusstseinsverluste** können auch bei Herzinsuffizienz, Herzinfarkt, Vitien und beim **Karotissinussyndrom** auftreten. Hierbei führt die direkte mechanische Reizung des Karotissinus zur Senkung des Blutdrucks, Bradykardie und peripherer Vasodilatation.

Therapie des AV-Blocks (GK 2.4.3)

β-Sympathomimetika wie **Orciprenalin** oder **Anticholinergika** wie **Atropin:**
- **Atropin** 0,5–1,0 mg (–2,0 mg) i.v. als Einzeldosis. Am Herzen wird die **Erregungsbildung im Sinusknoten und die Erregungsüberleitung im AV-Knoten** durch Hemmung der dämpfenden vagalen Einflüsse **beschleunigt.** Es resultiert ein vermehrter Einfluss des sympathischen Nervensystems auf die Herzfunktion.

  Bei einer Sinusbradykardie bleibt die Atropingabe allerdings in den meisten Fällen erfolglos. Die **AV-Überleitung** wird jedoch **verbessert**. Dennoch reicht der Atropineffekt nicht zur Behebung eines AV-Blocks höheren Grades.
- Die Therapie mit **Ipratropiumbromid** (z.B. Itrop® 3–4 x 10 mg/d p.o.) ist ebenfalls meist nicht dauerhaft wirksam. Nebenwirkungen wie Mundtrockenheit, Akkommodationsstörungen, Miktionsstörungen u.a. erfordern oft das Absetzen der Medikation.
- **Orciprenalin** (z.B. Alupent® 3–6 x 20 mg/d p.o.) wirkt am Herzen durch Stimulation adrenerger β-Rezeptoren. Beim **AV-Block** kann die AV-Überleitung kurzfristig verbessert werden. Allerdings können unter dieser Therapie ventrikuläre Rhythmusstörungen provoziert werden, weshalb die digitalisinduzierte Bradykardie, schwere KHK und Neigung zu ventrikulären Herzrhythmusstörungen eine Kontraindikation sind.

Anhaltende AV-Blockierungen und Bradykardien, die zu Beschwerden führen, werden durch eine Herzschrittmacher-Implantation behandelt!

Schrittmachertherapie

Indikation

- Sinusknotensyndrom (etwa 40 %)
- AV-Block 2. Grades Typ II oder 3. Grades (etwa 30 %)
- Bradyarrhythmia absoluta (etwa 15 %)
- sonstige Indikationen

Antibradykarde Herzstimulation

- **passager** über einen transvenös in den rechten Ventrikel eingeführten Elektrodenkatheter mit einem externen Stimulationsgerät
- **permanent** durch einen implantierten Herzschrittmacher

Frequenzadaptive Systeme bestimmen die Stimulationsfrequenz nach dem Ausmaß körperlicher Belastung. Als Parameter werden u. a. ein Anstieg der Bluttemperatur, Atemfrequenz, Potentiale der Skelettmuskulatur oder die QT-Zeit im Elektrokardiogramm benutzt.
Bedarfsschrittmacher (Demand-Schrittmacher) treten erst dann in Funktion, wenn die Herzeigenfrequenz von der vorprogrammierten Schrittmacherfrequenz abweicht.

Nach dem **Commission for Heart Diseases Resources Code** gilt die **Schrittmacherkodierung**:
1. Buchstabe: **Stimulationsort**: **A** = Atrium, **V** = Ventrikel, **D**ual (Vorhof + Kammer)
2. Buchstabe: **Detektionsort**: **A** = Atrium, **V** = Ventrikel, **D**ual (Vorhof + Kammer)
3. Buchstabe: **Stimulationsart**: **I** = Inhibition, **T** = Triggerung, **D**ual (getriggert + inhibiert)
4. Buchstabe: **M** = multiprogrammierbar, **R** = frequenzadaptiert
5. Buchstabe: **0** = keine, **P** = antiarrhythmische Stimulation, **S** = Defibrillation, **D**ual (**P** + **S**)

Vorhof-Demand-Schrittmacher: AAI-Stimulation ist indiziert bei intermittierenden **Sinusknotenfunktionsstörungen** (Sinusbradykardie, Sinusknotenstillstand) **bei intakter AV-Überleitung**. Der Vorhof wird dabei erst bei Unterschreiten einer Interventionsfrequenz stimuliert, wobei Vorhofeigenaktionen den Schrittmacher inhibieren.

Abb. 1.16 Funktionsschemata

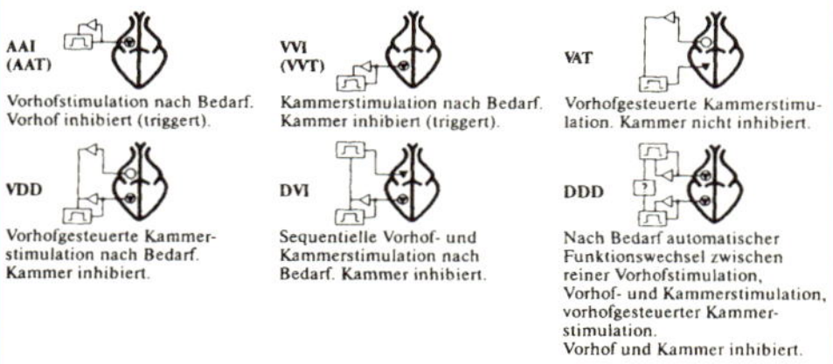

Schrittmachersysteme (aus Droste/Planta 1993)

Bei **Zweikammer-Schrittmachersystemen (AV-sequentielle Schrittmacher)** ist die Vorhof-Kammer-Kontraktionssequenz festgelegt, was zu einer besseren Kammerfüllung führt. Bei Patienten mit **AV-Blockierung** wird dabei bedarfsweise die Reizbildung im Sinusknoten und die AV-Leitung substituiert.

Beim **Ventrikel-Demand(VVI)-Schrittmacher** (häufigster implantierter Typ) wird das Herz über eine Elektrode im rechten Ventrikel immer dann erregt, wenn eine vorprogrammierte Zeitspanne seit der letzten spontanen ventrikulären Erregung überschritten wird.

- **Indiziert** ist er insbesondere bei der Bradyarrhythmia absoluta und bei Patienten mit überwiegend normalem Sinusrhythmus und nur intermittierend auftretenden Bradykardien (z. B. Karotissinussyndrom).
- **Nachteil**: **Bei extrem langsamem Sinusrhythmus** kann die Interferenz zwischen Vorhofkontraktion (Eigenaktion des Patienten) und Kammerkontraktion (stimulierte Aktion) zum Auftreten eines **Schrittmachersyndroms** (bei 20 %) führen. Fällt eine Vorhofkontraktion zeitlich mit einer Ventrikelsystole zusammen, kontrahieren sich die Vorhöfe gegen die geschlossenen AV-Klappen, und es treten **so genannte Vorhofpfropfungswellen** auf (jugulare Venenpulsation). Es resultiert eine Behinderung der diastolischen Kammerfüllung mit **Verminderung des Schlagvolumens und Abfall des arteriellen Blutdruckes**.

Schrittmacher-EKG

- Nebeneinander von Spontanaktionen und elektrisch ausgelösten Erregungen. **Herzschrittmacherstimuli** sind mit 0,5–1,0 ms nur von kurzer Dauer und fallen im EKG meist nur als **senkrechte Spikes** auf.
- Das Bild eines **stimulierten QRS-Komplexes** durch die im Endokard des rechten Ventrikels verankerte Elektrode ist **linksschenkelblockartig**.

Schrittmacherinduzierte Tachykardien entstehen,

- wenn der **Ventrikelimpuls retrograd** zu einer **Vorhofkontraktion** führt und diese wiederum nach dem eingestellten AV-Intervall eine **Ventrikelstimulation** hervorruft, oder
- **bei ventrikulären bzw. AV-Knotenextrasystolen**

1.3 Koronarerkrankungen

Koronarinsuffizienz

Pathogenese

Bei der **Koronarinsuffizienz** besteht ein **Missverhältnis zwischen Sauerstoffangebot und -bedarf des Herzmuskels**. Dies kann bedingt sein **durch**:

- **Tachykardie** ⇒ Diastolendauer ↓
- **Zunahme der myokardialen Komponente des Koronarwiderstandes** bei **Herzhypertrophie**, als Folge eines gestörten Kontraktions- bzw. Relaxationsablaufes auch bei Myokarditis, Perikarditis, Ventrikeldilatation und Myokardfibrosierung
- **Aortenvitien** ⇒ Verminderung der Koronardurchblutung durch verminderten arteriellen Druck bei gleichzeitig erhöhtem intramuralen Widerstand (Hypertrophie)
- **sklerotische Veränderungen** der Koronargefäße, die durch Stenosierung zur druckpassiven Verminderung der Strömung distal der Stenose führen (⇒ Minderdurchblutung)
- Erkrankung der kleinen intramuralen Gefäße **(small vessel disease)** ohne Stenosen der großen epikardialen Koronararterien (bei Hypertonie, Diabetes mellitus, Vaskulitiden u. a.)
- **Koronargefäßspasmen** ⇒ myokardiale Ischämie (u. a. bei der Prinzmetal-Angina)
- **Muskelbrücken**, die über einem epikardialen Koronargefäß lokalisiert sind
- **unzureichende Sauerstoffversorgung des arteriellen Blutes,** wie sie bei Lungenfunktionsstörungen, Kohlenmonoxidvergiftung oder schwerer Anämie auftreten kann, und die ebenfalls zur myokardialen Ischämie führt
- **erhöhte Blutviskosität** (Polyglobulie, Hyperfibrinogenämie) ⇒ Thrombosegefahr

Risikofaktoren der koronaren Herzkrankheit

Risikofaktoren I. Ordnung

- Fettstoffwechselstörungen (Gesamtcholesterin und LDL-Cholesterin ↑, HDL-Cholesterin ↓), Triglyzeride ↑, Nikotinabusus, Bluthochdruck, Diabetes mellitus, metabolisches Syndrom, Lebensalter (m > 45 J.; w > 55 J.), Herzinfarkte bei erstgradigen Familienangehörigen vor dem 60. Lej. (m) bzw. 65. Lej. (w)

Risikofaktoren II. Ordnung

- Übergewicht (>30 % über dem Sollgewicht), Bewegungsmangel sowie emotionaler Stress mit der so genannten Typ-A-Persönlichkeitsstruktur (Ehrgeiz, Aggressivität, Hektik), Hyperfibrinogenämie (>300 mg/dl), Lipoprotein(a) ↑, Hyperhomocystinämie (> 12 µmol/l), t-PA-Defekte, Thrombophilie, CRP ↑ bei KHK

Beim Auftreten von 2 Risikofaktoren I. Ordnung nimmt das **Infarktrisiko** im Vergleich zu einer Normalperson um den **4fach**en Wert zu. Das Vorliegen von **3 Risikofaktoren I. Ordnung erhöht das Infarktrisiko um den Faktor 10**. Derzeit wird auch eine Chlamydien-Infektion als Risikofaktor diskutiert.

Exkurs: Entwicklung der Arteriosklerose

1. Stufe **Endothelläsion**
2. Stufe **Proliferation von glatten Muskelzellen in der Media** unter dem Einfluss von lokalen Wachstumsfaktoren
3. Stufe **Einwandern dieser Muskelzellen in die Intima**
4. Stufe **Ablagerung von Thrombozyten, Bildung von thrombotischen Auflagerungen und Mikrothromben**
5. Stufe **Einlagerung von Lipiden und Akkumulation von lipidbeladenen Makrophagen (Schaumzellen)**
6. Stufe **Ausstülpen der Gefäßwand in das Gefäßlumen** hinein

Formen der Plaque

- **exzentrische Plaque** ⇒ reich an Lipiden, **spricht auf vasodilatierende Präparate an**
- **konzentrische Plaque** ⇒ fibrotische Plaque, hauptsächlich aus Kollagen

Schweregradeinteilung nach dem Ausmaß der Lumeneinengung
Grad I: 25–49 %
Grad II: 50–74 %
Grad III: 75–99 % (kritische Stenose)
Grad IV: 100 % (= kompletter Verschluss)

Bei einer Einengung des Gefäßlumens um mehr als **75 % (= kritische Stenose)** und dem Fehlen von kompensatorisch wirkenden Kollateralen ist die Koronarreserve erschöpft, und es resultiert eine **belastungsabhängige Angina pectoris**.

Koronargefäßspasmen können auch ohne vorbestehende Arteriosklerose schwere Angina-pectoris-Anfälle zur Folge haben. Sie treten sowohl an normalen, als auch an arteriosklerotisch veränderten Gefäßen auf. Es resultieren je nach zeitlicher Dauer und anatomischer Ausdehnung **unterschiedliche Krankheitsbilder**.

Pathophysiologie

Bei chronischer **Koronargefäßminderdurchblutung** resultiert Sauerstoffmangel im Herzmuskelgewebe, der mit **Angina pectoris** einhergehen kann.

Abb. 1.17

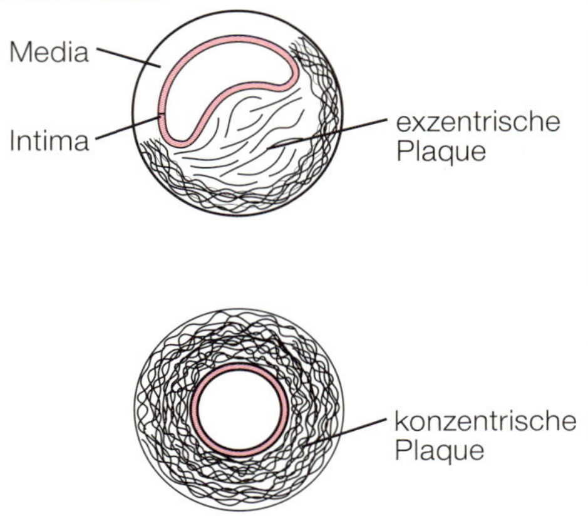

Typen arteriosklerotischer Plaques bei Koronararterien

Abb. 1.18

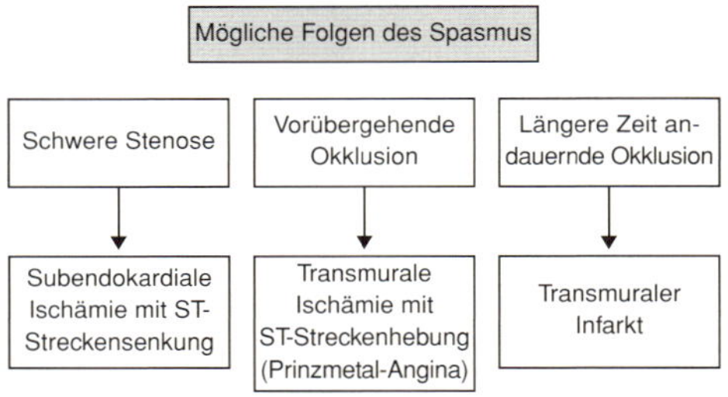

Mögliche Folgen eines Koronarspasmus (nach McAlpine WA, 1979, Mod. Med. 47:32)

Angina-pectoris-Anfall ⇒ Perfusionsdruck im poststenotischen Bereich der Koronararterie ↓, enddiastolischer Ventrikeldruck ↑ ⇒ Innenschichtischämie des Myokards ⇒ ventrikuläre Pumpfunktion gestört

Gefäßregulation

Sauerstoffmangel im Herzen ⇒ Bildung von **Bradykinin, Prostazyklin** und **EDRF** (= Endothelium-derived relaxing factor = Stickstoffmonoxid) ⇒ **koronargefäßerweiternde Wirkung**

- **EDRF** ist mit **Stickstoffmonoxid** identisch und kann auch als **endogenes Nitrat** bezeichnet werden. Acetylcholin, Serotonin, Thrombin, Vasopressin und PAF (Platelet activating factor) bewirken bei intaktem Endothel über eine Freisetzung von EDRF eine Erweiterung (Dilatation) der Koronargefäße. **Im Falle einer Schädigung des Endothels führen sie jedoch zu einer Engstellung der Koronargefäße**!
- Bei arteriosklerotischen **Gefäßwandschäden** dominieren vasokonstriktive gegenüber dilatierenden endothelialen Mechanismen. Die vasorelaxierend wirkenden Substanzen **Prostazyklin und Stickstoffmonoxid** (**EDRF**) werden bei geschädigtem Endothel **vermindert produziert und/oder schneller abgebaut**. Auch das von Endothelzellen synthetisierte vasokonstriktorisch wirksame **Endothelin** führt zu einer zunehmenden Einschränkung der vasalen Dilatationskapazität.

- **Nervalen und hormonalen Einflüssen** wird lediglich eine modifizierende Wirkung zugeschrieben.
- **Koronarreserve** bezeichnet den Quotienten aus Koronardurchblutung bei maximaler Vasodilatation zur Koronardurchblutung in Ruhe. Beim Gesunden beträgt sie **400 %.** Daher tritt eine Krankheitssymptomatik auch bei größeren Innenwandschäden mit Einengungen der Gefäße von bis zu zwei Drittel oftmals erst unter Belastung auf.

Symptomatik

Angina-pectoris-Anfall (Leitsymptom der Koronarinsuffizienz)

- Sekunden bis wenige Minuten anhaltender meist **retrosternaler Schmerz** (auch Druck- bzw. Engegefühl!)
- **Ausstrahlung** in den **linken Arm** (ulnar bis zu den Fingern) oder auch **Hals**, Unterkiefer, Schultergegend, rechter Arm bzw. Oberbauch möglich!
- rasches **Abklingen nach Ruhigstellung** und Nitroglyzeringabe
- oft Angstgefühl (Sympathikotonus ↑)

Auslösende Faktoren

- körperliche Anstrengung, Kälteexposition, psychischer Stress, „voller Magen" (⇒ Roemheld-Syndrom)

Formen der Angina pectoris

- **Stabile Angina pectoris** (konstante Angina pectoris-Symptomatik bei körperlicher Belastung)
- **Instabile Angina pectoris, primär** (jede **Erstangina**) oder **sekundär** mit einer zunehmenden (**Crescendo-Angina**) oder bereits bei geringster Belastung bzw. in Ruhe auftretenden Symptomatik (**Präinfarkt-Syndrom**).

Sonderformen

- **Angina decubitus** (eine aus dem Schlaf heraus auftretende Angina pectoris)
- „**Walking-through-Angina**", bei der die Symptomatik zu Beginn einer Belastung besteht und nach weiterer Belastung wieder verschwindet
- **Prinzmetal-Angina**: Angina pectoris durch Koronarspasmus mit reversibler ST-Anhebung ohne Enzymveränderung
- **stumme Ischämie**
  Das Fehlen von Angina-pectoris-Anfällen schließt eine KHK nicht aus, da die Mehrzahl aller ischämischen Attacken als **stumme Ischämie** symptomlos verlaufen.

Akutes Koronarsyndrom

Der Begriff „**akutes Koronarsyndrom**" (**ACS**) umfasst die Entitäten der **instabilen Angina pectoris** und des **Myokardinfarkt**s. Dabei wird der Myokardinfarkt vorrangig als „Nachweis eines typischen Ablaufs von herzspezifischen Nekrosemarkern (v.a. Troponin T) beim Vorliegen einer myokardialen Ischämie" definiert.

Bereits bei Verdachtsfällen auf ein akutes Koronarsyndrom ist eine ärztliche Überwachung in der Prähospitalphase und eine stationäre Nachbeobachtung für mind. 9 h nach Symptombeginn erforderlich!

Einteilung des akuten Koronarsyndroms nach ACC und ESC (2000)

- **instabile AP** ohne Anstieg von Troponin T oder I
- **NSTEMI (non ST-segment-elevation myocardial infarction) instabile AP** mit Anstieg von Troponin T oder I (high risk)
- **STEMI (ST-segment-elevation myocardial infarction) Myokardinfarkt** mit Anstieg von Troponin T und I (very high risk)

Bei einem Teil der Patienten mit instabiler Angina pectoris lassen sich signifikant erhöhte Troponin T- bzw. Troponin I-Werte im Rahmen einer sog. „minor myocardial injury" nachweisen. Dieser **NSTEMI** (Nicht-ST-Hebungsinfarkt) ist zwar im Vergleich zum **STEMI** (Herzinfarkt mit ST-Hebung) ein kleinerer Infarkt mit niedrigerer Mortalität während des akuten Geschehens. Jedoch weisen beide Gruppen auf Grund des höheren kardiovaskulären Risikoprofils eine insgesamt ähnliche Einjahres-Letalität auf. Ein positiver **Tro-**

poninwert gilt daher als Parameter zur **Risikostratifikation**. Patienten mit **positivem Troponintest** sind als **Hochrisikogruppe** zu werten und müssen daher umgehend stationär durch eine Koronarangiographie abgeklärt werden.

Diagnostik

Ruhe-EKG ohne vorausgegangenen Infarkt ⇒ auch bei schwerer KHK in der Hälfte d. F. unauffällig; unspezifische EKG-Veränderungen (T-Abflachung, T-Negativierung) durch kleinste Infarkte

Belastungs-EKG

Ausbelastungsfrequenz

- maximale HF = 220 – Lebensalter
- submaximale HF = 200 – Lebensalter

Befunde bei KHK

- **horizontale** oder **deszendierende** reversible **ST-Senkung von >0,05 – 0,1 mV (Extremitätenableitungen)** oder **>0,1 – 0,2 mV (Brustwandableitungen)**
- **ST-Hebung >0,1 mV** bei Koronarspasmus (Prinzmetal-Angina), Aneurysma und Infarkt
- **spät aszendierende ST-Strecke**

Auch bei submaximaler Belastung erhält man bei 15 % der Patienten ein unauffälliges **Belastungs-EKG** trotz Vorliegen einer KHK.

Abb. 1.19

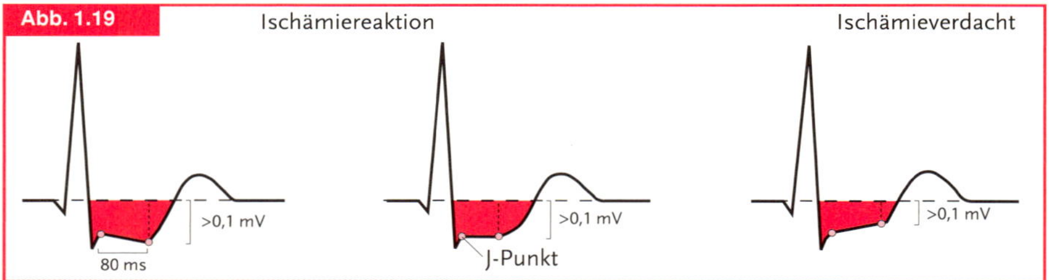

Ischämiereaktion (Beginn der ST-Strecke (= J-Punkt, „junction-point") und ein Messpunkt 80 ms später werden mit der Lage der PQ-Strecke verglichen)

Ein rasch aszendierender ST-Streckenverlauf, der 80 ms nach dem J-Punkt die PQ-Strecke erreicht, ist tachykardiebedingt.

Kontraindikationen für das Belastungs-EKG sind bereits nachgewiesene Hauptstammstenosen, instabile Angina pectoris und frischer Herzinfarkt, entzündliche Herzerkrankungen, manifeste Herzinsuffizienz oder Herzfehler (Aortenstenose, HOCM), Aneurysmen, Hypertonie, VES hoher LOWN-Klassifizierung, Vorhofflimmern, SA-/AV-Block $>I^0$.

Abbruchkriterien

- **fehlender Frequenzanstieg**
- schwerwiegende **Rhythmusstörungen**, Schenkelblock, AV- oder SA-Block >1. Grades
- **Ischämiezeichen** (ST-Senkung, ST-Hebung), Angina pectoris, Vertigo
- **Blutdruckabfall** oder Ausbleiben des systolischen Blutdruckanstiegs (Herzinsuffizienz)
- **Blutdruckanstieg >250 mm Hg systolisch oder >120 mm Hg diastolisch**

Langzeit-EKG

- Ischämiediagnostik und Erfassung von Rhythmusstörungen über 24 Std.
- Diagnostik nächtlicher Angina-pectoris-Anfälle (Angina decubitus) und stummer Ischämien

Ruhe- und Belastungsechokardiographie

- Diagnostik systolischer Wandbewegungsstörungen und diastolischer Funktionsstörungen

Koronarangiographie
- Methode n. **Judkins** (häufiger): Punktion der A. femoralis
- Methode n. **Sones**: Arteriotomie der A. brachialis

Indikation: Lokalisation von Stenosen der Koronararterien, Funktionsdiagnostik des linken Ventrikels

Elektronenstrahl- und Mehrschicht(Kardio)-CT erlauben eine Darstellung von Koronargefäß-Verkalkungen im Sinne eines Screening-Verfahrens. Neuerdings sind auch **Koronargefäß-Angioskopie**, **-Sonographie** und **-Dopplerflussmessung** möglich.

Möglichkeiten der nuklearmedizinischen Diagnostik
- **Myokardperfusionsszintigraphie**
- Single-Photonen-Emissions-CT (**SPECT**) Sensivität zur Erfassung einer KHK: 95 %
- Radionuklidventrikulographie (**RNV**) mit Technetium-Albumin ermöglicht Beurteilung der linksventrikulären Wandbewegung und Pumpfunktion (Ejektionsfraktion).
- Positronen-Emissionstomographie (**PET**) ermöglicht Unterscheidung zwischen Infarktgebieten und akinetischem minderperfundierten Myokard.

Differentialdiagnose von Thoraxschmerzen

Kardiale Ursachen
- KHK, Herzinfarkt, hypertensive Krise, Aortenvitien, hypertrophische Kardiomyopathie, Perikarditis, Bland-White-Garland-Syndrom (Fehlabgang der linken Koronararterie aus der A. pulmonalis)

Nichtkardiale Ursachen
- **intrathorakal:** Pleuritis, Lungenembolie, Pneumothorax (atemabhängige Schmerzen); Pleurodynie (Virusinfektion), Mediastinitis, Mediastinaltumor, Aneurysma dissecans, Ösophaguserkrankungen
- **vertebragene Thoraxschmerzen** (Osteochondrose, M. Bechterew), Thoraxwandsyndrom, Tietze-Syndrom (idiopathische Chondritis)
- **funktionelle Thoraxschmerzen** (DaCosta-Syndrom)
- **Oberbaucherkrankungen** (Pankreatitis, Gallenkolik)

Anfallsprophylaxe und Therapie der Angina pectoris

Allgemeine Maßnahmen
- vermeiden von Risikofaktoren einer Arteriosklerose
- mäßiger Alkoholkonsum (Rotwein) senkt das koronare Risiko.
- Therapie von Grunderkrankungen (z. B. Hypertonie, Diabetes mellitus, Vaskulitis)

Therapie der stabilen Angina pectoris

Nitrate

Nitropräparate sind in der **Anfallsbehandlung der Angina pectoris** das Mittel der Wahl. Therapeutisch werden vor allem Glyceroltrinitrat (Nitroglyzerin), Isosorbiddinitrat und Isosorbid-5-Mononitrat verwendet.

Wirkungen der Nitrate
- hauptsächlich Vorlastsenkung durch Erweiterung der venösen Gefäße (Venodilatation).
- Füllungsdruck und Wandspannung des Herzens nehmen ab (Sauerstoffbedarf ↓).
- EDRF-Substitution (endothelabhängiger Relaxationsfaktor)
- effektiv auch bei stummer Koronarminderdurchblutung
- Koronargefäßerweiterung auch im Bereich von Verengungen
- Aortendruck nimmt ab (Nachlastsenkung).
- Nitrate sind gut mit anderen Koronartherapeutika kombinierbar.

Isosorbid-5-Mononitrat und **Isosorbid-2-Mononitrat** werden direkt in der glatten Muskelzelle zum schnell wirksamen **Stickstoffmonoxid** umgewandelt.
- Thadani und Parker beschrieben, dass unter kontinuierlicher Nitrattherapie die antianginöse Wirkung nachläßt (**Nitrattoleranz**). Diese Toleranz hat weder etwas mit der Art des Nitrats, also Mono- oder Di-

nitrat zu tun, noch mit der Verabreichungsform, sondern ist ausschließlich auf eine konstante Einnahme mit gleichbleibend hohen Plasmaspiegeln zurückzuführen.

- Es gilt daher die Empfehlung einer **„Intervalltherapie“** mit ungleichmäßig über den Tag verteilter Einnahme (z. B. morgens und mittags). Die **Einnahme von Nitrozerbeißkapseln oder Nitrospray im Bedarfsfall ist unerlässlich** und weist dieses Problem nicht auf. Dass konstante Nitratspiegel zu einem Wirkungsverlust führen können, gilt auch für die Anwendung **transdermaler therapeutischer Systeme (Nitropflaster)**.
- Auch der Wirkstoff **Molsidomin** ist die inaktive Vorstufe aktiver Stoffwechselprodukte (Metaboliten), die über eine **NO-Freisetzung**, die jedoch nicht enzymatisch erfolgt, ihre Wirkung entfalten. Die Senkung der Vorlast ist stärker ausgeprägt als bei Nitraten.

Kalziumkanalblocker

Wirkungen der Kalziumkanalblocker
- **Verminderung der Nachlast** als Folge der gefäßerweiternden Eigenschaften
- **geringere Reduktion der Vorlast** des Herzens
- **Senkung des Koronargefäßwiderstandes** mit Verbesserung der myokardialen Sauerstoffzufuhr durch Verhinderung von Koronarspasmen

- Die **Kalziumantagonisten Verapamil** und **Diltiazem** haben je nach Dosierung eine **negativ inotrope Wirkung** auf den Herzmuskel, die mit einer **Verminderung des Sauerstoffbedarfs** einhergeht. Sie wirken auf die glatte Gefäßmuskulatur (Senkung des koronaren und peripheren Widerstands) nur mäßig stark dilatierend.
- Die **Dihydropyridin-Derivate Nifedipin und Nitrendipin** sind demgegenüber in therapeutischer Dosierung stark wirksame **Vasodilatatoren**, die insbesondere bei der **vasospastischen Angina pectoris** erfolgreich eingesetzt werden können.
- Bei Kalziumantagonisten vom **Dihydropyridin-Typ** sinkt durch die **systemische Gefäßerweiterung** der Blutdruck rasch, wobei durch **kompensatorische Sympathikus-Aktivierung (⇒ Noradrenalin-Freisetzung)** eine **Reflextachykardie** resultiert, die der antianginösen Wirkung entgegenwirkt. Bei **instabiler Angina pectoris** und **im akuten Infarktstadium** sind **Kalziumantagonisten vom Dihydropyrintyp kontraindiziert**. Eine **Zunahme des kardialen Risikos** bei der Behandlung mit kurzwirksamen Kalziumantagonisten wurde in verschiedenen Studien nachgewiesen.
- **Langwirkende Kalziumantagonisten** (z. B. Amlopidin) können insbesondere dann zur Therapie der stabilen Angina pectoris eingesetzt werden, wenn Betarezeptorenblocker (prognostisch günstiger Effekt nachgewiesen) kontraindiziert sind oder unzureichend wirken.

β-Adrenozeptorantagonisten ohne PAA (partiell antagonistische Aktivität)
- β-Adrenozeptorantagonisten senken den Sauerstoffbedarf des Herzmuskels bereits unter Ruhebedingungen durch eine **Verminderung von Herzfrequenz, Kontraktionskraft und Schlagvolumen**.
- Insbesondere unter physischen und psychischen Belastungen resultiert eine Ökonomisierung der Herzarbeit mit **vermindertem myokardialen Sauerstoffverbrauch**.
- In kontrollierten Studien nahm die Zahl **tödlicher Reinfarkte** unter der Gabe von β-Rezeptorenblockern (ohne partiell antagonistische Aktivität) ab.
- Die **Dosierung** sollte zu **Beginn** der **Therapie niedrig** sein (z. B. 12,5 mg Atenolol/d (z. B. Tenormin®) oder 25 mg Metoprolol/d (z. B. Beloc®)) und langsam bis zur üblichen Tagesdosis gesteigert werden.

Therapieempfehlungen bei akutem Koronarsyndrom

- **instabile Angina pectoris, Troponin negativ**: **ASS** (100 mg/d) + **Clopidogrel** (75 mg/d) + **Heparin** (80 I.E./kg KG i.v. als Bolus, anschließend 18 I.E./kg/h i.v. bis aPTT zwischen 1,5–2fachem Kontrollwert) oder niedermolekulares Heparin s.c. (z.B. Enoxaparin), **Nitrate** und **β-Rezeptorenblocker**.
- **instabile Angina pectoris, Troponin positiv:** Gabe von **Glykoprotein-IIb/IIIa-Rezeptorantagonisten** auf der kardiologischen Überwachungsstation (z.B. Abciximab, Tirofiban oder Eptifibatid 24 h vor **Koronarintervention** bis 12 h nach Eingriff)
- **Myokardinfarkt** (siehe dort)

Differentialtherapeutische Überlegungen

- Bei der **belastungsinduzierten Angina pectoris** wird die Behandlung mit einem Nitrat eingeleitet. Werden die Anfälle nicht vollständig unterdrückt, so werden Beta-Adrenozeptorantagonisten zusätzlich eingesetzt oder die Kombination durch einen retardierten Kalziumantagonisten ergänzt.
- Bei der **Ruhe-Angina-pectoris** erfolgt die Behandlung vorrangig mit Nitraten und Beta-Adrenozeptorantagonisten.
- **Spasmen der großen Koronargefäße** werden durch Kalziumkanalblocker sehr gut beeinflusst.
- Die **instabile Angina pectoris** bedarf der stationären Behandlung, da ihr fast immer kritische Koronargefäßverengungen zugrunde liegt.

Eine Behandlung mit **Acetylsalicylsäure** (100 mg/d) oder dem Thrombozytenaggregationshemmer Clopidogrel (75 mg/d) ist **stets bei Angina pectoris und nach einem Myokardinfarkt** indiziert!

Thrombozytenaggregationshemmer (Basistherapie)

- Durch die Einnahme von **Acetylsalicylsäure** (100 mg/d) kann die Häufigkeit von Reinfarkten in den ersten beiden Jahren nach einem Myokardinfarkt gesenkt werden. Dies gilt vor allem dann, wenn mit der Therapie innerhalb der ersten 6 Monate nach Infarkt begonnen wird. Überzeugende Ergebnisse zur Primärprävention sind aus der **Physicians Health Study** (PHS) an Ärzten gewonnen worden, wobei nach 5 Jahren Einnahmedauer die Häufigkeit der tödlichen Infarkte um fast 50 % gesenkt werden konnte.
- **Wirkungsweise:** Acetylsalicylsäure bewirkt u. a. eine spezifische, andauernde **Veränderung der Cyclooxygenase in Thrombozyten**, so dass die **Bildung von Thromboxan A_2, das die Thrombozytenaggregation stimuliert und vasokonstriktorisch wirkt, unterbleibt.**

Neu entwickelte Substanzen mit antithrombotischer Wirksamkeit

Glykoprotein-IIb/IIIa-Rezeptorantagonisten

- **Abciximab** (ReoPro®) ist das Fab-Fragment eines humanisierten Antikörpers der Maus. Es kann die **Bindung von Fibrinogen an den Glykoprotein-IIb/IIIa-Rezeptor** auf der Thrombozytenoberfläche **verhindern**, was bei Patienten mit **instabiler Angina pectoris** in verschiedenen Studien (EPIC, CAPTURE, EPILOG) zu einer bis zu 35 %igen Reduktion von Myokardinfarkten, letaler Komplikationen sowie erforderlich werdender Notfall-PTCA oder Bypass-Operationen führte.
- Derzeit befinden sich weitere **synthetische Glykoprotein-IIb/IIIa-Rezeptorantagonisten** (Eptifibatide, Lamifiban, Tirofiban, Fradafiban) in klinischer Erprobung.

Thienopyridine

- Die Thienopyridine **Ticlopidin** und **Clopidogrel** wirken als **Inhibitoren der Adenosindiphosphat-(ADP-) induzierten Plättchenaggregation**. Ihre volle Wirksamkeit tritt erst nach etwa viertägiger Einnahmedauer ein. Die Wirkdauer entspricht der mittleren Thrombozytenüberlebenszeit.
- **Clopidogrel** blockiert die **ADP abhängige Aktivierung des Glykoprotein-IIb/IIIa-Rezeptors** auf der Thrombozytenoberfläche. In der CAPRIE-Studie wurde **Clopidogrel gegen ASS-Medikation** bei Patienten mit Zustand nach zerebralem Insult, nach Myokardinfarkt und mit bekannter arterieller Verschlusskrankheit verglichen. Dabei war das Risiko einen Myokardinfarkt oder zerebralen Insult zu erleiden unter Therapie mit Clopidogrel signifikant geringer als unter ASS-Medikation.

Invasive Revaskularisation

- **p**ercutane **t**ransluminare **c**oronare **A**ngioplastie (**PTCA**) durch Ballonkatheterdilatation
  - **Indikation**: 1- oder 2-Gefäßerkrankung mit proximalen kurzstreckigen Stenosen

Bei der **perkutanen transluminalen Koronarangioplastie** (**PTCA** oder **Ballondilatation**) wird das atheromatöse Material in der Gefäßintima wandständig komprimiert und die Koronararterie erweitert. Untersuchungen ergaben, dass die Dilatation fast immer von einer lokalen Dissektion begleitet ist. Entscheidet sich der Patient für die **PTCA**, ist er darüber zu informieren, dass er sich **im folgenden Jahr** mit einer **mehr als 30 %igen Wahrscheinlichkeit** einer **Reintervention** unterziehen muss. Je länger die PTCA zurückliegt,

umso geringer ist die Restenosierungsrate. Häufigste **akute Komplikation** (bis zu 4%) ist der **Koronarverschluss** durch Vasospasmen, intramurale Hämatombildung oder periphere Koronarembolien. Deutlich seltener treten vollständige Einrisse der Gefäßwand oder Perforationen auf. Die elektive PTCA führt bei etwa 0,4% der Behandelten zu initialen Todesfällen.
Durch die Verwendung von **Stents** (ARTS-, SOS-Studie) und **Glycoprotein-IIb/IIIa-Antagonisten** kann die Reinterventionsrate bei Patienten mit Mehrgefäßerkrankung deutlich gesenkt werden. Spezielle Beschichtungen von Stents verhindern weitgehend Restenosen (Sirolimusbeschichtung /RAVEL-Studie).

- **Weitere Methoden** sind Laserangioplastie, direktionale Atherektomie, Hochfrequenzangioplastie, Rotablationsatherektomie (PTCRA), Ultraschallangioplastie, intrakoronare Aspirationsthrombektomie sowie die Implantation von **Stents**, um das Gefäßlumen zu weiten und offen zu halten.
- Neuerdings besteht für **schwere, therapierefraktäre** Fälle auch Möglichkeit einer **transmyokardialen Revaskularisation**, bei der mittels Laserstrahl kleinste Kanäle durch das ventrikuläre Myokard angelegt werden, die einen direkten Blutfluss vom Ventrikelcavum ins transmurale Gewebe ermöglichen.

Studienergebnisse
- Das **niedermolekulare Heparin Fraxiparin** senkt die Ereignisrate bei Patienten mit erhöhten Troponin T-Werten nach 42 Tagen (FRISC-Studie).
- Die Gabe von **Glycoprotein-IIb/IIIa-Antagonisten 24 h vor einer Koronarintervention** hat für Patienten mit erhöhten Troponin T-Werten einen positiven Effekt (CAPTURE-Studie). Vergleichbare Daten wurden sowohl für den chimärischen Antikörper Abciximab als auch für den synthetischen Glykoprotein-IIb/IIIa-Antagonisten Tirofiban im Rahmen der PRISM-Studie erhoben.
- Die **Kombinationstherapie** mit **Clopidogrel** (Plavix®) **plus Acetylsalicylsäure** (ASS) senkt **bei akutem Koronarsyndrom ohne ST-Streckenhebung** das Risiko, an kardiovaskulären Ereignissen (Myokardinfarkt) oder zerebralem Insult zu sterben (CURE-Studie). Clopidogrel gilt daher nach den aktuellen europäischen (ECC) und amerikanischen Leitlinien (ACC/AHA) als Standardtherapie für diese Indikation.
- **Statintherapie** (LDL↓, NO-Freisetzung↑) konnte in einzelnen Studien bei akutem Koronarsyndrom die Gesamtmortalität um bis zu 26% reduzieren (GUSTO IIb, PURSUIT), eine signifikante Verbesserung der endothel-vermittelten Vasodilatation bewirken (RECIFE-Studie) oder den kombinierten primären Endpunkt (Tod, nicht tödlicher Infarkt, Herzstillstand mit Wiederbelebung, Krankenhausaufnahme wegen Ischämie) bereits nach vier Monaten positiv beeinflussen (MIRACL-Studie).

Abb. 1.20

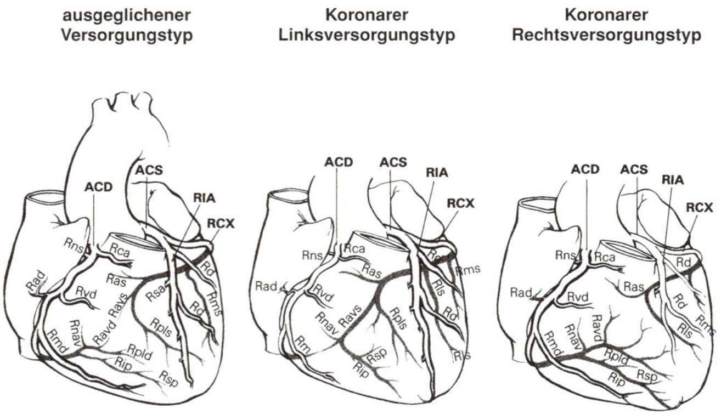

Abkürzungen

ACD A. coronaris dextra
Rca R. coni arteriosi
Rns R. nodi sinuatrialis
Rad Rr. atriales dextri
Rvd R. ventricularis dexter (ant.)
Rmd R. marginalis dexter
Rip R. interventricularis posterior
Rsp Rr. septales post.
Rnav R. nodi atrioventricularis
Rpld R. posterolateralis dexter
Ravd R. atrioventricularis dexter
ACS A. coronaris sinistra

RCX R. circumflexes
Ras R. atrialis sinister
Ravs R. atrioventricularis sinister
Rip R. intraventricularis posterior
Rms R. marginalis sinister
Rsp R. septalis posterior
Rls R. lateralis sinister
Rnav R. nodi atrioventriculans

RIA R. interventricularis anterior
Rd R. diagonalis
Rsa R. septalis anterior

Koronare Gefäßversorgung (aus Droste/Planta 1993)

Operative Koronarrevaskularisation

- **Aortocoronarer Venenbypass** (ACVB ⇒ Restenosierungsrate nach 10 Jahren bis 50%)
- **A.-mammaria** bzw. **-thoracica-interna** (IMA oder ITA)-**Bypass** (Restenosierungsrate nach 10 Jahren etwa 10%)
- Minimal invasive Verfahren (z.B. MIDCAB = minimal invasive direct coronary artery bypass)

Indikation

- Hauptstammstenose (>50%) der linken Koronararterie
- symptomatische 3-Gefäßerkrankung
- symptomatische 2-Gefäßerkrankung mit stammnahen Stenosen von RIA und RCX
- bei durchgängiger peripherer Koronararterie und kontraktilem Myokard distal der Stenose

Myokardinfarkt

Der **Myokardinfarkt** bezeichnet das Auftreten einer **ischämischen Myokardnekrose im Rahmen des akuten Koronarsyndroms.**

Nach der Konsensusempfehlung der European Society of Cardiology, des American College of Cardiology und der American Heart Association liegt ein akuter Myokardinfarkt vor, wenn Troponin im Rahmen einer akuten Myokardischämie freigesetzt wird und die Erhöhung der Troponinkonzentration im Blut über die 99%-Perzentile eines normalen Referenzkollektivs beträgt.

Risikofaktoren

Siehe Seite 27 ff.

Pathophysiologie

Siehe auch Seite 29 ff.

Klinische Stadien des Herzinfarktes

I. Stadium des **akuten Infarkts** (maximale Gefährdung innerhalb der ersten 48 Stunden)
II. Stadium der **Vernarbung** (30–50 Tage)
III. Stadium der **Rehabilitation** (Umstellung auf den Alltag)
IV. Stadium der **Prophylaxe**

Symptomatik

- anhaltende, dumpfe **Schmerzen im Oberbauch, Brustkorb oder Halsbereich**
- Ausstrahlung in die **Ulnarseite** der Arme
- oft **Schweißausbruch**, Übelkeit und Atembeklemmung
- Nitro-Gabe führt **nicht** zur Beseitigung der Beschwerden.
- ggf. Zeichen der akuten Linksherzinsuffizienz

Patienten mit einem **Herzinfarkt** sind meist kaltschweißig, ängstlich und unruhig. Ursache ist ein mit den starken Schmerzen einhergehendes subjektiv empfundenes Vernichtungsgefühl. Die dabei bestehende **Sympathikusstimulation** führt zur Stimulation kardialer Betarezeptoren, die eine Tachykardie verursacht und mit einer verstärkten Neigung zu Arrhythmien verbunden ist.

- **Hinterwandinfarkt ⇒ oft vagotone Reaktion** mit Brechreiz, Bradykardie und niedrigem Blutdruck; **Schmerzempfindung** kann dabei auch in den Rücken oder in den Bauch (**inferiorer Infarkt**) ausstrahlen.

Tab. 1.8 Enzymveränderungen bei Myokardinfarkt (herzspezifische Enzyme fettgedruckt)

Enzym	Anstieg (h)	Maximum (h)	Rückbildung Tage)
Gesamt-CK	4–8	16–36	3–6
CK-MB	4–8	12–18	2–3
AST(GOT)	4–8	16–48	3–6
LDH gesamt	6–12	24–60	7–15
LDH_1 (α-HBDH)	6–12	30–72	10–20
Troponin T, I	3–6	14–32	7–14

- **Stummer, symptomloser Myokardinfarkt** vor allem bei älteren Patienten mit Diabetes mellitus. Im Rahmen der diabetisch bedingten Polyneuropathie ist die Schmerzübertragung gestört, so dass dieser Infarkt oft erst zufällig im Rahmen von EKG-Untersuchungen entdeckt wird und durch Enzymdiagnostik gesichert werden kann.

Diagnostik

Auskultation

- **Galopprhythmus** bei Herzinsuffizienz
- feuchte Rasselgeräusche bei **Lungenstauung** bzw. Lungenödem
- neu auftretendes **Systolikum** bei Ventrikelseptumperforation oder Mitralinsuffizienz (Papillarmuskelnekrose oder Dilatation des Herzens mit relativer Klappeninsuffizienz)
- Perikardreiben bei **Pericarditis epistenocardica**

Labordiagnostik

- Leukozytose mit Linksverschiebung
- BSG nach 1–2 Tagen↑, **kardiale Troponine I und T** (3 Std. bis 14 Tage↑), ggf. Hyperglykämie

Enzymdiagnostik

Nomenklatur

Kreatinkinase (**CK**), **CK-MB** (Myokardtyp), **LDH gesamt** (= Laktatdehydrogenase), **LDH$_1$** (= α-HBDH) in Herzmuskelzellen und Erythrozyten, **HBDH** = Hydroxybutyrat-Dehydrogenase, (**AST**= Aspartataminotransferase, früher GOT), Lc (= Leukozyten), BSR (= Blutsenkungsreaktion)

Herzmuskelspezifische Enzyme

- Isoenzym **CK-MB** der Kreatin-Phosphokinase (CK)
- relativ spezifisch: **Isoenzym LDH$_1$** der Laktatdehydrogenase (LDH) **= α-Hydroxybutyratdehydrogenase** (HBDH)
- **CK-MB**↑ (gemessen innerhalb von 6–36 h) **>8 % der Gesamt-CK** ⇒ Myokardinfarkt oder Herzkontusion, Myokarditis, nach Herzoperation
- **Troponin T** und **I**↑ ⇒ **kardiales Troponin, frühzeitige Notfalldiagnostik**!

Abb. 1.21

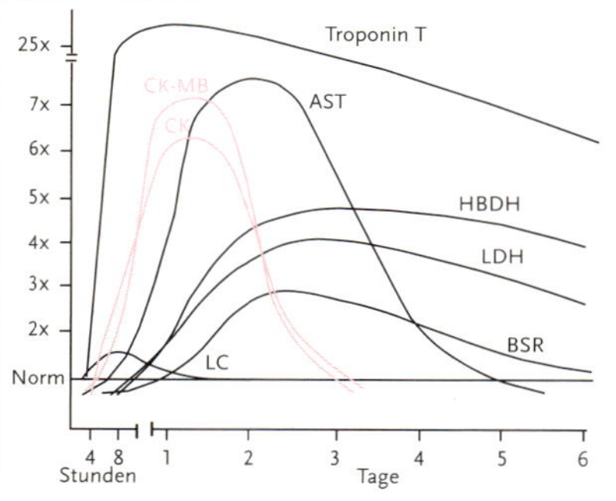

Enzymveränderungen beim Myokardinfarkt (aus Classen, Diehl, Kochsiek, 1998)

Abb. 1.22

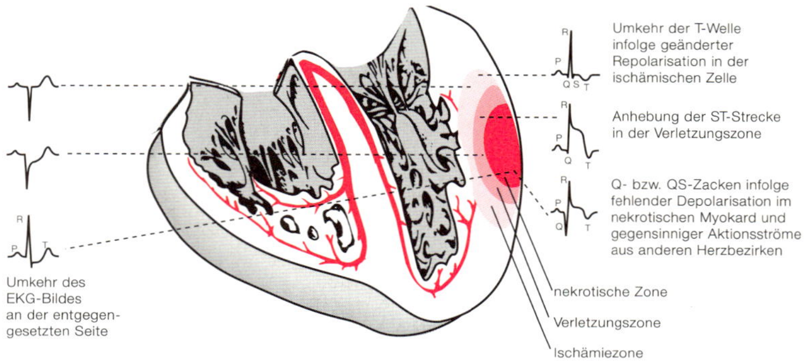

EKG-Veränderungen beim Myokardinfarkt

Abb. 1.23

Infarkt-lokalisation	Zu erwartender Koronarbefund	EKG-Veränderungen in: I	II	III	aVR	aVL	aVF	V_1	V_2	V_3	V_4	V_5	V_6	V_7	V_8
Großer Vorderwandinfarkt	Proximaler Verschluß des RIA														
Anteroseptalinfarkt	Verschluß von peripheren RIA-Anteilen und Rsa														
Apikaler Vorderwandinfarkt	Verschluß peripherer RIA-Anteile														
Anterolateralinfarkt	Verschluß peripherer RIA-Anteile und Einbeziehung des Rd														
Inferolateralinfarkt	Verschluß des Rms														
Inferiorer (diaphragmaler) Hinterwandinfarkt	Verschluß peripherer Anteile der ACD oder RCX														
Posteriorer (basaler) Hinterwandinfarkt	Verschluß peripherer Anteile und Aufzweigungen des RCX, insbesondere des Ravs							(*)	*	(*)					

immer betroffen, eindeutige Kriterien (Q)
oft zusätzlich betroffen, nicht eindeutige Kriterien (T-Negativierung)
* posteriorer Infarkt → indirekte Zeichen: besonders hohe R-Zacken in (V_1) V_2 (V_3) (Verhältnis R zu S > 1) sowie hohe spitz-positive T-Wellen

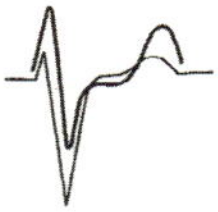

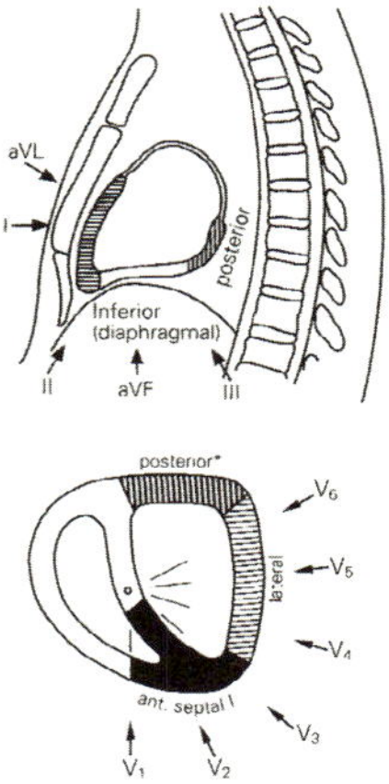

Infarktdiagnostik im EKG (aus Droste/Planta 1993)

Anfangsstadium: **Kardiales Troponin T und I (bereits 3 h nach Infarktbeginn** bei 2/3 der Pat. ↑); herzspezifische CK-MB und unspezifische AST (GOT) ↑
Spätstadium: relativ herzspezifische LDH_1 und unspezifische Gesamt-LDH ↑

Die **Enzyme** steigen **nach dem Troponin-Wert** in alphabetischer Reihenfolge an:
2. CK, **3.** GOT (AST), **4.** LDH.

- **Quotient CK/AST < 10** beim Herzinfarkt (bei Skelettmuskelläsion **>10**), gleichzeitiger Anstieg der ALT (früher GPT) bei Lebererkrankungen, aber auch infolge Leberstauung bei dekompensierter (Rechts-) Herzinsuffizienz
- **Quotient LDH/HBDH < 1,3** bei **Herzinfarkt** oder Hämolyse

EKG bei Myokardinfarkt

Da der **EKG-Befund negativ** sein kann, müssen auch in der Folgezeit weitere EKG-Untersuchungen durchgeführt werden.

Infarkttypen

- **Transmuraler Infarkt („Q-Zacken-Infarkt"** mit **Q ≥ 0,04 s)**
  - **akutes Stadium** ⇒ ST-Hebung, T-Überhöhung („Erstickungs-T")
  - **Zwischenstadium** ⇒ R-Verlust, terminal negatives T
  - **chronisches Stadium** ⇒ evtl. T-Normalisierung ↑, die tiefe Q-Zacke persistiert meist

Abb. 1.24

Klinik		EKG-Veränderungen
frischer Infarkt (akutes Stadium)	Stadium 1	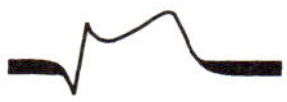
	Zwischenstadium	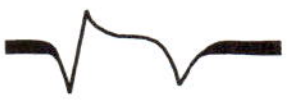
alter Infarkt (chronisches Stadium)	Stadium 2	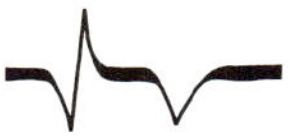
	Stadium 3	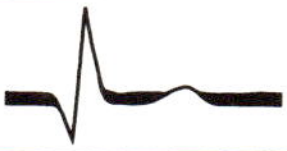

Infarktstadien im EKG (aus Wehr, 1994)

- **Subendokardialer Infarkt („Nicht-Q-Zacken-Infarkt")**
  - ST-Senkungen ohne pathologische Q-Zacke, T-Inversion, Diagnosestellung durch Serologie
  - bei konservativer Therapie ⇒ **schlechtere Prognose als transmurale Infarkte** (Arrhythmiehäufigkeit ↑, Infarktrezidive)

Bildgebende Verfahren
- **(Farbdoppler-)Echokardiographie** ⇒ Nachweis von Thromben↑, Perikarderguss, Papillarmuskelabriss, Ventrikelseptumruptur, Beurteilung der Ventrikelwandbewegung (hypo- und akinetische Infarktareale), der Pumpleistung, Blutströmung und Klappenfunktion (Doppler)

Möglichkeiten der nuklearmedizinischen Diagnostik
- **Myokardperfusionsszintigraphie** und **Single-Photonen-Emissions-CT** (SPECT) ⇒ irreversibler Aktivitätsverlust in infarzierten Myokardbezirken
- **Antimyosinszintigraphie** mit markierten Antimyosinantikörpern: Myosin aus abgestorbenen Myozyten ⇒ Radionuklidanreicherung (auch bei Myokarditis)

Zur Positronen-Emissions-Tomographie (PET), Magnetresonanztomographie (MRT) und Linksherzkatheteruntersuchung: Siehe Seite 32 ff., Diagnostik der Koronarinsuffizienz.

Komplikationen

Frühkomplikationen

> Gefährlichster Zeitraum sind die ersten 72 Stunden, in denen die meisten Patienten an einem **Kammerflimmern** (80 % der tödlichen Verläufe) sterben!

- **Herzrhythmusstörungen** bei über 95 % der Infarktpatienten nachweisbar
  - **Warnarrhythmien** ⇒ polymorphe VES, R-auf-T-Phänomen und Couplets
  - supraventrikuläre und **ventrikuläre Extrasystolie** (>95 %) in der akuten Postinfarktphase
  - ventrikuläre Tachykardie und **Kammerflimmern** (4–18 %)
  - Vorhofflimmern mit absoluter Tachyarrhythmie (ungünstige Prognose)
  - **Sinusbradykardie**, **AV-Blockierung** (gehäuft bei inferiorem und Hinterwandinfarkt)
- **Linksherzinsuffizienz** (⇒ Lungenödem, kardiogener Schock)
- **Pericarditis epistenocardica** (Frühperikarditis)

bei **ausgedehnter Nekrose**
- **Ventrikelseptumruptur** nach anteroseptalem Infarkt (⇒ neu auftretendes Systolikum)
- Papillarmuskelnekrose/-abriss mit akuter **Mitralinsuffizienz** (⇒ neu auftretendes Systolikum)
- **Herzwandruptur** ⇒ Hämoperikard

Spätkomplikationen (im Stadium II)
- Postmyokardinfarktsyndrom = „Dressler-Syndrom": **Autoimmunperikarditis** (etwa 2–6 Wochen nach Infarkt)
- **rezidivierende Arrhythmien**
- **Herzinsuffizienz** durch Verlust kontraktilen Gewebes
- **Herzwandaneurysma** (10 %): EKG ⇒ persistierende ST-Hebung, pathologische Q-Zacken
- persistierende Angina pectoris und Infarktrezidiv
- arterielle Embolien, Lungenembolien (oft als Infarktrezidiv fehlgedeutet)

Bei 25 % der Patienten kommt es in der akuten Postinfarktphase zum Auftreten einer rückbildungsfähigen **Mitralklappeninsuffizienz, da der Klappenschluss als**

Abb. 1.25

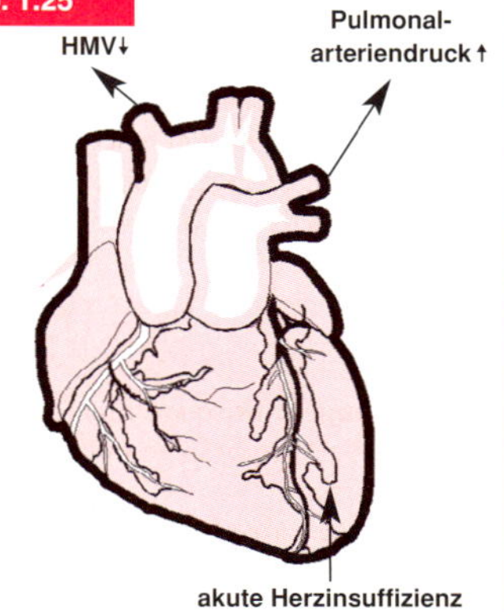

Hämodynamische Auswirkungen beim akuten Myokardinfarkt

Folge einer eingeschränkten Beweglichkeit des Papillarmuskels gestört ist. Die **Herzwandruptur** kann sich innerhalb der ersten Woche nach dem Infarktereignis entwickeln. Typischerweise resultieren Blutdruckabfall, Pulslosigkeit und Bewusstseinsverlust. Zum **kardiogenen Schock** kommt es bei Infarzierung von mehr als 40 % der Muskelmasse. Auch wenn das infarzierte Areal kleiner ist, können sowohl durch Funktionsstörungen im Bereich des Ventrikelmyokards als auch im Rahmen von Herzrhythmusstörungen **Zeichen einer akuten Herzinsuffizienz** auftreten.

Differentialdiagnose

- **Angina pectoris:** Schmerz ist nicht anhaltend und spricht auf Nitropräparate an.
- **Prinzmetal-Angina** (vasospastische Angina pectoris)⇒ meist zur gleichen Tageszeit, kein Enzymanstieg, nicht belastungsabhängig, oft Arrhythmien
- **akutes Abdomen** (Infarktschmerz kann **infradiaphragmal** projiziert werden)
- **Lungenembolie** ⇒ Enzymkonstellation
- **Pneumothorax** ⇒ Perkussion, Auskultation, Röntgen
- **Aneurysma dissecans** ⇒ proximaler Typ mit abgeschwächten bis fehlenden Pulsen und Blutdruckdifferenz zwischen beiden Armen
- **HWS-Osteochondrose** ⇒ lage- bzw. bewegungsabhängige Schmerzen

Therapie

Bei zunehmender Angina-pectoris-Symptomatik (Präinfarkt-Stadium) ⇒ sofort Krankenhauseinweisung!

1. Allgemeinmaßnahmen

- **i. v.**-Zugang, **keine i. m.-Injektion**! (⇒ Blutungsgefahr bei Lysetherapie)
- **EKG**-Monitoring, Defibrillationsbereitschaft
- **Bettruhe**, bei Herzinsuffizienz mit erhöhtem Oberkörper
- psychische Abschirmung, medikamentöse **Sedierung** mit Diazepam (5 mg langsam i. v.)
- **Sauerstoffgabe** über Nasensonde (4 l/min)
- **Glyceroltrinitrat** (z. B. 5 mg/h) oder **Isosorbiddinitrat** (z. B. 2–10 mg/h) über Perfusor unter RR-Kontrolle (Kontraindikation < 100 mmHg)
- **Heparin** (5.000 IE) und **Acetylsalicylsäure** (250–500 mg) i. v.
- **Analgetika** (z. B. Morphin 2–5 mg i. v. oder Tramadol (z. B. Tramal®) 50–100 mg i.v)

2. Reperfusionstherapie mit Aktivatoren der Fibrinolyse (Thrombolyse)

Indikation: Infarkt ≤ 6 h nach Schmerzbeginn oder bei deutlicher Schmerzverstärkung; großer Myokardinfarkt; kardiogener Schock, wenn keine Notfall-PTCA möglich ist

Reperfusion

- Die physiologische, spontane **Fibrinolyse (enzymatischer Abbau von Fibrin zur Auflösung eines Blutgerinnsels)** erfolgt erst zu einer Zeit, in der das Absterben des Herzmuskelgewebes bereits abgeschlossen ist. Demgegenüber kann durch die frühzeitige **pharmakologische Lyse** innerhalb der ersten 6 Stunden nach dem Myokardinfarkt durch **Reperfusion** noch eine Funktionsverbesserung des Herzmuskels erreicht werden.
- Die Entscheidung zwischen **konservativer** (Medikamente), **invasiver** (Ballondilatation) und **chirurgischer Therapie** (Bypass-OP) erfolgt in Abhängigkeit vom klinischen und koronarangiographischen Befund.

Voraussetzungen: Frischer Infarkt möglichst innerhalb der ersten 6 Stunden und das Fehlen von Kontraindikationen; eingeschränkte Indikation: Myokardinfarkt bis zu 12 h nach Schmerzbeginn

Gebräuchliche Substanzen

- **Streptokinase** (1,5 Mio. I. E. über 60–90 min i. v.)
  TNK-tPA (Tenekteplase)
  n PA (Lanoteplase)
- „tissue-type plasminogen activator" = **t-PA** oder **rPA** (rekombinanter Plasminogenaktivator)

Erfolgsraten

- Rekanalisation durch **Auflösen des Thrombus** in bis zu 80% der Fälle.
- Durch eine **Akut-PTCA** ist ein akuter Myokardinfarkt hinsichtlich Mortalität und Reinfarkthäufigkeit **effektiver** zu behandeln **als** durch eine **initiale Lyse** mit 100 mg front-loaded tPA (DANAMI-2). Die Akut-PTCA ist auch in der CAPTIM-Studie mit Tenekteplase bezüglich der Wiedereröffnungsrate und dem Reinfarktrisiko effektiver als die prähospitale Lyse.
- Die Infarktsterblichkeit wird am stärksten (>40%) durch fibrinolytische Therapie und zusätzliche Behandlung mit **Acetylsalicylsäure** in niedriger Dosis gesenkt. Die Ergebnisse der **ISIS-II-Studie** wurden mit Streptokinase und Aspirin® 160mg/d erzielt.
- Nach erfolgter **Wiedereröffnung des Koronargefäßes** gelangen die **Enzyme der nekrotischen Herzmuskelzellen** sofort vermehrt in den Blutkreislauf, was an einem besonders hohen und frühen Gipfel der CK-Werte erkennbar wird. Es können **ventrikuläre Reperfusionsarrhythmien** auftreten, da insbesondere die nur **teilweise nekrotisierten Myokardareale** ein **arrhythmogenes Substrat** darstellen.

3. Prophylaxe einer koronaren Rethrombose

Bereits vor der Fibrinolyse ⇒ gerinnungshemmende Therapie **initial mit Heparin** und nach einigen Tagen mit **Cumarinen** (Vitamin-K-Antagonisten) oder beim Fehlen spezifischer Indikationen (z.B.Ventrikelaneurysmen, Vitien, absolute Arrhythmie) ⇒ **Acetylsalicylsäure** (100–300mg/d)

4. Therapie von Komplikationen

Rhythmusstörungen (siehe dort) und (Links-)**Herzinsuffizienz** sind die häufigsten Komplikationen nach einem Herzinfarkt.

- **Glykoside** sollten in den ersten 24 Stunden wegen **Arrhythmogenität** nicht gegeben werden. Zur Prävention und Therapie der Herzinsuffizienz sind **ACE-Hemmer** indiziert.
- Die **intravenöse Gabe zusätzlicher Katecholamine** führt in der **Spätphase der Herzinsuffizienz** (⇒ myokardiale Betarezeptorendichte↓) nur zu einer temporären Verbesserung der Kreislaufsituation. Zur Therapie des akuten Herzversagens (**kardiogener Schock)** können sowohl **Dobutamin,** das im Vergleich zu Dopamin weniger vasokonstriktorisch wirkt, als auch **Dopamin** eingesetzt werden.
- **Phosphodiesterasehemmstoffe** führen zu einer zellulären Zunahme von Cyclo-AMP mit ähnlichem Effekt wie eine β-Adrenorezeptor-Erregung. **Amrinon** oder **Milrinon** sind bei einer Down-Regulation der β-Rezeptoren noch wirksam, können die Letalität am kardiogenen Schock allerdings nicht wesentlich beeinflussen.

Medikamente, die bei Infarktpatienten die Prognose verbessern

- **β-Blocker** ohne partiell agonistische Aktivität (z.B. Metoprolol) senken die Häufigkeit arrhythmiebedingter plötzlicher Todesfälle nach Herzinfarkt.
- **Thrombozytenaggregationshemmer**: Acetylsalicylsäure (50–100mg/d) und zusätzliche Gabe von Clopidogrel (75 mg/d) Cure-Studie
- **ACE-Hemmer** können durch Verminderung struktureller Veränderungen des linken Ventrikels die Entwicklung einer Herzinsuffizienz verzögern. In der AIRE-, ELITE-, SOLVD- und SAVE-Studie wurde gezeigt, dass ACE-Hemmer bei Patienten mit vermindertem kardialen Auswurfvolumen Mortalität und Reinfarktrate senken.

CSE-Hemmer Gripo-Studie

- Patienten mit erhöhten Troponin-Spiegeln (≥ 0,1 ng/ml) weisen in der TACTICS-TIMI 18-Studie eine signifikante Reduktion der Mortalität auf, wenn sie invasiv mit **PTCA** behandelt wurden und zusätzlich **Glykoprotein-IIb/IIIa-Inhibitoren** erhielten.
- Nach einem Myokardinfarkt hat in einzelnen Studien die **Antikoagulation mit Cumarinen** bei einem Ziel-INR von 3,0–4,0 hinsichtlich des kombinierten Endpunkts (Tod, Myokardinfarkt oder Schlaganfall) einen prognostisch günstigeren Effekt als ASS-Medikation.
- **Statintherapie** (u.a. GRIPS-Studie, Heart Protection Study) beeinflusst die Rate tödlicher Myokardinfarkte, Schlaganfälle und notwendiger Revaskularisationen unabhängig vom vorbestehenden Cholesterinspiegel günstig (Zielwert: LDL-Cholesterin <100 mg/dl).
- **Omega-3-Fettsäuren** (z.B. Fischkonsum) **reduzieren** das **Mortalitätsrisiko nach Myokardinfarkt** (GISSI-Präventionsstudie).

Prognose

- Etwa **30 % aller Infarktpatienten sterben innerhalb der ersten 24 Stunden**. Die häufigste Todesursache ist dabei das Kammerflimmern. Weitere 5–15 % versterben im Krankenhaus (= Klinikletalität). In den ersten 4 Wochen versterben somit bis zu 45 % aller Patienten.
- Das Risiko für **tödliche Arrhythmien** ist unmittelbar nach dem Infarkteintritt am größten. Daher hängt die Überlebenschance vom Zeitintervall bis zur Verfügbarkeit einer effektiven Therapie ab. Weitere 5 bis 10 % der Infarktpatienten versterben innerhalb von 2 Jahren nach einem Herzinfarkt an **plötzlichem Herztod**.
- Ein **AV-Block beim Vorderwandinfarkt** hat eine ernste Prognose, weil er durch eine ausgedehnte Septuminfarzierung mit Zerstörung des intraventrikulären Reizleitungssystems entsteht.

Prognostisch ungünstig sind

- persistierende **Ischämiezeichen** (Postinfarktangina)
- **ventrikuläre Rhythmusstörungen (höhere Lown-Klasse)**
- **linksventrikuläre Funktionseinschränkung** (Ejektionsfraktion < 30 %)
- **Spätpotentiale** und **verminderte Herzfrequenzvariabilität** ⇒ plötzlicher Herztod
- **Mortalitätsrate:** Eingefäßerkrankung < Zweigefäßerkrankung < Dreigefäßerkrankung < Stammstenose
- persistierende **Hypercholesterinämie**
- **Diabetes mellitus**

Rehabilitation

Frühmobilisation bereits auf der Intensivstation (Krankenhausaufenthalt etwa 10–14 Tage)

- Indikationstellung für Revaskularisation oder koronare Bypassoperation

Anschlussheilbehandlung (Rehabilitationsklinik)

- Bewegungstherapie, Gesundheitserziehung

Wiedereingliederung

- ambulante Koronarsportgruppen, Sekundärprävention (Verhindern der Arterioskleroseprogression durch Reduktion von Risikofaktoren)

Funktionelle Herz-Kreislauf-Störungen

Siehe Seite 12, 76 ff.

1.4 Myokard

Karditis

Ätiologie

- **Viren:** Enteroviren wie Coxsackie A und B (bes. häufig), Influenza-, Adeno-, Zytomegalie-, Arbo-, Ebstein-Barr-, Rabies-, Mumps-, Röteln-, Poliomyelitis-, Retro-, Echoviren u.a.
- **Bakterien:**
  - Infektion mit Staphylokokken, ß-hämolysierenden Streptokokken A (Scharlach, Erysipel)
  - Borrelia burgdorferi (Borreliose = Lyme-Erkrankung)
  - seltener: Diphtherie, Typhus, Tuberkulose, Rickettsiosen, Lues u.a.
- **Mykosen:** Candida, Aspergillus
- **Protozoen:** Toxoplasmose, Chagas-Krankheit (Trypanosomiasis)
- **Parasiten:** Trichinen, Echinokokken u.a.
- **Nichtinfektiöse Myokarditis**
  - rheumatoide Arthritis, Kollagenosen, Vaskulitiden oder nach Radiatio
  - idiopathische Fiedler-Myokarditis

Pathogenetische Faktoren bei der Virusmyokarditis

- **Myozytolyse durch Viruspersistenz mit** schubweiser **Virusvermehrung** ⇒ Exazerbation
- **Myozytolyse durch Autoimmunreaktion u.a.** bei **Kreuzantigenität von viralen und myokardialen Zellstrukturen (molecular mimikry)**

Histopathologie

- **lymphozytäres Infiltrat, Myozytolyse, autoreaktive Phänomene (Immunhistologie)**
- **persistierende** Myokarditis ⇒ **Myokardfibrose und Faserhypertrophie**

Sonderformen

- rheumatische Myokarditis: Aschoff-Knötchen
- idiopathische Fiedler-Myokarditis: lympho-plasmazelluläre Infiltrate + Riesenzellen

Symptomatik

In der **Anamnese** finden sich meist Hinweise auf einen zuvor abgelaufenen **Virusinfekt,** von dem sich der Patient „nicht so richtig erholt habe".

- Schwächegefühl (Leistungsknick), Fieber, Ruhe**tachykardie**, Palpitationen und Herzschmerzen
- **Rhythmusstörungen**, Extrasystolie, **rezidivierende Tachykardien**
- Herzinsuffizienz mit Kardiomegalie (⇒ hebender Herzspitzenstoß), **niedrigem Blutdruck** mit enger Pulsamplitude, Dyspnoe

Verlaufsformen

- **Ausheilung** (Mehrzahl der Fälle)
- **akuter Verlauf** (5-Jahres-Letalität: 15 %)
- **chronisch rezidivierender Verlauf**
- **akuter und chronischer Verlauf** ⇒ (post-)myokarditische **Herzdilatation** möglich
- Übergang in eine **dilatative Kardiomyopathie** (20 % d.F.)

Diagnostik

Auskultation

- gelegentlich systolische Geräusche; bei Herzinsuffizienz ⇒ **Galopprhythmus** (3. Herzton/Vorhofton)

Labor

- BSG, CK/CK-MB, Troponin T u. I, Entzündungsparameter↑ oder kaum verändert
- spezielle bakteriologische bzw. virologische Diagnostik (Virusserologie)
- Antimyolemmale Antikörper (AMLA) vom Typ IgM
- Antisarkolemmale Antikörper (ASA) vom Typ IgM
- IgM-Antikörper

Invasive Diagnostik
- **Myokardbiopsie zum Nachweis von Virus-RNA bzw. -DNA durch In-situ-Hybridisierung**

EKG
- Sinustachykardie, Arrhythmien, Extrasystolen
- ST-Senkung, T-Negativierung
- monophasische Veränderung der ST-Strecke ohne R-Verlust und pathologisches Q **bei Myoperikarditis**
- ggf. Niedervoltage (Herzinsuffizienz, Perikarderguss)
- bei Diphtherie und Borreliose ⇒ Erregungsleitungsstörungen (AV-Block)

Rhythmusstörungen können auch über die eigentliche Krankheitsdauer bestehen bleiben.

Echokardiographie
- ggf. Kinetikstörungen, Perikarderguss, verminderte Auswurffraktion, Myokarddilatation

Röntgen-Thorax
- ggf. Kardiomegalie, Lungenstauung

Differentialdiagnose
- Herzinfarkt, dilatative Kardiomyopathie, sekundäre Kardiomyopathien

Therapie (GK 4.1.4)
- **körperliche Schonung** (anfangs strikte Bettruhe)
- Thromboembolieprophylaxe
- positiv inotrope Substanzen, Diuretika, ACE-Inhibitoren,Vasodilatatoren
- ggf. antiarrhythmische Therapie
- ggf. Herztransplantation bei terminaler Herzinsuffizienz

Bakteriell induzierte Myokarditis
- **Penicillinbehandlung** bei rheumatischer Karditis, Diphtherie oder Lyme-Karditis
- **Nifurtimox** bei Chagas-Krankheit

Viral induzierte Myokarditis
- Derzeit liegen noch keine eindeutigen Studienergebnisse zur Therapie mit **Virustatika**, **Immunmodulatoren** und **Immunsuppressiva** vor.

Kardiomyopathien

Primäre Kardiomyopathien sind Herzmuskelerkrankungen, die **nicht durch eine Koronarsklerose, Vitien, Hypertonie oder Perikarderkrankungen bedingt** sind und zu einer progredienten Erweiterung der Herzhöhlen ohne wesentliche Zunahme der Herzwanddicke führen.

Definition
In der Klassifikation der WHO/ISFC Task Force von 1995 wird der Begriff Kardiomyopathie auf **Herzmuskelerkrankungen mit kardialer Dysfunktion** erweitert, wobei nach der Form zwischen der **dilatativen**, der **hypertrophischen**, der **restriktiven**, der **arrhythmogenen rechtsventrikulären sowie der nichtklassifizierbaren Kardiomyopathie** unterschieden wird. Die **ätiologische Klassifikation** unterscheidet zwischen primären und sekundären Kardiomyopathien. Bei den **primären Kardiomyopathien** können extrakardiale pathogenetische Faktoren (z. B. systemische Erkrankungen) ätiologisch ausgeschlossen werden. **Sekundäre Kardiomyopathien** treten dagegen als Herzbeteiligung bei einer extrakardialen Erkrankung auf.
- **Inzidenz der dilatativen Kardiomyopathie**: 6 bis 8 Neuerkrankungen auf 100 000 Einwohner/Jahr; m : w = 2–3 : 1

Dilatative Kardiomyopathie (GK 4.2)

Die **dilatative Kardiomyopathie** ist Ausdruck einer myokardialen Dysfunktion bei oft nicht feststellbarer Ätiologie. Es besteht eine **Kardiomegalie** mit **verminderter Kontraktionskraft** (Einschränkung der systolischen Einwärtsbewegung) und begleitender **gestörter Relaxation** des linken Ventrikels (diastolische Ventrikelfunktionsstörung). Je schlechter die Ejektionsfraktion zum Zeitpunkt der Diagnosestellung ist, um so ungünstiger ist die **Prognose**.

Pathogenetische Faktoren

- **primäre Kardiomyopathie:** idiopathisch, Gendefekte oder Ätiologie unbekannt
- **sekundäre Kardiomyopathie** durch
  - **Virusinfektionen**: z.B. rekurrierende Coxsackie-Virusinfekte, CMV-Virusinfektion
  - **Myokarditiden** anderer Ursache (s. dort)
  - **Strahleneinwirkung** auf das Mediastinum
  - **Systemerkrankungen**: z.B. M. Boeck (Sarkoidose), Amyloidose, Sklerodermie u.a. Kollagenosen (⇒ Karditis)
  - **Stoffwechselstörungen**: Hämochromatose, Beriberi (Mangel an Vitamin B_1)
  - **Endokrinopathie**: Hypo-/Hyperthyreose, Phäochromozytom, Akromegalie
  - **Toxine**: Arsen, Kobalt, Alkohol, Medikamente, z.B. Daunorubicin (= Adriamycin) u.a. Anthracycline, Mitoxantron
  - **Myokardbeteiligung bei Muskeldystrophie** vom Typ Duchenne

Symptomatik

- rasch progrediente Leistungsminderung und Belastungsdyspnoe, Palpitation, Beinödeme, seltener Synkopen

Diagnostik

Mögliche **Auskultationsbefunde**

- Mitral- oder Trikuspidalinsuffizienzgeräusch, Vorhofton, 3. Herzton, Galopprhythmus

Echokardiographie

- **Myokarddilatation** (beide Ventrikel, bei **relativer Mitralinsuffizienz** auch linker Vorhof), kardiale Thrombenbildung (⇒ arterielle und pulmonale Embolien), systolische **Verkürzungsfraktion** (normal ~ 30 %) **vermindert**, **Hypokinesie** der Ventrikelwand

Röntgen

- **Kardiomegalie**, ggf. **Lungenstauung** (Kongestion, daher auch kongestive CMP)

EKG

- ventrikuläre Extrasystolen und Tachykardien, Schenkelblock, gelegentlich Hypertrophiezeichen

Linksherzkatheter

- verminderte Auswurffraktion
- hoher enddiastolischer Druck im linken Ventrikel
- hohes enddiastolisches Volumen im linken Ventrikel
- Herzzeitvolumen vermindert

Myokardbiopsie (zur Abklärung spez. Fragestellungen)

- **Histopathologische Einteilung: Fibrose ⇒ keine** (Typ A), **diffuse** (Typ B), **fokale** (Typ C)

Weitere Befunde der Herzinsuffizienz: Siehe Seite 5 ff.

Therapie

Absetzen kardiotoxischer Substanzen und **Therapie der Herzinsuffizienz** (spez. Indikation für **Diltiazem** bzw. **niedrigdosierte**

Abb. 1.26

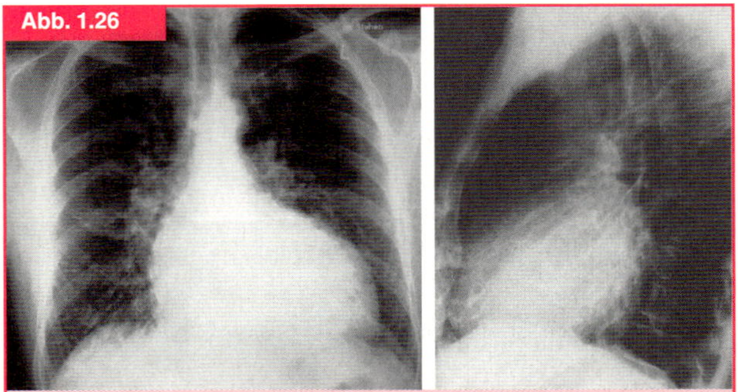

Rö-Thoraxbild bei dilatativer Kardiomyopathie

Tab. 1.9 Kardiomyopathien

Befunde	Dilatative CMP	Hypertrophe CMP	Restriktive CMP
Kennzeichen	Dilatation des linken Ventrikels	**Mit Obstruktion:** (IHSS) bzw. (HOCM) **Ohne Obstruktion:** ventrikuläre Hypertrophie	mangelnde Dehnbarkeit der Ventrikelwand (reduzierte ventrikuläre Füllung)
Auswurffraktion **Kammervolumen** **Füllungsdruck**	↓↓↓ ↑↑↑ ↑	↑ ↔↓ ↑↑↑	↔ ↓ ↑↑↑
Systol. Pumpinsuffizienz **Diastol. Stauungsinsuffizienz**	+++ +	– +++	– +++
Symptome	Dyspnoe, Müdigkeit, Orthopnoe, Beinödeme, Aszites, Palpitationen, systemische bzw. Lungenembolien	Dyspnoe, Angina pectoris, Schwindel, Synkope, Palpitationen	Ödeme, Aszites, Dyspnoe
Klinische Zeichen	Kardiomegalie, S_3, S_4, Pulsus alternans, Geräusch, Trikuspidal-, Mitralinsuffizienz, oft niedriger Blutdruck	Zwei-(drei-)gipfliger Herzspitzenstoß, geringgradige Kardiomegalie, steiler Anstieg, Karotispuls, S_4 (S_3), Systolikum linkssternal (↑ bei Valsalva), evtl. Schwirren	Einflussstauung, Kußmaul-Zeichen, Venendruck bei Inspiration ↑ statt ↓, Ödeme, Aszites, Leber ↑, gering- bis mittelgradige Kardiomegalie, leise Herztöne, S_3
EKG	Sinustachykardie, Ventrikel ↑, Vorhof ↑, Arrhythmien, Schenkelblock, Rückbildungsstörungen	Linksventrikuläre Hypertrophie abnorme Q-Zacken (Verwechslung mit Infarkt)	Niedervoltage, Reizleitungsstörung (intraventrikulär, AV), Rückbildungsstörungen, Arrhythmien

Betablocker (z.B. Metroprolol), Gabe von ACE-Hemmern und Diuretika, **Antikoagulation** (z.B. Marcumar®), ggf. **Herztransplantation**

Prognose

Die 10-Jahres-Überlebensrate beträgt etwa 10–20%. **Gefährdung** besteht durch ventrikuläre Rhythmusstörungen (⇒ sudden death), Thrombenbildung und linksventrikuläres Pumpversagen.

Hypertrophische Kardiomyopathie

Definition

Hypertrophische Kardiomyopathie bezeichnet eine asymmetrische Hypertrophie des linken Ventrikels im Septumbereich oder mesoventrikulären Myokard **mit oder ohne Obstruktion der linksventrikulären Ausflussbahn.**

Charakteristisch ist eine diastolische Funktionsstörung des linken Ventrikels bei **erhöhtem enddiastolischem Druck** und **reduziertem Kammervolumen ⇒ diast. Füllung des linken Ventrikels erschwert.**

- Häufig **autosomal-dominant** vererbt (u.a. Mutation des β-Myosingens auf Chromosom 14)

Klinische Einteilung

Hypertrophische obstruktive Kardiomyopathie (HOCM)
- idiopathische hypertrophische Subaortenstenose
- mesoventrikuläre Obstruktion

Hypertrophische nichtobstruktive Kardiomyopathie (HNOCM)
- asymmetrische Septumhypertrophie
- apikale Hypertrophie

Pathophysiologie

Septumhypertrophie und die **nach anterior verlagerte Mitralklappe ⇒ endsystolische Einengung der linksventrikulären Ausflussbahn ⇒ intraventrikulärer Druckgradient + diastolische Relaxationsstörung**

Unabhängig davon, ob der messbare **intraventrikuläre Gradient bei** der **HOCM** Folge einer mechanischen Obstruktion ist oder durch eine fortgesetzte isometrische Kontraktion während der späten Systole entsteht, gilt die **systolische Druckdifferenz zwischen Ein- und Ausflusstrakt als diagnostischer Marker** der HOCM.

- **Abnahme des Gradienten** durch negativ inotrope Einflüsse
- **Zunahme der systolischen Obstruktion der linksventrikulären Ausflussbahn** durch positiv inotrope Substanzen (Digitalis, Sympathomimetika) oder Nitrate (Abnahme des Vorhofdrucks)

Symptomatik

- gelegentlich Dyspnoe, Angina pectoris
- ventrikuläre Arrhythmien und Tachykardien
- gehäuft Synkopen und plötzlicher Herztod

Die Patienten sind insbesondere durch das Auftreten ventrikulärer Arrhythmien gefährdet.
Ohne Therapie beträgt die **jährliche Sterberate etwa 3,5 %.**

Beachte:
Bei **Vorhofflimmern** verschlechtert sich der Zustand von Patienten mit HOCM, da die Vorhofkontraktion zur ausreichenden ventrikulären Füllung erforderlich ist!

Diagnostik

- **Auskultation:** spindelförmiges Intervallsystolikum p.m. über dem Aortenareal (Zunahme bei intrathorakaler Drucksteigerung bzw. Valsalva-Manöver), gelegentlich 4. Herzton
- **EKG**: Linkshypertrophiezeichen, tiefe Q-Zacken (Pseudoinfarkt), linksanteriorer Hemiblock (infolge Septumhypertrophie), ventrikuläre Arrhythmien
- **Echokardiographie**: ventrikuläre Hypertrophie ⇒ z. B. asymmetrische Septumhypertrophie (sanduhrförmige Einengung des linken Ventrikellumens)
  HOCM ⇒ vorderes Mitralsegel wölbt sich systolisch gegen das Septum (= **SAM** = systolic anterior movement), systolische Einengung der Ausflussbahn; **Doppler-Echokardiographie** ⇒ Druckgradient
- **Linksherzkatheter**
  - diastolischer und enddiastolischer Fülllungsdruck des linken Ventrikels ↑ (reduzierte Dehnbarkeit des hypertrophierten Myokards)
  - intraventrikulärer Druckgradient bei HOCM
- **Myokardbiopsie**: myofibrilläre Hypertrophie und **Myokardtexturstörung**, interstitielle Fibrose

Therapie

- körperliche Schonung
- **Kalziumantagonisten** vom **Verapamiltyp** (3×160 mg/d ⇒ Sterberate < 1,5 % p.a.)
- alternativ Betarezeptorenblocker (z. B. Propranolol hochdosiert)
- bei Vorhofflimmern ⇒ Antikoagulanzien

Kontraindiziert sind **positiv inotrope Substanzen** (nur bei Vorhofflimmern: Digitalis) **und Nitrate**. **Cave** kombinierte Anwendung von Verapamil und Betablockern!

Chirurgische Therapie

- transaortale subvalvuläre Myektomie bzw. Myotomie
- Herztransplantation bei dekompensierter Herzinsuffizienz
- perkutane transluminale septale Myokard-Ablation (PTSMA)

Restriktive Kardiomyopathie

Pathogenese

Die **restriktive Kardiomyopathie** wird in eine diffuse, **nicht obliterierende Form**, bei der das Myokard durch eine pathologische Substanz infiltriert ist (z. B. Amyloid), und eine **obliterierende Form**, bei der Endokard und Subendokard fibrosiert sind (z. B. afrikanische Endomyokardfibrose), eingeteilt. Die kaum dehnbaren Kammerwände setzen der diastolischen Füllung eines oder beider Ventrikel dabei Widerstand entgegen.

Pathophysiologie, Symptomatik

Im akuten Stadium der **obliterierenden Form** besteht eine Endokardverdickung, auf der sich **Thromben** ablagern und zu Embolien führen können.
Das **chronische Stadium** ist durch die zunehmende **diastolische Ventrikelfunktionsstörung** und die Entwicklung einer **therapieresistenten Herzinsuffizienz** gekennzeichnet.

Diagnostik

- **Auskultation:** Charakteristisch ist ein früh einfallender 3. Herzton.
- **EKG: periphere Niedervoltage**
- **Echokardiographie:** Herz normal groß, „Tigerfellmuster" des Myokards
- **Linksherzkatheter:** linksseitige Füllungsdrücke meist >als rechtseitige!

Differentialdiagnostik

- **konstriktive Perikarditis** (Verkalkungen im **Röntgenbild**)
- **Amyloidose mit Herzbeteiligung ⇒ Endomyokardbiopsie (Amyloideinlagerung)**

Therapie

- Immunsuppressiva bei **Endokarditis parietalis fibroplastica, Antikoagulation**, evtl. **Resektion der Fibrose mit Klappenersatz**. Bei terminaler Herzinsuffizienz ⇒ Herztransplantation
- **endokardiale Fibroelastose** ⇒ frühe und langdauernde Therapie mit Herzglykosiden
- bei salvenförmigen VES: Verapamil oder Metroprolol; ggf. ICD-Implantation

Arrhythmogene rechtsventrikuläre Kardiomyopathie (ARVCM)

Die **arrhythmogene rechtsventrikuläre Kardiomyopathie** ist durch den fibrolipomatösen Ersatz rechts- oder seltener auch linksventrikulären Myokards charakterisiert. Fibrolipomatöse Interponate beeinträchtigen die elektromechanische Kopplung der Myozyten und bilden ein arrhythmogenes Substrat.
Die Patienten sind durch **komplexe ventrikuläre Arrhythmien**, anhaltende monomorphe Kammertachykardien und plötzlichen Herztod gefährdet. Meist besteht eine rechtsventrikuläre Dilatation mit Reduktion der rechtsventrikulären Ejektionsfraktion.

1.5 Perikard

Perikarditis

Pathogenese

Ursachen
- **idiopathisch**
- **Infektionen** mit
  Viren (Erregerspektrum wie bei Myokarditis), Bakterien (u.a. Tbc), Rickettsien, Aktinomyzeten, Parasiten, Mykosen
- **autoimmune Formen** bei
  Kollagenosen (z.B. Lupus erythematodes, rheumatoide Arthritis, Panarteriitis nodosa), akutem rheumatischem Fieber (⇒ Pankarditis), allergischer Perikarditis bei Serumkrankheit
- **periinfarziell**
  - Perikarditis epistenocardica bei Myokardinfarkt (= **Frühperikarditis** innerhalb weniger Tage),
  - Dressler-Syndrom = Postmyokardinfarktsyndrom (>2 Wochen) ⇒ **Spätperikarditis**/Pleuritis (BSG ↑, Leukozytose, Antikörper gegen Herzmuskelantigene)
  - Postkardiotomie-Syndrom nach herzchirurgischem Eingriff
- **Stoffwechselstörungen**
  Urämie (z.B. nephrotisches Syndrom), **Cholesterinperikarditis**, Myxödem, Addison-Krise
- **Neoplasmen, Radiatio**
- **Traumen**

Symptomatik

Pericarditis fibrinosa = trockene Perikarditis (Fibrinauflagerungen auf dem Perikard)
- Fieber
- Dyspnoe, Tachypnoe
- stechende Schmerzen durch Atembewegung (v.a. Inspiration) oder Husten verstärkt

Pericarditis exsudativa = feuchte Perikarditis ⇒ Ergussbildung: serofibrinös, eitrig, hämorrhagisch
- **Übergang von trockener zu feuchter Perikarditis** ⇒ Reibegeräusch und Schmerzen↓
- Herztöne leiser
- Niederspannungs-EKG

Abb. 1.27

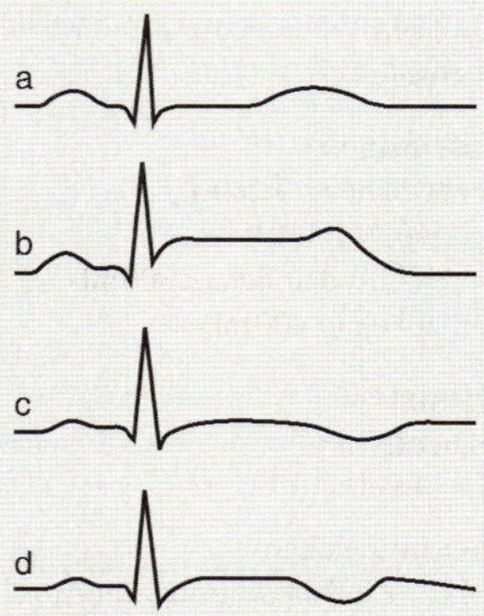

EKG-Veränderungen bei Perikarditis (aus Classen, Diehl, Kochsiek, 1998)

Diagnostik

Auskultation: ohrnahes **systolisches-diastolisches Reibegeräusch im Herzrhythmus** in Sternalnähe

Reibegeräusche:
- **pleurales Reibegeräusch:** bleibt aus, wenn der Patient den Atem anhält
- **perikardiales Reibegeräusch** ohne Geräuschänderung bei Atempause

EKG bei **Begleitmyokarditis** ⇒ Außenschichtschaden ⇒ **ST-Elevation** ohne typische Infarktstadien, **ubiquitär oder in wechselnden Ableitungen**, später gleichschenklig negative T-Welle

Labor: BSG↓, Leuko- bzw. Lymphozytose, serologische und mikrobiologische Untersuchungen ggf. positiv, meist Nachweis myokardialer Autoantikörper und zirkulierender Immunkomplexe
Echokardiographie: Ergussnachweis bei Übergang in eine **feuchte Perikarditis** (⇒ **Perikardseparation**)

Therapie

- **Antibiotika** ggf. Tuberkulostatika bei **bakterieller** Genese

- **Penicillin + Acetylsalicylsäure oder Steroide** bei **rheumatischem Fieber**
- **nichtsteroidale Antiphlogistika** (Indometacin 3-mal 25 mg oder Oxyphenbutazon 3-mal 100 mg/d) oder **Kortikosteroide** (Prednisolon 50 mg/d für 3 Wochen) bei **autoimmunen Formen**
- **Analgetika, nichtsteroidale Antiphlogistika** bei **urämischer Perikarditis** (⇒ Akutdialyse)

Perikarderguss

Pathogenese

Auftreten u.a. im Rahmen einer akuten Perikarditis (90%), bei Herz- oder Niereninsuffizienz (Urämie), Tbc, Virusinfekten, Chyloperikard, rheumatischem Fieber, Tumorperikarditis (u.a. Bronchialkarzinom), Postkardiotomiesyndrom, Churg-Strauss-Syndrom, Whipple-Krankheit

Hämatoperikard bei Herzwandruptur (Myokardinfarkt), traumatisch, Aneurysmaruptur (auch der Aortenwurzel!), perforierendem Myokardbszess

Klinische Formen

- **physiologische intraperikardiale Flüssigkeitsmenge** ⇒ etwa 20 ml
- Entwickelt sich ein **Perikarderguss** rasch, können bereits 300 ml zur lebensbedrohlichen **Herzbeuteltamponade** führen.

Langsam zunehmende Flüssigkeitsansammlungen bis 1.000 ml können dagegen bei gleichzeitiger Dehnung des Herzbeutels ohne nennenswerte hämodynamische Auswirkungen bleiben **(chronischer Perikarderguss**).

Abb. 1.28

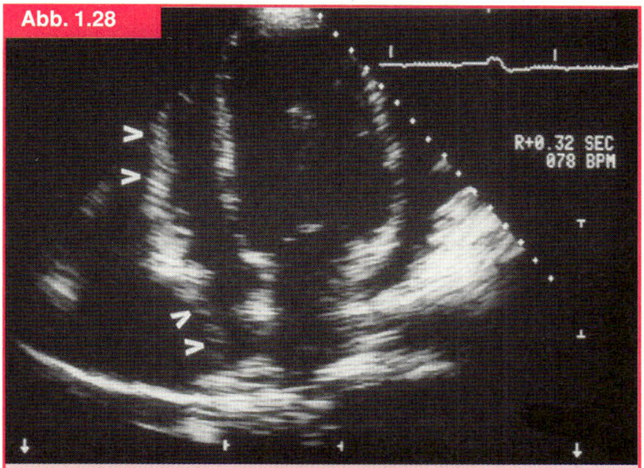

Schwerer Perikarderguss, 2-D-Echo (mit freundl. Genehmigung Drexler u. Kasper/Wiesbaden)

Ergussmenge

- unbedeutend (<50 ml)
- gering (<100 ml)
- mäßig bis deutlich (<300 ml)
- erheblich (>400 ml)

Diagnostik

Herzbeuteltamponade ⇒ Behinderung der diastolischen Ventrikelfüllung ⇒ Rückstau des Blutes vor dem rechten Herzen

Klinische Zeichen

- obere **Einflussstauung** mit Anschwellen der Jugularvenen
- ZVD↑, **Blutdruckabfall** durch kleine Auswurfmenge
- Venendruck paradox (steigt inspiratorisch, sinkt exspiratorisch = Kußmaul-Venenpuls)
- **Pulsus paradoxus** (systolischer Druck↓ bei Inspiration), Tachykardie
- **leise Herztöne**, ggf. protodiastolischer Galopp
- **Dyspnoe**, Zyanose, **ggf. kardiogener Schock**
- bei längerer Dauer ⇒ Leber- und Nierenstauung (**Proteinurie**)

Abb. 1.29

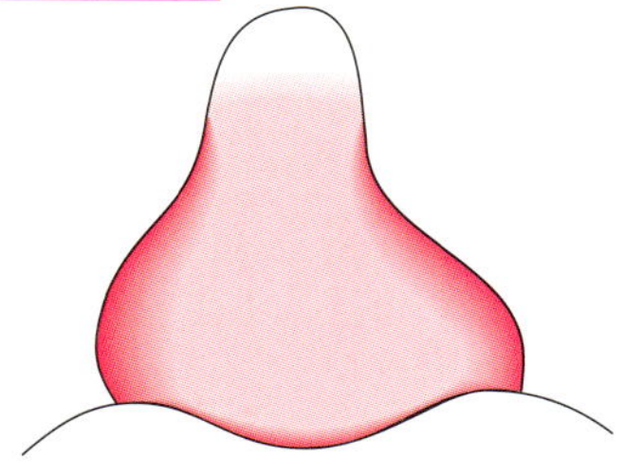

Perikarderguss

Mit der **Echokardiographie** lassen sich kleinere Ergüsse (>30ml) beim liegenden Patienten im diaphragmalen Bereich aus subkostaler Schallposition lokalisieren.
Mit zunehmender Ausdehnung des Ergussvolumens findet man eine deutliche **Perikardseparation**, und es kommt zum

Bild des schwingenden Herzens. Da es auch die **Pericarditis sicca** gibt, schließt ein normales Echokardiogramm die Diagnose der akuten Perikarditis nicht aus.
EKG wie bei Perimyokarditis (Außenschichtschaden), bei starkem **Perikarderguss** ⇒ **Niederspannungs-EKG,** gelegentlich **elektrisches Alternans** („swinging heart" ⇒ von Schlag zu Schlag wechselnde Position des Herzens ⇒ alterniernde Verminderung der QRS-Amplitude)

Herzbeuteltamponade ⇒ **elektromechanische Dissoziation** ⇒ **RR↓ mit Pulslosigkeit** bei gleichzeitig weiterbestehendem **Sinusrhythmus im EKG**

Röntgen-Thorax: Vergrößerung des Herzschattens mit typischer Zeltform („Bocksbeutel") ab etwa 200 ml Ergussmenge

Rechtsherzkatheter: ZVD ansteigend (RR abfallend), Druck im rechten Vorhof↑, Angleichung der Druckwerte im rechten Vorhof, rechten Ventrikel und der A. pulmonalis (diastolisch)

Zytologische Untersuchung des Punktats (maligne Zellen, Erregernachweis)

Therapie

- Behandlung richtet sich nach dem **Grundleiden** (Siehe Seite 51 ff.).
- **Cave**: Antikoagulanzien ⇒ Hämoperikardgefahr!
- bei **Perikardtamponade**: Diurese kontraindiziert!
- **Entlastungspunktion** unter Aspiration und Ultraschallkontrolle, ggf. auch **Perikarddrainage**
- **Perikardfensterung oder Perikardektomie** bei chronisch-rezidivierendem Erguss (Urämie)

Konstriktive Perikarditis

Konstriktive Perikarditis bezeichnet den **narbigen Folgezustand der akuten Perikarditis.**

Pathogenese

Ursachen: wie Perikarditis (häufig bei **Tbc!**, nach Radiatio oder Herzoperationen)

Man unterscheidet als **Folgezustand der Perikarditis**:
- **Accretio**: Adhäsionen des Perikards an Nachbarorganen
- **Concretio**: Verklebung der Perikardblätter
- **Constrictio**: „Panzerherz" mit schwielig schrumpfendem Perikardbeutel

Die **Concretio pericardii** bezeichnet die Verlötung beider Perikardblätter, die **Constrictio pericardii** eine schwielig schrumpfende Perikarditis.

Symptomatik

Bei der **Pericarditis constrictiva** führt die Einengung des Herzens durch den narbig geschrumpften Herzbeutel zur **Behinderung der diastolischen Ventrikelfüllung** ⇒ Zeichen der Rechtsherzbelastung (z. B. Einflussstauung), **Herzinsuffizienz**; bei längerem Bestehen u.U. Herzmuskelatrophie.
Im Rahmen einer **Pericarditis constrictiva** kommt es zu:

- **erhöhtem Venendruck**
- **Leberstauung** („cirrhose cardiaque") mit Aszitesbildung
- **Ödembildung**, **Stauungsproteinurie** (Hypoproteinämie)
- **Dyspnoe** (pulmonaler Rückstau)
- Bildung von **Pleuratranssudat**

Abb. 1.30
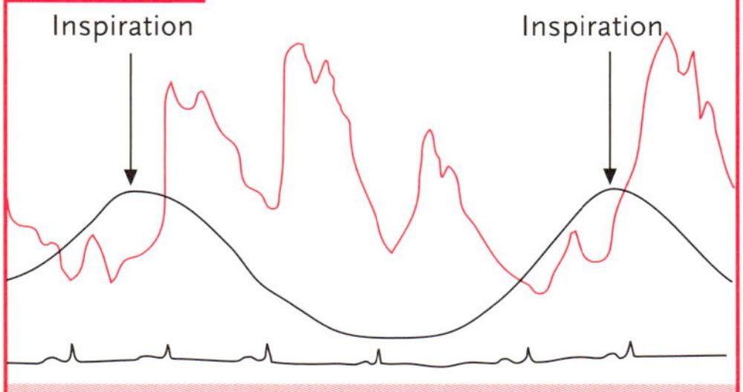

Pulsus paradoxus

- Abnahme des HZV ⇒ Leistungsschwäche
- **Pulsus paradoxus** (inspiratorisch kleiner werdender Puls)
- **paradoxer Venendruck** (steigt inspiratorisch, sinkt exspiratorisch)

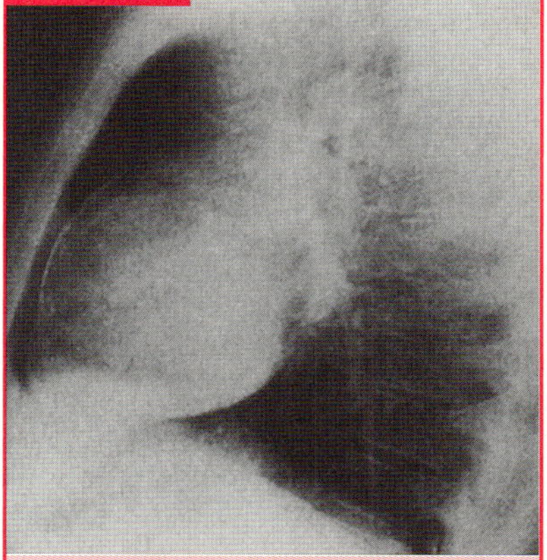

Abb. 1.31
Thorax-Seitenbild bei Pericarditis constrictiva (calcarea) mit Kalkspangenbildung (IMPP-Abbildung)

Diagnostik

- **Auskultation:** leiser 1. und 2. Herzton, oft früh einfallender 3. Herzton als „pericardial knock" (DD Mitralvitium)
- **Röntgen-Thorax** (in 2 Ebenen): Perikardverkalkung (50 %), ggf. Herzschattenverkleinerung
- **Echokardiographie:** echodichte Perikardverkalkungen, Perikardschwielen ⇒ Bewegungsamplitude der Hinterwand des linken Ventrikels ↓

- **Herzkatheterbefund**
  - Druck im rechten Vorhof und rechten Ventrikel (enddiastolisch) ↑
  - Angleichung der enddiastolischen Druckwerte in allen vier Herzräumen und im Truncus pulmonalis

Differentialdiagnose

Zeichen der **Rechtsherzinsuffizienz** bei normaler Herzgröße ⇒ Hinweis auf konstriktive Perikarditis!

- **Herzinsuffizienz** ⇒ Herzvergrößerung
- **Trikuspidalstenose** ⇒ Stenosegeräusch, fehlender Pulsus paradoxus
- **rechtsventrikulärer Infarkt** ⇒ typische ST-Strecken- bzw. Laborveränderungen
- **ARVCM (restriktive CMP)** ⇒ diastolischer Druck linksventrikulär stets >rechts
- **Cor pulmonale** ⇒ inspiratorische Abnahme des venösen Drucks

Therapie

- **ZVD <15 cm H_2O** ⇒ medikamentöse Therapie der Herzinsuffizienz
- **ZVD >15 cm H_2O** ⇒ operative Dekortikation oder Perikardektomie

1.6 Infektiöse Endokarditis

Entzündungen des Endokards
- **infektiöse** und
- **nichtinfektiöse** Endokarditiden (z. B. rheumatische Endokarditis, Endokarditis Libman-Sacks bei SLE)

Formen
- **akute bakterielle Endokarditis** ⇒ meist Folge einer akuten **Sepsis** mit Besiedlung **vorgeschädigter (>60 %), aber auch gesunder Klappen** (native valve endocarditis) durch hochpathogene Keime (meist Staphylokokken; Letalität: **20–40 %**)
- **subakute bakterielle Endokarditis** (= E. lenta = schleichende Endokarditis) ⇒ transiente Bakteriämien ⇒ Besiedlung **meist vorgeschädigter Klappen (>90 %)** mit langsamem Verlauf **(>6 Wochen)** vorwiegend durch **Streptococcus viridans (80 %)**

Prädilektionsorte ⇒ **Mitralklappe** (am häufigsten) > **Aortenklappe** > Trikuspidalklappe > Pulmonalklappe

Pathogenese
Disponierende Faktoren
- **vorgeschädigte Herzklappen,** die die laminare Strömung des Blutes verändern (erworbene oder angeborene **Klappenfehler**, Mitralklappenprolaps mit systolischem Geräuschbefund, kalzifizierende Klappenveränderungen, Marfan-Syndrom, HOCM)
- **Thrombozyten-Fibrin-Thromben,** die an geschädigten Endothelstellen anhaften (⇒ nichtbakterielle Vegetation)
- **Bakteriämien,** transitorisch oder im Rahmen von chronischen Streuherden
- **Virulenz der Erreger und Resistenzschwächung** (AIDS, Diabetes mellitus, Lebererkrankungen, Verbrennungen)

Infektionsquellen sind auch Bagatelleingriffe im Mundraum (auch Zahnreinigung) oder Urogenitaltrakt, Interruptio, septischer Abort, Hämodialyse, Schrittmacher u. a.

Erregerhäufigkeit
- hämolysierende Streptokokken (Str. viridans) am häufigsten
- Staphylokokken (etwa 20 %)
- Enterokokken, gramnegative Bakterien und Pilze etwa 10 %

Sonderformen
- **Fixerendokarditis** bei Drogenabhängigkeit **durch intravenöse Infektion** (v. a. **Staph. aureus**, Strept. Gr. A, gramnegative Stäbchen) ⇒ bevorzugt Klappen des rechten Herzens (20 %) ⇒ **Trikuspidalinsuffizienz**
- **Prothesenendokarditis** nach **Herzklappenersatz** (3 %) oder auch Phlebitis durch Venenkatheter v. a. durch **Staph. epidermidis, Staph. aureus**, gramnegative Stäbchen, Enterokokken

Symptomatik
Akute Endokarditis
- meist **septische Temperaturen** (morgens ↓, abends ↑), rez. Schweißausbrüche, Tachykardie, Schwäche, Appetitlosigkeit
- schmerzhafte **Osler-Knötchen** (5 %) **an den Endphalangen** durch **kutane Mikroembolien**
- toxisch-allergische **Vaskulitis** ⇒ (**Janeway-Flecke**) purpurähnliche Veränderungen **an Hand- und Fußsohlen**
- **Hämaturie** als Zeichen einer Nierenbeteiligung (Glomerulonephritis, Immunkomplexnephritis)
- gelegentlich Splenomegalie (septisch weich), Anämie
- **schnelle Zerstörung der Herzklappen** ⇒ oft bereits innerhalb weniger Tage **neue Herzgeräusche** im Sinne einer **Klappeninsuffizienz** sowie Zeichen der **Herzinsuffizienz**
- arterielle **Embolien** möglich (⇒ neurologische Ausfälle)

Subakute Endokarditis

- **Fieberschübe**, Schwäche, Appetitlosigkeit, Gewichtsverlust, Nachtschweiß
- häufig **Anämie**
- **Splenomegalie** (30–50 %)
- **Arthralgien,** muskuloskelettale Beschwerden (Immunkomplex-vermittelt)
- Petechien und schmerzhafte **Osler-Knötchen**, seltener **Janeway-Flecke**
- **Hämaturie** bei **Nierenbeteiligung** (embolische Glomerulonephritis, glomeruläre Herdnephritis (Löhlein), Immunkomplexnephritis)
- **bakterielle Mikroembolien** ⇒ Herdenzephalitis, Mikroembolien an der Retina
- meist vorbestehende **Herzgeräusche**, die sich ändern
- ggf. Zeichen einer Herzinsuffizienz
- arterielle **Embolien möglich (Klappenfehler)**

Diagnostik

Labor

- BSG↑, CRP↑
- **Leukozytose** mit Linksverschiebung
- normochrome normozytäre **Anämie**
- **zirkulierende Immunkomplexe**, **Kryoglobuline**
- antiendotheliale oder antisarkolemmale **Antikörper**
- kultureller Erregernachweis im Blut (bester Entnahmezeitpunkt: Fieberanstieg)

Echokardiographie

- **insbesondere** transösophageale Echokardiographie zum Nachweis von Klappenvegetationen und Klappendefekten, Klappenperforation oder -abriss

EKG

- unspezifische Veränderungen

Indikation zur Herzkatheteruntersuchung ⇒ präoperativ bei dekompensierter Klappeninsuffizienz

Abb. 1.32

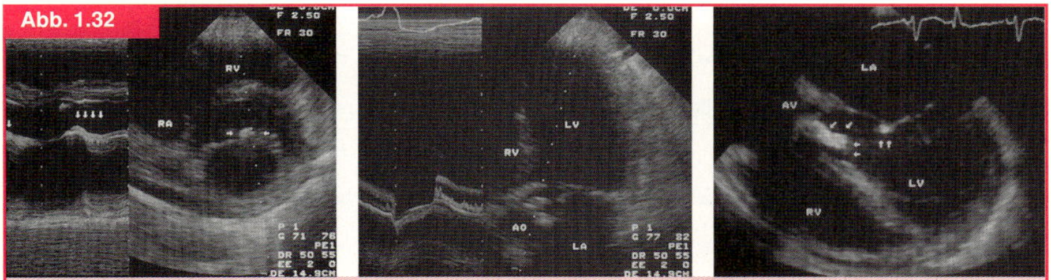

Flottierende Vegetationen im Bereich der Mitralklappe, 2-D-Echo (mit freundl. Genehmigung Drexler und Kasper/Wiesbaden)

Differentialdiagnose

- **nichtinfektiöse Endokarditis** (keine Leukozytose!)
  - Libman-Sacks-Endokarditis (systemischer Lupus erythematodes)
  - Fibroelastose des Endokards
  - Endokardfibrose (Karzinoidsyndrom)
  - **Endocarditis verrucosa rheumatica**

Exkurs: Endocarditis verrucosa rheumatica

Pathogenese und Befunde

- **Infektion** mit β-hämolysierenden Streptokokken der Gruppe A ⇒ **nach Intervall von 10–20 Tagen** ⇒

streptokokkenallergische Zweiterkrankung ⇒ **Endocarditis verrucosa rheumatica,** Aschoff-Knötchen am Myokard
- „**Rheumatische Endokarditis**" mit von Gelenk zu Gelenk „springender"Arthritis
- Endo-, Myo- und Perikarditis (= **Pankarditis)**
- **Prädilektionsort**: Bindegewebszwickel zwischen Aorten- und Mitralklappe, hauptsächlich Klappenschließungsrand der **Mitralklappe**
- Gefäßeinsprossung und bindegewebige **Vernarbung** ⇒ horizontale Schrumpfung ⇒ **Stenose,** vertikale Schrumpfung
- **Insuffizienz** der Klappensegel
- **Ausbildung eines kombinierten Mitralvitiums** (Insuffizienz und Stenose) überwiegt
- **30 %** der Fälle ⇒ gleichzeitiger Befall von Aorten- und Mitralklappe. Wesentlich seltener treten kombinierte Aortenvitien und Vitien des rechten Herzens auf. Die **Prognose** ist abhängig vom Verlauf der Endokarditis (⇒ Klappenfehler).

Therapie der Endokarditis

Unbehandelte Endokarditis ⇒ **fast immer tödlich**!

Vor **Antibiotikatherapie** wiederholte Abnahme von Blut zur Kultur ⇒ **Erregernachweis, Resistogramm**

Bei klinisch begründetem **Verdacht auf eine Endokarditis** trotz negativer Blutkulturen
- **unbekannte** Erreger ⇒ **Penicillin G** (20–30 Mio E/d) und **Gentamycin** i. v.
- **Strept. viridans** ⇒ Penicillin G und Streptomycin über **mindestens 4 Wochen** bzw. **2** Wochen nach Entfieberung
- **Staph. aureus** ⇒ Vancomycin, Fosfomycin und Gentamycin über **4–6 Wochen**
- Bei **Penicillinallergie:** Cephalosporin oder Imipenem statt Penicillin
- **rheumatisches Fieber** ⇒ Penicillin G bis zu 5 Mio. E/d i. v. und **antiinflammatorische Behandlung** mit **Acetylsalicylsäure** (2–3 g/d) oder Kortikosteroiden
- **Candidiasis** ⇒ Amphotericin B + Flucytosin (meist auch **operativer Klappenersatz**)

Behandlungsdauer mindestens 4 Wochen, bei infizierten Klappenprothesen bis zu 8 Wochen
- **operativer Klappenersatz** auch im akuten Stadium bei akuter Klappeninsuffizienz

Endokarditisprophylaxe (vs. transitorische Bakteriämie)

Standardprophylaxe bei Bagatelleingriffen (einmalige Dosis 60 Minuten vor dem Eingriff) ⇒ **Amoxicillin, Di- oder Flucloxacillin**
- bei **Operationen** zu Beginn und Ende des Eingriffs
- bei **Penicillinunverträglichkeit** ⇒ Clindamycin- oder Azithromycin-Infusion über 1 h

Besonders hohes Endokarditisrisiko bei Zustand nach bakterieller Endokarditis, künstlichem Herzklappenersatz, systemisch-pulmonalem Shunt
Vorgehen: i. v.-Prophylaxe (wie zuvor) **plus Aminoglycosid i. v.** zu Beginn des Eingriffes und **Wiederholung der Infusion nach 8 und 16 h post OP;** bei Penicillinunverträglichkeit: Vancomycin

Endokarditisprophylaxe nicht erforderlich bei Vorhofseptumdefekt vom Sekundumtyp, Mitralklappenprolaps ohne Klappeninsuffizienz, Z. n. aortokoronarer Bypass-OP

1.7 Herzklappenfehler

Allgemeines

Ursachen erworbener Herzklappenfehler

- **Die rheumatische Endokarditis** verursacht die meisten Herzklappenfehler, **bevorzugt Klappen des linken Ventrikels.**
- **infektiöse (meist bakterielle) Endokarditis**
- **degenerative Veränderungen** (z. B.senile **degenerativ-sklerotische Aortenstenose)**
- **akute Mitralklappeninsuffizienz** auch **als Folge eines Papillarmuskelabrisses** bei schweren transmuralen Infarkten
- **traumatische Genese**
- **Erweiterung des Klappenringes bei Dilatation des linken Ventrikels oder der Aorta ⇒ relative** Mitral -bzw. Aortenklappeninsuffizienz
- **partielle Schlussunfähigkeit der Mitralklappensegel** auch bei Kontraktionsstörungen der Hinterwand oder bei rechtsventrikulärer Schrittmacherstimulation

Erworbene Klappenfehler des rechten Herzens treten als Folge einer bakteriellen Endokarditis (z. B. intravenöse Infektion bei Fixern) nur **selten** auf. In der Mehrzahl der Fälle sind es **relative Klappeninsuffizienzen** (rel. Pulmonalisinsuffizienz, Trikuspidalinsuffzienz).

- **relative Pulmonalklappeninsuffizienz** durch Überdehnung des Klappenansatzringes bei schwerer pulmonaler Hypertonie unterschiedlicher Genese

Schweregradeinteilung von Klappenfehlern nach der New York Heart Association (NYHA)

NYHA I:	keine subjektiven Beschwerden, körperliche Belastung nicht eingeschränkt
NYHA II:	Beschwerden bei schwerer körperlicher Belastung
NYHA III:	Beschwerden bei leichter körperlicher Belastung
NYHA IV:	Ruhebeschwerden = kardiale Dekompensation

Klappenstenose

- **vor** der Stenose: Druckanstieg ⇒ **Druckhypertrophie** ⇒ Rückstau
- **hinter** der Stenose: Druck normal oder erniedrigt, poststenotische Gefäßdilatation oder Ventrikelatrophie

Klappeninsuffizienz

- **vor** der insuffizienten Klappe: Volumenbelastung (Pendelblut) ⇒ **Volumenhypertrophie**
- **hinter** der insuffizienten Klappe: Druckabfall

Die **Leistungsfähigkeit** des Herzens wird durch die Art der kardialen Belastung bestimmt:
Druckbelastung bei Klappenstenosen hat eine ungünstigere Prognose als **Volumenbelastung bei Klappeninsuffizienzen** mit Pendelblutvolumen.

Therapeutische Möglichkeiten

- Für die **Indikationsstellung** zum operativen Herzklappenersatz werden neben subjektiven Symptomen (Belastbarkeit) und echokardiographischem Befund vorzugsweise intrakardiale Druckparameter erhoben (Herzkatheteruntersuchung).
- Klappenerhaltende Verfahren (**Rekonstruktion, Valvuloplastie, Kommissurotomie**) sind bevorzugt durchzuführen, da **mechanische Klappen thrombogen** sind und eine **lebenslange Antikoagulation** erfordern. **Bioprothesen** werden vorwiegend bei älteren Patienten angewendet, da ihre Haltbarkeit begrenzt ist.

Abb. 1.33

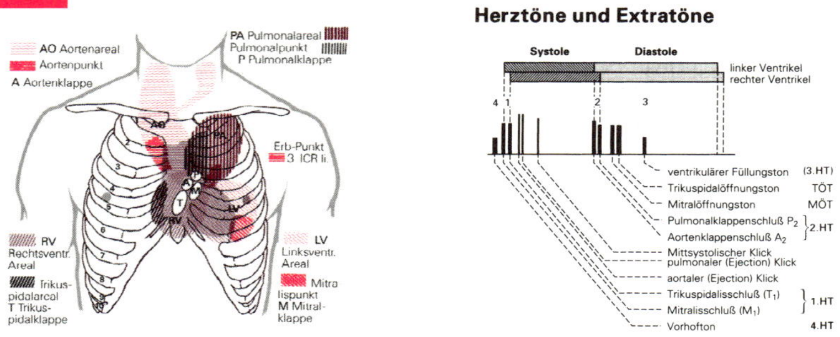

Auskultation des Herzens (aus Lohr/Bös 1998)

Aortenklappenstenose (GK 7.1)

Pathogenese (GK 7.1.1)

- ♦ **angeboren**
- ♦ **erworben** (meist rheumatisch bedingt)
- **rheumatische Aortenstenose** (meist **kombiniertes Vitium**: Aortenklappen**stenose und -insuffizienz**)
- **degenerativ-sklerotische Aortenstenose** (>70 J. häufigste Herzklappenerkrankung; m >w)

Pathophysiologie

- Druckbelastung des linken Ventrikels ⇒ **Hypertrophie** ⇒ Dehnbarkeit des linken Ventrikels ↓
  ⇒ **enddiastolischer Füllungsdruck im linken Ventrikel** ↑ auch ohne Dekompensation
  ⇒ **Koronarinsuffizienz** durch erhöhten O_2-Bedarf (Druckbelastung) und Abnahme der Koronargefäßperfusion
- poststenotische Aortendilatation

Symptomatik (GK 7.1.2)

Symptome erst bei höhergradiger Stenose!

- **Angina pectoris**
- **belastungsinduzierte Synkopen**, Schwindelgefühl (Linksherzinsuffizienz ⇒ zerebrale Perfusion ↓)
- **Herzrhythmusstörungen** (⇒ plötzlicher Herztod)
- Lungenstauung ⇒ **Dyspnoe**
- **Pulsus parvus** (kleine Blutdruckamplitude) **et tardus** (langsamer systolischer Druckanstieg mit spätem Gipfel)
- hebender Herzspitzenstoß (Linkshypertrophie im Stad. II–III)
- **systolisches Schwirren** rechts parasternal und über den Karotiden
- terminal: Linksherzinsuffizienz bis globale Herzinsuffizienz

Abb. 1.34

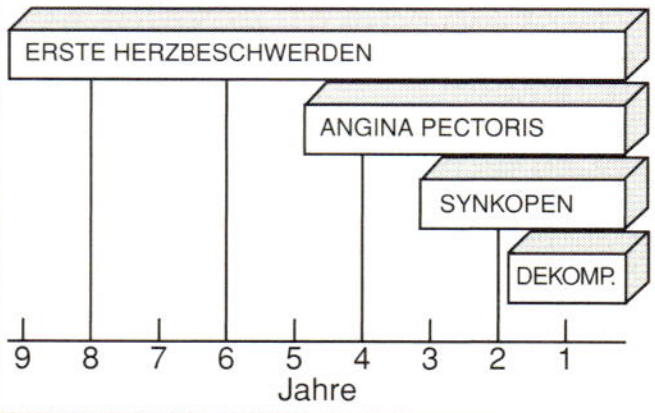

Spontanverlauf bei Aortenstenose (nach Segal et al. (1956) Am. J. Med. 21:200)

Diagnostik (GK 7.1.3)

Auskultation

- rauhes **systolisches Spindelgeräusch** p.m. über dem **II. ICR rechts parasternal**, fortgeleitet in die **Karotiden**, Jugulum und Rücken
- **aortaler Ejektionsklick** (kann im Stadium III fehlen)
- atemvariable **Spaltung des 2. Herztons**
- **bei hochgradiger Stenose** (Geräuschmaximum verlagert sich in die Spätsystole):
- – **Abschwächung des 1. und des 2. Herztons** (reduziertes Schlagvolumen)

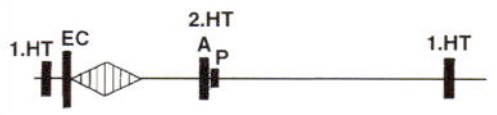

leichtgradige Aortenstenose

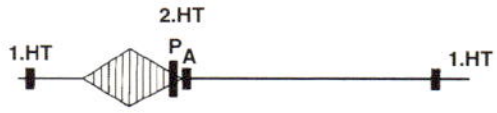

schwergradige Aortenstenose

- **präsystolischer Extraton** (Vorhofton)
- **paradoxe Spaltung des 2. Herztons** (Pulmonalisanteil vor Aortenklappenanteil)

EKG bei höhergradiger Stenose
- Linkstyp, **Linkshypertrophiezeichen** (Sokolow-Lyon-Index: $SV_1 + RV_5 > 3{,}5$ mV)
- **T-Negativierung linkspräkordial** (V_{4-6}) ab **Schwergrad II**
- Rhythmusstörungen

Röntgen, MRT
- **Prominenz des Aortenschattens** (poststenotische Dilatation der Aorta ascendens)
- normal großes bis linksverbreitertes Herz (terminal ⇒ Dilatation)

Abb. 1.35

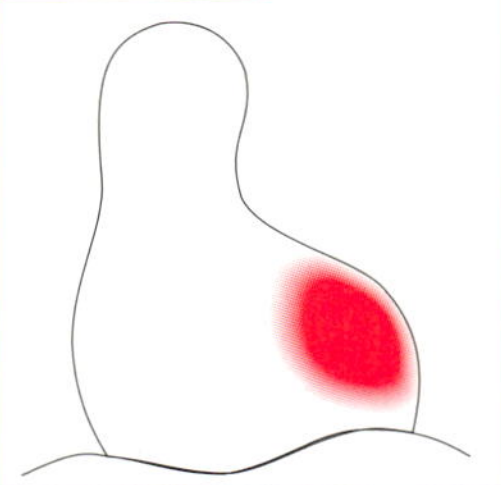

Aortenklappenstenose

Echokardiographie
- verdickte oder verkalkte Aortenklappen mit verminderter Klappenbeweglichkeit
- verminderte Öffnung der Klappen während der Systole
- linksventrikuläre Hypertrophie (Wanddicken)
- ggf. poststenotische Dilatation der Aorta ascendens
- Druckgradient mittels Dopplerechokardiographie bestimmbar

Karotispulskurve
- „Hahnenkamm"-förmig mit zunehmender Stenose ⇒ flacher (abgeschwächter Karotispuls)

Linksherzkatheter
- Druckanstieg im linken Vorhof
- niedriger Druck in der Aorta mit kleiner Amplitude
- langsamer systolischer Druckanstieg mit spätem Gipfel, verlängerte Austreibungszeit
- systolischer Druckgradient (abhängig vom HZV) zwischen linkem Ventrikel und Aorta
- ggf. Nachweis begleitender Klappenfehler (z. B. Aorteninsuffizienz ↑)
- Klappenöffnungsfläche **<2,5 cm**

Tab. 1.10 Schweregrade der Aortenklappenstenose

Schweregrad	mittlerer syst. Druckgradient (mm Hg)
I	<40
II	40–80
III	81–120
IV	>120

Therapie
- Ab **Schwergrad II** ⇒ körperliche Schonung, **Digitalispräparate** beim Auftreten einer systolischen Herzinsuffizienz, **Diuretika** nicht oder nur **sehr sparsam** einsetzen, da der Füllungsdruck des linken Ventrikels vermindert wird
- **Beachte: ACE-Hemmer und Kalziumantagonisten vom Dihydropyridintyp** (Nachlastsenkung ⇒ Verschlechterung der Koronarperfusion) **kontraindiziert!**

Indikation zur Operation
- **Kinder** mit angeborener Klappenstenose (z. B. bikuspidale Aortenklappe) ⇒ **klappenerhaltende Rekonstruktion** unmittelbar indiziert

Erwachsene mit erworbener Klappenstenose ⇒ **Klappenersatz** bei
- erstem Auftreten von **Symptomen** (**Symptomentrias**: Angina pectoris, Schwindel und Synkopen, Dyspnoe)

- **transvalvulärem Gradienten von >60 mm Hg**
- **Ballonvalvuloplastik** nur bei Kontraindikation für Operation

Prognose

- ungünstiger als bei Aorteninsuffizienz
- unter Belastung ⇒ Linksherzdekompensation, Koronarinsuffizienz und Rhythmusstörungen (20 % sudden death)
- bei Linksherzinsuffizienz: Synkopen ⇒ **mittlere Überlebenswahrscheinlichkeit ⇒ 2–4 Jahre**
- bei beginnender Rechtsherzinsuffizienz **<1 Jahr**
- linksventrikuläre Funktion korreliert mit Operationsrisiko und Langzeitergebnis ⇒ frühzeitige Operation!
- **10-Jahres-Überlebensrate nach Klappenersatz** ⇒ etwa 65 %

Aortenklappeninsuffizienz

Pathogenese

- **angeboren** (sehr selten)
- **erworben**
  - meist rheumatische Endokarditis (meist Kombination von Aortenstenose und -insuffizienz)
  - bakterielle Endokarditis
  - Aortendilatation, sek. auch bei Aortenstenose
  - Aneurysma dissecans
  - Bindegewebserkrankungen (z. B. Marfan-Syndrom)
  - Mesaortitis luica (Lues III)
  - traumatisch

Abb. 1.36

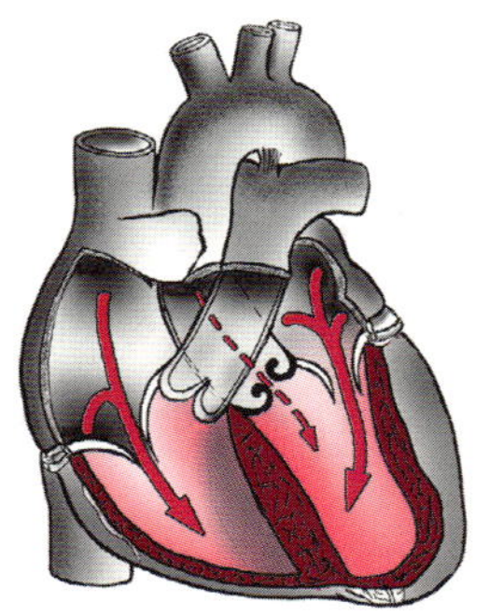

Aortenklappeninsuffizienz

Pathophysiologie

- defekte Herzklappe ⇒ **Rückstrom von Blut in den linken Ventrikel** während der Diastole ⇒ **RR diastolisch**↓
- **Pendelblut** ⇒ Schlagvolumen↑ ⇒ **Druck steigt systolisch stark an**
- daher **Pulsus celer et altus, große Blutdruckamplitude!**
- **Dilatation der Aorta ascendens**, spät einsetzende exzentrische Hypertrophie und Dilatation **des linken Ventrikels**

Symptomatik

Die Patienten sind lange Zeit beschwerdefrei, akute Verschlechterung!

- **Pulsus celer et altus (Leitsymptom)**
- **große Blutdruckamplitude ⇒ pulsatorische Phänomene und Gefäßgeräusche**
- sichtbare **Pulsationen der Karotiden** (Corrigan-Zeichen)
- **sichtbarer Kapillarpuls** bei Druck auf Fingernagel (Quinke-Zeichen)
- Palpitationen, Ermüdbarkeit

Bei hochgradiger Aortenklappeninsuffizienz

- pulssynchrones **Kopfnicken (Musset-Zeichen)** durch Blutvolumenschwankungen
- Angina pectoris
- Zeichen der Linksherzinsuffizienz (Dyspnoe, Lungenstauung)
- Herzspitzenstoß nach links unten verlagert

Abb. 1.37

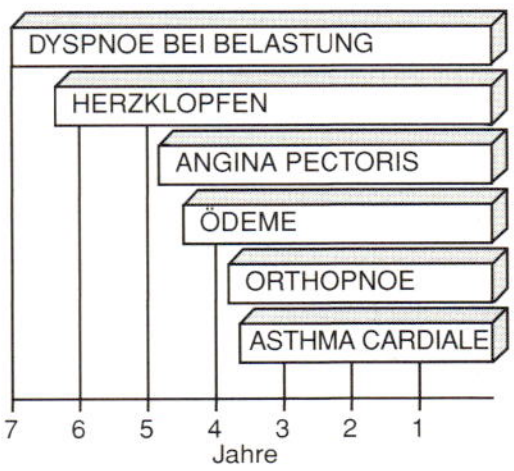

Spontanverlauf bei Aortenklappeninsuffizienz (nach Segal et al. (1956) Am. J. Med. 21:200)

Diagnostik

Auskultation

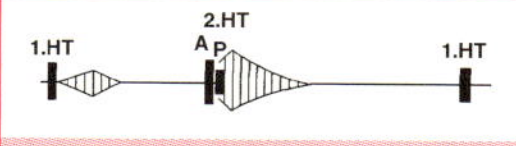

leichtgradige Aorteninsuffizienz

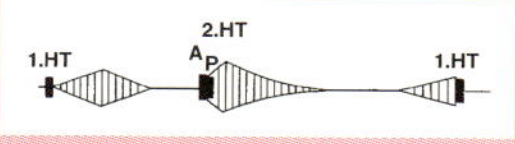

hochgradige Aorteninsuffizienz

- hochfrequentes „gießendes" **Sofortdiastolikum** von Decrescendocharakter mit p.m. über dem 3. ICR links
- **bei schwerer hämodynamisch wirksamer Aortenklappeninsuffizienz zusätzlich:**
  - **systolisches Austreibungsgeräusch**
    Das **Pendelblutvolumen** ist so groß, dass die insuffiziente Aortenklappe für das vergrößerte Schlagvolumen relativ zu eng wird (⇒ **relative Stenose**).
  - **niederfrequentes rollendes (spät-)diastolisches Geräusch** ⇒ **Austin-Flint-Geräusch** als Folge der Öffnungsbehinderung des Mitralsegels durch das regurgitierende Blut (funktionelle Mitralstenose)

EKG bei höhergradiger Insuffizienz
- **Linkshypertrophiezeichen** (Sokolow-Lyon-Index: $SV_1 + RV_5 > 3{,}5$ mV)
- tiefe Q-Zacken links präkordial
- **T-Negativierung** links präkordial (V_{4-6}) erst ab **Schweregrad III**
- Rhythmusstörungen

Röntgen, MRT
- Dilatation und Elongation der Aorta ascendens, **prominenter Aortenknopf**
- großes **linksverbreitertes Herz** (terminal Dilatation)

Abb. 1.38

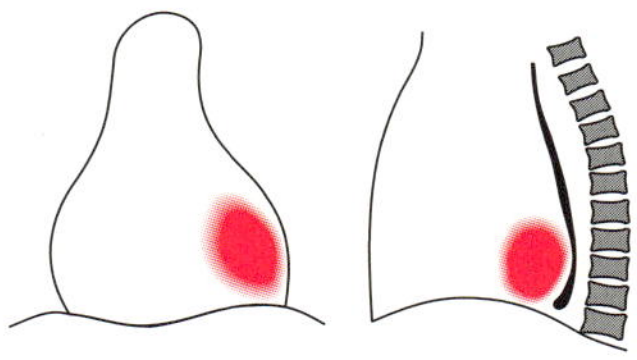

Vergrößerung des linken Ventrikels; linkes Seitenbild mit Ösophagogramm

Echokardiographie
- **diastolisches Flattern des vorderen Mitralsegels** durch aortalen Reflux
- **vergrößerter enddiastolischer Durchmesser des linken Ventrikels**
- **vergrößerter endsystolischer Durchmesser des linken Ventrikels**
- **diastolischer Rückstrom** nachweisbar („Jet" mittels **Dopplerechokardiographie)**
- ggf. linksventrikuläre Hypertrophie (Wanddicken) ⇒ Dilatation des linken Ventrikels und der Aortenwurzel
- akute Aorteninsuffizienz ⇒ **vorzeitiger Mitralklappenschluss** (druckpassiv)

Karotispulskurve
- Steiler Anstieg, Sattelgipfel

Linksherzkatheter
- Funktionsdiagnostik, Koronargefäßstatus und Nachweis begleitender Klappenfehler
- **supravalvuläre Aortographie** (Kontrastmittelinjektion in die Aorta ascendens) ⇒ Quantifizierung des Schweregrades der Aorteninsuffizienz

Tab. 1.11 Schweregrade der Aorteninsuffizienz

Schweregrad	Regurgitationsfraktion in % des Schlagvolumens
I	<15
II	15–30
III	30–50
IV	>50

Therapie

Herzinsuffizienztherapie v. a. mit Vasodilatatoren, Diuretika, ACE-Inhibitoren (⇒ Nachlast↓ ⇒ Abnahme des Regurgitationsvolumens)

Indikation zur Operation

Klappenersatz bei

- **Auftreten von Belastungsdyspnoe**
- **endsystolischem Durchmesser des linken Ventrikels von >55 mm**
- Linksventrikuläre Funktion korreliert mit Operationsrisiko und Langzeitergebnis ⇒ frühzeitige Operation!
- 10-Jahres-Überlebensrate nach Klappenersatz ⇒ etwa 60 %

Mitralstenose

Pathogenese

Abb. 1.39

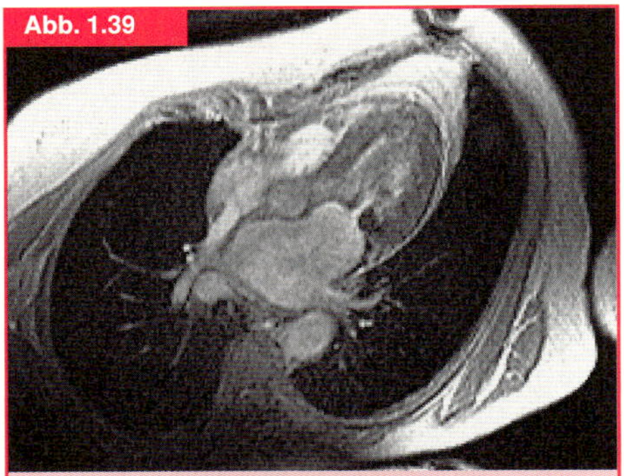

Magnetresonanz-Darstellung einer Mitralstenose (mit freundl. Genehmigung Dr. Wintersperger/LMU München)

- **Häufigster erworbener Herzfehler** (75 %), oft durch rheumatische Endokarditis („vor 20 Jahren") verursacht
- **selten** nach bakterieller Endokarditis oder **angeboren**
- **funktionell** bei Aortenklappeninsuffizienz

Pathophysiologie

- **Öffnungsfläche der Mitralklappe <50 %** ⇒ li. Vorhofdruck↑
- Druckanstieg im linken Vorhof ⇒ Hypertrophie und Dilatation des linken Vorhofs (⇒ **Vorhofflimmern**)
- Rückstau in den Lungenkreislauf ⇒ **Lungengefäßwiderstand**↑ ⇒ pulmonale Hypertonie ⇒ Druckbelastung des rechten Ventrikels ⇒ **Rechtshypertrophie**
- bei **Dekompensation** ⇒ relative Trikuspidalinsuffizienz und Rückstau in den großen Kreislauf ⇒ Stauungsorgane, Venenstauung und Ödeme der abhängigen Körperpartien

Symptomatik

- **eingeschränkte Leistungsfähigkeit, Schwäche (reduziertes HZV insbes. bei Vorhofflimmern)**
- oft paroxysmales oder chronisches **Vorhofflimmern** mit absoluter Arrhythmie
- **Facies mitralis** (rötliche Wangenzyanose)
- **Stauungslunge** ⇒ **Dyspnoe mit den Steigerungsgraden:**
  Belastungsdyspnoe ⇒ Ruhedyspnoe ⇒ Orthopnoe
- **Asthma cardiale** (Orthopnoe + nächtlicher Husten ggf. mit **Hämoptoe**)

bei Rechtsherzinsuffizienz zusätzlich

- **Venenstauung** im großen Kreislauf
- **Stauungsleber** (Stauungsinduration)
- **Stauungsgastritis** (Appetitlosigkeit, Meteorismus)
- **Stauungsnieren** (⇒ Proteinurie)
- **Aszites**, **Ödeme** im Bereich der Fußgelenke und Füße

Diagnostik

Auskultation

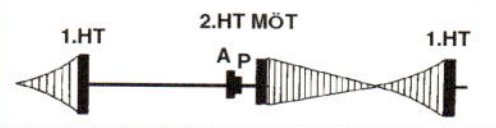

Mitralstenose

- präsystolisches Crescendogeräusch (fehlt bei Vorhofflimmern)
- **paukender 1. Herzton**
- **Mitralöffnungston (MÖT)**
- niederfrequentes Protodiastolikum
- **evtl. zusätzlich diastolisches Graham-Steel-Geräusch** bei relativer Pulmonalklappeninsuffizienz

EKG

- P mitrale (doppelgipflig, **>0,1 ms** verbreitert)
- ggf. SVES bzw. Vorhofflimmern mit absoluter Arrhythmie
- Steil- bis Rechtstyp, Rechtshypertrophiezeichen (Sokolow-Lyon-Index: $RV_I + SV_5 > 1$ mV)

Röntgen, MRT

Mitralkonfiguration des Herzens mit

- Vergrößerung des linken Vorhofs ⇒ **verstrichene Herztaille**
- Breischluck: **Ösophagusimpression** durch den dilatierten linken Vorhof
- **Einengung des retrosternalen Herzvorderraumes** durch den rechten Ventrikel (Seitenbild)
- betonte Pulmonalarterien bei pulmonaler Hypertonie

Abb. 1.40

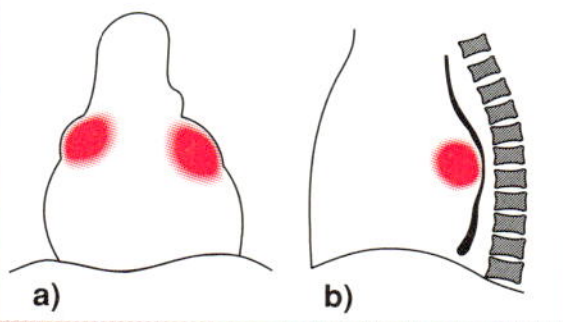

Vergrößerung des linken Vorhofs bei Mitralstenose a) p.a., b) seitl.

Echokardiographie

- Verdickung des Mitralsegels
- Vergrößerung des linken Vorhofs
- frühdiastolische Schließgeschwindigkeit der Mitralklappe↓ (EF-Slope)
- Aufhebung des M-Musters des vorderen Mitralsegels
- ggf. rechtsventrikuläre Hypertrophie (Wanddicken)
- Quantifizierung der Mitralstenose (Ermittlung der Klappenöffnungsfläche)
- Nachweis einer begleitenden Mitralinsuffizienz mit Farbdoppler

Rechtsherzkatheter

- Druck im linken Vorhof, im Lungenkreislauf↑, später auch im rechten Herzen↑

Linksherzkatheter

- **diastolischer Druckgradient** zwischen linkem Vorhof und Ventrikel, der während der frühen Diastole und Vorhofkontraktion zunimmt. Der Druck im linken Ventrikel bleibt normal.
- Klappenöffnungsfläche **<4 cm²**
- ggf. Nachweis einer begleitenden Mitralinsuffizienz und anderer Klappenfehler

Komplikationen

Komplikationen resultieren durch

- paroxysmales oder chronisches **Vorhofflimmern** mit absoluter Arrhythmie (HZV↓ um ca. 20%)
- **Thrombenbildung** im linken Vorhof und Herzohr (40%) ⇒ arterielle Embolien (auch **Lungeninfarkt**)
- **Lungenödem** (Rückwärtsversagen)
- kardiogener Schock (Vorwärtsversagen)

Therapie

- **Diuretika** bei Herzinsuffizienz infolge Mitralstenose
- **Digitalis** nur bei Vorhofflimmern (Kammerfrequenz↓) und Rechtsherzinsuffizienz
- **Antikoagulanzien** bei Vorhofflimmern (z.B. Marcumar®)

- ggf. Klappensprengung mit Ballonkatheter (Valvuloplastie), ggf. Rekonstruktion
- **bei Vorhofflimmern** ⇒ Versuch der **medikamentösen Konversion** mit 2-mal 0,25 g Chinidin (z.B. Chinidin-Duriles®) über 3 Tage; bei Erfolglosigkeit ⇒ **elektrische Konversion** in Kurznarkose nach Digitalispause von 2 bis 4 Tagen

Indikation zur Operation

Klappenersatz bei

- **Schweregrad III** (Stenose >60%; Mitralöffnungsfläche <1,2 cm^2) **trotz Medikation**
- **erheblicher Klappeninsuffizienz** und **Klappenverkalkung**

Prognose

- **Operationsrisiko** und Langzeitergebnis sind bei frühzeitiger Operation am besten.
- **10-Jahres-Überlebensrate** nach Klappenersatz ⇒ etwa 60%

Abb. 1.41

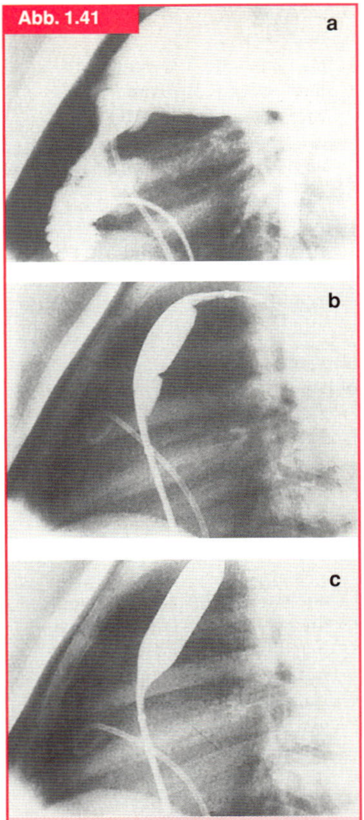

Valvuloplastie (aus Stobbe/Baumann 1995)

Mitralklappeninsuffizienz

Pathogenese

- ◆ **angeboren** (selten, u.a. bei Endokardkissendefekt (Ostium-primum-, Vorhofseptumdefekt) oder beim Bland-White-Garland-Syndrom)
- ◆ **meist erworben**
- nach rheumatischer und/oder bakterieller Endokarditis
- Papillarmuskelnekrose bei Herzinfarkt
- HOCM, dilatative Kardiomyopathie (Dilatation des Anulus fibrosus ⇒ sek. Mitralinsuffizienz)
- Mitralklappentrauma (Kommissurotomie)
- Sonderform: Mitralklappenprolaps-Syndrom

Pathophysiologie

- Während der Systole strömt ein Teil des Blutes in den Vorhof zurück (Blutreflux) ⇒ chronische Volumenbelastung ⇒ Hypertrophie und **Dilatation des Vorhofs.**
- Durch die Regurgitation von **Pendelblut** nimmt das enddiastolische Volumen des linken Ventrikels zu ⇒ chron. Volumenbelastung ⇒ **Hypertrophie und nachfolgende Dilatation des linken Ventrikels.**
- Allmählich resultiert eine **Linksherzinsuffizienz mit Rückstau von Blut in den Lungenkreislauf** (⇒ pulmonale Hypertonie ⇒ **Rechtsherzbelastung** ⇒ Rechtsherzinsuffizienz).

Der Druck im linken Vorhof nimmt erst zu, wenn der linke Ventrikel insuffizient wird (**Unterschied zur Mitralstenose**).

Abb. 1.42

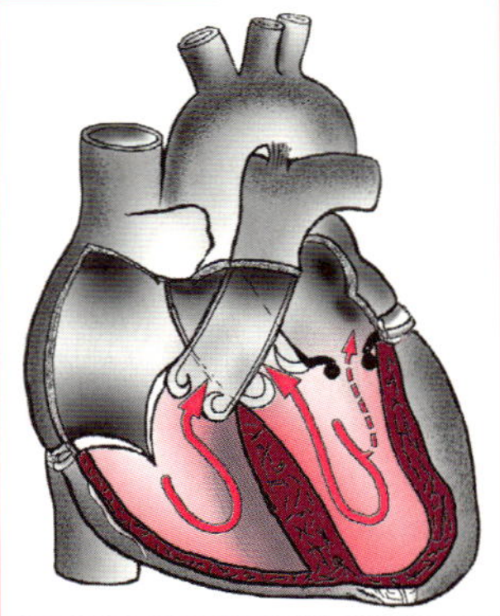

Mitralinsuffizienz

Symptomatik

Akute Mitralinsuffizienz (z.B. Papillarmuskelabriss) ⇒ rasche linksventrikuläre Dekompensation (Zeit zur kardialen Anpassung fehlt) ⇒ kardiogener Schock

Chronische Mitralinsuffizienz ⇒ lange Zeit asymptomatisch (Volumenbelastung kann lange kompensiert werden)

Frühsymptome durch linksventrikuläre Belastung
- Schwächegefühl, Schwindelgefühl
- beginnende Belastungsdyspnoe

Spätsymptome (zusätzlich Rechtsherzbelastung)
- Ruhedyspnoe, Orthopnoe
- hebender Herzspitzenstoß
- sehr selten Lungenödem

wie bei der Mitralstenose (siehe dort)

Abb. 1.43

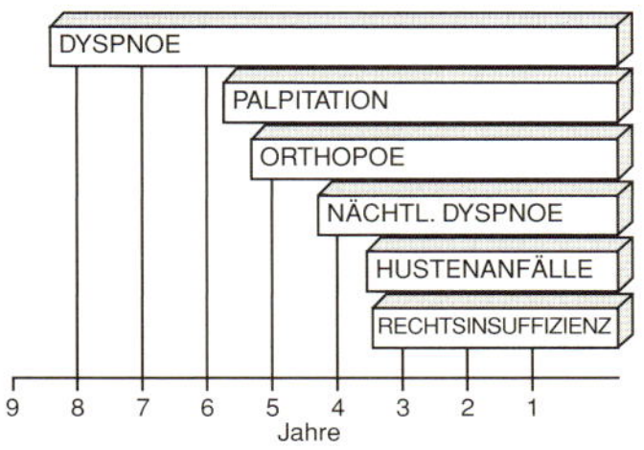

Beschwerden bei rheumatischer Mitralinsuffizienz

Diagnostik

Auskultation
- **leiser 1. Herzton**
- **holosystolisches gießendes Geräusch** über der Herzspitze mit Fortleitung in die Axilla
- **3. Herzton** als Kammerdehnungston
- zusätzlich niederfrequentes, kurzes diastolisches Geräusch (nach 3. HT) bei schwerer Mitralinsuffizienz (Pendelblutvolumen↑ ⇒ relative Mitralstenose)

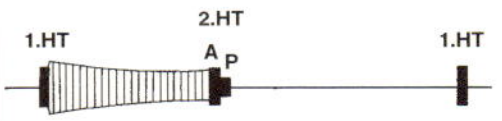

leichtgradige Mitralinsuffizienz

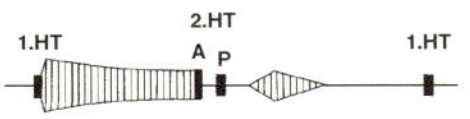

höhergradige Mitralinsuffizienz

EKG
- P mitrale (doppelgipflig, verbreitert), ggf. Linkshypertrophiezeichen
- ggf. Vorhofflimmern mit absoluter Arrhythmie

Röntgen, MRT
- mitralkonfiguriertes Herz mit verstrichener Herztaille
- Verbreiterung des Vorhof- und Herzschattens nach links
- Einengung des Retrokardialraumes in Vorhof- und Ventrikelhöhe (Seitenbild)

Abb. 1.44

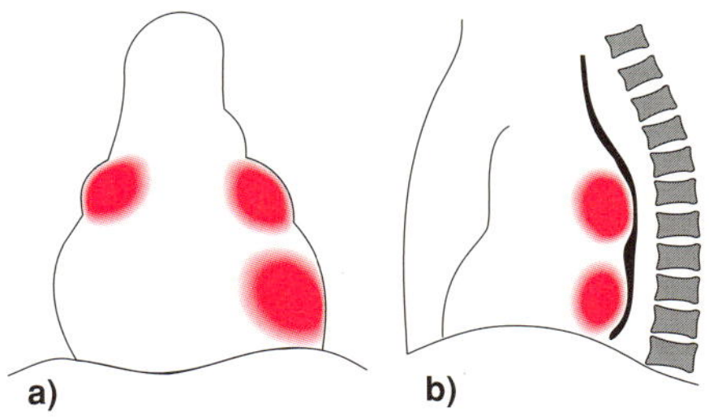

Thorax-Röntgenaufnahme bei Mitralinsuffizienz a) p.a., b) seitl.

Echokardiographie
- Vergrößerung des linken Vorhofs
- Vergrößerung des linken Kammer (endsystolisch)
- Quantifizierung der Klappenöffnungsfläche
- Nachweis der Mitralinsuffizienz mit Farbdoppler

Linksherzkatheter
- Bei normalem Druck im linken Ventrikel ist der systolische Gipfel früh und fällt vorzeitig ab (⇒ Auswurfphase verkürzt).
- Bei erhöhtem Druck im linken Vorhof kurz vor der Systole kommt es zum anschließenden steilen Druckabfall.
- Kontrastmittelgabe in den linken Ventrikel zur **Bestimmung der Regurgitationsfraktion** ⇒ Schweregradeinteilung in Abhängigkeit vom Schlagvolumen

Therapie
- **wie bei Herzinsuffizienz (einschl. ACE-Hemmer)**
- bei Vorhofflimmern ⇒ **Digitalis** und **Antikoagulanzien**

Indikation zur Operation

Klappenersatz bei

- symptomatischem Patienten mit NYHA ≥ Grad II trotz Medikation
- akuter Klappeninsuffizienz ⇒ sofort Operation
- Operationsrisiko und Langzeitergebnis sind bei frühzeitigem Ersatz am besten.
- 10-Jahres-Überlebensrate nach Klappenersatz ⇒ etwa 60 %

Lebenserwartung bei leichter Mitralinsuffizienz annähernd normal

Mitralklappenprolaps (Morbus Barlow)

Es besteht eine **systolische Vorwölbung des hinteren oder beider Mitralsegel in den linken Vorhof**.

Abb. 1.45

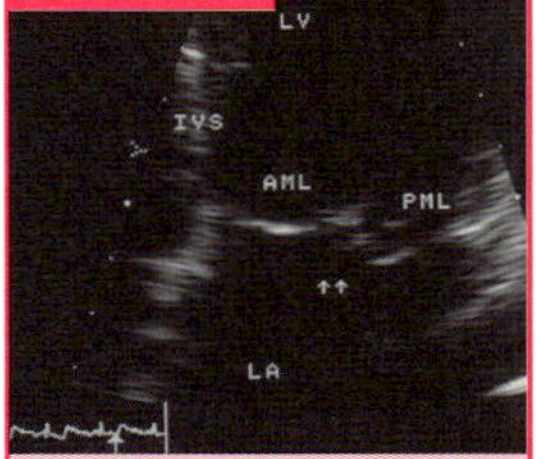

Systol. Mitralklappenprolaps, Echokardiographie (mit freundl. Genehmigung Drexler u. Kasper/Wiesbaden)

Abb. 1.46

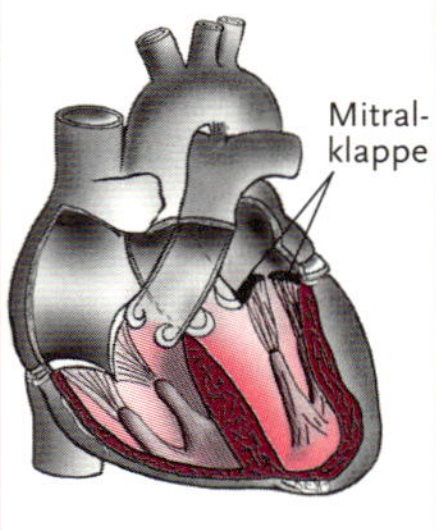

Mitralklappenprolaps

Pathogenese

- **angeboren** bei Bindegewebserkrankungen (Marfan-Syndrom), Ehlers-Danlos-Syndrom, HOCM (Folge)
- Die **Ursache** der myxomatösen Proliferation der Mitralsegel ist meist **unbekannt.**

Symptomatik, Diagnostik

Typische Befunde

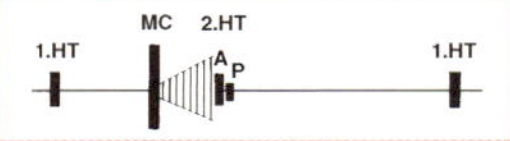

Mitralprolaps

- hochfrequenter systolischer Zusatzton bei der Auskultation (**mesosystolischer Klick**)
- **systolisches Geräusch** wechselnden Charakters
- **spätsystolisches Geräusch mit Crescendocharakter**
- echokardiographisch nachweisbare abnorme Beweglichkeit des Mitralsegels
- Neigung zu **Herzrhythmusstörungen** (selten ventrikuläre!) oder **Repolarisationsstörungen**
- **atypische belastungsunabhängige Thoraxschmerzen** oder Palpitationen
- meist keine klinischen Beschwerden
- familiäre Häufung

Therapie

- beim Auftreten von Herzrhythmusstörungen vorzugsweise β-Blocker

Trikuspidalklappenfehler

Pathogenese

- Angeborene und erworbene Formen (z. B. rheumatische Endokarditis)
- **Relative Klappeninsuffizienz** (häufigste Ursache)

Die **Trikuspidalinsuffizienz** ist fast immer eine relative Klappeninsuffizienz durch eine **rechtsventrikuläre Dilatation** mit Überdehnung des Klappenansatzringes auf dem Boden eines anderen kardialen Grundleidens. Solche Grundleiden sind **erworbene Herzfehler** (u. a. der Mitralklappe), **angeborene Herzfehler** oder **pulmonale Erkrankungen**, die zur **pulmonalen Hypertonie** führen.

Es besteht keine Reduktion der Klappenfläche, sondern eine **sekundäre Schließunfähigkeit der Klappen durch Überdehnung des Klappenrings** bei myogener Dilatation.

Trikuspidalstenose

Pathophysiologie

- Behinderung des diastolischen Einstroms in den rechten Ventrikel ⇒ **Druckanstieg im rechten Vorhof** bei normalem Druck im rechten Ventrikel (verkleinertes Volumen)
- Es besteht ein diastolischer Druckgradient zwischen rechtem Vorhof und rechtem Ventrikel in der frühen Diastole.
- **prästenotische Dilatation des rechten Vorhofs**, bei poststenotischer Atrophie des rechten Ventrikels
- Das Herzzeitvolumen fällt frühzeitig ab.

Abb. 1.47

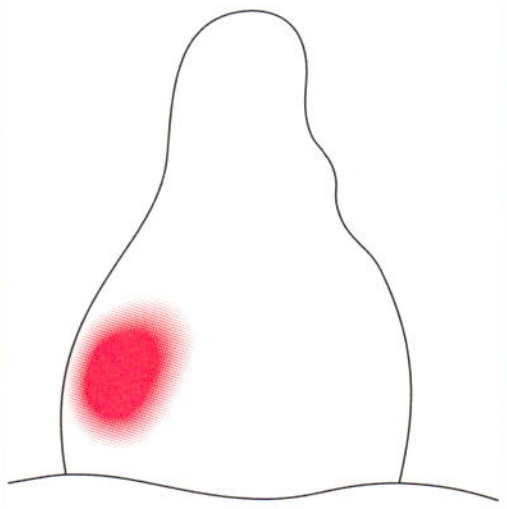

Vergrößerung des rechten Vorhofs

Symptomatik

Symptome bei schwerer Trikuspidalstenose

- **Venenstauung** im großen Kreislauf
- **Hepatomegalie** (Stauungsleber) mit systolischen Pulsationen
- Stauungsgastritis (Appetitlosigkeit, Meteorismus)
- **Aszites**, **Beinödeme**
- **Vorhofflimmern im Spätstadium**

Diagnostik

Auskultation

- **rollendes diastolisches Geräusch** über der Trikuspidalklappe, das mit Einatmung lauter wird

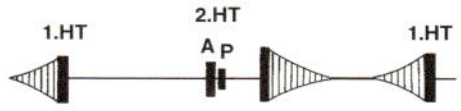

Trikuspidalstenose

EKG

- P-dextroatriale (vergrößerter rechter Vorhof)

Röntgen, MRT

- meist durch das Vitium im linken Herzen bestimmt

Therapie

Wie bei anderen Vitien, jedoch sind die OP-Ergebnisse meist wenig befriedigend

Trikuspidalinsuffizienz

Pathophysiologie

- Bei normalem systolischen Druck im rechten Ventrikel ist der diastolische Druck erhöht.
- Während der Systole strömt ein Teil des Blutes in den Vorhof zurück (Pendelblutvolumen) ⇒ Volumenbelastung ⇒ **Hypertrophie und Dilatation des rechten Vorhofs** und **Ventrikels**.
- Systolischer und diastolischer Druck im rechten Vorhof steigen durch **Pendelblut** an ⇒ venöse Stauung im großen Kreislauf.

Abb. 1.48

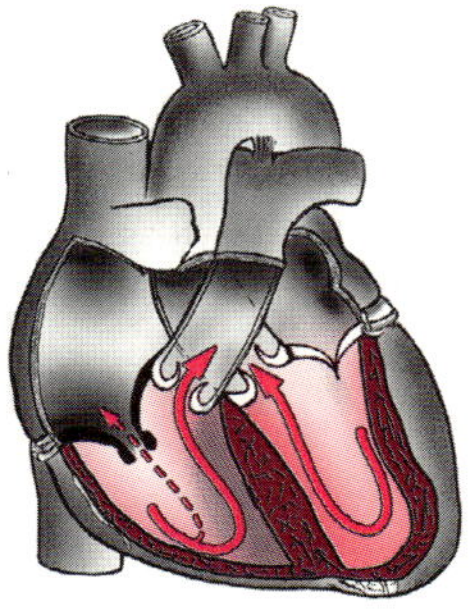

Trikuspidalinsuffizienz

Symptomatik

Symptome bei schwerer Trikuspidalinsuffizienz

- **Halsvenenstauung** mit systolischen Pulsationen im Jugulum
- **Hepatomegalie** (Stauungsleber) mit systolischen Pulsationen
- Stauungsgastritis (Appetitlosigkeit, Meteorismus)
- **Aszites**, **Beinödeme**
- **oft Vorhofflimmern**

Diagnostik

Auskultation

- **holosystolisches Geräusch** über der Trikuspidalklappe, das mit Einatmung lauter wird

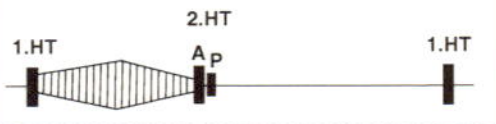

Trikuspidalinsuffizienz

EKG

- Rechtshypertrophie, P pulmonale (P in Ableitung III > P in Ableitung I)
- oft Vorhofflimmern

Röntgen, MRT

- Verbreiterung des rechten Vorhofs und Vergrößerung des rechten Ventrikels

Abb. 1.49

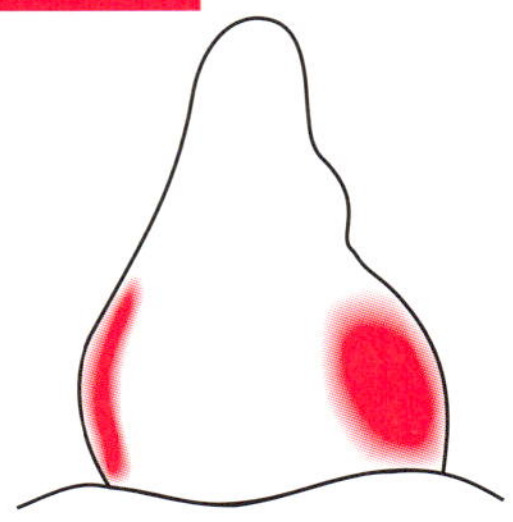
Vergrößerung des rechten Ventrikels im p.a.-Bild

Echokardiographie

- vergrößerte Herzhöhlen, abnorme Klappenbewegungen
- Nachweis der Trikuspidalinsuffizienz mit Farbdoppler

Therapie

- Behandlung der Grundkrankheit (bei Vitium → Operation)
- bei Stauungszeichen ⇒ Diuretika-Medikation

1.8 Angeborene Herzfehler

Etwa **1 %** aller lebendgeborenen Kinder weisen angeborene **Herzfehler** auf. Die 8 häufigsten Vitien sind der Ventrikelseptumdefekt (etwa **30 %**), Vorhofseptumdefekt (etwa **10 %**), der persistierende Ductus arteriosus botalli (etwa **10 %**), die Aortenisthmusstenose (etwa **7 %**), die Pulmonalstenose (etwa **7 %**), die Aortenstenose (etwa **6 %**), die Fallot-Tetralogie (etwa **6 %**) und die Transposition der großen Gefäße (**4 %**).

Einteilung
- **ohne Shunt** (25 %) ⇒ z. B. Aortenstenose, postduktale Aortenisthmusstenose, Pulmonalstenose
- **mit Links-Rechts-Shunt** (55 %) ⇒ Ventrikelseptumdefekt, persistierender Ductus arteriosus Botalli
- **mit Rechts-Links-Shunt** (20 %)
- **mit verminderter Lungenperfusion** ⇒ Fallot-Tetralogie
- **mit vermehrter Lungenperfusion** ⇒Transposition der großen Gefäße

Pulmonalstenose

Meist angeboren
- **valvulär** bei Kommissurverschmelzung oder bikuspidaler Klappe
- **subvalvuläre** Infundibulumstenose (Fallot-Tetralogie)
- **supravalvulär** und periphere Pulmonalstenosen

Pathophysiologie
- Druckanstieg im rechten Ventrikel ⇒ Druckbelastung ⇒ prästenotische Hypertrophie des rechten Ventrikels ⇒ später Rechtsherzinsuffizienz
- Druck im rechten Vorhof ist leicht erhöht.

Bei der **schwersten Form der Pulmonalstenose** tritt eine **Zyanose** auf, weil es zu einem **Rechts-Links-Shunt durch ein druckgeöffnetes Foramen ovale** kommt.

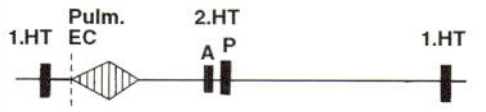

leichtgradige Pulmonalstenose

Symptomatik
Lange symptomloser Verlauf!
- Leistungsminderung
- Belastungsdyspnoe, periphere Zyanose

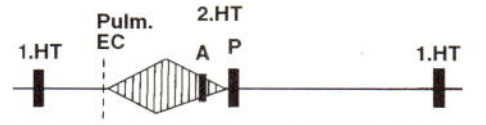

höhergradige Pulmonalstenose

Diagnostik
Auskultation
- systolisches Crescendo-Decrescendo-Geräusch (Austreibungsgeräusch) mit Pressstrahlcharakter über dem 2. ICR links parasternal
- fixierte Spaltung des 2. Herztons (atemunabhängig)
- häufig systolischer Ejektionsklick

EKG
- P pulmonale, ggf. Rechtstyp, Rechtsschenkelblock, Rechtshypertrophie (überhöhte R-Zacken in V_1)

Röntgen, MRT
- normal großes oder verbreitertes Herz auf der Thoraxübersichtsaufnahme
- Vorwölbung des vergrößerten rechten Ventrikels nach vorne im Seitenbild

Abb. 1.50

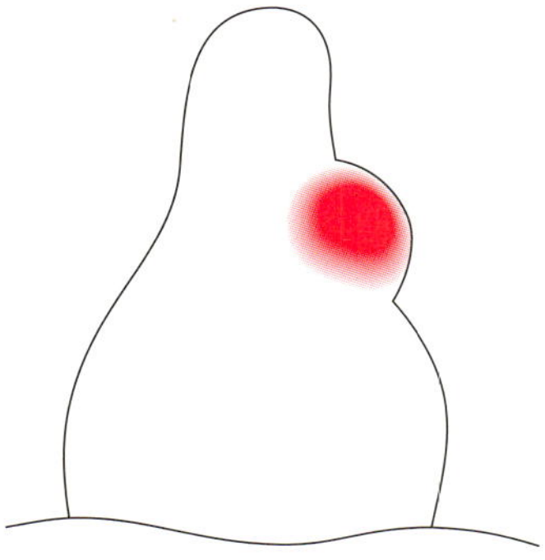

Röntgenbefund bei Pulmonalstenose

- Prominenz der poststenotisch dilatierten Pulmonalarterie (Pulmonalissegment)
- schmale oder normale periphere Pulmonalarterien
- verminderte Pulmonalarteriengefäßzeichnung im Röntgenbild des Thorax bei schwerer Pulmonalstenose

Rechtsherzkatheter

- systolischer Druckgradient zwischen rechtem Ventrikel und A. pulmonalis mit niedrigem Druck bei kleiner Amplitude in der Pulmonalarterie (ermöglicht **Schweregradeinteilung)**
- verspäteter und erhöhter systolischer Gipfel, wobei auch der diastolische Druck erhöht ist, verlängerte Auswurfphase

Therapie

- Operativer Klappenersatz bei einem Druckgradienten zur Arteria pulmonalis von >50 mm Hg
- **Valvuloplastie** bei angeborener Pulmonalstenose

Aortenisthmusstenose

Formen

- **präduktal** (sog. **infantiler** Typ) ⇒ **Rechts-Links-Shunt** über offenen Ductus arteriosus ⇒ OP im Säuglingsalter
- **postduktal** (sog. Erwachsenentyp)

Abb. 1.51

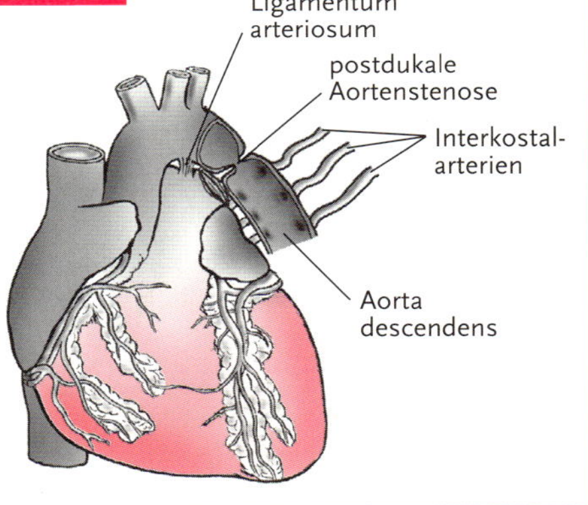

Postduktale Aortenisthmusstenose

Symptomatik

- **Hypertonus** der **oberen Körperhälfte** bei **Hypotonus** der **unteren Körperhälfte**
- Warme Hände – kalte Füße!
- **Hypertoniekopfschmerz, ggf. Epistaxis**
- **abgeschwächter** bis fehlender **Femoralispuls**
- **Interkostalarterienpulsation tastbar**
- **seitendifferente Blutdruckwerte** im Bereich der oberen Extremitäten **bei Abgang der A. subclavia sinistra hinter der Stenose**
- Druckbelastung des linken Ventrikels ⇒ **Linkshypertrophiezeichen** im EKG
- Herzspitzenstoß verstärkt

Diagnostik

Auskultation

- systolisches Geräusch im 2. ICR links parasternal und paravertebral (Lungendurchblutung↑) in Höhe der Scapulae
- häufig frühsystolischer Klick (Aortendehnung)

Röntgen, MRT

- linksbetontes Herz
- verbreitertes linkes oberes Mediastinum durch die A. subclavia sin.
- Einkerbung der thorakalen Aorta unterhalb des Aortenbogens

Abb. 1.52

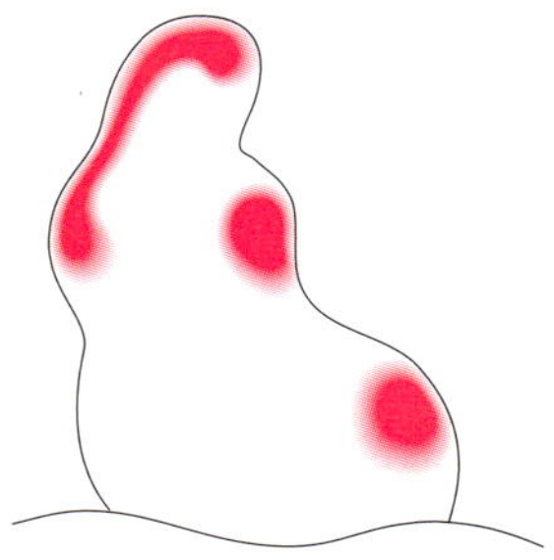

Röntgenbefund bei Aortenisthmusstenose

Verlauf

Beschwerden ab dem 20. Lebensjahr: Nasenbluten, Schwindel, Kopfschmerzen, gelegentlich auch Claudicatio intermittens

Unbehandelt verläuft die postduktale Aortenisthmusstenose nach etwa 35 Jahren durch Aortenruptur**,** Hypertoniefolgen mit Herzinsuffizienz, Rhythmusstörungen sowie Endokarditiden letal.

Fehler mit „Links-Rechts-Shunt"

Vorhofseptum- und Ventrikelseptumdefekt, offener Ductus Botalli

Symptomatik

Überfüllung des Lungenkreislaufs mit überfüllten Lungenarterien, prominentem Pulmonalisbogen und tanzenden Hili als Ausdruck der verstärkten Pulmonalarterienpulsation

- **Vorhofseptumdefekt** ⇒ Volumenbelastung des rechten Ventrikels, da arterialisiertes Blut vom linken in den rechten Vorhof fließt
- **Ventrikelseptumdefekt** ⇒ Druck- und Volumenbelastung des rechten Ventrikels, da arterialisiertes Blut vom linken Ventrikel in den rechten gepumpt wird
- **offener Ductus Botalli** ⇒ Volumenbelastung von linkem Vorhof, linkem Ventrikel, Aortenbogen und Lungenkreislauf

Verlauf

- Druckerhöhung Lungenkreislauf
- Druck im rechten Ventrikel höher als im linken
- **Shuntumkehr ⇒ zentrale Zyanose**

Vorhofseptumdefekt (ASD)

Formen

- **Ostium-primum-Typ**
  tiefsitzender Defekt mit AV-Klappenanomalie (= **partieller AV-Kanal**) und ggf. auch VSD (= **totaler AV-Kanal**) kombiniert
- **Ostium-secundum-Typ** (häufigste Form)
- **Sinus-venosus-Typ** (hochsitzender Defekt) oft mit Lungenvenenfehleinmündung kombiniert
- **Foramen-ovale-Typ**

Symptomatik

Der **Ostium-secundum-Defekt** wird meist erst im 3. bis 4. Lebensjahrzehnt symptomatisch.

Befunde beim Ostium-secundum-Defekt

- Links-Rechts-Shunt ⇒ verstärkte Pulsation des rechten Ventrikels
- Erhöhung des Blutdurchflusses im kleinen Kreislauf
- Rechtsherzbelastung mit Rechtshypertrophie
- nieder- bis mittelfrequentes spindelförmiges **Frühsystolikum über dem 2. ICR links parasternal** (relative Pulmonalstenose)
- **fixierte weite Spaltung des 2. Herztones** mit Betonung des Spaltungsanteils
- Nachweis einer Rezirkulationswelle in der Farbstoffverdünnungskurve

Abb. 1.53

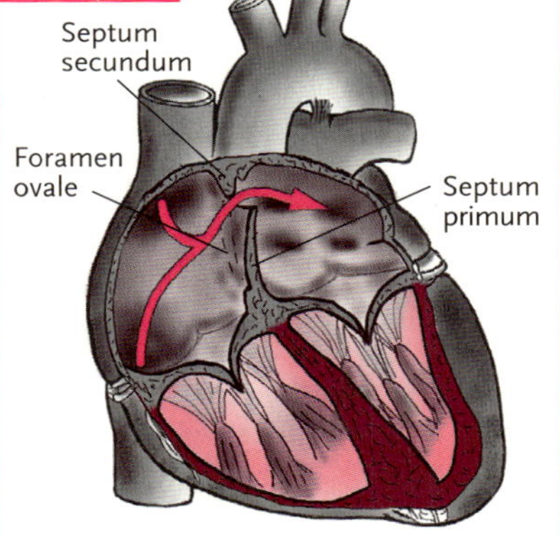

Vorhofseptumdefekt

Röntgen, MRT

- **verstärkte Pulmonalarteriengefäßzeichnung** im Röntgenbild des Thorax
- Erweiterung der zentralen Pulmonalarterien
- Prominenz des Pulmonalissegmentes
- normal weite oder schmale Aorta
- Vergrößerung des rechten Vorhofs und Ventrikels
- Einengung des Retrosternalraumes
- „tanzende Hili" bei **Röntgendurchleuchtung** der Lungen

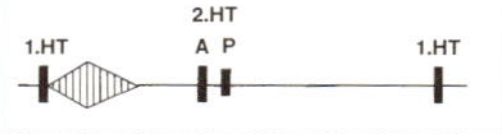

kleiner ASD

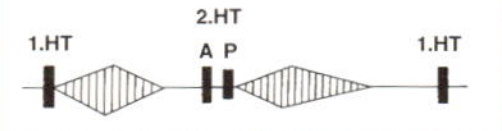

großer ASD

EKG bei Ostium-secundum-Defekt

- Rechtstyp, meist **inkompletter Rechtsschenkelblock**, ggf. Rechtsherzhypertrophie-Zeichen

Farbdopplerechokardiographie zur Darstellung des Shunts, transösophageale Echokoardiographie zur Lokalisation der Defekte

Therapie

- **Katheterverfahren** ⇒ Verschluss eines kleinen ASD durch „Umbrella" oder „Reparaturdrachen" möglich
- **operativer Verschluss** des Defektes durch direkte Naht oder Dacron patch (Flicken) im Vorschulalter

Ventrikelseptumdefekt (VSD)

- meist angeboren (oft spontaner Verschluss)
- selten traumatisch oder nach Herzinfarkt

Lokalisation

Der nahe der Herzbasis im **membranösen Teil des Septums gelegene VSD** tritt **am häufigsten** auf. Unterhalb der Aortenklappe befindet sich der **infundibuläre VSD** und an der AV-Klappengrenze der **Endokardkissendefekt**.

Als **M. Roger** wird der tiefsitzende **muskuläre VSD** bezeichnet.

Pathophysiologie

- **kleiner bis mittelgroßer VSD** ⇒ Volumenbelastung des linken Ventrikels
- **großer VSD** ⇒ pulmonaler Hypertonus und Druck-/Volumenbelastung des rechten Ventrikels

Symptomatik

- **kleiner VSD (hämodynamisch unbedeutsam) ⇒ nur Pressstrahlsystolikum („viel Lärm um nichts")**
- **mittelgroßer VSD** (Druck im Lungenkreislauf nur gering erhöht) ⇒ **Belastungsdyspnoe, Neigung zu pulmonalen Infekten**
- **großer VSD** (pulmonale Hypertonie ⇒ Pulmonalsklerose) ⇒ systolischer Druckgradient von A. pulmonalis/Aorta >**0,8** ⇒ Shuntumkehr mit zentraler **Zyanose** (Eisenmenger-Reaktion) und **Herzinsuffizienz**

Abb. 1.54

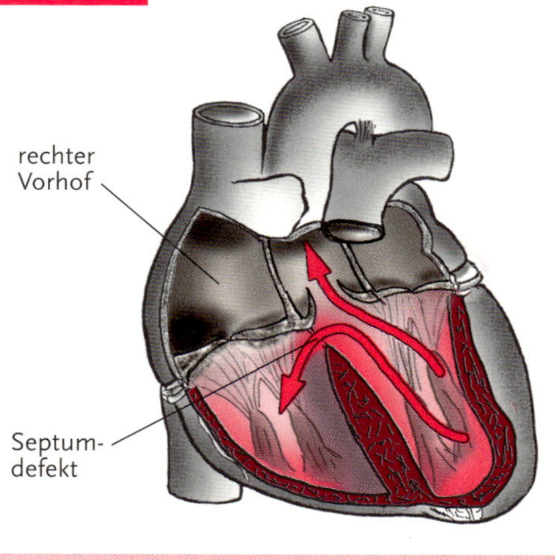

Ventrikelseptumdefekt

Beim **Ventrikelseptumdefekt mit hämodynamischen Rückwirkungen ohne Eisenmenger-Reaktion** bestehen

- Linkshypertrophie, hebender Herzspitzenstoß
- Linksbelastungszeichen im Elektrokardiogramm

Diagnostik

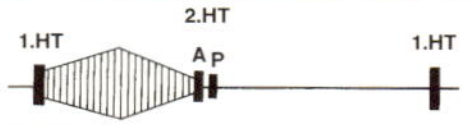

Ventrikelseptumdefekt

Auskultation

- lautes holosystolisches Pressstrahlgeräusch über dem 3.–4. ICR links parasternal
- 2. HT ist atemverschieblich gespalten.

Mittelgroßer VSD

- vermehrte Lungendurchblutung
- Entwicklung eines pulmonalen Hochdrucks ⇒ Rechtsherzhypertrophie
- zusätzl. Mitralströmungsgeräusch p.m. Herzspitze (relative Mitralstenose)

Großer VSD mit Eisenmenger-Reaktion

- abnehmendes oder fehlendes Systolikum
- frühdiastolisches Decrescendogeräusch p.m. **2./3.** ICR links parasternal durch Pulmonalklappeninsuffizienz
- lauter Pulmonalklappenschlusston

Echokardiographie

- Darstellung der Shuntströmung mit Farbdoppler
- **mittelgroßer VSD** ⇒ Erweiterung von linkem Vorhof und linkem Ventrikel, hyperdynamischer LV
- **großer VSD** ⇒ zusätzlich Erweiterung des rechten Ventrikels

Röntgen, MRT

- mittelgroßer/großer VSD: Erweiterung beider Ventrikel, vermehrte Lungengefäßzeichnung („**tanzende Hili**" bei Durchleuchtung)
- pulmonale Hypertonie⇒ große A. pulmonalis

Invasive Diagnostik (Herzkatheter, Angiokardiographie)

- Darstellung des Defekts, funktioneller Parameter, Shuntvolumina
- Nachweis begleitender Herzfehler

Therapie

- **operativer Verschluss** des Defektes über den rechten Vorhof durch die Trikuspidalklappe mittels Dacron patch (Flicken), seltener durch direkte Naht, sofern keine schwere Pulmonalsklerose bzw. Shuntumkehr besteht

Offener Ductus arteriosus Botalli

Vor der Geburt dient der Ductus Botalli der **Umgehung des Lungenkreislaufes**. Hierzu **fließt** das **Blut vom rechten Ventrikel** über den Stamm der Pulmonalarterien durch den Ductus in den Aortenbogen und über die Aorta descendens **zur Placenta**.

Bleibt der **Ductus** nach der Geburt **offen**, **fließt** in umgekehrter Richtung **Blut aus der Aorta** über die Pulmonalarterie **in den Lungenkreislauf**, sobald durch Entfaltung der Lunge der Strömungswiderstand im kleinen Kreislauf abgesunken ist.

Pathophysiologie

- offene **Gefäßverbindung zwischen Aorta descendens und A. pulmonalis** ⇒ **linksventrikuläre Volumenbelastung** ⇒ Linkshypertrophie
- **Aortendruck↑ überträgt sich auf Pulmonalgefäße** ⇒ reversibler pulmonaler Hypertonus ⇒ rechtsventrikuläre Druckbelastung ⇒ zunehmende Pulmonalsklerose ⇒ **Shuntumkehr**

Abb. 1.55

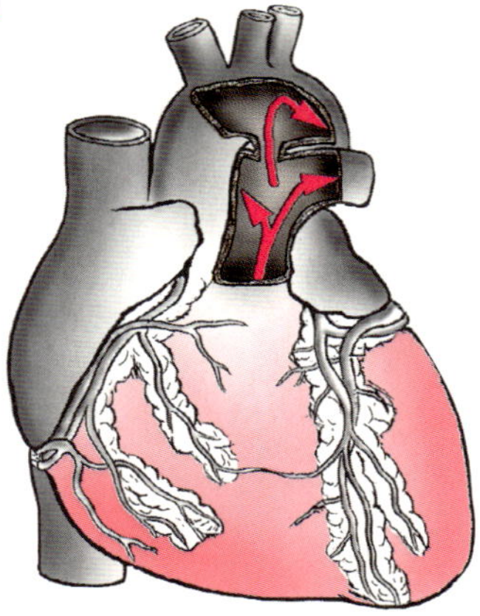

Persistierender Ductus arteriosus

Abb. 1.56

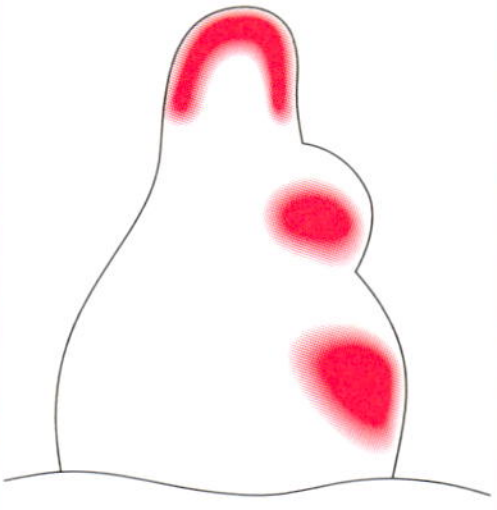

Röntgenbild bei Ductus Botalli apertus

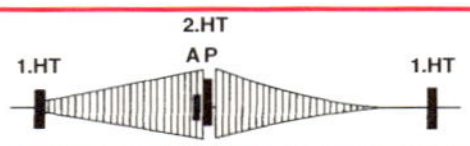

Ductus arteriosus apertus

Symptomatik

Großer Ductus arteriosus

- häufig systolisches Schwirren im 2. ICR links parasternal
- große Blutdruckamplitude ⇒ Pulsus celer et altus!
- Linksherzinsuffizienz mit Dyspnoe
- Vergrößerung des linken Vorhofs und Ventrikels im **Röntgenbild**
- verstärkte Lungengefäßzeichnung im Röntgenbild
- Zeichen der Linkshypertrophie im **Elektrokardiogramm**

Diagnostik

Auskultation

- systolisch-diastolisches Kontinuogeräusch (Maschinengeräusch) über der Herzbasis linksparasternal
- Geräuschmaximum im 2. ICR links

Therapie

- **bei Neugeborenen** medikamentöser Verschluss des Ductus botalli durch Gabe von Indometacin bzw. Acetylsalicylsäure möglich
- **Indikation zum operativen Verschluss** bei Entwicklung einer Zyanose (Eisenmenger-Reaktion) sofort, sonst im Vorschulalter (andernfalls Endokarditisrisiko ↑, Neigung zu pulmonalen Infekten)

Fehler mit Rechts-Links-Shunt

Fallot-Tetralogie und Transposition der großen Gefäße

Symptomatik

- unzureichende Arterialisierung des Blutes durch Umgehung der Lunge ⇒ zentrale Zyanose, Trommelschlägelfinger, symptomatische Polyglobulie, erhöhte Infektanfälligkeit und Minderentwicklung

Verlauf

- Die **Fallot-Trilogie** mit Pulmonalstenose, Vorhofseptumdefekt und Rechtshypertrophie führt infolge der Pulmonalstenose zur Lungenminderdurchblutung. Durch den Vorhofseptumdefekt mischt sich venöses Blut mit dem arteriellen des linken Vorhofs. Es kommt zur Spätzyanose im Schulalter und Tod durch Rechtsherzüberlastung oder Endokarditis.

Abb. 1.57

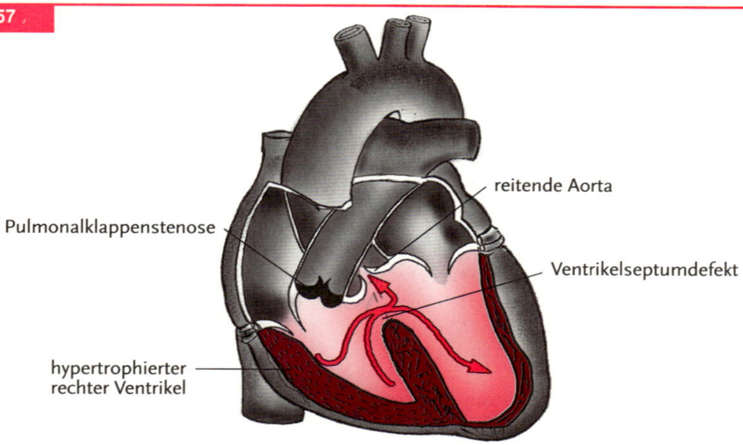

Fallot-Tetralogie

Die **Fallot-Tetralogie** mit Ventrikelseptumdefekt, reitender Aorta, Pulmonalstenose und Rechtshypertrophie führt infolge Ventrikelseptumdefekts und reitender Aorta zur Mischung des venösen Blutes mit dem arteriellen. Die Zyanose besteht von der Geburt an, und ohne Operation kommt es zum Tod vor Eintritt des 20. Lebensjahres.

Bei der **Transposition der großen Gefäße** sind die betroffenen Kinder nur bei zusätzlichem Septumdefekt lebensfähig. Die Gesamtletalität beträgt etwa 20%.

Exkurs: Zyanose

Verschiedene **Formen der Zyanose** werden voneinander abgegrenzt. Die **echte Zyanose** entsteht durch eine abnorme Dunkelfärbung des Blutes, während bei der **Pseudozyanose** eine abnorme Verfärbung der Haut auftritt.

- **Hämoglobinzyanosen** sind erst feststellbar, wenn ein relativer Überschuss an reduziertem Hämoglobin im Blut (> 5 g/100 ml) besteht und die O_2-Sättigung weniger als 85% beträgt. Sie lassen sich in eine **zentrale Zyanose**, die sich in allen Körperabschnitten manifestiert, und eine **periphere Zyanose**, die sich nur in peripheren Körperabschnitten zeigt, weiter unterteilen.
- **Hämiglobinzyanosen** entstehen durch abgewandelte Hämoglobine (z.B. Methämoglobinämie bzw. Sulfhämoglobinämie).

Die **zentrale Zyanose** ist **entweder pulmonal oder kardial** bedingt.

Periphere Zyanosen können kardiale Ursachen haben, jedoch auch als lokale Zyanosen bei Venenthrombosen durch Stase bedingt sein, wobei das Oxyhämoglobin durch die verlängerte Blutdurchlaufzeit reduziert wird (z.B. Endangiitis obliterans). Auch Blutveränderungen wie Kälteagglutinine oder Kryoglobulinämie führen zur Ausbildung peripherer Zyanosen.

Beim **kardialen Rechts-Links-Shunt** resultiert eine **Mischblutzyanose** im großen Kreislauf. Demgegenüber führt ein hauptsächlicher **Links-rechts-Shunt** zu einer **Mischblutzyanose** im kleinen Kreislauf, die klinisch nicht fassbar ist!

Diagnostik

Die **Differentialdiagnose** zur kardialen Zyanose ist durch Einatmen von reinem Sauerstoff innerhalb weniger Minuten möglich. Shuntbedingte Zyanosen zeigen keine wesentliche Besserung, während sich bei **respiratorischer Insuffizienz** die **Zyanose kurzzeitig beheben** lässt.

Bei einer schweren **Anämie** kann es zu keiner Zyanose kommen, da der geringe Hämoglobinanteil im Blut nahezu vollständig mit Sauerstoff aufgesättigt ist. Dagegen können Patienten mit einer **Polyglobulie** bereits zyanotisch wirken, ohne dass eine ausgeprägte Hypoxie vorliegen muss.

1.9 Arterielle Hypertonie

Definition
- **Normotonie ⇒ <130/85 mm Hg**
- **Grenzwerthypertonie ⇒ µ140/90** mm Hg
- **stabile Hypertonie ⇒ konstant >160/95** mm Hg
- **maligne Hypertonie ⇒ diastolisch konstant >120** mm Hg

Schweregrade nach dem **systolischen** und **diastolischen Druck (WHO/ISH)**

• isolierte syst. Hypertonie ⇒	≥ **140** mmHg	< **90** mmHg
• leichte Hypertonie ⇒	**140–159** mmHg	**90–99** mm Hg (Schweregrad 1)
• mittelschwere Hypertonie ⇒	**160–179** mmHg	**100–109** mm Hg (Schweregrad 2)
• schwere Hypertonie ⇒	≥ **180** mmHg	> **110** mm Hg (Schweregrad 3)

Normwerte für die 24-Stdn.-Blutdruckmessung

• Tagesmittelwert	**bis zu 135/85 mm Hg**
• bis zu 20 % der gemessenen Werte	**>140/90 mm Hg**
• nächtliche Abnahme des Blutdruckwerts	≥ **10 % syst./diast.**

Einteilung

- **Primäre essentielle Hypertonie**
- **Sekundäre Formen der chronischen Hypertonie**
  - **renoparenchymale** Hypertonie
  - **renovaskuläre** Hypertonie (Nierenarterienstenosen)
  - **endokrine** Hypertonie
  - **kardiovaskuläre** Hypertonie (z. B. Aortenisthmusstenose)

Abb. 1.58

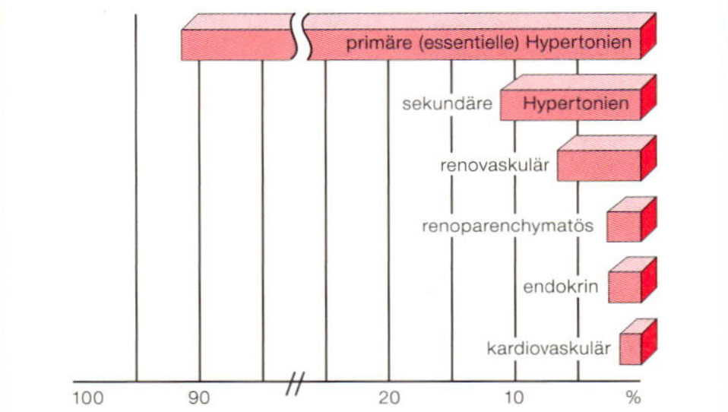

Häufigkeit primärer und sekundärer Hypertonien

Maligne Hypertonie
- kann sich bei jeder Hochdruckform entwickeln
- diastolischer Blutdruck **>120 mm Hg**, Tag-Nacht-Rhythmus aufgehoben
- Entwicklung einer sekundären **malignen Nephrosklerose** (⇒ Niereninsuffizienz)
- Augenhintergrundveränderungen **St. III–IV** (n. Keith, Wagner und Barker)
- Gewichtsverlust

Primäre essentielle Hypertonie

Häufigkeit

- **essentieller Hypertonus** (>**90** % aller Hypertoniker) ⇒ **genetisch** (z.B. Genmutation GNB 3-825T) **multifaktoriell bedingte Blutdrucksteigerung**, abhängig u. a. von Alter, Konstitution, endokrinen Faktoren oder beim metabolischen Syndrom
- **Manifestationsalter** häufig um das 40. Lebensjahr

Ätiologie

Mögliche Pathomechanismen

- gesteigerte sympathische Nervenaktivität (**Stress**) ⇒ Steigerung des renalen Gefäßwiderstandes
- gesteigerte vaskuläre Reaktivität
- erhöhter **Kochsalzkonsum**/vermehrter Natriumgehalt in glatten Gefäßmuskelzellen
- gesteigerte Renin-Angiotensin-Aktivität (nur etwa **15 %** der Fälle)
- Mutation des Gens für die Kininase II (Converting enzym) auf Chromosom 17
- Abnahme der Barorezeptorsensitivität
- **Adipositas** (⇒ erhöhtes Herzminutenvolumen)
- metabolisches Syndrom (**Hyperlipoproteinämie**, **Diabetes mellitus**, **Hyperurikämie,** stammbetonte **Adipositas**)
- **Alkoholkonsum** (⇒ Aktivierung des Sympathikus, Suppression der Natrium-Kalium-ATPase)
- Mangel an vasodepressorischen Faktoren (bestimmte Prostaglandine, Bradykinin und Kallidin)
- Verschiebungen in der physiologischen Menge von Spurenelementen (z. B. Kadmium, Zink)
- renale Abnormität (z. B. Einschränkung des Nierenblutflusses, Verschiebung der renalen Ausscheidungskurve, verminderte funktionelle tubuläre Masse, frühzeitige arterioläre Nephrosklerose)
- **Rassenzugehörigkeit** (Farbige erkranken häufiger als Weiße)
- endogene Na^+-K^+-ATPase-Inhibition, Störung des Na^+-H^+-Austauschers (Antiporters) in Zellmembranen

Symptomatik

Beschwerden können anfangs auch fehlen.

- Zephalgie (oft Hinterkopfschmerz), Ohrensausen
- Nasenbluten
- Belastungsdyspnoe
- Palpitationen (Herzklopfen)
- Präkordialschmerzen
- Schwindelgefühl und Benommenheit
- ggf. Nervosität

Stadieneinteilung (WHO)

I. Hypertonie **ohne Organveränderungen**

II. Hypertonie **mit leichten Organveränderungen**
(linksventrikuläre Hypertrophie, hypertensive Retinopathie St. I/II, Proteinurie)

III. Hypertonie **mit schweren Organschäden**
(Linksherzinsuffizienz, hypertensive Retinopathie St. III/IV, zerebrale Komplikationen, Niereninsuffizienz)

Abb. 1.59

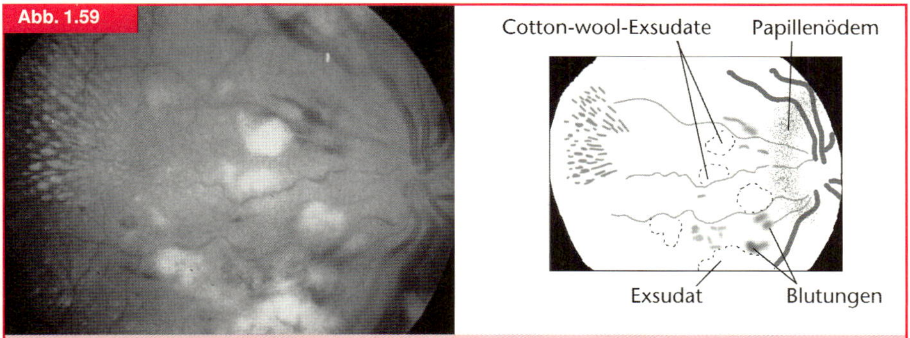

Hypertensive Retinopathie (IMPP-Abbildung)

Stadien der hypertensiven Retinopathie:
- **Stadium I:** **Arterioläre Vasokonstriktion**
- **Stadium II:** Zusätzlich **Kupferdrahtarterien**, **Gunn-Kreuzungszeichen** (sanduhrartige Verengung der Venen im Bereich von Arterienkreuzungen durch Adventitiaveränderungen)
- **Stadium III:** **Netzhautschäden**: Blutungsherde, die in der Nähe der Makula wie Baumwollflocken (Cotton-wool-Exsudate) aussehen
- **Stadium IV:** Bilaterales **Papillenödem**

Begleiterkrankungen

- **Metabolisches Syndrom (= Syndrom X)**
  - **essentielle Hypertonie** in Verbindung mit
  - **Insulinresistenz** der Skelettmuskulatur (⇒ pathologische Glukosetoleranz, **Hyperinsulinämie**) und
  - stammbetonter **Adipositas**, **Hyperurikämie** sowie **Hyperlipoproteinämie** (⇒ Entwicklung einer vorzeitigen **Arteriosklerose**)
- **Schlafapnoe-Syndrom** (s. dort) bevorzugt **bei adipösen männlichen Hypertonikern**.
- **Diabetes mellitus** und **arterielle Hypertonie** sind zwei bedeutsame **kardiovaskuläre Risikofaktoren**, die oft in Kombination auftreten und synergistisch wirken.
- **Vaskuläre Demenz** durch rezidivierende zerebrale Ischämien

Abb. 1.60

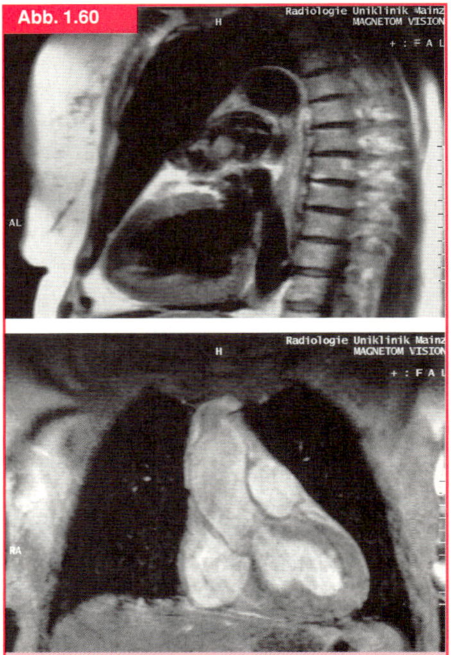

Magnetresonanz-Darstellung einer konzentrischen ventrikulären Hypertrophie (mit freundl. Genehmigung Dr. Kreitner, Uniklinik Mainz)

Komplikationen

- **konzentrische Myokardhypertrophie** mit Zunahme der linksventrikulären Muskelmasse und Zunahme der Masse-Volumen-Relation des Ventrikels
  - **EKG**: Sokolow-Lyon-Index: $S_{V1} + R_{V5} > 3{,}5$ mV
  - **Echokardiographie**: Hinterwand- und Septumdicke ↑

Bei **14 %** aller Hypertoniker entwickelt sich eine **irreguläre Hypertrophie** mit asymmetrischen Hypertrophiearealen.

- **langdauernde Druckbelastung** ⇒ **exzentrische Myokardhypertrophie** ⇒ **Dilatation des linken Ventrikels** mit Zunahme des Ventrikelradius, Zunahme des enddiastolischen Volumens und Zunahme der systolischen Wandspannung
- **Koronargefäßwiderstand** ↑, **Koronarreserve** ↓ infolge zusätzlicher Erhöhung der myokardialen Komponente des Koronarwiderstands ⇒ **Koronarinsuffizienz**
- Meist resultiert eine **frühzeitige Arteriosklerose** (etwa **60 %**), die sich bevorzugt an Herz, Niere und Gehirn manifestiert.

  Bei **66 %** der Hypertoniker kommt es zur **Linkshypertrophie** mit Aortenelongation sowie **koronarer Herzkrankheit** (⇒ Angina pectoris, Herzinfarkt, plötzlicher Herztod und **Linksherzinsuffizienz**) mit letalem Ausgang. Etwa **14 %** der Hypertoniker sterben an **Hirninfarkten**, **Enzephalomalazie** oder **hypertoner Massenblutung**. Die Ausbildung einer **arterio-arteriolosklerotischen Schrumpfniere** (Frühsymptom: Mikroalbuminurie) führt zur renalen Hypertonie, an der etwa **8–10 %** der Hypertoniker sterben.

- **Seltenere Komplikationen** sind das überwiegend **infrarenal** auftretende **Bauchaortenaneurysma** oder das **Aneurysma dissecans** (Intimaeinriss).

Hochdruckkrise

Symptomatik

- plötzlich auftretender starker Blutdruckanstieg ⇒ **druckpassive Erweiterung der zerebralen Arteriolen** ⇒ **Hochdruckenzephalopathie** mit Hirndrucksymptomatik ⇒ Hirn- und Papillenödem, Kopfschmerzen, Vomitus, Sehstörungen, ggf. **Apoplex**, neurologische Ausfälle und **Krampfanfälle** (Grand mal), Verwirrtheit, Bewusstlosigkeit, Atemstörungen

Die Patienten sind gefährdet durch

- **Linksherzüberlastung** ⇒ Lungenödem
- Angina pectoris ⇒ **Myokardinfarkt**
- **intrazerebrale Blutungen**

Therapie der Hochdruckkrise: Blutdruck vorsichtig senken (cave < 160/100 mm Hg)!

Ambulante Therapie

- sublinguale Applikation von **Nifedipin** oder **Nitrendipin** (10 bzw. 20 mg), auch Nitroglyzerin; wenn nach 15 Minuten kein Effekt ⇒ **Urapidil 25 mg** beim liegenden Patienten langsam i. v. (frequenzneutral)
- bei drohendem **Lungenödem** ⇒ rasch wirksames Saluretikum (z. B. Furosemid 40–80 mg i. v.)
- bei **Tachykardie** vorzugsweise **Clonidin** (0,15 mg = 1 Amp. i. v.)
- bei **Bradykardie** vozugsweise **Dihydralazin** (z. B. Nepresol® 12,5–25 mg i. v.)
- bei **Koronarsyndrom**: **Nitroglyzerin** (1,2 mg) als Spray od. Kapsel

Stationäre Therapie

Perfusorinfusionsgeschwindigkeit anpassen bis auf leicht erhöhte Blutdruckwerte!

- o.g. Substanzen
- Nitroprussid-Natrium (z. B. Nipride®)
- bei terminaler Niereninsuffizienz ⇒ Dialyse oder Hämofiltration

Therapie der Hypertonie

Bei milder Hypertonie (diast. Blutdruck < 90 mm Hg) werden zunächst **nichtmedikamentöse Maßnahmen** wie **Entspannungstraining**, **Einschränkung der Kochsalzzufuhr** (< 5 g/Tag), **Reduktionskost** bei übergewichtigen Patienten und eine **Beschränkung des Alkohol- und Nikotinkonsums** empfohlen.

- **Beim Vorliegen weiterer kardiovaskulärer Risikofaktoren** wie Diabetes mellitus oder Fettstoffwechselstörung ⇒ **medikamentöse Therapie**, **wenn diastolischer Blutdruckwert** bei wiederholten Messungen **> 85 mm Hg** oder der **systolische Wert > 140 mm Hg** beträgt.

In kontrollierten Studien konnte gezeigt werden, dass durch eine **antihypertensive** Therapie selbst bei spätem Einsetzen oder dem Bestehen einer isolierten systolischen Hypertonie die **Komplikationsrate** deutlich **gesenkt** werden kann.

Auswahl des Therapeutikums

- bei **jüngeren Patienten** ⇒ bevorzugt β-Blocker, da sie den oft gleichzeitig bestehenden überschießenden **Sympathikotonus** günstig beeinflussen können, und Diuretika
- bei **älteren Patienten** ⇒ Diuretika, β-Blocker (beim Fehlen von Kontraindikationen), Kalziumantagonisten oder ACE-Inhibitoren

Begleiterkrankungen

- **Asthma bronchiale** ⇒ β-Blocker kontraindiziert (⇒ bronchospastische Wirkung)
- **Diabetes mellitus** ⇒ Vorsicht mit Thiaziddiuretika und nicht kardioselektiven β-Rezeptorenblockern (nicht stoffwechselneutral; β-Rezeptorenblocker können eine **Hypoglykämie verstärken** und deren **Symptomatik** (Tachykardie, Tremor) zugleich **maskieren**!); ACE-Hemmer sind Mittel der 1. Wahl.
- **Niereninsuffizienz** ⇒ ACE-Hemmer (nicht bei Nierenarterienstenose!)

- **Gicht** ⇒ Zurückhaltung mit Diuretika, die die renale Harnsäureausscheidung behindern
- **Herzinsuffizienz** ⇒ günstig sind Diuretika, ACE-Inhibitoren und niedrig dosierte β-Blocker (Carvedilol, Bisoprolol, Metoprolol)
- **Koronare Herzkrankheit (KHK)** ⇒ günstig sind β-Blocker
- **Einzelniere**, **Nierenarterienstenose** ⇒ vorzugsweise β-Blocker und Kalziumantagonisten; ACE-Inhibitoren kontraindiziert
- **Niereninsuffizienz** ⇒ kaliumsparende Diuretika sind kontraindiziert (⇒ Gefahr einer Hyperkaliämie). Es sollten stark wirksame Schleifendiuretika an Stelle von Thiaziddiuretika eingesetzt werden. Die Dosis von ACE-Hemmern (ab Kreatinin >2 mg/dl oder bei Proteinurie >1 g/d) und einigen β-Blockern ist anzupassen.

Beachte
- Bei lange bestehender **Hypertonie mit schweren Hirngefäßveränderungen** führt eine zu schnelle und starke Blutdrucksenkung zu Durchblutungsstörungen des Gehirns mit entsprechender Symptomatik. Dagegen muss bei hypertensiven **Hirnblutungen** der Blutruck sofort gesenkt werden, um ein weiteres Einbluten mit nachfolgender Hirngewebsquetschung zu verhindern.
- Bei einem **akuten Herzinfarkt mit vorbestehender Hypertonie** sollte der Blutdruck nicht zu stark und plötzlich gesenkt werden, damit die Koronargefäßdurchblutung und das Herzminutenvolumen ausreichend erhalten bleiben.

Tab. 1.12 Risikostratifizierung und Therapieindikation (nach WHO/ISH-Empfehlung, Deutsche Hochdruckliga, 2003)

Risikofaktoren (RF) Rauchen, Adipositas, Dyslipoproteinämie, Diabetes mellitus, körperliche Inaktivität, Fibrinogen↑, positive Familienanamnese Alter (♂> 55 J; ♀ > 65 J.)	**Blutdruck (mm Hg)** **120–129 syst. oder 80–84 diast.**	**130–139 syst. oder 80–84 diast.**	**140–159 syst. oder 85–89 diast.**	**160–179 syst. oder 100–109 diast.**	**> 180 syst. oder > 110 syst.**
keine RF	durchschnittl. Risiko Ø	durchschnittl. Risiko Ø	geringes zusätzl. Risiko ❐ ?	mittleres zusätzl. Risiko ❐	hohes zusätzl. Risiko ❐
1–2 Risikofaktoren	geringes zusätzl. Risiko **RR-Kontr.**	geringes zusätzl. Risiko **RR-Kontr.**	mittleres zusätzl. Risiko ❐	mittleres zusätzl. Risiko ❐	sehr hohes zusätzl Risiko ❐
> 3 RF oder Endorganschäden oder Diabetes	mittleres zusätzl. Risiko **RR-Kontr.**	hohes zusätzl. Risiko ❐	hohes zusätzl. Risiko ❐	hohes zusätzl. Risiko ❐	sehr hohes zusätzl. Risiko ❐
kardiovaskuläre/ renale Begleiterkrankungen	hohes zusätzl. Risiko **❐ von Begleiterkrankungen**	sehr hohes zusätzl. Risiko ❐	sehr hohes zusätzl. Risiko ❐	mittleres zusätzl. Risiko Ø	mittleres zusätzl. Risiko Ø

Ø = keine Maßnahmen;
RR-Kontrolle
❐ = medikamentöse Therapie
❐ ? = medikamentöse Therapie zu erwägen;

Risikostratifizierung

Die Wahrscheinlichkeit an kardiovaskulär bedingtem Tod, nichttödlichem Schlaganfall oder Myokardinfarkt in den folgenden 10 Jahren zu erleiden, beträgt bei:

- niedrigem Risiko < 15 %
- mittlerem Risiko etwa 15–20 %
- hohem Risiko etwa 20–30 %
- sehr hohem Risiko 30 % und mehr.

Stufentherapie der Hypertonie

Mehr als 80 % aller Hypertoniker können derzeit mit einer **Mono- oder Zweierkombination** therapeutisch gut eingestellt werden. Eine **Kombinationstherapie mit zwei Antihypertensiva** ist dann indiziert, wenn mit einer Monotherapie Blutdruckwerte unter 140/90 mmHg nicht erreicht werden können. Die Zuordnung „optimaler" Blutdruckwerte basiert auf prospektiven Studien, die belegen, dass die Wahrscheinlichkeit eines kardiovaskulären Ereignisses bei diesen Blutdruckwerten nicht erhöht ist. Zwei Studien (HOPE, PROGRESS) zeigen, dass auch Patienten mit normalem Blutdruck und hohem kardiovaskulärem Risiko von einer weiteren Blutdrucksenkung profitieren. Der Zielblutdruck sollte unter 140/90 mmHg liegen und nach den Empfehlungen der Konsensus-Konferenz der „European Diabetes Policy Group" bei Patienten mit Diabetes mellitus auf Werte unter 135/85 mmHg (**< 125/75 mmHg bei einer Proteinurie > 1 g/d**) gesenkt werden.
Bei sekundären Hypertonieformen wird eine Behandlung der Grunderkrankung (**Kausaltherapie**) angestrebt.

Therapeutika der 1. Wahl:
Thiazide, β-Blocker, ACE-Inhibitoren ⇒ Reduktion der Gesamtmortalität mehrfach nachgewiesen

Diuretika

- Der Einsatz von Diuretika führt über eine Steigerung der ausgeschiedenen Harnmenge (Diurese und Natriurese) zu einer initialen **Abnahme des Plasma- und extrazellulären Flüssigkeitsvolumens**. Gleichzeitig kommt es zu einer **anhaltenden Abnahme des peripheren Gefäßwiderstands**.

Diuretika haben sich in umfassenden Therapiestudien als nebenwirkungsarm erwiesen. Der systolische und der diastolische Blutdruck werden gleichermaßen herabgesetzt. Sie sind **wirksam zur Reduktion der kardio- und zerebrovaskulären Morbidität**. Zu beachten sind allerdings mögliche Elektrolytverschiebungen (z. B. Kaliummangel).

Nach aktuellen US-Richtlinien und den Ergebnissen der **ALLHAT-Studie** sind **Diuretika** hinsichtlich der antihypertensiven Wirksamkeit die **First-line-Therapie bei Hypertonie**. Nach einem Follow-up von 5 Jahren war der Blutdruck in der Clorthalidon-Gruppe (12,5–24 mg/d) gegenüber Amlodipin und Lisinopril signifikant niedriger. Thiaziddiuretika werden bei Patienten mit intakter Nierenfunktion bevorzugt eingesetzt. Auf die **Gefahr einer Hypokaliämie** ist besonders **bei der gleichzeitigen Verwendung von Digitalispräparaten** (Gefahr ventrikulärer Rhythmusstörungen) zu achten. **Thiaziddiuretika** vermindern die Serumharnsäureausscheidung

Abb. 1.61

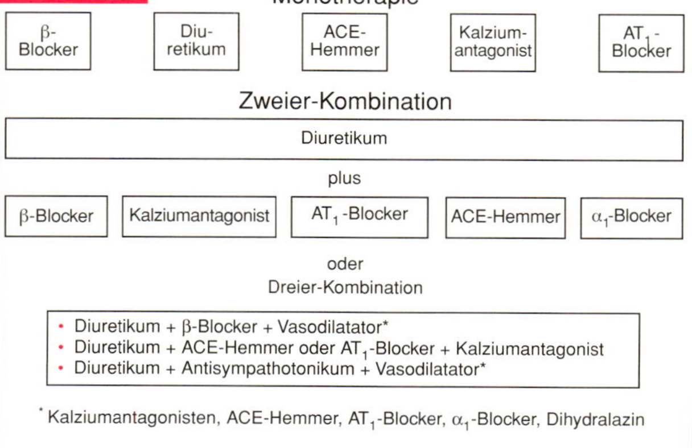

Stufentherapie der Hypertonie

und die Glukosetoleranz. Bei **niereninsuffizienten Patienten** werden stark wirksame Schleifendiuretika eingesetzt.

ACE-Inhibitoren (Prilate)

- **ACE-Inhibitoren** verringern die Umwandlung von Angiotensin II aus Angiotensin I in Körpergeweben (u. a. in Widerstandsgefäßen, Nebenniere, Gehirn und Niere).
- Das Angiotensin-I-Converting-Enzym ist identisch mit der **Kininase II,** die den Abbau von Bradykinin zu unwirksamen Peptiden bewirkt. ACE-Inhibitoren **vermindern** daher auch den **Abbau gefäßweitstellend wirksamer Kinine**.
- Sekundär nimmt die Bildung von Prostazyklin und Prostaglandin A zu.

ACE-Inhibitoren führen zu einer **Abnahme des totalen peripheren Gefäßwiderstands** im großen Blutkreislauf. Die Angiotensin-II- und Aldosteronkonzentrationen im Plasma sinken ab (⇒ Na^+-Bilanz normalisiert sich), während kompensatorisch die Renin- und Angiotensin-I-Konzentrationen ansteigen.

Langfristige Wirkungen

- **Hypertrophieregression** (linksventrikuläre Myokardhypertrophie bildet sich zurück) mit daraus resultierender Verbesserung der Herzmuskeldurchblutung
- **Nephroprotektion** durch Abnahme des intraglomerulären Drucks und Verlangsamung glomerulosklerotischer Prozesse (**Cave Nierenarterienstenose!**)
- Bei **Herzinsuffizienz** führt sowohl die Herabsetzung **des peripheren Gefäßwiderstands (Nachlast↓)** als auch die **Erweiterung der Kapazitätsgefäße (Vorlast↓)** zu einer Verbesserung der Herzarbeit.

ACE-Inhibitoren sind zur Prophylaxe und Therapie der **hypertensiven Herzkrankheit** (Myokardhypertrophie) geeignet. Dies gilt insbesondere beim gleichzeitigen Vorliegen einer Herzinsuffizienz oder eines Diabetes mellitus (ACE-Hemmer wirken stoffwechselneutral).

Angiotensin-II-Rezeptorantagonisten (AT_1-Blocker)

- **AT_1-Blocker** wie Lor**sartan**, Val**sartan** oder Epro**sartan** sind **antihypertensiv wirksam** und eignen sich auch zur Therapie der chronischen Herzinsuffizienz. Ihnen fehlen die Bradykinin-abhängigen Nebenwirkungen (z. B. Husten) der ACE-Hemmer. Wie bei den ACE-Hemmern lässt sich die Wirkung von **AT_1-Blockern** durch Diuretika verstärken.

Sympatholytika

Unter dieser Gruppe sind Substanzen zusammengefasst, die über eine **Verminderung der adrenerg vermittelten Vasokonstriktion** zur Blutdrucksenkung führen.

α-1-Adrenorezeptorenantagonisten

α-1-Adrenorezeptorenantagonisten wirken durch **Blockade** von **α-1-Adrenorezeptoren** ⇒ Abnahme des peripheren Gefäßwiderstands.

- Über den **Barorezeptorreflex** kann eine je nach Präparat unterschiedlich ausgeprägte **initiale reflektorische Sympathikusaktivierung** resultieren ⇒ **Tachykardie** und **Zunahme des Herzminutenvolumens** ⇒ „Herzklopfen“, Orthostasereaktion.
- Bei **intravenöser Verabreichung** besteht eine **stark blutdrucksenkende Wirkung**, die allerdings bei langfristiger Gabe kompensatorisch gegenreguliert wird.

Selektive α_1-Rezeptorantagonisten wie **Bunazosin** (z. B. Andante®), **Doxazosin** (z. B. Cardular®) oder **Indoramin** (z. B. Wydora®) führen sowohl bei der akuten als auch bei der chronischen Verabreichung zur **Vasodilatation**. Postsynaptische α-Blocker werden auf Grund der **ALLHAT-Studie** wegen der signifikant häufigeren Entwicklung einer Herzinsuffizienz unter Doxazosin im Vergleich zu Chlortalidon nicht mehr als Mittel der ersten Wahl für die Monotherapie der Hypertonie empfohlen.

- Günstiger Nebeneffekt der **α_1-Rezeptorblockade** ist eine Erleichterung der Blasenentleerung bei benigner Prostatahyperplasie.
- **Urapidil** (z. B. Ebrantil®) wirkt **nicht nur α_1-blockierend**, sondern auch **geringfügig α_2-stimulierend** und **serotoninantagonistisch**.

β-Adrenorezeptorenantagonisten

β-Adrenorezeptorenantagonisten senken den Blutdruck durch verschiedene Mechanismen, wobei der genaue antihypertensive Wirkungsmechanismus noch ungeklärt ist.

- Einige **β-Rezeptorenblocker** führen zu einer **Verminderung des Herzminutenvolumens**, während der totale periphere Widerstand unverändert bleibt oder auch zunehmen kann.
- Andere **Präparate mit partiell agonistischer Wirkung** führen nur zu einer vorübergehenden Abnahme des Herzminutenvolumens bei gleichbleibendem oder abnehmendem totalen peripheren Widerstand.
- Die blutdrucksenkende Wirkung ist im Liegen und Stehen gleich stark ausgeprägt. Insbesondere beim **hyperkinetischen Herzsyndrom** und beim Vorliegen einer **Hyperthyreose** besteht eine Indikation zur Anwendung von β-Blockern, da hierdurch die Auswirkungen der überschießenden adrenergen Stimulation vermindert werden können.

Am Herzen können folgende Wirkungen hervorgerufen werden

- Abnahme der Herzfrequenz und des Sinusknotenrhythmus (negative Chronotropie)
- Abnahme der AV-Überleitungsgeschwindigkeit (negativ dromotrope Wirkung, PQ-Zeit ↑)
- Abnahme der Kontraktionskraft des Arbeitsmyokards und Abnahme der Kontraktionsgeschwindigkeit (negativ inotrope Wirkung)
- Abnahme des myokardialen Sauerstoffverbrauchs (Wirkungsgrad der Herzarbeit wird verbessert)

β-Blocker können auch die β-Adrenorezeptor-vermittelte **Reninfreisetzung und Angiotensin-II-Produktion vermindern**. Es resultiert eine Abnahme der Angiotensin-II-bedingten Vasokonstriktion und Aldosteronbiosynthese.
Ferner bestehen modulierende Effekte auf zentralnervöse Rückkoppelungsmechanismen zwischen dem Sympathikus (**Barorezeptorreflex**) und einer β-blockadebedingten Verminderung der Katecholaminfreisetzung an der Nervenendigung. Mit zunehmendem Alter nimmt die blutdrucksenkende Wirkung der β-Blockade ab.

- **Kardioselektive β-Blocker** blockieren in therapeutisch wirksamer Dosierung vorwiegend β_1-Adrenorezeptoren im Bereich des Herzens (z. B. Atenolol und Metoprolol). Dadurch sollen Nebenwirkungen vermieden werden und weniger häufig asthmatische Beschwerden (Bronchialobstruktion), periphere Durchblutungsstörungen oder eine Unterzuckerung (Hypoglykämie) auftreten.
- **Partiell agonistische Aktivität (PAA, früher ISA)**: Die rezeptorstimulierende (sympathikomimetische) Eigenwirkung eines β-Blockers betrifft sowohl β_1- als auch β_2-Adrenorezeptoren. β-Blocker **mit PAA** (z. B. Oxprenolol, Pindolol) führen seltener zu einer Herzinsuffizienz, extremen Bradykardie, asthmatischen Beschwerden oder peripheren Durchblutungsstörungen.

Tab. 1.13 Beispiele für β-Blocker und mittlere Tagesdosis

Wirkstoff nicht β_1-selektiv	Handelsname®	Wirkstoff β_1-selektiv	Handelsname®
Bupranolol	Beladrenol (bis 400 mg)	**Atenolol**	Tenormin (25–100 mg)
Carteolol	Endak (5–20 mg)	**Betaxolol**	Kerlone (10–20 mg)
Pindolol (mit PAA)	Visken (3-mal 5 mg)	**Celiprolol**	Selectol (200–400 mg)
Propranolol	Dociton (80–160 mg)	**Metoprolol**	Beloc (50–200 mg)
Metipranol	Disorat (40–60 mg)	**Bisoprolol**	Concor (2,5–10 mg)

Antisympathotonika/Alpha-2-Agonisten

Antisympathotonika sind Substanzen, die den **Sympathikustonus indirekt** dadurch **vermindern**, dass sie die Freisetzung oder Speicherung von Noradrenalin an peripheren adrenergen Synapsen beeinflussen oder am zentralen Teil des Sympathikus angreifen. Clonidin und Monoxidin (nicht bei Herzinsuffizienz!) können als Reservemittel zur Behandlung schwerer Hypertonieformen eingesetzt werden.

Clonidin

- **Clonidin** (z. B. Catapresan® initial 2-mal 0,15 mg/d) **stimuliert Imidazolrezeptoren**. Es resultiert eine Hemmung des Sympathikus und eine Aktivierung des Parasympathikus mit nachfolgender Abnahme der Herzfrequenz (Bradykardie) und des Herzminutenvolumens.

- Neben der direkten **Stimulation von α_2-Rezeptoren (α_2-Agonist)** im Bereich der Medulla oblongata und des Hypothalamus wird durch die präsynaptische α_2-Wirkung die Freisetzung von Noradrenalin in den synaptischen Spalt gehemmt und die Aktivität erregender Neurone herabgesetzt.
- Die **Plasma-Noradrenalinkonzentration** und die **Aktivität des Renin-Angiotensin-Systems** nehmen ab. Bei der Langzeitmedikation mit Clonidin nimmt auch der periphere Widerstand ab.

Kalziumkanalblocker

Durch **Hemmung des langsamen Einstroms von Kalzium in die Zellen der glatten Gefäßmuskulatur** wird der Gefäßmuskeltonus vermindert, und der periphere Gefäßwiderstand sinkt. Obwohl **Kalziumantagonisten** einen gleichen Wirkmechanismus an der Zelle haben, bestehen erhebliche Unterschiede in der Wirkung auf das Zielgewebe. Das Phenylalkylamin Verapamil hat eine negativ inotrope Wirkung auf das Myokard, wirkt jedoch in Dosierungen, die bereits die kardiale Erregungsbildungs- und -leitungsgeschwindigkeit hemmen, weniger stark auf die glatte Gefäßmuskulatur. Die Dihydropyridinderivate **Nifedipin**, **Nitrendipin**, **Felodipin** u.a. sind demgegenüber in therapeutischer Dosierung stark wirksame Vasodilatatoren ohne Wirkung auf das Reizleitungssystem.

- Hinsichtlich der **glattmuskulärdilatierenden Wirkungsstärke an Arteriolen** gilt die Reihenfolge:

Felodipin > Nifedipin > Verapamil > Diltiazem

Tab. 1.14 Beispiele für Kalziumantagonisten und mittlere Tagesdosis

Wirkstoff	Handelsname®	additive Indikation
• **Felodipin**	Munobal (1-mal 5–10 mg/d)	
• **Nicardipin**	Antagonil (3-mal 20–30 mg/d)	
• **Nitrendipin**	Bayotensin (1-mal 20 mg/d)	
• **Nisoldipin**	Baymycard (2-mal 5–10 mg/d)	
• **Amlodipin**	Norvasc (1-mal 10 mg/d))	

Kalziumantagonisten der 2. Generation (z.B. Felodipin, Isradipin (Vascal®), Amlodipin (Norvasc®)) weisen gegenüber Dihydropyridinen der 1. Generation (z.B. Nifedipin) eine **höhere Gefäßselektivität** (Verhältnis von vasodilatierender zu myokardialer Wirkung), **Wirkungsstärke** sowie eine **längere Wirkungsdauer** auf.

In der **PREVENT-Studie** findet man in der mit **Amlodipin** behandelten Verumgruppe eine signifikante Verminderung der auf kardiovaskulären Ereignissen basierenden Morbidität und Mortalität. Amlodipin kann auch bei Patienten mit einer Herzinsuffizienz eingesetzt werden (**PRAISE-Studie**). In der **SYST-EUR-Studie** (Systolic Hypertension in Europe Trial) wurden unter **Nitrendipin** bei isolierter systolischer Hypertonie älterer Patienten insbesondere beim zusätzlichen Vorliegen eines Diabetes mellitus Schlaganfälle und kardiale Ereignisse signifikant vermindert.

Kalziumantagonisten führen zu keiner negativen Beeinflussung von Lipidparametern, Harnsäure und Glukosetoleranz. Sie eignen sich insbesondere zur Therapie der „**low Renin-Hypertonie**" **älterer Patienten**. Die unter einer hochdosierten Therapie mit Kalziumantagonisten gelegentlich auftretenden peripheren Knöchelödeme resultieren aus einer lokalen Filtration von Flüssigkeit auf Grund präkapillärer Vasodilatation.

Arterioläre Vasodilatatoren

- **Dihydralazin** (z.B. Nepresol® 12,5–25 mg i.v.) wirkt auf die Gefäßmuskulatur direkt relaxierend. Der genaue Wirkungsmechanismus ist unbekannt. Wegen einer **reflektorischen Aktivierung des Sympathikus** und des Renin-Angiotensin-Systems ist Dihydralazin in Kombination mit Sympatholytika und Diuretika anzuwenden. Vorrangige Indikation ist die schnelle **Blutdrucksenkung bei der hypertensiven Krise**.
- **Diazoxid** (z.B. Hypertonalum® 150 mg rasch i.v.) senkt den Blutdruck innerhalb von Sekunden und kann daher zur raschen **Blutdrucksenkung bei der hypertensiven Krise eingesetzt** werden. Die blutdrucksenkende Wirkung ist auf eine **Erweiterung der Arteriolen** zurückzuführen.

- **Minoxidil** (z. B. Lonolox® zwischen 2 und 40 mg/d) senkt den Gefäßmuskeltonus und kann bei schwerer, sonst therapierefraktärer Hypertonie zur Anwendung kommen. Problematisch ist das häufige Auftreten einer Hypertrichose, die Neigung zur Natrium- und Wasserretention sowie reflektorisch auftretende Tachykardieneigung.

Antihypertensive Therapie in der Schwangerschaft

- **β_1-selektive β-Blocker** (z. B. Metoprolol®) sind zu diesem Zeitpunkt beim Vorliegen eines Bluthochdrucks Mittel der Wahl, da sie der Entwicklung einer Propfgestose prophylaktisch entgegenwirken und die bestehende Proteinurie reduzieren.
- **β_1-selektive Antagonisten** sind nichtselektiven β-Blockern vorzuziehen, da sie im Falle einer therapeutischen Tokolyse die den Uterus entspannende Wirkung von β_2-Antagonisten nur gering abschwächen.
- **α-Methyldopa** (z. B. Presinol®, Aldometil® bei Therapiebeginn 250–500 mg/d ggf. bis zu 2.000 mg/d in 2–3 Einzeldosen) kann den Eintritt einer Eklampsie verhindern. Nach der Gabe dieser plazentagängigen Substanz wurde im ersten Trimenon ein verminderter Kopfumfang bei Neugeborenen festgestellt, der innerhalb des ersten Lebensjahres allerdings rückläufig war und nicht von Auffälligkeiten der geistigen Entwicklung begleitet wurde.
- Je nach Schwere des Krankheitszustands können auch **Dihydralazin** (6,25 mg initial) **oder Urapidil intravenös** verabreicht werden. Krampfanfälle erfordern den Einsatz von Diazepam und Magnesiumsulfat.
- **ACE-Hemmer** sind u. a. wegen möglicher **Beeinträchtigung** der **uteroplazentaren Durchblutung** und **Missbildungen** bei Neugeborenen in der **Schwangerschaft kontraindiziert!**

Sekundäre und symptomatische arterielle Hypertonie

Symptomatische Hypertonie

- Die **neurogene Hypertonie** kann bei Hirnaffektionen auftreten, die das Vasomotorenzentrum im Stammhirn betreffen. **Ursächlich** können Hirndruck, Poliomyelitis, Enzephalitis, Durchblutungsstörungen oder eine Polyneuritis mit Schädigung der Pressorezeptorafferenzen sein. Gleichzeitig besteht meist eine Tachykardie.
- Die **pharmakologisch induzierte Hypertonie** kann durch **Sympathomimetika** (z. B. Nasentropfen), **Ovulationshemmer** (Aktivierung des Renin-Angiotensin-Aldosteron-Systems), **Ciclosporin A**, **nichtsteroidale Antirheumatika, Steroide,** Carbenoxolon, Succus liquiratiae (Lakritze) und andere Wirkstoffe ausgelöst werden.

Schwangerschaftshypertonie

- **schwangerschaftinduzierte Hypertonie mit Proteinurie** (schwangerschaftspezifisch), die sich nach der 20. Schwangerschaftswoche entwickelt und als EPH-Gestose oder Präeklampsie bezeichnet wird. Bei der **EPH-Gestose,** die durch die **Trias: „Ödeme, Proteinurie, Hypertonie"** gekennzeichnet ist, besteht während der Spätschwangerschaft eine Mikrozirkulationsstörung mit generalisiertem Arteriolenspasmus.
- **schwangerschaftsinduzierte Hypertonie ohne Proteinurie** (Gestationshypertonie)
- **präexistente Hypertonie**
- **arterielle Hypertonie mit aufgepfropfter Präeklampsie (Pfropfgestose),** die sich im Rahmen einer präexistenten chronischen Hypertonie in **30 %** der Fälle entwickelt.

In der Spätschwangerschaft oder im Wochenbett gibt es auch das Auftreten einer **transitorischen Hypertonie**, die jedoch meist um den 10. Tag post partum wieder verschwindet. Die perinatale Sterblichkeit von Mutter und Kind werden durch das Ausmaß der Hypertonie bestimmt.

Die **EPH-Gestose** wird auf Seite 561 ff. ausführlich dargestellt.

Renale arterielle Hypertonie

Renoparenchymale Hypertonie

Definition

- chronisch-arterielle Hypertonie infolge ein- oder doppelseitiger Nierenerkrankung

Pathogenese

- **Ursächlich** sind akute und chronische Glomerulonephritiden, chronische Pyelonephritiden, Zystennieren, diabetische Glomerulosklerose, Gichtniere, Periarteriitis nodosa sowie Nierenamyloidose. Etwa ⅔ der renoparenchymalen Hypertonien sind auf Glomerulo- und Pyelonephritis zurückzuführen.

Pathophysiolgie

- Einschränkung der exkretorischen Nierenfunktion ⇒ **Retention von Kochsalz und Wasser** (⇒ Anstieg des Blutvolumens). **Pathogenetisch** kommen sowohl eine **Zunahme des Schlag- und Minutenvolumens** infolge Hypervolämie (⇒ Frank-Starling-Mechanismus) als auch eine **Aktivierung des Renin-Angiotensin-Systems** in Betracht. Gleichzeitig besteht eine **verminderte Bildung von Prostaglandinen** und Kininen.
- Ist eine **Hypervolämie** die Krankheitsursache (**Mehrzahl der Fälle**), tritt durch die Hämodialyse eine **Besserung der Hypertension** ein.
- Bei Patienten mit **erhöhten Reninspiegeln** korrelieren stark erhöhte Blutdruckwerte mit einer ausgeprägten **Hyperplasie des juxtaglomerulären Apparates**. In diesen Nieren findet man kaum funktionstüchtige Parenchymelemente, wogegen zahlreiche juxtaglomeruläre Zellen anzutreffen sind. Typisch ist dieses Bild für **Dialysepatienten**, deren Hypertonie schwer beeinflussbar ist.

Chronische Glomerulonephritis

- Im **fortgeschrittenen Stadium der chronischen Glomerulonephritis** kann ein Bluthochdruck resultieren, der meist von einer Proteinurie und Erythrozyturie bei steriler Harnkultur begleitet ist.
- Nicht einfach ist eine Abgrenzung der leichten **chronischen Glomerulonephritis** von einer **benignen Nephrosklerose**, die sich erst im Gefolge einer essentiellen Hypertonie entwickelt hat. Hier kann nur der genaue Vergleich von Einzelbefunden sowie spezielle Untersuchungen (Clearance, Nierenbiopsie) eine Diagnosestellung zulassen.

Chronische Pyelonephritis

- Bei etwa **60 %** der Erkrankten ist ein Hypertonus vorhanden. Der Anstieg des Blutdrucks tritt erst bei einer Einschränkung der Nierenfunktion auf ein Drittel der Norm ein. Charakteristisch ist eine **Leukozyturie**, während die Erythrozyten im Sediment zurücktreten. Meist besteht eine signifikante Bakteriurie mit einer Keimzahl über 100.000/ml. Die Proteinurie ist meist gering und liegt unter 2–3 %. Die Diagnosestellung erfolgt nach pathologischem Ausfall von Nierenfunktionsproben und röntgenologischen Veränderungen bei der i. v.-Pyelographie.
- Bei einseitigen Nierenerkrankungen mit Hochdruck liegt meist eine **Nierendysplasie** vor.

Hinsichtlich der **Folgeerscheinungen** in den Gefäßen und am Herzen unterscheidet sich der renoparenchymale Hochdruck nicht von der essentiellen Hypertonie. Viele Patienten mit renaler Hypertonie sind durch Erythropoetinmangel (⇒ **renale Anämie**) auffallend blass.

Renovaskuläre Hypertonie

Definition

- Unter renovaskulärem Hochdruck versteht man Blutdrucksteigerungen, die **Folge einer ein- oder doppelseitigen Minderdurchblutung der Nieren** durch Verschluss bzw. Stenose der A. renalis und ihrer Äste sind. **Ursächlich** kommen Arteriosklerose, Aneurysmen oder Embolien in Betracht.

Pathophysiologie

- **Renovaskuläre Stenosen** bedingen **1–2 %** aller Hochdruckerkrankungen.
  Im Verlauf einer **Nierenarterienstenose** kommt es über **vermehrte Reninbildung** und Stimulation der Nebennierenrinde häufig zur **vermehrten Aldosteronproduktion** mit den Befunden einer Hypokaliämie und metabolischen Alkalose im Blut. **Hypokaliämie** bei bestehendem Hypertonus muss daher den Verdacht auf eine Nierenarterienstenose lenken.

Diagnostik

- **Untersuchungsmethoden**: Angiographische Darstellung der Nierenarterienstenose (**Renovasographie**), intravenöses Pyelographie-Isotopennephrogramm, seitengetrennte Reninbestimmung in den Nierenvenen.

Therapie

- Bei der **arteriosklerotischen Nierengefäßstenose** führt die operative Beseitigung nur in etwa 40 % der Fälle zur Blutdrucksenkung, während bei der **fibromuskulären Form** eine Besserung in bis zu 80 % der Fälle zu erwarten ist.

Endokrine arterielle Hypertonie

- **Conn-Syndrom** ⇒ Überproduktion von Aldosteron ⇒ Na^+-Retention mit konsekutiver Hypertonie
- **Cushing-Syndrom** ⇒ erhöhte Kortisol- bzw. Desoxykortikosteroninkretion ⇒ Erhöhung des Plasma- und Extrazellulärvolumens
- **AGS (11-β-Hydroxylasemangel, 17-α-Hydroxylasemangel)** ⇒ vermehrte Bildung des Mineralokortikoides 11-Desoxycorticosteron ⇒ arterielle Hypertonie
- **Hyperthyreose** ⇒ Zunahme des Schlagvolumens und der Herzfrequenz ⇒ systolische Hypertonie bei normalem diastolischen Druck
- **Phäochromozytom** ⇒ Katecholaminwirkung ⇒ sowohl HMV als auch peripherer Widerstand erhöht
- **Akromegalie** (25–30 % der Fälle)

Kardiovaskuläre arterielle Hypertonie

Ätiologie

- **Aortenisthmusstenose** (siehe dort), **Aorteninsuffizienz** (nur systolischer Wert), **altersbedingter Elastizitätshochdruck**. Dieser ist durch eine Abnahme der Dehnbarkeit im Bereich des Aortenbogens bedingt, der durch arteriosklerotische Gefäßveränderungen verursacht wird.

Pathophysiologie

- Der **elastische Widerstand großer Gefäße** bedingt, dass diese bei jeder Pulswelle gedehnt werden und dabei einen Teil der systolischen Druckenergie aufnehmen können. Anschließend ziehen sie sich wieder zusammen und geben einen Teil dieser Energie wieder an die Blutströmung ab. Auf diese Weise wird die stoßweise Schlagarbeit des Herzens in eine kontinuierlichere Strömung umgewandelt. Ist die Elastizität der Gefäßwand vermindert, kann weniger von einem systolischen Druckanstieg abgefangen werden, und es resultiert demzufolge eine **Zunahme des systolischen Blutdrucks**.

Hyperkinetisches Herzsyndrom

Vollbild der **hyperdynamen Kreislaufstörung** ist das **hyperkinetische Herzsyndrom,** das kreislaufdynamisch durch **überhöhte Werte des Herzminutenvolumens, der Pulsfrequenz, der Blutdruckamplitude und der kardialen Kontraktilität** gekennzeichnet ist.

- In den Muskelgefäßen besteht ein verminderter Gefäßwiderstand, die **körperliche Leistungsfähigkeit ist eingeschränkt**. Im Vordergrund der Beschwerden stehen Herzsensationen und ein Gefühl verminderter körperlicher Leistungsfähigkeit. Bereits eine geringe Belastung führt zum **übermäßigen Anstieg der Pulsfrequenz und des systolischen Blutdrucks**.
- Als **Ursache** wird ein vermehrtes Ansprechen von β-Rezeptoren auf Katecholamine diskutiert. Auch eine Störung der Sollwerteinstellung im Bereich der zentralen Kreislaufregulation ist anzunehmen.
- Die **Therapie** besteht in der Gabe von niedrigdosierten β-Rezeptorenblockern, auf die die Patienten in der Regel sehr gut ansprechen. Gleichzeitig soll körperliches Training aufgenommen werden, was das Auftreten einer vagotonen Reaktionslage begünstigt.

Differentialdiagnose einer großen RR-Amplitude

Zu einer **großen RR-Amplitude** kommt es bei
- **Hyperthyreose** durch vermehrte Adrenalinwirkung und Zunahme des Herzminutenvolumens
- **Arteriosklerose** durch fehlende Windkesselfunktion durch Elastizitätsminderung
- **offenem Ductus Botalli**, einer Verbindung zwischen Aorta und A. pulmonalis. Da ein Teil des Blutes in die Aa. pulmonales abfließt (bis zu **70 %** des gesamten Minutenvolumens), fällt der systolische Druck in der Aorta schnell ab. Es resultiert eine große Blutdruckamplitude.
- **Aorteninsuffizienz:** Hierbei strömt in der Diastole Blut aus der Aorta in die linke Kammer zurück. Somit fällt der diastolische Druck ab, jedoch erhöht sich gleichzeitig durch ein vergrößertes Schlagvolumen der systolische Druck („Homo pulsans").
- **Mitralinsuffizienz,** die zu einem Rückstau in den linken Vorhof bzw. das rechte Herz führt, während der linksventrikuläre Druck normal oder erniedrigt ist

Sekundäre Hypertonie im kleinen Kreislauf
- **Links-Rechts-Shunt**, **arteriovenöse Fisteln**, **Mitralvitien**, **Thromben** und **Linksinsuffizienz** führen zur **Drucksteigerung im kleinen Kreislauf**.
- Da der rechte Ventrikel muskelschwächer als der linke Ventrikel ist und auch nur in begrenztem Maße hypertrophieren kann, resultiert eine **Rechtsherzinsuffizienz** als Folge der Drucksteigerung bzw. eines erhöhten Widerstands im kleinen Kreislauf.
- Man unterscheidet das **akute Cor pulmonale** bei der **Lungenembolie** vom **chronischen Cor pulmonale,** dessen Ursachen **Linksherzinsuffizienz**, erhöhtes HMV (durch AV-Fisteln oder Shunts), **vasokonstriktive Hypertonie** (Bronchiospasmus, Pharmaka) und **Obstruktion im linken Vorhof** sind.

Abb. 1.62

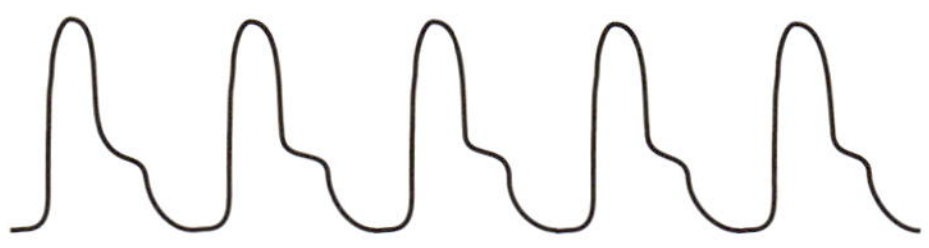

„Wasserhammer"-Puls bei Aorteninsuffizienz

1.10 Arterielle Hypotonie

Klinische Bedeutung

Untere **Normgrenze** für den **systolischen Blutdruck** des Erwachsenen ⇒ **100 mm Hg**

- **Hypotonie** tritt **als Krankheit** in Erscheinung, wenn die Kreislaufregulationsmechanismen unter Ruhe- und Belastungsbedingungen nicht ausreichen, um einen Blutdruck aufrechtzuerhalten, der **Gehirn und Nieren** ausreichend perfundiert. Zu beachten ist, dass die Autoregulation der Hirndurchblutung (Bayliss-Effekt) bei arteriosklerotisch veränderten Hirngefäßen nicht mehr ausreichend funktioniert, so dass bereits ein Abfall des arteriellen Mitteldrucks auf Werte unter 120 mm Hg neurologische Ausfallerscheinungen hervorrufen kann.
- **regulative Hypotonie** bei gut trainierten Sportlern, deren Vagotonus überwiegt
- **akuter Hypotonus** durch Schmerzreize, psychisch, orthostatisch und durch Reizung des Karotissinus

Einteilung nach pathogenetischen Gesichtspunkten
- **primäre (essentielle) Hypotonie:** Von dieser häufigsten Form der Hypotonie sind bevorzugt junge Frauen mit leptosomalem Habitus betroffen.
- **sekundäre Hypotonien** als Folge von Grundkrankheiten

Pathophysiologie

Orthostatische (posturale) Hypotonie und hypotone Kreislaufdysregulation

Neben den allgemeinen Ursachen für eine Hypotonie (z. B. körperliche Inaktivität) gelten als zusätzliche pathogenetische Faktoren:
- **autonome Neuropathie,** die sekundär beim Diabetes mellitus auftreten kann und durch fehlende periphere Vasokonstriktion und fehlenden Pulsanstieg unter Orthostase gekennzeichnet ist
- **Varikosis, postthrombotisches Syndrom** (⇒ mangelnde Tonisierung des venösen Systems)

Orthostasesyndrom

Beim Lagewechsel vom Liegen zum Stehen werden die Beinvenen mit erhöhtem hydrostatischen Druck belastet, und ca. 0,8 l Blut verteilen sich in den abhängigen Körperpartien. Die Abnahme des venösen Rückstroms und damit des Schlagvolumens sowie des Herzzeitvolumens um **20 %** führt beim Gesunden durch arterioläre Widerstandserhöhung und Herzfrequenzanstieg zur Kompensation binnen weniger Sekunden.

Orthostasesyndrom ⇒ HMV fällt um 40 %, Herzfrequenz ↑, Schlagvolumen nimmt stark ab.

Die HMV-Abnahme wird durch übermäßige Verminderung des venösen Rückstroms infolge Dysregulation der Kapazitätsgefäße erklärt, da **die posturalen sympathischen Reflexe vermindert** sind. Daher führt das Einnehmen einer aufrechten Körperhaltung dazu, dass ein großer Teil des gesamten Blutvolumens in den **erschlafften Venen** der abhängigen Körpergebiete „versackt“.
Man unterscheidet eine **hyperdiastolische Form mit Anstieg des diastolischen Drucks bei kleiner Amplitude**, von einer **hypodiastolischen mit starkem Abfall des diastolischen Drucks**.

Abb. 1.63

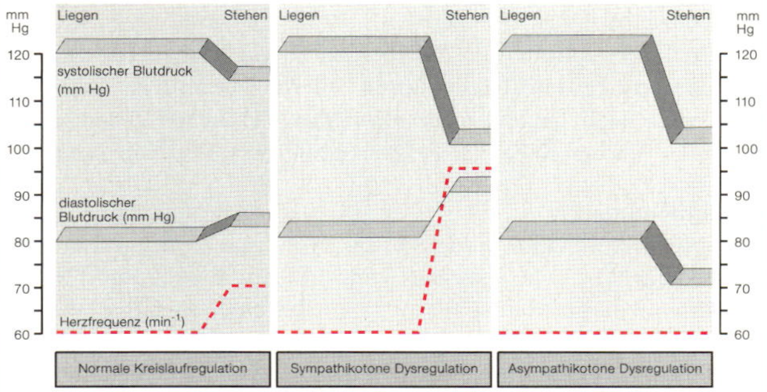

Orthostatische Regulationsstörungen

- **hyperdiastolische Regulationsstörung** ⇒ unzureichende Venentonisierung trotz verstärkter Sympatikusaktivierung
- **hypodiastolische Regulationsstörung** ⇒ unzureichende sympatikotone Gegenregulation
- **asympatikotone hypotone Kreislaufdysregulation** ⇒ Abnahme des systolischen und diastolischen Blutdruckwertes, sowie der Herzfrequenz im Schellong-Stehversuch bei autonomen Neuropathien (z. B. **Shy-Drager-Syndrom**)

Symptomatik

- Leistungsfähigkeit↓, Müdigkeit, Kopfschmerzen, Palpitation, innere Unruhe, kalte Extremitäten, ggf. Akrozyanose, rezidivierendes Schwindelgefühl ⇒ orthostatischer Kollaps

Therapie

Therapeutische Ansatzpunkte

- Erhöhung des Venentonus und damit Zunahme des venösen Rückstroms
- Steigerung der Kontraktionskraft des Herzens (HMV nimmt zu)
- Erhöhung des peripheren Gefäßwiderstandes

- Bei der **sekundären Hypotonie** steht die Behandlung der Krankheitsursache im Vordergrund.
- Bei der **primären Hypotonie** mit Beschwerden, die vorwiegend beim morgendlichen Aufstehen auftreten, rät man den Patienten, sich hierfür Zeit zu lassen und nach Möglichkeit einen „**morning tea**“ zu sich zu nehmen, da dieser ebenso wie auch der Morgen-Kaffee diese Kreislaufsituation günstig beeinflusst. Das in Kaffeebohnen und auch in Teeblättern enthaltene **Coffein** ist ein zentral wirksames Methylxanthin. Am Herzen wirkt Coffein **kontraktionskraftsteigernd**. Sauerstoffverbrauch und Herzfrequenz nehmen zu. Patienten mit erhöhter Pulsfrequenz (z.B. hyperkinetisches Herzsyndrom, Schilddrüsenüberfunktion) sollten Coffein meiden, da hierdurch das Auftreten von Herzrhythmusstörungen begünstigt werden kann.
- Auch **Schlafen mit um 20° erhöhten Oberkörper** vermindert die Orthostasereaktion am Morgen. Patienten ohne weitere Grunderkrankungen sollen darüber hinaus für eine **ausreichende Flüssigkeits- und Kochsalzzufuhr** sorgen, da diese das Blutvolumen vergrößert und damit das venöse Angebot steigert.
- **Physikalische Maßnahmen** (sportliche Betätigung, Intervall- und Lagewechseltraining, Wechselduschbäder) zielen darauf ab, die Regulationsmechanismen des Kreislaufsystems durch zunehmende Belastung zu trainieren.

Dihydroergotamin

Bereits im Jahr 600 v. Christus wurde ein **„heiliges Feuer“** (ignis sacer) beschrieben, das nach Ingestion von Getreide, das mit einem schmarotzenden Pilz verunreinigt war, auftrat und ein starkes Brennen im Bereich der Beine beschreibt. Dies tritt als Folge einer direkt gefäßengstellenden Wirkung von **Mutterkornalkaloiden (Ergotalkaloide)** auf, die von dem auf Getreidekörnern schmarotzenden Pilz Claviceps purpurea produziert wurden.

- **Dihydroergotamin** (z.B. Dihydergot® 3-mal 2,5 mg/d) ist das Mittel der Wahl bei der **sympathikusbetonten Kreislaufdysregulation**. **Dihydergotamin** ist ein partieller α-Adrenorezeptor-Agonist, der zu einer langanhaltenden **Zunahme des peripheren Venentonus** führt und damit Blut aus den peripheren venösen Kapazitätsgefäßen mobilisiert. Der Nutzen einer Daueranwendung ist umstritten.

Sympathomimetika

- **Sympathomimetika** werden bei der **hypo- und asympathikotonen Form der Kreislaufdysregulation** eingesetzt. Da der natürliche sympathische Überträgerstoff **Noradrenalin** bei oraler Zufuhr durch raschen Abbau nahezu unwirksam ist, wurden durch chemische Abwandlungen des Noradrenalinmoleküls oral wirksame **direkte Sympathomimetika** (z.B.Phenylephrin, Etilefrin (z.B. Effortil® 3-mal 10 mg/d), Midodrin, Norfenefrin) entwickelt. Diese Stoffe imitieren die Noradrenalinwirkung am Rezeptor, werden jedoch langsamer abgebaut. **Indirekt wirkende Sympathomimetika** setzen den Überträgerstoff Noradrenalin aus den Gewebsspeichern im Bereich sympathischer Nervenendigungen frei.

Mineralokortikoide

- **Mineralokortikoide** (Fludrokortison (z. B. **Astonin®-H**) 0,2 bis 0,4 mg/d) bei Morbus Addison (⇒ gesteigerte Na^+-Resorption ⇒ intravasales Volumen ↑) und als Basistherapie der asympathikotonen Formen der Hypotonie (Mittel der Wahl)

Arterielle Hypotonie als Symptom

Sekundäre Hypotonien können folgende **Ursachen** haben:

- **Endokrin** führen **Morbus Addison und AGS** durch reduziertes HMV infolge Volumenmangels zur Hypotonie. Auch ACTH- und TSH-Ausfall lösen eine Hypotonie aus. Bei der **Hypothyreose** ist das Blutvolumen durch Myxödembildung reduziert (⇒HMV↓ ⇒ RR↓).
- **Kardiovaskuläre Hypotonie** tritt bei Aortenstenose, Mitralstenose, Herzinsuffizienz, Herzrhythmusstörungen, Adams-Stokes-Anfall und Valsalva-Pressversuch auf (Drosselung des venösen Rückstroms durch erhöhten intrathorakalen Druck).
- **Ferner** kommen ätiologisch eine infektiös-toxische Genese, Hypovolämie, Immobilisation und medikamentöse Induktion in Frage. In der **Gravidität** kann der gravide Uterus die Vena cava inferior so komprimieren, dass die Herzfüllung und Auswurfleistung erheblich reduziert werden und dadurch eine Hypotonie entsteht (**Vena-cava-inferior-Kompressionssyndrom**).

1.11 Angiologie – arterielles System

Allgemeines

Ursachen arterieller Gefäßstenosen: Thromben, arteriosklerotische Lumenreduktion, Arteriitiden und Tumoren der Umgebung

Hämodynamik
Grundsätzlich steigt der Druck vor der **Stenose** an und fällt während der Passage bis zum poststenotischen Bereich ab. Die Strömungsgeschwindigkeit nimmt wegen des kleinen Lumens in der Stenose zu. **Poststenotische Wirbelbildung** führt zur Vasodilatation hinter der Stenose.

- Die Organdurchblutung unter Ruhebedingungen wird über eine poststenotisch wirksame Senkung des peripheren Widerstands aufrechterhalten.
- Die **Durchflussreserve** (= Differenz zwischen Ruhedurchblutung und maximal möglicher Durchblutung) **unter Arbeitsbedingungen ist reduziert**, da die Dilatationsfähigkeit in Ruhe bereits weitgehend ausgeschöpft wird. Daher führen Belastungen zur **Minderdurchblutung distal der Stenose**.
- Die **Größe der Restdurchblutung** hängt neben dem **Stenosegrad** auch von der **Blutviskosität** (Hämatokrit, Fibrinogenkonzentration) ab.

Kompensationsmechanismen
Minderdurchblutung kann kompensiert werden über eine

- Vasodilatation (Verminderung des Vasokonstriktorentonus, humoral durch lokale Regulation)
- erhöhte arteriovenöse Sauerstoffdifferenz
- maximale Konstriktion arteriovenöser Anastomosen
- Bildung von Kollateralkreisläufen
- kardiale Steigerung des Perfusionsdrucks

Ist die Blutversorgung eines Gewebes ungenügend, spricht man von **arterieller Insuffizienz (⇒ Ischämie).**

Diagnostik

Arterielles System

- **Inspektion** ⇒ Hinweis auf minderdurchblutete Areale, blasse oder zyanotische Haut, Nekrosen oder Gangrän
- **Palpation** ⇒ erfassbare Veränderungen der **Pulsqualität** (Seitenvergleich!) bei Gefäßstenosen (Doppler-Kontrolle zum Ausschluss eines Verschlusses!); „**Temperatursprung**" im Bereich akuter Verschlüsse an den Extremitäten
- **Auskultation** ⇒ proximal der Stenose ⇒ pulssynchrone Geräusche bei Lumeneinengung um 2/3
- **Blutdruckmessung** ⇒ an beiden Oberarmen und Unterschenkeln ⇒ **systolischer Knöchelarteriendruck / Oberarmdruck >1**

Angiologische Untersuchung

- **Ratschoff-Lagerungsprobe** prüft Kollateralkreisläufe der unteren Extremität: Hochlagern der Beine für 2 min (Abblassen des ischämischen Fußes), dann Aufsitzen mit herabhängenden Beinen ⇒ normalerweise nach 5–10 Sek. ⇒ reaktive arterielle Hyperämie, kurz darauf Venenfüllung; **bei AVK ⇒ reaktive Rötung verspätet.**
- **Faustschlussprobe**: Untersucher komprimiert angehobenes Handgelenk ⇒ nach 30 Faustschlüssen dekomprimieren ⇒ rasche, gleichmäßige Hyperämie, die bei arterieller Minderperfusion verzögert eintritt.
- **Allen-Test** (zur Überprüfung des Palmarkreislaufs)
  Während der Patient eine Faust macht, komprimiert der Untersucher gleichzeitig die Aa. radialis und ulnaris einer Hand bis zum Abblassen der Haut ⇒ Aufhebung der Kompression der A. radialis.
  ⇒ **Allen-Test negativ**: Die Hand färbt sich spätestens 15 s nach Aufhebung der Kompression rosig.
  ⇒ **Allen-Test positiv**: Die Hand bleibt blass. ⇒ Die geprüfte Arterie ist nicht durchgängig.
  Der Untersucher wiederholt die Kompression beider Arterien und gibt diesmal die A. ulnaris frei. Wird im Allen-Test eine Durchblutungsstörung einer der beiden Arterien festgestellt, so ist eine Punktion oder Kanülierung der funktionsfähigen Arterie kontraindiziert.

- **Sonographie** ⇒ Darstellung von Plaques und Blutgerinnsel in Gefäßen
- **Doppler-Sonographie mit oder ohne Belastung, direktional** ⇒ Darstellung des arteriellen Strömungspulses
- **Venenverschlussplethysmographie** ⇒ quantitative Bestimmung des arteriellen Stromvolumens
- **Oszillographie** ⇒ Lokalisationsdiagnostik (Pulsvolumenkurve)
- **Duplex-Sonographie, MR-Angiographie** ⇒ exakte Lokalisation und Charakterisierung von Strombahnhindernissen zur Planung von Gefäßrekonstruktionen
- **interventionelle Methoden ⇒ Angiographie, digitale Subtraktionsangiographie, intraluminale Sonographie**

Atherosklerose und andere arterielle Verschlusskrankheiten

Ätiologie und Pathogenese

Risikofaktoren der Atherosklerose

Fettstoffwechselstörungen (Triglyzeride↑, Gesamtcholesterin und LDL-Cholesterin↑, HDL-Cholesterin↓), Hypothyreose, Nikotinkonsum, Hypertonie, Diabetes mellitus (**Makro- und Mikroangiopathie**), Hyperhomocysteinämie, Hyperurikämie, ggf. auch Chlamydien-Infektionen (?)

Auswirkung

- **Verlegung des Arterienlumens** ⇒ Minderdurchblutung nachfolgender Organe

Definitionen

- **arterielle Embolie** ⇒ Verlegung eines Gefäßlumens **durch** innerhalb der Blutbahn **verschleppte korpuskuläre Elemente**
- **arterielle Thrombose** ⇒ **lokalisierte**, intravitale, intravasale **Bildung eines Blutgerinnsels**

Embolie, akuter Arterienverschluss

60 % aller **Embolien** ereignen sich in der Altersgruppe zwischen 50 und 70 Jahren. Beide Geschlechter sind dabei gleich häufig betroffen.

Formen der Embolie

- **Thrombembolie** durch Verschleppung eines Thrombus (**häufigste Form**)
- **bakterielle Embolie** (z.B. Sepsis)
- **Gasembolie** (z.B. Taucherkrankheit)
- **Parenchymembolie** durch körpereigene Zellen (z B. Knochenmarkzellen oder Leberzellen)
- **Fettembolie**, Fruchtwasserembolie, Fremdkörperembolie, Parasitenembolie

Definitionen

- **Paradoxe Embolie:** Ursprungsort ist eine Vene des großen Blutkreislaufs, wobei der Embolus durch ein offenes Foramen ovale (z.B. Vorhofseptumdefekt) in Arterien des großen Blutkreislaufes gelangt und dort zu einer arteriellen Embolie führt.
- **Venöse Thromboembolie:** Ursprungsort ist eine Vene im großen Blutkreislauf, wobei der Embolus über das rechte Herz in den Truncus pulmonalis und die Arteria pulmonalis gelangt und dort eine Lungenembolie auslöst.
- **Retrograde Embolie:** Ursprungsort ist eine große Vene, wobei der Embolus retrograde Venen verschließt. Ursache ist eine partielle Strömungsumkehr des Blutes, wie sie bei intraabdominellen Druckerhöhungen möglich ist.

Auslösende Faktoren

- **Arterielle Embolien** treten insbesondere bei vorgeschädigten Herzklappen, Zuständen mit Vorhofflimmern und anderen Herzrhythmusstörungen auf.
- **Venöse Thromboembolien** treten gehäuft nach plötzlicher körperlicher Anstrengung, plötzlicher Änderung der Herzschlagfolge (daher vor beabsichtigter Rhythmisierung ⇒ Antikoagulation!), **morgendlichem Aufstehen** und pressorischer Aktivität (Defäkation) auf.

Ursprungsort ist in den meisten Fällen das linke Herz (Vorhofthrombus), in seltenen Fällen auch Gefäßaufzweigungen im Bereich der Aorta oder großen Arterien.
In Abhängigkeit von der Lokalisation des Embolus betreffen arterielle Embolien

- **Gehirn** ⇒ apoplektischer Insult
- **Mesenterium** ⇒ Mesenterialinfarkt (meist mit Angina visceralis in der Anamnese)
- **Extremitäten**
- **Nieren** ⇒ Nierenembolie
- **Milz** ⇒ Milzinfarkt

Pathogenetische Faktoren
- **Vorhofthromben** bei absoluter Arrhythmie
- **Kammerthromben** nach Herzinfarkt (oft bei Ausbildung eines Aneurysmas)
- **Herzklappenfehler** (Mitralstenose, Aortenvitium)
- **ulzerierende Plaques** mit thrombotischen Auflagerungen (z. B. im Bereich der distalen Bauchaorta)
- arterielle **Aneurysmen**

Neben der **Embolie,** die die **Mehrzahl der akuten Arterienverschlüsse** bedingt, kann **auch eine arterielle Thrombose** in **20 %** der Fälle **Ursache des akuten Arterienverschlusses** sein.

Ursachen der arteriellen Thrombose (⇒ intravasale **Bildung eines Blutgerinnsels)**
- obliterierende Arteriopathie
- traumatisch
- dissezierendes Aneurysma
- nach Angioplastie oder Katheterangiographie
- Arteriosklerose, Endokardschäden, Herzklappendefekte
- Arterienprothesen
- Arteriitis (Panarteriitis nodosa, Thrombangiitis obliterans)
- Thrombozytosen
- Therapie mit Ovulationshemmern

Abb. 1.64

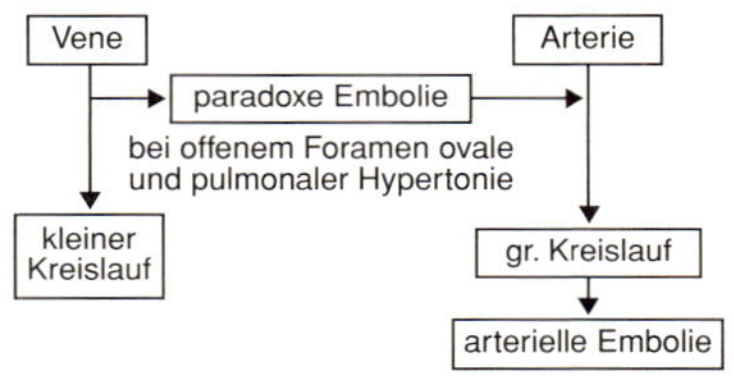

Paradoxe Embolie (aus Lohr/Bös 1998)

Symptomatik

Das **Leitsymptom des akuten peripheren arteriellen Verschlusses** ist ein **peitschenartiger Extremitätenschmerz** mit der bei **kompletter Ischämie** sofortigen Ausbildung der **„sechs P's".**
- **pain** = Schmerz
- **pallor** = Blässe, Kälte
- **paraesthesia** = Gefühlsstörung
- **paralysis** = Bewegungsstörung
- **prostration** = Erschöpfung, Schock
- **pulslessness** = Pulslosigkeit

Embolie ⇒ plötzliches Ereignis (oft bei kardialer Grunderkrankung)
Thrombose ⇒ entwickelt sich meist langsamer, meist im Rahmen einer AVK

Prädilektionsorte akuter Arterienverschlüsse
- A. carotis (etwa **60 %** aller arteriellen Embolien)
- A. renalis und Mesenterialarterien einschl. A. lienalis (6 %)
- obere Extremitätenarterie (6 %)
- untere Extremitätenarterie (28 %)

Differentialdiagnose

Das **akute Ischämie-Syndrom** ist von der **akuten tiefen Venenthrombose**, der akuten Ischialgie, der Phlegmasia coerulea dolens, dem Muskelabriss sowie einem **arteriellen Spasmus** abzugrenzen.

Therapie des akuten peripheren arteriellen Verschlusses

- **Schmerzbekämpfung** (Analgetika intravenös)
- **Heparinisierung** (10.000 IE i. v.) des Patienten zur Prophylaxe von Appositionsthromben
- Infusionstherapie (Volumengabe, ggf. positiv inotrope Pharmaka) zur Schockbehandlung
- **Tieflagern** der gepolsterten Extremität (⇒ Perfusionsdruck ↑)
- umgehende Krankenhauseinweisung, um eine unmittelbare **Intervention (PTA, Aspirationsthrombektomie, Thrombendarteriektomie)** zu ermöglichen

> **Kontraindiziert** sind Wärmezufuhr, Hochlagerung der Extremität, Vasodilatanzien und Abwarten.

- **lokale Fibrinolyse bei inkomplettem Ischämiesyndrom**
- **ggf. perkutane transluminale Angioplastie** (PTA) kombiniert mit **Aspirationsthrombektomie**
- **chirurgische Therapie** ⇒ **Embolektomie** mittels Fogarty-Katheter während der ersten 6 h bis 12 h nach dem Verschlussereignis
  „Tourniquet-Syndrom“ bei später Embolektomie ⇒ Elektrolytverschiebungen mit Gefahr eines Kammerflimmerns und Nierenversagens!

Chronische arterielle Verschlusskrankheit (AVK)

Formen

- **Hirnarterien** ⇒ ischämischer Hirninfarkt (Enzephalomalazie)
- **Schultergürtel-Arm-Typ** (Verschluss der A. subclavia, axillaris bzw. brachialis) ⇒ Schwäche und rasche Ermüdbarkeit der Schultergürtelmuskulatur, selten Schmerzen
- **peripher-akraler Typ der oberen Extremität** (Verschluss der A. radialis bzw. ulnaris oder der Handarterien) ⇒ Dyspraxia intermittens
- **Aortentyp** („Leriche-Syndrom“) ⇒ klammerartiger Schmerz der Beckenmuskulatur, Beinschwäche und Impotenz
- **Beckentyp** (Iliaca-Verschluss) ⇒ Schmerzen gluteal und im Oberschenkel
- **Oberschenkeltyp** (Verschluss der A. femoralis und femoralis profunda) ⇒ typische Claudicatio intermittens (Wadenschmerz)
- **peripher-akraler Typ der unteren Extremität** (Verschluss der Unterschenkel- und Fußarterien) ⇒Kältegefühl im Fußbereich, Fußbrennen, trophische Störungen, gel. auch Schmerzen
- **viszerale Durchblutungsstörungen**

Chronische arterielle Verschlusskrankheit der unteren Extremität

Die **periphere arterielle Verschlusskrankheit** (AVK) **der Extremität** ist der Oberbegriff für Krankheitsbilder, die durch Stenose oder Verschluss der Aorta und/oder extremitätenversorgender Arterien entstehen. Ursache können sowohl entzündliche (Angiitiden) als auch degenerative Angiopathien sein. Untersuchungen mit nichtinvasiven Techniken zeigen, dass die asymptomatische AVK 3-mal so häufig anzutreffen ist wie die symptomatische AVK. Bis zu 50 % Stenosierungsgrad bleibt die AVK meist symptomlos.
Etwa 90 % der **chronischen Arterienverschlüsse** betreffen Aorta und Iliakalgefäße sowie untere Gliedmaßen, 8 % betreffen Kopf und Arme, 2 % verteilen sich auf die viszeralen Aortenäste.

Ätiologie

- meist arteriosklerotisch (>95 %) , m : w = **5 : 1,** meist Raucher, selten Vaskulitis (Thrombangiitis obliterans, M. Winiwarter-Buerger)

Lokalisation

Man unterscheidet:

- **Becken-Typ** bzw. **Aorta-Iliaka-Typ:** Alle Beinpulse fehlen ⇒ Verschluss oberhalb des Leistenbandes (und tiefer)
- **Oberschenkel-Typ** bzw. **Femoralis-Poplitea-Typ:** Leistenpuls tastbar, Knie- und Fußpulse fehlen ⇒ Verschluss am Oberschenkel (und tiefer)
- **Unterschenkel-Typ:** Leisten- und Kniepulse tastbar, Fußpulse fehlen ⇒ Verschluss am Unterschenkel

Symptomatik

Stadieneinteilung nach Fontaine:

Fontaine I	⇒ **beschwerdefrei** bei objektiv nachgewiesener AVK
Fontaine IIa	⇒ **intermittierendes Hinken** (Claudicatio intermittens) **bei Gehstrecke >200 m, Therapie:** Gehtraining
Fontaine IIb	⇒ **Gehstrecke <200 m** ⇒ **Interventionsindikation**
Fontaine III	⇒ **Ruheschmerz** ⇒ **Operationsindikation**
Fontaine IV	⇒ **Trophische Störungen** (Nekrose, Gangrän) ⇒ **Operationsindikation**

Claudicatio intermittens

Ursache ist die geringe Sauerstoffversorgung und Metabolitenentsorgung der Beinmuskulatur infolge stenotisch bedingter Verminderung des Blutstroms. Unter Ruhebedingungen reicht dabei die Blutversorgung noch aus, kann jedoch bei Belastung nicht in ausreichendem Maße gesteigert werden.

Nach einer bestimmten freien Gehstrecke treten in Abhängigkeit von Gehtempo und Steigung **stechende Wadenschmerzen** auf, die beim Stillstehen innerhalb von Minuten (**Schaufensterkrankheit**) verschwinden. Am häufigsten tritt der Schmerz in der Wade (**Oberschenkelarterienbefall**) auf, kann jedoch, dem Ort des Verschlussprozesses entsprechend, auch Gesäß und Oberschenkel (**Aorta, Beckenstammarterien**) und Fuß (**Unterschenkelarterien**) betreffen.

Während bei der Claudicato intermittens eine Durchblutungsinsuffizienz nur unter Belastung auftritt, reicht die Blutversorgung beim **vaskulären Ruheschmerz** schon unter Ruhebedingungen nicht zur Deckung der nutritiven Bedürfnisse. In solchen Fällen besteht die Gefahr der Nekrotisierung mit Ausbildung von trockener oder feuchter Gangrän.

Differentialdiagnostisch sind die **neurogene Form** durch intermittierende Kompression der Cauda equina oder **Polyneuropathie**, **orthopädische Erkrankungen** und **venöse Abflussstörungen abzugrenzen.**

Therapie der chronischen arteriellen Verschlusskrankheit

Grundsätzlich

- primäre und sekundäre **Prävention der Arteriosklerose**
- Behandlung von Herzinsuffizienz und Rhythmusstörungen
- Behebung einer Anämie, Polyglobulie, Polyzythämie etc.
- **Diabetes mellitus**: NBZ sollte zwischen 80–120 mg/dl liegen (postprandial < 180 mg/dl), der HbA1c-Wert sollte unter 7 % liegen.
- **Fettstoffwechselstörungen**: Lipidsenkung wie bei KHK → LDL-Cholesterin < 100 mg/dl empfiehlt das amerikanische National Cholesterol Education Program (NCEP)
- **Hypertonie**: Therapie des Bluthochdrucks; Betablocker gelten im Stadium der Claudicatio intermittens derzeit nicht mehr als kontraindiziert.

Stadium I

- **aktives Gefäß-** und **Muskeltraining** (tgl. 1- bis 2-stündige **Ganzkörperbelastung**) zur Verbesserung der Durchblutung über Kollateralen und des Metabolismus der Skelettmuskulatur

Stadium II

- aktives **Gefäß- und Muskeltraining (zusätzlich organbezogen, wie z.B. Gehtraining)**
- **Thrombozytenaggregationshemmer** wie Acetylsalicylsäure (z.B. Colfarit®)
- oder Thrombozytenfunktionshemmer wie der **ADP-Antagonist Clopidogrel** vermindern in einer aktuellen Metaanalyse (Antiplatelet Trialist's Collaboration-Study) bei Patienten mit AVK die vaskuläre Gesamtmortalität.
- **Verbesserung der Fließeigenschaften des Blutes** durch Senkung des Hämatokrits, des Fibrinogens oder durch **Verbesserung der Erythrozytenfluidität** (⇒ **Pentoxifyllin** (z.B. Trental®), **Naftidrofuryl** (z.B. Dusodril®), **Buflomedil** (z.B. Bufedil®, Bufedil® forte)
  Aufgrund von plazebokontrollierten Multicenterstudien kann von einem **möglichen therapeutischen Nutzen** von **Pentoxifyllin**, **Naftidrofuryl** oder **Buflomedil** ausgegangen werden, der allerdings spätestens nach 4 Wochen zu einer deutlichen Verbesserung (z.B. >50% der Ausgangsgehleistung) geführt haben muss, da auch „Nonresponder" vorkommen, bei denen dann der Wechsel auf ein anderes Pharmakon erfolgen sollte.
- **isovolämische** (Aderlass und gleichzeitige Substitution mit Hydroxyethylstärke) oder kurzfristige **hypervolämische Hämodilution** (500ml einer kolloidalen Lösung (z.B. HAES 40%) intravenös über 2 Stunden infundieren), wenn der Hämatokrit deutlich erhöht ist.
- lumeneröffnende Maßnahmen ab Stadium IIb

Stadien III und IV (ergänzende Maßnahmen)

- **Ergotherapie** nur bis zu **Stadium IIB** (keinesfalls in den Stadien III und IV!)
- **Tieflagerung** der betroffenen Extremität ⇒ **Perfusionsdruck** ↑
- lokale und **systemische Infektionsbehandlung**, wenn eine **infizierte Gangrän** vorliegt
- **vasoaktive Substanzen** wie **Prostaglandin E_1** (Alprostadil, z.B. Prostavasin®), **Prostacyclinderivate**
- **chirurgische Maßnahmen** (Katheterverfahren wie Angioplastie oder lokale Lyse bei lokal begrenzter Stenose), evtl. Sympathektomie, ggf. Amputation
- **Heparin-Gabe** zur Thromboseprophylaxe bei immobilisierten Patienten

Katheterverfahren (ab Stadium IIb)

- **perkutane transluminale Angioplastie** (PTA) mittels Ballonkatheter bei zugänglichen kurzstreckigen, wenig verkalkten Stenosen
- **lokale Lyse** ggf. mit **Aspirationsthrombektomie** + anschließende PTA bei arteriosklerotischen Stenosen, Appositionsthromben, thrombotischen Verschlüssen nach PTA u.a.
- **Rotationsangioplastie** oder **Laserangioplastie** ggf. mit nachfolgender PTA bei langstreckigen Stenosen
- Implantation von **Stents** (Endoprothesen) zur Revaskularisation der Becken- oder Femoralarterien
- Die bisher vorliegenden Daten zeigen keine generelle Überlegenheit von Laser-Angioplastie und Atherektomie zur konventionellen PTA.

Operative Therapie ⇒ Revaskularisation, Thrombendarteriektomie bzw. Embolektomie mittels Fogarty-Katheter oder Bypassgraft (Überbrückung der Stenose)

- **relative Indikation** ⇒ Stadium IIb
- **absolute Indikationen** ⇒ Stadien III und IV

Komplikationen

- Rezidivverschluss und Restenose (oft nach PTA)
- Rethrombosierung und Anastomosenaneurysmata nach Bypass-Operationen

Viszerale Durchblutungsstörungen

Angina abdominalis bei Stenose des Truncus coeliacus und/oder A. mesenterica sup. bzw. inf. ⇒

- intermittierende heftige Leibschmerzen meist postprandial (auch ohne Nahrungsaufnahme möglich)
- Stenosegeräusch über dem Abdomen (Oberbauch)
- oft gleichzeitig vorhandene Malabsorption mit Meteorismus und Fettstühlen
- gelegentlich hämorrhagische Diarrhö

Diagnostik: Angiographie mit Darstellung der Viszeralarterien im seitlichen Strahlengang zur Diagnosestellung

Akuter Mesenterialarterienverschluss

Der **akute Mesenterialarterienverschluss** kann durch eine appositionelle Thrombenbildung bei vorbestehender Arteriosklerose oder durch eine Embolie entstehen und geht mit einer akuten **Darmnekrose** einher.

Diagnostik: selektive Angiographie der großen Eingeweidearterien, bei dringendem Verdacht Probelaparatomie

Während bei einem akuten Mesenterialarterienverschluss eine **Kompensation über die von der A. colica media und sinistra gebildete Riolan-Anastomose** nicht möglich ist, kann bei einer langsamen Stenosierung eines Mesenterialarterienastes über Weitstellung der präformierten Kollateralen eine funktionstüchtige Anastomose bei fehlender klinischer Symptomatik gebildet werden.

Im Rahmen eines **Verschlusses des Truncus coeliacus oder beim zentralen Verschluss der A. mesenterica superior** kommt es innerhalb von zwei Stunden zur ausgedehnten Darmnekrose mit Ileus, Gangrän der Darmwand und anschließender **Durchwanderungsperitonitis.**

- **Initialstadium** ⇒ Schmerzen, Brechreiz, Vomitus und Stuhldrang, ausgeprägte Darmperistaltik, keine tastbaren Resistenzen, oft keine oder nur geringgradig ausgeprägte Abwehrspannung
- **Intervallstadium** ⇒ Peristaltik nimmt ab, zunehmender Schockzustand
- **Spätstadium** (nach 12 Stunden) ⇒ Zeichen des Schockzustandes, heftige Leibschmerzen mit Abwehrspannung und völligem Fehlen der Peristaltik

Zu diesem Zeitpunkt lassen sich in der **abdominellen Übersichtsaufnahme Flüssigkeitsspiegel und stehende Darmschlingen** nachweisen. Nur die sofort eingeleitete Operation kann das Leben des Patienten retten, was allerdings nur in etwa 20% der Fälle noch gelingt.

Therapie der Angina abdominalis

Beim Auftreten einer mesenterialen Durchblutungsstörung ist die operative Behandlung im Sinne einer Desobliteration der Hauptstämme, Embolektomie oder Umleitung durch aortomesenterialen Bypass erforderlich.

- Das **Stadium II der Angina intestinalis** mit intermittierenden postprandialen Leibschmerzen zeigt gute Ergebnisse bei einer Operationsletalität von etwa **5 %**. Dagegen beträgt die **Operationsletalität in den Stadien III und IV** über 90%.
- **Mesenterialarterieninfarkt** ⇒ **Revaskularisation (<6 h)**, **Resektion des infarzierten Darmteiles**, ggf. Second-look-OP und Schockbehandlung
- kleiner **Niereninfarkt** ⇒ Antikoagulation, perkutane transluminale Angioplastie, ggf. operativen Revaskulation

BegleitendeTherapie

- **Thrombozytenaggregationshemmer** bzw. Antikoagulanzien

Prognose arterieller Gefäßerkrankungen

Prognose abhängig vom

- Fortbestehen der **Risikofaktoren** (meist Raucher)
- Ausmaß der **arteriosklerotischen Gefäßveränderungen**
- Grad der **arteriosklerotischen Organmanifestationen** (koronare Herzerkrankung ⇒ Herzinsuffizienz, Zerebralsklerose ⇒ Apoplex; Niereninsuffizienz)
- 20% der AVK-Patienten entwickeln das Stadium III oder IV (Fontaine). 50 % dieser Patienten können primär revaskularisiert werden. Nach einem Jahr sind bei der ausgeprägten Polymorbidität dieser Patienten 25% verstorben, 30% gebessert, 25% amputiert und 20% weiter im Stadium der kritischen Extremitätenischämie.
- Die Amputationsrate ist bei Rauchern bis zu 10fach höher als bei Nichtrauchern.

- Männliche AVK-Patienten haben eine um 10 Jahre verminderte Lebenserwartung.
- Derzeit gibt es keine Studie, die nachweist, dass invasive Maßnahmen im Stadium II die Häufigkeit eines Übergangs ins Stadium III und IV vermindern. Im Stadium III und IV beeinflussen dagegen invasive und medikamentöse Maßnahmen die Amputationsrate und die Mortalität der Patienten gesichert positiv.

Arteriitiden

Ätiologie

Arteriitiden sind entzündliche Gefäßveränderungen, die im Rahmen verschiedener Erkrankungen auftreten.

Primäre Vaskulitiden

- **Periarteriitis nodosa**
- **Hypersensivitätsangiitis**
- **granulomatöse Vaskulitiden**
- **Riesenzellarteriitiden**

Sekundäre Vaskulitiden bei **Autoimmunerkrankungen** (z.B. Kollagenosen), **malignen Erkrankungen, Infektionen** (z.B. Mesaortitis bei Syphilis) oder durch **Medikamente** (z.B. Basistherapeutika, Zytostatika) bzw. **Noxen** (z.B. Nikotin)

Formen, Symptomatik, Diagnostik, Therapie

Endangiitis obliterans

Endangiitis obliterans (Thromboangiitis obliterans) oder **Morbus (Winiwarter-)Buerger** ⇒ in der Intima beginnende, **entzündliche Gefäßerkrankung (Intima- u. Mediaproliferation) mit segmentalem Befall**, die typischerweise in der Peripherie an den kleinen und mittleren oberflächlichen Venen und Arterien beginnt und später auch die größeren Arterien befällt
Dabei sind die **Übergänge zur Arteriosklerose** oft **fließend** und in späteren Stadien auch histologisch nicht eindeutig festzulegen.

Die Krankheit betrifft in erster Linie **nikotinkonsumierende junge Männer** und weitaus seltener (9:1) das weibliche Geschlecht. Das **Hauptmanifestationsalter** liegt zwischen dem 20. und 30. Lebensjahr.

Symptomatik

- oft gehen der Erkrankung rezidivierende Phlebitiden (Phlebitis saltans oder auch migrans) voraus
- sekundäre **Thrombosierung** ⇒ Verschluss von **Unterschenkel- (am häufigsten)**, Unterarm- und Digitalarterien (⇒ Schmerzen, Kältegefühl, Parästhesien, Zyanose, akrale Nekrosen, Gangrän)
- **BSG** mittelhoch bis stark beschleunigt (nicht obligat), Anzeichen einer Entzündung im Blutbild
- **Verlaufskontrolle** durch spezifisch **positiven Elastinantikörper-Titer** (korreliert mit der Aktivität des inflammatorischen Prozesses)
- **Angiographie**: Nachweis langstreckiger Gefäßverengungen, „cut off"-Phänomene

Therapie

- Nikotinkarenz, Hämodilution, Prostaglandin E_1, Iloprost, initial kurzfristig Kortikosteroide

Periarteriitis nodosa (Panarteriitis nodosa)

Die Periarteriitis nodosa ist eine entzündliche Systemerkrankung mit **generalisierter nekrotisierender Vaskulitis**, die überwiegend die kleinen und mittleren Arterien betrifft.
Die Erkrankung kann in unterschiedlicher Stärke und auch segmental begrenzt ablaufen; m : w = 3 : 1.

Symptomatik

- Fieber, Arthralgie, Exantheme und Neuritiden

Therapie

Siehe Seite 654 ff.

Arteriitis temporalis

Die **Arteriitis temporalis** bzw. **cranialis** tritt meistens bei Patienten im höheren Lebensalter, hauptsächlich in der sechsten bis siebten Dekade, auf. Die Vaskulitis betrifft vorwiegend die Temporalarterie. Aber auch das gesamte arterielle System, vor allem große Gefäße der oberen Körperhälfte, können betroffen sein. Das Krankheitsbild ist **eng assoziiert mit** der **Polymyalgia rheumatica** (beide zusammen = **Polymyalgia arteriitica**).

Symptomatik

- Müdigkeit, Fieber, **Gewichtsverlust**, Schwitzen; meist starke Kopfschmerzen als Frühsymptom, **gelegentlich** Visusverlust oder Gesichtsfeldausfälle (⇒ Amaurosis fugax) beim Befall okulärer Arterien
- bei generalisierter Gefäßbeteiligung ⇒ Myokardinfarkt, apoplektischer Insult, Aortenaneurysmen

Diagnostik

Diagnosekriterien der Arteriitis temporalis (ACR)
- klinische Auffälligkeiten der Temporalarterien (Druckschmerz, Schwellung, Pulslosigkeit)
- neu aufgetretene Kopfschmerzen
- **Alter des Patienten** bei Erstmanifestation ≥ **50 Jahre**
- **Gewichtsverlust, Depression**
- **BSG >50 mm/1 h** n.W., (weitere Befunde ⇒ CRP↑, ggf. Leukozytose, Anämie)
- promptes Ansprechen auf Glukokortikoide

Eine beidseitige Biopsie der Temporalarterie sollte durchgeführt werden, um die Diagnose zu sichern.

Therapie

- **Arteriitis temporalis** ⇒ auch ohne **Sicherung des histologischen Befundes sofortige Kortikosteroidmedikation** (initial bis zu 60 mg/d), um die drohende Erblindung zu verhindern
- gutes Ansprechen auf Prednison als diagnostisches Kriterium (bereits 15 mg/d können initial ausreichen)
- bei **Ansprechen auf Kortikosteroide** ⇒ Erhaltungstherapie über mindestens 1 bis 2 Jahre (5–10 mg/d), dann günstige Prognose
- bei wiederholt auftretenden **Rezidiven** ⇒ Anwendung von **Cyclophosphamid** (z. B. Endoxan® in einer Dosierung von 1–2 mg/kg KG/d)

Aortitissyndrom (Morbus Takayasu)

Die Takayasu-Arteriitis ist eine chronische unspezifische **Panaortitis** (⇒ Verschluss der vom Aortenbogen ausgehenden großen Arterien) mit Allgemeinsymptomatik und Durchblutungsstörungen, die meist jüngere Frauen betrifft. Sie tritt bevorzugt in der ersten Lebenshälfte bei Frauen aus dem östlichen Mittelmeerraum oder Orient auf. In der westlichen Hemisphäre ist sie sehr selten. Ätiologie und Pathogenese sind ungeklärt. Es besteht eine überwiegend **T-Zell-vermittelte Erkrankung** mit entzündlicher Umwandlung der Media und Adventitia sowie degenerativ-arteriosklerotischen Veränderungen und **biphasischem Verlauf** (akutentzündliche, chronisch-okklusive Phase). Auch ein Befall der Pulmonalarterien oder Koronararterien ist möglich.

Symptomatik

- BSG↑, CRP↑
- Fieber, schweres Krankheitsgefühl, Arthralgien und Myalgien, **präokklusiv** auch Palpitationen und Atemnot

okklusives Stadium
- kraniale Minderdurchblutung ⇒ Amaurose
- **Claudicatio masticatoria** (ischämische Leistungsschwäche der Kaumuskulatur)
- Durchblutungsstörungen der Arme
- Pulsabschwächung im Bereich der Arteria brachialis (pulsless disease)
- Blutdruckdifferenz der Arme

Diagnostik
- Farbdoppler, Aortographie
- Die **Biopsie** ist diagnostisch **beweisend.**
- MRT oder Spiral-CT (langstreckige, glatt begrenzte, nicht verkalkende Arterienwandverdickung)
- Erfassung und Quantifizierung aller herznahen Manifestationen durch transösophageale Echokardiographie
- Laborwertveränderungen unspezifisch

Therapie
- niedrigdosierte Kortisonmedikation (z.B. 8–12 mg Prednisolon), „low-dose"-Acetylsalicylsäure-Therapie mit 100 mg/d, zusätzlich Kalziumantagonisten vom Dihydropyridintyp, durchblutungsfördernde Präparate (z.B. Trental®), sonst wie bei Arteriitis temporalis
- Interventionelle, lumenöffnende Verfahren

Prognose
Ohne Therapie überleben nur 25 % der Patienten 2 Jahre.

Hypersensitivitätsangiitis

Nekrotisierende Vaskulitis der kleinen Gefäße mit Leukozyteninfiltration, Ablagerungen von Immunkomplexen und Komplement

Pathogenese
- Allergische Reaktion auf endogene oder exogene Antigene (z.B. Medikamente), Vaskulitis bei Kollagenosen, Kryoglobulinämie (Typ I, II, III), Kryofibrinogenämie, Malignome

Symptomatik
- Fieber, Purpura (v.a. an den Beinen), ggf. Arthralgien, Polyneuropathie, Glomerulonephritis

Diagnostik
- **Diagnosesicherung** durch Biopsie
- **Labor:** BSG ↑, Eosinophilie, Antikörper

Therapie
Antigenkarenz, Behandlung von Grunderkrankungen, ASS-Langzeitgabe, ggf. Kortikosteroide, Plasmapherese zur Entfernung von Antigen-Antikörper-Komplexen bei schwerer Verlaufsform

Churg-Strauss-Syndrom (allergische Angiitis und Granulomatose)

Siehe auch Seite 641 ff.

- granulomatöse **Vaskulitis** mit Infiltration von eosinophilen Granulozyten
- **bevorzugt Pulmonalarterien**, oft Eosinophilie (im Blut und in betroffenen Geweben)
- **Asthmasymptomatik**, ggf. Nachweis von ANCA
- **Therapie** ⇒ Plasmaseparation + hochdosierte Glukokortikosteroidgabe, ggf. Langzeittherapie mit Cyclophosphamid (1–2 mg/kg KG/d) und Methylprednisolon (8–12 mg/d)

Prophylaxe bei Arteriitis
Zur Prophylaxe von thromboembolischen Komplikationen ist die Gabe von **Thrombozytenaggregationshemmern** bzw. **Antikoagulanzien** erforderlich.

Aneurysmen

Ein **Aneurysma** ist eine umschriebene, meist asymmetrische, dauerhafte krankhafte Wandausbuchtung einer vorgeschädigten Arterie, die durch Wandveränderungen bedingt ist. Man unterscheidet:
- **Aneurysma spurium** (perivaskuläre Blutungshöhle, z.B. nach Verletzung) ⇒ Abb. a)
- **Aneurysma verum** (Ausstülpung aller Wandschichten) ⇒ Abb. b)

- **Aneurysma dissecans** (Intimaeinriss führt zu einem zweiten Lumen innerhalb der Media) ⇒ Abb. c)
- **arteriovenöses Aneurysma** oder auch AV-Fistel bei gleichzeitiger Verletzung der Arterien- und benachbarten Venenwand

Ätiologie

Aneurysma verum

- **thorakale Aorta: durch** Arteriosklerose, stumpfe Traumen (Verkehrsunfälle), **Lues**, mykotische oder entzündliche Veränderungen
- **abdominelle Aorta:** überwiegend durch arteriosklerotische Veränderungen
- **Hirnbasisarterien:** meist angeboren

Abb. 1.65

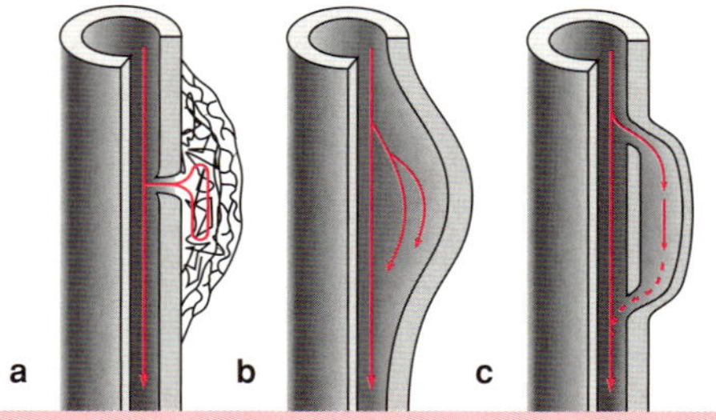

Aneurysmen

a: A. spurium, b: A. verum, c: A. dissecans

Aneurysma dissecans der Aorta

Das **Aneurysma dissecans aortae** tritt überwiegend im mittleren bis fortgeschrittenen Erwachsenenalter auf. Es wird u.a. durch eine **Medionecrosis aortae cystica** idiopathica, eine **Arteriosklerose** oder eine **Mesaortitis luica** ausgelöst. Typischerweise beginnt das **proximale Aneurysma dissecans** (Typ A) etwa 1–5 cm oberhalb der Aortenklappe im **aszendierenden Teil der Aorta** (2/3 d. Fälle). Oft besteht gleichzeitig eine arterielle Hypertonie.

Das **syphilitische Aortenaneurysma** bevorzugt den aufsteigenden Aortenteil und Aortenbogen. Es ist **Folge der Mesaortitis luica**, die in der Tertialperiode der Erkrankung, gewöhnlich 10 – 15 Jahre nach dem Primäraffekt, zur Ausbildung kommt. Voraussetzung ist die hämatogene Invasion der Aortenwand.

Komplikationen

- Embolien
- Ostiumstenosen der Koronararterien ⇒ Angina pectoris, Infarzierung des Herzmuskelgewebes
- Mitbeteiligung der Aortenklappe ⇒ syphilitische Aorteninsuffizienz
- Perforation des Aneurysmas

Symptomatik

Bei Abklemmung der aortalen Seitenäste kommt es zu **absteigenden Ischämiesymptomen** (u.a. ein- oder beidseitige Pulslosigkeit der Arme). Durchblutungsstörungen des Gehirns und innerer Organe können im Rahmen der Wanddissektion (⇒ **Volumenmangelschock**, akute Linksinsuffizienz) auftreten. Die akute Dissektion geht mit **Vernichtungsschmerz** einher. Begleitend können **Paresen** als Folge zentraler Embolisation auftreten. Bei einer akuten **Ruptur** kommt es zur **Schocksymptomatik**.

Diagnostik

- Röntgen, CT, MRT oder Echokardiographie

Therapie

- **Blutdruck senken (<110 mm Hg syst.)**
- **schnellstmögliche Resektion des proximalen Aneurysmas (Typ A)** und Einsetzen einer Dacronprothese, ggf. Aortenklappenprothese; Schockbehandlung bei akuter Dissektion
- beim **distalen Typ** (B) ⇒ operative Sanierung in Abhängigkeit vom Befund

Funktionelle arterielle Durchblutungsstörungen

Angioneuropathien bezeichnen gefäßmuskuläre Fehlregulationen, die zu einer inadäquaten Vasokonstriktion oder Dilatation führen.

Störungen der Mikrozirkulation

- **Durchblutungsstörungen** können als Folge veränderter Fließeigenschaften des Blutes, durch Änderung der lokalen Durchblutungsregulation, durch organische Gefäßwandveränderungen und Zunahme des extravasalen (Gewebe-)Drucks entstehen.
- **Leukostasesyndrom:** Bei Patienten, die unter einer akuten oder chronischen Leukämie leiden, bedingen die hohen Leukozytenkonzentrationen Mikrozirkulationsstörungen, die vor allem Lunge und Gehirn betreffen. Leukämische Blasten haben dabei selbst eine endothelschädigende Wirkung.

Endotheliale Faktoren

Die dargestellten Stimuli haben eine durch **Stickstoffmonoxid (EDRF)** vermittelte endothelabhängige dilatatorische Wirkung, ebenso wie eine endothelunabhängige, direkte konstriktorische Wirkung auf den Gefäßtonus. Bei funktioneller **Schädigung des Endothels** resultiert ein **Überwiegen direkt konstriktorischer Substanzwirkungen**.

An der Regulation des arteriellen und arteriolären Gefäßtonus sind neben **vasoaktiven Lokalhormonen** auch **vasoaktive Substanzen aus dem Blut** wie **Noradrenalin, Serotonin, Angiotensin, Bradykinin und Adeninnukleotide** beteiligt. In den Endothelzellen wird **Endothelin** synthetisiert, das eine lang anhaltende **Konstriktion** der glatten Gefäßmuskulatur auslöst.

Abb. 1.66

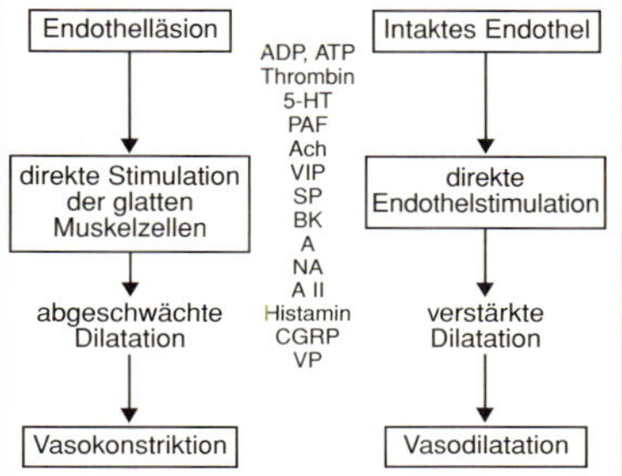

Vasomotorische Funktion des Endothels (aus Lohr/Bös 1998)

Raynaud-Syndrom

Das **Raynaud-Syndrom** ist ein funktionelles Gefäßleiden mit Vasospasmus der Digitalarterien bei Kälteexposition und Stress.

Die Erkrankung betrifft bevorzugt junge Frauen und führt nie zu Ruheschmerzen oder trophischen Störungen im Bereich der Akren. Als **Trikolorephänomen** bezeichnet man das Folgen von Zyanose und schmerzhafter Rötung auf die Blässe. Eine Behandlung ist mit Kalziumantagonisten oder Nitropräparaten möglich.

- Das **sekundäre Raynaud-Syndrom** tritt als Folge veränderter Fließeigenschaften des Blutes, oft auch mit organischen Digitalarterienveränderungen kombiniert, auf. Das sekundäre Raynaud-Syndrom ist in Abhängigkeit von der Grundkrankheit geschlechtsunspezifisch in sämtlichen Altersklassen anzutreffen.
- **Ursachen: Kollagenosen** (u.a. progressive Systemsklerose, auch Mischkollagenose: Sharp-Syndrom, CREST-Syndrom), **berufsbedingte Mikrotraumen** (z.B. Presslufthammerarbeiten), Halsrippe, Thrombangiitis obliterans, arterielle Verschlusskrankheit, hämatogene Erkrankungen, chronische Intoxikationen, neurologische Erkrankungen sowie bestimmte **Pharmaka** (Sympathomimetika, β-Rezeptorenblocker, Sekale-Alkaloide, Clonidin, Zytostatika sowie hormonelle Antikonzeptiva)
- **Diagnostik**: Fingerplethysmographie vor und nach Kälteexposition, Elektrooszillographie
- **Therapie**: Wärmeschutz der Extremitäten, Ergotherapie, Nikotinverbot, Kalziumantagonisten vom Dihydropyridintyp (z.B. Nifedipin 3-mal 10–20 mg), lokale Applikation einer nitroglycerinhaltigen Salbe bei trophischen Veränderungen: Prostaglandin E_1 oder Iloprost-Infusionen

Akrozyanose

Hautgefäße an den Akren haben eine hohe Dichte und niedrige Ansprechschwelle der Adrenorezeptoren. Bei der **Akrozyanose** besteht eine funktionelle Arteriolenkonstriktion mit venolärer Kapillardilatation.

- **Symptomatik: Schmerzlose**, **symmetrische Zyanose** der Hände, seltener der Füße, verbunden mit Schweißneigung bei normalem Arterienpuls. Trophische Veränderungen fehlen. Meist erkranken Frauen. Ätiologie unbekannt
- **Diagnostik:** Elektrooszillographie, Thermoplattentest
- **Therapie:** Vermeidung von Kälteexposition, Zyanose wird durch Aufwärmen abgeschwächt. Vasodilatatoren sind meist unwirksam, ggf. Sympathektomie.

Erythromelalgie

- **primäre Erythromelalgie** ⇒ anfallsweise vor allem nachts auftretende Hyperperfusion im Bereich der Füße, gelegentlich auch der Hände, die mit brennenden Schmerzen, erhöhter Hauttemperatur und Rötung einhergeht. Oft treten die Anfälle nach Überschreitung einer bestimmten Umgebungstemperatur auf. Ätiologie unbekannt
- **sekundäre Erythromelalgie** ⇒ kann myeloproliferativen Erkrankungen vorausgehen; auch bei Kollagenosen, rheumatoider Arthritis, multipler Sklerose, venöser Insuffizienz, Diabetes mellitus, Hypertonie
- **Therapie:** Behandlung der Grunderkrankung, Hochlagern der Extremität und Kälteapplikation, ASS bei primärer Erythromelalgie, Vasokonstriktoren (Propranolol, Methysergid), ggf. Tranquilizer

Krankheiten des peripheren Gefäßsystems

Arteriovenöse Fisteln

Ätiologie

- **erworbene großkalibrige Fisteln** nach Stichverletzungen, auch iatrogen ⇒ Mangeldurchblutung und Blutdruckabfall distal der Fistel
- **angeborene kleinkalibrige AV-Fisteln** ⇒ Hypertrophie der betroffenen Extremiät (z. B. Weber-Syndrom mit Hämangiombildung)

Pathophysiologie, Symptomatik

- Der **totale periphere Widerstand sinkt**, wenn die Arteriolen der Peripherie umgangen werden. Der venöse Rückstrom zum Herzen wird erhöht und kann durch das gesteigerte HMV zur **Herzinsuffizienz** führen. Die Versorgung im peripheren Stromgebiet der Arterie ist vermindert, so dass **Ischämiebeschwerden** (Claudicatio intermittens) auftreten können.
- Durch das der Vene zuströmende Blut im Bereich der Fistel kommt es distal der Fistel zur Abflussstörung mit **Varikosis, Ödemen und trophischen Störungen**. **Zunahme der Pulsfrequenz** und **verminderter arterieller Mitteldruck** sind weitere Symptome großkalibriger AV-Fisteln.

Diagnostik

- **Palpation** ⇒ Schwirren über der Fistel
- **Auskultation** ⇒ kontinuierliches Maschinengeräusch, das bei arterieller Kompression verschwindet
- **Nicoladoni-Branham-Test**: Blutdruckanstieg und Pulsverlangsamung nach Kompression der Fistel
- **Farbdoppler-Sonographie**

Therapie

- Bandagierung, ggf. Therapie einer Herzinsuffizienz, **Operation** (Resektion, Ligatur) oder **superselektive Embolisation**

Prognose

- Hängt von der Shuntgröße (⇒ Volumenbelastung des Herzens) ab! Ein für Dialysezwecke angelegter Cimino-Shunt zwischen A. radialis und V. cephalica antebrachii ist für die Herzfunktion unbedenklich.

Mikroangiopathie bei Diabetes mellitus

Bei der **diabetischen Mikroangiopathie** bestehen verdickte Basalmembranen (Kollagentyp-IV-Anreicherung). Durch nichtenzymatische Glykosilierung verschiedener Proteine (z. B. Hämoglobin, Albumin) resultieren Funktionsstörungen, die die Sauerstoffaffinität und Permeabilität von Membranen (Endothelzellen) betreffen.

Die vaskuläre Bildung von Prostazyklin ist bei Diabetikern reduziert, während die Bildung von Thromboxan in den Thrombozyten gesteigert ist. Somit dominieren bei Diabetikern die Thrombozytenaggregation fördernde und vasokonstriktorische Effekte, die zu den entsprechenden Organmanifestationen führen.

Weitere Einzelheiten auf Seite 477 ff.

Gefäßmissbildungen

Morbus Osler

Es besteht eine autosomal-dominant vererbte **Teleangiektasie Rendu-Osler** im **Gesicht**, an **Finger**- und **Zehenspitzen**.

Die punktförmigen, roten bis violetten Angiektasien finden sich auch am Übergang der Arteriolen und Venolen im Bereich der **Lippen-, Mund- und Nasenschleimhaut** (⇒ Nasenbluten), den Schleimhäuten des gesamten **Gastrointestinaltraktes** (⇒ gastrointestinale Blutungen). Ferner bestehen arteriovenöse Fisteln in der **Lunge**.

- Die rote Farbe der **Teleangiektasien** verschwindet im Gegensatz zu Petechien bei Spateldruck. Oft besteht eine Eisenmangelanämie.
- **Therapie** symptomatisch (z.B. Nasensalben; bei **Epistaxis** ⇒ lokale Tamponade mit Thrombinzusatz (z.B. Topostasin®) oder Antifibrinolytikum (z.B. Ugurol®, Anvitoff®), ggf. Eisensubstitution, Bluttransfusion)

Hippel-Lindau-Syndrom

Es besteht eine **retinozerebellare Angiomatose**, die sich im frühen Erwachsenenalter manifestiert (⇒ retinale und zerebellare Angioblastome, oft mit Hypernephrom kombiniert).

Steal-Syndrome

Steal-Syndrom der A. subclavia

Beim Subklavia-Anzapf(**Subclavian-steal)-Syndrom** kommt es infolge einer **Stenose der A. subclavia proximal vom Abgang der A. vertebralis** zur Strömungsumkehr in der A. vertebralis zugunsten der gleichseitigen A. axillaris.

- Bei **Armarbeit** verstärkt sich der Unterdruck in der A. vertebralis sinistra, so dass aus dem Circulus arteriosus Willisii Blut abgezogen wird, mit der Folge einer zerebralen Ischämie.

Analog führt auch ein **Verschluss der A. iliaca communis** über die **A. mesenterica inferior** zu einem Steal-Syndrom, das bei Beinarbeit zu Abdominalbeschwerden führt.

Abb. 1.67

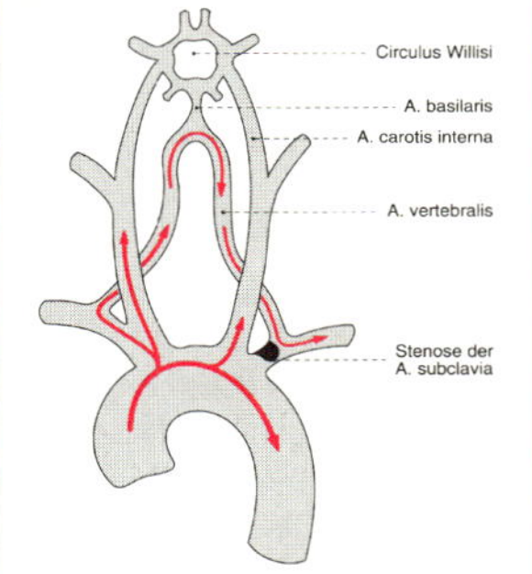

Subclavian-steal-Syndrom (aus Krück, 1994)

1.12 Angiologie – venöses System

Allgemeines

Pathophysiologie, Diagnostik

Funktionsprüfung oberflächlicher Venen

- **Trendelenburg-Test**: Hochlagerung des Beines am liegenden Patienten ⇒ V. saphena magna entleert sich, anschließend Kompression der Vene in der Leiste ⇒ Patient steht auf, Kompression wird nach 30 s gelöst ⇒ **schnelle Varizenfüllung** durch Rückfluss über die erweiterten Gefäße **bei insuffizienter V. saphena magna** (einschl. Verbindungen zum tiefen Venensystem)

Funktionsprüfung tiefer Venen (Vv. perforantes und profundae)

- **Perthes-Test** („Perthes **p**rüft **P**erforantes und **P**rofundae"): Anlegen einer Stauung proximal der Varizen, Patient geht umher ⇒ **Varizen entleeren sich bei Funktionstüchtigkeit der tiefen Venen**.
- **Linton-Test** ⇒ Stauung und Anheben eines Beines mit Varikosis ⇒ Entleerung der gestauten Varizen über die suffizienten tiefen Venen

Apparative Diagnostik

- **(Farb-)Duplex-Sonographie, B-Bild-Kompressionssonographie, CW-Doppler-Sonographie,** Photoplethysmographie, Lichtreflexionsrheographie
- **Phlebodynamometrie** prüft als blutige Messung Druck- und Volumenschwankungen des venösen Blutstromes und gibt Aufschluss über die dynamische venöse Rückflussfunktion.
- Multi-Slice-**Spiral-CT** oder **Magnetresonanz-Tomographie** zur abdominellen, pelvinen und femoropoplitealen Venendiagnostik

Invasive Untersuchungsmethoden

- **Phlebographie** (Darstellung eines Venenverschlusses oder einer Venenklappeninsuffizienz), MR-Phlebographie
- **Szintigraphie** (Radionuklid-Phlebographie mit Tc-Albumin-Makroaggregaten, Immunszintigraphie mit markierten Antikörpern gegen Fibrin, Radio-Fibrinogen-Test).

Varizen, chronisch-venöse Insuffienz

Bei der **Venenklappeninsuffizienz** strömt das Blut sowohl in Richtung Herz als auch in die Peripherie zurück. Der periphere Druck steigt daher an, was zur **Insuffizienz** der noch tieferliegenden **Venenklappen** führt. Bei gleichzeitiger Insuffizienz der tiefen Venen und der Vv. perforantes überträgt sich der durch die Muskelpumpe erzeugte Druck auf die oberflächlich gelegenen **Hautvenen**, die sich dadurch **varikös** verändern. Es resultiert eine **Varikosis** mit **Atrophie der Kutis** sowie **Ulcera cruris**. Das **typische Ulcus cruris** ist hinter dem **medialen Fußknöchel** lokalisiert.

Abb. 1.68

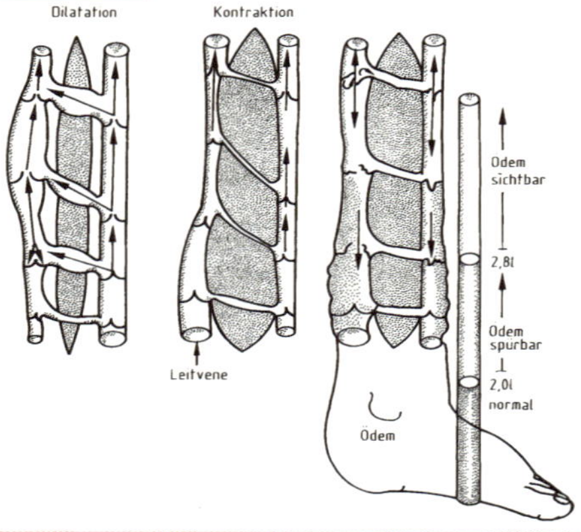

Ödembildung bei Venenklappeninsuffizienz (aus Lohr/Bös 1998)

Die ausgedehnte Bildung von Varizen wird als **Varikose** bezeichnet. Man unterscheidet die **primäre Varikose,** der eine meist **konstitutionell bedingte Schwäche der Venenwand** oder ein **Venenklappendefekt** zugrunde liegt, von einer **sekundären Varikose,** die als Folge anderer Erkrankungen (z. B. AV-Fisteln, Rechtsherzinsuffizienz) auftritt. Die lokale Insuffizienz der Venenklappen wird dabei meist durch eine **Phlebothrombose, insuffiziente Vv. perforantes bzw. eine Klappeninsuffizienz tiefer Beinvenen** verursacht.

Ätiologie, Pathogenese

Prädisponierende Faktoren sind angeborene Venenschwäche (ca. **75 %**), Alter, stehende Tätigkeiten, tiefe Venenthrombosen und Schwangerschaften in der Anamnese.

Unter dem Begriff **chronisch-venöse Insuffizienz** werden venöse Abflussstörungen unterschiedlicher Genese zusammengefasst, die mit ambulatorischer **venöser Hypertonie** einhergehen und nahezu ausschließlich die untere Extremität betreffen. Nach der **Pathogenese** werden unterschieden:

- **Tiefeninsuffizienz** (postthrombotisches Syndrom) mit primärer Obliteration, Stenose und Klappeninsuffizienz der tiefen Venen
- **Oberflächeninsuffizienz** mit primärer Klappeninsuffizienz der Stammvarizen, Vv. perforantes und letztlich auch der tiefen Venen
- Übergangsformen

Solange sich Flüssigkeitsaustritt und Rückstrom die Waage halten, ändert sich der Flüssigkeitsgehalt des Gewebes nicht. Wird der venöse Rückstrom gestört, ist dieses Gleichgewicht beeinträchtigt.

Der durch den Rückstau des Blutes **steigende Venendruck** verhindert die vollständige Rückresorption der ins Gewebe filtrierten Flüssigkeit.

Es entsteht ein zunächst unsichtbares **Ödem**. Eine weitere Zunahme des Venendruckes führt zum Erliegen des Flüssigkeitsaustausches mit Auswärtsfiltration von Flüssigkeit in das Gewebe. Es resultiert ein **manifestes Ödem**.

Für das durch mangelhafte Gewebsdrainage hervorgerufene **Ödem der Beine, Stauungsdermatose und Ulcus cruris** hat sich der Begriff **„chronisch-venöse Insuffizienz“** eingebürgert.

- **Extravasation** von Proteinen und **korpuskulären Blutelementen + Störung des Lymphabflusses** ⇒ Bildung von perivaskulären Fibrinmanschetten und **Induration** des Bindegewebes

Symptomatik

- **trophische Hautveränderungen** vor allem hinter dem medialen Fußknöchel im Bereich der insuffizienten Cockettperforation
- **Hyperpigmentierung** infolge **Hämosiderinablagerung** durch den Abbau von Erythrozyten im Interstitium
- daneben weiße, gefäßlose Hautbezirke **(Atrophie blanche)**
- **Schweregefühl**, Schmerzen im Waden- und Knöchelbereich besonders nach längerem Stehen und Sitzen

Die „**Claudicatio intermittens venosa**“ tritt nur in Ausnahmefällen auf.

Stadieneinteilung:
- **Stadium I:** Stauungszeichen im Fußknöchelbereich ohne trophische Störungen
- **Stadium II:** Stauungszeichen mit trophischen Störungen ohne Ulzeration aber mit Hypodermitis, Pigmentverschiebungen und Induration
- **Stadium III:** Ulcus cruris oder Ulkusnarben

Durch die Erweiterung des Venenbettes nimmt die Strömungsgeschwindigkeit des Blutes ab, und es besteht die **Gefahr der Thrombenbildung**.

Therapie

- geringgradige symptomatische Varikose ⇒ **Bewegungstherapie** und **leichte Kompressionsstrümpfe** oft ausreichend
- fortgeschrittenere Veränderungen ⇒ starke elastische **Stützstrümpfe** bis zum Oberschenkel
- **operative Behandlung** bei rezidivierenden Phlebitiden, Schmerzen oder aus kosmetischen Gründen
- **Bypasschirurgie** im Bereich der Venae saphena
- **Sklerosierungstherapie** ⇒ fibrotische Venenobliteration

Phlebothrombose

Tiefe Beinvenenthrombose (TVT)
Etwa **ein Drittel aller tiefen Beinvenenthrombosen verläuft zunächst klinisch stumm** und fällt erst durch das Auftreten einer Lungenembolie auf.

Symptome der akuten tiefen Beinvenenthrombose sind Schmerzen im Venengebiet, Venenerweiterung über der Tibiakante, Tachykardie, Fieber und Unruhe.

Das voll entwickelte klinische Bild der tiefen Beinvenenthrombose ist durch das erhebliche **Stauungsödem** charakterisiert.

Da die Stauung durch Muskelkontraktionen verringert wird, geben die Patienten Schmerzen in Ruhe, bei Horizontallage und insbesondere bei Tieflagerung der betroffenen Extremität an.

Pathogenetische Faktoren

Unter einer **Thrombose** versteht man die **lokalisierte**, intravitale, intravasale **Bildung eines Blutgerinnsels**.

- **Arterielle Thrombosen** betreffen u.a. das linke Herz, die Aorta, die Koronararterien, Hirnarterien, Beinarterien.
- **Venöse Thrombosen** betreffen zu 90 % das Gebiet der V. cava inf. (60 % Beinvenen, 30 % Beckenvenen) und nur zu 10 % das Gebiet der V. cava superior.

Ätiologische Faktoren nach Virchow

- **Gefäßwandschädigung** bei Entzündungen (Phlebitis, Endokarditis, Arteriitis), durch Traumen oder im Rahmen der Arteriosklerose
- **Hyperkoagulabilität** bei einem Ungleichgewicht zwischen Gerinnung und Fibrinolyse, das bei Thrombozytosen oder einem Mangel an physiologischen Blutgerinnungsinhibitoren resultiert
- **verlangsamte Blutströmung** bei Aneurysmen, Varizen, Herzinsuffizienz oder Vitien, die mit Wirbelbildung einhergehen

Abb. 1.69

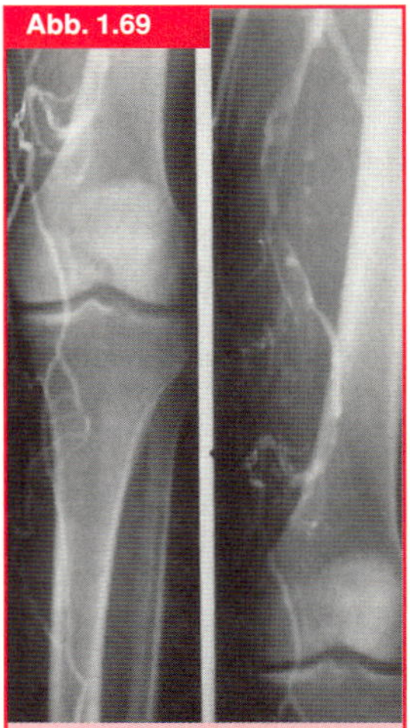

Phlebographie bei frischer Thrombose (IMPP-Prüfungsabbildung)

Gerinnungstendenz nimmt zu durch

- **Zirkulationsstörungen bei Immobilisation** (Bettlägerigkeit, Adipositas, **Phlebitiden** oder durch Abknicken der Vena poplitea bei längerem Sitzen ⇒ Flugzeugthrombose)
- **erhöhte Blutviskosität** bei Polyglobulie, Polyzythämie oder erhöhter Thrombozytenzahl
- **Mangel an den physiologischen Gerinnungsinhibitoren** Antithrombin III, Protein-C und Protein-S
- aktivierte-**Protein-C-(aPC)-Resistenz** durch Mutation des Faktor-V-Gens (häufig); Prothrombin-Dimorphismus
- **Störung der Fibrinolyse,** bedingt durch Plasminogenmangel **oder** erhöhte Aktivität des Plasminogen-Aktivator-Inhibitors (Akute-Phase-Protein) oder verminderte Freisetzung von t-PA (tissue-Plasminogen-Aktivator)
- **Phospholipidantikörper-Syndrom** (⇒ **Blockade** des Phospholipidkomplexes **Prothrombinase**)
- **Östrogene, Gravidität und Wochenbett** gehen mit einem erhöhten thrombotischen Risiko einher, das durch zusätzliches Rauchen deutlich gesteigert werden kann.
- **Malignome** v.a. im Beckenbereich (3fach erhöhtes Risiko) durch begleitende **Hyperfibrinogenämie**, Thrombozytose und plasmatische Gerinnungsstörungen

Weitere **disponierende Faktoren** sind Übergewicht, Hyperhomocysteinämie, endokrine Erkrankungen, Traumen, Verbrennungen, Venenkatheter, Operationen und höheres Lebensalter.

Gründe für den Mangel an physiologischen Gerinnungsinhibitoren (z.B. erworbener AT-III-Mangel):
Leberzirrhose (⇒ **verminderte Synthese**), Verbrauchskoagulopathie (⇒ **erhöhter Verbrauch**), nephrotisches Syndrom oder exsudative Enteropathie (⇒ **erhöhter Verlust**)

Protein-C und **Protein-S** sind Vitamin-K-abhängige physiologische Inhibitoren der Blutgerinnung. Protein-C wird durch Thrombin zu **Protein-C/a** umgewandelt, **das die Faktoren Va und VIIIa inaktiviert**. Außerdem fördert **Protein-C/a** die Freisetzung des Gewebe-Plasminogen-Aktivators (tPA). Durch Komplexbildung mit dem **Protein-S** wird die Wirkung von Protein-C verstärkt. Ein angeborener oder erworbener **Mangel an Protein-C und Protein-S** bedingt ein erhöhtes Thromboserisiko.

Symptomatik

Klinische Zeichen **(Schwellung meist nur bei proximaler Thrombose!)** bestehen nur bei etwa der Hälfte der Patienten. Die Lungenembolie ist bei etwa 10% der Patienten das Initialsymptom!

Subjektive Frühzeichen einer tiefen Phlebothrombose können sein:
- **Parästhesien** der betroffenen Extremität (Schweregefühl, Müdigkeit, Kribbeln)
- **flüchtige Ödeme** im Bereich des Fußrückens, der Malleolen und der Wade (mögliche Frühzeichen)
- **Schmerzen** im Bein spontan, auf Druck, bei Bauchpresse (Husten), die im Liegen abnehmen

Allgemeine Symptome
- BSG↑, Leukozytose
- Tachykardie (Kletterpuls), Unruhe
- Temperaturanstieg bis 38,5 °C, dabei ist die Pulsfrequenz oft größer, als es der Temperatur entspräche.

Lokalsymptome
- **oft Schwellung**, Umfangsdifferenz (>3 cm auf Höhe der Wade), Konsistenzunterschied (stärker eindrückbares Ödem am betroffenen Bein); ggf. glänzende, rötlich-livide Haut
- ggf. Hervortreten prätibialer Venen (**Pratt-Warnvenen**)
- Spontan- oder **Druckschmerz** im Adduktorenkanal, der Kniekehle, an der Wade, neben der Achillessehne und an der **Fußsohle**
- **Druckpunkte im Bereich der medialen Tibiakante** (n. **Meyer**)
- **Wadenschmerz bei Dorsalflexion des Fußes** (**Homans-Zeichen**)
- **Druckschmerz** bei Kompression der Wade
- ggf. lokale Zyanose, insbesondere im Stehen

Abb. 1.70

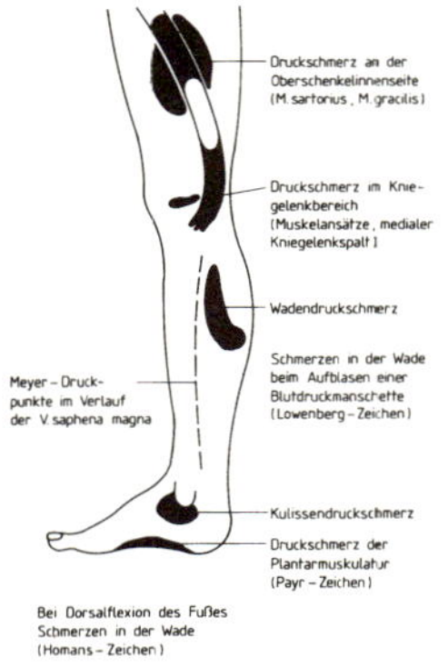

Palpationsstellen zur Diagnostik tiefer Bein- und Beckenvenenthrombosen (aus Lohr/Bös 1998)

Folgen
- **embolische Verschlüsse der Lungenstrombahn** nach Absprengung des Thrombus (etwa 1/3 d. Fälle)
- **postthrombotisches Syndrom** (meist bei Ileofemoralthrombose)
- **Rezidiv**

Diagnostik

Im **Bereich des Adduktorenkanals** sind **derbe, druckschmerzhafte Gefäßstränge tastbar**.

Zur weiteren **Untersuchung** gehört

- sorgfältige **Palpation der Gefäße** in Rückenlage des Patienten unter Einbeziehung der Meyer-Druckpunkte
- Fußsohlenschmerz bei Kompression der Fußsohle (**Payr-Zeichen**)
- rasche Dorsalflektion des Fußes bei gestrecktem Knie (**Homans-Zeichen**)
- **Lowenberg-Test**: Dabei kann nach vergleichender Kompression der Wadenmuskulatur am gesunden Bein ein wesentlich höherer Druck toleriert werden.
- **Labordiagnostik:** D-Dimer-Test nur zur Ausschlussdiagnostik (cave: Spaltprodukte des Fibrins treten auch bei Entzündungsreaktionen, Gravidität, Traumata, Malignomen oder DIC auf!), Thromboplastinzeit, aPTT, Fibrinogen, Thrombozytenzahl, ggf. auch **Thrombophilie-Diagnostik bei erhöhtem Risiko:** APC-Ratio als Screening-Test für das Vorliegen einer Faktor V-Mutation, Bestimmung der Gerinnungs-Inhibitoren Antithrombin, Protein C und Protein S, Ausschluss von Antiphospholipid-Antikörpern (Lupus-Antikoagulanz, Anticardiolipin-Antikörper), Gerinnungsfaktoren- und Homozysteinbestimmung
- Tumor-Diagnostik (Vorsorgeuntersuchungen, abdominelle Sonographie)

Bildgebende Diagnostik

- farbcodierte Duplex-Sonographie (Mehode der 1. Wahl), ggf. wiederholt durchzuführen
- Phlebographie, MR-Phlebographie zur Diagnosesicherung bei Diskrepanz zwischen sonographischem Ergebnis und klinischer Wahrscheinlichkeit

Die Venenthrombose tritt **bevorzugt im Bereich der unteren Hohlvene** auf, weil hier der hydrostatische Druck am höchsten und die Fließgeschwindigkeit des Blutes am niedrigsten ist.

Therapie der Phlebothrombose

Patienten mit einer **tiefen Phlebothrombose** rät man zur absoluten **Ruhigstellung und Hochlagerung** der betroffenen Extremität, da durch die Ablösung eines Gerinnsels die permanente Gefahr der Lungenembolie besteht. Bettruhe, keine Wärmeanwendungen!

Ziel der Behandlung ⇒ Verhindern einer Lungenembolie sowie der chronisch-venösen Insuffizienz

Antikoagulanzienbehandlung (bei fehlender Indikation zur Thrombektomie bzw. fibrinolytischen Therapie)

- **Vorzugsweise ab der Diagnosestellung:** Heparingabe i.v. parallel zur oralen Antikoagulation mit Cumarinen (z.B. Marcumar®) bis zum Erreichen des therapeut. Quick-Werts (15–33%; INR-Wert 2–3), dann Heparin absetzen und weitere Medikation mit Marcumar für mindestens 6 Monate (bei rez. Thrombosen und Thrombosen im Becken- und Oberschenkelbereich für 1 Jahr); bei Kontraindikation gegen Marcumar: ambulante **Heparinisierung in PTT-wirksamer Dosis** (pTT 1,5- bis 2fach ↑) mit unfraktioniertem oder niedermolekularem Heparin (z.B. Enoxaparin, Nadroparin)

Indikation zur fibrinolytischen Therapie besteht bei Thromboseausdehnung in die singulär angelegten Venen der Popliteal- oder Iliakalregion und bei Patienten mit einer Lebenserwartung von >5 Jahren, die das Akutrisiko der fibrinolytischen Therapie eingehen wollen, um das Risiko eines postthrombotischen Syndroms möglichst gering zu halten.

Tab. 1.15 Beispiele zur fibrinolytischen Therapie

	Urokinase	Streptokinase	rtPA	Heparingabe
Bolus-Lyse bei massiver Embolie	2–3 Mio. E in 5–10 min	9 Mio. E in 6 h	50 mg als Bolus dann 50 mg in 90 min	nach dem Bolus
Standard-Lyse Initialdosis Erhaltungsdosis	• 250.000 E in 3–5 min • 100.000 IE/h	• 250.000 E in 30 min • 100.000 E/h	• 50 mg in 3–5 min • 60 mg in 24 h	bei Urokinase und rtPA immer, bei Streptokinase spätestens ab 2. Tag
Wirkdauer	4–6 h	2-4 h	<5 min	

Thrombektomie (Fogarty-Katheter) bei Thrombosen oberhalb des Leistenbandes, bei Phlegmasia coerulia dolens und **bei Kontraindikation gegen Fibrinolyse**

Thromboseprophylaxe

- Behandlung von Grunderkrankungen (z.B. Varikosis, AT-III-Mangel)
- postoperative Frühmobilisation
- **Medikamente** ⇒ **Antikoagulanzien** (Heparin, Phenprocoumon), **Thrombozytenaggregationshemmer**, ggf. V.-cava-inferior-Abschirmung bei weiterhin rezidivierenden Lungenembolien

Kontraindikationen einer **systemischen Behandlung** mit **Antikoagulanzien** oder **Fibrinolytika**

- **absolut**
  - **hämorrhagische Diathese (Ausnahme DIC !)**
  - Erkrankungen der Lunge und des Verdauungstraktes, die mit erhöhtem Blutungsrisiko einhergehen (Bronchiektasen, Ulkus, Colitis, Ösophagusvarizen, Neoplasmen, kavernöse Tbc)
  - **Operationen** vor <11 Tagen, ZNS-Operationen (ca. 2 Monate!)
  - nichtkompensierte Hypertonie (**>180/105 mm Hg**) ⇒ Gefahr der Hirnblutung
  - **zerebraler Insult** <6 Monate, Hirnarterienaneurysmen, Hirn-OP <3 Monate
  - **Heparinallergie**, heparininduzierte Thrombopenie (Typ II)
- **relativ**
  - schwere Leber-, Niereninsuffizienz ⇒ Medikation nicht sicher steuerbar
  - akute Pankreatitis, Nephrolithiasis
  - Endocarditis lenta
  - Schwangerschaft und erste Woche postpartal
  - hohes Alter
  - Arterienpunktionen, i.m.-Injektionen, **Liquorpunktionen** (<10 Tage)

Zusätzliche **Kontraindikation für Streptokinase** und **APSAC** (anisoylierter Plasminogen-Streptokinase-Aktivator-Komplex, z.B. Eminase®) ⇒ Streptokokkeninfekt oder Therapie mit diesen Substanzen innerhalb der letzten 6 Monate

Laborwerte zur Therapieüberwachung

- Fibrinogen, Plasmathrombinzeit, Thrombozytenzahl (in den ersten 3 Wochen mehrfach kontrollieren!), Fibrin-Spaltprodukte, Plasminogen, Anti-Faktor-Xa-Spiegel (Heparin-Dosiskontrolle)

INR-Wert zur Überwachung der Antikoagulanzientherapie

Der früher gebräuchliche Quick-Wert weist erhebliche Schwankungen der Messergebnisse auf. Von der WHO wurde daher der standardisierte **INR-Wert („International Normalized Ratio")** als international anerkannter **Referenzwert zur Überwachung der Antikoagulanzientherapie** eingeführt. Der INR-Wert entspricht der Verlängerung der normalen Gerinnungszeit (**Prothrombinzeit**) eines Patienten im Vergleich zur Prothrombinzeit eines Patientenkollektivs (Normwert nach WHO). Beispiel: INR = 1,0 → Gerinnungszeit normal; INR = 2,0 → Gerinnungszeit verdoppelt. Der INR-Wert verhält sich umgekehrt proportional zum Quick-Wert. Sein **therapeutischer Zielbereich** liegt zwischen 1,5 bis 4,5.

Tab. 1.16 Normalwerte und therapeutische Bereiche des INR-Wertes

INR-Wert	Interpretation
um 1,0	Normaler Wert (entsprechend „Quick" = 70–130%)
2,0 bis 3,0	Zielwert für Vorhofflimmern ohne Klappenfehler, tiefe Venenthrombose, Lungenembolie
2,5 bis 3,5	Zielwert für die meisten künstlichen Herzklappen
3,0 bis 4,0	Zielwert für Doppelklappenersatz, rheumat. Mitralklappenerkrankung
größer 5,0	Blutungsgefahr (entspricht Quick-Wert < 10%)

Hinweise zur Therapie der tiefen Beinvenenthrombose

- Die Akutbehandlung der tiefen Venenthrombose kann mit gleicher Effektivität und Sicherheit ambulant durchgeführt werden
- In zahlreichen Metaanalysen ist belegt, dass **niedermolekulares Heparin** (**NMH**; z.B. Enoxaparin (Clexane®), Nadroparin (Fraxiparin®) für die Therapie der Venenthrombose mindestens genauso effektiv und sicher ist wie **unfraktioniertes Heparin** (**UFH**). Der Zielbereich für den Anti-Faktor-Xa-Spiegel liegt bei zweimaliger täglicher Anwendung zwischen 0,4 und 0,8 I.E./ml (ca. 3 Stunden nach der Injektion) und nach einmaliger täglicher Anwendung zwischen 0,6 und 1,3 I.E./ml. Einzelne Laborkontrollen sind insbesondere bei eingeschränkter Nierenfunktion, länger dauernder Anwendung (> 14 Tage), sehr leichten (< 50 kg) oder sehr schweren (>100 kg) Patienten sinnvoll.
- Beim Einsatz von UFH ist zu Therapiebeginn – im Gegensatz zu NMH – ein intravenöser Bolus erforderlich. Die Dosierung richtet sich nach der aPTT, die regelmäßig kontrolliert werden muss und gegenüber dem Ausgangswert auf das 1,5- bis 2,5fache verlängert sein soll.
- **Gravidität**: Orale Antikoagulanzien sind plazentagängig und kontraindiziert (teratogene Wirkung; Skelettembryopathie). Heparinmoleküle sind demgegenüber nicht plazentagängig. NMH sind wegen ihrer längeren Halbwertszeit, der niedrigen Inzidenz von heparin-induzierter Thrombopenie, und einem möglicherweise geringeren Osteoporose-Risiko unfraktionierten Heparinen vorzuziehen.®
- Eine **thrombolytische Therapie** kann in Einzelfällen bei einer Thrombose der Vena cava superior mit massiver Einflussstauung, bei einer ausgedehnten Mehretagen-Thrombose und einem Lebensalter von bis zu 50 Jahren bei einem Thrombosealter bis zu sieben Tagen erwogen werden.
- Die **chirurgische Thrombektomie** bei tiefer Bein- und Beckenvenenthrombose senkt im Vergleich zur alleinigen Antikoagulation nicht die Rate an Lungenembolien. Unstrittig ist die Indikation zur Thrombektomie beim Vorliegen einer Phlegmasie zum Erhalt der Extremität durch Verbesserung des venösen Rückstroms.

Thrombophlebitis

Die **oberflächliche Thrombophlebitis** bezeichnet die **blande Entzündung oberflächlicher Venen** als Ausdruck einer Thrombusorganisation. Sie tritt meist an Beinen mit vorbestehenden Varizen der Vena saphena auf. An den Armen kann sie iatrogen durch Injektionen oder Infusionen verursacht werden.

Weitere Formen sind die **Thrombophlebitis migrans,** eine rezidivierende Thrombophlebitis mit wandernder Lokalisation, die auch die Arme betrifft oder die idiopathische Thrombophlebitis der seitlichen Thoraxvenen (**M. Mondor**). Im Gegensatz zur **tiefen Phlebothrombose** besteht bei der oberflächlichen Thrombophlebitis **keine Schwellung der Extremität**, da etwa **75 %** des Blutes durch die tiefen Venen abfließen können!

Differentialdiagnostische Kriterien

Die **akute Thrombophlebitis** geht mit lokalisiertem Schmerz und einer **strangförmig verdickten subkutanen Vene** einher. Es bestehen die allgemeinen **Entzündungszeichen**, also Rötung und Hyperthermie, weniger häufig eine bläuliche Verfärbung mit umschriebener entzündlicher Schwellung.

Therapie der Thrombophlebitis

- Anlegen eines Kompressionsverbandes, Aufforderung des Patienten umherzugehen (⇒Vermeidung von Appositionsthrombenbildung)
- ggf. Stichinzission bei frischer Thrombophlebitis
- nichtsteroidale Antiphlogistika (z. B. Diclofenac)
- bei Thrombophlebitis der V. saphena magna oder Bettlägerigkeit ⇒ Low-dose-Heparin-Prophylaxe

Verlauf und Prognose der Phlebothrombose und Thrombophlebitis

- Da die **fibrinolytische Therapie** und die Thrombektomie im Vergleich zur reinen Antikoagulanzientherapie eine **höhere Morbidität und Mortalität** aufweisen, bleiben sie als elektive Maßnahmen jüngeren Patienten mit ausgedehnten Thrombosen vorbehalten!

- Eine **Rekanalisation** durch Auflösen des Thrombus tritt in 60–80% der Fälle ein, wenn zwischen Thrombosebeginn und Behandlung bis zu 6 Tage vergehen. Nach 1–3 Wochen beträgt die Erfolgsrate nur noch 20%.
- Das **postthrombotische Syndrom** tritt selten nach einer Unterschenkelthrombose, dagegen öfter bei einer unbehandelten Ileofemoralthrombose auf. Die resultierende **chronisch venöse Insuffizienz** ist durch ein Stauungsödem sowie im fortgeschrittenen Stadium durch trophische Hautveränderungen (Depigmentierung, Juckreiz, vulnerable Haut und venöse **Ulcera cruris**) vor allem **im Bereich der medialen Fußknöchel** gekennzeichnet.
- Jede **tiefe Venenthrombose** kann zu einer tödlichen **Lungenembolie** und/oder **chronisch-venösen Insuffizienz** führen. Eine **frühzeitige Rekanalisierung** des thrombosierten Gefäßes ist anzustreben, um eine Organisation des Thrombus zu verhindern.
- Eine oberflächliche **Phlebitis** allein führt kaum zu ernsten Komplikationen. Eine **septische Phlebitis** kann zur Bildung septischer Thromben führen. Phlebitiden treten gehäuft bei Malignomen auf.

Verschlüsse großer Organvenen

Venenverschlüsse können **von außen** durch **Tumorwachstum**, **Aneurysmen** oder **von innen** durch **Thromben, entzündliche Veränderungen** oder **Thrombembolien** verursacht werden. Distal des Strombahnhindernisses kommt es infolge erhöhten Venendruckes zur Filtration von Plasmawasser und Elektrolyten, was zum vasogenen Ödem führt. Die Entstehung des **vasogenen Ödems** wird zusätzlich durch Gefäßwandschäden infolge Ischämie begünstigt, da hierdurch die Gefäßpermeabilität steigt.

- **Pfortaderverschluss** führt zum Hypersplenismus und Pfortaderhochdruck, der zur Kollateralbildung (⇒ portokavaler Shunt) disponiert. Man findet klinisch: Ösophagusvarizen, Caput medusae, Hämorrhoiden sowie Anämie, Leukopenie, Thrombopenie, Diarrhö, Malabsorption und Blutungen in den Magen-Darm-Trakt.
- **Hirnvenenverschluss** führt zum vasogenen Hirnödem mit Hirndruckanstieg und nachfolgendem Hirntod.
- **Thrombosierung der V. axillaris oder der V. subclavia** führt zum Anschwellen der betroffenen Extremität mit fleckförmig livider Verfärbung und Kraftlosigkeit des Armes. Ursächlich können Mediastinaltumore sein.
- Bei der **Phlegmasia coerulea dolens** handelt es sich um eine schlagartig einsetzende Thrombosierung des gesamten Venensystems der unteren Extremität. Nach massiver Schwellung steigt der Venendruck so stark an, dass sekundär auch der arterielle Blutfluss blockiert sein kann. Durch hypoxämische Schädigung (⇒ fleckförmig livide Verfärbung der Extremität) kann es zur **Gangrän** kommen. Durch den erheblichen Flüssigkeitsverlust in die betroffene Extremität besteht die **Gefahr eines hypovolämischen Schocks**. Die Letalität beträgt **10 %,** bei eingetretener Gangrän bis zu **50 %.**

1.13 Angiologie – Lymphsystem

Allgemeines

Pathophysiologie

Das **Lymphsystem** drainiert interstitielle Flüssigkeit.

- **Ursachen für verminderten Lymphfluss** sind Hypotonie, Hypovolämie, Anlagestörungen ⇒ Hypoplasie der Lymphgefäße, Lymphangiopathia obliterans und viszerale Lymphangiopathien.
- **Ursachen für gesteigerten Lymphfluss** sind intravenöse Infusion, fettreiche Ernährung (Chylomikronentransport), Hypervolämie, **Leberzirrhose** (portale Hypertension ⇒ Filtrationsdruck ↑), **Linksherzinsuffizienz** (⇒ Lymphproduktion in der Lunge ↑) und **Rechtsherzinsuffizienz** (⇒ Leberlymphe ↑).

Bei einer **Überlastung der Transportkapazität des Lymphsystems** bilden sich **Ödeme**. Durch die Ödembildung wird der interstitielle Raum so lange ausgeweitet, bis sich ein neues Gleichgewicht zwischen Filtration einerseits, Resorption und Lymphabfluss andererseits einstellt.

Lymphödem

Lymphatische Abflussstörungen führen zum Lymphödem.

- **Primäres Lymphödem** durch eine Fehlanlage der Lymphgefäße ⇒ **entwickelt sich von distal nach proximal** (Fußrückenödeme)
- **Sekundäres Lymphödem** posttraumatisch, postoperativ, bei Lokalinfektionen (Erysipel) oder parasitischem Befall (Filarien), als Folge einer Überlastung der Transportkapazität bei ausgeprägter Varikosis bzw. **thrombotischem Syndrom**, neoplastisch und nach radiotherapeutischer bzw. nuklearmedizinischer Tumortherapie. Es resultiert auch nach der operativen Entfernung von Lymphknoten im Rahmen einer Tumortherapie. Seine Entwicklung verläuft **von proximal nach distal!**
- Lymphödem des Skrotums u. a. durch Lymphgefäßkompression im Abdomen (z. B. Tumor), Filariasis oder beim Nonne-Milroy-Meige-Syndrom (idiopathisches Lymphödem)

Während das venöse Ödem die **Zehen** meistens ausspart, sind diese **beim lymphatischen Ödem immer beteiligt**! Typisch sind tief einschneidende Querfalten an den Zehen (Stemmer-Zeichen).

Stadien des Lymphödems
- Stadium I ⇒ reversibles Lymphödem
- Stadium II ⇒ irreversibles Lymphödem
- Stadium III ⇒ Elephantiasis

Das **Lymphödem** erzeugt niemals Schmerzen. Im Gegensatz zur venösen Insuffizienz bleibt die Hautfarbe unauffällig. Allerdings geht auch das Lymphödem mit einer **Induration** (⇒ Stimulation von Fibroblasten zur Proliferation und vermehrten Kollagenbildung) einher. **18 %** der Patienten weisen sporadische oder rezidivierende Streptokokkeninfektionen **(Erysipelschübe)** auf, da durch die Störung des Lymphabflusses die Infektionsabwehr geschwächt ist und der hohe Proteingehalt der lymphostatischen Ödemflüssigkeit eine Grundlage für die Vermehrung von Mikroorganismen bietet.

Diagnostik

Darstellung des Lymphgefäßverlaufs durch

- subkutane Farbstoffinjektion (Aufnahme des Farbstoffs durch die oberflächlichen Lymphgefäße)
- Lymphangiographie (radiologische Darstellung auch tieferer Gefäße)
- Lymphsequenzszintigraphie

Elephantiasis

- **Elephantiasis** = Endstadium des chronischen Lymphödems ⇒ massiv geschwollene Gliedmaßen durch Lymphstauung mit irreversibler Bindegewebsvermehrung. Dadurch Spannungs- und Schweregefühl in den betroffenen Gliedmaßen, oft begleitende **Erysipelschübe,** Ekzeme oder Ulzera
- **Mögliche Ursachen** sind radikale axilläre Lymphektomie und/oder Radiatio.
- **Diagnostik** wie Lymphödem

Lymphangitis und Lymphangiosis

Lymphangitis

- lokale Entzündung eines Lymphgefäßes meist durch bakterielle Infektionen der Haut (oft Streptokokken ⇒ Phlegmone)

Symptomatik

- unter der Haut gelegener, roter warmer und druckempfindlicher Streifen mit begleitender Lymphadenitis, Schüttelfrost und remittierendem Fieber

Therapie:

- Ruhigstellung, Antibiotikagabe, ggf. chirurgische Sanierung
  Unbehandelt resultiert eine weitere proximale Ausbreitung mit Phlegmone und Ulzerationen entlang den betroffenen Lymphgefäßen.

Lymphangiosis

- Lymphangiosis carcinomatosa bezeichnet die Ausbreitung bösartiger Geschwülste in den Lymphwegen, wie sie u. a. beim Mammakarzinom vorkommt.

2 Blutzellsystem und Hämostase

2.1 Erkrankungen des erythrozytären Systems

Abb. 2.1

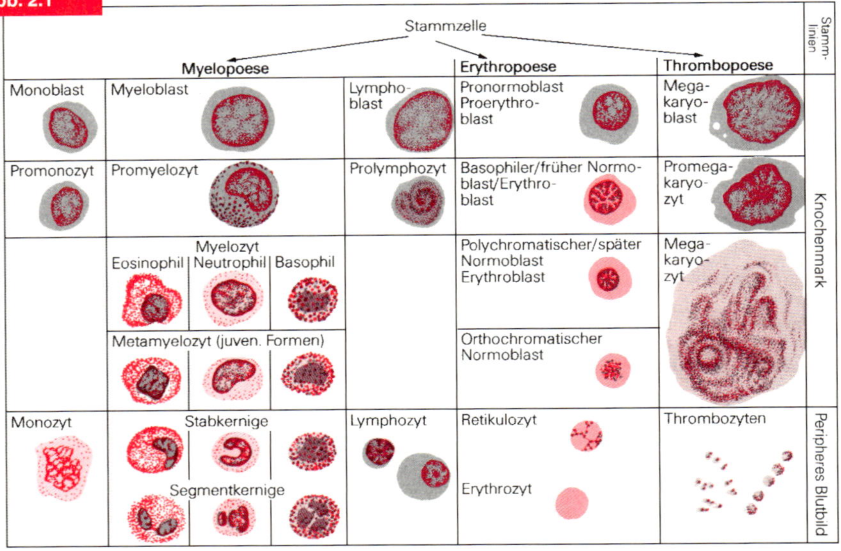

Stufen der Blutbildung (aus Droste/Planta 1993)

Erythropoetin

Hämatopoetische Wachstumsfaktoren werden nicht konstitutiv sondern nur **von aktivierten Zellen synthetisiert**.

Die **Erythropoese** unterliegt der sauerstoffabhängigen Rückkopplung durch **Erythropoetin**, das von den Nieren (beim Erwachsenen etwa **90 %**) und der Leber (etwa **10 %**) gebildet wird.

Erythropoetin stimuliert die Knochenmarksstammzellen der Erythropoese zu vermehrter Teilungsaktivität und ist an der Differenzierung von Thrombozyten beteiligt. Dieser Mechanismus kann prinzipiell als Kompensation bei einer Anämie ablaufen. Voraussetzung ist jedoch eine **intakte Nierenfunktion**, **kein aplastisches Knochenmark** und eine ausreichende Versorgung mit den Ausgangsstoffen der Erythropoese (Eisen, Vitamin B_{12}, Folsäure etc.).

- **Erhöhte Erythropoetinspiegel** finden sich **bei lokalem** (z. B. Nierenzysten) **und systemischem** (Anämie, kardiopulmonale Insuffizienz) **Sauerstoffmangel** und beim Hypernephrom (paraneoplastisch).
- **Verminderte Erythropoetinspiegel** finden sich u. a. bei renaler Anämie (Niereninsuffizienz) und Polycythaemia vera (neoplastische Proliferation der Erythropoese).

Anämie

Befunde

- **Hämoglobinkonzentration** (Hb) beim **erwachsenen Mann <13,5 g/dl**, bei der **Frau <12 g/dl**
- **Erythrozytenzahl** beim **erwachsenen Mann <4,3 Mill./mcl**, bei der **Frau <3,9 Mill./mcl**
- **Hämatokritwert** (Hk) beim **erwachsenen Mann <40 %**, bei der **Frau <37 %**

Unspezifische Symptome

- Blässe der Haut und Schleimhäute
- Schwächegefühl und Konzentrationsmangel
- Hypoxämie ⇒ Dyspnoe
- Tachykardie
- Schwindelgefühl
- Tinnitus
- Kälteempfindlichkeit

Differentialdiagnostisch haben die zuvor genannten Symptome keine Bedeutung. Sie finden sich bei nahezu jeder Anämie in unterschiedlicher Ausprägung.
Je nach Ausprägung der Anämie wirken die Patienten **blass nicht jedoch zyanotisch**! Eine Zyanose ist bei einer schweren Anämie nicht zu erwarten, da ein absoluter Anteil von **mehr als 5 g %** an **desoxygeniertem Hämoglobin** notwendig wäre, um das Blut dunkel zu färben.

Proerythrozyten, die maximal zwei Tage alt sind und deren netz- oder fadenförmigen Reste von Ribonukleinsäuren mit Supravitalfärbung darstellbar sind, bezeichnet man als **Retikulozyten**. Ihr Anteil im Blut gibt Auskunft über die **Knochenmarkleistung** bei der **Erythropoese:**

- **Hyperregeneratorische Anämie** ⇒ Retikulozyten und Erythroblasten vermehrt; dabei sind Verbrauch und Produktion zirkulierender Zellen gesteigert, die Bilanz ist jedoch negativ.
- **Hypo- oder aregeneratorische Anämie** ⇒ Retikulozyten und Erythroblasten vermindert; die Produktion zirkulierender Zellen ist herabgesetzt.

Diagnose einer Anämie (Hb↓) nach MCH, MCV, Serumferritin und Retikulozytenzahl:
hypochrom-mikrozytär (MCH u. MCV ↓)

- Ferritin vermindert ⇒ Eisenmangelanämie
- Ferritin normal oder erhöht ⇒ sekundäre Anämie bei Tumor oder Entzündung
- Ferritin erhöht ⇒ Eisenverwertungsstörung, Thalassämie

normochrom-normozytär (MCH u. MCV normal)

- Retikulozyten vermindert ⇒ renale Anämie, aplastische Anämie
- Retikulozyten normal ⇒ sekundäre Anämie bei Tumor oder Entzündung
- Retikulozyten erhöht ⇒ hämolytische Anämie, Regenerationsphase, Blutungsanämie

hyperchrom-makrozytär (MCH u. MCV ↑)

- Retikulozyten grenzwertig normal oder vermindert ⇒ megaloblastäre Anämie (Vit. B_{12}-, Folsäuremangel, Alkoholismus, Lebererkrankung, Zytostatika)
- Retikulozyten erhöht ⇒ hämolytische Anämie, Regenerationsphase

Erythrozytometrie

- **MCH** (mean corpuscular haemoglobin) bezeichnet den mittleren absoluten Hämoglobingehalt des Einzelerythrozyten in Picogramm: Hb-Gehalt (in g%) × 10/(Ery(in Mio)/µl); Normwert 27–34 pg
- Das **MCV** (mean corpuscular volume) bezeichnet das durch elektronische Messung bestimmte oder aus dem Hämatokrit und der Erythrozytenzahl berechnete mittlere zelluläre Volumen der einzelnen Erythrozyten; Normwert: 85–100 fl.
- **MCHC** (mean corpuscular hemoglobin concentration) bezeichnet die mittlere Hämoglobinkonzentration des einzelnen Ery (in %); berechnet als: Hb in g/100 ml × 100/Ery-Volumen (Hämatokritwert). Normalwert 34% (bei 16 g/dl Hb u. Hämatokrit 47).

Hämolytische Anämien

Anämie durch **verkürzte Erythrozytenlebenszeit** (normal etwa 120 Tage)
Das **freigesetzte Hämoglobin** wird im Plasma sofort an **Haptoglobin, Hämopexin** und **Albumin** gebunden. Hämoglobin-Haptoglobin- bzw. Hämoglobin-Hämopexin-Komplexe werden in der Leber metaboli-

siert, während Methämalbumin (Komplex aus Häm und Albumin) einige Tage zirkuliert. Beim Überschreiten dieser Proteinbindungskapazität resultiert eine **Hämoglobinurie**.

Formen

- **Korpuskuläre hämolytische Anämien** entstehen durch **angeborene Störungen der Erythrozyten:**
  - **Membrandefekte** (z. B. Sphärozytose, Elliptozytose)
  - **Enzymdefekte** (z. B. enzymopenische hämolytische Anämie)
  - **Störungen der Hämoglobinsynthese** bei Hämoglobinopathien

- **Extrakorpuskuläre hämolytische Anämien** entstehen als
  - immunhämolytische Anämien durch **Isoantikörper** (z. B. Rh-Inkompatibilität, Transfusionszwischenfälle)
  - **autoimmunhämolytische** Anämien (z. B. Wärme- oder Kälteantikörper)
  - hämolytische Anämien durch physikalische (z. B. künstliche Herzklappen ⇒ Fragmentozyten) und chemische **Noxen** (Blei, Nitrokörper, Benzol, auch Arzneimittel)

  oder durch **Hämolyse** bei
  - Infektion mit **Mikroorganismen** (Malariaplasmodien)
  - **Stoffwechselstörungen** (z. B. Zieve-Syndrom bei alkoholtoxischem Leberschaden)
  - **Mikroangiopathien** (z. B. hämolytisch-urämisches Syndrom, Moschcowitz-Syndrom)

Pathogenese

Hämolytische Anämien entstehen durch
- **gesteigerten intravasalen Zerfall** roter Blutkörperchen
- **beschleunigten Abbau** der Erythrozyten im RES (Milz, Leber)

Die **Anämie** resultiert, wenn das Knochenmark nicht mehr in der Lage ist, die gesteigerte Erythrozytenelimination in der Milz durch eine erhöhte Produktion von Erythrozyten zu kompensieren.
Die **Ursache** dieser frühzeitigen Elimination kann bei den Erythrozyten selbst (**korpuskuläre Defekte**) oder durch exogene Einflüsse (**extrakorpuskuläre Faktoren**) bedingt sein.

Diagnostik

Hämolytische Anämie ⇒ Erythrozytenlebenszeit ↓ ⇒ Hämolysezeichen:
- **Serumeisenspiegel** ↑. Da mehr Eisen an das Transportprotein Transferrin gebunden ist, nimmt die freie Eisenbindungskapazität (freies Transferrin) ab.
- **LDH, HBDH** ↑
- **Retikulozyten** ↑
- **indirektes Bilirubin** ↑ (Urobilinogenurie)
- **Haptoglobin** (bei intravasaler Hämolyse), **Hb, Erythrozytenkonzentration und Hk** ↓

Beispiele für Erythrozytenmembrandefekte:

Hereditäre Sphärozytose (Kugelzellanämie)

Pathogenese

- **meist autosomal-dominanter Erbgang** (Defekt auf Chromosom 8)
- **Defekt von Strukturproteinen** (meist Spectrin) an der Innenseite der Erythrozytenmembran ⇒ Bildung charakteristischer **Kugelzellen** (Sphärozyten) mit **verminderter osmotischer Resistenz** und verkürzter Lebenszeit

Beim Passieren der Milz brauchen die Kugelzellen mehr Zeit, was zunächst zu einer metabolischen Schädigung und schließlich zur Lyse der Zellen führt. Dieser Vorgang ist Ursache der **immer bestehenden Splenomegalie**.

Symptome

- Splenomegalie (fakultativ)
- häufig Cholelithiasis durch das in großen Mengen anfallende (indirekte) Bilirubin
- ggf. mäßig ausgeprägter Ikterus
- Knochenmarkshyperplasie
- gel. Osteoporose, Polydaktylie und Turmschädelform
- ggf. hämolyt. Krisen mit Ikterus, abdominelle Schmerzen und Fieber
- selten aplastische Anämie infolge interkurrenter Infekte (z. B. Parvoviren ⇒ Knochenmarksuppression)

Diagnostik

- meist **normochrome Anämie** (MCH normal) mit **Hämolysezeichen** (s. dort) und **Kugelzellen** (ohne zentrale Aufhellung)
- verminderte Spektrinkonzentration nachweisbar; erhöhte osmotische Fragilität der Erythrozyten
- Um Nebenmilzen zu erfassen, sollte vor einer Splenektomie eine Milzszintigraphie durchgeführt werden.

Therapie

Therapie der Wahl ist die **Splenektomie möglichst zwischen dem 5. und 45. Lebensjahr**, da hierdurch eine normale Lebensdauer der Sphärozyten erzielt wird.

Abb. 2.2

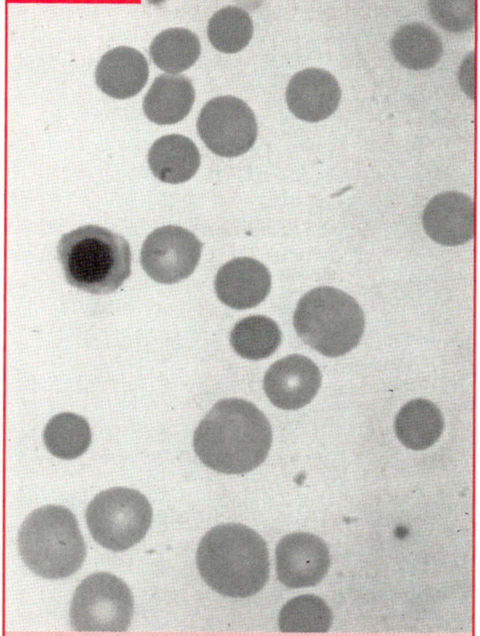

Kugelzellen (Sphärozyten), (IMPP-Prüfungsabbildung)

Vor der Splenektomie ⇒ prophylaktische Pneumovax®-Impfung, um eine **Postsplenektomie-Sepsis** zu verhindern!

Nach Splenektomie ⇒ Jolly-Körperchen (= Chromatinreste) in den Erythrozyten sowie **passagere Thrombozytose**; bei Thrombozytenwerten über 500.000/mm^3 ⇒ **Thromboseprophylaxe** in den ersten postoperativen Tagen mit Heparin (3 × 5.000 IE s. c.), in der Folgezeit mit Thrombozytenaggregationshemmern (z. B. Acetylsalicylsäure)

Kongenitale Elliptozytose

- **Defekt oder Mangel an Spektrin, Ankyrin oder Protein 4.1 bzw. 4.2** in der Erythrozytenmembran ⇒ ovale Verformung der Erythrozyten, die asymptomatisch oder hämolytisch auftreten kann
- Die **verkürzte Erythrozytenlebenszeit** ist auf einen ähnlichen Mechanismus wie bei der Sphärozytose zurückzuführen.

Akanthozytose

- **Synthesestörung im Bereich der Membranlipide**, die gemeinsam mit einer A-Beta-Lipoproteinämie auftritt und zu Zytoskelettveränderungen der Erythrozytenmembran führt ⇒ **stechapfelförmige Erythrozyten mit defekten Membranen**, die in der Milz vermehrt sequestriert werden

Enzymopenische hämolytische Anämien

Enzymdefekte der Erythrozyten werden zur Gruppe der **enzymopathischen hämolytischen Anämien** gerechnet (nicht Hämoglobinopathie!).

Pathogenese

- **Erbgang** immer autosomal-rezessiv ⇒ hämolytische Anämien nur bei Homozygoten!
- **Pathomechanismus**: ATP aus der Glykolyse hält den Na^+/K^+-Gradienten an der Erythrozytenmembran aufrecht. Enzymdefekte der erythrozytären Glykolyse können daher zur hämolytischen Anämie führen.

Formen

Enzymdefekte der **anaeroben** erythrozytären **Glykolyse**

- **Pyruvatkinasemangel** (am häufigsten, s. u.)
- Hexokinasemangel
- Glyzeratkinasemangel
- Fruktose-1,6-bisphospat-Aldolasemangel u. a.

Enzymdefekte in der aeroben erythrozytären Glykolyse

- **Glucose-6-Phosphat-Dehydrogenase (G-6-P-DH)-Mangel** (am häufigsten, s. u.)
- Glutathionmangel
- Glutathionperoxidasemangel
- Glutathionreduktasemangel
- 6-Phosphoglukonat-Dehydrogenase-Mangel

Beispiele für enzymopenische hämolytische Anämien

Pyruvatkinasemangel

Symptomatik, Diagnostik

- hämolytische Anämie, Splenomegalie
- im Blutausstrich Akanthozyten
- **Nachweis einer** verminderten **Pyruvatkinase**-Aktivität der Erythrozyten, ggf. ATP-Bestimmung zur weiteren Diagnostik

G-6-P-DH-Mangel (Störung im Hexosemonophosphatshunt)

Pathogenese

- **Erbgang** ⇒ X-chromosomal-rezessiv (bei **10 %** der amerikanischen Farbigen; häufig auch bei Asiaten, Afrikanern und in der Mittelmeerregion); Farbige weisen Defektvariante A auf (G-6-PD ≙ 15 %) während die mediterrane Defektvariante mit stärker reduzierter Enzymaktivität (G-6-PD ≙ < 1 %) einhergeht. Die Erkrankung geht mit erhöhter **Malariaresistenz** einher (wie Sichelzellanämie) ⇒ Selektionsvorteil.
- **G-6-P-DH-Mangel ⇒ Bildung von reduziertem Glutathion (= Oxidationsschutz)** ↓ ⇒ Peroxide schädigen Erythrozyten ⇒ Oxidation des Hämoglobins und der Erythrozytenmembran ⇒ **hämolytischer Schub**

Der Enzymdefekt selbst würde noch keine Hämolyse auslösen. Bei akuten Infektionen, Fieber, einer diabetischen Azidose oder etwa 2 Tage nach der **Applikation von Medikamenten**, die Peroxide bilden, wie Sulfonamiden, Nitrofurantoin, Antipyretika (Salizylate) oder Antimalariapräparaten treten jedoch **hämolytische Schübe** (Methämoglobinbildung) auf, die durch **Hämoglobinurie zum akuten Nierenversagen** führen können.
Auch der Genuss von **Favabohnen** kann bei diesem Personenkreis zur Hämolyse (⇒ Hämoglobinurie) führen.

Labor

- Nachweis einer verminderten G-6-PD-Aktivität der Erythrozyten
- im Schub ⇒ meist **normochrome Anämie** (MCH normal) mit **Hämolysezeichen** (s. dort) und **Kugelzellen**

- im Schub ⇒ Bildung von Heinz-Innenkörperchen (= Denaturierungsprodukte des Hämoglobins), **„Bite-Zellen"** im peripheren Blut

Therapie
- Meiden auslösender Noxen
- bei **akutem Nierenversagen** infolge einer hämolytischen Krise ⇒ **forcierte Diurese** durch Gabe von Furosemid (z.B. Lasix®) und Infusion von mehreren Litern Elektrolyt- und Glukoselösung

Abb. 2.3

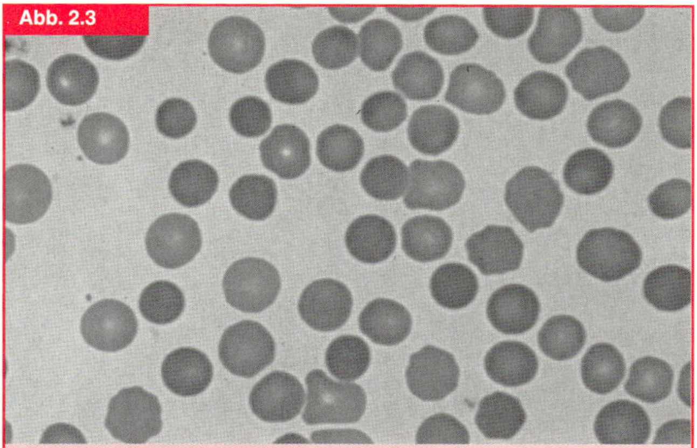

Bite-Zellen im Blutausstrich bei G-6-P-DH-Mangel (IMPP-Prüfungsabbildung)

Pathologische Hämoglobinverbindungen

Methämoglobinämien

Eisen liegt im normalen **Hämoglobin** als **Fe^{2+}** vor, im **Methämoglobin** als **Fe^{3+}**. Methämoglobin kann keinen Sauerstoff transportieren, da es bereits in einer höheren Oxidationsstufe vorliegt. Normalerweise finden sich etwa **0,2–1** % des Blutfarbstoffes als Methämoglobin.

Pathogenese
kongenital
- Met-Hb-Reduktasemangel
- Glyzerin-3-P-Dehydrogenasemangel
- Hämoglobinopathien (z.B. HbM Boston, HbM Oldenburg)

erworben
- medikamentös (Phenacetin)
- toxisch (Anilinderivate, Nitrite)

Klinisches **Leitsymptom** aller Methämoglobinämien ist die **Zyanose**. Sie entsteht ab einer Konzentration von **5 mg % Met-Hb** durch die bräunlich-blaue Farbe des reduzierten Hämoglobins. Reaktiv entsteht fast immer eine Polyglobulie.

Hämoglobinopathien

Hämoglobin ist ein **Chromoproteid**, d.h. es besteht aus einer Farbstoffkomponente (Häm) und einem Eiweißanteil. Vier Farbstoffgruppen sind mit vier Polypeptidketten zu einem Molekülaggregat (**Hämoglobin**) zusammengeschlossen.
Dabei sind jeweils 2 Polypeptidketten chemisch identisch. Beim Hämoglobin des Erwachsenen (**HbA**; **A = adult**) bezeichnet man die zwei Kettenpaare als **α-Ketten** und **β-Ketten**.

Das **Hämoglobin des menschlichen Feten** (**HbF**) unterscheidet sich vom **Erwachsenen-Hb** dadurch, dass an Stelle der **β-Ketten** Polypeptide mit einer anderen Aminosäurensequenz, so genannte **γ-Ketten**, eingebaut sind. Nach der Geburt wird **HbF** durch das **HbA** ersetzt.

Bei allen **Hämoglobinopathien** ist die **Aminosäuresequenz der Polypeptidketten** an einer bestimmten Stelle **verändert**.
Einzelne Hämoglobinopathien wurden nach dem Entdecker, dem Ort der Entdeckung oder nach dem Eigennamen des Patienten benannt **(HbC, HbD, Hb Lepore, u.a.)**. Mehr als 250 Hämoglobinvarianten, die durch Punktmutation ausgelöst werden, sind bekannt. Aminosäuresubstitutionen im Bereich des Häms führen meist zu deutlich schwereren Erkrankungen (⇒ veränderte Sauerstoffaffinität) als in peripher gelegenen Molekülbereichen. Bei den unterschiedlichen Formen sind die **Symptome Splenomegalie, Anämie und Ikterus** jeweils unterschiedlich stark ausgeprägt.

Thalassämie

Pathogenese

Erbgang ⇒ autosomal-dominant, häufige hypochrome Anämie im Mittelmeerraum

Homozygote Träger leiden an der **Thalassaemia major**, heterozygote Träger an der **Thalassaemia minor**.

Die sehr seltene **α-Thalassämie** ist in ihrer homozygoten Ausprägung bereits intrauterin letal. Die Erkrankung beruht auf einer Mindersynthese der Globulinketten des Hämoglobins, wobei das Fehlen der entsprechenden mRNA ebenso wie auch eine gestörte Transskription oder Translation nachgewiesen werden können.

Abb. 2.4

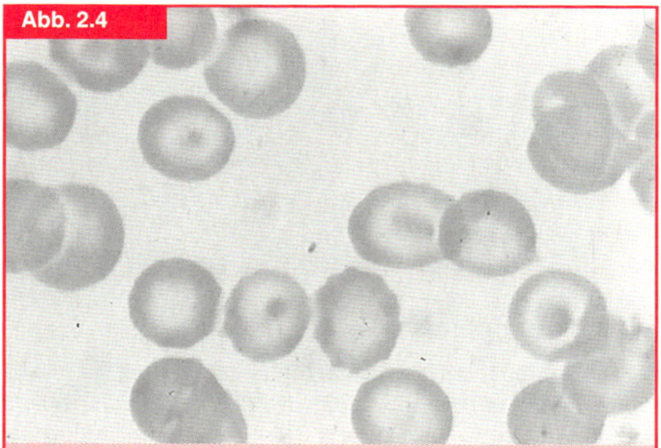

Thalassaemia minor ⇒ Target-Zellen (IMPP-Prüfungsabbildung)

Bei der am häufigsten vorkommenden **β-Thalassämie** ist die **Synthese der β-Ketten** beeinträchtigt. Kompensatorisch werden **vermehrt γ- und δ-Ketten produziert**, wodurch der Anteil des für den Erwachsenen anormalen **HbF und HbA_2 stark erhöht** wird.

Symptome, Diagnostik

- **hypochrome Anämie** mit typischen Targetzellen („**Schießscheibenzellen**")
- **HbF und HbA_2** ↑
- **Hämochromatose** (auch ohne Transfusionstherapie!) mit **Eisenablagerung in Organen** (⇒ Kardiomyopathie) und **im Knochenmark (Sideroblasten**)
- **Hepatosplenomegalie** (frühzeitige Elimination der zirkulierenden Erythrozyten durch die Milz)
- **Hyperplasie des Knochenmarks** mit Erweiterung des Markraumes und **Skelettveränderungen** (röntgenol. Nachweis: „**Bürstenschädel**")
- **Diagnosestellung durch Hb-Elektrophorese**

Bei der **Thalassaemia minor** ist diese Symptomatik nur sehr diskret ausgebildet.

Therapie

- allogene **Knochenmarktransplantation** bzw. **Gentherapie** bei der Majorform
- Gabe von **Erythrozytenkonzentraten**
- **Chelattherapie** mit Desferoxamin (z.B. 100 mg Desferal® binden 8 mg Eisen), ggf. Splenektomie
- Trotz **Hypochromasie** der Erythrozyten ist eine Eisensubstitution **stets kontraindiziert!**

Prognose

- schlecht für Patienten mit der **Major-Form**; selten wird die Pubertät erreicht.

Sichelzellenanämie

Pathogenese

Die **Sichelzellenanämie** ist die **häufigste Hämoglobinopathie**.

Aus der Sicht der Genprodukte besteht bei Heterozygoten eine **kodominante Vererbung** und auf der Ebene des Genotyps ein **autosomal-rezessiver Erbgang**.

Bei der Sichelzellanämie ist Glutamin in Stellung 6 der β-Kette durch Valin ersetzt.

Das resultierende abnorme Hämoglobin wird als HbS bezeichnet. Es erkranken homozygote HbS-Träger, während heterozygote Genträger asymptomatisch sind.

Zu den Sichelzellerkrankungen gehören die homozygote Sichelzellerkrankung (HbSS), die gemischt heterozygote Sichelzell-β-Thalassämie (HbSβ + Thal, HbSβ0 Thal), und die HbSC-, HbSD-, HbSO-Arab- und HbS Lepore-Erkrankung. Die schwersten Verlaufsformen sind die homozygote Sichelzellanämie und die Sichelzell-β0-Thalassämie.

HbS-Träger sind gegen Malariainfektionen resistenter als die übrige Bevölkerung, was die hohe Frequenz des Sichelzellgens (**>10 %**) in malariaverseuchten Gebieten erklärt.

Bei **homozygoten HbS-Trägern** besteht das Hämoglobin zu etwa **20 % aus HbF** und zu **80 % aus HbS**, das im deoxygenierten Zustand intrazellulär präzipitiert (⇒ **Sichelform der Erythrozyten**). Während bei der homozygoten Form vermehrt HbF gebildet wird, fehlt HbA weitgehend oder vollständig.

Abb. 2.5

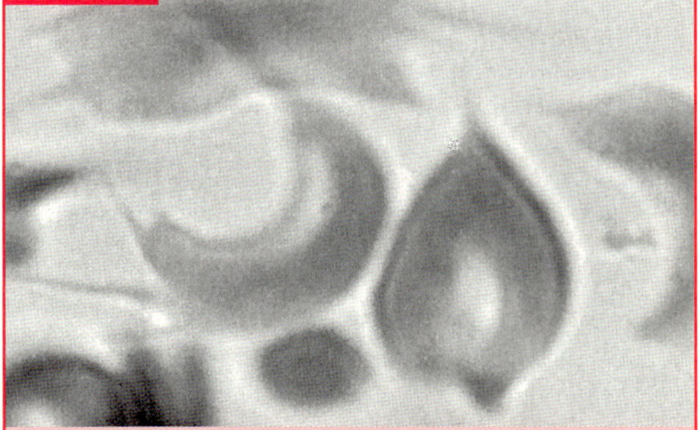

Sichelzellen (aus Stobbe/Baumann 1995)

Symptome, Diagnostik

- **Sichelung der Erythrozyten** (bei Hypoxämie und pH-Abfall), chron. hämolyt. Anämie
- **Viskositätserhöhung** des Blutes und Zirkulationsstörungen
- Ausbildung von Sichelzellpfröpfen mit multiplen **Thrombosen** und schmerzhaften **Organinfarkten** (Milz, Haut, Gehirn, Niere, Darm etc.)
- **Sequestrationskrisen** insbesondere bei Fieber (Infektanfälligkeit↑) und Hypoxie
- nur bei homozygoter Form ⇒ Hepatosplenomegalie

Apparative Diagnostik: Hb-Analyse (Elektrophorese, HPLC oder isoelektrische Fokussierung) zum Nachweis und zur Quantifizierung pathologischer Hämoglobine; Löslichkeitstest zur Identifizierung von HbS.

Therapie

- **Schutzimpfung** gegen Infektionen mit Pneumokokken und Haemophilus influenzae
- Gabe von **Erythrozytenkonzentraten** erst bei Hb-Wert ≤ 6 g/dl oder bei klinischer Symptomatik
- bei Eisenüberladung ⇒ **Chelattherapie** mit Desferoxamin (z. B. 100 mg Desferal® binden 8 mg Eisen), ggf. Splenektomie
- **vasookklusive Krise** ⇒ Hämodilution durch **Hydratation** mit Elektrolytausgleich, Analgetika-Gabe, ggf. Hydroxyharnstoff zur Reduktion von Schmerzkrisen
- ggf. allogene **Knochenmarktransplantation**

Prognose

Schlecht, da die häufigen **ischämischen Infarkte** zu einer progredienten Destruktion der betroffenen Organe (⇒ hochgradige narbige **Schrumpfung der Milz ⇒ Autosplenektomie**) führen. Die Patienten erreichen nur selten das Erwachsenenalter. Patienten mit einem HbF < 10% haben ein höheres Risiko, einen ZNS-Infarkt zu erleiden.

Korpuskulärer Membranverankerungsdefekt

Paroxysmale nächtliche Hämoglobinurie

Pathogenese

Ein erworbener (somatische Mutation einer Stammzelle) Defekt der Zellmembran führt zur vorwiegend im Schlaf auftretenden intravasalen Hämolyse mit Hämoglobinurie. Es besteht eine klonale Erkrankung der myeloischen Stammzelle. Das pathogene Gen konnte auf dem X-Chromosom lokalisiert werden und wird als PIG-A-Gen bezeichnet. Das klinische Krankheitsbild entsteht durch Punktmutation dieses Gens, woraus eine mangelnde Expression von Proteinen zur Biosynthese des Glykosyl-Phosphatidyl-Inositol-Ankers resultiert. Der Membrandefekt geht mit einer ungewöhnlich hohen Sensitivität gegenüber normalem Plasma-C_3 einher, was zu einer vermehrten komplementvermittelten Lyse führt, die bereits durch geringfügige äußere Einflüsse (z.B. pCO_2-Anstieg im Schlaf) ausgelöst werden kann. Nur die Hälfte der Erkrankten erreicht eine annähernd normale Lebenserwartung.

Folgen

- **normozytäre, normochrome Anämie**
- Hämoglobinämie, Hämoglobinurie und Hämosiderinurie
- oft Leuko- und Thrombopenie, die auf eine verminderte Stabilität der betroffenen Zellen zurückgeführt wird
- **Prädisposition für arterielle und venöse Thrombosen** (Freisetzung einer thrombokinaseähnlichen Substanz aus den Erythrozyten)
- ggf. Splenomegalie
- ggf. Niereninsuffizienz

Diagnostik

- verstärkte **Säurehämolyse** (HCl-angesäuertes Blut)
- **Zuckerwassertest** nach Hartman ⇒ vermehrte komplementabhängige Hämolyse in isotonen Lösungen mit niedriger Ionenstärke
- Nachweis des PIG-A-Gens oder von PIG-defizienten Leukozyten (HPLC)

Therapie

- **Erythrozytengabe** bei hämolyt. Krisen (Hb <7 g/dl), ggf. **Kortikosteroide** (Wirkung nicht gesichert)
- **Antikoagulanzien** zur Thromboseprophylaxe
- ggf. allogene **Knochenmarktransplantation**

Autoimmunhämolytische Anämien (AIHA)

Verschiedene Formen hämolytischer Anämien, deren Ursache Autoantikörper sind

Diagnostik

AIHA lassen sich durch **den Nachweis von antierythrozytären Autoantikörpern** identifizieren. Allerdings können Wärme- bzw. Kälteautoantikörper auch in der gesunden Bevölkerung vorhanden sein!

Erythrozytenantikörper

- **IgM-Ak** (bewirkt unmittelbare **Agglutination** durch **direkte Brückenbildung zwischen 2 Zellen**) ⇒ **komplette Ak** (z.B. ABO-Isoagglutinine, Kälteagglutinine)
- **IgG-Ak** (reagiert nur mit 1 Bindungsstelle eines Erythrozyten, wirkt daher blockierend) ⇒ **inkomplette Ak** (z.B. Rhesusisoagglutinine, Wärmeauto-Ak)

Nachweis von inkompletten antierythrozytären IgG-Antikörpern durch **Coombs-Antiserum** (bindet sowohl Antikomplement- als auch Antiglobulin-Ak):

- **direkter Coombs-Test** ⇒ **Nachweis** inkompletter **Ak, die an Erythrozyten gebunden sind** ⇒ Bei positivem Ausfall wird eine autoimmunhämolytische Anämie angenommen.
- **indireker Coombs-Test** ⇒ **Nachweis freier,** inkompletter **Ak im Serum** (z. B. im Serum der Mutter bei Rh-Inkompatibilität)

Ein **positiver indirekter Coombs-Test** (freie Anti-Erythrozyten-Ak) **bei fehlendem positivem direktem Test** ist kein Hinweis auf eine Immunhämolyse. Oft liegen dabei Alloantikörper in der Schwangerschaft, nach Transfusionen oder bei einer Lektinkreuzreaktion vor.

Abb. 2.6

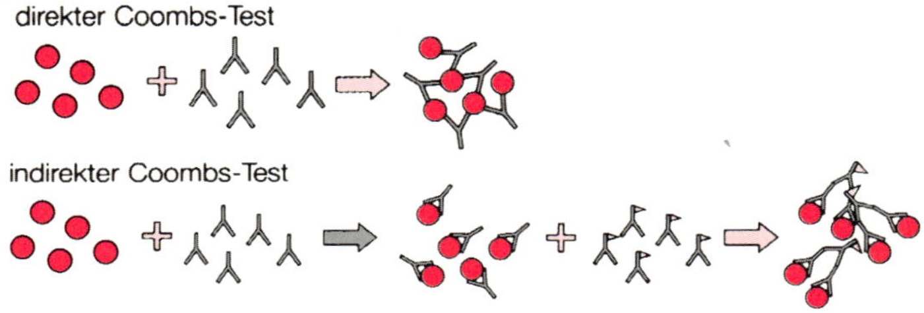

Direkter Coombs-Test / Indirekter Coombs-Test

Wärmeautoantikörperanämie (häufigste Form der AIHA)

Pathogenese

- idiopathisch (45 % der Fälle ohne erkennbares Grundleiden)
- **symptomatische Formen:**
  - Non-Hodgkin-Lymphome (CLL), M. Hodgkin
  - Kollagenosen (systemischer Lupus erythematodes)
  - Retikulosen
  - chronisch-entzündliche Darmerkrankungen (Colitis ulcerosa)
  - Virusinfekte
  - Medikamente (z. B. Antibiotika ⇒ Haptenmechanismus ⇒ Ak gegen den Komplex aus Antibiotikum und Erythrozytenmembran, L-Dopa, Methyldopa u. a.)

Die **Wärmeautoantikörperanämie** tritt **bevorzugt bei** Grunderkrankungen mit **Dys- und Paraproteinämie** (z. B. beim Morbus Waldenström, dem Plasmozytom) auf! Die Anämie kommt häufiger bei Frauen als bei Männern vor und kann schwer verlaufen.

Diagnostik

Bei der **Wärmeautoantikörperanämie (Lederer-Anämie)** ist die **BSG** oft beschleunigt.
Im **Blutbild** findet sich eine deutliche Anämie, die zumeist makrozytär ist, in der akuten Phase auch mikrozytär sein kann. Die Erythrozyten werden vorwiegend in der Milz zerstört.

Die **Retikulozytenzahl** ist stark **erhöht**, die Leukozytenzahl kann erniedrigt oder vermehrt sein. Die **Thrombozytenzahl** bleibt meist im Normbereich, gelegentlich wird eine Thrombopenie beobachtet.

Nachweisverfahren sind der **serologische Nachweis von inkompletten Wärmeautoantikörpern vom IgG-Typ mittels direktem Coombs-Test** (+). Bei hohen Antikörperkonzentrationen wird **auch der indirekte Coombs-Test positiv.**

Therapie

- Behandlung der Grundkrankheit, Absetzen auslösender Medikamente
- **Kortikosteroide** (initial 1,5–2 mg/kg KG/d Prednison oder Prednisolon ⇒ temporäre Remission in ca. 1/3 der Fälle)

- **Immunglobuline** hochdosiert i.v. (⇒ passagere RHS-Blockade)
- **Splenektomie** nur bei Rezidivneigung (bis zu 50 % Remissionen)
- ggf. **Plasmapherese**
- nach Versagen von Kortikosteroiden und Splenektomie ⇒ Behandlung mit **Ciclosporin**, **Azathioprin** (z. B. Imurek®) oder **immunsuppressiven Zytostatika** (z. B. Chlorambucil (z. B. Leukeran®) 4–8 mg p.o./d)
- Bluttransfusionen induzieren zusätzlich **Alloautoantikörper**, wodurch die Hämolyse verstärkt werden kann.

Kälteagglutininkrankheit

Pathogenese

- idiopathisch (selten)
- **akute Form**
  Infekte (z. B. Mononukleose, Mykoplasmenpneumonie, Influenza)
- **chronische Form**
  Non-Hodgkin-Lymphome mit **monoklonaler IgM-Vermehrung** (M. Waldenström), idiopathisch

Es resultiert eine Bildung von Autoantikörpern mit großer Temperaturamplitude vom IgM-Typ (Kälteagglutinine), **die gegen das I-Antigen der Erythrozyten** gerichtet sind. Während akute postinfektiöse Kälteagglutininerkrankungen nach Wochen bis Monaten spontan abklingen können, ist die Prognose bei lymphoproliferativen Erkrankungen vom Verlauf der Grundkrankheit abhängig.

Symptomatik

Die klassische **Trias** der Erkrankung besteht in **kälteinduzierter**

- Blässe und Akrozyanose (Ohren, Finger, Zehen, Nasenspitze), Raynaud-Symptomatik
- hämolytischer normochromer Anämie
- **Hämoglobinurie nach anhaltender** Kälteexposition

Sonderform: Kryoglobulinämie + Hypersensitivitätsangitis (⇒ Purpura, Arthralgien) + glomerulovaskuläre Nephropathie = **Arthralgie-Purpura-Nephritis-Syndrom**

Diagnostik

Die **Diagnose der Kälteagglutinationskrankheit** erfolgt durch den Nachweis des **erhöhten Kälteagglutinationstiters**. Im Blutbild findet man im Anfall eine schnell einsetzende Leukopenie, die bereits 20 Minuten nach der Kälteexposition ihren Höhepunkt erreicht. Das **rote Blutbild** weist nach wiederholter Kälteexposition eine **normochrome Anämie** auf. Die **Blutkörperchensenkungsgeschwindigkeit** ist bei Zimmertemperatur beschleunigt.

Therapie

- Behandlung der Grundkrankheit, Absetzen auslösender Medikamente
- **Vermeiden einer Kälteexposition**
- **Immunsuppressiva bei ausgeprägter hämolyt. Anämie**
- Splenektomie **unwirksam**!
- **ggf. Plasmapherese**
- erst bei **Hb-Werten <7 g/dl** ⇒ gewaschene Erythrozyten möglichst HLA-identischer Spender transfundieren (Durchflusswärmer). Bluttransfusionen induzieren zusätzlich **Alloautoantikörper**, wodurch die Hämolyse verstärkt werden kann.

AIHA durch bithermische Hämolysine vom Typ IgG

Pathogenese

- **paroxysmale Kältehämoglobinurie** (**Donath-Landsteiner-Syndrom**) ⇒ intravasale Hämolyse Minuten oder Stunden nach lokaler Kälteexposition (z. B. Trinken von kaltem Wasser, Händewaschen in kaltem Wasser)

- **IgM-Antikörper** binden sich bei Kälte an die P-Antigene von Erythrozyten; diese werden unter Komplementfixation jedoch erst in der Wärme lysiert. Idiopathisch oder bei Patienten mit angeborener oder erworbener Syphilis oder im Anschluss an eine unspezifische Virusinfektion.

Symptomatik, Diagnostik

- **Befunde:** Schmerzen im Rücken und in den Beinen, Polyneuropathie, Arthralgien, vorübergehende Hepatosplenomegalie, Vomitus, Durchfälle und Hämoglobinurie, leichte Anämie und mäßige Retikulozytose.

Während der Attacken ist der **direkte Coombstest** positiv, in den dazwischenliegenden Perioden jedoch negativ.
Donath-Landsteiner-Test ⇒ Bithermische Hämolysine (D-L-Antikörper) binden bei kalten Temperaturen mit Komplement an das P-Blutgruppenantigen von Erythrozyten und führen bei Erwärmung (37°C) zur Hämolyse.

Therapie

- Behandlung der Grundkrankheit, Absetzen auslösender Medikamente

Anämie durch Störung der Blutbildung

Eisenmangelanämie

Die Eisenmangelanämie ist die **häufigste Anämieform in Mitteleuropa**.

Abb. 2.7

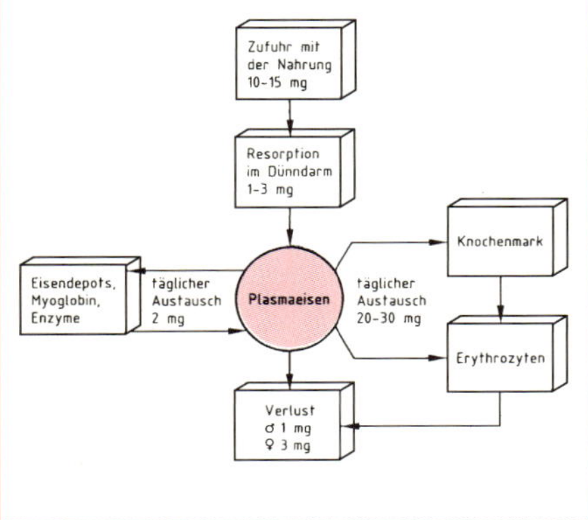

Eisenstoffwechsel in 24 Stunden (aus Lohr/Bös 1998)

Abb. 2.8

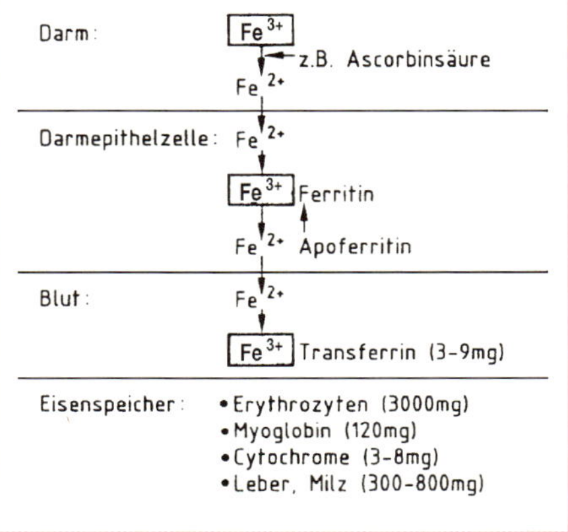

Eisenresorption (aus Lohr/Bös 1998)

Pathogenese

- **hauptsächlich chronische Blutverluste** (**gastrointestinale Blutungen** bei Ulzera und Tumoren, erosiver Gastritis, **Hämolyse, Urogenitaltrakt**: z.B. verstärkte Menstrualblutungen bei Frauen)
- **ungenügende Resorption** (Magen- und Darmresektionen, entzündliche Veränderungen der Schleimhäute des Gastrointestinaltrakts, Anazidität bzw. Achlorhydie des Magens, Zöliakie)
- **erhöhter Verbrauch** (Wachstum, Schwangerschaft, Stillperiode)
- **mangelhafte Zufuhr** (Unter- und Fehlernährung)
- **gestörter Transport** (z.B. Atransferrinämie ⇒ Mangel an Transferrin)
- **gestörte Eisenverteilung** (Tumoren, Infekte, chron. Entzündungen wie rheumatoide Arthritis: Serumeisen ⇒ RHS)

Eine **Eisenresorptionsstörung** kann als Folge einer **unzureichenden Reduktion von Eisen** bei einem ernährungsbedingten Mangel an Ascorbinsäure, Cystein oder Glutathionin auftreten. Auch **resorptionshemmende Substanzen** wie neutralisierende **Antazida**, Agar-Agar, **Phosphat** und der **Getreidebestandteil Phytat** können zum Eisenmangel beitragen.

Der **Atransferrinämie** liegt eine genetisch bedingte Störung der Biosynthese von Transferrin in Hepatozyten zugrunde. Die Patienten weisen eine hypochrome Anämie, Retikulozytose sowie Hämosiderinablagerungen in Leber, Milz und anderen Organen auf. Im Gefolge der Erkrankungen kommt es zur Ausbildung einer Leberzirrhose.

Symptome

- trockene Haut, **dünne, brüchige Fingernägel**, Hohlnägel (Koilonychie), **Haarausfall**
- **Mundwinkelrhagaden**
- **Zungenbrennen** (gel. auch Glossitis) und schmerzhafte **Dysphagie** durch Schleimhautatrophie beim **Plummer-Vinson-Syndrom**
- **Schwächegefühl, Belastungsdyspnoe**
- ggf. **systolisches Geräusch** über dem Herzen durch Strömungsturbulenzen bei verminderter Blutviskosität
- ggf. **Picasyndrom** (Essensgelüste nach Erde oder Farbe)

Diagnostik

Labor

- **hypochrome**, **mikrozytäre** Anämie
- **Poikilozytose** (unregelmäßig geformte Erythrozyten)
- **Anisozytose** (verschieden große Erythrozyten), Anulozyten (ringförmige Erythrozyten) bei Hypochromie
- Hb ↓, Serumeisen ↓, Ferritinspiegel ↓ (= Maß für Speichereisen < 12 ng/ml), totale Eisenbindungskapazität ↑, Transferrin reaktiv erhöht, MCH < 28 pg, MCV < 85 fl

Abb. 2.9

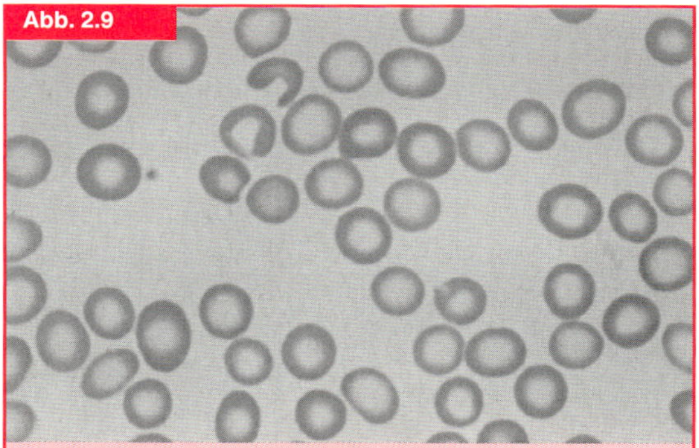

Poikilozytose, Anisozytose und Anulozyten bei Eisenmangelanämie (IMPP-Prüfungsabbildung)

Definitionen

- **Transferrin**, ein β_1-Globulin, **transportiert** das resorbierte **Eisen im Blut** zum Knochenmark und in geringerem Umfang in die Depotorgane Leber und Milz.
- **Eisenbindungskapazität** ⇒ Anteil des freien **Transferrins**, der für die Eisenbindung im Serum verfügbar ist
- **totale Eisenbindungskapazität** entspricht der gesamten **Transferrinkonzentration** (gebundenes und freies) im Serum.
- **Serumferritin** ist ein **eisenspeicherndes Glykoprotein,** von dem gewebetypische Isoferritine in Leber, Darmschleimhaut, Knochenmark und Milz existieren.

Als sicherer differentialdiagnostischer Parameter bei Anämien kommt **Serumferritin** nicht in Frage, da es bei verschiedenen Lebererkrankungen, hämolytischer Anämie, Leukämie, rheumatoider Arthritis, Karzinomen etc. trotz Eisenmangels erhöht sein kann.

Abb. 2.10

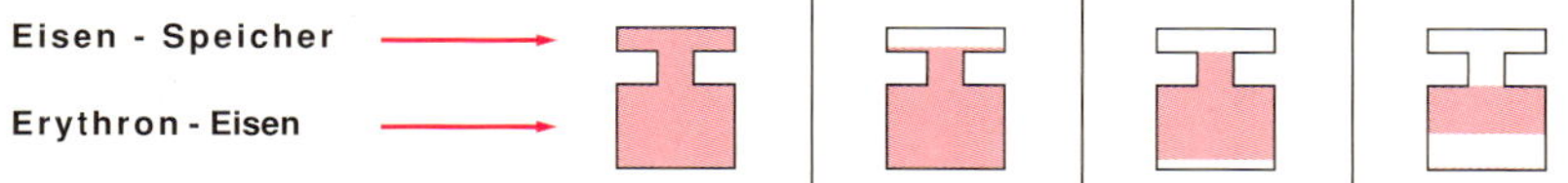

		Normal	Speichereisen-Mangel	Eisen-defizitäre Erythropoese	Eisenmangel Anämie
Knochenmark-Fe	(0-6)	2 - 3+	0 - 1+	0	0
totale Eisenbindungskapazität (TEBK)	(µg/dl)	330 ± 30	360	390	410
Serumferritin	(µg/l)	100 ± 60	20	10	10
Eisenabsorption		normal	↑	↑	↑
Serumeisen	(µg/dl)	115 ± 50	115	< 60	< 40
Eisensättigung der TEBK	(%)	35 ± 15	30	< 15	< 10
Sideroblasten	(%)	40 - 60	40 - 60	< 10	< 10
Ery-Protoporphyrin	(µg/dl Ery)	30	30	100	200
Erythrozyten		normal	normal	normal	mikrozytär
M C H	(pg)		27 - 34		< 27
M C V	(fl)		85 - 100		< 85
M C H C	(g/dl)		31,5 - 36		< 31

Eisenmangelzustände und Laborparameter (aus Classen, Diehl, Kochsiek, 1998)

Therapie

- Behandlung von Grunderkrankungen
- **perorale Gabe** einer **II-wertigen Eisenverbindung** (z.B. 2×1 Tbl. Eisen(II)-sulfat 50 mg/d) bis zur Normalisierung des Blutbildes (etwa 2 Monate), anschließend über den gleichen Zeitraum weiter substituieren, um die entleerten Eisendepots wieder aufzufüllen
- **parenterale Gabe** (III-wertiges Fe, z.B. Ferrlecit® 100 mg i.v. (langsame Injektion)) von Eisenverbindungen nur in Ausnahmefällen (totaler Darmzottenatrophie, Malabsorption)
- Bei **Entzündungs-, Infekt-** und **Tumoranämien** mit normalen Ferritinwerten ist Eisen nicht indiziert.

Abb. 2.11

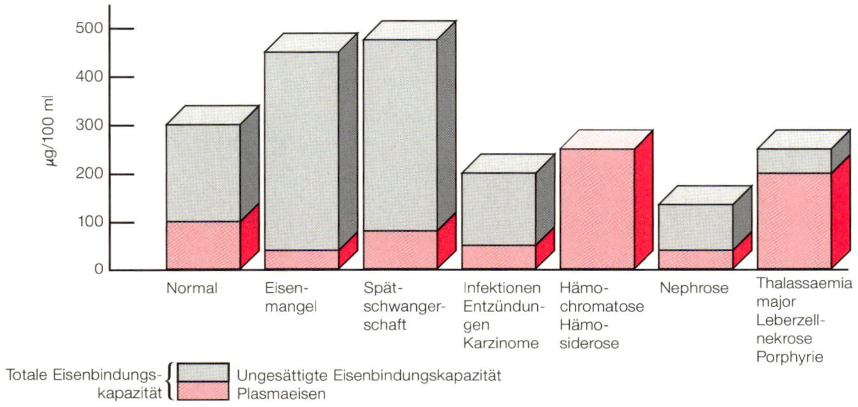

Beziehung zwischen Plasmaeisenkonzentration, ungesättigter und totaler Eisenbindungskapazität bei verschiedenen klinischen Zuständen (mit freundl. Genehmigung der Novartis Pharma GmbH)

Zeitlicher Ablauf
- **Retikulozyten** ↑ 7 bis 10 Tage nach Behandlungsbeginn
- **Hämoglobinwert** ↑ ab der 2.–3. Woche um wöchentlich 0,7–1 g/100 ml
- **Hämoglobin** und **Serumferritin** sollte in einem Zeitraum von 2 Monaten korrigiert sein.
- Zum **Auffüllen der Eisenspeicher** ist eine weitere Substitution über mindestens 3 Monate erforderlich.

Megaloblastäre Anämien (GK 1.9)

Unter dem Begriff „megaloblastäre Anämie" faßt man **Störungen der Erythropoese** zusammen, die mit **einer megaloblastären Transformation des Knochenmarks** einhergehen. Es resultiert eine **makrozytäre hyperchrome Anämie.**

Pathogenese
- **Vitamin-B_{12}-Mangel**
- **Folsäuremangel**

Sowohl **Vitamin B_{12}** (= Extrinsic factor) als auch **Folsäure** wirken auf die Synthese von Desoxyribonukleinsäuren, d.h. beide Substanzen haben Einfluss auf die erythropoetische Proliferationsrate. Mangel an diesen Substanzen führt zu einer **verzögerten Zellteilung**, ohne Beeinflussung des Zellwachstums (**weiterbestehende RNS-Synthese**). Dies erklärt den für diese Anämie typischen Befund der **Riesenzellen (Megaloblasten)**.

Vitamin-B_{12}-Mangel

Pathogenese
- angeborenes **Fehlen des Transportproteins Transkobalamin II** (selten)
- **Mangelernährung**
- **Malabsorptionssyndrome** (M. Crohn, Sprue, exokrine Pankreasinsuffizienz, enterokolische Fistel, Amyloidose)
- **pathologische Darmbesiedlung** (Blind-loop-Syndrom, Befall mit Fischbandwurm)
- **Mangel an „Intrinsic factor"**
  Vorbedingung für die Resorption von **Vitamin B_{12}** im terminalen Ileum ist die Gegenwart von Kalzium und eines von den Parietalzellen des Magens gebildeten Glykoproteids (Intrinsic factor). Bei **chronisch-atrophischer Gastritis** oder nach **Magenresektionen** fällt die Funktion der Parietalzellen aus, und es wird kein Intrinsic factor mehr gebildet.

Sonderform: Anaemia perniciosa
Anämie bei Vitamin-B_{12}-Mangel durch **atrophische Autoimmungastritis Typ A** mit pentagastrinrefraktärer Anazidität, hervorgerufen **durch Autoantikörper gegen Parietalzellen und Intrinsic factor**

Symptome
Trias: Hämatologische + gastrointestinale + neurologische Symptome
- **Gastrointestinales Syndrom**
  - Hunter-Glossitis, atrophische Autoimmungastritis Typ A
- **Neurologisches Syndrom**
  - **funikuläre Myelose** mit ataktischem Gang, **psychotischer Symptomatik** und **Gedächtnisstörung**
  - **polyneuropathische Schmerzen und Parästhesien** in den Extremitäten
- **ggf. diskret ausgebildeter Ikterus** durch „ineffektive Erythropoese", bei der erythropoetische Zellen schon im Knochenmark zerfallen. Eine Hämosiderose der Leber kann auftreten.

Diagnostik

Labor

- **Blutausstrich ⇒ hyperchrome Megalozyten**, meist eine Leuko- und Thrombopenie, übersegmentierte Granulozyten
- **laborchemisch ⇒ MCH** (>34 pg) und **MCV** (>95 fl)↑, Eisenserumspiegel↑, indirektes Bilirubin↑, LDH↑, **oft Panzytopenie**

spezielle Diagnostik

- **Schilling-Test** (Radio-Vitamin- $\mathbf{B_{12}}$-Resorptionstest durch Gabe eines mit ^{58}Co-markierten Vitamin- $\mathbf{B_{12}}$-Präparats ⇒ Aktivität im Sammelurin bestimmt, bei vermindertem Wert ⇒ gleiches Procedere + Gabe von Intrinsic factor)
- Bestimmung des **Vitamin-$\mathbf{B_{12}}$-Spiegels im Blut**
- **Methylmalonatausscheidung**↑ (durch Vitamin $\mathbf{B_{12}}$ wird die Umwandlung von Methylmalonat-CoA in Succinyl-CoA katalysiert)

Abb. 2.12

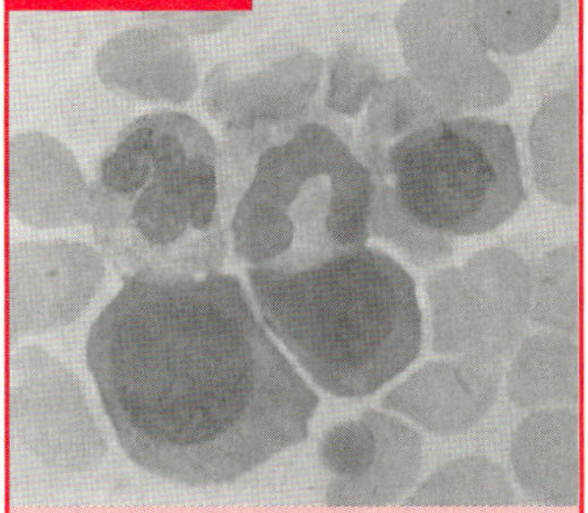

Knochenmarkausstrich bei Anaemia perniciosa ⇒ Megaloblasten (IMPP-Prüfungsabbildung)

Therapie

- **Die Therapie des Vitamin-$\mathbf{B_{12}}$-Mangels** richtet sich nach der Grunderkrankung.
- Ist eine **kausale Therapie** nicht möglich (z. B. bei der Anaemia perniciosa), wird Vitamin $\mathbf{B_{12}}$ in regelmäßigen Abständen parenteral substituiert.
- Im Gegensatz zu Folsäure beeinflusst Vitamin $\mathbf{B_{12}}$ auch die **funikuläre Myelose** bei perniziöser Anämie therapeutisch günstig. Hierzu wird eine **initial hochdosierte Vitamin-$\mathbf{B_{12}}$-Therapie** mit 1.000 µg Hydroxocobalamin/d über sechs Wochen durchgeführt, die anschließend auf zweimal wöchentlich für die Dauer eines Jahres reduziert wird.
- Die **einmalige Injektion von 1 mg Cyanocobalamin** (Vit. $\mathbf{B_{12}}$) kann den Vitamin $\mathbf{B_{12}}$-Bedarf des Menschen für mindestens drei Monate decken, weil Vitamin $\mathbf{B_{12}}$ innerhalb (etwa 2 mg) und außerhalb der Leber gespeichert wird und der Tagesbedarf des Menschen nur etwa 5 mcg beträgt.
- Wegen der **längeren Halbwertszeit** wird vorzugsweise **Hydroxocobalamin** (z. B. Aquo-Cytobion® 500 µg i. m.) **therapeutisch eingesetzt**, bis sich die Retikulozytenzahl normalisiert hat.
- Da bei Magenschleimhautatrophie ein latenter Eisenmangel besteht, kann eine gleichzeitige Eisensubstitution notwendig sein.

Folsäuremangel

Pathogenese

- **ungenügende Zufuhr** infolge Fehlernährung (meist Alkoholiker)
- **Resorptionsstörungen** im Dünndarm
- Erhöhter **Verbrauch** (Schwangerschaft)
- Therapie mit **Folsäureantagonisten** (Methotrexat) oder best. Medikamenten (Phenytoin stört Dekonjugation)

Symptomatik

- oft nur gelbliche Hautfarbe infolge leicht gesteigerter Hämolyse (**ineffektive Erythropoese**!)
- ausgeprägter Folsäuremangel ⇒ megaloblastäre Anämie mit **Panzytopenie** (gestörte Purin- und Pyrimidinsynthese)
- **Neurologische Symptome**, wie beim Vitamin-$\mathbf{B_{12}}$-Mangel, **treten unter Folsäuremangel nicht auf**.

Diagnostik

- Schilling-Test normal
- Bestimmung des Folsäurespiegels im Blut
- Figlu-Test: orale Histidinzufuhr ⇒ Urinausscheidung von Formiminoglutamat↑

Therapie

Die **Therapie des Folsäuremangels** richtet sich nach der Grunderkrankung.

- In allen Fällen, in denen **keine Resorptionsstörung** besteht ⇒ 1 mg **Folsäure per os** (z. B. Folsan®) täglich über einen Zeitraum von vier Monaten
- bei **Malabsorption** ⇒ Dosissteigerung auf **5 mg** täglich per os oder **intravenöse** Applikation
- durch **Folsäureantagonisten** hervorgerufene Anämie ⇒ Kalziumfolinat (z. B. Leucovorin®) 6–12 mg alle 6 Stunden
  Eine medikamentöse Therapie mit Methotrexat oder Antiepileptika muss unter Umständen abgebrochen oder das interferierende Medikament gegen ein anderes ausgetauscht werden.

Sideroachrestische Anämien

Unter diesem Begriff subsumiert man eine Reihe chronisch verlaufender, kongenitaler oder erworbener Anämien mit den Zeichen einer **Eisenverwertungsstörung** im Knochenmark.

Pathogenese

- **angeboren** ⇒ Defekt der Hämsynthese mit resultierender Störung des Eiseneinbaus in Protoporphyrin IX
- **erworben** bei chronischer Bleiintoxikation (basophil getüpfelte Erythrozyten), Vitamin-B_6-Mangel

- Da die **Synthese der δ-Aminolävulinsäure** eine pyridoxalphosphatabhängige Reaktion ist, besteht bei Pyridoxalphosphatmangel (**= Vit-B_6-Mangel**) eine **verminderte Hämbiosynthese**. Als Folge wird das nicht verwertete Eisen in Sideroblasten abgelagert.
- **Symptome** einer sideroachrestischen Anämie treten auch unter chronischer **Bleiexposition** auf. **Blei hemmt die Aktivität der δ-Aminolävulinsäure-Dehydrogenase** und führt zu einer Erhöhung der δ-ALS in Blut und Urin.
- Zusätzliche Hemmung der Ferrochelatase, die den letzten Schritt der Hämbiosynthese katalysiert, führt zur **Akkumulation von Protoporphyrin und Koproporphyrinogen**. Insgesamt wird weniger Eisen zur Hämbildung verwertet, und der Überschuss wird **in Sideroblasten/Ringsideroblasten im Knochenmark** abgelagert. Auch eine Siderose der Leber kommt vor.

Von einigen Autoren werden die **idiopathischen sideroblastischen Anämien** dem **myelodysplastischen Syndrom** zugeordnet, das nach mehrjährigem Verlauf in eine akute (meist myeloische) Leukämie übergeht.

Diagnostik

- **hypochrome, meist mikrozytäre Anämie**, indirektes Bilirubin ↑, Serumeisen ↑, Haptoglobin u. freie Eisenbindungskapazität ↓

Therapie

- Eine kausale **Therapie** der primären Form ist bislang nicht möglich. Symptomatisch kann eine **Eisenentzugsbehandlung** mit z. B. **Desferal**® durchgeführt werden, um überschüssiges Eisen zu eliminieren.
- **Elimination von Blei** ⇒ Calcium-EDTA 10–20 mg/kg KG/d als intravenöse Infusion in 500 ml 5 %iger Glukoselösung oder D-Penicillamin (z. B. Metalcaptase®) 600–1500 mg p. o./d

Sekundäre Anämien

Pathogenese, Diagnostik, Therapie

Die häufigen **sekundären Anämien** bei Neoplasien und chronisch-entzündlichen, insbesondere rheumatischen Erkrankungen zeigen eine – **gemessen am Grad der Anämie – inadäquate Reaktion der Erythropoese**.

Infekt- und Tumoranämien

Es besteht eine **Verminderung des Serumeisens bei normalem Gesamtkörpereisenbestand**.

Pathogenese

- Es liegt eine **gestörte Verteilung von Eisen** vor, da bei chronischen Entzündungen und Tumorleiden das Eisen im RES fixiert ist. Dies führt zu einem niedrigen Serumeisenspiegel, einem verminderten Eisengehalt in den erythropoetischen Vorstufen und zu einer **Abnahme von Sideroblasten bei normalem oder erhöhtem Eisengehalt im Knochenmark**.
- Ein **relativer Mangel an Erythropoetin** findet sich v. a. bei **chronischen Infektanämien.** Die im Rahmen der Entzündungsreaktion aktivierten **Interleukine 1 und 6** bedingen eine **Verteilungsstörung des Körpereisens und Hemmung der erythropoetinvermittelten Proliferation determinierter erythropoetischer Stammzellen.** Eine **verkürzte Erythrozytenüberlebenszeit** als Folge von extrakorpuskulären Faktoren kann ebenso wie ein vermehrter Abbau von Erythrozyten im RES vorliegen.

Diagnostik

Labor

- zunehmend **hypochrome Anämie**, **Serumferritin** ↑, **Serumtransferrinspiegel** ↓ oder normal, **Eisenbindungskapazität** meist im Normbereich

Therapie

- Auch bei exogener Eisenzufuhr wird dieses Eisen im RES abgelagert und führt zu **keiner** Besserung der Erythropoese. Die Behandlung muss sich daher auf das Grundleiden beziehen.
- Wenn **bei chronischen Anämien Hb <8 g/dl ⇒ Erythrozytenersatz,** bei älteren Patienten mit koronarer Herzerkrankung oder Gefahr der zerebralen Minderdurchblutung auch eher.

Renale Anämie

Bei der **chronischen terminalen Niereninsuffizienz** besteht in der Regel eine **normochrome normozytäre Anämie.** Die Hämoglobinkonzentration ist meistens erniedrigt.

Pathogenese

- **Erythropoese**
  - Erythropoetinmangel (wesentliche Ursache)
  - Erythropoetinresistenz
  - Einwirkung urämisch-toxischer Substanzen (⇒ relative Markinsuffizienz)
  - verminderte Eisenutilisation
- **Gesteigerte Hämolyse**
  - verkürzte Erythrozytenlebensdauer u. a. durch mechanische Schädigung bei **renaler Mikroangiopathie** (⇒ Fragmentozyten, Schistozyten)
- **Blutverluste**
  - gastrointestinale Verluste (Thrombopathie und **urämische Gastritis**)
  - Verbleiben von Blut im Dialysator
  - Verdünnung durch vermehrtes Plasmavolumen

Das beim Erwachsenen zu etwa **90 %** im Nierengewebe gebildete **Erythropoetin (EPO)** fördert die Umwandlung von pluripotenten Stammzellen in Proerythroblasten. Bei Untersuchungen des **Knochenmarks** erscheint daher auch beim Vorliegen einer **renalen Anämie** die **erythropoetische Reihe normal.** Die Retikulozytenzahl im Blut ist nur gering erhöht.

Abb. 2.13

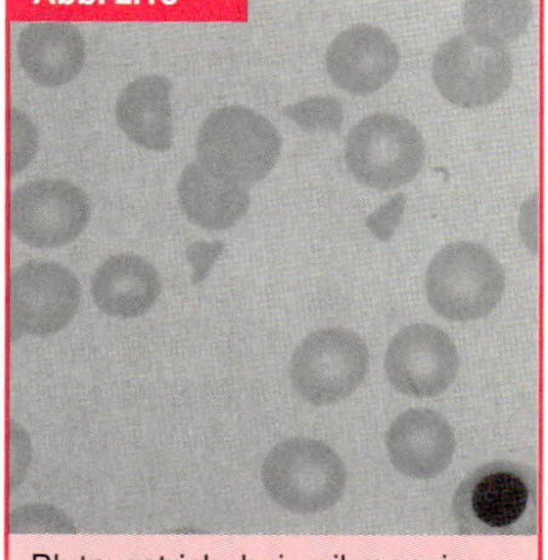

Blutausstrich bei mikroangiopathischer hämolytischer Anämie (IMPP-Prüfungsabbildung)

Therapie

- **Erythropoetin** (z. B. Erypo 4000®, Cilag; Recormon®, Boehringer Mannh. ⇒ 50 Einheiten/kg KG 3-mal wöchentlich langsam i. v. für einen Monat, oft Eisensubstitution erforderlich); **Nierentransplantation.** Zuerst Eisenmangel ausschließen!

Schwangerschaftsanämie

Bei mehr als der Hälfte aller Frauen besteht **gegen Ende der Schwangerschaft** eine Anämie, die in der Schwangerschaft zu einer **Gefährdung des Feten durch Verminderung der Sauerstoffversorgung** (⇒ **Plazentainsuffizienz**) führen kann. Der **Erythropoetin-Spiegel nimmt in der Schwangerschaft zu**, die Erythropoese ist gesteigert.

Pathogenese

- Eisenmangel (⇒ **hypochrome Anämie**)
- Hydrämie (Verdünnungseffekt)
- Vitamin-B_{12}- und Folsäuremangel (⇒ **hyperchrome Anämie**)
- Eiweißdefizit
- präexistente Störungen, Infekte und Intoxikationen

Die meisten Anämien in der **Schwangerschaft** beruhen auf einem **Eisenmangel**. Weil ein Absinken des Hämoglobinwertes bereits ein Spätsymptom des Eisenmangels ist, kann **prophylaktisch** von der 20. Schwangerschaftswoche an **Eisensulfat** per os verabfolgt werden.

Tab. 2.1 Differentialdiagnostische Abgrenzung hypochromer Anämien

	Eisenmangelanämie	Tumor- und Infektanämie	Sideroachrestische Anämie	Thalassaemia minor
Hämoglobin	↓	↓	↓	↓
mittleres korpuskuläres Hämoglobin	n – ↓	n – ↓	n – ↓	↓
Serumeisen	↓	↓	↑	n – ↑
TEBK	↑	n – ↓	n – ↓	n – ↓
Serumferritin	↓	n – ↑	n – ↑	↑

↓ vermindert, ↑ erhöht, n normal

Blutungsanämien

Pathogenese

Einen akuten Blutverlust bis zu 1000 ml kompensiert der Kreislauf problemlos. Übersteigt der Blutverlust **30 %** der Gesamtblutmenge, treten Zeichen des **hypovolämischen Schocks** auf. Akute Verluste über **50 %** des Gesamtblutvolumens enden ohne sofortige Therapie letal.

Kompensiert wird ein Blutverlust zunächst über den Einstrom von Gewebswasser in den Intravasalraum. Nach **5–7 Tagen** ist über **erhöhte Retikulozytenzahlen** im peripheren Blutausstrich eine **gesteigerte Erythropoese** nachweisbar.

Symptomatik

Symptome resultieren aus der plötzlichen Abnahme des Blutvolumens und der daraufhin folgenden Blutverdünnung und der Verminderung der Sauerstoffkapazität des Blutes.

- **akuter Blutverlust** ⇒ zunächst kein messbarer Abfall des Hämatokrits, da zelluläre und flüssige Blutbestandteile im physiologischen Verhältnis verloren gehen. Anschließend ⇒ Hämatokrit ↓ (erreicht nach 48–72 h sein Minimum)
- **chronischer Blutverlust** ⇒ Eisenmangel ⇒ Depletion der Eisenspeicher ⇒ Eisenmangelanämie. Der Zellverlust kann meist durch gesteigerte Erythropoese kompensiert werden.

Tab. 2.2 Veränderung hämatologischer Parameter bei verschiedenen Anämien

Anämie	Hb	Hb_E	MCV	Retikulozyten	Erythrozyten	Zellmorphologie
Blutungsanämie (chronisch)	↓ (↓)	↓	↓	↓	↓	Mikrozyten
Eisenmangelanämie	↓	↓↓	↓	↓	↓	Mikrozyten
Megaloblastäre Anämie	↓	↑	↑	n–↓	↓↓	Makrozyten
Sideroachrestische Anämie	↓	↓	n–↓	n–↑	↓	Normozyten Mikrozyten
Aplastische Anämie	↓	n	n	↓↓	↓	Normozyten
Sichelzellenanämie	↓	n	n–↓	n–↑	↓	Sichelzellen
Sphärozytose	↓	n	n	↑↑	↓	Sphärozyten
Ovalozytose	↓	n	n	↑↑	↓	Ovalozyten
Thalassämie	↓	↓	↓	(↑)	↓	„Targetzellen" Mikrozyten

vermindert, ↑ erhöht, n normal, Hb_E mittlerer Hämoglobingehalt eines einzelnen Erythrozyten (Färbekoeffizient)

Diagnostik

- **akute Blutung** ⇒ Anämie normochrom und normozytär
  - nach einigen Stunden ⇒ polymorphkernige Granulozytose und Thrombozytose möglich
  - nach einigen Tagen ⇒ Retikulozytose, ggf. auch Normoblasten, Polychromasie und geringe Makrozytose
- **chronische Blutung** ⇒ Eisenmangelanämie (hypochrome, mikrozytäre Anämie); Hb, MCH und MCV ↓, Anisozytose, Ferritinspiegel ↓

Therapie

Akute Blutung ⇒ Volumensubstitution; **Erythrozytenersatz,** wenn **Hb <10 g/dl**

- **Volumenverlust: 20 – 50 %** ⇒ Erythrozytenkonzentrat + **frisch gefr. Plasma (fresh frozen plasma = FFP) + Kolloide**
- **Volumenverlust 50 – 80 %** ⇒ Erythrozytenkonzentrat + **FFP + Albumin**
- **Volumenverlust >80 %** ⇒ Erythrozytenkonzentrat + **FFP + Albumin + Thrombozytenkonzentrat**
- ggf. **Bluttransfusionen** mit 1/3 Frischblut und 2/3 Erythrozyten
- Im Anschluss an eine größere Blutung ist oft eine Eisensubstitution erforderlich.

Chronische Blutung ⇒ Beseitigung der Ursache, **Erythrozytenersatz,** wenn **Hb <8 g/dl**, ggf. Eisensubstitution

Weitere Erkrankungen des erythrozytären Systems

Polycythaemia vera

Die Polycythaemia vera gehört zum **chronisch-myeloproliferativen Syndrom.**

Pathogenese

Es besteht eine **myeloproliferative Erkrankung mit klonalem Ursprung** auf der Ebene pluripotenter Stammzellen. Sowohl Erythrozyten als auch Granulozyten und Thrombozyten weisen die gleichen G-6-PD-Isoenzyme auf. Die auslösende **Ursache** ist allerdings **nicht bekannt.**

Typisch ist die **Vermehrung von Erythrozyten, Granulozyten und Thrombozyten mit Zunahme des Blutvolumens**. Dabei fällt die **Erythrozytose am stärksten** ins Gewicht.

Einteilung nach der U.S. National Polycythemia Vera Study Group:
Kategorie A

A1	Erhöhte Erythrozytenmasse (gemessen mit radioaktiv markierten Erythrozyten) Männer >36 ml/kg; Frauen >32 ml/kg
A2	Normale O_2-Sättigung des arteriellen Blutes ≥ 92 %
A3	Splenomegalie
Kategorie B	
B1	Thrombozytose: Thrombozyten ≥ 400.000/µl
B2	Leukozytose: Leukozyten ≥ 12.000/µl (bei Fehlen von Fieber und Infekten)
B3	Erhöhter Index der alkalischen Leukozytenphosphatase (bei Fehlen von Fieber und Infekten)
B4	Erhöhte Vitamin-B_{12}-Konzentration im Serum oder erhöhte latente Vitamin-B_{12}-Bindungskapazität: Vitamin B_{12} >1.000 pg/ml: LB12BK >2.200 pg/ml

Eine **primäre Polyzythämie** besteht, wenn 3 Parameter der Kategorie A erfüllt sind oder wenn bei erhöhter Erythrozytenmasse und **normaler O_2-Sättigung des arteriellen Blutes** 2 Parameter der Kategorie B vorliegen.

Symptome

- Gesicht meist gerötet (**Plethora**), blaurote Schleimhäute
- **Hyperviskosität ⇒ Kopfschmerzen, transitorisch ischämische Attacken**, Sehstörungen (⇒ gestaute Venen der Retina), **Müdigkeit**, Hypertonie (Ventrikelfüllung ↑, Strömungswiderstand ↑), ggf. Herzinsuffizienzzeichen, Atemnot
- häufiges Auftreten arterieller und venöser **Thromboembolien**
- **trotz Thrombozytose besteht eine** vermehrte **Blutungsneigung** (Thrombozytenfunktion gestört) ⇒ Nasenbluten
- extramedulläre Hämatopoese in Leber und Milz (⇒ **Hepatosplenomegalie**)
- Juckreiz an der Haut, besonders bei Wärmezufuhr (Bad)

Diagnostik

- Erhöhung des Hämatokrits auf Werte bis 60 **Vol.-%,** Hb ↑, Erythrozyten ↑
- Aktivität der Serum-LDH ↑, **alk. Leukozytenphosphatase** ↑, BSG ↓, zunehmende Leukozytose und Thrombozytose
- **Erythropoetin im Serum** auch nach Aderlass **vermindert**
- unreife Vorstufen der Granulopoese und der Erythropoese im peripheren Blut, Aniso- und Poikilozytose, Mikrozyten, Elliptozyten und tränenförmige Erythrozyten
- **hyperzelluläres Knochenmark** mit Hyperplasie der Erythropoese und Granulopoese sowie vermehrt Megakaryozyten, ausgeprägte Eisenverarmung
- **Hyperurikämie**
- im späteren Verlauf ⇒ Anämie und Thrombozytopenie (**Knochenmarkinsuffizienz**)

Therapie

- initial wiederholte **Aderlässe** (ein- bis zweimal pro Woche 500 ml Blut), um im Überschuss produzierte Erythrozyten zu eliminieren oder **Zellseparation**
- **α-Interferon**
- bei schwerer Thrombozytose: Anagrelid (Xagrid®)
- ggf. Drosselung der Hämatopoese mit **Zytostatika** (**Hydroxycarbamid** (z. B. Litalir®) 1 g/d oder **Busulfan** in einer Dosierung von 2–4 mg/d; Anpassen der Dosierung nach Blutzellwerten)
- auch bei vermindertem Eisen- und Ferritinspiegel ⇒ **keine Eisenzufuhr**, da Eisen die Erythropoese stimuliert
- **Allopurinol** (1–3 Tabl. à 100 mg/d)
- Anzustreben ist ein Hämatokrit < 45 %, Thrombozyten < 600.000/ml.

Für die Therapie mit **Chlorambucil** und **^{32}Phosphor** wurde eine **leukämieinduzierende** Wirkung beschrieben.

Prognose

- Häufig führen zerebrale oder koronare **Thrombosen** vorzeitig zum Tode.
- Bei ca. **15 %** der Patienten geht die Krankheit terminal in eine akute **Leukämie** über.
- Unter Therapie beträgt die mittlere **Überlebenszeit** 10–15 Jahre.

Sekundäre Erythrozytose (Polyglobulie)

Sekundäre (symptomatische) **Polyglobulien** bei **reaktiver Vermehrung** der Erythrozyten

Pathogenese

Sauerstoffmangelzustände

- verminderter pO_2 in großer Höhe
- kongenitale Vitien mit **Rechts-Links-Shunt**
- chronische **Lungenkrankheiten** mit Reduktion der Alveolarfläche
- neurogene Störungen der Atmung (⇒ Hypoventilation), weil bei O_2-Mangel vom Nierengewebe vermehrt Erythropoetin gebildet und freigesetzt wird
- Hämoglobinopathien mit erhöhter Sauerstoffaffinität (CO-Hb ⇒ Raucherpolyglobulie; Met-Hb)

Inadäquate Erythropoetinbildung

- Nierenerkrankungen (Tumoren, Zysten, Nierenarterienstenose) ⇒ Erythropoetinproduktion vermehrt
- **paraneoplastisch** u. a. bei Hypernephrom, Hepatom und zerebellärem Hämangiom

Endokrine Faktoren

- M. Cushing

Symptome, Diagnostik

- **Erythrozytosen** sind gekennzeichnet durch eine **Vermehrung der Erythrozytenmasse**, die bei **normalem Plasmavolumen** zur Erhöhung des Hämatokrits führt. Dabei nimmt die Hämoglobinkonzentration auf Werte > 18 g/dl beim Mann und > 16 g/dl bei der Frau zu.
- Während bei der Polycythaemia vera eine autonome Proliferation der Hämopoese besteht, resultiert **bei sekundären Erythrozytosen** die Vermehrung der Gesamterythrozytenmasse aus einer **gesteigerten Erythropoetinproduktion**.
- Bei der **Pseudopolyglobulie** ist die Erythrozytenmasse normal und der erhöhte Hämatokrit Ursache des verminderten Plasmavolumens.

Exkurs: Retikulozytose

Retikulozyten sind aus dem Knochenmark freigesetzte **Vorstufen der Erythropoese,** die in 4–5 Tagen im peripheren Blut zu Erythrozyten heranreifen.
Die Zahl der Retikulozyten gilt als ein Parameter, um die funktionelle Kapazität der Erythropoese im Knochenmark abzuschätzen. Die **Normalwerte** betragen **zwischen 3** und **15 %** bezogen **auf 1.000 Erythrozyten**.

Erhöhte Retikulozytenzahlen finden sich bei

- hämolytischen Anämien
- nach akuten Blutungen
- nach akuter Hypoxie
- nach spezifischer Behandlung von Vitamin-B_{12}- und Folsäuremangelanämien

Verminderte Retikulozytenzahlen weisen auf eine **Knochenmarkinsuffizienz** oder **Erythrozytenbildungsstörung** hin.

2.2 Erkrankungen des granulozytären Systems

Allgemeines

Beim gesunden Erwachsenen beträgt die Zahl der **Leukozyten etwa 6.000–8.000 Zellen/mcl Blut.** Davon entfallen bis zu **70 %** auf die Granulozyten (neutrophile, eosinophile, basophile).

Granulozyten sind auf Grund ihrer Fähigkeit zur Chemotaxis, Phagozytose und Keimabtötung an **unspezifischen zellulären Abwehrreaktionen insbesondere gegen Pilze und Bakterien** beteiligt. Humorale Signale (Komplementfaktor C_3, Interleukin 3) führen zur Freisetzung von Granulozyten aus dem Knochenmark.

Mediatoren der Granulopoese

- **Interleukin 4** ⇒ fördert die Proliferation und Differenzierung aktivierter B-Lymphozyten
- **Interleukin 3** ⇒ Wachstumsfaktor, der die Entwicklung pluripotenter hämatopoetischer Progenitor-Zellen zu erythroiden Zellen, Makrophagen, Granulozyten, Megakaryozyten und Mastzellen stimuliert und reguliert

Abb. 2.14

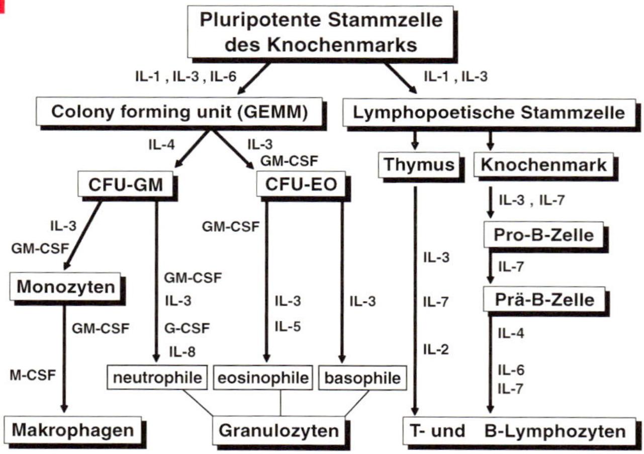

Granulo- und Lymphopoese (aus Lohr/Bös 1998)

CFU = Colony forming unit = durch Expression spezifischer Oberflächenmarker unterscheidbare Vorstufen in der Entwicklung blutbildender Zellen

GEMM = granulocyte, erythrocyte, macrophage, monocyte

CFU-GM = CFU granulocytes, macrophages

CFU-EO = CFU eosinophiles

IL = Interleukine

- **GM-CSF (Granulozyten/Makrophagen-Kolonie-stimulierender Faktor)** ⇒ stimuliert die Differenzierung von Myelo- und Monoblasten
- **M-CSF (Makrophagen-Kolonie-stimulierender Faktor)** ⇒ beeinflusst die Proliferation und Differenzierung hämatopoetischer Stammzellen zu Makrophagen sowie das Wachstum und die Differenzierung von Monozyten
- **G-CSF (Granulozyten-Kolonie-stimulierender Faktor)** ⇒ stimuliert die Proliferation und Differenzierung von neutrophil-granulozytär kommitierenden Progenitorzellen, und aktiviert die entsprechenden reifen Endzellen

Man unterscheidet
- **neutrophile Granulozyten,** über 90 % der Granulozyten ⇒ Infektionsabwehr
- **eosinophile Granulozyten** (Granula mit basischen Proteinen), etwa 2–4 % der Granulozyten
- **basophile Granulozyten** (Granula, die unter anderem Heparin und Histamin enthalten), etwa 1 % der Granulozyten; beim Übertritt ins Gewebe spricht man von **Mastzellen**, die ebenso wie die **Blutmastzellen (= basophiler Granulozyt) Rezeptoren für IgE-Moleküle** besitzen.

Die Bindung von IgE-Molekülen an die Mastzellmembran führt zur basophilen Degranulation mit massiver **Ausschüttung von Histamin, Serotonin, Heparin und Leukotrienen**. Histamin wird insbesondere bei Allergien vom Soforttyp nach entsprechendem Allergenkontakt freigesetzt und besitzt eine eosinophilotaktische Wirkung, die die **Eosinophilenvermehrung bei allergischen Erkrankungen** erklärt.

In einem gesunden Organismus befinden sich etwa **90 %** der Granulozyten im Knochenmark, während nur etwa **2–3 %** im zirkulierenden Blut anzutreffen sind. Man unterscheidet dabei einen **gefäßwandständigen marginalen Granulozytenpool** von dem **im Blut zirkulierenden Granulozytenpool**. Granulozyten können durch amöboide Bewegung von den Kapillaren aus ins Körpergewebe wandern. Sie werden im retikulohistiozytären System abgebaut, das nach aktueller Nomenklatur auch Monozyten-Phagozyten-System oder **Monozyten-Makrophagen-System** genannt wird.
7–10 Tage nach einem exogen induzierten **Proliferationsstopp** (z. B. Chemotherapie) ist die Knochenmarkreserve granulopoetischer Zellen erschöpft. Zellteilungen finden nur bis zum Metamyelozyten statt.

Infektionsrisiko und **Granulozytenzahlen**
- **gering** (1.000 bis 2.000/mcl)
- **mäßig** (500–1.000/mcl)
- **hoch** (< 500/mcl)

Im **Knochenmark** führt ein **Proliferationsreiz** zur schnelleren Ausreifung mit einer Verschiebung zu reifen Zellen hin.

Die **Freisetzung aus dem Knochenmark** erfolgt beim Gesunden nach bestimmten Reifungsstufen:
- **Retikulozyt (Erythropoese)**
- **jugendliche Reifungsstufen (Granulopoese)**

Im Rahmen einer **Entzündung** entwickelt sich in der mengenmäßigen Verteilung der Granulozyten im Blut eine **Linksverschiebung (Vermehrung der Vorstufen der neutrophilen Granulozyten)**, da ein **vermehrter Verbrauch reifer Zellen** besteht.

Im Rahmen einer **Zytostatika-Therapie**, die zu einem **Proliferationsstopp** führt, resultiert ein Überwiegen überalterter übersegmentierter neutrophiler Granulozyten mit **Rechtsverschiebung** im Blut.

Akute bakterielle Infektionen lassen sich nach Schilling in **3 Phasen** unterscheiden:
1. **neutrophile Kampfphase**
   - **Linksverschiebung**
   - Granulozytose mit einer **Zunahme der α_1- und α_2-Globuline**
   - toxische Granulation der neutrophilen Granulozyten
2. **monozytäre Überwindungsphase** mit Vermehrung der **α_2- und Gammaglobuline**
3. **lymphozytär-eosinophile Heilphase** mit Vermehrung der Gammaglobuline

Abb. 2.15

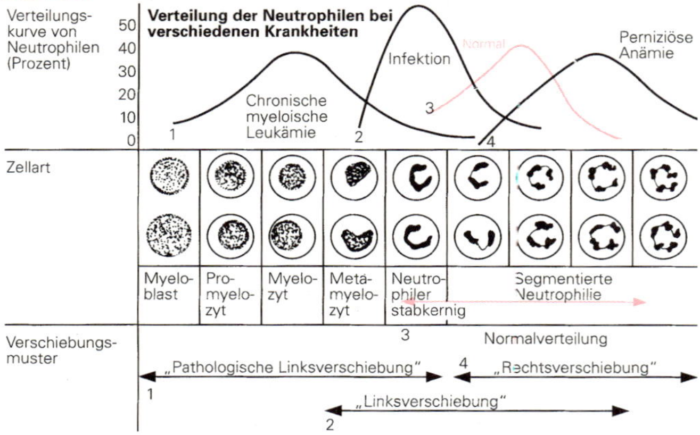

Verteilung der Neutrophilen bei verschiedenen Krankheiten (aus Droste/Planta 1993)

Leukozytopenie betrifft meist eine **verminderte Anzahl von neutrophilen Granulozyten**, obwohl auch verminderte Lymphozyten-, Monozyten-, Eosinophilen- oder Basophilenzahlen zu dieser reduzierten Gesamtzellzahl führen können. Es resultiert eine **erhöhte Anfälligkeit** gegenüber Infektionen durch Bakterien und Pilze.

Agranulozytose

Pathogenese

Die **Agranulozytose** (= akut einsetzende massive Granulozytopenie) beruht im Wesentlichen auf einer allergischen Reaktion auf bestimmte Medikamente (u.a. Pyrazolonderivate (z.B. Metamizol), Indometazin, Phenylbutazon, Pyramidon, Sulfonamide, Chloramphenicol, Antihistaminika, Antidiabetika, schwermetallhaltige Verbindungen, Thyreostatika (z.B. Thiamazol), Antiepileptika und Tranquilizer).
Diese **allergische Leukopenie** ist vorzugsweise **abhängig von der individuellen Disposition, weniger von der Dosis**.

Die **myelotoxische Leukopenie**, u.a. bedingt durch Strahlen, Zytostatika oder Benzol, ist **dosisabhängig**. Der Verlauf ist selten so stark ausgeprägt wie bei der allergischen Leukopenie.

Das **Medikament bindet sich als Hapten an Plasmaproteine** ⇒ **Vollantigen** ⇒ induziert **Bildung von Antikörpern**.
Nach erneuter Medikamentenzufuhr kommt es dabei zur **Reaktion des Antikörpers mit dem Vollantigen** mit **Fixierung des Komplexes an Granulozyten** und über Komplement zur **Zytolyse**.

Formen

- **akute Agranulozytose (so genannter Amidopyrintyp)** ⇒ bereits wenige Stunden nach der Medikamenteneinnahme ⇒ Krankheitserscheinungen und Reduktion der Granulozyten im Blut. Die Zahl der Erythrozyten ist stets, die Zahl der Thrombozyten meistens normal.
  Allergenkarenz (Nichteinnahme des auslösenden Medikaments) führt in der Regel nach 8–14 Tagen zu einer Regeneration der Granulozytopoese. Gleichzeitig nehmen Fieber und die Neigung zu Ulzerationen ab.
- **schleichende Agranulozytose** (so genannter **Phenothiazintyp**) ⇒ Abnahme der Granulozyten im peripheren Blut über einen längeren Zeitraum. Dieses Krankheitsbild verläuft weitaus milder.

Symptome

- Das **Initialstadium der Agranulozytose** ist durch **Fieber (> 39°)** mit Schüttelfrost gekennzeichnet. Später treten Kopfschmerzen, Übelkeit, Gliederschmerzen und schmerzhafte Darmspasmen hinzu. Charakteristisch sind **Schleimhautnekrosen** besonders an der Gingiva (**akute nekrotisierende ulzerierende Gingivitis = ANUG**) und den Tonsillen.
- Häufig treten auch Entzündungen im Bereich der **Lippen, Konjunktiven, Genitalien** und des **Anus** auf. Übergreifende Entzündungen auf die **Schleimhäute der Atemwege und** den **Magen-Darm-Kanal** kommen vor. **Schleimhautnekrosen** begünstigen dabei das Auftreten **septischer Komplikationen**.

Wichtig ist die Medikamentenanamnese! Der serologische Nachweis von Leukozytenagglutininen fällt bei der Mehrzahl der Agranulozytosepatienten negativ aus.

Diagnostik

- **peripherer Blutausstrich ⇒ Fehlen von Granulozyten ⇒ rel. Lymphozytose**
- **Knochenmarkspunktat ⇒ vollständiger Schwund der granulopoetischen Reihe** bei unauffälliger Erythro- und Thrombopoese
- **Kontrollpunktion** nach kurzem Zeitintervall ⇒ **Promyelozytenausreifung**, der rasch eine Zunahme der Granulozyten im peripheren Blut folgt

Therapie

- **Absetzen des auslösenden Medikaments**
- **keimarmer Raum** (z. B. „life island" in Knochenmark-Transplantationszentren)
- „empirische" **antibiotische Therapie:**
  z. B. pseudomonaswirksames Antibiotikum + Aminoglykosidantibiotikum oder Cephalosporinpräparat der neueren Generation und **Amphotericin B** bzw. **5-Fluocytosin** (z. B. Ancotil®) gegen systemische Pilzinfektion
- Einsatz von **rekombinanten humanen koloniestimulierenden Faktoren bei** Knochenmark ohne nachweisbare Granulopoese (**G-CSF** (z. B. Neupogen® 1–3 µg/kg/d s. c. ⇒ Anstieg der Granulozyten innerhalb 1–2 Tagen oder **GM-CSF**)
- ggf. Granulozytentransfusionen

Funktionsstörungen der Granulozyten

primär (meist autosomal-rezessiv vererbt)

- **Chediak-Higashi-Syndrom ⇒ Neutropenie**, verminderte Chemotaxis und Bakteriolyse, Albinismus, Lymphadenopathie. Selten erreichen die Patienten das Erwachsenenalter.
- **Lazy leukocyte syndrome ⇒ Neutropenie**, verbunden mit einem Defekt der Chemotaxis
- **C_3-Komplement-Rezeptor-Defizienz ⇒ häufig bakterielle Infekte und Pilzinfektionen** infolge gestörter Neutrophilenadhärenz, -aggregation und Chemotaxis
- **Hyper-IgE-Syndrom (Hiob-Syndrom)** ⇒ rezidivierende Infektionen, **„kalte" Abszesse** der Haut durch Störung der Chemotaxis und anderer Funktionen
- **Myeloperoxidasemangel** ⇒ selten primär **erhöhte Infektanfälligkeit**, da intrazelluläre Bakterienabtötung trotzdem möglich ist, z. B. durch Peroxidbildung
- **progressiv-septische Granulomatose** ⇒ Defekt der Peroxidbildung ⇒ **Granulombildung** im Rahmen von Entzündungsreaktionen

sekundär

- **Störungen der unspezifischen Abwehr** bei Diabetes mellitus, rheumatoider Arthritis, systemischem Lupus erythematodes, Akrodermatitis enteropathica, Virusinfektionen, Verbrennungen, Mangelernährung, Hämodialyse sowie anderen immunologischen Krankheiten

Reaktive Veränderungen
Die Proliferation und Differenzierung der sich aus pluripotenten, hämatopoetischen Stammzellen entwickelnden **Zellen der Myelopoese** unterliegt dem steuernden Einfluss hämatopoetischer Wachstumsfaktoren und Interleukine.

Neutropenie

Bei der **Neutropenie** besteht eine **Verminderung der neutrophilen Granulozyten im peripheren Blut < 2.500/mcl.**

Ätiologie

Bildungsstörung im Knochenmark

Knochenmarkschädigung
- toxische Schädigung des Knochenmarks (z.B. durch Benzol)
- ionisierende Strahlung
- zytostatische Behandlung
- Verdrängung der granulopoetischen Stammzellen bei malignen Hämoblastosen
- Osteomyelosklerose

Reifungsstörung der Myelopoese
- megaloblastäre Anämien, bedingt durch Mangel an Vitamin B_{12} oder Folsäure
- Myelodysplasie
- Kostmann-Syndrom ⇒ periodische Neutropenie (**Therapie:** G-CSF)

Steigerung des Zellumsatzes
- ♦ **Verbrauch** bei bakteriellen Infektionen, Septikämien
- ♦ **Immunneutropenie** idiopathisch oder **sekundär bei**
  - Virusinfektionen (z.B.Mononukleose, HIV)
  - **Felty-Syndrom** (chronische Polyarthritis mit Splenomegalie), systemischem **Lupus erythematodes**, Sjögren-Syndrom
  - malignem Lymphom

Verteilungsstörung bei Hyperspleniesyndrom

Therapie der chronischen Neutropenie
- **milde bis mäßige Neutropenie** ⇒ bei Zeichen von Infektionen sofort **Antibiotikatherapie**, die so gut wie möglich auf die spezielle Infektion zielt
- Patienten mit beschleunigtem Neutrophilenumsatz bei **Autoimmunerkrankungen** ⇒ Kortikosteroide
- Patienten mit **Splenomegalie und Sequestration von Leukozyten in der Milz** (z.B. Felty-Syndrom, Haarzellenleukämie) ⇒ Splenektomie

Neutrophile Granulozytose (Neutrophilie)

Die Granulozytose bezeichnet **eine Vermehrung der neutrophilen Granulozyten** im Blut **auf >7.500/mcl Blut**.

Ätiologie
- akute bakterielle Infekte
- Intoxikationen
- Coma diabeticum, urämisches Koma
- heftige Schmerzen (z.B. Nieren- oder Gallenkoliken)
- akute Blutungen und Hämolysen
- Tumoren, Neoplasien

- Pankreatitis
- Schockzustände, Eklampsie
- Gefäßverschlüsse (Lungenembolie, Herzinfarkt)
- **physiologische Leukozytose** bei starker körperlicher oder psychischer Belastung (**Adrenalinausschüttung ⇒ Mobilisierung des Leukozytenpools**)

Hochgradige Granulozytosen bei Pneumonie, generalisierten Mykosen, Dermatitis herpetiformis, Knochenmetastasen, Scharlach, Coma diabeticum und uraemicum, nach schweren Blutungen mit Schocksituationen

Basophile Granulozytose (Basophilie)

Ätiologie

- Polycythaemia vera
- Osteomyelofibrose
- chronisch-myeloische Leukämie

Verminderung der eosinophilen Granulozyten (Eosinopenie)

Ätiologie

- septische Infektionen
- oft bei bakteriell bedingten Infektionskrankheiten im akuten Stadium (Ausnahme: Scharlach)
- Bei Typhus abdominalis fehlen die Eosinophilen meist vollständig.
- Hyperkortizismus (M. Cushing, ACTH- und Kortikosteroidtherapie)

Eosinophile Granulozytose (Eosinophilie)

Ätiologie

- Allergien, allergische Alveolitis (Asthma bronchiale, Aspergillose)
- parasitäre Infestationen (Trichinose, Askariden)
- Kollagenosen (Periarteriitis nodosa)
- chronische Dermatosen (Pemphigus, Ekzem)
- Endocarditis fibroplastica (z. B. Löffler-Syndrom), eosinophile Lungeninfiltrate
- hämatopoetische Erkrankungen (chronische myeloische Leukämie (CML), Morbus Hodgkin, Osteomyelofibrose)
- Streptokokkeninfektionen
- Morbus Addison
- **allergische Granulomatose** (Churg-Strauss-Syndrom)

Löffler-Syndrom (zwei Verlaufsformen)

1. selbstlimitierende Erkrankung mit Normalisierung des Lungenbefundes
2. schwere Erkrankung mit hoher Sterblichkeit infolge einer kardialen Beteiligung mit progredientem Verlauf bei bestehenden Lungeninfiltraten

Eosinophilenleukämie

Es besteht eine ausgeprägte Eosinophilie, Neutrophilie und Hepatosplenomegalie sowie eine vermehrte Anzahl von Blasten im Blut und Knochenmark. Der Verlauf der Erkrankung ist **progredient**. Die Patienten sterben innerhalb weniger Monate. Innerhalb dieses Spektrums findet sich eine Gruppe von Patienten mit **chronischer Verlaufsform**, die eine Vermehrung von reifen Eosinophilen aufweist und eine längere Überlebenszeit hat.

2.3 Erkrankungen des lymphozytären Systems

Lymphozytose (> 3.000 / mcl Blut) bei
- viralen Erkrankungen, die mit entzündlichen Lymphknotenveränderungen einhergehen. Beispiele: **Mononucleosis infectiosa** (Epstein-Barr-Virus), **Zytomegalievirus-Infektionen, Hepatitis epidemica** (lymphozytoide Reaktion)
- **Überwindungsphase vieler Infektionen** (Typhus, bakt. Pneumonie usw.). Lediglich der **Pertussis** geht **bereits in der akuten Phase** mit einer **Lymphozytose** einher.
- **chronischen Infektionskrankheiten** (z.B. Lues)
- **neoplastischer Erkrankung** (z.B. chronisch-lymphatische Leukämie)

Nichtmaligne Lymphadenopathien

- **Lymphadenitis** ⇒ Lymphknotenvergrößerung durch Ödem und leukozytäre zelluläre Infiltration
- **regionale Lymphadenopathie** bei Streptokokkeninfektionen, Tuberkulose oder anderen pathogenen Mikroorganismen (Bakterien, Viren, Protozoen, Rickettsien oder Pilze), Tularämie, Katzenkratzkrankheit, primärer Syphilis, Lymphogranuloma inguinale und Herpes simplex genitalis
- **generalisierte Lymphknotenvergrößerungen** bei infektiöser Mononukleose, Zytomegalievirusinfektion, Toxoplasmose, Brucellose, sekundärer Syphilis und disseminierter Histoplasmose

Lokalisation
- **angulär** ⇒ Angina tonsillaris, Diphtherie, Scharlach, Agranulozytose
- **retroaurikulär** ⇒ akute Otitis, Toxoplasmose
- **zervikal** ⇒ Toxoplasmose, Lues II
- **M. sternocleidomastoideus** ⇒ Erkrankung im Bereich der Mundhöhle, Epipharynx
- **Fossa supraclavicularis li.** (**Virchow-Drüse**) ⇒ Karzinom des Magens, Ösophagus, Bronchus
- **Processus mastoideus** ⇒ Röteln
- **Inguinalregion** ⇒ Lues, Lymphogranuloma inguinale
- **Hiluslymphome** ⇒ Sarkoidose, Tuberkulose, Silikose

Immundefekte

Immundefekte werden auf S. 640 ff. abgehandelt.

Lymphopenie (<1.200 / mcl Blut) bei
- **Cushing-Syndrom**
- Kortikoidmedikation, Stress
- **Zytostatikatherapie**
- **Lymphogranulomatose**
- **Infektionskrankheiten** wie **Miliartuberkulose** (⇒Leukopenie), **AIDS**

Beim AIDS (**aquired immunodeficiency syndrome**) tritt als charakteristischer Befund eine durch das HIV verursachte **Lymphopenie** mit Werten unter 1.000/mcl Blut auf.

Acquired immunodeficiency syndrome (AIDS)

Das **h**uman **i**mmunodeficiency **v**irus (**HIV**) kommt in 2 Typen vor, von denen jeweils verschiedene Subtypen bekannt sind. HIV gehört zu den RNA-Viren, die das Enzym **Re**verse **Tr**ansskriptase besitzen (**Retro**viren). HIV sind **lymphozytotrop** und **neurotrop**. Zielzellen der Infektion sind v.a. **Zellen, die das CD_4-Oberflächenantigen tragen** ⇒ **T-Lymphozyten**, Makrophagen, Monozyten und Langerhans-Zellen der Epidermis. Zusätzlich werden auch CD_4-negative Zellen (⇒ ZNS) befallen.

Pathomechanismus

Da das HIV-Hüllprotein eine spezifische Affinität zum **CD_4-Protein der T-Helferzellen** besitzt, führt die intrazelluläre Vermehrung und Ausschleusung des HIV zu einer **Zerstörung der T-Helferzellen**, wodurch sich der **Quotient T-Helferzellen/T-Suppressorzellen** auf Werte unter **1,2 : 1** (normal 2 : 1) **vermindert**. Es resultieren **opportunistische Infektionen**, die auch das Endstadium der systemischen Immunschwäche kennzeichnen.
Der Verlauf der **HIV-Infektion** ist progressiv. **Die Hälfte der HIV-Infizierten erkrankt innerhalb von 10 Jahren an AIDS.**

Weitere Einzelheiten und Therapie ⇒ Siehe Seite 727 ff.

2.4 Erkrankungen, die mehrere Zellsysteme betreffen

Panmyelopathie, Aplastische Anämie

Panmyelopathie (aplastische Anämie) bezeichnet den gesamten Ausfall der Hämatopoese mit resultierender **Panzytopenie** im peripheren Blut. Erythrozyten, Thrombozyten und Leukozyten können dabei in unterschiedlichem Maße betroffen sein.

Pathogenese

Exogene Noxen ⇒ **T-Zell-vermittelte Autoimmunreaktion gegen hämatopoetische Stammzellen**

Ursachen

- **angeboren** (z.B. Fanconi-Anämie)
- **erworben**
  - **idiopathisch** (70% d. Fälle)
  - **Medikamente** (z.B. Chloramphenicol, Phenylbutazon, Sulfonamide, Hydantoinpräparate)
  - **Chemikalien** (z.B. Benzol)
  - **Radiatio**
  - **postinfektiös** ⇒ Viren (z.B. Hepatitis-, Herpes-, Parvoviren), Bakterien (Miliar-Tbc)
  - **metabolisch** ⇒ Pankreatitis, Schwangerschaft
  - **immunologisch** ⇒ Graft-versus-host-Reaktion

Diagnose

Kriterien

Die Diagnose der **Panmyelopathie** wird durch die **Knochenmarkpunktion** gesichert ⇒
Zellgehalt <25% Norm,
zusätzlich 2 von 3 Parametern:

- **Granulozyten <500/mcl Blut**
- **Thrombozyten <20 000/mcl Blut**
- **Retikulozyten <10% (korrigierter Wert bezogen auf die normale Erythrozytenzahl)**

Blutbild ⇒ normochrome **Anämie, Neutro- und Thrombopenie, Retikulozyten** ↓ trotz gleichzeitig bestehender Hämolyse, Serumeisen ↑. Auch eine **ausgeprägte Bizytopenie** ist möglich!

Der **Knochenmarkbiopsie** ist gegenüber der Knochenmarkaspiration der Vorzug zu geben. Eine Knochenmarkbiopsie, die nur **Lymphozyten, Plasmazellen und Fettzellen** enthält, gibt Hinweise auf eine schwere Aplasie. Mäßige Aplasien mit restlichen Inseln einer hyperplastischen Hämatopoese werden in einigen Fällen beobachtet. Die Blutbildveränderungen sind als Folge der schweren Knochenmarkaplasie anzusehen. In vielen Fällen bleibt die Ursache der Panmyelopathie ungeklärt.

Differentialdiagnose

- **„pure red cell"-Aplasie** ⇒ **nur** die **Erythropoese** betroffen, oft mit Thymom assoziiert
- **„pure white cell"-Aplasie** ⇒ **nur** die **Granulopoese** betroffen
- **amegakaryozytäre Aplasie** ⇒ **nur** die **Thrombopoese** betroffen

Panzytopenie auch bei

- **Hypersplenismus** ⇒ **Panzytopenie** durch Sequestration kernhaltiger Zellen in der Milz
- **myeloproliferativen Erkrankungen** (myelodysplastisches Syndrom, Leukämie)
- **systemischem Lupus erythematodes** (antinukleäre Antikörper)
- Knochenmarkbeteiligung bei **Metastasen, Osteomyelofibrose**

Therapie

- sofortige Schadstoffkarenz (Absetzen der Medikamente)
- **Hb <7–8 g/dl** ⇒ Transfusion von gefilterten Erythrozyten **nur bei akuter vitaler Indikation**
- bei ausgeprägter **Thrombopenie** ⇒ Transfusion von Thrombozytenkonzentraten
- **Thrombopenie**, **Granulozytopenie** ⇒ ggf. **Substitution koloniestimulierender Faktoren** (G-CSF, GM-CSF, IL3)
- allogene **Stammzelltransplantation** (SZT) aus Blut oder Knochenmark (kausale Therapie)
- **Antithymozytenglobulin (ATG)** ⇒ vorübergehendes Ansprechen bei 50% der Patienten
- **Ciclosporin A + Prednisolon** ⇒ bei einem Teil der Patienten wirksam
- ggf. **allogene Knochenmarktransplantation** (Heilungsrate >50%)
- ggf. Antibiotika

Hämatozytopenien durch ionisierende Strahlen

Strahlenempfindlichkeit der Gewebe nimmt in folgender Reihenfolge ab:
lymphatische Zellen > Gonaden > proliferierende Knochenmarkszellen > Darmepithelien > Epidermis > Leberzellen > Lungenalveolen und Gallenepithelien > Nierenepithel > Endothelien (Pleura und Peritoneum) > Nervenzellen > Knochenzellen > Muskel- und Bindegewebe

Abb. 2.16

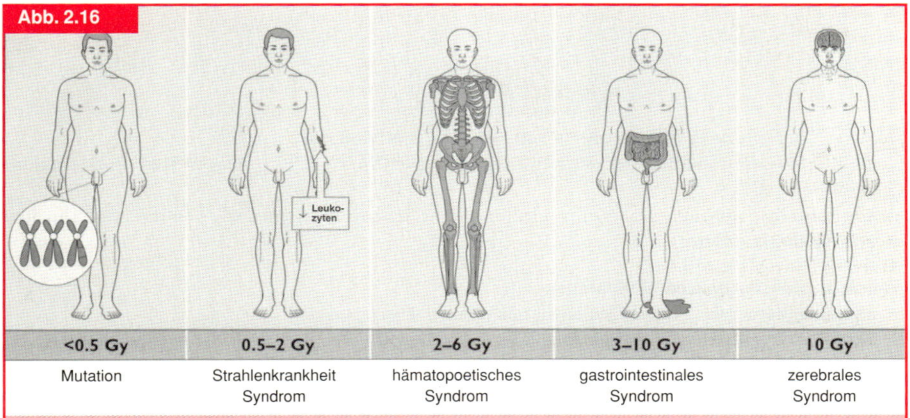

Strahlensyndrom (aus Stevens/Lowe 1995)

Akutes Strahlensyndrom

- **Zerebrales Strahlensyndrom** durch extrem hohe Strahlendosen (> 30 Gy), immer tödlich!
  - **Prodromalstadium** ⇒ Nausea, Vomitus, Apathie
  - **generalisiertes Stadium** ⇒ Tremor, Krämpfe, Ataxie und **Tod innerhalb weniger Stunden**
- **Gastrointestinales Strahlensyndrom** (≥ 4 Gy)
  - **Atrophie der Schleimhaut des Magen-Darm-Trakts** ⇒ unstillbares Erbrechen, therapieresistente Diarrhö ⇒ Dehydratation, Kreislaufkollaps und Tod nach 3–10 Tagen
  - Die Regeneration intestinaler Epithelzellen ist zwar möglich, doch folgt in der 2. oder 3. Woche nach Strahlenexposition der **Stillstand der Hämatopoese**.
- **Hämatopoetisches Strahlensyndrom** (2–10 Gy)
  - **anfangs** Apathie, Nausea und Vomitus; **symptomfreies Intervall** nach 24–36 Stunden ⇒ Atrophie von Lymphknoten, Milz und Knochenmark (Panzytopenie) mit massiver **Lymphopenie** nach 24–36 h, **Neutropenie** (entwickelt sich langsamer) und **Thrombozytopenie** (⇒ Blutungen) innerhalb von 3–4 Wo.

Erhöhte Infektanfälligkeit nach 2–4 Wochen durch

- dosisabhängige Verminderung der zirkulierenden Granulozyten und Lymphozyten
- dosisabhängige Verminderung der Antikörperbildung

- Funktionsstörung der Granulozyten und Monozyten (Phagozytose)
- hämorrhagische Areale in Haut und Schleimhäuten (Thrombozytopenie nach 3–6 Wochen) ⇒ Erregerwachstum begünstigt

Intermediärsymptome
- **Amenorrhö**, Zeugungsunfähigkeit durch Schäden am Germinalepithel
- Anämie, Leukopenie, Thrombozytopenie
- **Katarakt**
- Haarausfall, Hauterytheme, -atrophie und -ulzeration, Teleangiektasien

Organschäden
- **Nierenfunktion** ⇒ nach einer Latenzzeit von 6 Mo. bis zu 1 Jahr ⇒ **Niereninsuffizienz** durch Strahlenfibrose ⇒ oligurisches Nierenversagen.
- **Myopathie** mit späterer Atrophie ggf. Myosarkom
- **Lungenfibrose** nach vorausgehender Pneumonitis
- strahleninduzierte **Peri- und Myokarditis**
- **Malignominduktion** ⇒ Plattenepithelkarzinome der Haut, Leukämie, Schilddrüsenkarzinome
- **Keimzellen** ⇒ Zahl der Mutationen ↑ ⇒ genetische Defekte ↑

„Strahlenkater" v.a. nach therapeutischer Bestrahlung des Abdomens ⇒ **vorübergehende** Übelkeit, Vomitus, Diarrhö, Kopfschmerzen, Krankheitsgefühl und Sinustachykardie

Therapie

Überwachung von exponierten Patienten

Selektive Therapie nach Inkorporation von radioaktivem Material
- **gesättigte Kaliumjodidlösung per os** (mehrere Tage bis Wochen) ⇒ verhindert **Radiojodaufnahme** in die Schilddrüse
- **Chelatbildner** frühzeitig oral oder parenteral ⇒ beschleunigen Ausscheidung von **Radium, Thorium oder Radiostrontium**

Allgemeine therapeutische Maßnahmen
- **„Strahlenkater"** ⇒ Antiemetika, am besten prophylaktische Gabe
- **akutes zerebrales Syndrom** (immer tödlich), daher palliative Therapie ⇒ Sedierung, Analgetika (Opiate), Antiemetika
- **Magen-Darm-Syndrom** ⇒ Antiemetika und Sedativa, leichte Kost, ggf. Elektrolytlösungen und Plasma
- **hämatopoetisches Syndrom** ⇒ Behandlung wie bei Panzytopenie, **Knochenmarktransplantation**
- **strahleninduzierte Leukämie** ⇒ gleiche Therapie wie jede andere Art von Leukämie

Prognose
- **Strahlendosis <6 Gy** ⇒ Überlebenswahrscheinlichkeit **umgekehrt proportional zur Gesamtdosis**
- **Strahlendosis >6 Gy** ⇒ **hämatopoetische** und **gastrointestinale Symptomatik** mit **letalem Ausgang**
- **Entwicklung eines späten Strahlensyndroms möglich**

Hämozytopenien durch Zytostatika

Zytostatika wirken unspezifisch auf das Tumorwachstum und greifen als **Proliferationsgifte** insbesondere auch schnellteilende gesunde Zellen des Organismus an. Hiervon sind besonders das blutbildende System (⇒ **Myelosuppression**), immunkompetente Zellen sowie das Epithel des Magen-Darm-Trakts und die Spermatogenese betroffen.
Eine **supportive Therapie** ist daher notwendig und dient der Behandlung von **Nebenwirkungen** (Brechreiz, Diarrhö), **Anämie**, **Infektionen** und **Hyperurikämie**, die auf den vermehrten Zellzerfall (⇒ Serumharnsäure ↑) unter zytostatischer Therapie zurückzuführen ist. Weitere Nebenwirkungen sind mögliche allergische Reaktionen, Nierenversagen sowie **mutagene Eigenwirkungen** (⇒ **karzinogene Wirkung**).

Myelosuppression ⇒ Granulozytopoese reagiert am empfindlichsten, erst danach Thrombozytopenie und Erythrozytopenie, niedrigste Werte der Granulozyten und Thrombozyten etwa 14 Tage nach Zytostatikagabe.

Die **Regeneration des Knochenmarks** lässt sich therapeutisch beschleunigen durch
- Wachstumsfaktoren (GM-CSF und G-CSF, IL3)
- autologe Transplantation von Knochenmarkzellen (vor Beginn der myelosuppressiven Therapie entnommen und eingefroren)

Wenn **2.000 Leukozyten/mcl Blut** und/oder **70.000 Thrombozyten/mcl Blut** nicht unterschritten werden, kann die Zytostatika-Dosis im nachfolgenden Therapiezyklus um 20 % gesteigert werden.
Bei **Werten <1.000 Leukozyten/mcl Blut und/bzw. <40.000 Thrombozyten/mcl Blut**, muss die Therapie ggf. abgebrochen werden.

Erkrankungen, die mit einer Milzvergrößerung einhergehen

Nichtinfektiöse Milzschwellung

Stauungsmilz bei
- hepatolienalen Erkrankungen mit **Pfortaderhochdruck** ⇒ Kollateralkreislaufbildung ⇒ Ösophagusvarizen, Aszites, Leberzirrhose oder **Milzvenenthrombose**

Anämie, Thrombopenie
- hämolytische Anämien ⇒ Hyperbilirubinämie, Retikulozytose
- Thrombozytopenien (mit Ausnahme der akuten Formen) ⇒ petechiale Blutungen, allgemeine Blutungsneigung

Neoplasien
- **Leukosen** (CML, CLL, auch akute Leukämien) ⇒ Blutbild, Sternalmark
- **Haarzellenleukämie** ⇒ oft Bizytopenie
- **Plasmozytom** ⇒ Elektrophorese, sehr hohe Blutsenkung, Schrotschussschädel
- **Polycythaemia vera** ⇒ rotes Gesicht mit blauroten Konjunktiven, Blutbildkontrolle
- **Lymphogranulomatose** ⇒ Lymphknotenschwellungen, ggf. undulierendes Fieber
- **Osteomyelofibrose** ⇒ extramedulläre Blutbildung

Speicherkrankheiten
- M. Gaucher ⇒ histiozytäre Glucozerebrosidspeicherung ⇒ Gaucher-Zellen im Milzpunktat

Kollagenosen
- Libman-Sacks-Syndrom ⇒ Lupus erythematodes, abakterielle Endokarditis, Hämaturie, LE-Zellen

Rheumatische Erkrankungen
- Felty-Syndrom ⇒ Arthropathie, Lymphadenopathie, Eosinophilie

Sarkoidose
- M. Boeck ⇒ Rö. Thorax, zusätzlich eventuell: M. Jüngling (Knochen)

Infektionskrankheiten mit Splenomegalie

- Malaria ⇒ Plasmodiennachweis im Blut, Anamnese
- Röteln ⇒ morbilliformes Exanthem, Nackenlymphknoten
- Viruspneumonie ⇒ Lungenbefund, Kälteagglutination
- Endocarditis lenta ⇒ Anämie, Herzgeräusche, Milzinfarkt
- Leptospirosen ⇒ Morbus Weil mit Ikterus, Wadenschmerzen und hepatorenalem Syndrom
- Miliartuberkulose ⇒ (Rö.-Thorax ⇒ Suche nach Primärherd)
- Milzabszess (auch nach Milzinfarkt)

Infektionskrankheiten, die meist ohne Milzschwellung verlaufen

- nicht lymphotropeViruskrankheiten
- Masern, Scharlach, Diphtherie, Ruhr, chronische Tuberkulose

Hypersplenismus

Hypersplenismus ⇒ Splenomegalie + hyperplastisches Knochenmark + Panzytopenie oder Granulozytopenie mit oder ohne Thrombozytopenie

Der **sekundäre, symptomatische Hypersplenismus resultiert aus einer** Grundkrankheit.

Pathogenese

Die **Anämie bei Hypersplenismus** wird durch vermehrte Sequestrierung von Blutzellen in der Milz erklärt, während beim „aplastischen Syndrom" ein Mangel bei aplastischem Knochenmark besteht.

Symptome, Diagnostik

Erst die **vergrößerte Milz** – erkennbar am Margo crenatus – wird bei tiefer Inspiration, wenn sie sich in Richtung Bauchnabel verschiebt, palpabel. **Sonographischer Befund** zum Größenvergleich

Beim **primären, idiopathischen Hypersplenismus** kann die Milz auch normal groß sein!

Weiterführende Diagnostik

- Ausschluss anderer Grunderkrankungen
- Isotopenuntersuchung ⇒ Überlebenszeit und Sequestration der Erythrozyten: **^{51}Cr-markierte Erythrozyten i. v.** ⇒ Aktivitätsmessung über Leber und Milz ⇒ erhöhte Clearance der Erythrozyten aus der Blutbahn und erhöhte Aufnahmekapazität für Erythrozyten durch vergrößerten Sequestrationsraum in der **Milz**

Therapie, Prognose

- **Therapie** des Grundleidens
- **Splenektomie** nur bei erheblicher Mono-, Bi- oder Panzytopenie, wenn die Milz als Hauptabbauort der Blutzellen nachgewiesen ist und nicht wesentlich an der extramedullären Blutbildung beteiligt ist

Folgen der Splenektomie

- postoperativ **vorübergehende Thrombozytose**, wobei die Thrombozyten funktionell gestört sein können (Thrombosegefährdung)
- postoperative **Lymphozytose** (zugunsten der B-Lymphozyten)
- Auftreten von **Howell-Jolly-Körperchen** in den Erythrozyten (Kernreste im Erythrozyten)
- Abwehrschwäche gegen bakterielle Infekte mit erhöhter Sepsisgefährdung ⇒ **OPSI-Syndrom** (**o**verwhelming **p**ost-**s**plenectomy **i**nfection syndrome) ⇒ lebensbedrohliches septisches Krankheitsbild, meist durch Pneumokokken verursacht ⇒ deshalb vor Splenektomie ⇒ Impfung gegen Pneumokokkeninfektionen!

Myelodysplasie

Myelodysplastisches Syndrom

Zu den **myelodysplastischen Syndromen** zählen die **refraktäre Anämie**, die Präleukämie, das 5 q-Syndrom und die **chronische myelomonozytäre Leukämie**.

Pathogenese

Es besteht eine **klonale Proliferation hämatopoetischer Stammzellen** bei normo- oder hyperzellulärem Knochenmark **mit ineffektiver Hämatopoese** bzw. Dysmyelopoese (⇒ erhöhter Blastenanteil, morphologische Zellatypien) **und peripherer Zytopenie** (Mono-, Bi- oder Panzytopenie).
Das Alter der Patienten beträgt meist über 50 Jahre, der **Übergang in eine akute myeloische Leukämie (AML)** ist möglich (daher der Begriff ⇒ **Präleukämie**).

Formen des myelodysplastischen Syndroms
- **idiopathisch** (Ursache unbekannt)
- **sekundär** bei Knochenmarkschädigung durch
  - Zytostatikatherapie (v.a. alkylierende Substanzen)
  - Radiatio (oft ein Jahrzehnt zuvor)
  - Chemikalien (z.B. organische Lösungsmittel)

FAB-Klassifikation (French-American-British-Cooperative Group)
- **RA:** **r**efraktäre **A**nämie
- **RARS:** refraktäre Anämie mit **R**ing**s**ideroblasten
- **RAEB:** refraktäre Anämie mit **Exzess** von **B**lasten (mindestens Bizytopenie)
- **RAEB-t:** refraktäre Anämie mit **Exzess** von **B**lasten in **T**ransformation
- **CMML:** **c**hronische **m**yelo**m**onozytäre **L**eukämie

Symptome, Diagnostik

Initial findet man als Zeichen der **Anämie** ⇒ Schwäche und Ermüdbarkeit.
Nach dem **Ausmaß funktioneller und quantitativer Veränderungen** der **Thrombozyten** und **Leukozyten** resultieren **Blutungsneigung** (z.B. Hämaturie) und **Infektionen**.

Die **extramedulläre Hämatopoese** in Milz und Leber geht mit **Hepatosplenomegalie** einher. Im fortgeschrittenen Stadium besteht ein Völlegefühl im Abdomen, **Anorexie** und **Gewichtsverlust**. Im Verlauf der Erkrankung entwickelt sich eine **progrediente Myelofibrose**.

Labor
- **Mono-, Bi- oder Panzytopenie**
- **Anämie** (häufigster Befund) mit breiter Streuung der Erythrozytengröße
- **Leukozytenzahl** ⇒ normal, erhöht oder vermindert mit pathologischer Granulierung
- meist mäßig ausgeprägte **Thrombozytopenie**, gel. Riesenthrombozyten
- **Monozytose** bei **chronisch-myelomonozytärer Leukämie**

Gelegentlich bestehen **megaloblastäre Veränderungen, Chromosomenanomalien** finden sich bei etwa 50% der Erkrankten (z.B. 5 q-Syndrom). Der **Anteil an myelo- und monozytoiden Blasten nimmt progredient zu** und ist als wichtigster **prognostischer Faktor** zu werten.
Die Beurteilung der Blut- **und Knochenmarkausstriche** führt zur FAB-Klassifikation.

Therapie

Supportive Maßnahmen
- **Erythrozytenkonzentrate** entsprechend dem Bedarf
- **Thrombozytenkonzentrate** bei zunehmender Blutungsneigung
- bei Infektionen **frühzeitig Antibiotika**
- RA und RARS ⇒ Gabe von Wachstumsfaktoren der Hämatopoese (Erythropoetin, GM-CSF, G-CSF, IL3)
- bei progredienter Blastenvermehrung ⇒ **Zytostatika** wie bei akuter myeloischer Leukämie
- ggf. Thalidomid, 5-Azazytidine
- ggf. **allogene Knochenmarktransplantation** nach myeloablativer Therapie

Prognose

In Abhängigkeit von Begleiterkrankungen
- refraktäre Anämie (**RA**) oder RA mit Sideroblasten (**RA-S**) ⇒ mediane Lebenserwartung von 2–3 Jahren
- RA und Blastenexzess (**RAEB**) und RAEB in Transformation (**RAEB-t**) ⇒ mittlere Lebenserwartung 1,5 bzw. 0,5 Jahren
- chronische myelomonozytäre Leukämie (**CMML**) ⇒ wie bei RAEB

Die meisten Patienten sterben im Rahmen der allgemeinen **Knochenmarkinsuffizienz** an **Infektionen** oder **Blutungen** (⇒ akutes Nierenversagen).

2.5 Maligne Erkrankungen

Exkurs: Therapie maligner Tumoren

Stadieneinteilung nach dem TNM-System

T-Primärtumor
- TX ⇒ Primärtumor kann nicht beurteilt werden
- TO ⇒ kein Anhalt für Primärtumor
- Tis ⇒ Carcinoma/Tumor in situ

T-Größe des Primärtumors (T_1– T_4)

N-Lymphknotenbefall
- NX ⇒ regionäre Lymphknoten können nicht beurteilt werden
- N_0 ⇒ kein Lymphknotenbefall
- N_1 ⇒ Befall regionärer Lymphknoten
- N_2 ⇒ Befall weiterer Lymphknotenstationen

M-Metastasen
- MX ⇒ das Vorliegen von Fernmetastasen kann nicht beurteilt werden
- Mo ⇒ Fehlen von Fernmetastasen
- M1 ⇒ Nachweis von Fernmetastasen

R-Residualtumor (postoperativ)
- R0 ⇒ kein Residualtumor
- R1 ⇒ mikroskopischer Residualtumor
- R2 ⇒ makroskopischer Residualtumor

G-Histopathologischer Differenzierungsgrad („Grading“)
- GX ⇒ Differenzierungsgrad kann nicht bestimmt werden
- G1 ⇒ gut differenziert
- G2 ⇒ mäßig differenziert
- G3 ⇒ schlecht differenziert
- G4 ⇒ undifferenziert

Zellzyklus
- **G_0-Phase** ⇒ **ruhende Zellen**, die nicht an der Teilung teilnehmen ⇒ **geringste Empfindlichkeit auf Zytostatika!**
- **G_1-Phase** ⇒ postmitotische Ruhephase (Proteinsynthese)
- **S-Phase** ⇒ DNS-Synthesephase
- **G_2-Phase** ⇒ prämitotische Ruhephase (Spindelproteine)
- **M-Phase** ⇒ Mitosephase (Kernteilung)

G = Gap (Lücke), **S** = Synthese, **M** = Mitose

Eindämmung des Tumorwachstums durch **chirurgische Intervention**, **Radiatio, Gen- und Immuntherapie** und **Chemotherapie**

- **regionale Chemotherapie** ⇒ temporärer extrakorporaler Kreislauf ermöglicht **lokal höhere Zytostatikakonzentrationen**.
- **Polychemotherapie** ⇒ oft wirksamer als Monotherapie, weniger Resistenzentwicklung und geringere Toxizität
- **adjuvante Chemotherapie** ⇒ **Vernichtung von Mikrometastasen nach vollständiger operativer Tumorentfernung**
- **neoadjuvante Chemotherapie** ⇒ präoperative Chemotherapie zum „Downstaging“ des Tumors
- **Salvage-Therapie** ⇒ intensive Therapie mit kurativer Zielsetzung bei Tumorrezidiv

Phasen der Chemotherapie (Leukosen)

- **Induktionstherapie**: intensive Zytostatikatherapie **bis zum Erreichen einer kompletten**
  Remission ⇒ Verschwinden aller Tumorparameter
- **Konsolidierungstherapie** ⇒ Stabilisierung einer Remission
- **Erhaltungstherapie als Dauertherapie** oder **intermittierende Therapiezyklen (Reinduktion)** sollen die Dauer der Remission verlängern.

Abb. 2.17

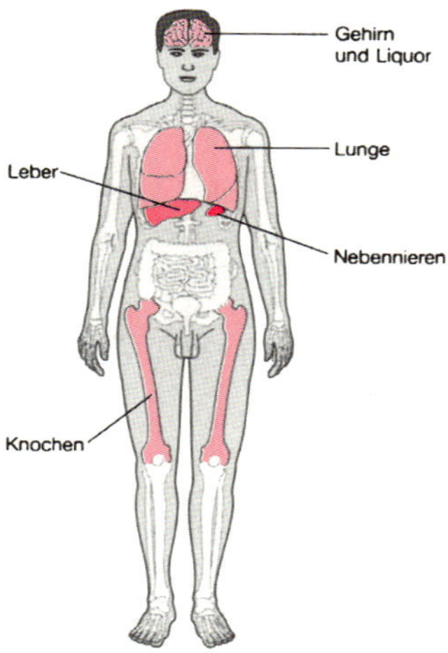

Hauptorte der hämatogenen Metastasierung

Resistenz

- **temporäre Resistenz** ⇒ ruhende G_0-Zellen ⇒ bei Zellteilung wieder empfindlich gegen Zytostatika
- **primäre Resistenz** ⇒ bei primär resistenten Zellklonen
- **sekundäre Resistenz** ⇒ im Verlauf einer Zytostatikabehandlung

Zytostatika

- **Alkylanzien** übertragen Alkylgruppen auf die DNS. Dabei können Vernetzungsreaktionen zwischen DNS-Strängen ausgelöst werden (z.B. Cyclophosphamid, Chlorambucil, Busulfan, Cisplatin).
- **Antimetabolite** wirken als Analoga physiologisch vorkommender Metabolite infolge veränderter Molekülstruktur. Ihr Einbau führt zur Hemmung der DNS-Synthese (Methotrexat, 5-Fluorouracil, Cytosinarabinosid, Purinanaloga).
- **Mitosehemmstoffe** führen durch die Bindung an mikrotubuläre Proteine zum Stillstand der Mitose in der Metaphase (Vincristin, Etoposid).
- **Enzyme** wie die Asparaginase (⇒ hydrolysiert Asparagin) wirken über eine Hemmung der Proteinsynthese. Allerdings ist eine rasche Resistenzentwicklung häufig, da die Tumorzellen Stoffwechselnebenwege einschlagen.
- **Antibiotika** binden an die DNS und blockieren die RNS-Synthese (Anthracycline, Bleomycin, Doxorubicin, Adriamycin).

Therapieerfolg

- **komplette Remission** (CR) ⇒ Beseitigung aller Tumormanifestationen
- **partielle Remission** ⇒ Rückgang der Tumorherde um mindestens 50%
- **no chance** ⇒ Abnahme der Tumorherde <50%
- **Progression** ⇒ zunehmende oder neue Tumormanifestationen
- **Rezidiv** ⇒ erneute Tumormanifestation nach Erreichen einer kompletten Remission

Leukämie

Leukämie bezeichnet „**weißes Blut**“ und wurde erstmals von Virchow als Begriff für die Farbe des Blutes **bei einer chronischen Myelose** eingeführt.
Heute versteht man unter einer Leukämie **die systemische, diffuse, autonome Proliferation einer Leukozytenpopulation** mit deren Ausschwemmung ins Blut.

Als **Hiatus leucaemicus** wird das gleichzeitige Auftreten von völlig unreifen Zellen neben gänzlich ausgereiften Zellformen bezeichnet.

Akute Leukämien

Pathogenese

Maligne Transformation einer **hämatopoetischen Stammzelle** ⇒ **Blastenklon** ⇒ progrediente **Verdrängung des normalen Knochenmarks**

Ätiologie

Knochenmarkschädigung durch

- **ionisierende Strahlen, Chemikalien** (Zytostatika, Benzol u. a.)
- **genetische Faktoren** (z. B. ALL und Trisomie **21**)
- **Viren** (HTLV 1-Virus ⇒ T-Zell-Leukämie des Erwachsenen)
- **myelodysplastisches Syndrom** oder **Polycythaemia vera** ⇒ erhöhte Leukämierate

Zellpopulationen bei **akuten Leukämien** sind überwiegend **undifferenziert**, während man **bei chronischen Leukämien meist reifere Zellformen** findet. Bei den akuten Leukämien lassen sich lymphoblastische (ALL) und myeloische (AML) Typen unterscheiden.

Abb. 2.18

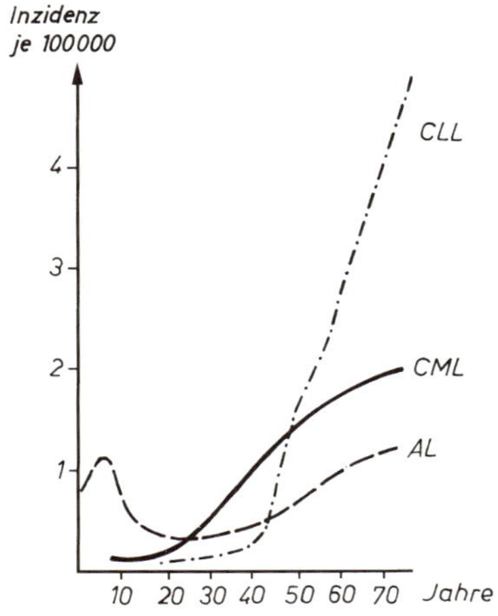

Altersverteilung der Leukämien (aus Stobbe/Baumann 1995)

FAB-Klassifikation akuter nichtlymphatischer Leukämien entsprechend Zelltyp und -differenzierung

- **M1** ⇒ AML ohne Ausreifung
- **M2** ⇒ AML mit Ausreifung
- **M3** ⇒ Promyelozyten-Leukämie
- **M4** ⇒ akute myelomonozytäre Leukämie (ohne oder mit Eosinophilie)
- **M5** ⇒ akute monozytäre Leukämie (undifferenziert oder differenziert)
- **M6** ⇒ akute Erythroleukämie
- **M7** ⇒ akute megakaryozytäre Leukämie

M1 bis M4 = **Peroxidase – positiv**
M4 und M5 = **Esterase – positiv**

Eine weitere **Subtypisierung** nach **morphologischen** und **immunologischen** Kriterien (Ak gegen spezifische Antigene von B-, T- und myeloischen Zellen) ist möglich.

Altersverteilung

- **ALL** ⇒ **vorwiegend Kindesalter** (Häufigkeitsgipfel 3. bis 5. Lj.), aber auch bei Jugendlichen und seltener bei Erwachsenen
- **AML** ⇒ **alle Altersstufen** (häufiger bei Erwachsenen), auch nach Bestrahlung oder als Zweitmalignom nach zytostatischer Chemotherapie

Pathophysiologie

Leukämiezellen akkumulieren im Knochenmark (⇒ **Knochenmarkinsuffizienz**) und infiltrieren Leber, Milz, Lymphknoten, ZNS, Nieren und Gonaden.

Leukämische Infiltrate bevorzugen bei **ALL** das **ZNS** (⇒ Hirndruckzeichen bei Meningiosis leucaemica), bei **akuter Monoblastenleukämie** die **Gingiva** und **bei akuter myeloischer Leukämie** die Haut der **Kopf-Hals-Region.**

Knochenmarkbeteiligung bedingt

- **Thrombozytopenie** ⇒ Blutungsneigung↑ ⇒ Neigung zu Hämatomen, Epistaxis und Blutungen
- **Neutropenie** ⇒ wiederholte Infektionen (z.B. Schleimhautbefall mit Candida albicans)

Es bestehen **auch qualitative Abnormitäten der Neutrophilen und Blutplättchen**!

Abb. 2.19

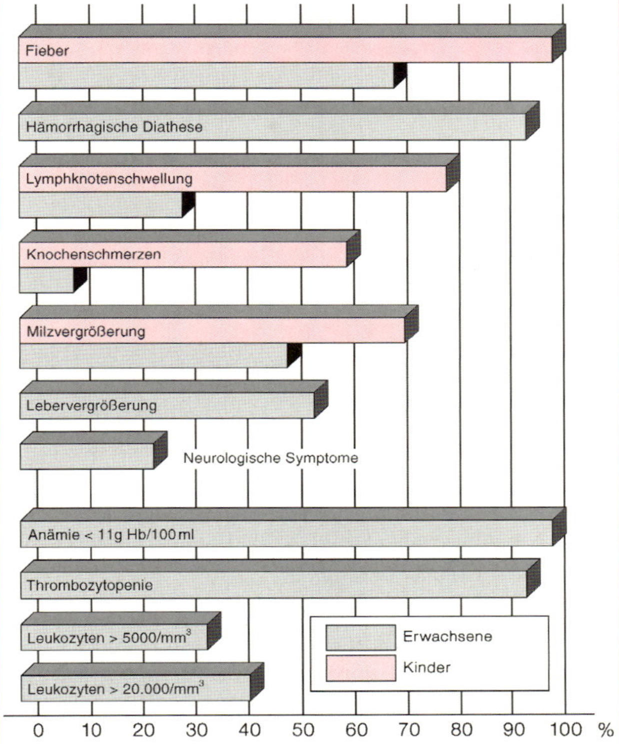

Häufigkeit wichtiger Symptome bei akuten Leukämien (mod. nach Begemann et al. 1975)

Symptome

Präleukämisches Stadium mit Abgeschlagenheit, Blässe, Fieber, Nachtschweiß, oft Zahnfleischbluten

- **akut nekrotisierende Gingivitis, Stomatitis, Tonsillitis**
- diffuse **Lymphome**, v.a. bei der ALL im Kindesalter, Mediastinaltumor bei 50% der Pat. mit T-Zell-ALL
- **Knochen-** und **Gelenkschmerzen,** v.a. bei der ALL im Kindesalter
- Kopfschmerzen, Erbrechen und Erregbarkeit bei **ZNS-Beteiligung**
- **Hepatosplenomegalie,** v.a. bei AML
- leukämische **Haut-** und **Organinfiltrationen**
- selten Hämaturie und gastrointestinale Blutungen
- Verbrauchskoagulopathie (bes. bei Promyelozytenleukämie M3)

Diagnostik

Die **Diagnostik** umfasst Blutbild und Knochenmarkbefund einschl. **Zytochemie** und **Immunzytologie**. **Akute Leukämien** können zu einer **Panzytopenie** führen. Das periphere **Blutbild** kann im **Anfangsstadium** jedoch auch normal sein. Je nach Ausmaß der Schädigung der normalen Hämatopoese findet man **Anämie, Leukopenie** oder **Leukozytose** und **Thrombozytopenie**.

Im Gegensatz zu den **chronischen Leukämieformen** finden sich bei der akuten Leukämie **nur selten extrem hohe Leukozytenzahlen**. Die Diagnose wird durch eine **Knochenmarkbiopsie** gesichert.

- **Blutausstrich ⇒ leukämische differenzierte oder undifferenzierte Blasten,** sofern die Gesamtleukozytenzahl nicht zu niedrig ist
- **Knochenmarkbiopsie** ⇒ leukämische **Blasten** mit großen atypischen Nukleolen (Anteil an kernhaltigen Zellen bei AML >30 %, bei ALL 25–30 %)
- **zytochemische Färbungen** ⇒ Perjodsäure-Schiff-Reaktion (=PAS), Myeloperoxidase sowie spezifische und unspezifische Esterase **bei AML positiv** (typischer Befund)
- **akute myeloische Leukämie** ⇒ **Auerstäbchen** im Zytoplasma (bis zu **25 %** der Fälle)
- BSG↑, Harnsäure↑ und LDH↑ bei vermehrtem Zellumsatz
- Nachweis von **Chromosomenveränderungen** (prognostisch ungünstig ist das Auftreten des Philadelphia-Chromosoms (BCR-ABL-Rekombination bei t(9;22)-Translokation; eigentlich typisch für CLL!), das auch bei etwa 20 % der erwachsenen ALL-Patienten auftritt)

Abb. 2.20

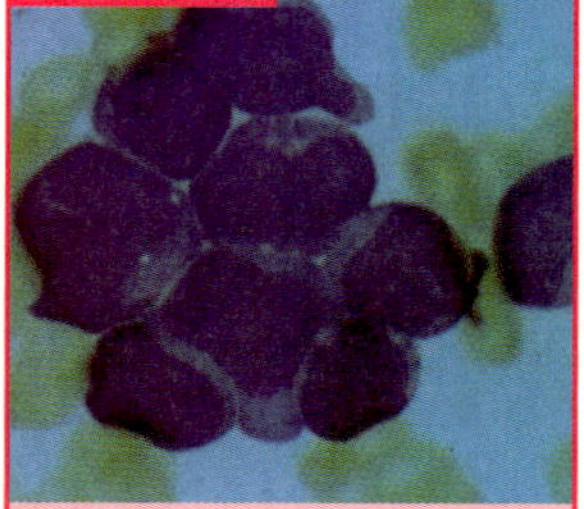

Blutausstrich bei akuter myeloischer Leukämie, Myeloblasten erkennbar (IMPP-Prüfungsabbildung)

Abb. 2.21

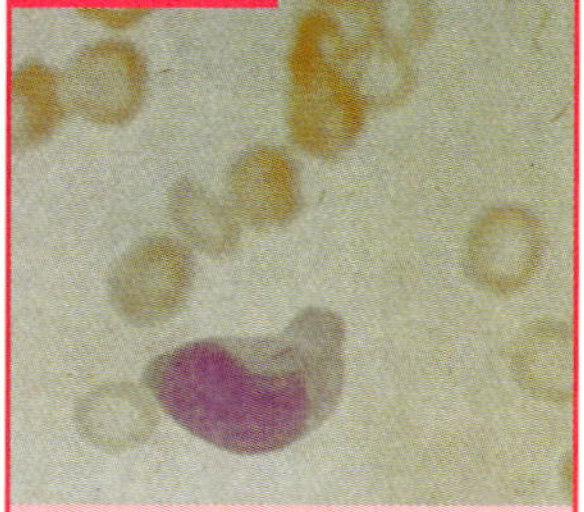

Blutausstrich bei akuter myeloischer Leukämie, Auer-Stäbchen erkennbar (IMPP-Prüfungsabbildung)

Abb. 2.22

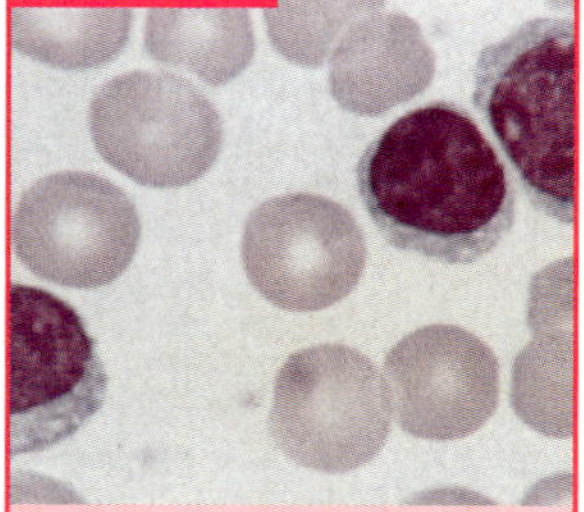

Blutausstrich bei akuter lymphatischer Leukämie, Lymphoblasten erkennbar (aus Stobbe/Baumann 1995)

Therapie im Erwachsenenalter

Therapeutisches Ziel
- **Vollremission** ⇒ Normalisierung der klinischen und hämatologischen Parameter (Regeneration der normalen polyklonalen hämatopoetischen Proliferation) sowie **Reduktion des Blastenanteils im Knochenmark auf weniger als fünf Prozent**, darf jedoch **nicht mit einer endgültigen Heilung gleichgesetzt** werden!
- **Teilremission** ⇒ Im peripheren Blut sind keine Blasten und im Knochenmark weniger als 20 % Blasten nachweisbar.

Therapiephasen

I. Remissionsinduktionstherapie ⇒ Zahl maligner Zellen soll um mindestens drei Zehnerpotenzen reduziert werden.

II. Konsolidierungstherapie (Wiederholung der Induktionstherapie in abgeschwächter Form) ⇒ strebt **weitere Reduktion leukämischer Zellen** an
ggf. **Intensivierungstherapie** ⇒ Intensivierung mit anderer Chemotherapie

III. Supportive Behandlung
- **termingerechte Substitution einzelner Blutbestandteile** und Gabe von **Kolonie-stimulierenden Faktoren**
- **bedarfsgerechte antibiotische Therapie** und **Gicht-Prophylaxe**
- **Schädelbestrahlungen** und **intrathekale Injektionen von Methotrexat** und **Cytosinarabinosid** werden zur **Prophylaxe und Therapie der Meningiosis leucaemica** vor allem bei lymphatischen Leukämien eingesetzt, da viele Zytostatika die Blut-Liquor-Schranke nicht ausreichend durchdringen.

Zur Behandlung akuter Leukosen wird eine **kombinierte Chemotherapie** mit **Zytostatika** eingesetzt.

Beispiel: Initiale Kombination von Prednisolon, Vincristin, Daunorubicin oder Idarubicin und L-Asparaginase, **anschließend** Cyclophosphamid, Arabinosid-Cytosin und 6-Mercaptopurin **(mehrere Therapiezyklen)**

Die **5-Jahres-Rezidivfreiheit** beträgt trotz dieser Maßnahmen nur **20–40 %**.
Auch nimmt im Verlauf der Behandlung von Leukämien die Aktivierung des **mdr-1-Gens** (multi drug resistance 1) zu.

Weitere Therapieformen
- **Knochenmarktransplantation in erster Vollremission** (bei AML nach 10 Jahren bis zu 60 % Überlebenswahrscheinlichkeit)
- **Autologe Stammzelltransplantation** (SZT) vor der Reinduktionstherapie nach Phase II der Induktionsbehandlung, wenn die Aplasie mit G-CSF-Unterstützung beendet ist;
- **Tyrosinkinase-Inhibitor Imatinib (Glivec®)** bei Patienten mit Philadelphia-Chromosom-positiver ALL (siehe auch Therapie der CML);
- **All-trans-Retinsäure** (Tretinoin) ist bei Patienten mit **Promyelozytenleukämie** (M3) wirksam, die **PML/PAR-α-Gen-positiv** sind.

Es ist verständlich, dass **die Behandlung von Leukämie-Patienten durch eine hämatologische Abteilung** eingeleitet und überwacht werden sollte. Größere Zentren verfügen zudem über die Möglichkeit der **Knochenmarktransplantation** oder **Stammzelltransplantation**.

Prognose

Unbehandelt verläuft die **akute Leukämie** innerhalb weniger Monate infolge progredienter **Knochenmarkinsuffizienz** tödlich.
Die **Rate kompletter Remissionen** erreicht unter **Chemotherapie** bei einzelnen Leukämieformen **bis zu 80 %**.

Tab. 2.3 Leukämie

	ALL	AML	CLL	CML
Ätiologie	Ionisierende Strahlen, alkylierende Substanzen, Viren	Ionisierende Strahlen, alkylierende Substanzen, Benzol, Trisomie 21	Familiäre Häufung, vorwiegend Männer	Ionisierende Strahlen
Alter	Kinder 85 % Erwachsene 15 %	Erwachsene 82 % Kinder 10 %	Über 50 Jahre	24–45 Jahre
Inzidenz per 100.000	2–3	2–3	Unter 50 Jahre 5 Über 60 Jahre 20	Über 60 Jahre 3
Blutbild				
Leukozyten	Lymphoblasten Hiatus leucaemicus	Myeloblasten Hiatus leucaemicus	↑↑ Lymphozyten	↑↑ Alle Reifestufen
Thrombozyten	↓↓	↓↓	n ↓	n ↑
Erythrozyten	Anämie	Anämie	Anämie	Anämie
Varia	Philadelphia-Chromosom (20 % d.F.)	Auer-Stäbchen	Gumprecht-Kernschatten	↓↓ Alkalische Leukozyten-phosphatase, Philadelphia-Chromosom (95 % d.F.)

ALL = akute lymphatische Leukämie
AML = akute myeloische Leukämie
CLL = chronisch-lymphatische Leukämie
CML = chronisch-myeloische Leukämie

Prognostische Kriterien

ALL ⇒ **initiale Remissionsrate** 90%, unabhängig von Risikofaktoren

- **50 % der Kinder überleben 5 Jahre ohne Krankheitszeichen**.
- **günstige Faktoren** ⇒ Alter **zwischen 3 und 7** Jahren, **Gesamtleukozytenzahlen <25.000/mcl Blut**, **fehlende ZNS-Beteiligung**, ein Karyotyp mit mehr als 50 Chromosomen in den Leukämiezellen
- **ungünstige Faktoren** ⇒ ein Alter **>20** Jahren, **Gesamtleukozytenzahlen >25.000/mcl Blut**, leukämische Blasten mit zytoplasmatischem Immunglobulin (B-Zellen), undifferenzierter Phänotyp, Nachweis **des Philadelphia-Chromosoms**

AML ⇒ **Remissionsraten** zwischen 50 und 85%

- Ein längeres krankheitsfreies Überleben erreicht man heute bei etwa 20 bis 40% der Patienten.
- **ungünstige Faktoren** ⇒ Patienten über 50 Jahre erreichen seltener eine Remission, AML nach Chemotherapie oder Bestrahlung, Auftreten eines Rezidivs.
  Nur die **Knochenmarktransplantation** kann bei einem Rezidiv der AML eine Möglichkeit für rezidivfreies Überleben bieten.

Merke: lymphatische **Leukämie** ⇒ **längeres Leben**!

Chronisch-myeloische Leukämie

Pathogenese

Maligne Transformation einer **hämatopoetischen Stammzelle** ⇒ **langsam einsetzende klonale Myeloproliferation** ⇒ **starke Überproduktion von** funktionstüchtigen **Granulozyten** mit progredienter **Verdrängung des normalen Knochenmarks**

Pathomechanismus bei Philadelphia-Chromosom-positivem Zellklon

- Das **Philadelphia-Chromosom** stellt die Translokation des langen Arms des Chromosom 22 auf den langen Arm des Chromosom 9 dar.
- **Breakpoint-Cluster-Gen Rearrangement** ⇒ **Protoonkogen** von Chromosom 9 wird durch die Fusion **als Fusionsgen bcr-abl aktiviert** und kodiert die Synthese des Proteins p210 (Tyrosinkinase), was zur **Proliferation** des Philadelphia-Chromosom-positiven Zellklons führt.

Die Erkrankung weist **keine Geschlechtsspezifität** auf und kann **in jedem Lebensalter** auftreten. Am häufigsten ist sie bei Erwachsenen im Alter von etwa 45 Jahren.

Ätiologie

Knochenmarkschädigung durch

- ionisierende Strahlen, Chemikalien (Zytostatika, Benzol u.a.)
- genetische Faktoren (meist Philadelphia-Chromosom)

Das **Philadelphia-Chromosom** bleibt auch während Remission und Exazerbation der CML einschließlich der Blastenkrise bestehen.

Philadelphia-Chromosom-negative Fälle haben eine noch **schlechtere Prognose**.

Abb. 2.23

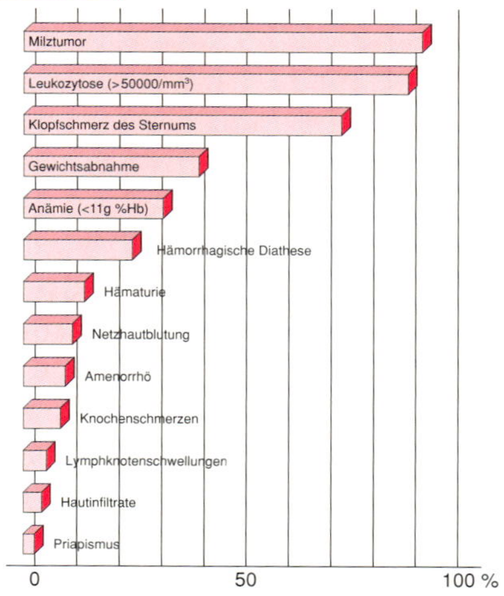

Häufigkeit wichtiger Symtome bei der chronisch-myeloischen Leukämie

Symptome

Die typischen **Zeichen der chronisch-myeloischen Leukämie** sind **Splenomegalie, Granulozytose und myeloisch unreife Zellen im Differentialblutbild.**

Gewöhnlich sind die Leukozytenzahlen bei der CML höher und die myeloischen Vorstufen häufiger nachweisbar als bei leukämoiden Reaktionen (z.B. Sepsis).

Hinzu kommt die **Vermehrung von Basophilen und Eosinophilen**, die charakteristisch für die CML ist und bei der leukämoiden Reaktion, wie sie bei Tumoren und schweren Infektionen auftritt, nicht feststellbar ist.

Krankheitsphasen

Chronische stabile Phase (gewöhnlich schleichender Beginn)

- **Leitsymptome**: **Granulozytose** und **Splenomegalie**, ggf. Leistungsminderung, Nachtschweiß, sternaler Kompressionsschmerz

Akzelerationsphase nach etwa 3–4 Jahren

- zunehmende **Granulozytose** und **Splenomegalie**, Anämie, Abnahme reifer Granulozyten, ggf. Fieber
- beim Auftreten leukämischer Thromben ⇒ Milzinfarkte, Netzhautthrombosen, Priapismus (durch venöse Thrombosierung)

Blastenschub

- **myeloische Blastenkrise** (etwa 2/3 d.F.) ⇒ Zunahme der Myeloblasten und Promyelozyten im Differentialblutbild
- **lymphatische Blastenkrise** ⇒ oft bei Patienten, die mit Interferon vorbehandelt wurden

Diagnostik

Labor

- Um die Diagnose der CML zu sichern, wird das **Philadelphia-Chromosom,** das bei etwa 90% aller Patienten mit CML nachweisbar ist, bestimmt.
- **Anämie,** Zahl der Retikulozyten ist nicht erhöht.
- **Leukozytenzahl** meist **>30.000/ mcl Blut,** kann **aber auch Werte über 400.000/ mcl Blut** erreichen.
  Im fortgeschrittenen Stadium besteht die Mehrzahl der Zellen aus **unreifen Granulozyten**. **Metamyelozyten und Myelozyten** treten gehäuft auf. **Promyelozyten und Myeloblasten** überschreiten jedoch selten mehr als 15% der gesamten Leukozytenzahl.
- **Thrombozytose** zu Beginn der Erkrankung (50% d.F.), auch Thrombopenie möglich
- BSG↑, ggf. Harnsäure und LDH↑

Abb. 2.24

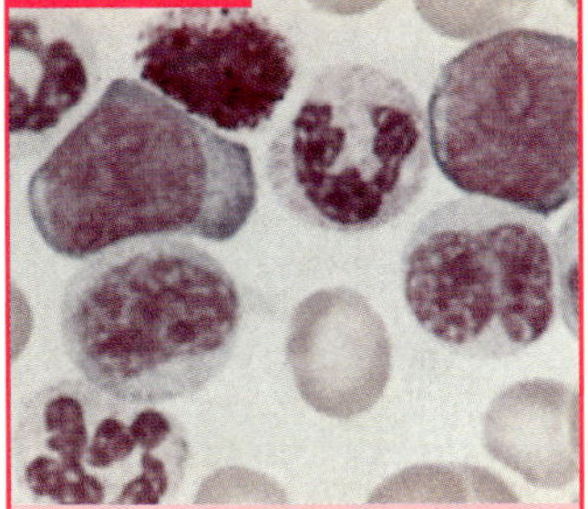

Blutbild bei Blastenschub (aus Stobbe/Baumann 1995)

Zytochemie

- **Charakteristikum der CML ⇒ Verminderung der alkalischen Leukozytenphosphatase**, die bei Osteomyelosklerose, Polycythaemia vera oder leukämoiden Reaktionen demgegenüber erhöht ist

Knochenmark

- Das Knochenmark ist zellreich und enthält kein Fett. Das **Verhältnis Myelo-/Erythropoese** ist zugunsten der Myelopoese verschoben. **Megakaryozyten** sind **zahlreich** darstellbar. Die myeloische Hyperplasie ist insbesondere durch eine **Vermehrung der Myeloblasten und Promyelozyten** charakterisiert.

Die **Uratnephropathie** ist eine Gefahr für den CML-Patienten. Durch die Freisetzung von Kalium aus Leukozyten und Thrombozyten während der Blutgerinnung in vitro wird gelegentlich ein erhöhter Serumkaliumwert vorgetäuscht.

Therapie

- **Imatinib** (Glivec®) ist der erste **Tyrosinkinase-Inhibitor**, der eine Gruppe von Tyrosinkinasen spezifisch hemmt. Da das Bcr-Abl-Protein bei der Philadelphia-Chromosom-positiven CML eine konstitutiv aktivierte Tyrosinkinase kodiert, deren onkogene Wirkung zur Leukämie führt, war Bcr-Abl auch die

Zielstruktur des ersten klinisch geprüften Tyrosinkinase-Inhibitors, der bei ersten Anwendungen während der chronischen Phase der CML zur anhaltenden hämatologischen Remission führt. **Imatinib** blockiert die von der Tyrosinkinase abhängigen zellulären Vorgänge, und es wird der programmierte Zelltod (Apoptose) der erkrankten Stammzellen eingeleitet. Hierdurch werden auch Patienten in fortgeschrittenen Stadien wieder therapierbar, und es kommt zu einer deutlichen Verlängerung der Überlebenszeit. Ein Teil der behandelten Patienten weist eine zytogenetische Resistenz auf, obwohl ein hämatologisches Ansprechen erreicht werden kann. Ob die Behandlung mit Glivec· auch zu einer dauerhaften Heilung führen kann, wird derzeit in klinischen Langzeitstudien evaluiert.

- **α-Interferon** (meist Dauertherapie in hoher Dosierung) ⇒ bei bis zu 10 % der Patienten **zytogenetische Vollremissionen (Beseitigung Philadelphia-Chromosom-positiver Zellen),** bei **etwa 50 % ⇒ Teilremission**
- **Chemotherapie** (führt zu keiner zytogenetischen Remission) **mit Hydroxycarbamid** = Hydroxyharnstoff (z.B. Litalir®) ⇒ gut steuerbar, wenig Nebenwirkungen oder **Busulfan** (z.B. Myleran®)

Nach einer Therapiedauer von etwa 3 Jahren kann es zum akuten **Blastenschub kommen**, der wie eine akute Leukämie behandelt wird.

Weitere Maßnahmen

- **Knochenmarktransplantation** oder **Stammzelltransplantation** (< 50. Lj.) ⇒ möglichst frühzeitige Indikation, da im Blastenschub eine sehr hohe Letalität besteht
- Milzbestrahlung oder Splenektomie **nur bei strenger Indikationsstellung**
- **ggf. Leukopherese**

Die **supportiven Therapiemaßnahmen** entsprechen denen der akuten Leukämie.

Prognose

- **Behandlung mit Chemotherapie ⇒ mediane Überlebenszeit 3–4 Jahre** ⇒ 5–10 % der Patienten sterben im ersten Jahr, 15–20 % im zweiten Jahr und etwa 25 % im dritten Jahr.
- **Behandlung mit α-Interferon ⇒ 5-Jahres-Überlebenszeit** ⇒ bis zu 60 %
- **Blastenkrise ⇒ mediane Überlebenszeit ungefähr 2 Monate** oder 8–12 Monate bei Remission (20 % d.F.)

Myeloproliferatives Syndrom

Erscheinungsformen

- **Osteomyelosklerose**
- **essentielle Thrombozythämie**
- **Polycythaemia vera**
- **chronisch-myeloische Leukämie (CML)**

Gemeinsame Merkmale

- meist Splenomegalie
- Vermehrung basophiler Granulozyten
- extramedulläre Blutbildung in Leber, Milz und Lymphknoten
- terminal Fibrosierung und Sklerosierung des Knochenmarks
- Blastenschub möglich

Osteomyelosklerose

Die **Osteomyelosklerose** (syn. **Osteomyelofibrose, Myelofibrose-Syndrom)** gehört zum Formenkreis des **myeloproliferativen Syndroms**.

Sie ist **charakterisiert durch**

- progrediente Knochenmarkverödung infolge **Markfibrose** (Ersatz der Markzellen durch fibröse Bindegewebsstränge)

- **extramedulläre Hämatopoese ⇒ kernhaltige Vorstufen der roten Zellreihe** im peripheren Blut
- **Splenomegalie,** seltener Hepatomegalie
- **Komplikationen** ⇒ Blutungen, Infektionen

Diagnostik

- **anfangs** leichte Leukozytose, Thrombozytose, Anämie
- **Spätform** mit **massiver Splenomegalie** (bis in Nabelhöhe), **Panzytopenie**, Gewichtsabnahme, Leistungsminderung
- alkalische Leukozytenphosphatase ↑
- **Beckenkammbiopsie** ⇒ Myelofibrose, (trockene Knochenmarkpunktion = Punctio sicca mit zellarmem Aspirat)
- **Röntgen:** Wattestruktur und verdickte Knochenbälkchen der zentralen Knochen (Becken)

Therapie

- ggf. **α-Interferon** oder **Anagrelide** (in klinischer Erprobung)
- Erythrozytensubstitution bei einem Hb unter 6–8 g%
- **Hydroxycarbamid** (z.B. Litalir®) bei Thrombozytose oder schwerem Hypersplenismus
- Milzbestrahlung oder Splenektomie **nur bei strenger Indikationsstellung** nach nuklearmedizinischer Untersuchung
- Erythropoetin bei fehlendem Ansprechen der Anämie auf Androgene
- Myeloablation mit peripherer autologer **Stammzelltransplantation**

Die kompensatorische Funktion der vergrößerten Milz (⇒ **extramedulläre Blutbildung**) ist von Nutzen! Auch ist das Operationsrisiko bei großem Milztumor sehr hoch und der Effekt einer Splenektomie nur von kurzer Dauer.

Prognose

- Schleichender Beginn, **mediane Überlebenszeit 5 Jahre**; der Tod erfolgt auf Grund einer **Knochenmarkinsuffizienz** oder eines Blastenschubs (10% d.F.).

Essentielle Thrombozythämie

Bei dieser **Form des chronisch-myeloproliferativen Syndroms** besteht eine **monoklonale autonome Proliferation der Thrombozytopoese**.

Symptome, Diagnostik

- **Thrombozytose** (> 1 Mill./mcl Blut) ⇒ **thromboembolische Komplikationen** (häufigste Todesursache)
- **Funktionsstörung der Thrombozyten** ⇒ Neigung zu **Blutungen** (Nasenbluten, gastrointestinale Blutungen)
- **Splenomegalie** im fortgeschrittenen Stadium
- **Blutausstrich** ⇒ deutliche **Thrombozytose**, Thrombozytenaggregate, Riesenthrombozyten und Megakaryozytenfragmente
- **Knochenmark** ⇒ **megakaryozytäre Hyperplasie** mit vielen Thrombozytenabschnürungen
- **Labor** ⇒ LDH ↑, Kalium ↑, ggf. Hyperurikämie

Therapie

- bei symptomatischen **high-risk-Patienten** (Alter >60 Jahre mit Thrombozyten >1.000 G/l oder Thromboseanamnese oder Hinweisen für Ischämien, Diabetes mellitus oder Hypertonie): **myelosuppressive Therapie** mit Hydroxyurea (Litalir®); bei jüngeren Patienten: Hemmung der Megakaryopoese (Thrombozytenkontrolle) mit **Anagrelid** (Xagrid®) oder α-Interferon
- bei asymptomatischen **low-risk-Patienten** (< 40 Jahre ohne Risikofaktoren): keine zytoreduktive Therapie

Prognose

- **mediane Überlebenszeit** 10–15 Jahre, Übergang in eine **akute Leukämie** (10% d.F.)

Polycythaemia vera Siehe Seite 137 ff.

Chronisch-myeloische Leukämie Siehe Seite 160 ff.

Maligne Lymphome

Maligne Non-Hodgkin-Lymphome

Allgemeines

Non-Hodgkin-Lymphome sind nicht der Lymphogranulomatose zuzurechnen und weisen **eine neoplastische Proliferation lymphatischer Zellelemente** auf.
Zu den **lymphatischen Geweben** zählen Lymphknoten, Milz, Thymus, Waldeyer-Rachenring (Tonsillen), Appendix und Peyer-Plaques.

Nach **Prof. K. Lennert, Kiel**, erfolgt die **Einteilung nach histopathologischen und immunologischen Kriterien**.

Tab. 2.4 Kiel-Klassifikation der Non-Hodgkin-Lymphome

B-Zellreihe (80–90 %)	T-Zellreihe (10–20 %)
niedrige Malignität (70 %)	
▶ lymphozytisch	▶ lymphozytisch
– CLL	– CLL
– Prolymphozytenleukämie	– Prolymphozytenleukämie
– Haarzellenleukämie	
▶ lymphoplasmozytisch/-zytoid (LP Immunozytom)	▶ Mycosis fungoides
– Morbus Waldenström	▶ Sézary-Syndrom
	▶ lymphoepitheloid (Lennerts Lymphom)
	▶ angioimmunoblastisch (AILD)
▶ plasmozytisch	▶ T-Zonen-Lymphom
▶ zentroblastisch-zentrozytisch	▶ pleomorph kleinzellig (HTLV-I +)
▶ zentrozytisch	
▶ monozytoid, einschl. Marginalzonenzellen	
hohe Malignität (30 %)	
▶ zentroblastisch	▶ pleomorph großzellig (HTLV-I ±)
▶ immunoblastisch	▶ immunoblastisch (HTLV-I ±)
▶ großzellig anaplastisch (Ki-1 +)	▶ großzellig anaplastisch (Ki-1 +)
▶ Burkitt-Lymphom	▶ lymphoblastisch
▶ lymphoblastisch	

Pathogenese

Viren

- **Epstein-Barr-Virus** (EBV) ⇒ bei **2** Typen des Burkitt-Lymphoms
- **HTLV-I-Viren** (C-Typ-Retrovirus) ⇒ **T-Zell-Lymphome**

Genetische Faktoren

- **B-Zell-Lymphome** mit **chromosomalen Translokationen v.a. bei** follikulären Lymphomen, beim zentrozytischen Lymphom (Mantelzell-Lymphom), bei Burkitt-Lymphomen (c-myc-Protoonkogen aktiviert)

Symptome

- **T-Zell-Lymphome** ⇒ oft **extranodale** Manifestation
- **B-Zell-Lymphome** ⇒ oft Gammopathie

Meist asymptomatische Vergrößerung der zervikalen und/oder inguinalen Lymphknotenstationen; retroperitoneale, mediastinale, **thorakale und abdominale Lymphome** ⇒ Organverdrängung, chylöser Aszites bzw. Pleuraerguss durch **Kompression der Lymphwege**

- **Extranodale Manifestationen** ⇒ Befall des **Gastrointestinaltraktes**, von **Haut** und **Knochen** möglich, **Knochenmarkinfiltration** bei etwa 50% der Patienten ⇒ **Panzytopenie**
- **Anämie** auch durch Blutungen aus dem Gastrointestinaltrakt (Thrombozytopenie), **Hämolyse** (Hypersplenismus oder Coombs-positive hämolytische Anämie, Knochenmarkinfiltrationen)
- **Hypogammaglobulinämie** ⇒ **Antikörpermangelsyndrom** ⇒ schwere bakterielle Infektionen
- **Nachtschweiß, Fieber und Gewichtsabnahme** als **prognostisch ungünstige B-Symptome** bei disseminierter Erkrankung

Bei 20–40% der lymphozytären Lymphome und 10% der histiozytären Lymphome entwickelt sich eine **leukämische Phase**.

Stadieneinteilung nach der Ann-Arbor-Klassifikation
Extranodale **Non-Hodgkin-Lymphome betreffen** vorwiegend den **Gastrointestinaltrakt** (oft B-Zell-Lymphome), die **Haut** (oft T-Zell-Lymphome) oder andere Organe (u.a. **ZNS**).

Tab. 2.5 Non-Hodgkin-Lymphome. Stadieneinteilung mit Modifikation der Ann-Arbor-Klassifikation von Peters et al.

Stadium	Primär nodaler Befall	Primär extranodaler Befall
I	Befall einer Lymphknotenregion	Befall eines extralymphatischen Organs oder Gewebes
II_1	Befall von zwei benachbarten Lymphknotenregionen ober- oder unterhalb des Zwerchfells (II_1) oder einer Lymphknotenregion mit lokalisiertem Übergang auf ein benachbartes Organ oder Gewebe (I_{1E})	Befall eines extralymphatischen Organs einschl. der regionalen Lymphknoten (II_1) oder eines weiteren benachbarten extralymphatischen Organs (II_{1E}) ober- oder unterhalb des Zwerchfells
II_2	Befall von mehr als zwei benachbarten Lymphknotenregionen ober- oder unterhalb des Zwerchfells (II_2), einschl. eines lokalisierten Befalls eines extralymphatischen Organs oder Gewebes (II_{2E})	Befall eines extralymphatischen Organs (oder Gewebes) und ein Lymphknotenbefall, der über die regionalen Lymphknoten hinausgeht und auch einen weiteren lokalisierten Organbefall einschließen kann (II_{2E})
III	Befall von Lymphknotenregionen ober- oder unterhalb des Zwerchfells (III), einschl. eines lokalisierten Befalls eines extralymphatischen Organs oder Gewebes (III_E) oder der Milz (III_S) oder beider (III_{SE})	Befall eines extralymphatischen Organs und Gewebes mit Lymphknotenbefall ober- und unterhalb des Zwerchfells, einschl. eines weiteren lokalisierten extralymphatischen Organs oder Gewebes (III_E) oder der Milz (III_S) oder beider (III_{SE})
IV	Lymphknotenbefall mit diffusem oder disseminiertem Befall extralymphatischer Organe und Gewebe	diffuser oder disseminierter Organbefall mit oder ohne Lymphknotenbefall

Jedes Stadium wird in A- und B-Kategorien unterteilt, B für diejenigen mit definierten Allgemeinsymptomen, A für diejenigen ohne solche Symptome. Die B-Klassifikation ist gegeben (a) bei Verlust von mehr als 10% der Körpermasse in den letzten 6 Monaten, (b) bei Fieber über 38°C und (c) bei Nachtschweiß.

Hochrisikopatienten ⇒ **St. III/IV** mit ≥ **2 Risikofaktoren**: schlechter Allgemeinzustand, LDH↑, mehrere extranodale Krankheitsherde

Diagnostik

- **Lymphknotenhistologie** zum **Ausschluss von Lymphknotenschwellungen** anderer Genese ⇒ Lokalinfektion, Metastasierung, Infektionskrankheiten (Mononukleose, AIDS, Röteln, Toxoplasmose u.a.), Leukosen, maligne Lymphome, Sarkoidose, Hilusdrüsen-Tbc, Felty-Syndrom

- **Lymphknoten-Staging** ⇒ Röntgen, CT und Sonographie von Thorax und Abdomen
- **Knochenmarkbiopsie**

Nachweis des **Ki-1(CD30-)-Antigens**, das auf den malignen Zellen und auf aktivierten B- und T-Zellen bei einer Untergruppe der **hochmalignen Lymphome** exprimiert wird. Bei diesen Patienten entwickeln sich Hautinfiltrate, Adenopathie und viszerale Infiltrationen schnell progredient.

Abb. 2.25

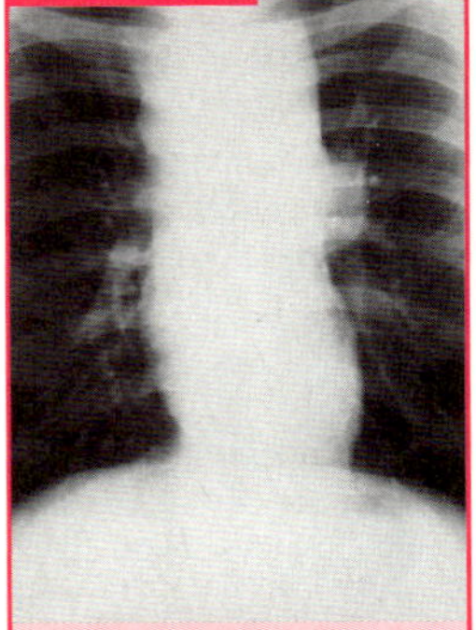

Thorax-Röntgenbild bei malignem Lymphom (IMPP-Prüfungsabbildung)

Therapie

Therapeutisches Ziel: komplette Remission

- vollständige **Rückbildung sämtlicher objektiver Krankheitsbefunde** (Lymphknotenschwellungen, Hepatomegalie, Splenomegalie)
- **keine Lymphominfiltration des Knochenmarks**
- **Normalisierung des Blutbildes** (Hb >12 g/dl, Granulozyten > 1.500/mcl Blut, Thrombozyten >100.000/ mcl Blut)

Non-Hodgkin-Lymphome vom niedrigen Malignitätsgrad

- **lokalisiertes Stadium** (St. I und II) ⇒ **Radiatio**
- **generalisiertes Stadium + Therapieindikationen** (B-Symptome, Panzytopenie, erhebliche Splenomegalie, große Lymphome, Organverdrängung bzw. -destruktion, schnelle Progredienz, Paraproteinämie mit Erhöhung des Gesamteiweißes >9 g/dl) ⇒ palliative **Chemotherapie** mit **MCP-Schema** (**M**itoxantron, **C**hlorambucil, **P**rednison), **COP-Schema** (**C**yclophosphamid, **O**ncovin **=Vincristin**, **P**rednison) oder CHOP-Schema (s.u.) oder

Zentrozytisches Non-Hodgkin-Lymphom vom intermediären Malignitätsgrad

- sofortige Chemotherapie

Non-Hodgkin-Lymphome vom hohen Malignitätsgrad

- Stadium I **ohne** B-Symptome ⇒ **Radiatio** möglich
- sonst generell **Polychemotherapie** mit oder ohne **Radiatio**
- meist **CHOP-Schema** (Cyclophosphamid, Doxorubicin, Oncovin, Prednison)
- **CHOP 14 + G-CSF** mit verkürztem 14-tägigem Therapie-Intervall und zusätzlicher Gabe von G-CSF an den Tagen 4 bis 12
- **R-CHOP (CHOP + Rituximab:** Antikörper, der an das CD20-Protein bindet, das auf der Oberfläche der meisten Lymphomzellen vorhanden ist, und der die körpereigene Abwehr gegen CD20-tragende Zellen aktiviert)
- **BMR-Kombinationstherapie** (Bendamustin, Mitoxantron und Rituximab)

⇒ Vorgehensweise: in der Regel mehrere **Therapiezyklen mit Wiederholung am 14. (CHOP 14)** oder **22. Tag**, ggf. **Prophylaxe von ZNS-Rezidiven** (lymphoblast. Lymphom) ⇒ Schädelbestrahlung, intrathekale Zytostatika-Applikation

Langzeitprognose

Die **Langzeitprognose** ist bei den **niedrigmalignen Lymphomen eher ungünstig** zu bewerten. Durch intensive Polychemotherapie lässt sie sich jedoch verbessern.

- **T-Zell-Lymphome** haben **meist** eine **schlechtere Prognose als B-Zell-Typen.**
- **prognostisch ungünstige Faktoren** ⇒ Alter über 70 Jahre, erhöhte LDH-Spiegel, Tumormassen mit mehr als 10 cm Durchmesser und extranodaler Befall an mehr als zwei Stellen
- **niedrigmaligne Lymphome** ⇒ **mediane Überlebenszeit >5–7 Jahre**, außer bei lokalisiertem Befall **(selten** ⇒ Heilung möglich**)**, nur **palliativ** beeinflussbar
- **hochmaligne Lymphome ohne Therapie** ⇒ **mediane Überlebenszeit 6–12 Monate, mit Polychemotherapie** und regionaler Bestrahlung ⇒ **Heilungsrate bis zu 50 %**

Derzeit werden auch Studien über den therapeutischen Wert von Zytokinen, Knochenmarktransplantationen und zur Knochenmarkkonservierung durchgeführt.

Makroglobulinämie Waldenström (Non-Hodgkin-Lymphom von niedrigem Malignitätsgrad)

Die **Makroglobulinämie Waldenström** ist durch eine **Proliferation von lymphoiden Zellen im Knochenmark** mit massiver Produktion von monoklonalem **IgM** (**Makroglobulin**) gekennzeichnet. Histologisch besteht ein **lymphoplasmozytoides Immunozytom**. Bei der Auswertung der Elektrophorese erkennt man die **monoklonale Paraproteinämie** an ihrem schmalbasigen Peak.

Klinisch stehen Anämie, Blutungen sowie eine **erhöhte Blutviskosität** im Vordergrund. **Zerebrale Durchblutungsstörungen** mit neurologischen Ausfallserscheinungen bis zum **Coma paraproteinaemicum** sowie **thrombozytäre Gerinnungsstörungen** als unmittelbare Auswirkung der Interaktion zwischen Gerinnungsfaktoren und IgM treten auf. Fakultativ kommt es zu **Lymphknotenschwellungen** und **Hepatosplenomegalie**.

Therapie

- **Chemotherapie** erst bei deutlicher Progression ⇒ **COP-Schema** (Cyclophosphamid, Vincristin, Prednison) ggf. in Kombination mit **α- Interferon**
- **Plasmapherese** bei Hyperviskositätssyndrom

Prognose

- besser als beim Plasmozytom

Schwerkettenkrankheit

Auch die seltene **Schwerkettenkrankheit (heavy chain disease)** zählt zu den **Non-Hodgkin-Lymphomen**. Es besteht eine neoplastische **Plasmazelldyskrasie**, die durch eine **Überproduktion von monoklonalen γ-, α-, μ-** oder **δ-Schwerketten** der Immunglobuline gekennzeichnet ist.
Dabei werden **inkomplette monoklonale Immunglobuline** gebildet (Paraproteine). Die meisten Schwerkettenparaproteine sind Fragmente normaler Schwerketten, bei denen verschieden lange Teile fehlen.

Chronisch-lymphatische Leukämie

Die chronisch-lymphatische Leukämie ist ein **lymphozytisches Non-Hodgkin-Lymphom von niedrigem Malignitätsgrad** mit autonomer Expansion eines Lymphozytenklons. Selten besteht ein T-Zell-Typ (3% d.F.). In den meisten Fällen kommt es zu einer Akkumulation immun**inkompetenter B-Lymphozyten** im Blut, Lymphknoten, Leber, Knochenmark und Milz.

Die Erkrankung **betrifft vorwiegend das höhere Lebensalter** mit einer **Geschlechtsverteilung** von Männern zu Frauen 2 :1.
Etwa 50% der Patienten weisen **Chromosomenanomalien** auf.

Symptomatik

- zu **Beginn der Erkrankung** ⇒ Leistungsminderung, Nachtschweiß
- initiale **Lymphknotenschwellungen** (50%), später alle Patienten

Abb. 2.26

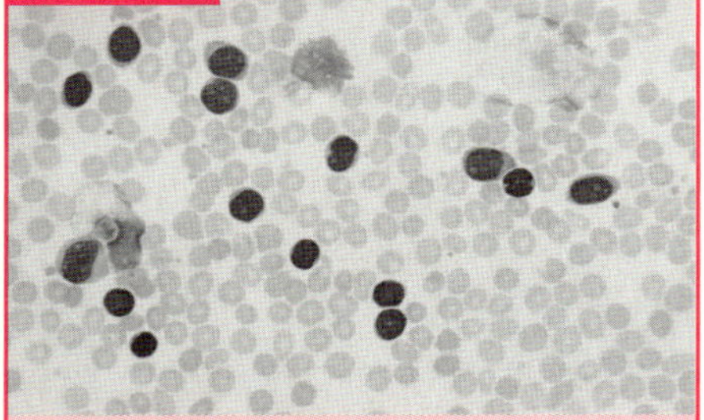

Gumprecht-Kernschatten bei CLL (IMPP-Prüfungsabbildung)

Abb. 2.27

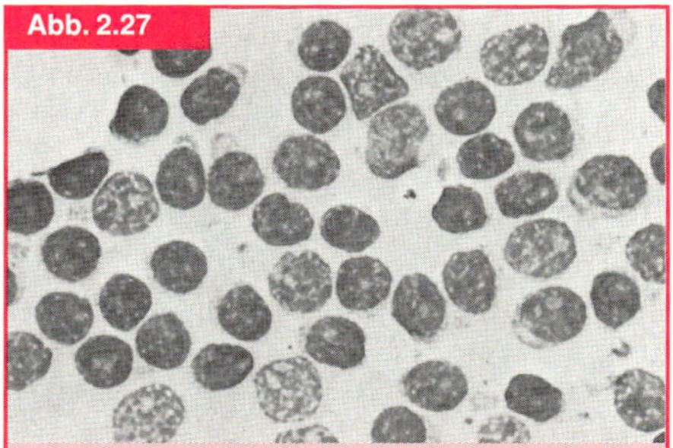

Knochenmarkausstrich bei chronisch-lymphatischer Leukämie (IMPP-Prüfungsabbildung)

- **Hautveränderungen** ⇒ Pruritus, Ekzeme, Herpes zoster, Mykosen, Hautblutungen, **knotige Hautinfiltrate**
- **leukämische Infiltrate** im Bereich des **Magen-Darm-Traktes**
- oft **Splenomegalie,** geringgradige Hepatomegalie
- gel. **Parotisschwellung und Tränendrüsenbefall** (Mikulicz-Syndrom)

Diagnostik

- **Leukozytenzahlen meist** zwischen **20.000** und **100.000/mcl Blut** mit **hohem Lymphozytenanteil**
- **Nicht obligat** sind **Gumprecht-Kernschatten (Zellartefakte besonders fragiler Lymphozyten).**
- **Knochenmarkhistologie** ⇒ Markinfiltration durch Lymphozyten
- Auftreten **inkompletter Wärmeautoantikörper** ⇒ Hämolyse ⇒ **Anämie**
- gel. **Immunthrombozytopenie**

Immunphänotypisierung

- B-CLL-Immunphänotyp (CD5, CD19, CD23)

Serumelektrophorese:

- **meist Antikörpermangelsyndrom** (B-Zelldefekt) ⇒ Infektanfälligkeit ↑
- selten monoklonale Gammopathie (IgG oder IgM)

Stadieneinteilung der CLL nach Rai und mittlere Überlebenszeit

• **Low risk (smoldering CLL)**				
• **Stadium 0**	=	Lymphozyten im Blut >15.000/mcl im Knochenmark >40 %	⇒	**150** Monate
• **Intermediate risk**				
Stadium I	=	wie 0 + Lymphome	⇒	**100** Monate
Stadium II	=	wie 0 ± Lymphome + Milz- oder Lebertumor	⇒	**70** Monate
• **High risk**	=		⇒	**20** Monate
Stadium III	=	wie 0 ± Lymphome ± Milz- oder Lebertumor, Hb <11 g% (bei Männern) bzw. 10 g% (bei Frauen)		
Stadium IV	=	wie 0 ± Lymphome ± Milz- oder Lebertumor ± Hb ↓, Thrombozyten <100.000/mcl		

Stadieneinteilung der CLL nach Binet (1981)

Stadium A

- **Hb >10 g/dl** und **< 3 vergrößerte Lymphknotenregionen**
- Überlebenszeit >120 Monate

Stadium B

- **Hb >10 g/dl** und **> 3 vergrößerte Lymphknotenregionen**
- Überlebenszeit 60 Monate

Stadium C

- **Hb <10 g/dl** und/oder **Thrombozytopenie <100.000/mcl**
- Überlebenszeit 24 Monate

Therapie

Therapie bei Stadieneinteilung nach Rai:

- **Stadien 0 bis II** ⇒ Chemotherapie **nur bei** rascher Progredienz oder wenn große Lymphome den Patienten behindern
- **Stadien III und IV** ⇒ **Chemotherapie**
  - **Knospe-Schema** ⇒ intermittierende **3-tägige Behandlung mit Chlorambucil und Prednison**
  - **COP-Schema** (**C**yclophosphamid, **O**ncovin =**Vincristin**, **P**rednison)
  - **Fludarabin** (Purinanalogon) auch in Therapieschemata
  - Fludarabin + Cyclophosphamid und Rituximab

- Fludarabin + Alemtuzumab (Antikörper, der an das CD52-Protein auf der Oberfläche von leukämischen und gesunden Leukozyten bindet)
- ggf. allogene **Knochenmarktransplantation** oder **Stammzelltransplantation**
- ggf. **Splenektomie** (Ind.: therapierefraktäre, autoimmunhämolytische Anämie, Thrombopenie) oder Milzbestrahlung
- supportive Maßnahmen (z. B. Immunglobulingabe)

Eine **dauerhafte Heilung** ist bei der chronisch-lymphatischen Leukämie bislang **nicht möglich**. Viele Patienten sterben an Infektionen.

Haarzellenleukämie

Die **Haarzellenleukämie** ist ein **chronisch verlaufendes lymphozytisches Non-Hodgkin-Lymphom (B-Zell-Typ)** von **niedrigem Malignitätsgrad**. Vorzugsweise werden ältere Männer betroffen.

Typisch sind Haarzellen mit fransenartigen Zytoplasmaausläufern, die eine **tartratresistente saure Phosphatase** aufweisen. Es besteht eine **argyrophile Markfibrose** (Punctio sicca!), langsam progrediente Knochenmarkinsuffizienz, erhöhte Infektionsneigung und eine ausgeprägte **Splenomegalie** bzw. **Hypersplenismus**. Die **Lymphknoten** sind meist nur gering vergrößert.

Therapie

- vorzugsweise **α-Interferon** oder **Cladribin** (Purinanalogon), alternativ Behandlung mit dem Adenosindeaminase-Inhibitor Deoxycoformycin (z. B. Pentostatin®), Splenektomie bei Hyperspleniesyndrom

Plasmozytom (syn. multiples Myelom)

Pathophysiologie

Das **Plasmozytom** ist ein plasmozytisches **Non-Hodgkin-Lymphom von niedrigem Malignitätsgrad** mit Infiltration des Knochenmarks.

- **Tumorzellen der Plasmazellreihe (B-Zellinie)** bilden **monoklonale Paraproteine** der Klassen IgG und IgA, selten IgD oder IgE. Ihrer Struktur nach sind es entweder vollständige Immunglobuline oder einzelne Peptidketten (L-Ketten, H-Ketten), meist ohne Antikörperspezifität (Bence-Jones-Protein). Da eine **Vermehrung von Zellklonen aus der Klasse der Immunglobuline** vorliegt, werden solche Erkrankungen auch als **monoklonale Gammopathie** bezeichnet. 20 % der Paienten haben ein reines Leichtkettenplasmozytom.
- Die **malignen Plasmazellen produzieren** einen **osteoklastenaktivierenden Faktor (TNF-β)** ⇒ **Spontanfrakturen** der Wirbelkörper und der unteren Extremitäten treten **infolge osteolytischer Veränderungen durch Plasmazellnester** in den entsprechenden Knochenbezirken auf. Dabei resultiert eine **Hyperkalzämie**.
- Insbesondere bei **Bence-Jones-Proteinurie** kommt es zu einer Amyloidausfällung in den Nierentubuli, die neben der gleichzeitig bestehenden **Hyperkalzurie** über eine Atrophie der Tubuluszellen und eine interstitielle Fibrose zum Nierenversagen führen kann ⇒ **Myelomniere** ⇒ **Niereninsuffizienz.**
- Im fortgeschrittenen Zustand schränken Plasmozytome die Funktionen anderer Zellreihen ein, so dass es zur **Anämie** und **Thrombozytopenie** (seltener) kommt.

Symptome

Symptomentrias

- **Paraproteinämie** (und Paraproteinurie bei Bence-Jones-Kettenbildung)
- **Plasmazellnester** im Knochenmark
- **röntgenologische Veränderungen** hauptsächlich an Becken, Schädel, Femur, Wirbelkörpern und Rippen

Zu Beginn klagen die Patienten häufig über Kreuzschmerzen (osteolytische Knochenveränderungen), wodurch rheumatische Erkrankungen oder Lumbalgien fehldiagnostiziert werden können.
Beim seltenen **extramedullären Plasmozytom** kann auch ein **isolierter Lymphknotenbefall** auftreten. Meist sind davon Patienten höheren Alters betroffen.

Abb. 2.28

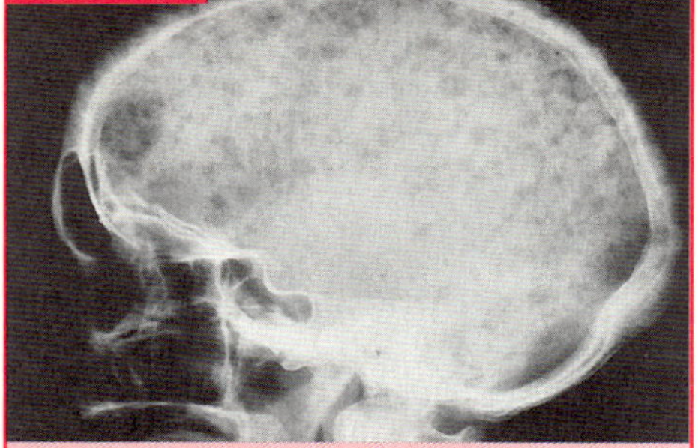

Schrotschussschädel (aus Stobbe/Baumann 1995)

Abb. 2.29

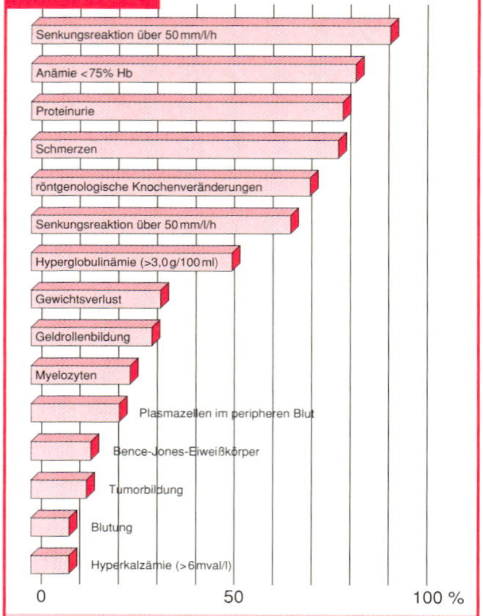

Häufigkeit der Symptome bei Plasmozytom

Diagnostik

Labor

- massiv erhöhte BSG, Gesamteiweiß↑
- pathologische Serumelektrophorese mit einem schmalbasigen Peak im Bereich der γ-Globulinfraktion (**M-Gradient**)
- **β_2-Mikroglobulin**↑ (korreliert mit Myelommasse)
- Mangel an funktionsfähigen Antikörpern ⇒ **Antikörpermangelsyndrom** ⇒ zunehmende Infektanfälligkeit
- **Anämie**, selten Thrombopenie
- **Kryoglobuline**
- **Hyperviskositätssyndrom** ⇒ Thromboseneigung↑, Durchblutungsstörungen
- gel. auch thrombozytäre **Gerinnungsstörungen** durch Interaktion zwischen Gerinnungsfaktoren und IgM
- **Hyperkalzämie** (30% d.F.) durch **Osteolyse** ⇒ auch hyperkalzämische Krisen!
- L-Ketten-Proteine (**Bence-Jones-Proteine**) haben ein geringes Molekulargewicht und können im Urin nachgewiesen werden.

Die Diagnose **multiples Myelom** ist gesichert, wenn unabhängig von klinischer Symptomatik mindestens zwei der im Folgenden aufgeführten **Ossermann-Kriterien** erfüllt sind:

- Nachweis von >10% (teilweise atypischer) Plasmazellen im Knochenmark (Aspirat oder Histobiopsie)
- Nachweis eines monoklonalen Immunglobulins oder Immunglobulinfragments (Bence-Jones-Protein) im Serum und/oder Urin
- radiologischer Nachweis von mindestens einer Osteolyse

Stadieneinteilung des multiplen Myeloms nach Durie und Salmon

Stadium I (⇒ Patienten mit allen der folgenden Kriterien)

- **Tumorgesamtzellzahl** ($\times 10^{12}/m^2$ Körperoberfläche) **<0,6 (niedrig)**
- Hämoglobin >10 g/100 ml
- Serumkalzium normal
- röntgenologisch normale Knochenstruktur
- oder nur ein solitärer osteolytischer Herd
- geringe Myeloproteinkonzentrationen bzw. -syntheserate IgG <50 g/l, IgA <30 g/l
- Bence-Jones-Proteinausscheidung im Urin <4 g/d

Abb. 2.30

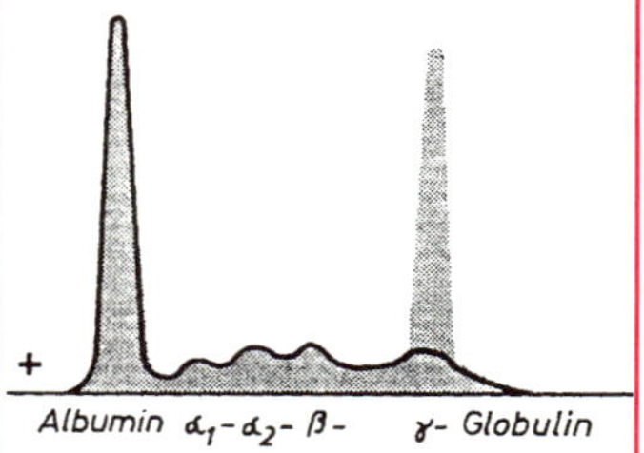

Serumelektrophorese bei Plasmozytom (aus Stobbe/Baumann 1995)

Stadium II
- **Tumorgesamtzellzahl** ($\times 10^{12}/m^2$ Körperoberfläche) **0,6–1,2** (**mittel**)

Stadium III (⇒ Patienten mit **einem** oder **mehreren** der **folgenden Kriterien**)
- **Tumorgesamtzellzahl** ($\times 10^{12}/m^2$ Körperoberfläche) >1,2 (**hoch**)
- Hämoglobin <8,5 g/100 ml
- Serumkalzium >3 mmol/l
- fortgeschrittene, röntgenologisch nachweisbare Knochendestruktionen
- hohe Myeloproteinkonzentrationen
- IgG >70 g/l, IgA >50 g/l
- Bence-Jones-Proteinausscheidung im Urin > 12 g/d

Abb. 2.31

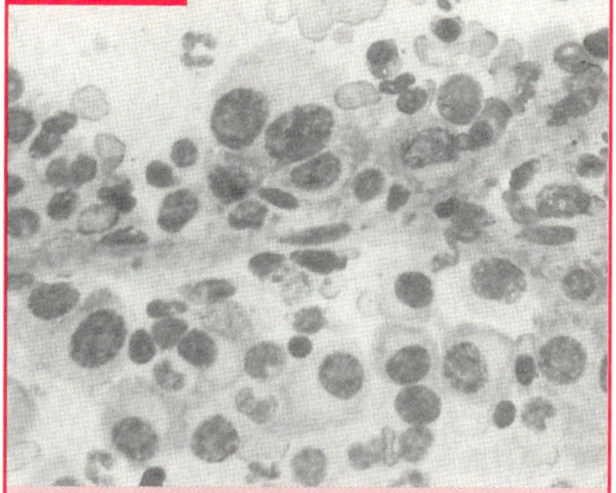

Sternalmarkausstrich bei Plasmozytom (IMPP-Prüfungsabbildung)

Differentialdiagnosen

Paraproteine treten auch bei folgenden Krankheiten auf:
- M. Waldenström
- paraneoplastisch bei der **CLL** (chronisch-lymphatische Leukämie) und bei **Non-Hodgkin-Lymphomen**
- **benigne monoklonale Gammopathie** (meist gutartiger Verlauf; in 10% d.F. Übergang in multiples Myelom)
  Wichtig ist die Verlaufsbeobachtung!

Therapie

- **ab Stadium II** nach Durie und Salmon ⇒ **Chemotherapie** mit einer **Kombination** von **Prednison** und **alkylierenden Substanzen** wie Cyclophosphamid (z.B. Endoxan®) oder Melphalan (z.B. Alkeran®)
- bei refraktären Patienten ggf. **Proteasome-Hemmer** Bortezomib (Velcade®); wirkt auf ein Enzym, das für das Zellwachstum essentiell ist.
- **Radiatio bei solitären Plasmozytomen** (medullär und extramedullär) ⇒ bei etwa **2% kurativer Effekt** oder als Palliativmaßnahme zur Lokalbehandlung bei **generalisiertem Plasmozytom**
- ggf. **Plasmapherese**
- **operatives Vorgehen** bei extramedullär wachsenden Tumoren, intrathekal wachsenden Plasmazelltumoren und zur Frakturprophylaxe (z.B. Wirbelverblockung) bzw. -versorgung
- **supportive Therapie** ⇒ Analgetika, ausreichende Flüssigkeitszufuhr, Prednison und Diphosphonate vermindern auch die Hyperkalzämie, bei nachgewiesener Infektion ⇒ Antibiotika ggf. Immunglobuline, ggf. Transfusion von Erythrozytenkonzentraten, Gabe von rekombinantem Erythropoetin

Prognose

Das Plasmozytom ist eine progredient verlaufende, stets zum Tode führende neoplastische Erkrankung. Medikamentöse Behandlung führt zu einer **Ansprechrate von 60%** mit einer **mittleren Überlebenszeit von 2–3 Jahren**.
- **niedrige Tumorzellmasse** ⇒ 32–64 Monate
- **hohe Tumorzellmasse** ⇒ 6–12 Monate

Prognostisch ungünstige Zeichen ⇒ hoher M-Gradient im Serum oder Urin, ein erhöhtes β_2-Mikroglobulin im Serum, multiple Knochenherde, Hyperkalzämie, Panzytopenie und die Entwicklung eines **progredienten Nierenversagens (Todesursache in 50% d.F.)**

Lymphogranulomatose (Morbus Hodgkin)

Pathophysiologie

Klinische Stadieneinteilung des **Hodgkin-Lymphoms (Ann-Arbor-Klassifikation)**
- **Stadium I:** Befall **einer** einzigen **Lymphknotenstation** oder eines einzigen extralymphatischen Organs
- **Stadium II:** zwei oder mehr Lymphknotenstationen **auf der gleichen Seite des Zwerchfells** oder ein oder mehrere Lymphknotenstationen und ein extralymphatisches Organ auf derselben Seite des Zwerchfells befallen
- **Stadium III:** Befall von Lymphknotenstationen **auf beiden Seiten des Zwerchfells, extralymphatischer Organbefall** möglich, **Milzbefall** möglich
- **Stadium IV: diffuser extralymphatischer Organbefall**

N: Lymphknoten**, E**: Extranodaler Befall, **S**: (spleen) Milzbefall, **H:** Leber, **D**: Haut, **L**: Lunge, **M**: Knochenmark, **O**: Knochen, **P**: Pleura

- **A**: Patient **ohne** allgemeine Symptome
- **B**: **allgemeine Symptome**: Fieber nichtinfektiöser Ursache über 38°C (Pel-Ebstein), Nachtschweiß, Gewichtsverlust von mehr als **10 %** des Körpergewichts in den letzten 6 Monaten
- **Risikofaktoren** ⇒ großer Mediastinaltumor, extranodaler Befall, starker Milzbefall, hohe BSG, Befall von mehr als drei Lymphknotenarealen

Beim Morbus Hodgkin (Lymphogranulomatose) handelt es sich um eine **maligne, histopathologisch spezifische Erkrankung des lymphoretikulären Systems** mit **Ausbreitung auf dem Lymphweg per continuitatem** und einem sekundären **Befall der extralymphatischen Organe**. Es besteht eine Funktionsstörung der T-Zellen mit verminderter zellulärer Immunität.
Die **nodulär-sklerosierende Form** der **Lymphogranulomatose tritt** vorwiegend **bei Jugendlichen vor dem 20. Lebensjahr** auf, während **andere Formen der Lymphogranulomatose** ein weiteres **Maximum um das 65. Lebensjahr** aufweisen.

Symptome

Die **schmerzlose Vergrößerung eines Lymphknotens** oder einer Lymphknotengruppe ist das **häufigste Primärsymptom der Lymphogranulomatose.**
- Die **zervikalen Lymphknoten** sind dabei am häufigsten **(60–80 %)** betroffen, inguinale Lymphknoten nur mit **5–12 %**. Die Patienten geben häufig an, dass sie die Lymphknotenschwellung zufällig festgestellt hätten, aber durch die Größenzunahme beunruhigt worden seien. Relativ selten wird der sog. „**Alkoholschmerz** hinter dem Brustbein“ genannt. **Leber** und **Milz** können vergrößert sein.
- Während der **Morbus Hodgkin sonst** einen **vorwiegend zervikalen, supraklavikulären Befall** zeigt, ist für die **nodulär-sklerosierende Form** der **frühe Mediastinalbefall** typisch.

Charakteristische **Allgemeinsymptome** sind **Fieber, Nachtschweiß** und **Gewichtsverlust.**
Dabei kann das Fieber periodisch im Abstand von wenigen Tagen bis Wochen auftreten **(Pel-Ebstein-Typ)**. Auch wechselnd subfebrile Temperaturen, **remittierende Fieberschübe** oder **Kontinua** werden beobachtet. Schüttelfrost tritt allerdings nur selten auf. **Juckreiz** wird bei einem Drittel der Patienten als charakteristisches Symptom angegeben.

Diagnostik

(wichtig für Behandlungsplan!)
- Röntgen-Thorax, Sonographie, CT-Abdomen, ggf. Knochenszintigraphie
- Biopsien der mesenterialen und retroperitonealen Lymphknoten
- Knochenmarkbiopsie und bei infradiaphragmalem Befall: Leberpunktion (Staging)

Im **klinischen Stadium I oder II** ⇒ Lymphangiographie (**Fragestellung**: infradiaphragmaler Befall?), wenn o.B. ⇒ **explorative Laparatomie** ⇒ **pathologisches Staging**

Labor

zunehmende **Lymphozytopenie**, **Eosinophilie** (1/3 d.F.), beschleunigte BSG, gel. LDH ↑, Zunahme der α-Globuline und des Fibrinogens, Anämie, Nachweis von tumorassoziierten Antigenen

- Unterscheidung von Non-Hodgkin-Lymphomen durch **monoklonale Antikörper gegen Antigene auf Reed-Sternberg-Zellen (z.B. Leu-M1 [CD15])** möglich

Histologie

Mittels **Lymphknotenbiopsie** wird die **Diagnose** des Morbus Hodgkin **gesichert**.

- **Der Lymphknotenbefund zeigt eine bunte Zytologie mit** Granulationsgewebe aus Lymphozyten, Eosinophilen, Histiozyten, Retikulumzellen, Epitheloidzellen, Hodgkin- und Sternberg-Riesenzellen, Nekrosen, hyalinen Feldern.
- **Mehrkernige Sternberg-Riesenzellen** kommen bei allen Typen des Morbus Hodgkin vor.

Therapie

Polychemotherapie

BEACOPP-Schema (St. II B, III, IV) ⇒ **B**leomycin, **E**toposid, **A**driamycin, **C**yclophosphamid, Vincristin, **P**rocarbazin und **P**rednison; alternativ **ABVD-Schema** (St. I und II) ⇒ **A**driamycin, **B**leomycin, **V**inblastin und **D**acarbazin

Im Einzelfall auch intensive Zytostatikatherapie / Strahlentherapie in Verbindung mit einer **autologen Knochenmarktransplantation** mit Knochenmark, das während der Remission gewonnen und eingefroren wurde.

Prognose

Die **histologische Unterteilung der Lymphogranulomatose** lässt Aussagen über den klinischen Verlauf zu:

- Der **nodulär-sklerosierende Typ** findet sich besonders häufig bei jungen Frauen und ist im Mediastinum lokalisiert. Hier besteht eine Tendenz zur Ausbreitung per continuitatem in das angrenzende Lungenparenchym.
- Der **lymphozytenreiche Typ ist die prognostisch günstigste Form,** während der lymphozytenarme Typ eine schlechte Prognose besitzt und im Allgemeinen bereits in generalisiertem Stadium angetroffen wird.

Histologische Klassifikation des Morbus Hodgkin und **5-Jahres**-Überlebenszeit (%)

• lymphozyten**reicher** Typ	85 %
• noduläre Sklerose	60 %
• gemischtzelliger Typ	40 %
• lymphozyten**armer** Typ	30 %

Prognose unter Therapie

- **Stadium I A, II A ohne Risikofaktoren** ⇒ Radiatio + ABVD ⇒ Heilungsrate etwa **90 %**
- **Stadium I, II mit B-Symptomatik oder mit Risikofaktoren** ⇒ kombinierte Radio-Chemotherapie (ABVD) ⇒ Heilungsrate etwa **70 %**
- Eine **Heilungsrate von** etwa **50 %** erreicht man in den **Stadien II B und IV** A, die primär durch **Chemotherapie** behandelt wurden.
- **Stadium III A ohne Risikofaktoren** ⇒ **Polychemotherapie** (BEACOPP), gefolgt von Strahlentherapie ⇒ mittlere Überlebensrate von **80 %** und rezidivfreies Überleben von **60 %**
- **Stadium III B, IV** ⇒ **ausschließlich Polychemotherapie** (BEACOPP) ⇒ Remissionsraten von **90 %** mit einer mittleren Remissionsdauer von etwa 3 Jahren

2.6 Hämorrhagische Diathesen

Abb. 2.32

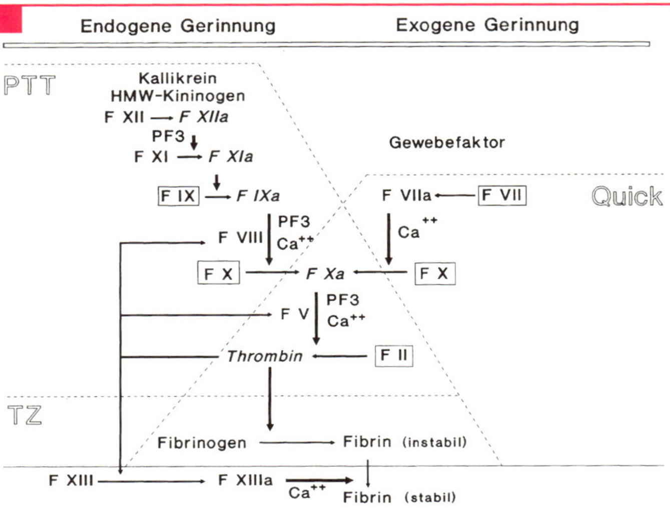

Blutgerinnung unter Berücksichtigung der Gerinnungszeitgruppenteste (aus Stobbe/Baumann 1995)

Tab. 2.6 Faktoren der plasmatischen Gerinnung und des Fibrinolysesystems (mod. nach Stobbe/Baumann,1995)

Protein	Biologische Halbwertszeit	Hämostatische Mindestaktivität
Fibrinogen (F I)	4 d	50–100 mg/dl
Prothrombin F II	3 d	20–40 %
Proakzelerin (F V)	12–15 h	10–15 %
Prokonvertin (F VII)	4–6 h	10–15 %
Antihämophiler Faktor (F VIII)	12–18 h	20–40 %
Christmasfaktor (F IX)	18–30 h	20–40 %
Stuart-Prower-Faktor (F X)	40–50 h	10–25 %
Rosenthal-Faktor (F XI)	60–80 h	10–25 %
Hagemann-Faktor (F XII)	2–3 h	0 %
Fibrinstabilisierender (F XIII)	3–5 h	1–5 %
Präkallikrein (PK)	?	0 %
Hochmolekulares Kininogen (HMW-K)	?	0 %
Plasminogen	2–3 d	50–100 mg/l
Gewebeplasminogenaktivator (t-PA)	5 min	?
Prourokinase (u-PA)	8 min	?

Allgemeines

Unter **hämorrhagischer Diathese** versteht man eine abnorme Blutungsbereitschaft, die sich spontan oder nach geringen Traumen durch Blutaustritt aus den Gefäßen an der Haut, den Schleimhäuten oder inneren Organen zu erkennen gibt.

Ätiologie

- Thrombozytopenie und Thrombozytopathien (**Funktionsstörungen der Thrombozyten**)
- Mangel an plasmatischen Gerinnungsfaktoren (**Koagulopathien**)
- vaskuläre Störungen (**Vasopathien**)

Thrombozytär bedingte Blutungsneigung bei Thrombozytopenien oder Thrombozytopathien
- **kongenital**
  Thrombasthenie, Thrombozytopenie, Riesenthrombopathien
- **erworben**
  idiopathisch thrombozytopenische Purpura (M. Werlhof), Urämie, Medikamente (z.B. Acetylsalicylsäure, Phenylbutazon, Heparin)

Plasmatisch bedingte Blutungsneigung bei Störungen des Gerinnungs- und/oder Fibrinolysemechanismus
- **kongenital**
  Hämophilie A oder B, Morbus v. Willebrandt, Gerinnungsfaktormangel, Afibrinogenämie
- **erworben**
  Antikoagulanzienblutung, Fibrinolysetherapie, Lebererkrankungen, Vitamin-K-Mangel, disseminierte intravasale Gerinnung

Vaskulär bedingte Blutungsneigung
- **kongenital**
  hereditäre Teleangiektasie (Morbus Osler ⇒ fehlende Lamina elastica der Venolen und Kapillaren), Ehlers-Danlos-Syndrom (⇒ abnormes perivaskuläres Kollagen), familiäre Purpura simplex
- **erworben**
  Vitamin-C-Mangel und senile Purpura (⇒ Atrophie des perivaskulären Gewebes), allergische Vaskulitis (Purpura Schoenlein-Henoch), metabolisch (Kortikosteroide), parainfektiös (z.B. Meningokokken), medikamentös-toxisch

Differentialdiagnose

Tab. 2.7 Blutungen bei hämorrhagischen Diathesen

Symptom	Thrombopathie	Vasopathie	Koagulopathie
Petechien	+ + +	+ +	–
Suffusionen	+ +	+	+ +
Epistaxis	+ + +	+ + +	+ +
Gastrointest. Blutung	+ +	+ +	+ +
Hämatome viszeral	+	–/+	+ + +
Hämaturie	+ + +	–/+	+ + +

Tab. 2.8 Parameter der hämorrhagischen Diathesen

Parameter	Thrombopathie	Vasopathie	Koagulopathie
Blutungszeit	↑	↑	n
Gerinnungszeit	n	n	↑
Kapillarresistenz	n	↓	↓
Thrombozytenzahl	↓	n	n
Thrombozytenaggregation	↓	n	n

↓ vermindert, ↑ verlängert, n normal

Thrombozytose

Bei **Thrombozytenwerten >450.000/mcl** spricht man von einer **Thrombozytose**, wie sie u.a. nach Milzexstirpation vorübergehend auftritt.

Thrombozytosen können auch bei Infektionen, Malignomen, rheumatischen Erkrankungen, Colitis ulcerosa und Morbus Crohn auftreten. Klinische Bedeutung im Sinne der **Entstehung thrombotischer Komplikationen** haben jedoch erst **Werte >1 Million/mcl.**

Thrombozytopenie

Eine **Thrombozytopenie** besteht bei einer **Verminderung der Thrombozytenzahl unter 100.000/mcl** Blut.

Pathogenese

Störung der Thrombozytenneubildung im Kochenmark

Angeboren

- Wiskott-Aldrich-Syndrom, Fanconi-Syndrom

Erworben

- **myeloproliferative Erkrankungen** (Leukämie, Plasmozytom)
- medikamentös-**toxische Knochenmarkschädigungen**
- alkoholtoxische **Leberzirrhose** (auch vermehrte Sequestration in der Milz)
- **Immunthrombozytopenie** mit Autoantikörpern gegen Megakaryozyten
- **ionisierende Strahlen**
- aplastisches Syndrom, **Osteomyelosklerose** ⇒ Panzytopenie
- **Infektionen** (Virushepatitis, Malaria, Coli-Sepsis)

Verkürzte Lebenszeit der Thrombozyten

- bei **mechanischer Schädigung** (künstliche Herzklappen)
- beim Auftreten von **Thrombozyten-Autoantikörpern** (M. Werlhof)
- **sek. Immunthrombozytopenie** bei malignen Lymphomen, Kollagenosen (Lupus erythematodes), AIDS
- **medikamentös** induzierte Immunthrombozytopenie (Heparin, Cotrimoxazol, Chinin, Chinidin u. a.)
- **Isoantikörper gegen Thrombozyten** (Posttransfusionsthrombozytopenie)
- disseminierte intravasale Gerinnung (**DIC**), **Verbrauchskoagulopathie**
- bestimmte Malignome (v. a. Adenokarzinome) ⇒ **mikroangiopathische hämolytische Anämie und Proteasen-Freisetzung**
- **Evans-Syndrom** (Immunthrombozytopenie + autoimmunhämolyt. Anämie)
- **Moschcowitz-Syndrom** (schwere thrombotisch-thrombozytopenische Purpura (TTP) mit Hämolysezeichen, Fieber und Ischämie verschiedener Organe)
- **hämolytisch-urämisches Syndrom** (mikroangiopathische hämolytische Anämie u. a. durch gramnegative Infektionen; z. B. Durchfallerkrankung durch Escherichia coli 0157:H7; Pneumokokken)
- **Infektionskrankheiten** und **Sepsis** (⇒ Abbau beschleunigt) durch gramnegative Erreger (Typhus, Brucellose, Coli-Sepsis)

Verteilungsstörungen

- Hypersplenismus (gesteigerter Abbau aller Blutzellenklassen)

Ineffektive Thrombopoese

- Vitamin-B_{12}- und Folsäuremangel (⇒ Reifung der Megakaryozyten gestört)
- Di-Guglielmo-Syndrom

Spontanblutungen treten bei Thrombozytenzahlen über 30.000/mcl Blut kaum auf.

- Bei **chronischer Thrombozytopenie** kann die Funktion der verbleibenden Thrombozyten gesteigert sein, so dass auch bei niedrigen Thrombozytenwerten um 20.000/mcl Blut ohne äußeren Anlass (z. B. Zahnextraktion) keine Blutungskomplikationen zu erwarten sind.
- Unter **10.000 Thrombozyten/mcl Blut** muss jedoch immer mit einer **spontanen Blutungsneigung** gerechnet werden.
  Blutungen bei Thrombozytopenien können jedes Organ betreffen. In der Haut treten sie charakteristischerweise als Petechien oder in Form einer Purpura auf. Meist besteht eine **Makrohämaturie** (⇒ Nierenversagen). Äußerst gefährlich sind Blutungen im Bereich des Zentralnervensystems.

Idiopathische thrombozytopenische Purpura (ITP)

Pathogenese

Von der **akuten thrombozytopenischen Purpura** sind bevorzugt Kinder und jugendliche Erwachsene betroffen. In der Mehrzahl der Fälle besteht eine **virale Vorerkrankung**, die zum Zeitpunkt der akuten Thrombopenie bereits um 2–21 Tage zurückliegt. Möglicherweise können im Kindesalter **virusspezifische Proteine** bzw. **viral induzierte zirkulierende Antigen-Antikörper-Komplexe** für die Erkrankung pathogenetisch bedeutsam sein. Virusantigene induzieren die **Synthese von Antikörpern, die mit den an der Thrombozytenoberfläche absorbierten Viren reagieren oder** sich als **Antigen-Antikörper-Immunkomplexe auf den Thrombozyten** niederschlagen. Bei Patienten mit HIV-Infektion und Thrombopenie lässt sich beispielsweise eine Kreuzreaktion von Antikörpern gegen das Virusprotein GP120 mit dem humanen Thrombozyten-Glykoprotein IIIa nachweisen.
Die **Thrombozytenautoantikörper** (hauptsächlich **IgG**) sind plazentagängig, so dass selbst von splenektomierten Müttern ohne Thrombozytopenie thrombozytopenische Kinder geboren werden.

Der **Morbus Werlhof** ist eine **chronische Form der idiopathisch auftretenden Thrombozytopenie** mit hämorrhagischer Diathese, Linksverschiebung der Megakaryozyten im Knochenmark und stark verkürzter Thrombozytenüberlebenszeit bei zumeist fehlendem Milztumor trotz **vermehrten Thrombozytenabbaus und Antikörperproduktion in der Milz**. Bei der **ITP des Erwachsenen** richten sich **Autoantikörper** direkt **gegen Thrombozytenstrukturantigene**. Neuere Untersuchungen weisen auf das Oberflächenprotein CD40-Ligand (CD154), das die Interaktion von Thrombozyten und Leukozyten vermittelt, als wesentliches Zielantigen. Weitere Antikörper gegen Thrombozyten-Glykoproteine (z.B. Glykoprotein Ib und IIb/IIIa) lassen sich finden. Patienten, bei denen zusätzlich eine Helicobacter pylori-Infektion besteht, profitieren von dessen Eradikation mit einer Verbesserung der Laborparameter.

Symptome

ITP im Kindesalter

- Die **Symptomatik** kann minimal oder auch sehr ausgeprägt sein. Innerhalb weniger Stunden kann es bei den Patienten zum Auftreten **von Petechien, Purpura, Suggilationen, aber auch Blutungen aus den Schleimhäuten des Gastrointestinal- und Urogenitaltraktes** kommen. Etwa **1 %** der Fälle weisen zusätzliche zerebrale Massenblutungen auf. Die meisten Patienten zeigen jedoch einen milden Verlauf mit **Spontanheilungstendenz** innerhalb von 6 Wochen **(80 %)**.

ITP des Erwachsenen

- Abgesehen von **Petechien, Purpura, Epistaxis und gelegentlich auftretenden Schleimhautblutungen**, findet man bei der klinischen Untersuchung kaum Auffälligkeiten. Außer der **Thrombozytopenie** mit einem erhöhten Anteil großer Formen ist das periphere Blutbild unauffällig. Bei sonst normalem **Knochenmarkbefund** findet man meist eine erhöhte Anzahl von Megakaryozyten.

Differentialdiagnose

- Nachweis von Thrombozyten-Glykoproteinantikörpern im Serum.
- Ausschluss von Grunderkrankungen mit Thrombozytopenie
- Ausschluss von **Pseudothrombozytopenien** durch methodisches Vorgehen (u. a. EDTA-abhängige Agglutinine)
- **Riesenthrombozyten** u. a. hereditär oder bei Kortikosteroid-Medikation, myeloproliferativem Syndrom

Megakaryozyten	↓ ⇒	Thrombozyten-Bildungsstörung
Megakaryozyten	↑ ⇒	Thrombozyten-Umsatz und -Reifung gestört

Therapie

Thrombozytenersatz

- **prophylaktisch** ⇒ **präoperativ** (mindestens **>50.000/mcl Blut** anzustreben)**, u. U.** bei Zytostatikatherapie
- **therapeutisch** ⇒ bei **lebensbedrohlichen Blutungen** oder Thromb. <**10.000 – 20.000/mcl Blut** nach Krankheitsbild

Akute thrombozytopenische Purpura ⇒ meist **Spontanremission** nach einigen Wochen
- bei **schwerer Verlaufsform** ⇒ Gabe von hochdosierten, polyvalenten intakten Immunglobulinen

Chronische thrombozytopenische Purpura ⇒ Behandlungsindikation nur bei Blutungen oder Thrombozytenwerten <30.000/mcl Blut
- Bei Patienten mit lebensbedrohlicher Blutung bei ITP kann versucht werden, die Phagozytose antikörperbeladener Thrombozyten durch **vorübergehende Blockade des RES** rasch zu unterdrücken, indem man hochdosiert polyvalentes, intaktes **Immunglobulin** i.v. verabreicht.
- **Thrombozytenkonzentrate** nur bei schwerer Blutung (nach Immunglobulin-Gabe)
- **hochdosierte Kortikosteroidgabe** (z.B. Prednison (oder Prednisolon) 1,5–2 mg/kg KG p.o. bis zu 6 Wochen) zur Verbesserung der Kapillarwandintegrität, vermehrten Thrombozytenneubildung und Verminderung der Antikörperproduktion
- **Splenektomie** nur bei fehlendem Therapieerfolg (6 Monate) indiziert, wenn durch Chrom-51-markierte Thrombozyten nachgewiesen werden konnte, dass die Thrombozytensequestration bevorzugt in der Milz abläuft. Bei mehr als 60% dieser Patienten kann dadurch eine **Remission** erzielt werden.

Patienten, die auf o.g. Maßnahmen nicht ansprechen:
- **Therapie** mit **Azathioprin** (z.B. Imurek®) 2–3 mg/kg KG/d p.o, **Cyclophosphamid** (z.B. Endoxan®) 2–3 mg/kg KG/d p.o. ⇒ Wirkungseintritt frühestens nach mehreren Wochen

Arzneimittelbedingte thrombozytopenische Purpura

Bis zu 5% der mit **Heparin** behandelten Patienten entwickeln eine **dosisunabhängige Thrombozytopenie**, die durch die Bindung von **Heparin-Antikörper-Komplexen** an den Fc-Rezeptor an der Thrombozytenoberfläche bedingt ist. Manche Patienten entwickeln dabei arterielle Verschlüsse (⇒ weiße Thromben). In diesem Fall sollte eine **heparinassoziierte Thrombozytenaggregation** bzw. eine **heparininduzierte Freisetzung von Plättchenfaktoren** untersucht werden.

Heparinantikörper lassen sich durch den **HIPA-Test** nachweisen. Die **Therapie der antikörpervermittelten Thrombozytopenie** (<80.000/mm^3 bzw. rasche Abnahme der Thrombozytenzahl auf Werte unter 50% des Ausgangswertes) oder des **White-Clot-Syndroms** (Mikro- und Makrothrombosen ⇒ nekrotisierende Hautveränderungen oder fulminante Thrombose) erfordert das **sofortige Beendigen der Heparinbehandlung** und Fortführung der Antikoagulation mit Heparinoiden (z.B. Orgaran®) oder rekombinantem Hirudin. Niedermolekulare Heparine werden wegen möglicher Kreuzreaktivität nicht eingesetzt. Die Umstellung auf orale Antikoagulanzien darf erst nach mindestens dreitägiger Heparinabstinenz erfolgen.

Seltener induzieren andere Medikamente eine Thrombozytopenie (z.B. **Chinin**, **Chinidin**, Chlorothiazide, Sulfonamide, Goldsalze, orale Antidiabetika, Rifampicin). Dabei wird ein **Immunkomplex aus Hapten und Antikörper** auf der **Thrombozytenoberfläche gebunden**, was zur intravasalen Zerstörung und vorzeitigen Entfernung durch das RES führt.

Koagulopathien

Koagulopathien können angeboren oder erworben sein.

Einteilung

I. Defektkoagulopathien

Angeborene Formen
- **Hämophilie A**
- **Hämophilie B**
- **v. Willebrand-Jürgens-Syndrom**

Erworben bei
- **Vitamin-K-Mangel** (Faktoren II, VII, IX, X = Prothrombinkomplex)
- **Leberparenchymschädigung** (Faktoren I, II, V, VII, IX, X)

II. Immunkoagulopathien
- **Autoantikörper** gegen Gerinnungsfaktoren im Rahmen von immunologischen Erkrankungen
- **Isoantikörperbildung** gegen den Faktor VIII oder IX bei substituierten Patienten (⇒ **Hemmkörperhämophilie**)

III. Verbrauchskoagulopathien

IV. Hyperfibrinolyse
- **lokal** ⇒ Operation an Aktivator-reichen Organen
- **systemisch** ⇒ genetischer α_2-Antiplasminmangel, bei fibrinolytischer Therapie, reaktive Hyperfibrinolyse bei DIC

Es resultieren
- **verlängerte Gerinnungszeit** (Koagulopathie)
- verlängerte oder normale Blutungszeit
- pathologischer Gefäßfaktortest (Rumpel-Leede)

Differentialdiagnose der Koagulopathie
- **Thrombinzeit (TZ)** ↑ ⇒ Dys-, Hypo- oder Afibrinogenämie
- **Thrombinzeit (TZ) normal und**
  - **TPZ + PTT normal** ⇒ **Faktor XIII-Mangel**
  - **TPZ ↑ + PTT ↑ oder normal** ⇒ **Prothrombinmangel, Faktor V-, VII-, X-Mangel**
  - **TPZ normal + PTT ↑** ⇒ **Hämophilie A oder B, v. W.-Syndrom, Faktor XI-, XII-oder HMW-Kininogen-Mangel**

von-Willebrand-Syndrom

Pathogenese

Bei der häufigsten Form des **von-Willebrand-Jürgens-Syndroms** besteht ein **Mangel an vWF,** der autosomal-dominant vererbt wird (**Typ I und II**). Das seltene **Fehlen von vWF** wird **autosomal-rezessiv vererbt** (**Typ III**).

Faktor VIII lässt sich in **Untereinheiten** gliedern:
- **Faktor VIII: C** ⇒ x-chromosomal kodiertes antihämophiles Globin
- **v.-Willebrand-Faktor** (vWF) ⇒ von einem autosomalen Chromosom kodiertes Protein

Faktor VIII: C wird in der Leber gebildet und ist für die plasmatische Gerinnung (⇒ Aktivierung von Faktor X) notwendig.

Das **vW-Protein** wird von Megakaryozyten und Endothelzellen synthetisiert und kann neben der **Komplexbildung mit Faktor VIII: C** auch die **Bindung von Thrombozyten an freiliegendes Kollagen** vermitteln. Ein **Komplex aus den Faktoren VIII: C** und **vWF** bildet bei der **Thrombozytenadhäsion** am Endothel eine Brücke zwischen Plättchen und Kollagen.

- **Mangel an vWF** ⇒ **gestörte Thrombozytenadhäsionsfähigkeit**, sekundär auch
- **verminderte Aktivität des Faktors VIII: C** ⇒ **gestörte plasmatische Gerinnung**

Auch **Antikörper gegen den vWF** können zu **einem erworbenen von-Willebrand-Jürgens-Syndrom** (u.a. bei Lupus erythematodes) führen.

Symptome

Es besteht eine **hämorrhagische Diathese** ⇒ gel. Nasenbluten, Zahnfleischbluten, Hauthämatome nach Mikrotraumen, gel. Schleimhautblutungen im Gastrointestinal- und Urogenitaltrakt. Seltener als bei der Hämophilie treten Gelenkblutungen auf. Erstmals wird diese hämorrhagische Diathese oft erst im Rahmen von operativen Eingriffen erkannt.

Diagnostik
- **Blutungszeit** ↑ (bei Hämophilie normal!)
- **partielle Thromboplastinzeit (PTT)** ↑
- **Thromboplastinzeit ⇒ normal**
- **vW-Antigen** in der **Immunelektrophorese** ↓
- **Faktor-VIII-Spiegel** und **Faktor-VIII-assoziiertes Antigen im Plasma** ↓
- **Ristocetin-Kofaktor-Aktivität** ↓ ⇒ Fähigkeit des Plasmas, normale Thrombozyten unter Ristocetinzusatz zu agglutinieren

Mit der **Multimeranalyse** lassen sich verschiedene Typen des vWF charakterisieren, die eine Typisierung der Krankheit erlauben.

Therapie, Prophylaxe
- **präoperative Prophylaxe** ⇒ Vasopressin-Analog **Desmopressin** (z. B. Minirin® 0,4 µg/kg KG i. v. über 30 min) ⇒ **verstärkte endotheliale Freisetzung von vW-Faktor und von Faktor VIII** (temporär), so dass ohne weitere Substitutionstherapie Zahnextraktionen oder kleinere chirurgische Eingriffe durchgeführt werden können
- **bei schweren Formen ⇒ Faktor-VIII-Kryopräzipitat-Transfusion** (z. B. Ristofact 500®) ⇒ meist Normalisierung von PTT und Faktor-VIII-Aktivität, nur partielle Normalisierung der verlängerten Blutungszeit
- Östrogene und orale Kontrazeptiva ⇒ **Plasmaspiegel von vW-Faktor** ↑
- ggf. Antifibrinolytika wie bei Hämophilie

Unter **Substitutionstherapie** können insbesondere bei der seltenen autosomal-rezessiv vererbten Form (Typ III) **Antikörper gegen von-Willebrand-Faktor** gebildet werden, wodurch die weitere Behandlung kompliziert wird.

Hämophilie

Pathogenese
Der **Hämophilie A** liegt das **Fehlen** (10 %) **oder** eine **verminderte Aktivität des Faktor VIII: C** zugrunde. Zwei Drittel der Fälle sind vererbt (**X-chromosomal-rezessiv**), etwa 30 % sind auf Spontanmutationen am X-Chromosom zurückzuführen.
- In aller Regel sind nur Männer von den Krankheitserscheinungen betroffen. **Frauen sind Konduktorinnen** des mutierten X-Chromosoms.
- Die wesentlich seltenere **Hämophilie B** beruht auf dem **Fehlen** oder einer **verminderten Aktivität von Faktor IX** (Christmas-Faktor). Der Erbgang ist ebenfalls **X-chromosomal-rezessiv**. **Weibliche** Merkmalsträger erkranken in der Regel nicht, sondern sind **Konduktorinnen**. Die klinische Symptomatik ist, je nach Schweregrad der Aktivitätsminderung, der der Hämophilie A ähnlich.

Symptome
Verschiedene pathologische Allele des Hämophilie-Gens führen zu einem unterschiedlich stark ausgeprägten Mangel an Faktor VIII oder IX. Patienten mit **Faktor-VIII- oder -IX-Spiegeln von ≥ 5 % der Norm** haben eine **milde Hämophilie**.
- Klinisch äußert sich eine schwere **Hämophilie** in **großflächigen Blutungen** (keine Petechien!), **Muskelblutungen** sowie **Gelenkeinblutungen mit der Gefahr einer Frühharthrose** und muskuloskelettalen Verkrüppelungen.
- Die **Patienten** sind **gefährdet** durch **Blutungen im Bereich des Zungengrundes** ⇒ Ersticken möglich. Auch ein minimales Schädeltrauma kann zu intrakraniellen Blutungen führen. Daher sofortige prophylaktische Substitution!

Diagnostik
- **Blutungszeit** normal
- **partielle Thromboplastinzeit (PTT)** ↑
- **Thromboplastinzeit ⇒ normal**
- **Faktor-VIII-Spiegel bzw. Faktor-IX-Spiegel im Plasma** ↓
- **Faktor-VIII-assoziiertes Antigen** im Plasma **normal** (Unterschied zu v.W.-Syndrom)

pränatal ⇒ **DNS-Analyse des Faktor-VIII-Gens** mit Hilfe der Polymerasekettenreaktion (PCR) aus Lymphozyten ⇒ Genomdefekt identifiziert

Therapie

- **präoperative Prophylaxe** bei Patienten mit **leichter Hämophilie A (Faktor VIII zwischen 5 und 10 %)** ⇒ Vasopressin-Analog **Desmopressin** (z. B. Minirin®) ⇒ **Faktor-VIII-Aktivität** ↑ temporär, so dass ohne weitere Substitutionstherapie Zahnextraktionen oder kleinere chirurgische Eingriffe durchgeführt werden können, **auch zur Einsparung von Faktoren-Konzentraten**
- Glycin-präzipitierte oder rekombinante **Faktor-VIII- oder -IX-Konzentrate** ⇒ **Halbwertszeiten** von Faktor **VIII (5 bis 8 h)** und Faktor **IX (12 bis 20 h)** ⇒ **1 Einheit Faktor VIII** pro kg KG hebt den Blutspiegel um **etwa 1 %**, **1 Einheit Faktor IX** pro kg KG hebt den Blutspiegel um **1 bis 2 %**
- bei Blutungen aktivierte Prothrombin-Komplex-Konzentrate (APTC; Autoplex®)
- **Kortikosteroide** (z. B. Prednison 1 mg/kg KG) bei Nierenblutungen
- **Antifibrinolytika** (z. B. Anvitoff®, Ugurol®) bei intraoralen Eingriffen ⇒ Neutralisierung fibrinolytischer Substanzen des Speichels
- **lokale Hämostyptika** ⇒ Fibrinkleber oder Thrombinpräparate (z. B. Topostasin®)
- bei **muskuloskelettalen Komplikationen** ⇒ Ibuprofen
- **Schmerzbehandlung** ⇒ Paracetamol (**cave** ASS, Indometacin, Phenylbutazon!)

Hemmkörperhämophilie (Antikörper vom IgG-Typ) tritt bei 5 bis 10 % der behandelten Patienten auf:
- **niedriger Antikörpertiter** ⇒ entsprechend höhere Substitution
- **höherer Antikörpertiter** ⇒ keine Substitution bei leichteren Blutungen, bei schweren Blutungen ⇒ Austauschtransfusion oder Plasmapherese; immunsuppressive Therapie (z. B. Imurek®, Endoxan®) mit anschließender sehr hoher Substitution

Verminderung der Faktoren des Prothrombinkomplexes

Pathophysiologie

Erworbene Hypoprothrombinämie bei **Vitamin-K-Mangel** oder **Leberzellschaden**

Vitamin K wird ausschließlich von Pflanzen und Mikroorganismen synthetisiert. In den menschlichen Organismus gelangen K-Vitamine per Nahrungsaufnahme; zusätzlich wird es von der Darmflora gebildet. Der Bedarf des Erwachsenen beträgt etwa 2 mg täglich. **Mangelerscheinungen** treten bei Resorptionsstörungen innerhalb weniger Tage auf. Diese äußern sich in **verstärkter Blutungsneigung**, weil die Gerinnungsfaktoren vermindert sind.

Ursachen eines Vitamin-K-Mangels
- **Cholestase** (häufigste Ursache)
- **Schädigung der Darmflora**
- Resorptionsstörungen bei Malabsorptionssyndromen
- chronische **Lebererkrankungen**
- Medikamente (z. B. Cumarinderivate, Antibiotika)

Bei schwerer Leberzirrhose, Hämochromatose und Hepatitiden nehmen die **Gerinnungsfaktoren II, VII, IX und X = Prothrombinkomplex** im Plasma infolge **verminderter Syntheseleistung** ab. Zunächst sind die Vitamin-K-abhängigen **Faktoren II (Prothrombin), VII (Prokonvertin), IX (Christmas-Faktor) und X (Stuart-Prower-Faktor)** betroffen.

Ausgedehnte flächenhafte **Leberzellnekrosen** können das zusätzliche Absinken Vitamin-K-**unabhängiger** Faktoren bewirken. Prognostisch ungünstig ist vor allem das **Absinken von Faktor V** (z. B. nach Amanitin-Vergiftung). Entsprechend einer Halbwertszeit von etwa 12 h wird ein Ausfall des Faktors V innerhalb weniger Stunden nach Einfluss der Noxe als **infauste Prognose der Vergiftung** gewertet.
Auch die antikoagulatorisch wirkenden Inhibitoren **Protein C** und **Protein S** werden **Vitamin-K-abhängig** von den Hepatozyten synthetisiert. Vitamin K wirkt bei der Bildung dieser Faktoren als Koenzym bei verschiedenen Carboxylierungsreaktionen mit dem entsprechenden Apoenzym.

Symptome, Diagnostik

Es resultiert eine **generalisierte hämorrhagische Diathese** mit bevorzugt gastrointestinaler Blutungslokalisation.

Die Unterscheidung zwischen Lebererkrankung und anderen Ursachen eines Vitamin-K-Mangels wird klinisch getroffen.

Laborwerte bei Leberparenchymstörung

- **Thromboplastinzeit** ↑ (INR-Wert ↑)
- partielle Thromboplastinzeit **(PTT)** ↑
- Fibrinogen **normal** oder ↓
- Antithrombin III ↓

Laborwerte bei Vitamin-K-Mangel

- Bestimmung von **A-Carboxyprothrombin** (Protein wird bei Fehlen von Vitamin K induziert)
- Leitsymptom: **Thromboplastinzeit** ↑ (INR-Wert ↑)
- partielleThromboplastinzeit **(PTT)** ↑
- Fibrinogen **normal**

Quick-Wert-Kontrolle

Die **Laborüberwachung der oralen Antikoagulation** erfolgte früher durch die **Thromboplastinzeitbestimmung** (syn. Prothrombinzeit) **nach Quick**. Üblich waren Angaben in Prozent der Norm. **Therapeutisches Ziel** war die **Einstellung des Quickwertes auf 15–30 %** der Gerinnbarkeit eines Normalplasmapools (= 100 %).

Der früher gebräuchliche Quick-Wert weist erhebliche Schwankungen der Messergebnisse auf. Von der WHO wurde daher der standardisierte **INR-Wert („International Normalized Ratio")** als international anerkannter **Referenzwert zur Überwachung der Antikoagulanzientherapie** eingeführt. Der INR-Wert entspricht der Verlängerung der normalen Gerinnungszeit (**Prothrombinzeit**) eines Patienten im Vergleich zur Prothrombinzeit eines Patientenkollektivs (Normwert nach WHO). Beispiel: INR = 1,0 → Gerinnungszeit normal; INR = 2,0 → Gerinnungszeit verdoppelt. Der INR-Wert verhält sich umgekehrt proportional zum Quick-Wert. Sein **therapeutischer Zielbereich** liegt zwischen 1,5 bis 4,5.

Merke ⇒ Bei **verlängerter Prothrombinzeit** besteht ein **verminderter Quick-Wert und ein erhöhter INR-Wert!**

Therapie

- **Vitamin K (Phyllochinon)** kann bei jeder Form der **Hypoprothrombinämie** angewendet werden. Bei verlängerter Prothrombinzeit (erniedrigter Quick-Wert) infolge verminderter Vitamin-K-Resorption wird **Vitamin K 10 mg i. v.** appliziert. Es resultiert eine **Normalisierung der Prothrombinzeit 6–10 h nach Beginn der Therapie.**
- **Prothrombin-Komplex-Präparate (PPSB)**, die die Vitamin-K-abhängigen Faktoren II, VII, IX und X enthalten, können bei der Hämophilie B eingesetzt werden.

Andere Mangelzustände von Gerinnungsfaktoren

Pathogenese

Die nachfolgend genannten Erkrankungen werden **autosomal-rezessiv vererbt**.

Symptome, Diagnostik

- **Faktor-XI-Mangel** ⇒ PTT verlängert, INR-Wert bzw. Quick normal ⇒ postoperativ Blutungen möglich
- **Faktor-XII-Mangel** ⇒ PTT verlängert, INR-Wert bzw. Quick normal ⇒ keine Blutungsneigung, eher **Thromboseneigung** (Therapie: Antikoagulation)
- **Faktor-XIII-Mangel** ⇒ PTT normal, Thrombinzeit normal, INR-Wert bzw. Quick normal ⇒ fehlende Stabilisierung des Fibrins ⇒ bei Verletzungen verzögerte Nachblutungen

Afibrinogenämie und **Hypofibrinogenämie** (auf **50 %** der Norm reduzierte Fibrinogenkonzentration im Plasma) treten in Verbindung mit homozygotem bzw. heterozygotem Genotyp auf. Die Halbwertszeit des intakten Fibrinogens beträgt 3 bis 4 Tage.

- **Afibrinogenämie** ⇒ **hämorrhagische Diathese**, weil kein Fibringerinnsel gebildet werden kann und weil Fibrinogen (= **Faktor I**) zur Ausbildung von Thrombozytenaggregaten fehlt. Immer besteht dabei gleichzeitig auch eine Thrombozytopathie.
- **Hypofibrinogenämie** ⇒ Quick-Wert oft erniedrigt, PTT normal, Thrombinzeit verlängert ⇒ geringe, frühzeitig einsetzende Blutungen bei chirurgischen Eingriffen
- **Dysfibrinogenämie** (Synthese abnormaler Fibrinogenmoleküle) ⇒ PTT meist normal, Quick leicht erniedrigt, Thrombinzeit verlängert ⇒ **meist hämorrhagische Diathese** durch Störung der Fibrinopeptidabspaltung, Fibrinpolymerisation bzw. Fibrinquervernetzung; **selten Thrombophilie**, wenn normal gebildetes Fibringerinnsel nicht normal durch Plasmin lysiert werden kann oder Komponenten des Fibrinolysesystems, wie Plasminogen oder tPA, nicht normal an Fibrin adsorbiert werden können

Therapie

Fibrinogensubstitution ⇒ alle 3 bis 4 Tage Infusion von 100 bis 150 mg/kg KG gefriergetrockneten Fibrinogens (z. B. Haemocomplettan® HS, Behring, Marburg)

Erworbene Fibrinmangelzustände können z. B. durch den Verlust von Fibrinogen in den Extravasalraum bei Verbrennungen oder Aszites entstehen.

Vorübergehende Hyperfibrinogenämien werden in der Schwangerschaft, bei akuten Entzündungen, Verletzungen, nach einer **disseminierten intravasalen Gerinnung** und nach operativen Eingriffen beobachtet.

Störungen des Fibrinolysesystems

Fibrinolyse

Dem komplexen Prozess der **Hämostase** steht der Vorgang der **Fibrinolyse**, d. h. die **Auflösung von Fibringerinnseln**, gegenüber. Man nimmt an, dass unter physiologischen Bedingungen an vielen Stellen des Gefäßsystems der Gerinnungsvorgang abläuft. Parallel dazu muss, um das hämostatische Gleichgewicht aufrechtzuerhalten, die **Fibrinolyse** einsetzen.

Faktoren, die ein Überschießen der Fibrinolyse verhindern:

- Der von den Gefäßendothelien freigesetzte (tissue = **t**) Plasminogen-**A**ktivator (**tPA**) und die **Gewebeurokinase** (**s**ingle **c**hain **u**rokinase-type **p**lasminogen **a**ctivator = **scuPA**) haben kurze intravasale Halbwertszeiten, da sie rasch durch den **im Plasma** vorhandenen **Plasminogen-Aktivator-Inhibitor 1** (PAI-1) inaktivert werden und einer hohen **hepatischen Clearance** unterliegen.
- Gegenüber dem **fibringebundenen Plasminogen** haben **tPA** und **scuPA** eine deutlich höhere Aktivität als gegenüber freiem Plasminogen, was die physiologische Fibrinolyse auf den lokalen Fibrinthrombus begrenzt. **Plasmin**, das sich von der Fibrinoberfläche ablöst, wird sofort durch **α_2-Antiplasmin** neutralisiert.

Therapeutisch macht man sich das bei der **Rekanalisierung** thrombotisch verschlossener Gefäße durch die Wirkung von Plasminogenaktivatoren (**tPA = Gewebsplasminogen-Aktivator, Streptokinase, Urokinase**, **Tenekteplase, Reteplase, Lanoteplase**) zunutze ⇒ Hochdosierte i. v. Applikation dieser Substanzen führt durch eine gesteigerte Fibrinolyse zur Auflösung des Gefäßthrombus.

Abb. 2.33

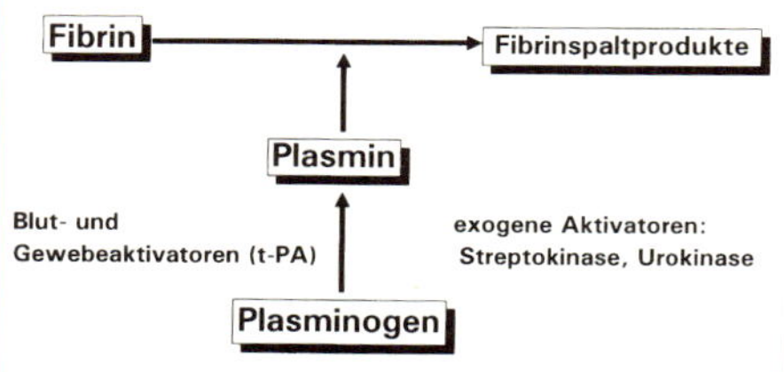

Schema der Fibrinolyse (aus Lohr/Bös 1998)

Zur **Dysfunktion** in beiden Systemen kommt es **bei überschießenden Reaktionen der jeweiligen Aktivatoren bzw. Inhibitoren**.

Dosierungsangaben

	initial	Infusionstherapie
• **Streptokinase**	250.000 IE/kg in 20–30 min	100.000 IE/h für 24–72 h
• **Tenekteplase**	0,5 mg/kgKG als Bolus	
• **rt-PA**	15 mg in 20 min	85 mg über weitere 70 min

Hyperfibrinolyse

Eine **Hyperfibrinolyse** ohne Verbrauchskoagulopathie tritt selten auf.

Bei der **primären Hyperfibrinolyse** resultiert keine Thrombopenie. Sie läuft ohne den Nachweis von Fibrinmonomeren ab und zeigt eine stark vermehrte fibrinolytische Aktivität in den Laborparametern.

- **Vollständiger, hereditärer α_2-Antiplasmin-Mangel** ⇒ Patienten bluten schwer nach leichten Verletzungen.
- **Erworbener α_2-Antiplasmin-Mangel** u. a. bei dekompensierter Lebererkrankung oder im Rahmen einer disseminierten intravasalen Gerinnung (DIC) als Folge des Inhibitorverbrauchs bei der begleitenden Fibrinolyse

- **Reaktive Hyperfibrinolyse** beim Verbrauch von Gerinnungsfaktoren als Kompensationsmechanismus, der die Blutgefäße vor thrombotischen Verschlüssen bewahren soll. Durch den gesteigerten Verbrauch gerinnungsaktiver Proteine und/oder die gerinnungshemmende Wirkung von Fibrinogen und Fibrinspaltprodukten kann es zur **überschießenden Fibrinolyse** kommen.
- **Lokale Hyperfibrinolyse** nach Operationen an aktivatorreichen Organen (u. a. Prostata, Uterus, Lunge)

Einige **Prostatakarzinome** sezernieren tPA oder ähnlich wirkende Proteasen, die zu einer **Hyperfibrinolyse** führen können.

Therapie

- **Antifibrinolytische Therapie** nur nach Ausschluss einer Verbrauchskoagulopathie! **Lysinanaloge** wie **Tranexamsäure** (z. B. Anvitoff®, Ugurol® 3-mal 1 g/d) verhindern die Bindung von Plasminogen an Fibrin.

Hypofibrinolyse

- **Gewebe-Plasminogen-Aktivator** (tPA)-**Mangel** ⇒ vermehrte venöse Thromboseneigung
- Bei einer **vermehrten Synthese des Plasminogen-Aktivator-Inhibitors** (Akute-Phase-Protein) resultiert eine verzögerte Fibrinolyse, die unter Umständen mit einem erhöhten Thromboserisiko einhergehen kann.

Disseminierte intravasale Gerinnung (DIC)

Definition

Unter **DIC** versteht man die **intravasale Aktivierung des Gerinnungssystems** mit konsekutiver Bildung von Mikrothromben in der Endstrombahn.
Durch den **Verbrauch von Gerinnungsfaktoren und Thrombozyten** kann es im Verlauf einer DIC zur hämorrhagischen Diathese kommen!
Man unterscheidet bei der DIC **akute und chronische Verlaufsformen.**

Ätiologie

Einschwemmung von Prothrombinaktivatoren in die Blutbahn

- Abruptio placentae, Fruchtwasserembolie
- Hämolyse (z. B. Fehltransfusion)
- Malignome (insbesondere Promyelozytenleukämie)
- **Traumen** oder **Operationen** im Bereich thrombokinasereicher Organe (Lunge, Prostata, Pankreas)
- Schlangengifte

Indirekte Aktivierung des Gerinnungssystems über Mediatoren (Infektionskrankheiten)

- **Sepsis** (meist durch gramnegative Bakterien)
- Waterhouse-Friderichsen-Syndrom bei **Meningokokkensepsis** ⇒ Verbrauchskoagulopathie mit NNR-Blutungen
- **Purpura fulminans** ⇒ nach Infekten auftretende Mikrothrombosierung von Hautgefäßen

Kontaktaktivierung des endogenen Gerinnungssystems durch

- **extrakorporalen Kreislauf** (Oberfläche ⇒ Kontaktaktivierung)
- **gestörte Mikrozirkulation** im Schock

Folgen

Die **akute DIC** kann unbehandelt rasch zur hämorrhagischen Diathese mit petechialen bis unstillbaren Blutungen in die inneren Organe führen. Häufiger sind teilkompensierte **Verlaufsformen mit lokalen** (⇒ akutes Nierenversagen, **nekrotische Veränderungen im Bereich der Phalangen**, Cor pulmonale, Leberversagen) **oder generalisierten** (⇒ Schock) **Mikrozirkulationsstörungen**.

Bei **malignen Neoplasien** kann man eine **chronisch verlaufende DIC** beobachten, die zu multiplen rezidivierenden Thrombosen führt. Regelmäßig besteht eine **vermehrte Fibrinolyse** als Folge der abnorm gesteigerten intravasalen Gerinnung. Hierdurch wird zunächst die Bildung thrombotisch bedingter ischämischer Nekrosen verhindert, bis der weitere Bedarf gerinnungsaktiver Substanzen nicht mehr gedeckt werden kann.

- **Thrombin** führt zur **Abspaltung von Fibrinmonomeren,** die aus Fibrinogen gebildet werden (⇒ Fibrinogen wird verbraucht). Diese Fibrinmonomere können sowohl zu Fibrin polymerisieren (⇒ **Gerinnselbildung**), als auch im Blut gelöst **(Fibrinspaltprodukte)** zirkulieren. Durch die vermehrte Aggregation von Thrombozyten resultiert eine Thrombopenie, die oft von einem Abfall des Antithrombin-III-Spiegels (Verbrauch von Antithrombin III) begleitet wird.

- **Plasmin** führt zur **Spaltung des Fibrinogens in Spaltprodukte.** Da es auf die Faktoren V und VIII proteolytisch wirkt, können diese erniedrigt sein. Die Plasmininaktivatoren α-Antiplasmin und α_2-Makroglobulin werden bei entsprechender Plasminaktivität ebenfalls verbraucht.

Therapie

- Behandlung der auslösenden Ursache (z. B. Antibiotikagabe bei Sepsis)
- gleichzeitig **Vollheparinisierung** (bis 10.000 IE/d) als **Dauerinfusion** mit Perfusionspumpe (kontraindiziert im Vollbild der DIC)
- **AT-III-Konzentrat** (z. B. 1.500 E ⇒ Kybernin® HS, Atenativ®)
- bei schweren Blutungen zusätzlich **Frischplasma**
- ggf. Dialyse

Störungen des Hämostasesystems mit gesteigerter Thromboseneigung

Pathogenese, Symptome, Labordiagnostik

Die **Gerinnungstendenz nimmt** u. a. **bei erhöhter Thrombozytenzahl** oder einem **Mangel an physiologischen Gerinnungsinhibitoren** zu. Es resultiert eine **Hyperkoagulabilität.**

Physiologische Gerinnungsinhibitoren sind **Antithrombin III (AT III), α_1-Antitrypsin, α_2-Makroglobulin** und **Protein C** und **S.**

Antithrombin III reguliert die Thrombinaktivität durch Bildung eines Thrombin-Antithrombin-III-Komplexes, der eine überschießende Thrombinaktivierung verhindert. Bei einem angeborenen oder erworbenen **Antithrombin-III-Mangel** besteht daher ein erhöhtes Thromboserisiko.

- **Gründe für den erworbenen AT-III-Mangel:**
  Leberzirrhose (⇒ verminderte Synthese), **Verbrauchskoagulopathie** (⇒ erhöhter Verbrauch), **nephrotisches Syndrom** oder exsudative Enteropathie (⇒ erhöhter Verlust)

Protein C und **Protein S** sind Vitamin-K-abhängige, physiologische Inhibitoren der Blutgerinnung. **Protein C** wird durch Thrombin zu aktiviertem **Protein C (aPC)** umgewandelt, das die Faktoren Va und VIIIa inaktiviert. Außerdem fördert **aPC** die Freisetzung des Gewebe-Plasminogen-Aktivators (**tPA**). Durch Komplexbildung mit dem **Protein S** wird die Wirkung von **Protein C** verstärkt.

- **Mutation des Faktor V-Gens** führt zu einer **Resistenz** gegen aktiviertes Protein C (**aPC-Resistenz**), die mit einem **gesteigerten Thromboserisiko** einhergeht.
- Ein angeborener oder erworbener **Mangel an Protein C und Protein S** bedingt ein **erhöhtes Thromboserisiko**; bei **homozygoter Form des Protein-C-Mangels ⇒ neonatale Purpura fulminans**.
- **Labor ⇒ Thrombinzeit, PTT und Quick-Wert normal**

Lupus-Inhibitoren

Antiphospholipid-Antikörper sowie **Anticardiolipin-Antikörper** sind bei Patienten mit einer **Prädisposition zur Thrombose** (u.a. beim Lupus erythematodes) gehäuft nachzuweisen. Einige dieser Patienten bilden auch einen zusätzlichen **Antikörper gegen Prothrombin**, der zur Hypoprothrombinämie und zu verstärkter Blutungsneigung führt.

Das **Lupus-Antikoagulanz** reagiert mit **Phospholipiden in Thrombozytenmembranen** und reduziert dadurch die Produktion von Prostazyklin. Es besteht daher ein erhöhtes Risiko für thrombotische Gefäßverschlüsse, das in der Schwangerschaft zu Thrombosen in der Plazenta führen kann ⇒ **erhöhtes Risiko für einen Abort.**

- **Labor** ⇒ PTT ↑, Thrombinzeit meist normal, Quick-Wert normal oder ↓

Therapie

- bei **erhöhtem Thromboserisiko** ⇒ niedrig dosierte **Acetylsalicylsäure** (Langzeittherapie)
- bei **Lupus-Inhibitoren** ⇒ hochdosierte **Kortikosteroide** und niedrig dosierte Acetylsalicylsäure (Langzeittherapie), ggf. Plasmapherese

Thrombozytopathien

Labor
- **Thrombozytenzahl ⇒ normal oder ↑**
- **Blutungszeit ↑**

Angeborene Thrombozytopathien

Plättchenmembrandefekte

- **Thrombasthenie Glanzmann:** Mangel der **Glykoproteine IIb–IIIa** in der Membran ⇒ **Bindungsstelle für Fibrinogen fehlt** ⇒ Gerinnselbildung fehlt, Neigung zu schweren Schleimhautblutungen
- **Bernard-Soulier-Syndrom**: **Glykoprotein Ib** fehlt, das einen Rezeptor für vW-Faktor enthält ⇒ **Riesenthrombozyten**, die nicht mit dem Subendothel reagieren
- **May-Hegglin-Anomalität** ⇒ **Riesenthrombozyten** mit Funktionsstörungen, anomale Leukozyten

Speicherdefekte

- Speicherdefekt von ADP, 5-Hydroxytryptamin und anderen Faktoren

Störungen der Thrombozytenfunktion

- auch beim Wiskott-Aldrich-Syndrom, Hermansky-Pudlak-Syndrom und Chediak-Steinbrinck-Higashi-Syndrom

Tab. 2.09 Laborwerte bei verschiedenen Gerinnungsstörungen

Erkrankungen	Blutungszeit	Prothrombinzeit (PT) (Quick-Wert)	partielle Thromboplastinzeit (PTT)	Thrombinzeit (TT)
klass. Hämophilie (Hämophilie A)	n	n	↑	n
Faktor-IX-Mangel (Hämophilie B)	n	n	↑	n
von-Willebrand-Erkrankung	↑	n	↑	n
Faktor-XI-Mangel	n	n	↑	n
Faktor-VII-Mangel	n	↑	n	n
Faktor-X-Mangel	n	↑	↑	n
Faktor-V-Mangel	n	↑	↑	n
Prothrombin-Mangel	n	↑	↑	n
Afibrinogenämie	n	↑	↑	↑
Dysfibrinogenämie	n	↑	n oder ↑	↑
Faktor-XIII-Mangel	n	n	n	n
Thrombasthenie	↑	n	n	n
Thrombozytopathie entweder Freisetzungsdefekt oder fehlende Speicherung von ADP	↑	n	n	n

↑ verlängert, n normal

Erworbene Störungen der Thrombozytenfunktion

Ätiologie

- **myeloproliferative** und myelodysplastische **Erkrankungen**, **Pathoproteinämien** (⇒ Belegen der Thrombozytenoberfläche mit monoklonalem IgA oder IgM), Leberzirrhose und systemischer **Lupus erythematodes**, toxisch, **Urämie**
- **Medikamente** ⇒Überzug der Thrombozytenoberfläche mit **Dextran**, **Penicillin** oder **Cephalosporin** kann die Bildung des Plättchenthrombus stören und somit zu einer verlängerten Blutungszeit und zu einer erhöhten Blutungsneigung führen. **Acetylsalicylsäure** führt insbesondere beim Vorliegen von Thrombozytenfunktionsstörungen, schwerer Hämophilie oder gleichzeitiger Gabe von Heparin zu einer starken Verlängerung der Blutungszeit.

Differentialdiagnose

- bei **Thrombozytenfunktionsstörung** ⇒ **Blutungszeit** im Vergleich zur Thrombozytenzahl unproportional **stark verlängert**

Die Tests der plasmatischen Gerinnung wie partielle Thromboplastinzeit und Quick-Wert sind meistens (aber nicht immer) normal (z. B. von-Willebrand-Syndrom).

Therapie

- **bei Blutungen** ⇒ lokale Maßnahmen ⇒ Tamponade, lokale Hämostyptika, ggf. Plättchentransfusion oder Frischblut

Vasopathien, Vaskulopathien

Vaskuläre hämorrhagische Diathesen sind **selten.**

- **Vitamin-C-Mangel** ⇒ Blutungen bei **Skorbut** ⇒ **Petechien** an den Oberschenkeln und am Gesäß, gel. auch Muskelblutungen und **bei Kindern periostale Blutungen**
- **Ehlers-Danlos-Syndrom**, Osteogenesis imperfecta, Marfan-Syndrom ⇒ Defekte im Bindegewebe der Gefäße und der Adventitia ⇒ **Blutungsneigung**
- **autosomal vererbte Teleangiektasie Rendu-Osler** ⇒ **punktförmige Angiektasien** am Übergang der Arteriolen und Venolen v. a. an Lippen, Zunge, **Schleimhäuten** und Fingerspitzen. Die rote Farbe verschwindet im Gegensatz zu Petechien bei Spateldruck.

Die **Gerinnungsfaktoren** (⇒ verlängerte Gerinnungszeit) oder **Thrombozyten** (⇒ verlängerte Blutungszeit) sind nicht betroffen.

Siehe auch Kapitel 8.2.3 Vaskulitiden, S. 653 ff.

2.7 Grundlagen der Transfusionsmedizin

Die Transfusion eines Erythrozytenkonzentrats sollte nicht länger als 2 h dauern.
Bei **verminderter kardialer Leistungsreserve** können Vollbluttransfusionen zu einer Erhöhung des zentralen Venendruckes mit nachfolgendem Herzversagen führen. Besser ist in diesen Fällen die langsame Zufuhr von **Erythrozytenkonzentraten**.

- **Hämolytische Reaktionen** können durch sorgfältige Testung (⇒ Kreuzproben-Blutprobe, Bedsidetest) vermieden werden.
- **Hämolytische Zwischenfälle** beginnen akut, während oder unmittelbar im Anschluss an die Transfusion, selten später.

Symptomatik

- Angst, Atemnot, Thorax- und Kreuzschmerzen, Druckgefühl im Kopf, aufschießende Rötung im Gesicht und zunehmend Schocksymptome (schneller, flacher Puls, kaltschweißige Haut, Atemnot, Blutdruckabfall) und ein sichtbarer Ikterus

Diagnostik

- **Labor** ⇒ freies Hämoglobin im Plasma und Urin ↑, Hyperbilirubinämie
- **temporäre Oligurie** oder **anhaltende Oligurie**, die in Anurie und Urämie übergehen kann ⇒ Tod nach 5–14 Tagen

Therapie

- Transfusion umgehend abbrechen
- Wärmezufuhr
- Kortikosteroide: 30 mg/kg KG Methylprednisolon i. v. zur Abschwächung der Antigen-Antikörper-Reaktion sowie allergisch-hyperergischer Begleitreaktionen
- Diuresesteigerung mit Mannitol oder Gabe von Furosemid (z. B. 100 bis 500 mg Lasix® in 500 ml Glukose i. v.) wirkt der Entwicklung eines akuten Nierenversagens entgegen.
- Heparingabe beim Fehlen von Kontraindikationen (2500–5000 E Heparin i. v. und anschließend 500–1000 E/h) zur Prophylaxe der Verbrauchskoagulopathie

Kreislaufstabilisation:

- Volumenersatz unter ZVD-Kontrolle
- Vasoaktive Substanzen mit positiv inotroper Wirkung
- Azidosebekämpfung: Dosierung nach Säure-Basen-Status

Überempfindlichkeitsreaktionen auf unbekannte Spenderblutallergene ⇒ Anaphylaxie (häufig bei IgA-Mangel)

- **Symptomatik** ⇒ Urtikaria, Ödem, Kopfschmerzen, Benommenheit, Dyspnoe, asthmatisches Atmen
- **Therapie** ⇒ Kortikosteroide (z. B. Prednisolon bis zu 100 mg i. v.), Kreislaufstabilisation, ggf. Schocktherapie

3 Atmungsorgane

Allgemeine Begriffe

Pulmonale Funktionsgrößen

Statische Lungenvolumina und Kapazitäten

- **VC** (Vitalkapazität = **IC + ERV**)
  Volumen, das nach maximaler Inspiration maximal ausgeatmet werden kann
- V_T (Atemzugvolumen)
  normales In- bzw. Exspirationsvolumen (0,5 l)
- **IRV** (inspiratorisches Reservevolumen)
  Volumen, das nach normaler Inspiration zusätzlich eingeatmet werden kann
- **ERV** (exspiratorisches Reservevolumen)
  Volumen, das nach normaler Exspiration maximal noch ausgeatmet werden kann
- **IC** (Inspirationskapazität = V_T **+IRV**)
  Atemzugvolumen + inspiratorisches Reservevolumen
- **FVC** (forcierte Vitalkapazität)
  Volumen, das nach langsamer tiefer Inspiration durch einen maximalen Exspirationsstoß ausgeatmet werden kann
- **RV** (Residualvolumen)
  Volumen, das nach maximaler Exspiration in der Lunge zurückbleibt
- **TLC** (Totalkapazität = **VC + RV** bzw. **IC + FRC**)
  Volumen, das sich nach maximaler Inspiration in der Lunge befindet (**VC + RV**)
- **IRC** (inspiratorische Reservekapazität)
  Volumen zwischen normaler Exspiration und maximaler Inspiration
- **FRC** (funktionelle Residualkapazität = **ERV + RV**)
  Volumen, das nach normaler Exspiration noch in der Lunge vorhanden ist

Dynamische Lungenvolumina (zeitabhängig)

- **FEV_1** (exspiratorische Sekundenkapazität, Atemstoßtest nach Tiffeneau)
  - **absolute** ⇒ Volumen, das nach tiefer Inspiration durch einen maximalen Exspirationsstoß innerhalb 1 Sek. ausgeatmet werden kann
  - **relative** ⇒ **FEV_1/FVC** in Prozent: Normalwert des Lungengesunden 75–85 % der (Ist-)**Vitalkapazität** (im höheren Alter etwas weniger)
- **inspiratorische Sekundenkapazität** (FIV_1)
- **PEF** (exspiratorische Spitzenstromstärke)
- **FEF** $_{25-75\,\%}$ (maximaler mittlerer exspiratorischer Fluss)
  mittlere Atemstromstärke zwischen 25 und 75 % der FVC
- **FEV** $_{25,\,50,\,75\,\%}$ (forcierter exspiratorischer Fluss, wenn 25, 50 oder 75 % der VC ausgeatmet sind)
- **MEV** $_{25,\,50,\,75\,\%}$ (maximaler exspiratorischer Fluss, wenn 25, 50 oder 75 % der FVC noch auszuatmen sind)
- **AGW** (Atemgrenzwert)
  maximale Luftmenge, die bei forcierter, willkürlicher Hyperventilation pro Minute ein- und ausgeatmet werden kann (= maximales Atemminutenvolumen)

Wichtige Parameter der Atemtechnik

- totale **RT** (in- u. exspiratorische Resistance: RTi bzw. RTe)
  Obstruktionsparameter, der mit **bronchialem Strömungswiderstand** gleichsinnig zunimmt; Normwert 1,8 bis 3,5 cm H_2O/l/s

Abb. 3.1

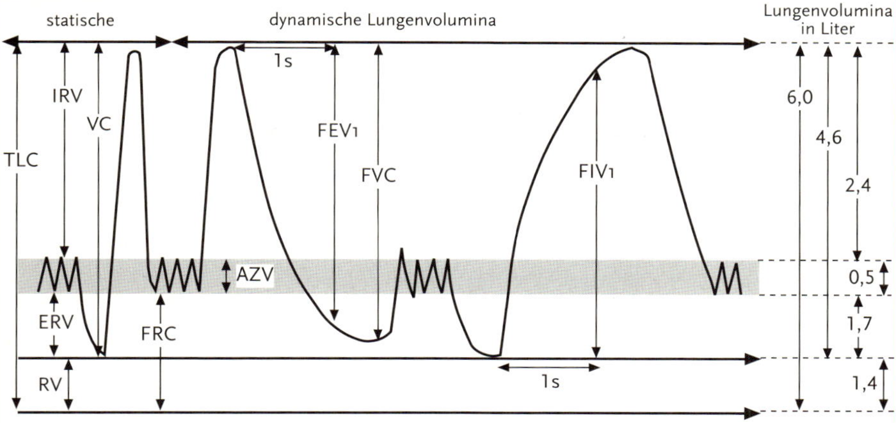

Graphische Darstellung der statischen und dynamischen Lungenvolumina und -kapazitäten

- **Druck-Stromstärke-Kurve** in Ruheatmung zeigt bronchialen Strömungswiderstand fortlaufend für den gesamten Atemzyklus (Strömungswiderstände ↑ ⇒ Abflachung der Druck-Stromstärke-Kurven mit Schleifenbildung)
- **Fluss-Volumen-Kurve** zeigt die registrierte Atemstromstärke in Abhängigkeit vom forciert ausgeatmeten Volumen (**Nachweis beginnender Atemwegsobstruktion** bereits zu einem Zeitpunkt, wenn die Werte der totalen Resistance noch im Normbereich liegen ⇒ konkavbogige Knick-Kurven).
- **PEF** (peak exspiratory flow = exspiratorischer Spitzenfluss) wird im Fluss-Volumen-Diagramm als exspiratorischer Peak-Flow angegeben, eignet sich auch mittels **Peak-Flow-Meter** zur Selbstmessung durch Patienten.

Abb. 3.2

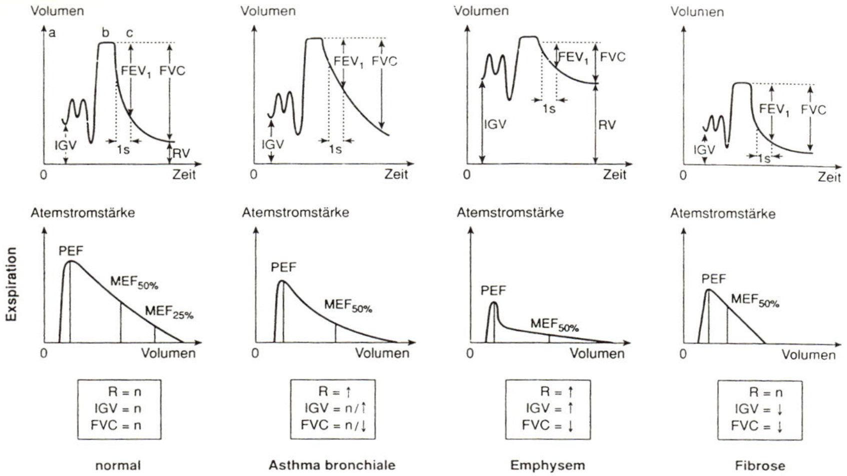

Statische und dynamische Lungenvolumina und -kapazitäten bei gestörter Lungenfunktion; IGV = intrathorakales Gasvolumen (aus Classen, Diehl, Kochsiek, 1998)

Apparative Lungenfunktionsdiagnostik

- **Spirometrie** ⇒ Messung statischer und dynamischer Lungenfunktionsparameter mittels Glockenspirometer, Pneumotachograph
- **Ergospirometrie** (Ergooxymetrie) ⇒ Messung von Atemzeitvolumen und maximaler Sauerstoffaufnahme/Kohlendioxidabgabe durch Atemanalyse unter ansteigender körperlicher Belastung
- **Pneumotachographie** (syn. Spirometrie im offenen System ohne Spirometer) ⇒ fortlaufende Registrierung der Strömungsgeschwindigkeit der Atemluft, wobei der Luftstrom durch zahlreiche parallel geschaltete Röhren geleitet und der Druck auf ein elektrisches Differentialmanometer übertragen wird
- **Ösophagomanometrie** ⇒ indirekte Bestimmung des intrapleuralen Drucks mit einer Ösophagusballonsonde (Druckverhältnisse im unteren Ösophagusdrittel entsprechen intrapleuralem Druck); **Lungencompliance** ergibt sich aus der Volumenänderung der Lunge, die durch eine bestimmte Änderung des transpulmonalen Drucks (= **Differenz zwischen Alveolardruck und Intrapleuraldruck**) bewirkt wird.
- **Oszillations-Methode** ⇒ Bestimmung der **Resistance** durch Druckoszillationen, die dem Atemstrom aufgeprägt werden und die Atmung nicht stören

Abb. 3.3

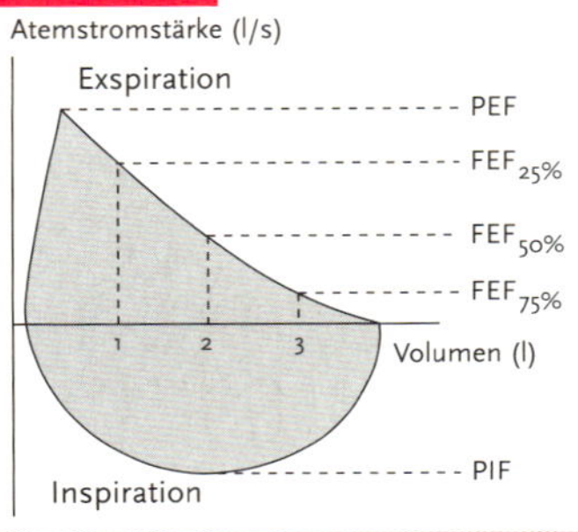

Fluss-Volumen-Diagramm

- **Ganzkörperplethysmographie** ⇒ Messung des Atemwegswiderstands („Air-way **resistance**" als **Druck-Stromstärke-Kurve**), des **funktionellen Residualvolumens**, der **funktionellen Residualkapazität**, des **intrathorakalen Gasvolumens** (**TGV**), des **Peak-Flow** (**Fluss-Volumen-Kurve**) und der **Compliance** (Dehnbarkeit der Lunge) mittels einer luftdichten Kabine (Inhalt 400 – 800 l), in der der Proband sitzt und durch einen Pneumotachographen mit Verschlussventil unter thermostabilen Bedingungen atmet

Abb. 3.4

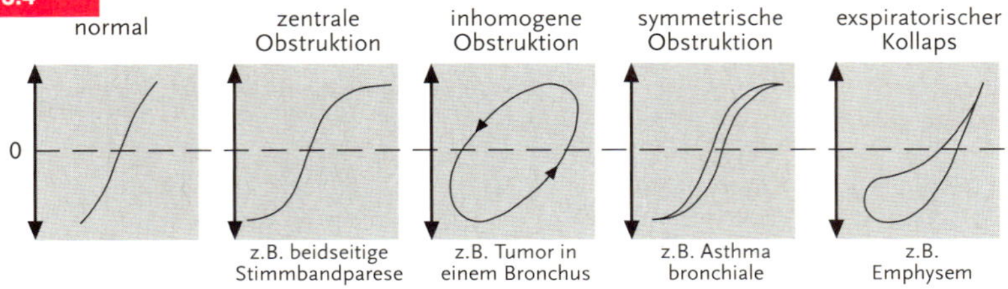

Atemschleifen

Abb. 3.5

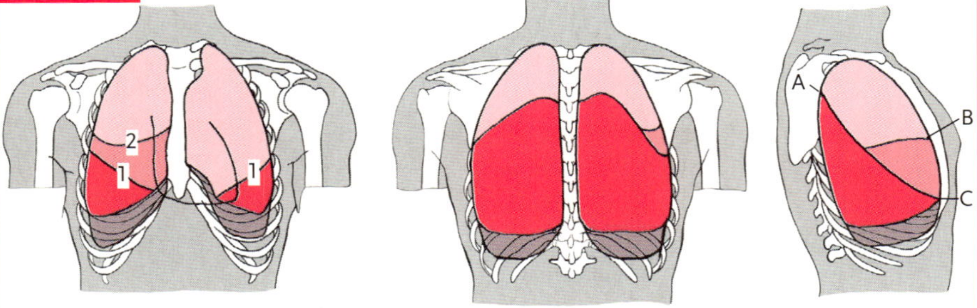

Lagebeziehung der Lungengrenzen (aus James/Studdy 1992)

Auskultations- und Perkussionsareale der Lunge

Abbildung **3.5** zeigt die normalen Grenzen der pleuralen Umschlagfalten und die Lage der wichtigsten Fissuren. **Fissura obliqua** (Linie 1), **rechte horizontale Fissur** (Linie 2)

Die dunklen gestrichelten Linien zeigen den **unteren Rezessus der Pleura bei tiefer Inspiration** (A = zweiter Thorakal-Wirbelkörper, B = vierter Rippenknorpel, C = sechster Rippenknorpel).

Einfluss auf die Atmung haben

- **Hyperkapnie, pH-Wert** ↓ ⇒ Steigerung des Atemzeitvolumens, wobei sowohl Atemzugvolumen als auch die Atmungsfrequenz erhöht werden
- **emotionale Erregung** ebenso wie psychovegetative Störungen ⇒ Hyperventilation
  Beim **Effort-Syndrom** besteht eine Hyperventilation mit inspiratorisch verschobener Atemmittellage und Zwerchfelltiefstand.
- **Medikamente mit atemdepressorischer Wirkung** (u. a. Clomethiazol, Neuroleptika, Barbiturate, Opiate) ⇒ Sensibilität der zentralen Chemorezeptoren gegenüber CO_2↓
- **Atemstimulierend** wirken u. a. Acetylsalicylsäure, Doxapram, Almitrin, bestimmte Hormone (z. B. Progesteron, Thyroxin, Adrenalin), Gravidität, Hyperthyreose und Hyperthermie.
- Myxödem, Hypothermie und Fasten führen zu einer **leichten Hypoventilation** durch Änderung der Hypoxiereizschwelle.

3.1 Störungen der Atmung

Körperliche Untersuchung

Auskultationsbefunde

Vesikuläratmen (physiologisch: Inspirationsentfaltung der Lungenbläschen)

- **abgeschwächtes Atemgeräusch,** wenn die Schallleitung bei Lungenemphysem, Pneumothorax (aufgehoben) oder Pleuraerguss abnimmt
- **verschärftes Atemgeräusch** bei **entzündlicher Infiltration** (z. B. Bronchitis)

Bronchialatmen

- **physiologisch** über Trachea und großen Bronchien als hochfrequentes (100–400 Hz), fauchendes Geräusch
- **pathologisch** bei **Kompressionsatelektasen** und **entzündlicher Infiltration** (z. B. Lobärpneumonie), weil die guten Schallleitungsbedingungen des verdichteten Lungengewebes dieses Bronchialatmen **ohrnah** werden lassen

Amphorisches Atmen

- klingt, als ob man in einen Krug bläst, und bezeichnet ein tiefes Brausen mit hellen Obertönen. Es findet sich vor allem über großen Hohlräumen in der Lunge, besonders bei glattwandigen tuberkulösen **Kavernen**. Bei der Perkussion hört man einen metallischen Klopfschall.

Rasselgeräusche

- **Crepitatio (indux/redux)** ⇒ **Knisterrasseln**, das **bei pneumonischen Infiltraten** (z. B. Lobärpneumonie) **klingend** sein kann. Die **klingende Komponente** entsteht durch das infolge Infiltration luftleer gewordene Lungenparenchym, das die Schallleitung der Rasselgeräusche verbessert.
- **Feuchte Rasselgeräusche** entstehen als grobblasige (z. B. Bronchitis) und mittelblasige Rasselgeräusche in größeren Bronchien und in mit ihnen in Verbindung stehenden Kavernen. Dabei bewegt der Luftstrom in den Atemwegen – mehr in der Inspiration als in der Exspiration – flüssige Sekretmassen.
- **Giemen, Pfeifen und Brummen (= trockene Rasselgeräusche)** ⇒ typisch für obstruktive Atemwegserkrankungen (Asthma bronchiale, chronisch-obstruktive Bronchitis). Diese Atemphänomene entstehen durch den Luftstrom, der die der Bronchialwand anhaftenden Schleimfäden in Schwingungen versetzt.
- **Pleurareiben** („Lederknarren") wird zu den Rasselgeräuschen gezählt, obwohl es einen anderen Pathomechanismus aufweist ⇒ typisch für **trockene Pleuritis**.

Beachte

- **Rasselgeräusche**, die verschwinden, wenn man den Patienten husten lässt, haben keine pathologische Bedeutung!
- **Pleurareiben** ist atemsynchron und nicht mehr hörbar, wenn der Patient den Atem anhält, während **Perikardreiben** dem Herzrhythmus entspricht!
- **Bronchialatmen** oberhalb eines Pleuraergusses spricht eher für eine Kompressionsatelektase als für ein zusätzlich vorhandenes Infiltrat.
- Eine **hilusnah** gelegene zentrale Pneumonie ist nur durch das Röntgenbild diagnostizierbar!
- **Anhaltende seitendifferente Befunde** bedürfen der diagnostischen Abklärung!

Palpation

Beurteilung des Stimmfremitus

Stimmfremitus ⇒ **tastbare Vibrationen,** die durch das bronchopulmonale System auf die Thoraxwand übertragen werden, wenn der Patient das Wort **„neunundneunzig"** sagt. Normalerweise werden die tiefen Frequenzen vom lufthaltigen Alveolargewebe weitgehend abgefiltert.

Der Stimmfremitus ist

- **aufgehoben** ⇒ Pneumothorax, Verlegung eines Bronchus
- **abgeschwächt bis aufgehoben** ⇒ pleuritische Exsudation, Pleuraschwarten, Atelektase, Emphysem, große Tumoren

- **verstärkt** ⇒ über den großen Bronchien, Kavernen, bei verdichteter Lunge bei Lungenentzündung, Lobärpneumonie

Beurteilung der Bronchophonie
Bronchophonie ⇒ auskultatorisch deutliche Fortleitung der Sprache (v.a. höhere Frequenzen), wenn der Patient das Wort **„sechsundsechzig"** sagt, **verstärkt** bei pathologischer Verdichtung des Lungengewebes

Perkussion
- bilateral **sonorer** Klopfschall (Normalbefund)
- **Dämpfung** bei Infiltration, Atelektase, Pleuraerguss, Pleuraschwarte
- **hypersonorer Klopfschall** bei Pneumothorax, Lungenemphysem, im Status asthmaticus
- **tympanitischer Klopfschall** über pathologischen Hohlräumen, Lungenkavernen, Pneumothorax

Hohe und tiefe Frequenzen passieren unter Normalbedingungen kaum das lufthaltige Alveolargewebe. Dies ändert sich bei pulmonaler Infiltration.

Zeichen der pulmonalen Infiltration:
- Bronchialatmen, klingende Rasselgeräusche, positiver Stimmfremius, positive Bronchophonie, Dämpfung bei Perkussion

Stridor bezeichnet ein in- bzw. exspiratorisches, **pfeifendes Atemgeräusch**.
- **inspiratorisch** bei Verlegung oder Stenosen der Trachea und des Larynx, Glottisödem
- **exspiratorisch** beim Asthma bronchiale

"

Tab. 3.1 Befunde der körperlichen Untersuchung bei Lungen- und Pleurakrankheiten

Über	Perkussionsschall	Atemgeräusch	Rasselgeräusche	Bronchophonie	Stimmfremitus
lufthaltiger Lunge	laut,tief	vesikulär	nicht klingend	normal	normal
verdichteter Lunge	leise,hoch, bisweilen tympanitisch	bronchial	klingend	verstärkt	verstärkt
pleuritischen Exsudaten	absolut gedämpft	abgeschwächt bis aufgehoben	fehlen	abgeschwächt bis aufgehoben	abgeschwächt bis aufgehoben
Pneumothorax	abnorm tief und laut, Metallklang	sehr leise oder aufgehoben	fehlen oder metallisch	aufgehoben	aufgehoben
großen Kavernen	laut, hoch, tympanitisch	bronchial amphorisch	metallklingend	verstärkt	verstärkt
Lungenfibrose	normal	normal	grobes Knisterrasseln	normal	normal oder verstärkt
Bronchospasmus, Status asthmaticus	normal oder gedämpft	normal bis abgeschwächt „silent lung"	Giemen, Pfeifen, Brummen	normal oder abgeschwächt	normal oder abgeschwächt

Radiologische Untersuchungsmethoden

Beurteilung einer Thorax-Röntgenaufnahme
- **Diaphragma** ⇒ Begrenzung seitengleich? glatt? Hochstand?
- **Sinus phrenicocostales** ⇒ Erguss? Schwarte?
- **Pleura** ⇒ Liegt die Lunge der inneren Thoraxwand an?
- **Hilus** ⇒ verbreitet durch Lymphome (z. B. Sarkoidose); prominent bei Blutrückstau (Gefäßzeichnung bis in die Peripherie zu verfolgen)
- **Aufhellung** (Zunahme des Luftgehalts) bei Minderdurchblutung, Emphysem
- **Verschattung** (Abnahme des Luftgehalts)
  - **einzelne Rundschatten** bei Metastasen, Primärtumor, Abszess, Aspergillom
  - **multiple kleine Rundherde** bei Miliar-TBC, Silikose, Wegener-Granulomatose, rheumatoiden Knötchen
  - **einseitige Verschattung** bei Lobärpneumonie, Bronchopneumonie, Atelektase (bei inferiorer Lokalisation = Zwerchfellhochstand, Pleuraerguss)
  - **beidseitige Verschattung** bei Pneumonie, exogen allergischer Alveolitis, Lungenfibrose, Lungenstauung, Inhalationsintoxikation
- **Stauungszeichen** (interstitielles Ödem) ⇒ verwaschene Hili; horizontal im unteren Lungenbereich verlaufende Kerley-B-Linien; Gefäße, die im oberen Bereich gleich stark gefüllt (genauso dick) sind wie im unteren; Übergang in alveoläres Lungenödem
- **Mediastinum** ⇒ verbreitert? Trachea verlagert, eingeengt?

Weitere bildgebende Verfahren
- **Sonographie** speziell des Pleuraraumes
- **Bronchoskopie** zur Betrachtung der Luftröhre (= Tracheoskopie) und des Bronchialbaums einschließlich der Segmentostien; ermöglicht auch diagnostische und therapeutische Eingriffe in Lokalanästhesie oder Kurznarkose
- **konventionelle Tomographie** zur Abbildung jeweils gewünschter Objektschichten
- **CT, HRCT (hochauflösendes CT), MRT** (Kernspintomographie), Spiral-CT
- **Pulmonalis-Angiographie** der Lungen- oder Bronchialgefäße unter Anwendung von Kontrastmittel und/oder mit digitalen Subtraktionsmethoden
- **Lungen-Szintigraphie**
  - **Ventilations-Szintigraphie** mit radioaktiv markierten (^{133}Xenon) Gasgemischen zeigt die alveoläre Verteilung der Atemluft; mit Auswaschkurve auch als Lungenfunktionsprobe
  - **Perfusions-Szintigraphie** nach i. v. Injektion radiomarkierter Partikel (z. B. ^{99m}Tc-Mikrosphären); zeigt die Blutverteilung im kleinen Kreislauf (topographisch u. semiquantitativ)
  - **Inhalations-Szintigraphie** mit radioaktiven Aerosolen (z. B. Tc-markiertes Albumin oder Technetiumkolloid-Partikel)
- **Bronchiographie** ⇒ Die **Darstellung des Bronchialbaums** nach Einbringen eines meist wasserlöslichen Röntgenkontrastmittels in den Bronchialbaum mittels eines Bronchialkatheters oder mittels Inhalation des Kontrastmittels (**Veratmungs-Bronchographie**) wird auf Grund der Anwendung anderer moderner bildgebender Verfahren nur selten durchgeführt.

Spezielle Untersuchungsverfahren:
Bronchoalveoläre Lavage (BAL)

Die **bronchoalveoläre Lavage** (BAL) wird eingesetzt zur Untersuchung auf:
- **Infiltration** durch **Grunderkrankung** (Pappenheim-Zytozentrifugenpräparat)
- pathogene Bakterien (Gramfärbung, Kultur)
- Pilze (Calcofluor white o. Ä., Kultur)
- Pneumocystis carinii (u. a. direkte Immunfluoreszenz)
- **Mykobakterien** (Ziehl-Neelsen/Auramin, Kultur, ggf. PCR)
- Legionellen (direkter Immunfluoreszenztest)

- **exogen allergische Alveolitis** (Nachweis der Sensibilisierung durch Serumpräzipitine und/oder Lymphozytose)
- **Alveolarproteinose** (extrazelluläre basophile ovaläre Surfactantbestandteile neben schaumig degenerierten Makrophagen und Zelldebris; elektronenmikroskopischer Nachweis von Lamellenkörperchen und pseudotubulärem Myelin möglich)
- Bestimmung der Lymphozytensubpopulationen (CD_4/CD_8-Ratio) in den Alveolen

Bestimmung des Transferfaktors (T_{CO}; früher: Diffusionskapazität)

Der T_{CO} **ermöglicht Aussagen zum Gas-Transfer von der Umgebungsluft ins arterielle Blut** und ist durch das Volumen von Kohlenmonoxid (CO), das pro Minute/mm Hg absorbiert wird, definiert. Dieser Wert wird bestimmt, indem man den Patienten ein **Testgas**, das 10 % Helium und **etwa 2 % Kohlenmonoxid** enthält, maximal einatmen lässt und ihn auffordert, den Atem 10 s anzuhalten, um dann rasch bis zum RV auszuatmen. Eine bestimmte Menge des **exspiratorischen Atemgases** wird anschließend **hinsichtlich des CO-Gehaltes analysiert** und die **Menge des während der Atmung absorbierten CO errechnet** (ml/min/mm Hg). Verminderte Werte weisen u. a. auf ein **gestörtes Ventilations-Perfusions-Verhältnis** oder Schäden der alveolokapillären Membran in den erkrankten Lungen hin.

Dyspnoe

Dyspnoe ist eine mit subjektiver Atemnot einhergehende Erschwerung der Atemtätigkeit, die meist mit sichtbar verstärkter Atemarbeit **(Tachypnoe, Hyperpnoe)** als Ausdruck einer **Atmungsinsuffizienz** unterschiedlicher Genese auftritt.

Einteilung:
- Schweregrad ⇒ **Ruhe-/Belastungsdyspnoe**
- **inspiratorische** (hochsitzendes Hindernis) oder **exspiratorische Dyspnoe** (tiefsitzendes Hindernis) sowie kombinierte Formen

Pulmonale Dyspnoe
- meist inspiratorische Dyspnoe mit Flach-, Tief- oder Auxiliaratmung
- Bei der **obstruktiven respiratorischen Insuffizienz** atmet der Patient in Atemmittellage mit normaler oder verlangsamter Frequenz. Bei hochsitzenden Stenosen ist eher die Inspiration, bei tiefer liegenden Stenosen eher die Exspiration behindert oder verlängert. Bronchiale Strömungshindernisse führen zur exspiratorischen Behinderung der Atmung.
- Bei der **restriktiven respiratorischen Insuffizienz,** bei der ventilierte und perfundierte Atemflächen reduziert sind, atmet der Patient in Atemmittellage mit kleinen und raschen Atemzügen. Inspiration und Exspiration sind verkürzt, aber unbehindert.

Kardiale Dyspnoe tritt bevorzugt nächtlich anfallsweise auf. Im Liegen besteht eine starke Dyspnoe, die sich nach Aufrichten des Oberkörpers bessert (⇒ **Orthopnoe).** Dabei führt die Abnahme des intrathorakalen Blutvolumens in Verbindung mit dem Tiefertreten des Zwerchfells zu einer Besserung der Symptomatik.

Orthopnoe bezeichnet Atemnot, die nur in aufrechter Haltung und unter dem Einsatz der **auxiliären Atemhilfsmuskulatur** kompensiert werden kann. Orthopnoe tritt auch bei einer beidseitigen **Zwerchfellparese** auf, da die Atemhilfsmuskulatur in aufrechter Lage besser eingesetzt werden kann und der Patient in sitzender Position ein größeres intrathorakales Volumen nutzt.

Ursachen der Dyspnoe
- **mechanisch** ⇒ pharyngotracheal (z. B. Glottisödem), pleural (z. B. Pleuraerguss), thorakal (z. B. Rippenfraktur)
- **pulmonal** ⇒ erhöhte Atemwegswiderstände (Trachealstenose, Asthma, Bronchitis, Emphysem), verminderte Thoraxdehnbarkeit (Lungenfibrose), Totraumhyperventilation, Lungenembolie sowie Hypoventilation bei pulmonal bedingter Hypoxämie

- **extrathorakal** ⇒ Hypoxie, Hypoxämie, Anämie, metabolische Azidose, Fieber, Hyperthyreose, Adipositas, psychogen (Hyperventilation), Störungen im Bereich des Atemzentrums
- **kardial** ⇒ schwere Hypoxämie bei Rechts-Links-Shunt (Fallot-Tetralogie), im Verhältnis zum Gasaustausch zu kleines Herzzeitvolumen (z.B. Pulmonalstenose), Lungenstauung bei Herzinsuffizienz

Hämoptoe (syn.: Hämoptyse)
Definition: Aushusten blutigen Auswurfs (meist nur feine Blutfasern im Sputum; hellrotes bis schaumiges Himbeergeleesputum bei stärkeren Blutbeimengungen, massiv sprudelnd mit schaumigen Auswurf bei arterieller Arrosionsblutung)
Ursachen und Differentialdiagnostik

- **hereditär** z.B. bei Morbus Osler (Teleangiektasien der Nasen- oder Mundschleimhaut), arteriovenöser Fistel, Venektasien, Ceelen-Gellerstedt-Syndrom (idiopath. Lungenhämosiderose mit chronisch-rezidivierenden Lungenblutungen)
- **kardiovaskulär** mit rötlichen Auswurf oder hellem Blut infolge Diapedeseblutung aus blutüberfüllten Lungenkapillaren u.a. bei Linksherzinsuffizienz, Mitralstenose oder kardial bedingter pulmonaler Hypertonie
- **Trauma**
- **Lungenembolie/Lungeninfarkt**: schlagartig einsetzendes Ereignis mit Luftnot; **Perfusionsszintigraphie**
- **primäre pulmonale Hypertension**, pulmonale arteriovenöse Fistel
- **Lungentumoren und Metastasen**: z.B. Bronchialkarzinom (vorwiegen Männer (Raucher), Abmagerung, Röntgenbefund, **CT**, **Bronchoskopie**), **bronchogene Zysten**
- **Mediastinaltumoren**: Verbreitung des oberen Mediastinum (Rö), ggf. Einflussstauung (Stokes'scher Kragen)
- **fibröse Mediastinitis** mit Obstruktion der Pulmonalvenen
- **Tumoren im Bereich** von Larynx, Pharynx, Trachea (⇒ Arrosionsblutung)
- **Bronchiektasen** ⇒ große Sputummenge, dreischichtiges Sputum; Tomographie, **Bronchographie**
- **Zystenlunge, Wabenlunge** ⇒ rezidivierende Pneumonien, Röntgenbefund
- **restriktive Lungenerkrankungen** (⇒ schrumpfungsbedingte Parenchymrisse)
- Erosion durch ein **Aortenaneurysma** oder durch einen kalzifizierten Lymphknoten
- **granulomatöse Erkrankungen** (tuberkulös, parasitär, luetisch, durch Pilze hervorgerufen)
- **Infektion**
  - **Tuberkulose**: Abmagerung, hohe Senkung, Röntgenbefund, **Tuberkelbakteriennachweis**
  - **Mykosen**: chronisch-pneumonischer Prozess, z.B. Aspergillus in einer alter Kaverne, Pilznachweis
  - Akute und chronische Bronchitis, akute Pneumonie, Lungenabszess
  - **Grippebronchitis**: schleimig-blutige Tracheitis, Grippezeit
  - **Parasitär** bei Befall der tiefen Atemwege durch Würmer (Fasciola hepatica, Paragonimus, Ascaris lumbricoides, Ancylostoma duodenale, Echinococcus), Protozoen
- **hämorrhagische Diathese**: Gerinnungsparameter?, Thrombozyten?, falsche Einstellung von Antikoagulanzien?
- **pulmorenales Syndrom** bei Urämie, Goodpasture-Syndrom
- **Vaskulitiden**: u.a. Panarteriitis nodosa, Wegener-Granulomatose, Churg-Strauss-Syndrom

Respiratorische Insuffizienz

Die **respiratorische Insuffizienz** tritt in zwei Formen auf:

- respiratorische **Partialinsuffizienz** mit **Hypoxämie**
- respiratorische **Globalinsuffizienz** mit **Hypoxämie und Hyperkapnie** (⇒ metabolische Azidose)

Arterielle Blutgasanalyse

- respiratorische **Partialinsuffizienz** ⇒ **pO_2↓**
- respiratorische **Globalinsuffizienz** ⇒ **pO_2↓ und pCO_2↑:**
  - **latent** ⇒ Blutgasveränderungen nur unter körperlicher Belastung
  - **manifest** ⇒ Blutgasveränderungen bereits unter Ruhebedingung vorhanden

Hypoxie (respiratorische Partialinsuffizienz)

Lungenerkrankungen bedingen zunächst eine **respiratorische Partialinsuffizienz, solange die Ventilation ausreichend gesteigert werden kann**. Dabei kann der arterielle pCO_2 normal oder durch Hyperventilation vermindert sein.
Bei der **respiratorischen Partialinsuffizienz** finden sich überwiegend **Symptome der Hypoxämie** ⇒ Dyspnoe, Zyanose, Bewusstseinsstörungen, Tachykardie und bei länger bestehender Hypoxämie ⇒ Polyglobulie, Trommelschlägelfinger und Uhrglasnägel.

Pathogenetische Faktoren

Verteilungsstörungen

- **Zirkulatorische Verteilungsstörung** durch Verlegung von Lungengefäßen (z. B. Lungenembolie, Lungeninfarkt), Rarifizierung von Lungenkapillaren (Lungenemphysem), Störungen des venösen Abflusses (z. B. Linksherzinsuffizienz oder Mitralstenose), Gefäßkompression durch Tumoren ⇒ In bestimmten Abschnitten mit normaler Ventilation besteht eine mangelnde oder fehlende Durchblutung. Folge ist eine **alveoläre Totraumbildung** mit konsekutiver Hypoxämie.
- **Ventilatorische Verteilungsstörung** meist durch obstruktive oder restriktive Ventilationsstörungen, wenn es in der Lunge neben normo- bzw. hyperventilierten Bezirken mit normaler Durchblutung auch hypoventilierte Abschnitte mit normaler Durchblutung gibt

Folgen dieser Verteilungsstörungen:

- **Beimischung** von schlecht arterialisiertem zu gut arterialisiertem Blut
- **Euler-Liljestrand-Mechanismus** (in hypoventilierten Bezirken wird durch den alveolokapillären Reflex der pulmonale Gefäßwiderstand erhöht und die lokale Durchblutung reduziert; dadurch wird eine verringerte Beimischung venösen Blutes in diesen Bezirken erreicht)
- **pO_2↓, Normo- oder Hypokapnie**, sofern der größere Teil der durchbluteten Lunge hyperventiliert wird

Venös-arterieller Shunt

Ätiologie

- **pulmonal** bei Atelektasen, Anomalien der Lungengefäße, Distributionsstörungen, Infiltraten
- **extrapulmonal** bei kongenitalen Herzvitien und Gefäßanomalien (Transposition der großen Arterien)

Körperliche Belastung verstärkt bei kongenitalen Herzvitien und Lungengefäßanomalien die arterielle Hypoxämie, weil der O_2-Gehalt des venösen Mischblutes abnimmt und die Shuntmenge gleich bleibt oder größer wird.

Unterscheidung eines pulmonalen von einem extrapulmonalen VA-Shunt mittels reiner O_2-Atmung:

- Patienten mit **pulmonalen** VA-Shunts reagieren nicht auf O_2-Gabe, d. h. die arterielle Hypoxämie bessert sich nicht, weil der Sauerstoff die nicht ventilierten Alveolaranteile gar nicht erreicht.
- Bei **kardialen** VA-Shunts bessert sich nach O_2-Zufuhr die arterielle Hypoxämie deutlich.

Das Verhältnis **Ventilation : Perfusion** beträgt unter Normalbedingungen **4 : 5** bzw. **0,8**, da die Alveolen in Ruhe etwa 4 Liter Luft/min ventilieren und von 5 Liter Blut/min perfundiert werden.

- **Shunt-Effekt** bei durchbluteten, aber nicht genügend belüfteten Alveolen ⇒ **Ventilations-Perfusions-Verhältnis <0,8**
- **Totraumeffekt** bei belüfteten, aber mangeldurchbluteten Alveolen ⇒**Ventilations-Perfusions-Verhältnis >0,8**

Diffusionsstörungen

- **Diffusionsstörungen der Atemgase (alveolokapillärer Block) bei**
  - **Einschränkung der Kontaktfläche** (Reduktion der Lungenkapillaren und damit der Perfusion; Destruktion der Alveolaroberfläche; Lungenresektion)
  - **Verdickung der Alveolarmembran** (z. B. Lungenödem)

- **Verkürzung der Kontaktzeit** zwischen Blut und Alveolarmembran
- **Verminderung der Partialdruckdifferenz**

Bei **Membranverdickungen** (**Lungenödem**) oder im Rahmen von **Lungenfibrosen** nimmt die Diffusionskapazität ab. In den betroffenen Bezirken wird das Blut unzureichend arterialisiert, weil der Gasaustausch durch Einschränkung der alveolokapillären Oberfläche und Verkürzung der Kontaktzeit zwischen Erythrozyten und Alveolargasen eingeschränkt ist.

Da CO_2 gegenüber O_2 etwa 25-mal leichter diffundibel ist, resultiert **keine Hyperkapnie**. Es kommt zur **respiratorischen Partialinsuffizienz** ($pO_2\downarrow$, pCO_2 o. B. oder $\downarrow$). In der Regel liegen **Diffusionsstörungen** nicht isoliert vor, sondern werden von alveolärer Hypoventilation und Perfusionsstörungen (Euler-Liljestrand-Mechanismus) begleitet.

Folge der ungleichmäßigen Distribution (Verhältnis: Ventilation-Perfusion-Diffusion) ist **eine arterielle Hypoxämie**, die durch O_2-Gabe behoben werden kann. Die **pulmonale CO-Gesamtdiffusionskapazität** (Bestimmung der CO-Aufnahme ins Blut durch Messung der CO-Konzentrationsdifferenz zwischen Ein- und Ausatemluft) **ist vermindert**.

Respiratorische Globalinsuffizienz

Es besteht eine **Hypoxämie** (Verminderung des O_2-Partialdrucks) verbunden mit einer **Hyperkapnie** (Erhöhung des CO_2-Partialdrucks bedingt durch CO_2-Retention) im arteriellen Blut.
Vorrangig ist dies bei stark ausgeprägtem Rechts-Links-Shunt, schweren Verteilungsstörungen, alveolärer **Hypoventilation** oder extrapulmonalen Ursachen der Fall. Auch das **ventilatorische Versagen** führt immer zu einer **respiratorischen Globalinsuffizienz**.
Die Patienten weisen als Folge eines erhöhten Liquordrucks Kopfschmerzen, Schwindelgefühl und eine teilkompensierte respiratorische Azidose auf.

Hypoventilation

Unter **Hypoventilation** versteht man die Verminderung der alveolären Ventilation unter den physiologischen Normalwert (alveoläre Atemgaspartialdrucke $pO_2 < 100$ mm Hg, $pCO_2 > 40$ mm Hg). Die Hypoventilation führt zur Zunahme des alveolären pCO_2 und zur Senkung des alveolären pO_2. Daraus resultiert eine arterielle **Hypoxämie und Hyperkapnie** (Erhöhung des pCO_2 im Blut).

Ätiologie
Zentrale Ventilationsstörungen
- Störung des Atemzentrums (u. a. durch Narkotika, Barbiturate, Sedativa)
- Lähmung der Atemmuskulatur (z. B. **Myasthenia gravis, progressive Muskeldystrophie vom Typ Duchenne**)
- neuromuskuläre Störungen (Tetanus, Botulismus, Curare)
- Erkrankungen im Bereich des Rückenmarks (z. B. **Poliomyelitis,** postinfektiöse **Polyradikuloneuritis vom Typ Guillain-Barré**)
- Lähmung des N. phrenicus (Zwerchfellähmung)

Primär pulmonale Ventilationsstörungen
- sämtliche obstruktive Atemwegserkrankungen wie chronische Bronchitis, Asthma bronchiale
- Lungenemphysem

Extrapulmonale Ventilationsstörungen
- Einengung der oberen Atemwege bei Struma, **Thoraxdeformitäten**, Neurinomen und anderen Tumoren des Mediastinums; Obstruktion der oberen Luftwege (Ödem, Fremdkörper); Thorax- und Pleuraerkrankungen (Rippenfrakturen, Pneumothorax, Pleuraerguss); auch Hypothermie, Myxödem und Fasten gehen mit einer leichten Hypoventilation einher.

Folgen
- respiratorische Azidose
- Hirngefäße reagieren auf Hyperkapnie mit Dilatation ⇒ Steigerung der Hirndurchblutung.
- **Liquordruck** ↑
- **Lungengefäßwiderstand** ↑ (Lungenarteriolen reagieren auf eine Hypoxie mit Vasokonstriktion)

Dieser auch als **Euler-Liljestrand-Mechanismus** bezeichnete Kompensationsvorgang ist von großer Bedeutung bei der Entstehung der pulmonalen Hypertonie und des chronischen Cor pulmonale.
- Bei einer Obstruktion der Atemwege mit konsekutiver alveolärer Hypoventilation würde ohne Anpassung der Perfusion eine Hypoxämie durch vermehrte venöse Beimischung entstehen. **Minderbelüftete Alveolen werden daher zugunsten gut belüfteter weniger perfundiert**, was das Ventilations-Perfusions-Verhältnis optimiert.
- Bei einer **Hypoventilation** nimmt das **Ventilations-Perfusions-Verhältnis** (Belüftungs-Durchblutungs-Verhältnis) ab, da eine verminderte Belüftung im Vergleich zur Durchblutung besteht.

Weitere mögliche Folgen einer chronischen ventilatorischen Insuffizienz sind:
- **Polyglobulie** (Blutviskosität ↑ ⇒ Thrombosegefahr)
- **Reduktion der 2,3-Diphosphoglyzeratkonzentration in Erythrozyten** (⇒ intrapulmonale Sauerstoffaufnahme ↑, Sauerstoffabgabe in Organgewebe ↓)
- Überlastung der Atemmuskulatur

Sauerstofftherapie bei respiratorischer Insuffizienz

Partialinsuffizienz
- Die schwere chronische **respiratorische Insuffizienz** profitiert nach Ausschöpfung sämtlicher Therapiemaßnahmen von einer **Sauerstofflangzeitgabe.** Dabei werden etwa 2 bis höchstens 3 Liter Sauerstoff pro Minute appliziert. Die Sauerstoffanreicherung der Atemluft führt zu einer **Senkung des pulmonalarteriellen Widerstandes** und damit auch zu einer Entlastung des rechten Herzens. Durch umfangreiche Studien konnte belegt werden, dass durch die Sauerstofflangzeitgabe sowohl die Lebenserwartung als auch Lebensqualität verbessert werden und die Progredienz einer pulmonalen Hypertonie vermieden bzw. herausgezögert wird.
- Die **Indikationsstellung** besteht bei einem **pO_2 <60 mm Hg,** der auf Sauerstoffgabe anspricht. Dies gilt auch für den akuten Asthmaanfall.

Globalinsuffizienz
- Bei chronisch-obstruktiven Atemwegserkrankungen (Asthma bronchiale, chronische Bronchitis) ist **durch** die **permanente Hyperkapnie die CO_2-Empfindlichkeit der zentralen Chemorezeptoren herabgesetzt**. Bei diesen Patienten ist die **Hypoxie oft der einzige Atemantrieb!** Eine **initial** unkontrollierte **Sauerstofftherapie** kann in solchen Fällen durch Wegfall der Chemorezeptorenimpulse zum lebensgefährlichen Atemstillstand führen.
- Der Einsatz eines **Sauerstoffkonzentrators**, der Stickstoff aus der Raumluft herausfiltert, wonach der Sauerstoff in einer Konzentration von etwa 92% vorliegt, **ist risikoärmer**, da eine vom Patienten selbständig vorgenommene **Heraufsetzung des Flow** (>2 Liter/min) zu einem Absinken der angebotenen Sauerstoffkonzentration führt, wodurch eine **gefährliche vollständige Sauerstoffaufsättigung vermieden** wird.
- Durch **intermittierende Selbstbeatmung** (ISB) mittels **volumenkonstanter – nicht assistierter – IPPV** (intermittend positive pressure ventilation) kann die **Atemmuskulatur entlastet** und über eine **Verbesserung der Blutgaswerte** die zentrale Atmungsregulation wiederhergestellt werden.

Merke:
Wenn sich eine Hyperkapnie bei respiratorischer **Globalinsuffizienz** (pCO_2 >60 mm Hg) **unter O_2-Gabe verschlechtert, ist eine Atemhilfstherapie** (⇒ Respiratorgerät) **erforderlich**!

Beatmungsverfahren

- **CPAP-Atmung** (**c**ontinuous **p**ositive **a**irway **p**ressure), **IMV-Atmung** (**i**ntermittent **m**andatory **v**entilation; intermittierende gesteuerte Zusatzbeatmung) und **IPPV** (**i**ntermittent **p**ositive **p**ressure **v**entilation; intermittierende Überdruckbeatmung) können bei ansprechbaren Patienten auch über eine **Mund-Nasen-Maske** erfolgen.
- **Beatmungsformen** wie **CPPV** (**c**ontinuous **p**ositive **p**ressure **v**entilation; kontinuierliche Überdruckbeatmung) oder **PEEP** (**p**ositive **e**ndexpiratory **p**ressure) sind **nur im intubierten Zustand** möglich.

Abb. 3.6

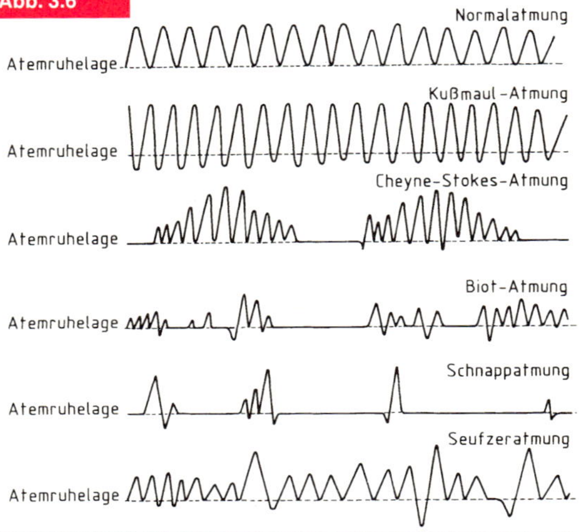

Spirogramme verschiedener Atemtypen (aus Lohr/Bös 1998)

Indikation zur **Respiratortherapie**

- Atemzugvolumen <**750 ml**
- Atemfrequenz **<6** oder **>35/min**
- Vitalkapazität **<10-15 ml/kg**
- Einsekundenkapazität **<10 ml/kg**
- $paCO_2$ **>7,5 kPa**
- paO_2 **<8 kPa** (unter Sauerstoffinsufflation)
- **100 % Sauerstoffkonzentration** in der **Einatmungsluft** (FiO_2) ⇒
  - alveolo-arterielle Sauerstoffpartialdruckdifferenz **>60 kPa**
  - paO_2 **<30 kPa**

Grundeinstellungen (bei 70 kg KG)

- **Atemzugvolumen**: 10–15 ml/kg
- **Atemfrequenz:** 10–12/min
- **Atemzeitverhältnis**: 1: 2 (In- zu Exspirationsdauer)
- **FiO_2**<0,55; O_2-Sättigung: 80–90%

Pathologische Atmungsformen

- **Kussmaul-Atmung** ⇒ Hyperventilation als Folge schwerer metabolischer Azidose mit tiefen, regelmäßigen Atemzügen. Häufig besteht zusätzlich eine Tachypnoe. Bei der Kussmaul-Atmung handelt es sich um den Versuch, eine metabolische Azidose, z. B. beim Coma diabeticum, respiratorisch zu kompensieren.
- **Cheyne-Stokes-Atmung** ⇒ wellenförmige Zu- und Abnahme des Atemvolumens. Zwischen den Atemsequenzen treten intermittierende Apnoeintervalle auf. Dieser abnorme Ventilationstyp ist nicht für einen bestimmten Defekt im Regelkreis der Atmung pathognomonisch.
- **Biot-Atmung** ⇒ unregelmäßiges periodisches Auftreten von Tachypnoe und Bradypnoe mit unterschiedlichen Apnoepausen („chaotische Atmung") bei Hirnläsionen und frühgeburtlichen Atemrhythmusstörungen (mangelnde Reife des Atemzentrums)
- **Schnappatmung** ⇒ sporadisch auftretende Atemzüge unterschiedlicher Atemtiefe mit verschieden langen Apnoeintervallen. Schnappatmung beobachtet man nach schweren Intoxikationen (z. B. Barbiturate, Valium, Opiate) und präfinal als allgemeines Agoniezeichen.
- **Seufzeratmung** ⇒ eine mehr oder weniger unregelmäßige Atmung wird periodisch von einem tiefen Atemzug durchbrochen. Sie wird vor allem im Schlaf bei herabgesetzter Ansprechbarkeit des Atemzentrums beobachtet.

Periodische Atmung

Periodische Atmung ist charakterisiert durch **abwechselnde Veränderung der Atemfrequenz und/oder Atmungstiefe**. Es bestehen Perioden von Apnoe und Hyperpnoe.

Pathophysiologie

- **Biot-Atmung** ⇒ direkte Schädigung des Atemzentrums ⇒ Atmung mit apnoischen Pausen, die mit 4 oder 5 aufeinander folgenden Atemzügen von annähernd gleicher Tiefe wechseln
- **Cheyne-Stokes-Atmung** ⇒ verminderte Ansprechbarkeit des Atemzentrums auf physiologische Atemstimuli (pCO_2↑ oder Azidose) mit gestörtem Rückkoppelungsmechanismus ⇒ periodisch zu- und abnehmende Atemtiefe mit Apnoephasen

Ätiologie

- **Biot-Atmung** bei zerebralen Läsionen oder erhöhtem Liquordruck, oft mit Übergang in terminale Schnappatmung
- **Cheyne-Stokes-Atmung** bei Herzinsuffizienz (Kreislaufzeit↑ ⇒ verzögertes Ansprechen des Atemzentrums auf Veränderungen des CO_2-Partialdrucks). Man findet diesen Atmungstyp am häufigsten bei Patienten mit **schwerer Herzinsuffizienz** und **nach zerebraler Schädigung** unterschiedlicher Genese (auch Morphinapplikation). Bei Gesunden **in Höhen über 4000 m** ist dieser Atmungstyp im Schlaf fast physiologisch (niedriger pO_2 ⇒ Atemantwort auf pCO_2 vermindert).

Azidoseatmung

- Bei der **diabetischen Azidose** besteht ein Atemmuster mit langsamen, tiefen Atemzügen (Kussmaul-Atmung). Da hierbei die Atemkapazität erhalten bleibt, klagt der betroffene Patient nur selten über eine Dyspnoe.
- Bei der **metabolischen Azidose im Rahmen einer terminalen Niereninsuffizienz** (⇒ Urämie) kann es demgegenüber zur Dyspnoe kommen, weil die Azidose oft von Herzinsuffizienz, Lungenödem und Anämie begleitet ist.

Zu **Ursachen, Pathophysiologie** und **Therapie:** Siehe Seite 586 ff.; Metabolische Azidose.

Hyperventilationssyndrom

Als **Hyperventilation** bezeichnet man die Steigerung der alveolären Ventilation über die physiologische Norm (**pa O_2 >100 mmHg, pa CO_2 <40 mmHg**).

- Im Gegensatz zur Hyp**o**ventilation nimmt das Ventilations-Perfusions-Verhältnis bei der Hyp**er**ventilation zu. In der Folge kommt es durch vermehrte Abatmung von CO_2 zum Verbrauch saurer Valenzen (Verschiebung des Gleichgewichtes der Formel $\mathbf{CO_2 + H_2O = HCO_3^- + H^+}$ nach links !) und damit zur **respiratorischen Alkalose**.
- Man unterscheidet die **chronische Hyperventilation** vom **akuten Hyperventilationsanfall**.

Ätiologie

Primär zentrale Störung

- **psychisch bedingte Hyperventilation ⇒ akute Hyperventilationstetanie**
- Effort-, DaCosta-Syndrom als „nervöses Atmungssyndrom“
- Schädel-Hirn-Trauma, Brückenläsion, Enzephalitis, Meningitis
- direkte Stimulierung des Atemzentrums (z. B. Pharmaka, Toxine bei Leberkoma)

Kompensatorische Hyperventilation

- Kussmaul-Atmung bei metabolischer Azidose
- arterielle Hypoxämie (pulmonal, kardial oder atmosphärisch bedingt)

- eingeschränktes Herzzeitvolumen
- Anämie (Reduktion der Sauerstoffträger ⇒ arterielle Hypoxämie)

Hyperventilation nach Schädel-Hirn-Trauma
⇒ Senkung des pCO_2 ⇒ reflektorische Gefäßverengung im ZNS ⇒ **zerebrale Perfusion↓, Senkung des intrakranialen Druckes**

Auch **Muskelarbeit** (Mitinnervation), **Schmerzreize** (z. B. der Klaps beim Neugeborenen) und ein **Anstieg der Körpertemperatur** können zu einer **gesteigerten Ventilation** führen.

Höhenadaptation
Mit zunehmender Höhe **sinkt der alveoläre pO_2 ⇒ Hypoxie ⇒**
- **alveolovaskulärer Reflex** ⇒ Vasokonstriktion im Lungenkreislauf (⇒ pulmonale Hypertonie + Steigerung der Gefäßwandpermeabilität ⇒ Gefahr des Lungenödems)
- **Hyperventilation** ⇒ arterieller pCO_2↓ mit konsekutiver **respiratorischer Alkalose**

Symptome

- **respiratorische Alkalose** als Folge der vermehrten Abatmung von CO_2, wobei saure Valenzen verbraucht werden ($CO_2 + H_2O = HCO_3^- + H^+$)
- **Kompensation**: renale Bicarbonatausscheidung↑, tubuläre Wasserstoffionensekretion↓
- **neuromuskuläre Übererregbarkeit und Tetanie**
- **Anteil des ionisierten Kalziums nimmt bei alkalischem pH-Wert ab**.
- Hirndurchblutung↓
- Pulsfrequenz↑
- **Blutdruckabfall**

Hyperventilationstetanie
Die **Hyperventilationstetanie** ist gekennzeichnet durch eine unphysiologische Steigerung der Atmung, die dem Patienten selbst nicht bewusst ist. Die verstärkte Atmung führt zur **respiratorischen Alkalose**.
- Im Rahmen der Alkalose treten die an Serumproteine gebundenen Wasserstoffionen ins Serum über, um die Alkalose zu mindern. An die freigewordenen Valenzen der Proteine lagern sich freie ionisierte Kalziumionen an. Es kommt daher zu einer **Verschiebung von freiem Kalzium zu an Protein gebundenem Kalzium**, wobei der **Anteil freien Kalziums abnimmt** und das proteingebundene Kalzium zunimmt. Da die membranstabilisierende Wirkung des Kalziums ausschließlich durch das frei ionisierte Kalzium zustande kommt, treten die **Symptome einer Hypokalzämie** auf, obwohl **im Serum ein normaler Gesamtkalziumspiegel** vorliegt.
- Als **Folge** der schnelleren Nervenleitfähigkeit treten **Parästhesien** und **tetanische Krämpfe** (Hand- und Fußkrämpfe = **Karpopedalspasmen**) auf. Den Patienten wird „schwarz vor Augen", da der hyperventilationsbedingte CO_2-Mangel im Blut (**Hypokapnie**) zusätzlich eine **Engstellung der Hirngefäße** bedingt.

Differentialdiagnose

Oft besteht gleichzeitig ein Engegefühl in der Brust (**DD Angina pectoris vera, Lungenembolie**).
Gegenüber einer andauernden **Hypokalzämie** ist der mit der Blutprobe entnommene Kalziumwert zwischenzeitlich im Normbereich (Normokalzämie).
Liegt eine **metabolische Störung des Kalziumstoffwechsels** vor, findet man **auch zwischen den Anfällen Zeichen der latenten Tetanie** mit mechanischer Übererregbarkeit der Nervenstämme:
- Kontraktion der Gesichtsmuskulatur beim Beklopfen des Fazialisstammes **(Chvostek-Phänomen)**
- Dorsalextension und Abduktion des Fußes beim Beklopfen des N. peronaeus am Fibulaköpfchen **(Lust-Zeichen)**
- Auftreten der Geburtshelferstellung der Finger beim kräftigen Druck auf die Nervenstämme des Oberarmes mittels eines Stauschlauches **(Trousseau-Phänomen)**

Therapie

- Behandlung der Grundkrankheit
- **Hyperventilationstetanie** – Therapie des Anfalls:
  - beruhigender Zuspruch
  - Diazepam i. v.
  - **Rückatmung** in einen **Plastikbeutel** oder Hyperventilationsmasken ⇒ **CO_2-Anreicherung** mildert den akuten Hyperventilationsanfall.

Schlafapnoe-Syndrome (SAS)

Formen und Ätiologie

Als **Schlafapnoe-Syndrome** werden Krankheitsbilder definiert, bei denen **mehr als 10 Apnoephasen von je mehr als 10 Sekunden Dauer je Stunde Schlafzeit** oder mehr als 100 Apnoephasen pro Nacht auftreten.

Überwiegend sind **Männer zwischen dem 40. und 60. Lebensjahr** von der Erkrankung betroffen (m: w = 10 : 1). Meist handelt es sich um Patienten mit vorbestehender **Adipositas** und **arterieller Hypertonie**.

Bei der Erkrankung können **3 Formen** unterschieden werden:

- **zentrale Schlafapnoe** ⇒ reduzierte Ausgangsaktivität des Atemzentrums ⇒ Aktivierung der an der Atmung beteiligten Muskelgruppen unterbleibt.
- **obstruktive Schlafapnoe („OSAS" >90 %)** ⇒ Zwerchfell- oder Thoraxmuskulatur sind aktiviert, während die Muskulatur der oberen Atemwege erschlafft (Tonus der Schlund- bzw. Pharynxmuskulatur↓).
- **gemischte Apnoe** als Kombination der zuvor genannten Muster

Schlafapnoe auf Grund **primärer Hirnstamminsuffizienz** kann bei Tumoren der hinteren Schädelgrube oder auch als **idiopathische zentrale Hypoventilation** auftreten. Die **obstruktive Schlafapnoe** wird durch Tonsillenhyperplasie, Retrognathie, Makroglossie und andere Erkrankungen des Naso- bzw. Oropharynx begünstigt.

Symptome

Der Kollaps der oberen Atmwege führt bei der obstruktiven Schlafapnoe (OSAS) zur verstärkten Atemarbeit mit **Aufweckreaktion** (Arousal) und Öffnung der oberen Atemwege unter **lautem Schnarchgeräusch**, **anschließend** besteht eine **reaktive Hyperventilation**.

Es resultieren

- rezidivierende Schlafunterbrechungen
- rezidivierende nächtliche Hypoxie und Hyperkapnie
- reaktive arterielle und pulmonale Hypertonie
- Sinusarrhythmie, Tachykardie, Herzrhythmusstörungen
- **Einschlafneigung am Tage**
- **Schnarchen**
- **rezidivierende Apnoephasen**
- Potenzstörungen, Depressionen, respiratorische Insuffizienz mit Polyglobulie

Diagnostik

Die **Diagnosestellung** erfolgt auf Grund des Befundes (Schnarchen mit rezidivierenden Atemstillständen), **HNO-ärztlichem Befund**, sowie **polysomnographischer Langzeitregistrierung** von Atmung, EKG, O_2-Sättigung, die sowohl **ambulant** als auch im **Schlaflabor** durchgeführt werden kann.

Pickwick-Syndrom

Das **Pickwick-Syndrom** bezeichnet einen **Extremtyp des Schlafapnoe-Syndroms** mit **erheblicher Adipositas**, **Schlafsucht**, sekundärer pulmonaler Hypertonie und Polyglobulie, Rechtsherzinsuffizienz mit Hyperkapnie und Hypoxie (⇒ Zyanose), ohne dass gleichzeitig eine obstruktive Lungenerkrankung vorliegen muss. Es wurde nach der Romanfigur des **"little fat Joe von Charles Dickens"** benannt.

Ätiologie und Pathophysiologie

- **zentrale Regulationsstörung** ⇒ verminderte Stimulierbarkeit der Chemorezeptoren (u. a. erhöhte Endorphinspiegel bei Adipositas ⇒ Atemdepression)
- **Adipositas ⇒ Kraftaufwand bei Inspiration↑ + Verlegung der oberen Atemwege ⇒ Apnoe** ⇒ Hypoxie + Hyperkapnie ⇒ obstruktives Ersticken (⇒ **Atemarbeit**↑) und **schreckhaftes Erwachen** ⇒ reaktive Hyperventilation und Tachykardie

Der genaue pathogenetische Mechanismus der Erkrankung ist noch unbekannt.

Symptome

Rezidivierende nächtliche Atemwegsobstruktion ⇒ Aufweckreaktion ⇒ Schlafdefizit ⇒ übermäßige Schläfrigkeit während des Tages und verlangsamtes Denken **(Kraftfahrtauglichkeit↓)**

Komplikationen ⇒ durch Hypoxie bedingte Herzrhythmusstörungen (z. B. Sinusarrhythmien, extreme Bradykardie, Vorhofflattern und ventrikuläre Tachykardien), Herzinsuffizienz, morgendlicher Kopfschmerz

Beim **Pickwick-Syndrom** besteht **auch tagsüber** eine **Hypoventilation (⇒ Hyperkapnie).**

Therapie

- Behandlung der **Risikofaktoren** (Adipositas, Hypertonie), **Verzicht** auf Alkohol, Nikotin und Sedativa
- bei symptomatischer **obstruktiver Schlafapnoe:** nächtliche nasale **kontinuierliche Überdruckbeatmung** mittels Nasenmaske (**nCPAP = nasal continuous positive airway pressure**)
- **Auto-CPAP-System** (sog. „intelligentes" CPAP-Gerät)**:** Atemaussetzer werden erkannt, und das Druckniveau wird so lange angehoben, bis keine Atemaussetzer mehr auftreten. Anschließend wird nach einer gewissen Zeit der Druck versuchsweise wieder abgesenkt.
- **BIPAP** (bilevel positive airway pressure), wenn der erforderliche inspiratorische Druck so hoch (> 15 mmHg) ist oder vom Patienten nicht mehr toleriert wird, dass er bei der Ausatmung abgesenkt werden muss. Dabei werden zwei Druckniveaus eingestellt: **IPAP** bei der Einatmung und **EPAP** bei der Ausatmung, so dass ohne Anstrengung ausgeatmet werden kann.
- **ggf.** operative **Oberkiefer- und Unterkiefer-Vorverlagerung** bei Patienten mit im Fernröntgen-Seitenbild objektivierbar eingeengtem Retropharyngealraum
- ggf. Uvulo-Palato-Pharyngo-Plastik (Erfolgsrate ~ 25 %)

3.2 Krankheiten der unteren Atemwege

Akute Bronchitis, Tracheitis

Die **akute infektiöse Bronchitis** kann sich auf dem Boden einer viralen oder bakteriellen Infektion des Nasopharynx oder des Tracheobronchialbaums entwickeln. Eine bakterielle Besiedlung kann auch bei primär viraler Entzündung als **Superinfektion** resultieren.

Ätiologie

- **Viren** ⇒ meist RS-, ECHO-, Adeno-, Coxsackie-, Parainfluenza- oder Influenzaviren
- **Bakterien** ⇒ Pneumokokken, Haemophilus influenzae, Staph. aureus, Mycoplasma pneumoniae und Chlamydien
- **Pilze** ⇒ (Soorbronchitis)
- **chemische Reizstoffe** ⇒ **akute irritative Bronchitis** durch Dämpfe von starken Säuren, Ammoniak, flüchtige organische Lösungsmittel, Chlor, Brom, Schwefeldioxid, Ozon, NO_2, Rauch
- **Allergeninhalation** ⇒ **bronchopulmonale Allergien** bei Hyperreagibilität der Atemwege

Symptome

- oft begleitender akuter Infekt der oberen Atemwege (Schnupfen, Pharyngitis)
- anfangs trockener Husten, dann produktiver **Husten** (hell-glasiges Sputum bei viraler, gelb-grünliches mukopurulentes Sputum bei bakterieller Infektion)
- retrosternale Schmerzen
- **Fieber** von 38–40°C, bei Virusinfekt oft auch Gliederschmerzen über 3–5 Tage
- Husten kann für 2–3 Wochen weiterbestehen ⇒ **postinfektiöser Reizhusten** meist bei bronchialer Hyperreagibilität.

Auskultation: mittelblasige Rasselgeräusche, bei bronchialer Hyperreagibilität auch Pfeifen, Brummen, gel. Knistern

Therapie

- **symptomatisch**, bei Fieber Bettruhe, ggf. Antitussiva **oder** Expektoranzien (**nicht kombinieren !**) und antipyretische Medikation
- **Antibiotika** bei chronisch-obstruktiver Atemwegserkrankung, wenn eitriges Sputum produziert wird; sonst nur wenn Hinweise auf eine bakterielle Infektion bestehen (**Kinder** ⇒ Erythromycin; **Erwachsene** ⇒ z.B. Makrolide, Cephalosporine der Gruppe 2, β-Laktam-Antibiotika oder **Tetracyclin)**
- inhalative Steroide (z.B. Budesonid (Pulmicort®)) bei **postinfektiösem Reizhusten**

Therapeutische Überlegungen

Antitussiva

- Morphinderivate wie **Dihydrocodein** (z.B. Paracodin®) wirken durch eine **zentrale Hustendämpfung**. Codeinpräparate können im Rahmen üblicher Bronchitiden bei quälendem Husten eingesetzt werden.
- Bei obstruktiven Atemwegserkrankungen sollen Antitussiva **nur bei unproduktivem, quälendem Reizhusten** gegeben werden, da produktiver Husten zur **Bronchialreinigung** führt und nicht unterdrückt werden soll.
- Als **Nebenwirkungen** können dosisabhängig Obstipation, Schmerzdämpfung und Atemlähmung auftreten.

Expektoranzien

- **Sekretolytika** bewirken die Freisetzung eines dünnflüssigeren Sekretes (z.B. Ambroxol (z.B. Mucosolvan®)).
- **Mukolytika** verflüssigen das Bronchialsekret durch das Aufbrechen von Disulfidbrücken (z.B. N-Acetylcystein (z.B. Fluimucil®)).

Abb. 3.7

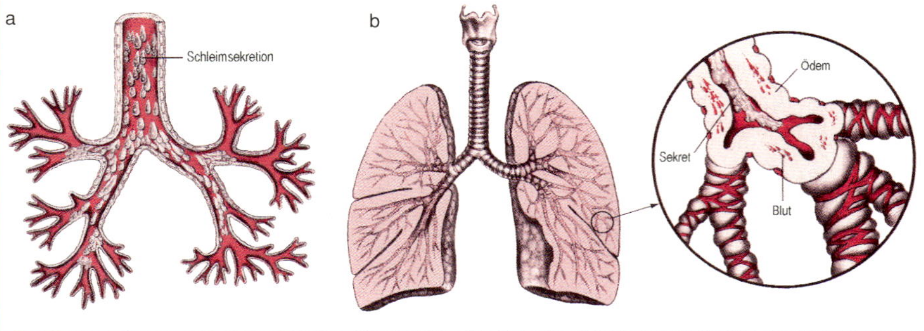

a. Akute Tracheobronchitis, b. Influenza-Infektion (Influenza-Pneumonie möglich) (aus Wilson/Thompson 1990)

- **Sekretomotorika** stimulieren die Zilientätigkeit der bronchialen Flimmerepithelzelle (β_2-Sympathomimetika und Theophyllin).

Wichtigste Maßnahme für eine ausreichende Expektoration ist **ausreichende Flüssigkeitszufuhr**!

Chronische Bronchitis

Definition
Eine **chronische Bronchitis** ist dann anzunehmen, wenn bei einem Patienten **in zwei aufeinander folgenden Jahren während mindestens 3 Monaten im Jahr Husten mit Sputum** (= **produktiver Husten**) bestanden hat (WHO).

Ätiologie

- **exogene Faktoren**: Zigarettenrauchen (90%), sinobronchiales Syndrom (Sinusitis mit bronchopulmonalen Infekten), Inhalationsnoxen
- **endogene Faktoren**: α_1-Proteaseninhibitor-Mangel, Antikörpermangelsyndrome (z. B. IgA-Mangel), primäre ziliäre Insuffizienz u. a.

Pathophysiologie

Progredienz der chronischen Bronchitis

1. Lähmung, später **Zerstörung des Flimmerepithels**
2. **Hypertrophie der Schleimdrüsen** mit vermehrter Schleimsekretion, Plattenepithelmetaplasie, entzündlichen (lymphoplasmozytären) Infiltrationen
3. narbige **Atrophie der Bronchialschleimhaut** mit Bronchuskollaps bei Exspiration mit resultierender Obstruktion und Ventilationsstörung
4. Entwicklung eines **obstruktiven Emphysems** mit Alveolarüberdehnung, Alveolendestruktion und Kapillarschwund
5. Daraus resultiert schließlich die **pulmonale Hypertonie** und das **Cor pulmonale**.

Symptome und Verläufe

- **Leitsymptom** der **chronischen Bronchitis** ist Husten **mit Sputum** (= **produktiver Husten** mit morgendlichem Expektorat).
- akute Exazerbation durch **überlagerte bronchiale Infektionen**
- allmähliche Zunahme der Dyspnoe und Einschränkung der Leistungsfähigkeit
- im weiteren Verlauf ⇒ **Symptomatik des Cor pulmonale**

Formen
1. **nichtobstruktive chronische Bronchitis** (reversibel)
2. **obstruktive chronische Bronchitis** (Belastungsdyspnoe und Leistungsabfall)
3. **obstruktive chronische Bronchitis mit komplizierenden Erkrankungen** (z. B. **Lungenemphysem** mit **respiratorischer Insuffizienz**, pulmonaler Hypertonie und Cor pulmonale; Asthma bronchiale)

Im Rahmen der Erkrankung können Bronchopneumonien, Lungenabszess, **sekundäre Bronchiektasen** und die zuvor genannten Komplikationen auftreten.

In Fällen mit **ausgeprägtem Emphysem bei nur leichter Bronchitis** oder **mit schwerer obstruktiver Bronchitis bei nur geringem Emphysem** ist es möglich, zwischen einem **emphysematösen Typ** und einem **bronchialen Typ** (meist Folge einer persistierenden bronchialen Infektion) zu unterscheiden.

Diagnostik

Auskultation
- feuchte und/oder trockene Rasselgeräusche
- Abschwächung des Atemgeräuschs bei einem Emphysem

Lungenfunktion
- **FEV_1/VC im Normbereich** bei chronischer (**nicht-obstruktiver**) Bronchitis
- **FEV_1** und **Verhältnis FEV_1/VC** bei chronisch obstruktiver Bronchitis deutlich↓ ⇒ **Broncholysetest** mit Gabe eines **β_2-Mimetikums** (z. B. Fenoterol) ⇒ **Anstieg > 20 %**

Broncholysetest-Befunde:
- vollreversibel ⇒ chronisch obstruktive Bronchitis + Asthma
- teilreversibel ⇒ chronisch obstruktive Bronchitis mit zentraler oder peripherer Obstruktion
- nicht reversibel ⇒ chronisch obstruktive Bronchitis + Emphysem

Arterielle Blutgasanalyse
- respiratorische Partialinsuffizienz ⇒ **pO_2**↓
- respiratorische Globalinsuffizienz ⇒ **pO_2**↓ und **pCO_2**↑

Röntgen
Die unkomplizierte chronische **Bronchitis im Frühstadium** zeigt **keine charakteristischen Veränderungen** im **Röntgenthoraxbild.**
- ggf. vermehrte Lungenzeichnung (dirty chest)
- **lokalisierte Transparenzvermehrung mit Minderung der Gefäßzeichnung** bei Emphysem
- ggf. postentzündliche Veränderungen wie lokalisierte fibrotische Veränderungen, Honigwabenlunge oder Kontraktionsatelektasen
- **Bronchographie**, wenn eine schwere Bronchiektasie mit lokalisierten zystischen Veränderungen vermutet wird
- **Lungenszintigraphie** ⇒ ungleichmäßige Ventilation und Perfusion

Differentialdiagnosen
- **sinobronchiales Syndrom** ⇒ Röntgen der Nasennebenhöhlen
- chronisches **Asthma bronchiale** ⇒ Anfallsanamnese
- **Asthma cardiale** ⇒ Orthopnoe
- **Bronchialkarzinom** ⇒ Bronchoskopie
- **Bronchiektasen** ⇒ Bronchographie (dreischichtiges Sputum)
- **Tuberkulose** ⇒ kultureller Erregernachweis

Prognose
Die Langzeitprognose bei Patienten mit **chronisch-obstruktiver Atemwegserkrankung** ist eng korreliert mit dem Schweregrad der Behinderung der Exspiration.

- **FEV_1 >1,25 l** ⇒ 10-Jahres-Überlebensrate etwa 50%
- **FEV_1 = 1 l** ⇒ mittlere Überlebenszeit 5 Jahre
- **FEV_1 etwa 0,5 l** ⇒ mittlere Überlebenszeit <2 Jahre, wenn ein Patient zusätzlich eine chronische Hyperkapnie oder ein nachweisbares Cor pulmonale hat

Die Überlebensrate kann durch **konsequente medikamentöse Therapie** und **ambulante O_2-Therapie** (>12 h tgl.) bei Patienten mit Hypoxämie stadiengerecht verbessert werden.

Therapie

- **Schadstoffkarenz** und Herdsanierung!
- **Basistherapie bei Obstruktion** ⇒ regelmäßig **inhalative β_2-Sympathomimetika** (4mal 1–2 Inhalationen/d), ggf. zusätzlich **Anticholinergika** (z.B. Atrovent®) und/oder **Theophyllin** sowie zusätzlich inhalative oder systemische Glukokortikosteroide, wenn Besserung auf orale Gabe (z.B. 20 mg/d Prednisolon-Äquivalent über 2 Wochen) nachweisbar ist
- **Atemgymnastik**, Aerosolbehandlung, Klopfmassage, Mukolytika
- **Ambulante O_2-Therapie** bei Hypoxie beugt der Entstehung eines Cor pulmonale vor.
- **Antibiotika-Therapie** bei **exazerbierter chronischer Bronchitis**: Azithromycin oder ein Cephalosporin der Gruppe 2 bis 3; bei Patienten mit respiratorischer Insuffizienz: Fluorchinolone der Gruppe 3 bis 4 als Monotherapie oder Betalactam-Antibiotika.

Obstruktive Atemwegserkrankungen

Syn. **COLD** (**c**hronic **o**bstructive **l**ung **d**isease), **COPD** (**c**hronic **o**bstructive **p**ulmonary **d**isease)
Obstruktive Ventilationsstörungen bezeichnen Störungen der Lungenbelüftung infolge **Erhöhung des endobronchialen Strömungswiderstandes** (Resistance).

Pathogenese der Bronchialobstruktion

1. **Schleimhautschwellung** auf dem Boden einer entzündlich-ödematösen Mukosa
2. **Mukoziliarinsuffizienz**
3. **Bronchialmuskelkontraktion** durch Freisetzung von Spasmogenen
4. **Bronchiolenkollaps** infolge Elastizitätsverlust des Lungengewebes

Da bei einer **Obstruktion der Atemwege** neben der Inspiration vor allem die Exspiration beeinträchtigt ist (**exspiratorischer Stridor des Asthmatikers**!), kommt es zur **Lungenüberblähung** und alveolären Gasaustauschstörungen.

Abb. 3.8

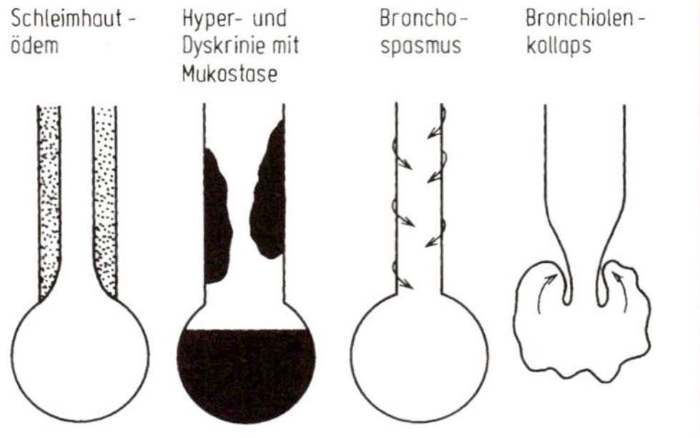

Pathogenese der Bronchialobstruktion (aus Lohr/Bös 1998)

Überblähung und Destruktion der Alveolen führen zum **Bronchiolenkollaps**. Dabei stülpt sich der schlaffe Alveolarsack bei forcierter Exspiration verschließend um den Bronchiolus respiratorius, wodurch die **Obstruktion verstärkt** wird. Bei starker Obstruktion und Tachypnoe kann die Exspiration so weit verzögert sein, dass sie sich mit der Inspiration überschneidet (**Parallelventilation**). Es resultiert eine Ventilations- und Perfusionsinhomogenität der Lunge.

Ätiologie der Atemwegsobstruktion

Etwa 90% aller Lungenfunktionsstörungen sind obstruktive Ventilationsstörungen. Je nach Lage der Obstruktion lassen sich unterscheiden:

- **Obstruktion der oberen (extrathorakalen) Atemwege** (v. a. **inspiratorische Atembehinderung**) bei Epiglottitis, Glottisödem, Larynxödem, Pseudokrupp-Syndrom, Tumoren, Rekurrensparese, intermittierend beim obstruktiven Schlafapnoe-Syndrom
- **Obstruktion der unteren (intrathorakalen) Atemwege** (⇒ **exspiratorische Atembehinderung** mit verlängertem Exspirium) bei Erkrankungen des Tracheobronchialsystems (Tumoren, Struma, Narbenstrikturen und Stenosen, Tracheomalazie)
- **chronisch-obstruktive Lungenerkrankungen** (chronisch-obstruktive Bronchitis, Asthma bronchiale, obstruktives Lungenemphysem)

Eine **endobronchiale Obstruktion** durch **Muskelspasmus, Schleimhautödem, Hyper- und Dyskrinie**, wie sie beim Asthma bronchiale oder der chronisch-obstruktiven Bronchitis auftritt, kann von einer **exobronchialen Obstruktion**, die beim **Emphysem** durch exspiratorischen Bronchiolenkollaps auftritt, unterschieden werden.

- Bei der **autosomal-rezessiv vererbten zystischen Fibrose** führt die vermehrte Produktion eines hochviskösen Schleimes (⇒ **Mukostase**) zur obstruktiven Atemstörung. **Mukostase** kann auch als Folge einer gestörten Zilientätigkeit auftreten. Beim **Syndrom der kranken Zilien** kann das Bronchialsekret trotz bestehender Dünnflüssigkeit nicht aus dem Bronchialsystem entfernt werden.
- Auch **exogene Noxen** wie Tabakrauch können durch **Lähmung der Zilientätigkeit** zur Schleimretention beitragen. Der im Bereich der Bronchialwand liegende Schleim führt zu einer mechanischen Reizung der Bronchialwandrezeptoren (⇒ **Reflexbronchokonstriktion**). Im Schleim enthaltene Substanzen wie Histamin, Arachidonsäuremetabolite und Proteasen begünstigen das Entstehen eines Bronchialwandödems.
- **Viren, Bakterien oder toxische Reize** können auch ohne vorausgehende Stauung ein Bronchialwandödem verursachen. Die Freisetzung von Entzündungsmediatoren wie Prostaglandin D_2 oder Prostaglandin $F_{2\alpha}$⇒ sowie Leukotrien, Serotonin, Histamin und dem plättchenaktivierenden Faktor wirken ebenso wie Acetylcholin auf die Bronchialmuskulatur (⇒ **Mediatorenobstruktion**).
- **Mechanische, chemische oder thermische Reize** können aber auch polymodale Sinnesrezeptoren, die auch als **Irritantrezeptoren** bezeichnet werden, im Bereich des Respirationsepithels erregen. Auf dem **vagalen Reflexweg** erfolgt eine Freisetzung von Acetylcholin aus efferenten bronchialen Vagusfasern,

Abb. 3.9

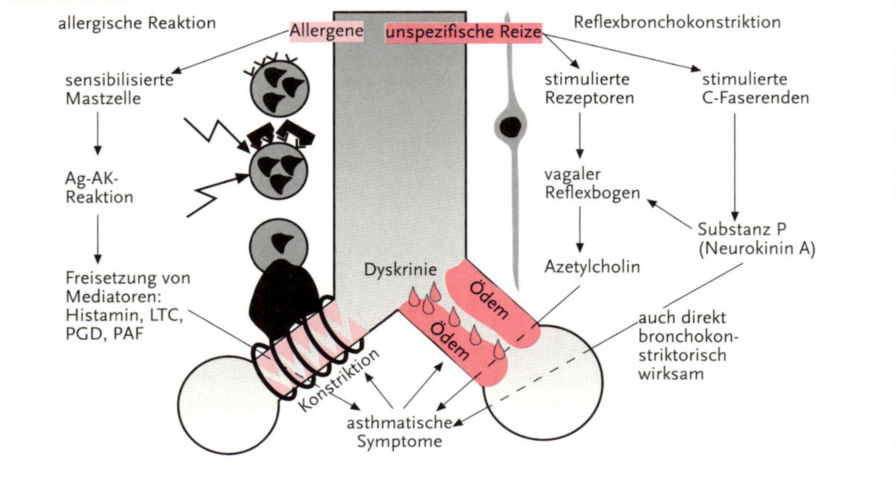

Ablauf der allergischen Reaktion und der Reflexbronchokonstriktion

die zu einer **Reflexbronchokonstriktion** führt (⇒ **Hyperreaktivität des Bronchialsystems**). Acetylcholin fördert außerdem die Synthese von Leukotrienen sowie die Freisetzung von Histamin aus Mastzellen.
Aus **C-Faserenden** wird als Reizantwort zudem **Substanz P** freigesetzt, die ebenfalls zur **Bronchialobstruktion** führt und den efferenten N. vagus stimuliert.

Die Überempfindlichkeit der Bronchialwandrezeptoren ist anfänglich reversibel, so dass der Früherkennung im Sinne der therapeutischen Beeinflussbarkeit eine besondere Bedeutung zukommt.
Werden im Verlauf der bronchialen Erkrankung die von außen an den kleineren Atemwegen angreifenden **elastischen Faserzüge geschädigt** oder zerstört, resultiert eine Einschränkung des Lumens. Bereits eine geringgradige Zunahme des Bronchialmuskeltonus führt dann zu einer massiven Atemwegsobstruktion (⇒ **Entspannungsobstruktion**).

Therapeutische Überlegungen

- Während bei der Therapie des **Asthma bronchiale inhalative Glukokortikoide** (Budesonid, Flunisolid, Fluticason, Beclometason) **Basistherapeutika** sind und durch die **bedarfsorientierte Inhalation kurzwirksamer β_2-Sympathomimetika** (z.B. Salbutamol (Sultanol®), Salmeterol (z.B. Serevent®), Fenoterol (Berotec®)) ergänzt werden, sieht der **Stufenplan für die Langzeittherapie der chronisch obstruktiven Bronchitis** primär die **regelmäßige Gabe vom β_2-Sympathomimetika oder Anticholinergika** (z.B. **Ipratropiumbromid** (z.B. Atrovent®)) vor.
- Bei unzureichendem therapeutischen Effekt kommt als nächste Stufe zur Therapie der chronisch-obstruktiven Bronchitis ein **Theophyllin-Retardpräparat** hinzu.
- Die weitere **Therapieeskalation bei chronisch-obstruktiver Bronchitis** erfolgt durch **systemische Glukokortikoidgabe** (20–40 mg Prednisolonäquivalent/die) über 2 Wochen (bei Ansprechen: Dosisreduktion und/oder Verordnung inhalierbarer Steroide).
- Nach Möglichkeit sollten die Pharmaka **inhalativ** appliziert werden, da hierbei das günstigste Verhältnis zwischen Dosis und Wirkung besteht. Mit einem **Peak-Flow-Messgerät** kann der Erfolg der medikamentösen **Dauertherapie** durch Selbstkontrolle der Lungenfunktion im Alltag beurteilt werden.

Glukokortikoide

- **Glukokortikoide** wirken im Bereich der Bronchialschleimhaut **antiallergisch, antientzündlich** und **abschwellend**. Auch die chronisch-entzündlichen Schleimhautveränderungen werden durch Kortikoide günstig beeinflusst und die **Ansprechbarkeit auf β_2-Sympathomimetika** wird **verbessert** (β-permissiver Effekt). Die einzige relevante unerwünschte Wirkung **inhalativer Glukokortikoide** ist die oropharyngeale Candidiasis als mögliche Nebenwirkung.

β_2-Sympathomimetika

- Diese Katecholaminderivate wirken **bronchodilatatorisch** und sind in der Akuttherapie die wirksamste Substanzklasse. Sie **steigern die mukoziliare Clearance** und führen zu einer Senkung des pulmonalarteriellen Druckes. Bei manifester Atemwegsobstruktion werden sie auf Grund ihrer **bronchospasmolytischen Wirkung** vorrangig als **Dauermedikation** eingesetzt.
- Die Anwendung kann **inhalativ**, **oral** (retardierte Präparationen) oder auch **subkutan** und **intravenös** (nur unter intensivmedizinischen Bedingungen) erfolgen. Mögliche **Nebenwirkungen** sind Tachykardien, Muskelzittern und innere Unruhe.

Anticholinergika

- Anticholinergika bewirken durch Unterbrechung des vagalen Reflexbogens eine **Bronchodilatation**. Insbesondere bei älteren Patienten (Vagotonus↑ ⇒ Bronchokonstriktion) mit chronisch-obstruktiver Bronchitis werden **Ipratropiumbromid** (z.B. Atrovent®) und **Oxitropiumbromid** (z.B. Ventilat®) als **Inhalativa** mit Erfolg eingesetzt.
- Systemische Nebenwirkungen werden meist nicht beobachtet. Eine Präparate**kombination** mit **inhalativen β_2-Sympathomimetika** ist sinnvoll (z.B. Berodual® = Ipratropiumbromid + Fenoterol) und führt zur **Dosisreduktion des Sympathomimetikums.**

Theophyllin

- Dieses **Derivat des Dimethylxanthins** wirkt unmittelbar an der glatten Muskelzelle und führt zu einer **Bronchodilatation**. Zusätzlich resultiert eine Atemstimulation und Änderung der pulmonalen Durchblutung. Das Präparat bildet die zweite Stufe in der Therapie obstruktiver Atemwegserkrankungen und ist **auch im Akutfall rasch wirksam**. Die **bronchospasmolytische Wirkung** ist jedoch **geringer als** die der **β_2-Sympathomimetika**.
- **Theophyllin per os** (z. B. Euphyllin®, Afonil®) wird eingesetzt, wenn unter der Therapie mit inhalativen Glukokortikoiden und β_2-Sympathomimetika keine ausreichende Bronchospasmolyse erreicht werden kann.
- Da der Theophyllinabbau in den Nachtstunden beschleunigt ist, wird empfohlen, **2/3 der Tagesdosis spät am Abend** zu geben. **Nebenwirkungen bei intravenöser Applikation** ⇒ Blutdruckabfall (Erweiterung der peripheren Strombahn), Herzrhythmusstörungen, zentralnervöse Symptome

Physiotherapie

- **Atemgymnastik** (langsames Entspannen der Zwerchfellmuskulatur ⇒ betont langsame Exspiration) und ausreichende Flüssigkeitszufuhr erleichtern das Abhusten.
- „**Lippenbremse**"⇒ langsames Ausatmen gegen halbgeschlossene Lippen verhindert den exspiratorischen Bronchiolenkollaps insbesondere beim Lungenemphysem.
- **Lagerungsdrainage** in Verbindung mit **Klopf- bzw. Vibrationsmassage** (⇒ Sekretlockerung) und **Thoraxkompression** insbesondere bei Bronchiektasen ⇒ Verbesserung der pulmonalen Clearance

Prävention

- Meiden inhalativer Noxen, Raucherentwöhnung
- Infektvorbeugung (Meiden von Menschenansammlungen oder Kontakt mit bereits erkrankten Personen)
- Allergenkarenz bei exogen-allergischem Asthma bronchiale

Rehabilitation

- ggf. Arbeitsplatzwechsel und/oder Umschulungsmaßnahmen bei Schadstoffexposition, Heilverfahren (Meeresklima oder Hochgebirge ab 1500 m)

Asthma bronchiale

Definition

Das **Asthma bronchiale** bezeichnet eine **anfallsweise auftretende Atemnot durch Atemwegsobstruktion** mit Bronchospasmus auf dem Boden eines entzündlich veränderten **hyperreaktiven Bronchialsystems**, die **durch exogene oder endogene Reize** ausgelöst wird (American Thoracic Society).

Formen

Exogen-allergisches Asthma (**extrinsic Asthma**), bei dem die Sensibilisierung der Atemwege durch Umweltallergene bei entsprechend genetisch disponierten Atopikern erfolgt

Nichtallergisches Bronchialasthma (**intrinsic Asthma**) durch

- **Infektionen**
- chemisch oder physikalisch **irritierende Faktoren** (z. B. Staub, kalte Luft)
- **Anstrengung**
- pseudoallergische Reaktion (Analgetikaintoleranz)

Während 80 % der Patienten an Mischformen von extrinsic und intrinsic Asthma leiden, sind jeweils 10 % der Patienten einem der beiden Asthmatypen zuzuordnen.

Pathophysiologie

Bronchiale Entzündung und Hyperreagibilität

- Nahezu alle Asthmatiker weisen ein **hyperreaktives Bronchialsystem** auf, das mit **Entzündungsreaktionen der Bronchialschleimhaut** einhergeht. Über **afferente C-Fasern** im unteren Respirationstrakt wird **Neurokinin A** freigesetzt, das eine Bronchokonstriktion auslöst und wesentlich an der Entstehung des **asthmatischen Hustens** beteiligt ist.
- Die **Entzündung der Bronchialschleimhaut** geht mit einer durch hereditäre und exogene Faktoren **bevorzugte Aktivierung der TH_2-Subgruppen von CD_4-positiven Lymphozyten** einher, der eine spezifische Entzündung mit Aktivierung von Mastzellen, eosinophilen Zellen, Makrophagen, Alveolarepithelzellen, Myofibroblasten sowie nervalen Zellen in den Atemwegen folgt. Ein **Mangel an Transkriptionsfaktor T-bet**, der das Zytokin Interferon in Th_1-Helferzellen aktiviert, kann zu einem solchen Ungleichgewicht der Funktion von Th_1- und Th_2-Helferzellen beitragen (bei Asthmatikern).
- Das **nichtallergische infektbedingte Asthma** (sog. intrinsic Asthma) wird oftmals **durch bakterielle oder virale Infekte** ausgelöst. Dabei können die Stoffwechselprodukte der Erreger als Allergene oder eine direkt schleimhautschädigende Wirkung der Keime mit nachfolgender Durchwanderung exogener Allergene ursächlich in Betracht kommen.
- Beim **physikalisch-irritativen Asthma bronchiale** lösen Kältereize, Wetterumschwünge, feuchtes und trockenes Klima eine Bronchokonstriktion aus. Insbesondere die in der Bronchialschleimhaut gelegenen Reizrezeptoren (**Irritantrezeptoren**), deren Impulse auf einem Reflexbogen über afferente und efferente Vagusbahnen übertragen werden, sind an der Entstehung solcher Asthmaanfälle beteiligt. Auch starke Duftstoffe können als Inhalationsreize wirken.
- Beim sog. **Anstrengungsasthma** (Exercise-induced-Asthma) nimmt man als Ursache die Freisetzung von bestimmten Mediatoren an. Der Nachweis des Anstrengungsasthmas ist durch Provokation der gleichen körperlichen Anstrengung möglich, die anamnestisch den Anfall auslöst. Auch unspezifische **Inhalationsreize** wie Rauch oder Lufttemperatur können zur Anfallsauslösung beitragen. Der Reflexmechanismus verläuft über den N. vagus und sog. Irritantrezeptoren.
- Das durch **Medikamente** ausgelöste Asthma bronchiale wird nicht durch Reagine vermittelt. Insbesondere Medikamente, die den Prostaglandinstoffwechsel betreffen (**Acetylsalicylsäure**, **Indometazin**, Pyramidone), aber auch andere Substanzen können einen Asthmaanfall auslösen. Oft besteht gleichzeitig eine Alkoholintoleranz. Auf toxischer Basis ist die Asthmaanfallprovokation auch durch Antibiotika möglich. **β-Rezeptorenblocker** führen auf Grund ihres Wirkungsmechanismus zur Bronchokonstriktion.
- Beim **Nocturnal- oder nächtlichen Asthma** führen nervale oder körpereigene humorale Mechanismen zu einer bronchialen Hyperreaktivität mit der Tendenz zur Bronchokonstriktion in den frühen **Morgenstunden (3–5 Uhr)**. Zu diesem Zeitpunkt besteht ein **niedriger Kortisolspiegel**, ein **hoher Parasympathikotonus** und die **Katecholaminkonzentration** an bronchodilatatorisch wirksamen β_2-Rezeptoren ist **am niedrigsten**.

Exogen-allergisches Bronchialasthma

Die Bereitschaft zur Ausbildung der Allergie vom Typ I ist eine **autosomal-dominant vererbte Anlage** und wird als **Atopie** bezeichnet. Das **IgE**, dessen Erhöhung im Serum eine erhöhte Allergiebereitschaft anzeigt, erreicht bei Atopikern etwa das 10fache des Normwertes.

- Beim **Reaktionstyp I nach Coombs** reagiert der Patient auf die **Antigenexposition sofort** mit typischen **Symptomen**. Dazu gehört beispielsweise auch das **exogen-allergische (atopische) Asthma bronchiale**, bei dem eine genetisch determinierte Fähigkeit zur Bildung von IgE-Antikörpern besteht.
- **IgE (= Reagin)** bewirkt nach Bindung an Rezeptoren auf der Oberfläche von Mastzellen und basophilen Granulozyten deren Degranulation mit Ausschüttung von Histamin, Serotonin, Heparin, Leukotrienen und anderen Entzündungsmediatoren.
- **Histamin** weist eine **eosinophilotaktische Wirkung** auf, die mit einer Eosinophilenvermehrung bei allergischen Reaktionen einhergeht. Die **Histaminwirkung** führt zu lokaler oder genereller **Vasodilatation**, zu lokalen oder generalisierten Ödemen und, wenn das Antigen in die Luftwege gelangt, zur **Kontraktion der Bronchialmuskulatur**.

Tab. 3.2 Typen des Asthma bronchiale

Typ	Extrinsic Asthma exogen-allergisch	Intrinsic Asthma endogen-nichtallergisch
Pathophysiologie	Freisetzung von bronchokonstriktiven Substanzen aus Mastzellen	Auslösung vagaler Reflexe durch „gereizte" Mukosarezeptoren
Anamnese	Beginn im Kindes- und Jugendalter. Häufig Allergie in der Familienanamnese; häufig Milchschorf, Neurodermitis, Rhinitis. Salicylatsensitivität selten	Kleinkindesalter und Erwachsenenalter. Selten Allergie in der Familienanamnese; selten Milchschorf, Neurodermitis, Rhinitis. Salicylatsensitivität häufig
Klinik	Anfallsasthma (saisonal); selten Status asthmaticus NNH*-Infekte selten, Polyposis nasi selten. Günstiger Verlauf	Dauerasthma; häufig Status asthmaticus NNH*-Infekte häufig, Polyposis nasi häufig. Ungünstiger Verlauf
Labor	IgE erhöht, Hauttests positiv, Inhalationstests positiv	IgE normal, Hauttests negativ, Inhalationstests negativ
Prinzipielle Therapiemöglichkeiten	Hyposensibilisierung wirksam, Mastzellinhibitoren mit gutem Effekt (Cromoglicinsäure, Ketotifen)	Hyposensibilisierung unwirksam, Mastzellinhibitoren mit geringem Effekt

* NNH Nasennebenhöhlen

Klinische Folgen sind, je nach Lokalisation, Rötung und Schwellung der Haut (**Urtikaria**), Schwellung der Nasenschleimhaut mit verstärkter Schleimproduktion (**Rhinitis allergica**), Verengung der Bronchien durch Kontraktion der Muskulatur und Schwellung der Bronchialschleimhaut mit gleichfalls gesteigerter Schleimproduktion (**Bronchialasthma**). Gefürchtete Komplikation einer generalisierten Vasodilatation ist der massive Blutdruckabfall mit Entwicklung eines **anaphylaktischen Schocks**.

Pathogenese der pseudoallergischen Reaktion

Etwa 10 % aller Patienten mit nichtallergischem Asthma weisen eine **Intoleranz gegenüber Acetylsalicylsäure und nichtsteroidalen Antiphlogistika** auf. ASS bewirkt als **Cyclooxygenasehemmer** (COX-1) eine **verminderte Bildung des bronchodilatierend wirksamen Prostaglandins E_2**. Zusätzlich ist eine **vermehrte Bildung bronchokonstriktorisch wirkender Leukotriene** durch eine erhöhte Aktivität der Leukotrien C_4-Synthase nachweisbar (Mutation in der Promoterregion des LTC_4-Synthase Gens), was bei entsprechender Disposition Asthma-Anfälle auslösen kann. Bei der pseudoallergischen Reaktion, die genetisch determiniert ist, führt bereits die erste Gabe der Substanz ohne Sensibilisierungsintervall zur **Aktivierung der** gleichen **Mediatorsysteme** wie bei der Überempfindlichkeitsreaktion vom Typ I.

Asthmaanfall

Atemwegsobstruktion ⇒ hypoventilierte Lungenareale ⇒ Störung des Ventilations-Perfusions-Gleichgewichtes ⇒ **arterielle Hypoxämie** ⇒ kompensatorische **Hyperventilation** ⇒ anfangs $pCO_2\downarrow$, weitere Eskalation ⇒ stärkere Verengung der Luftwege, **Verlegung der Atemwege durch Schleimpfröpfe** und muskuläre Ermüdung ⇒ arterielle Hypoxämie verschlechtert sich, und der $pCO_2\uparrow$ ⇒ **respiratorische Insuffizienz** ⇒ **respiratorische Azidose** (Stadium IV des akuten Asthmaanfalls)

Symptomatik

Ein Asthmaanfall kann akut mit hörbar **giemender Atmung, Hustenanfällen und Kurzatmigkeit** beginnen oder schleichend mit allmählicher Zunahme der Symptome auftreten.

Typische Befunde
- oft morgendliche Zunahme der Beschwerden (**zirkadiane Rhythmik**)
- **Husten** anfangs unproduktiv, am Ende eines Anfalls zähes, schleimiges Sputum
- **Orthopnoe** ⇒ auxiliäre Atemmuskulatur wird eingesetzt ⇒ **Patient ringt** aufrecht sitzend **nach Luft.**
- **Verlängerung des Exspiriums** (exspiratorischer Stridor) mit relativ hochfrequenter, giemender Atmung
- **trockene Rasselgeräusche** oft auch zwischen den Anfällen; bei **Lungenüberblähung** ⇒ **„silent chest"**
- **Tachypnoe, zunehmende Atemnot** ⇒ progressive respiratorische Insuffizienz ⇒ **Zyanose**
- ggf. **respirator. Alternans** (Wechsel zwischen thorakaler und abdomineller Atmung)
- Perkussion ⇒ **Zwerchfelltiefstand**
- **Tachykardie** (ggf. **Pulsus paradoxus**) und **Erhöhung des systolischen Blutdrucks** (durch Erkrankung bzw. Therapiefolge)
- **Dehydratation** durch Angstschweiß und Wasserverlust über die Lungen

> **Merke:**
> Die **ausgedehnte Verlegung** der **kleinen Luftwege** kann mit nur **geringen auskultatorischen Zeichen** einhergehen!

Komplikationen:
- **Status asthmaticus** (anhaltender schwerer Asthmaanfall) ⇒ **Cave: respiratorisches Versagen, akutes Cor pulmonale**
- **obstruktives Lungenemphysem**
- **Pneumothorax** durch Ruptur einer Emphysemblase ⇒ Mediastinalverschiebung
- **gelegentlich Atelektasenbildung**

Der **Schweregrad** eines **Asthmaanfalls** kann durch **Blutgasanalyse** beurteilt werden:
- **Grad II : Partialinsuffizienz**
- **Grad III : Globalinsuffizienz (pO_2 <50, pCO_2 >50** und **Azidose)**

Lungenfunktion im **akutem Asthmaanfall**
- **forcierte Vitalkapazität** (FVC) und **FEV_1** nehmen progressiv ab ⇒ **„gefesselte Luft"** ⇒ Zunahme des Residualvolumens ⇒ **Überblähung der Lunge**.

Die Veränderungen der Lungenfunktion können auch nach einem akuten Anfall über Wochen persistieren.

Diagnostik

Labor
- **Bluteosinophilie** >250–400 Zellen/mcl Blut, ECP (eosinophilic cationic peptide) ↑
- **Sputum** ⇒ eosinophile Granula von zerfallenen Zellen (Charcot-Leyden-Kristalle), Histiozyten und polymorphkernige Leukozyten
- **IgE** ↑ bei allergischem Asthma
- **BSG** ↑, **CRP** ↑, **Leukozytose** bei nichtallergischem Infektasthma

Röntgenthoraxaufnahme (chronischer Befund): Zeichen der Lungenüberblähung ⇒ Zwerchfelltiefstand, Lungenzeichnung vermehrt, bei Kindern häufig Atelektasen

> **Lungenfunktionsprüfung**
> - **totale Lungenkapazität** (TLC), **funktionelle Residualkapazität** (FRC) und **Residualvolumen** (RV) meist ↑
> - **Verhältnis** von **RV** zu **TLC meist** ↑
> - **Vitalkapazität** und forcierte Vitalkapazität (FVC) kann normal oder eingeschränkt sein.
> - **FEV_1** deutlich ↓ (**Broncholysetest** mit Gabe eines **β_2-Mimetikums ⇒ Anstieg >20 %)**
> - **exspiratorischer Spitzenfluss** ↓ **(= exspiratorischer maximaler Atemstrom =Peak Flow)**
> - **Resistance** (Atemwegswiderstand) ↑
> - **Verhältnis FEV_1/VC** und **FEV_1/FVC in der Regel <60 %**

Spezielle Diagnostik

- **Radioallergosorbent-Test (RAST)** ⇒ Nachweis spezifischer **IgE-Antikörper** gegen inhalative Allergene
- **Intrakutantest** oder Prick-Test ⇒ Nachweis einer IgE-vermittelten Typ-I-Reaktion
- **Bronchiale Provokationstests**
  - mit **Allergenen** ⇒ Nachweis der klinischen Aktualität positiver Hauttests (auch **Spätreaktionen möglich!**)
  - mit **Methacholin** bzw. **Carbachol** oder **Histamin** ⇒ Nachweis einer bronchialen Hyperreagibilität, wenn **FEV_1** bei einer bestimmten Konzentration der Substanz **um >20 % ↓**
  - körperliche Belastung im Kindesalter ⇒ **Lungenfunktion**↓ bei über 90% der Kinder mit Asthma bronchiale
- **Peakflow-Messung über 24 Stunden** (Patientenselbstmessung auch zur **Therapieüberwachung**!) bei hyperreagiblem Bronchialsystem ⇒ zirkadiane Schwankungen >20%

Differentialdiagnose

- **Asthma cardiale** bei Stauungsinsuffizienz
- Atemnot bei **rezidivierenden pulmonalen Mikroembolien**
- Infektionen, die Epiglottis, Glottis und Subglottis befallen ⇒ **inspiratorischer Stridor**, hochtönender Husten
- **Hypersensitivitätspneumonien** ⇒ Allgemeinsymptome, kein Giemen (Ausnahme: **allergische bronchopulmonale Aspergillose** ⇒ Hauttest)
- **Spannungspneumothorax** ⇒ Auskultation ⇒ Seitendifferenz
- **Emphysem, Fremdkörperaspiration** ⇒ Anfallsanamnese

Verläufe

Schweregradeinteilung (dt. Atemwegsliga, 1999)
Intermittierend:
- **Grad I**: Symptome tagsüber ≤ 2× pro Woche, nachts ≤ 2× im Monat; PEF bzw. FEV_1 >80% des Sollwerts

Persistierend:
- **Grad II (leicht):** Geringe Symptome <1× täglich und >2× pro Monat auch nachts; PEF bzw. FEV_1 >80% des Sollwerts
- **Grad III (mittel):** Symptome mehrfach täglich >1× pro Woche auch nachts; PEF bzw. FEV_1 >60% bis <80% des Sollwerts
- **Grad IV (schwer):** Ständige Symptome von erheblicher Intensität, häufig auch nachts; PEF bzw. FEV_1 <60% des Sollwerts

Therapie

- **Allergenkarenz**, ggf. **Hyposensibilisierung** bei allerg. Asthma bronchiale

Stufenplan für die Langzeittherapie des Asthma bronchiale (dt. Atemwegsliga, 1999)

Grad I
- inhalierbares kurz wirksames β_2-Sympathomimetikum **bei Bedarf**

Grad II
- **regelmäßig inhalierbares Glukokortikoid** in niedriger Dosis, alternativ Cromoglicinsäure, Nedocromil
- +inhalierbares kurz wirksames β_2-Sympathomimetikum **bei Bedarf**

Grad III
- **regelmäßig inhalierbares Glukokortikoid** in mittlerer Dosis
- **+Theophyllin-Retardpräparat** oder/und **lang wirksames** inhalierbares **β_2-Sympathomimetikum**
- +inhalierbares kurz wirksames β_2-Sympathomimetikum **bei Bedarf**

Grad IV
- **regelmäßig inhalierbares Glukokortikoid** in hoher Dosis
- **+Theophyllin-Retardpräparat** oder/und **lang wirksames** inhalierbares **β_2-Sympathomimetikum**
- **+regelmäßige Einnahme eines Glukokortikoids**
- +inhalierbares kurz wirksames β_2-Sympathomimetikum **bei Bedarf**

Leukotrienantagonisten können in den Schweregraden **II** und **III** des Asthma bronchiale zusätzlich eingesetzt werden.
Cromoglicinsäure wirkt ausschließlich **prophylaktisch** bei exogen-allergischer Genese durch Hemmung der allergeninduzierten Freisetzung von Entzündungsmediatoren aus Mastzellen und basophilen Granulozyten.
Für **Nedocromil** wird zusätzlich ein antiinflammatorischer Effekt postuliert. Die unter **Nedocromilnatrium** zu beobachtende **Reduktion des Asthmahustens** wird auf eine **Beeinflussung afferenter C-Fasern** zurückgeführt. Insbesondere bei milden exogen-allergischen Asthmaformen ist eine besonders gute Wirkung zu verzeichnen. Die Anwendung erfolgt durch Inhalation; gel. treten lokale Reizerscheinungen auf.

Systemische Glukokortikoidmedikation
Bei **schwerer rezidivierender Atemwegsobstruktion** kann auf den Einsatz von systemisch wirksamen Kortikoidgaben nicht verzichtet werden. Zahlreiche Todesfälle können auf eine zu späte und/oder zu niedrig dosierte Kortikoidgabe im **Status asthmaticus** zurückgeführt werden.
Unter einer **systemischen Kortikoidtherapie** mit mehr als **7,5 mg Prednisolonäquivalent täglich** per os (= Cushing-Schwelle), treten zahlreiche **Nebenwirkungen** (u.a. Steroiddiabetes, die Begünstigung gastrointestinaler Ulzera, Osteoporose, Myopathien, ggf. auch **Nebennierenrindenatrophie** mit der Gefahr von Addisonkrisen) auf.

Auch **Leukotrienantagonisten** (Montelukast (Singulair®)) können zur Asthmatherapie eingesetzt werden. Gegenüber Plazebogabe nimmt die Zahl beschwerdefreier Tage zu und der Bedarf an Betamimetika ab. Sie sind allerdings nur bei leichten Formen des Asthmas einsetzbar und wirken nur bei einem Teil der Patienten.

Kontraindizierte Substanzgruppen
- **β-Rezeptorenblocker** (auch zur Glaukomtherapie in Augentropfen!) ⇒ bei Neigung zur Obstruktion ⇒ **Asthmaanfälle**
- **Acetylsalicylsäure** und **nichtsteroidale Antiphlogistika** ⇒ bei etwa 10–20% der Patienten (insbesondere bei intrinsic Asthma) besteht eine **Analgetikaintoleranz** durch Störung des Arachidonsäuremetabolismus.
- **Carbachol** (direktes Parasympathomimetikum)

Behandlung des akuten Asthmaanfalls
Schweregrad I bis II
- **Bronchodilatator** in Aerosolform (z.B Sultanol® initial 4 Hübe, anschließend alle 5–10 Minuten 2 Hübe)

wenn nach drei Behandlungen keine Wirkung eintritt:
- Terbutalin (z.B. Bricanyl®) s.c. 4–6 × 0,25–0,5 mg/kg KG/24 h **oder**
- Reproterol (z.B. Bronchospasmin®) i.v. 4–6 × 0,09 mg/kg KG/24 h **oder**
- Salbutamol (z.B. Salbulair®) i.v. 4–6 × 0,25–0,5 mg/kg KG/24 h **oder**
- Suprarenin i.v. 0,1–0,2 μg/kg KG/min
- zusätzlich **Theophyllin** (z.B. Aminophyllin® initial 3 mg/kg KG) i.v. (ohne Theophyllin-Vorbehandlung: 5 mg/kg KG i.v. als Kurzinfusiuon über 20 min), anschließend 1 mg/kg KG/h über Perfusor
- zusätzlich **Kortikosteroide intravenös** (4–6 × 1–2 mg Prednisolonäquivalent/kg KG/24 h)

Schweregrad III
- zusätzlich **Sauerstoffgabe** (4–6 l/min) über O_2-Nasensonde bzw. -maske
- **ggf. Krankenhauseinweisung** mit **Arztbegleitung**
- **bei weiterer Progredienz** ⇒ endotracheale Intubation und Respiratorbehandlung

Inhalative Kortikosteroide sind im akuten Asthmaanfall **nicht** therapeutisch wirksam!

Prognose
- bei **Kindern** ⇒ Ausheilung in der Mehrzahl der Fälle bei konsequenter Therapie
- bei **Erwachsenen** ⇒ Ausheilung in 20% der Fälle möglich
- **unkompliziertes Asthma** beim Nichtraucher ⇒ **nur selten** chronisch-obstruktives **Lungenemphysem**

- Der **Status asthmaticus** ist ein – stets ernst zu nehmendes – **lebensbedrohliches Krankheitsbild**, das auch unter Ausschöpfung sämtlicher Therapiemaßnahmen (Intubation und PEEP-Beatmung) zum Tode führen kann!

Rehabilitation und Prävention wie bei chronisch-obstruktiver Bronchitis

Lungenemphysem

Definitionen, Formen, Ätiologie

Das Lungenemphysem bezeichnet eine **irreversible Erweiterung der Lufträume distal der Bronchioli terminales** infolge Wanddestruktion (WHO).

Die Veränderungen können im Zentrum der sekundären Lobuli (**zentrilobuläres Emphysem = Typ B**) am ausgeprägtesten oder mehr diffus über den Lobulus (**panlobuläres Emphysem = Typ A**) verbreitet sein. Auch angeborene **lokalisierte Formen** mit einseitigen „Luftsäcken“ verschiedener Größe kommen vor.

Klinische Einteilung
Das **primär atrophische Altersemphysem** kann von **sekundären Emphysemformen** unterschieden werden. Hierzu werden das meist als Folge einer chronischen Bronchitis oder eines Asthma bronchiale auftretende **bronchostenotische Emphysem**, das **Narbenemphysem** (⇒ Dehnung alveolentragender Bereiche) und das **Überdehnungsemphysem**, das bei Thoraxdeformitäten oder nach Lungenresektion auftritt, gerechnet.

Pathophysiologie

Emphysembildung durch übermäßige Belastung des Lungengewebes
Ursache sind meist obstruktive Ventilationsstörungen, die zu einer **exo- oder endobronchialen Obstruktion** führen. Die Emphysementwicklung wird durch Überblähung und Destruktion der Alveolen gefördert. Auch in der Umgebung von Narbengeweben können sich perifokale oder subpleurale Emphyseme ausbilden.

Emphysem durch Proteinasen – Antiproteasen – Ungleichgewicht

Abb. 3.10

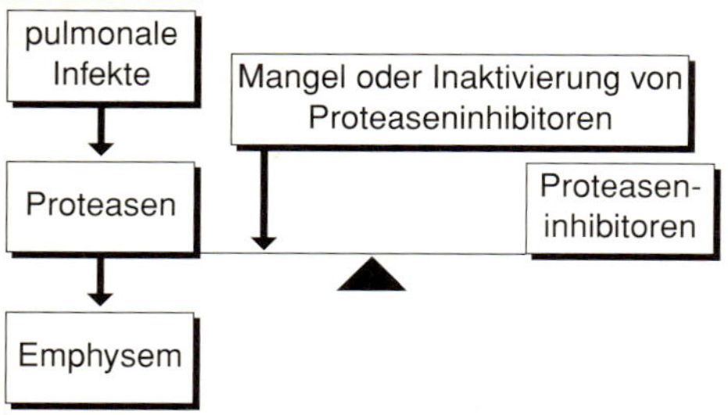

Proteinasen-Antiproteasen-Gleichgewicht (aus Lohr/Bös 1998)

Auch in der gesunden Lunge kommt es zur Freisetzung von Proteasen aus neutrophilen Granulozyten, Makrophagen und Bakterien. Diese Proteasen werden durch **Proteaseinhibitoren** wie **α_1-Proteaseinhibitor** (α_1-Antitrypsin) oder **α_2-Makroglobulin** neutralisiert.
Bei einem Ungleichgewicht zwischen Proteasen (z.B. Elastase neutrophiler Granulozyten) und Antiproteasen führt das Überwiegen von Proteasen zur Schädigung des Lungenparenchyms.

Ursachen für eine **vermehrte Proteasenaktivität** sind bronchopulmonale Infekte, Pneumonien und chronische Bronchitis.

Ursachen einer **verminderten Aktivität von Proteaseinhibitoren** sind
- **angeborener α_1-Proteaseinhibitormangel**, der als **homozygote Form** zur Emphysementwicklung bereits im Kindesalter führt, und die **heterozygote Form**, bei der α_1-Antitrypsin zu mehr als 25% des Sollwertes im Plasma vorliegt. Bei dieser durch den Phänotyp des Pi-Gens Mz- oder Sz-charakterisierten Form der Erkrankung können die betroffenen Merkmalsträger im Gegensatz zur homozygoten Form (PiZZ) unter Schadstoffkarenz (Rauchen, Infekte) ein normales Lebensalter erreichen.
- **erworbener α_1-Inhibitormangel** durch Inaktivierung des α_1-Proteaseinhibitors durch Oxidanzien des Zigarettenrauches

Während sich beim **angeborenen α_1-Proteaseinhibitormangel** ein panlobuläres Emphysem ausbildet, entwickelt sich beim **Raucher** ein **zentrilobuläres Emphysem**.

Abb. 3.11

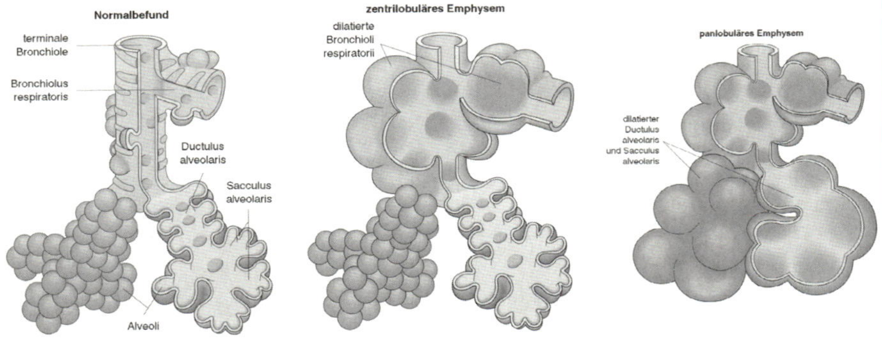

Zentrilobuläres und panlobuläres Empyhsem (aus Stevens/Lowe 1995)

Diagnostik

Beurteilung obstruktiver Ventilationsstörungen

Beim **Lungenemphysem** besteht eine **Zunahme des intrathorakalen Gasvolumens** und der **totalen Lungenkapazität** (TLC). Die **Atemmittellage** ist zur Inspiration hin verschoben.

Beträgt die **Einsekundenkapazität weniger als 0,8 l**, besteht in der Regel Erwerbsunfähigkeit, wenn der Patient den Test korrekt durchgeführt hat („Viel Blasen bringt wenig Geld, wenig Blasen bringt viel Geld"!).

- Die **Druck-Stromstärke-Kurve** wird am **Ganzkörperplethysmographen** registriert. Da sie in Ruheatmung erfolgt, können Fehler durch mangelnde Mitarbeit des Patienten weitgehend vermieden werden. Mit dem Ganzkörperplethysmographen lässt sich der **bronchiale Strömungswiderstand (Resistance)** fortlaufend für den gesamten Atemzyklus erfassen. Während bei gesunden Personen weitgehend lineare Kurven registriert werden, ergibt sich bei erhöhten Strömungswiderständen eine **Abflachung der Druck-Stromstärke-Kurven mit Schleifenbildung**. Die **totale Resistance nimmt** mit der Zunahme des bronchialen Strömungswiderstandes gleichsinnig **zu**.

Abb. 3.12

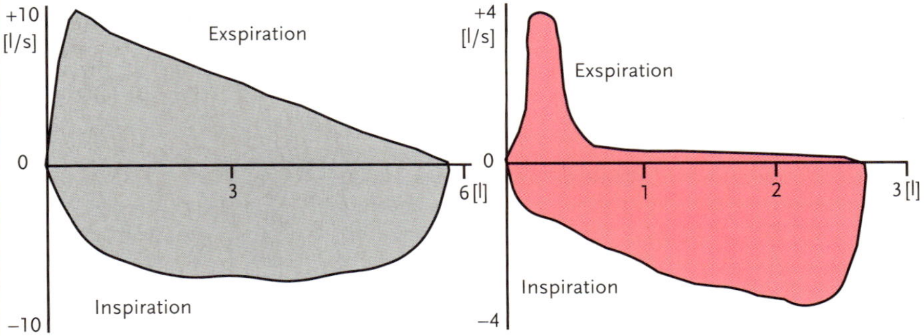

Maximale exspiratorische Flussvolumenkurve beim Gesunden und bei schwerer Obstruktion

- Mit der **Flussvolumenkurve**, der fortlaufend registrierten Größe der **Atemstromstärke in Abhängigkeit vom forciert ausgeatmeten Volumen**, lassen sich **beginnende Atemwegsobstruktionen** erkennen. **Obstruktive Ventilationsstörungen** sind durch **konkavbogige Knickkurven** zu einem Zeitpunkt erkennbar, wenn die Werte der totalen Resistance noch im Normbereich liegen. Die **maximale exspiratorische Strömungsgeschwindigkeit während der forcierten Exspiration** kann im Fluss-Volumen-Diagramm als **exspiratorischer Peak-Flow** angegeben werden.

Weiterhin findet man

- einen **pathologischen Tiffeneau-Test (verminderte 1-Sekunden-Ausatmungskapazität)**
  Der Atemstoßtest nach Tiffeneau erfasst dasjenige Volumen, das innerhalb 1 s forciert ausgeatmet werden kann. Beurteilt wird der gemessene **Absolutwert und der** auf die Ist-Vitalkapazität bezogene **relative Wert** (**FEV_1/Vitalkapazität in Prozent**).
  Normalwert des Lungengesunden: **75 % der Vitalkapazität** (im höheren Alter etwas weniger)
  Bei **obstruktiven Störungen** ist infolge der erhöhten Resistance die **Exspiration erheblich behindert** und damit die **1-Sekunden-Ausatmungskapazität vermindert**.

- **einen verminderten Atemgrenzwert**
  Als Atemgrenzwert bezeichnet man **das Atemzeitvolumen bei maximaler, forcierter, willkürlicher Hyperventilation**. Bei obstruktiven und restriktiven Lungenerkrankungen ist dieser Wert vermindert. Zur Differenzierung der beiden Störungen bietet sich der Tiffeneau-Test an, der spezifisch obstruktive Ventilationsstörungen anzeigt.

- **eine Zunahme der funktionellen Residualkapazität und des Residualvolumens**
  Infolge beeinträchtigter Exspiration kommt es zur Lungenüberblähung durch die verbleibende Restluft mit Vergrößerung o. g. Volumina.

Ventilationsstörung	obstruktive	restriktive
• FEV_1	↓	↓
• Vitalkapazität (VK)	n / ↓	↓
• forciertes exsp. Volumen/VK in %	↓	n
• Residualvolumen/Totalkapazität	>35 %	<35 %
• intrathorakales Gasvolumen	↑	↓
• Atemwegswiderstand	↑	n

Röntgen-Thorax

- lokalisierte **Transparenzvermehrung** mit **Minderung der Gefäßzeichnung** (**typischer Befund**), Abflachung des Zwerchfells, Zunahme des retrosternalen Luftraums, Cor pulmonale (siehe dort)
- **HRCT-Befund** (High-resolution-CT) ⇒ emphysemtypischer Befund mit Nachweis kleiner und großer Bullae, weiter ICR

Abb. 3.13

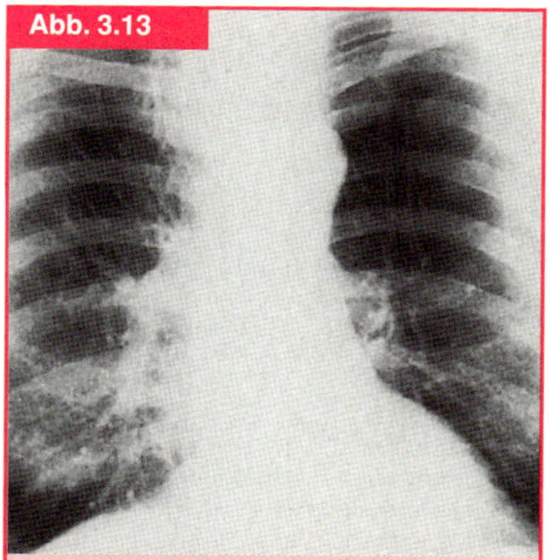

Bullöses Lungenemphysem links mit vermehrter Strahlentransparenz und Hilusverlagerung des linken Lungenabschnitts nach unten (linke Lungenarterie steht i. d. R. höher als rechte!)

Differentialdiagnose

- **Lungenfibrose** ⇒ Atmung oberflächlich rasch, Knisterrasseln, Lungengrenzen hochgestellt!
- **Lungenemphysem** ⇒ **Diffusionskapazität (=Transferfaktor)** ↓, dagegen bei Asthma bronchiale bzw. chronischer Bronchitis **ohne Emphysem** meist normal

Symptome

Klinische Erscheinungsformen chronisch obstruktiver Lungenerkrankungen nach Dornhurst, Burrows und Fletcher

- **Typ PP** („**pink puffer**" = emphysematöser, dyspnoischer, kachektischer Typ) ⇒ **leptosom**, erhebliche Dyspnoe mit respiratorischer **Partialinsuffizienz**, trockener Reizhusten
- **Typ BB** („**blue bloater**" = bronchitischer Typ) ⇒ **adipös**, kaum Dyspnoe, erhebliche **Zyanose** mit Polyglobulie, respir. **Globalinsuffizienz**, Husten mit Expektorat ⇒ entwickelt **frühzeitig Cor pulmonale**
- intermediärer Typ

Abb. 3.14

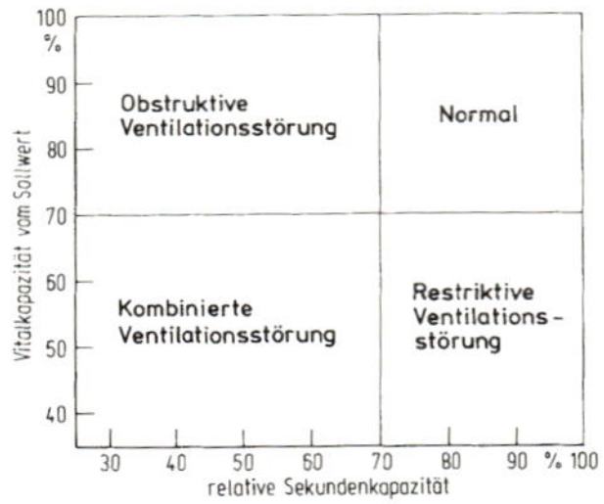

Beurteilung obstruktiver und restriktiver Ventilationsstörungen (aus Lohr/Bös 1998)

Eines der wichtigsten und augenfälligsten Anzeichen beim Emphysem ist die **Dauerdyspnoe**, die sich anfangs als **Belastungsdyspnoe**, zu späteren Zeiten bereits als **Ruhedyspnoe** manifestiert. Als Ursache hierfür ist eine Bronchialobstruktion verantwortlich, die jedoch im Gegensatz zu bronchitischen Erscheinungsbildern auf der Instabilität der kleinen Bronchien und Bronchiolen sowie des Lungengerüstes beruht. Hierin liegt auch die Erklärung, dass **ab einem bestimmten Grad der Atemanstrengung keine Verbesserung der Ventilation** erreicht wird und diese im Gegenteil eher noch vermindert wird. Äußeres Anzeichen ist die **Tatsache, dass es Emphysematikern schwer fällt, eine Kerze auszublasen**.

Untersuchungsbefunde

- **Inspektion** ⇒ **fassförmiger oder glockenförmiger Thorax, weite Interkostalräume, horizontal verlaufende hintere Rippenanteile**. Da der durch die geblähte Lunge nahezu in Inspirationsstellung gehaltene Thorax zu keiner größeren Atemexkursion mehr fähig ist, ist eine **Mitbeteiligung der Atemhilfsmuskulatur** erkennbar. Auch so genannte **Emphysemkissen** (Aus- bzw. Überfüllung der Supraklavikulargruben) gehören zu diesem Krankheitsbild.

- Bei der **Perkussion** ist ein **hypersonorer Klopfschall** bzw. Schachtelton zu hören, die Herzdämpfungsfigur ist wegen der Überlagerung durch Lungengewebe verkleinert. Die **Auskultation** lässt **leises Vesikuläratmen** vernehmen, wobei **Giemen und Brummen** abhängig vom Obstruktionsgrad auftreten.

Abb. 3.15

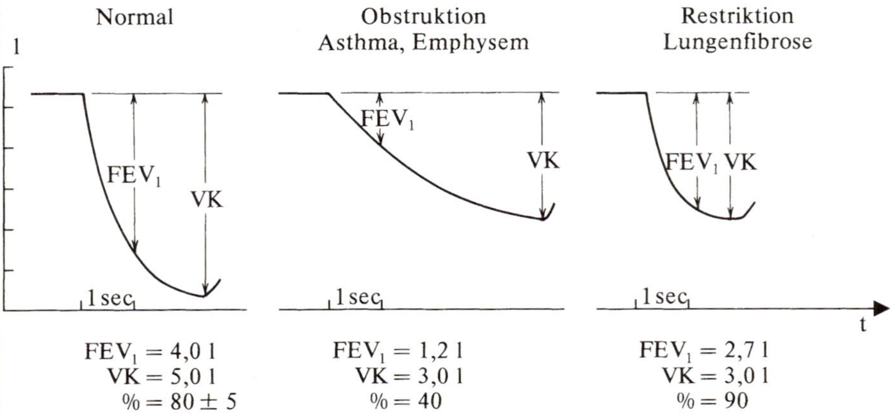

Tiffeneau-Test (aus Lohr/Bös, 1998)

Diese Nebengeräusche setzen, entsprechend dem Bronchiolenkollaps, typischerweise erst einige Zeit nach Beginn der Exspirationsphase ein.

- Lässt man einen Emphysematiker schnell ein- und ausatmen, so kann man zusehen, wie sich das Thoraxvolumen merklich vergrößert. Auch dies ist eine Folge des **exspiratorischen Bronchiolenkollaps**, wodurch immer mehr Luft in den Lungen verbleibt. Es ist das Syndrom des **„air trapping"**, der **„gefangenen Luft"**.

Verlauf

Die **Vergrößerung des funktionellen Totraumes** führt in Verbindung mit der gestörten Atemmechanik zur **respiratorischen** Partialinsuffizienz, die in eine **Globalinsuffizienz** (Hypoxämie und Hyperkapnie) übergeht. Die hypoxiebedingte Konstriktion der Arteriolen in minderbelüfteten Lungenabschnitten sowie die Gefäßrarefizierung in erkrankten Gebieten bedingen eine **pulmonale Hypertonie** mit Ausbildung eines **Cor pulmonale**.

Prognose

⇒ wie bei chronischer Bronchitis

Therapie

- **Schadstoffkarenz**
- **Infektionsprophylaxe** (Impfungen)
- sofortige **Therapie bronchopulmonaler Infekte** (Antibiotika)
- ggf. Substitutionsbehandlung mit α_1-PI-Konzentraten bei schwerem Mangel
- obstruktives Lungenemphysem **wie chronisch obstruktive Bronchitis behandeln** (siehe dort)
- ggf. Behandlung eines Cor pulmonale (siehe dort)
- arterielle Hypoxie (**Partialinsuffizienz**) ⇒ **O_2-Langzeittherapie**
- bei Globalinsuffizienz („blue bloater")⇒ **überwachte O_2-Gabe** unter **Blutgaskontrolle,** ggf. **Respiratortherapie**
- Atemgymnastik

Die **langsame Exspiration bei halbgeschlossenen Lippen** (= Lippenbremse) erhöht den intrabronchialen Druck und verzögert den Bronchiolenkollaps. Weitere atemgymnastische Übungen zielen auf eine Stärkung der Bauchmuskulatur und des Zwerchfells hin.
Rehabilitation und Prävention wie bei chronisch-obstruktiver Bronchitis.

Bronchiektasen

Abb. 3.16

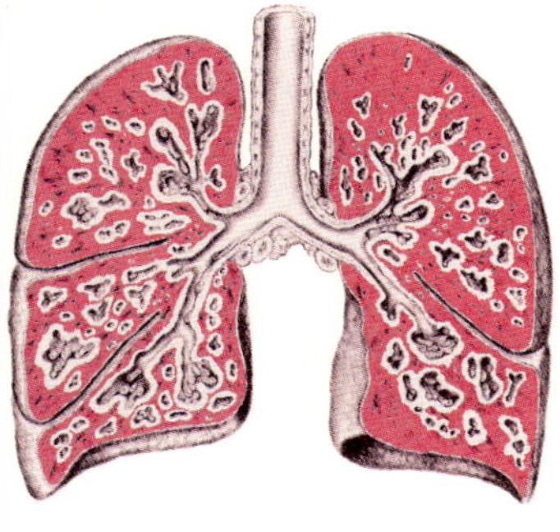

Bronchiektasen (aus Wilson/Thompson 1990)

Bronchiektasen sind eine chronische kongenitale und/oder erworbene Erkrankung, charakterisiert durch **irreversible, zylindrische, sackartige oder zystische Ausweitungen der Bronchien**.

Betroffen sind meist die Segment- und Subsegmentbronchien mit Bevorzugung der Unterlappen.
Angeborene Bronchiektasen sind äußerst selten.
Die sekundär erworbenen Bronchiektasen unterscheidet man in **poststenotische** (Stenose als Folge eines Fremdkörpers, einer lokalen Entzündung bzw. Narbe, eines endo- oder exobronchialen Tumors) und in **entzündliche** Bronchiektasen (oft Tuberkulose).

Ätiologie

angeboren

- ausgebliebene Entwicklung der Lungenperipherie ⇒ Bronchien erweitern zystisch.

erworben

- **Zerstörung der Bronchialwand** durch Infektion (**schwere Pneumonie**), allergische bronchopulmonale **Aspergillose,** Schadstoffe (Chemikalien) oder durch abnorme Veränderungen der Gefäße, **mechanischen Umbau** bei Atelektasen oder Parenchymverlust, chronisch-**fibrosierende Lungenerkrankungen** wie bei der **zystischen Fibrose, Bronchusverlegungen** durch Fremdkörper, vergrößerte Lymphknoten oder Lungenkarzinom

Spezielle Syndrome

- Das **Kartagener-Syndrom** bezeichnet das gemeinsame Vorkommen eines **Situs inversus mit** dem **Syndrom der immotilen Zilien.** Es besteht ein genetischer Defekt, der zu einer Asthenozoospermie führt und mit einem Defekt der Zilien im Bereich des Respirationstraktes (⇒ **Sinusitiden** und Bronchiektasen) einhergeht.
- Das **Young-Syndrom** geht mit einer **obstruktiven Azoospermie** bei normaler Spermatogenese einher. Typisch sind chronische sinopulmonale Infektionen und **Bronchiektasien**.

Symptomatik

- **Chronischer Husten** und erhebliche **Sputumproduktion** sind die häufigsten Symptome. Die „**maulvolle Expektoration**" tritt typischerweise bevorzugt am Morgen und beim Zubettgehen auf.
- **Sputum mit drei verschiedenen Lagen** ⇒ schaumig oben, grünlich und trüb in der Mitte, dicklich und mit Eiter unten
- **Hämoptysen** sind häufig und können das einzige Symptom sein.
- **Rasselgeräusche**, Kurzatmigkeit bei respiratorischer Insuffizienz
- ggf. Cor pulmonale und Emphysem

Bei fortgeschrittener Erkrankung ⇒ Hypoxämie ⇒ Trommelschlägelfinger, Uhrglasnägel, evtl. auch Zyanose

Abb. 3.17

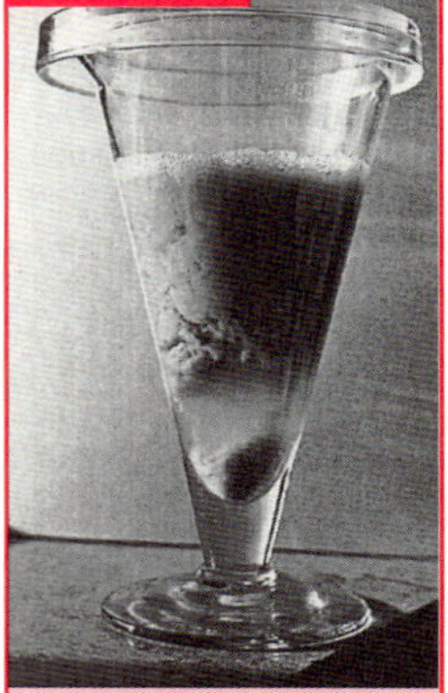

IMPP-Prüfungsabbildung: Bronchiektasen: Sputum mit drei Lagen

Diagnostik

- **Thorax-Röntgen und HRCT (hochauflösend)** ⇒ vermehrte bronchovaskuläre Zeichnung, stellenweise honigwabenartige oder zystische Veränderungen
- **Bronchographie** ⇒ übermäßige Sekretbildung oder Blut im Bronchialbaum, Bronchiektasie
- **Bronchoskopie**, um einen Tumor, Fremdkörper oder eine andere lokalisierte endobronchiale Normabweichung auszuschließen
- **Lungenfunktion** (⇒ Verminderung des Lungenvolumens, der Flussraten, Störung von Ventilation/Perfusion, Hypoxämie) und **Labordiagnostik** (Sputum, Nasenschleimhautbiopsie, Immunelektrophorese)

Verläufe

Rezidivierende, akute **Pneumonien** und **Absiedelungen des entzündlichen, putriden Materials** (⇒ Hirnabszess, Pleuraempyem) sind ebenso wie eine massive **Lungenblutung** mögliche **Komplikationen**. Im Spätstadium der Krankheit resultieren **pulmonale Hypertonie** und **Cor pulmonale**.

Therapie

- **Infektionsprophylaxe** (Impfungen)
- Reizstoffkarenz
- **Sekreteliminierung,** da Sekret als Nährboden für Bakterien und Bronchialinfekte dient
- „Bronchialtoilette" = Expektorieren in Knie-Ellenbogenlage; **Lagerungsdrainage**, Klopf- und Vibrationsmassagen
- **Bronchialdilatatoren**, Mukolytika, gelegentlich auch Kortikosteroide
- Sauerstoffgabe bei Hypoxämie
- Bestehende Infekte müssen gezielt **antibiotisch** bekämpft werden (z. B. Erythromycin, Tetracyclin, Ampicillin).

- **ggf. Segmentresektion** (insbesondere bei lokalisierter Form), der eine bronchographische Untersuchung mit Darstellung des gesamten Bronchialsystems beider Seiten vorausgeht

Stenosen

Stenosen von Trachea oder Bronchien durch
- **Raumforderungen im Lumen** ⇒ endobronchiales Tumorwachstum, aspirierte Fremdkörper
- **Kompression von außen** ⇒ Lymphome, Struma, Aortenaneurysma, Thymushyperplasie
- **Wandveränderungen** ⇒ z. B. entzündliches Wandödem

Symptome sind Stridor und Hustenanfälle. Poststenotisch kann es zur Minderbelüftung (⇒ abgeschwächtes Atemgeräusch) und Überblähung kommen.

Atelektasen

Als **Atelektase** wird **luftleeres Lungengewebe ohne entzündliche Veränderungen** bezeichnet.

Ursächlich kann die Resorption von Luft in nicht oder schlecht durchlüftetem Lungengewebe als Folge eines Bronchialverschlusses (**Resorptionsatelektase**) sein oder auch die Kompression von Lungengewebe durch raumfordernde Prozesse von außen (**Kompressionsatelektase**).
- Die **Kontraktionsatelektase** kann bei Schrumpfungsvorgängen im Lungenparenchym auftreten.
- Die **Beschleunigungsatelektase** resultiert aus der Absorption von eingeschlossener Luft in den Alveolen bei Militärpiloten, wenn hohe Beschleunigungskräfte abhängige Atemwege verschließen.
- Diffuse **Mikroatelektasen** treten bei akutem Atemnotsyndrom auf.

Das **Mittellappensyndrom** ist eine chronische **Atelektase**, die **durch den Kollaps des Mittellappens** infolge Kompression der Bronchien meist durch umgebende Lymphknoten bedingt wird. Das Mittellappensyndrom verläuft häufig symptomlos.

Klinischer Untersuchungsbefund:
Über der Atelektase besteht eine **Klopfschallverkürzung** mit abgeschwächtem oder bronchialem Atemgeräusch. Reines Bronchialatmen ohne Rasselgeräusche und **Atelektaseknistern** sind kennzeichnende Merkmale.

Röntgenologisch besteht eine lokale Verschattung und Verlagerung der interlobulären Fissuren als direktes Zeichen der Atelektase sowie **indirekte Zeichen:** Elevation des Zwerchfells, Verlagerung des Mediastinums zur betroffenen Seite, Hilusverlagerung und inspiratorische Verlagerung des Mediastinalschattens nach der befallenen Seite (**Holzknecht-Symptom**).

Abb. 3.18

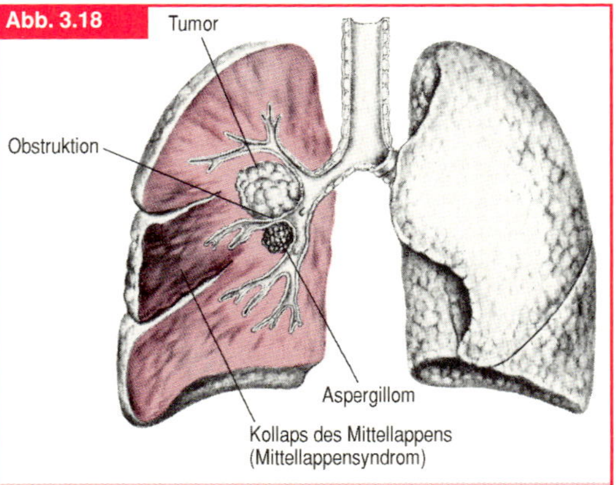

Atelektasen (aus Wilson/Thompson 1990)

Aspiration

Durch **Aspiration** können Flüssigkeit, Partikel oder Sekrete in den unteren Respirationstrakt gelangen. Fremdkörper gelangen nach Aspiration in aufrechter Position **meist** in den **rechten Hauptbronchus**, der den Verlauf der Trachea fortsetzt und rufen die Symptome der Bronchusstenose oder -obstruktion hervor. Therapeutisch erfolgt die **bronchoskopische Entfernung des Fremdkörpers**.

Die **Aspiration von Magensaft** wird durch fehlende Schutzreflexe begünstigt (Narkose mit vollem Magen). Es resultiert eine **Pneumonitis** (**Mendelson-Syndrom**). Nach einer Latenzzeit von 2 bis 12 Stunden kann es – in Abhängigkeit von der Menge des Aspirats – zur **bronchialen Hypersekretion** mit Bronchospasmus, Dyspnoe, Schocksymptomatik und Zyanose kommen. In der Folgezeit entwickelt sich als Komplikation oft eine **Aspirationspneumonie.**

Nach einer versehentlichen Aspiration von Speichel können **anaerobe Bakterien**, die die Zahnfleischtaschen des Oropharynx besiedeln, zu einer **Aspirationspneumonie** führen, die sich langsamer entwickelt als die durch Magensäure verursachte Pneumonitis. Anaerobe Bakterien können zum eitrigen Lungenabszess führen, der u. a. mit **Clindamycin** behandelt werden kann.

Therapeutisch ist daher nach Aspiration oft eine **Intubation** und **bronchoskopische Absaugung** (**Bronchialtoilette**) erforderlich. Eine antibiotische Therapie (über 2–3 Wochen) ist einzuleiten.

3.3 Krankheiten der Lunge

Pneumonien

Pneumonien sind akute Infektionen des Lungenparenchyms einschließlich der Alveolarräume und des Interstitiums.

Nach der **Lokalisation** werden unterschieden:
- **Lobärpneumonie** (⇒ ganzer Lappen betroffen)
- **segmentale** oder **lobuläre** (Herd-) **Pneumonie**
- **Bronchopneumonie** (⇒ den Bronchien benachbarte Alveolen betroffen)
- **interstitielle Pneumonie**

Klinische Formen
- Nach der **Ätiologie** werden **primäre** (ohne prädisponierende Vorerkrankung), **sekundäre** und **opportunistische Pneumonien** unterschieden.
- Nach dem **Infektionsort** (⇒ **unterschiedliches Erregerspektrum!**) unterscheidet man zwischen **spontan erworbenen ambulanten** und im Krankenhaus erworbenen **nosokomialen Pneumonien**.
- Nach dem **Verlauf** und radiomorphologischen Kritierien werden **typische Pneumonien** von **atypischen Pneumonien unterschieden.**

Stadien der Lobärpneumonie

I. **entzündliches Ödem** in den **Alveolen** ⇒ extensive seröse Exsudation, **vaskuläre Anschoppung** und rasche Bakterienproliferation (auskultatorisch **Crepitatio indux**, da einzelne Alveolen noch Luft enthalten)

II. **„rote Hepatisation"** (2.–3. Tag) ⇒ Lunge sieht makroskopisch wie eine Leber aus ⇒ Autolyse von Erythrozyten (⇒ rostbraunes Sputum), Alveolarräume mit polymorphkernigen Zellen angefüllt, vaskuläre Hyperämie

III. **„graue Hepatisation"** (4.–8. Tag) ⇒ Anhäufung von Fibrin, Leukozyten und Erythrozyten; Alveolarräume mit entzündlichem Exsudat angefüllt

IV. **„Lysis"** (nach dem 8. Tag) ⇒ Verflüssigung des Alveolarinhalts, Resorption bzw. Abhusten des Exsudates (auskultatorisch **Crepitatio redux**)

Symptomatik

Symptome der typischen Lobärpneumonie
- **plötzlicher Beginn** mit **Schüttelfrost**, hohem Fieber (**38–40°C**, Kontinua), **Tachykardie** (100–140 Schläge/min)
- **Husten mit rotbraunem Expektorat**, Dyspnoe (**Tachypnoe** 20–45/min) bisweilen mit „Nasenflügeln"
- **ggf. Zyanose** durch Reduktion der Atemfläche
- atemabhängige Thoraxschmerzen bei **Begleitpleuritis** ⇒ Hypopnoe
- oft **Herpes labialis** (**Resistenzschwäche**)
- über dem infiltrierten Areal ⇒ umschriebene, verstärkte **Dämpfung bei Perkussion**
- **Bronchialatmen**, klingende, ohrnahe Rasselgeräusche (Knisterrasseln)
- **Bronchophonie** und **Stimmfremitus verstärkt**

Symptome der atypischen Pneumonie
- meist langsamer Beginn
- **Myalgien, Zephalgie** bei oft nur mäßigem Fieber
- eher **unproduktiver Husten**
- **geringer Auskultationsbefund** bei **positivem Röntgenbefund** (hilusnahe, zentrale Pneumonie)

Komplikationen
- fulminante **Sepsis**, akutes **Atemnotsyndrom** und/oder septischer **Schock** (toxisches Kreislaufversagen)
- Infektionen angrenzender Regionen ⇒ **Empyem** (<1 % der Patienten), purulente **Perikarditis**
- **Bakteriämie** ⇒ septische Arthritis, Endokarditis, Meningitis, Otitis oder Peritonitis (bei Patienten mit Aszites)
- **pulmonale Superinfektionen**
- **Pleuraergüsse** bei etwa 25 % der Patienten

Ätiologie
- **typische Pneumonien** v. a. durch Pneumokokken (etwa 60 %), H. influenzae
- **atypische Pneumonien** v. a. durch Viren, Mykoplasmen, Rickettsien (Coxiella burnetii), Chlamydien oder Legionellen
- **nosokomiale Pneumonien** v. a. durch Staph. aureus und gramnegative Keime (Klebsiellen, E. coli, Enterobacter, Serratia, Pseudomonas)
- **opportunistische Pneumonie** nach **Chemotherapie** (u. a. Pilzpneumonien, Zytomegalie-Viren), bei **Immunschwäche** oder bei **Antikörper-Mangelsyndrom. Bei etwa 85 % der HIV-Infizierten** befällt **Pneumocystis carinii Alveolarzellen** vom Typ I und bewirkt eine **plasmazelluläre interstitielle Pneumonie** mit Einschränkung der Diffusionskapazität.

Sonderformen:
- **Retentionspneumonien** kommen im Rahmen von Mischinfektionen u. a. mit gramnegativen Erregern vor.
- Bei der **Beatmungspneumonie** sind P. aeruginosa, Klebsiella sp. und Staphylokokken die Leitkeime.
- Leitkeime der **Aspirationspneumonie** sind Anaerobier, Peptostreptokokken und Staphylokokken.
- **Infarktpneumonie** u. a. durch Str. pneumoniae, H. influenzae, Staph. aureus und Klebsiellen

Sekundäre Pneumonien durch **bakterielle Superinfektion mit** Pneumokokken, Hämophilus, Staphylokokken infolge
- **Zirkulationsstörung** ⇒ Lungenstauung (Linksherzinsuffizienz), Bettlägrigkeit („hypostatische Pneumonie"), nach **Lungeninfarkt**
- **Sekretstau** ⇒ im Bereich von Bronchiektasen, obstruktive Bronchitis, Bronchialkarzinom, Mukoviszidose, nach Aspiration, postoperativ nach Intubationsnarkose (Atemschutzreflexe↓)
- **vorbestehender Infektion des Respirationstraktes** (z. B. Influenza, Pertussis)

Weitere prädisponierende Faktoren sind Alkoholismus, Diabetes mellitus, Zigarettenrauchen, Lebensalter <1 Jahr bzw. >60 Jahre, Bewusstseinsstörungen, Dysphagie und Exposition gegen virulente Erreger.

Abb. 3.19

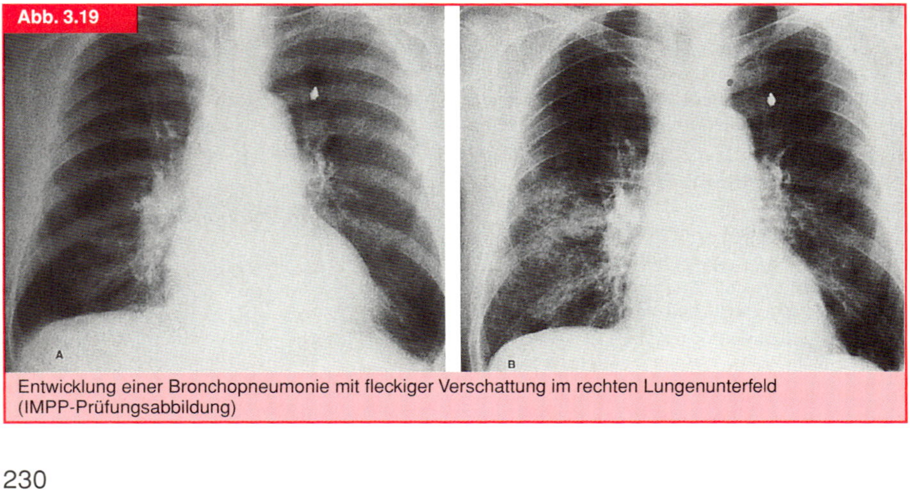

Entwicklung einer Bronchopneumonie mit fleckiger Verschattung im rechten Lungenunterfeld (IMPP-Prüfungsabbildung)

Diagnostik

Typische Pneumonie

- **Laborwerte ⇒ CRP↑, BSG↑, meist Leukozytose** mit Linksverschiebung, oft Lymphopenie, **Hypoxämie** und Hypokapnie (durch Hyperventilation)
- **Rö-Thorax ⇒ homogene Verschattung der infiltrierten Segmente,** positives Bronchopneumogramm

Atypische Pneumonie

- **Laborwerte ⇒ Leukozytenzahl** oft **im Normbereich**, rel. Lymphozytose, oft **Kälteagglutinine**
- **Rö-Thorax** ⇒ meist **beidseitige fleckig-netzartige Infiltrate**

Erregernachweis

- ggf. **Sputumuntersuchung (Nachteil** ⇒ zusätzlich **oropharyngeales Keimspektrum)**
- **Gewinnung** von **Bronchialsekret** durch **Bronchoskopie** bzw. **bronchoalveoläre Lavage**
- **peribronchiale Biopsie** bei interstitieller **Pneumonie**
- ggf. **Blutkulturen, serologische Diagnostik (Gegenstromelektrophorese, Antigenbestimmung** aus **Körperflüssigkeitsproben)**

Differentialdiagnose

Sarkoidose ⇒ bihiläre Lymphadenopathie; **exogen-allergische Alveolitis** ⇒ Anamnese, Allergennachweis; **ARDS** ⇒ Lungenödem; **Lungen-Tbc** bzw. **Mykose** ⇒ Erregernachweis; **Bronchialkarzinom** ⇒ Bronchoskopie; **Lungeninfarkt** ⇒ EKG, Röntgen, Angiographie

Therapie

Bettruhe (⇒ Senkung des Sauerstoffbedarfs), **Fiebersenkung**, Inhalation, Einsatz **antiobstruktiv** wirksamer Therapeutika

Ambulant erworbene Pneumonie

- bei internistischer Grunderkrankung ⇒ **Aminopenicilline** (Amoxicillin) in Kombination mit Clavulansäure (z. B. Augmentan®), alternativ **Makrolide**, Cefaclor (z. B. Panoral®)
- ohne Grunderkrankung ⇒ **Makrolide** (z. B. Erythromycin, Azithromycin), alternativ Doxycyclin
- Reservemittel: Sparfloxacin (Zagam®) oder Grepafloxacin (Vaxar®)

Nosokomiale Pneumonie

- **Monotherapie** mit Breitspektrumantibiotikum ⇒ Cephalosporine der 3. Generation oder Gyrasehemmer (z. B. Ciprofloxacin)
- Bei **schwerem Krankheitsbild**, insbesondere nach Antibiotikavorbehandlung
  - Piperacillin (z. B. Pipril®) + **Aminoglykosid** (Tombramycin)
  - **Cephalosporine der 3. Generation** wie z. B. Cefotaxim (z. B. Claforan®) +**Aminoglykosid** (statt Aminoglykosid auch Aztreonam (z. B. Azactam®))
- bei **Staphylococcus-aureus-Infektion** zusätzlich **Isoxazolylpenicillin** (z. B. Flucloxacillin)

Sonderformen:

- **Pneumocystis carinii** ⇒ Cotrimoxazol hochdosiert über 2 bis 3 Wochen oder Pentamidin
- **Legionellose** ⇒ Makrolide, alternativ Chinolone
- **Candidose, Aspergillose, Cryptokokkose** ⇒ Amphotericin B oder Imidazolderivate wie Fluconazol (Diflucan®)

Exogen-allergische Alveolitiden

Hierunter werden diffuse, **interstitielle granulomatöse Lungenerkrankungen**, die **durch** die **allergische Reaktion** (Hypersensitivitätspneumonie) **auf organische Stäube** verursacht werden, gezählt (meldepflichtige Berufserkrankung).

Ätiologie und Pathogenese

Vorausgehende **allergische Erkrankungen** (z. B. Asthma, Heuschnupfen) sind **kein prädisponierender Faktor**.

- **Byssinose** ⇒ Rohbaumwolle ⇒ Fieber nach arbeitsfreien Tagen, **exogen-allergische Alveolitis**
- **Vogelhalterlunge** ⇒ Proteine aus Federn und Kot von Tauben, Hühnern und Wellensittichen ⇒ häufigste **exogen-allergische Alveolitis** bei Tierhaltern

- **Insektenstaub** ⇒ Imker ⇒ **exogen-allergische Alveolitis**
- **Befeuchterlunge** ⇒ Klimaanlagen ⇒ **Bacillus cereus** ⇒ **exogen-allergische Alveolitis**
- **Pilzsporen** ⇒ Obstbauern, Käsewäscher, Champignonzüchter, Sägearbeiter ⇒ **exogen-allergische Alveolitis**

Bei der **Farmerlunge** entwickeln Personen, die mit feuchtem Heu oder Stroh umgehen, eine **Allergie gegen thermophile Aktinomyzeten**. Es besteht eine im peripheren Teil des bronchopulmonalen Systems ausgelöste Immunreaktion, wobei die im Serum zirkulierenden und **präzipitierenden Antikörper der Klasse IgG und IgM** mit dem eingeatmeten Allergen reagieren.

Pathophysiologie

In den meisten Fällen besteht eine **Immunreaktion vom Typ III** nach Gell und Coombs (auch Typ-I- und -IV-Reaktionen kommen vor). Meist nach 4–8 h (seltener nach 1 Tag) führt die Antigeninhalation bei sensibilisierten Personen unter Bildung präzipitierender Antikörper vom Typ IgG zur klinischen Symptomatik. Es resultiert eine diffuse **granulomatöse interstitielle Pneumonie**. Eine **Bronchiolitis** wird bei etwa 50% der Patienten festgestellt.

Wiederholt sich dieser induzierte Entzündungsvorgang, wird das Alveolargewebe durch Proliferation von **Pneumozyten Typ II** (⇒ Transformation des Alveolarepithels) **und Bindegewebsproliferation** fibrotisch umgewandelt, und es kann ein **Übergang von der Alveolitis zur Fibrose** resultieren, deren Endzustand die **Wabenlunge** ist.

Symptomatik

- **akute Form** ⇒ Gliederschmerzen, Schüttelfrost, **Fieber**, **Husten, Dyspnoe** typischerweise 4–8 h nach Reexposition gegen das Antigen; **Auskultation** ⇒ beidseits fein- bis mittelblasige Rasselgeräusche im Inspirium. **Antigenkarenz** bessert die Symptome innerhalb von Stunden, obwohl die vollständige Rückbildung länger andauern kann.
- **subakute Form** ⇒ schleichender Beginn mit Husten und Dyspnoe über einen Zeitraum von Tagen bis Wochen
- bei **chronischem Verlauf** ⇒ progressive Belastungsdyspnoe, produktiver Husten, Leistungsabfall und Gewichtsverlust ⇒ respiratorische Insuffizienz

Diagnostik

- **Umgebungsanamnese**
- **Röntgenthoraxbild** ⇒ Normalbefund oder **in der akuten Krankheitsphase** ⇒ bilaterale, fleckige oder noduläre Infiltrate, selten Vergrößerung der hilären Lymphknoten; **Spätstadium** ⇒ diffuse, interstitielle Fibrose
- **Lungenfunktionsprüfung** ⇒ **restriktive Ventilationsstörung** mit **Abnahme** der Vital- und Totalkapazität, der Compliance und der CO-Diffusionskapazität (Transferfaktor↓), Belastungshypoxämie und Veränderungen des Ventilations-Perfusions-Verhältnisses. Bei der **akuten Erkrankung** besteht **meist keine Atemwegsobstruktion**!
- ggf. transbronchiale **Lungenbiopsie**, **bronchoalveoläre Lavage**
- **Labor**
  - BSG↑, Leukozytose (**keine Eosinophilie**!)
  - Nachweis spezifischer präzipitierender Antikörper (IgG) im Serum
  - T-Helfer/-Suppressorlymphozyten-Relation **(CD_4/CD_8-Quotient) <1** (bei Sarkoidose >1)
- **inhalativer Provokationstest** ⇒ typische Symptomatik nach 4–8 h (Pat. bis zu 36 h überwachen)

Abb. 3.20

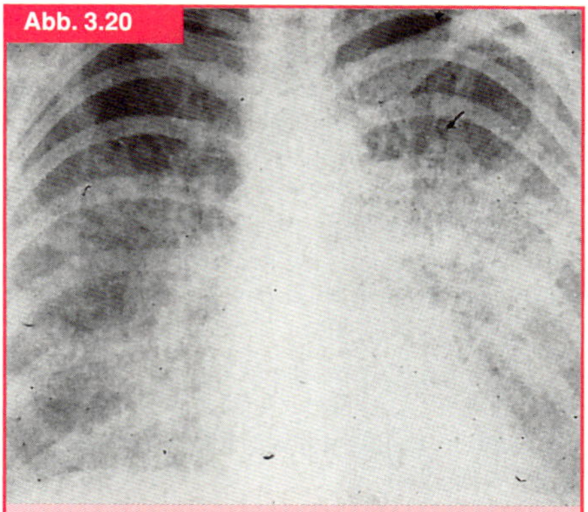

Vogelzüchterlunge bei akuter Alveolitis (mit freundlicher Genehmigung von PD Dr.med. Wiesner, Bad Berka)

Differentialdiagnosen

- **Silofüller-Erkrankung** ⇒ **toxische Nitrogenoxide** in frischer Silage ⇒ toxisches Lungenödem
- **Kollagenosen** ⇒ Nachweis von Anti-DNS-Antikörpern oder positiver Latextest
- **chronische eosinophile Pneumonien** ⇒ Eosinophilie!

Therapie

- **Antigenkarenz,** Einsatz von Schutzmasken ⇒ Stillstand der Erkrankung
- bei akuten oder subakuten Krankheitsfällen ⇒ vorübergehende **Anwendung** von **Kortikosteroiden**

Lungenfibrose

Lungenfibrosen stellen den **Endzustand interstitieller Lungenerkrankungen unterschiedlicher Ätiologie** dar und sind durch eine irreversible Vernarbung des Lungenparenchyms gekennzeichnet.
Die **idiopathischen fibrosierenden Lungenerkrankungen (ILD)** werden nach der Histologie in vier Gruppen unterteilt (Katzenstein-Myers-Klassifikation):

- idiopathische Lungenfibrose (UIP; „usual interstitial pneumonia")
- nicht-spezifische interstitielle Pneumonie (NSIP)
- desquamative interstitielle Pneumonie (DIP)
- akute idiopathische fibrosierende Alveolitis (Hamman-Rich-Syndrom)

Ätiologie

Zahlreiche ätiologische Faktoren (auch Medikamente) können zur interstitiellen **Lungenfibrose** führen:

- **Infektionen** mit **Viren, Bakterien** (z. B. Pneumocystis carinii, Klebsiellen), **Pilze** und **Parasiten** (Ascariden, Schistosomiasis)
- **nichtinhalative Noxen** ⇒ z. B. **Zytostatika** (u. a. **Bleomycin**), **Nitrofurantoine,** Goldpräparate, **Paraquat** (Herbizid in Rebbergen)
- **inhalative Noxen** ⇒ **organische** und **anorganische Stäube**, Rauch (aber **nicht** inhalatives Rauchen!), Aerosole (z. B. Haarspray)
- **ionisierende Strahlen** ⇒ Strahlenpneumonitis
- **Systemerkrankungen** ⇒ z. B. **rheumatoide Arthritis**, **Kollagenosen** (u. a. Sklerodermie, Lupus erythematodes), **Vaskulitiden** (u. a. Panarteriitis nodosa, Wegener-Granulomatose), **Histiozytosis X** (eosinophiles Granulom), **Sarkoidose**
- **neoplastische Erkrankungen** ⇒ Lymphangiosis carcinomatosa
- **ferner bei** neuroektodermalen Erkrankungen (u. a. tuberöse Sklerose), Lungenamyloidose, Alveolarproteinose, Persistenz exogen-allergischer Alveolitiden

Pathophysiologie

Initial findet man ein hämorrhagisches Lungenödem mit nachfolgender Zunahme mononukleärer Zellen. Im Verlauf der Erkrankung **fibrosieren die Alveolarwände**, gefolgt von einer **Obliteration der Alveolarräume mit Rarefizierung des Kapillarbettes**, so dass eine **Reduzierung der Gasaustauschfläche** resultiert.

Mit den Vernarbungsprozessen geht eine **Schrumpfung der Lunge** einher, die sich in einer **Abnahme der Compliance** (Lungendehnbarkeit) **und des intrathorakalen Gasvolumens** äußert.
In den betroffenen Bezirken wird das Blut unzureichend arterialisiert, weil der **Gasaustausch** durch Einschränkung der alveolokapillären Oberfläche und Verkürzung der Kontaktzeit zwischen Erythrozyten und Alveolargasen **eingeschränkt** ist.

Typischerweise tritt eine **restriktive Ventilationsstörung** auf, die mit einer **Verminderung der Diffusionskapazität** einhergeht.

Ursachen restriktiver Ventilationsstörungen:

Extrapulmonale restriktive Störungen durch

- **verminderte Thoraxdehnbarkeit** ⇒ Thoraxversteifung (M. Bechterew, Kyphoskoliose), Thoraxtrauma; Pleuraverwachsungen, Pleuraasbestose oder Mesotheliom
- **verminderte Zwerchfellaktion** ⇒ Adipositas per magna, Phrenikusparese, Poliomyelitis, progressive Muskeldystrophie, ausgedehnter Pleuraerguss, Aszites

Pulmonale restriktive Störungen durch
- Lungenresektion, Atelektasen, Lungentumoren, Pneumothorax, Pleuraerkrankungen (Erguss, Adhäsionen)
- **verminderte Lungendehnbarkeit** ⇒ **Lungenfibrosen** u.a. durch Pneumokoniosen, exogen-allergische Alveolitiden, Strahlenfibrose, nach Medikamenteneinnahme (z.B. Myleran, Busulfan), bei Kollagenosen, Surfactantmangel, Lungenversagen (ARDS), chronischer Stauungslunge

Symptome
- **progrediente Dyspnoe**, **trockener Reizhusten**
- später **Zyanose**, pulmonale Hypertonie (⇒ Cor pulmonale), **Trommelschlägelfinger** und Uhrglasnägel

Unterscheidungsmerkmale zum Lungenemphysem
Bei **Lungenfibrosen:**
- **hochstehende Zwerchfellgrenzen** (Lungenemphysem ⇒ tiefstehend!)
- **Atmung oberflächlich** und **rasch**, plötzlicher Atemstop bei tiefer Inspiration (**door-stopp-Phänomen**)

Diagnostik
- **Auskultation** ⇒ **spätinspiratorisches Knistern**, gelegentlich auch **inspiratorisches Quietschen**
- **Perkussion** ⇒ **Klopfschall normal!** verminderte Atemverschieblichkeit des Zwerchfells
- **Thorax-Röntgen** ⇒ vermehrte retikuläre/noduläre Zeichnung der Lungenperipherie, ggf. Wabenlunge
- Thorax-CT, HR-CT ⇒ halbmondförmige Fibrosierungsbezirke, Strukturverdichtung, ggf. Wabenlunge
- **Labor** ⇒ Rheumaserologie, IgG-Antikörpernachweis, allergologische Diagnostik
- ggf. **Bronchiallavage** mit Immunzytologie zur Unterscheidung zwischen Sarkoidose (Lymphozytenvermehrung mit hohem T-Lymphozytenanteil) und idiopathischer Lungenfibrose (Granulozyten ↑) in der Lavageflüssigkeit, **Lungenbiopsie** (u. a. Staubablagerungen).

Erkrankungen, bei denen die **Ausdehnungsfähigkeit der Lunge eingeschränkt** ist, werden als restriktive Ventilationsstörungen bezeichnet. Patienten mit **restriktiven Ventilationsstörungen** müssen bei der Inspiration **vermehrt Atemarbeit** leisten.

Das **Atemminutenvolumen in Ruhe ist anfangs oft normal**; bei körperlicher Belastung kann es in Abhängigkeit vom Schweregrad der Restriktion zur massiven Dyspnoe kommen. Unter **ergometrischer Belastung** kommt es zur Verminderung des anfangs in Ruhe noch normalen Sauerstoffpartialdruckes.

Im fortgeschrittenen Stadium der Erkankung ist die Ventilation durch die **verminderte Dehnbarkeit des Lungengewebes** deutlich erschwert, so dass eine **alveoläre Hypoventilation** mit einem **Anstieg des alveolären pCO_2** resultiert. Der **pCO_2** kann jedoch auch infolge **Tachypnoe** normal oder erniedrigt sein.

Beurteilung restriktiver Lungenfunktionsstörungen durch Lungenfunktionsprüfung
- **Compliance** ↓
- **Totalkapazität** ↓
- **Vitalkapazität** ↓
- ganzkörperplethysmographisch **am Ende einer normalen Exspiration** gemessenes **intrathorakales Gasvolumen** ↓
- absolute Sekundenkapazität **(FEV_1)** ↓
- relative Sekundenkapazität **(FEV_1/VK) und Resistance** im **Normbereich**

Therapie
- idiopathische Lungenfibrose ⇒ **Kortikosteroide** (60–80 mg/d Prednison über 4–6 Wo.; Erhaltungsdosis 10–20 mg/d über 4–6 Monate), bei Nichtansprechen **immunsuppressiv wirksame Zytostatika** wie Cyclophosphamid oder Azathioprin; bei UIP ggf. Interferon-Therapie
- sonst **kausale Therapie** ⇒ Antibiotika bzw. Schadstoffkarenz

- Sauerstofftherapie
- ggf. Lungentransplantation

Die Lungenfibrose **bei Sklerodermie** oder **rheumatoider Arthritis** spricht in der Regel nicht gut auf Kortikosteroide an.

Strahlenpneumonitis

Ätiologie

Die **Strahlenpneumonitis** tritt als **entzündliche Reaktion des Lungengewebes auf ionisierende Strahlen** auf.

- Aufgrund der Lokalisation ist dies insbesondere bei der **Radiatio** bei **Bronchialkarzinomen**, **Lungenmetastasen**, bei der **Lymphogranulomatose** und beim **Mammakarzinom** der Fall.
- Nach **mediastinaler Strahlentherapie** kann es zu einer **strahleninduzierten Peri- und Myokarditis** kommen. Die Auftretenswahrscheinlichkeit ist abhängig von der Strahlendosis, dem Bestrahlungszeitraum und der individuellen Empfindlichkeit.

Diagnostik, Therapie

Radiologische Veränderungen finden sich meist **nach** einigen **Wochen,** können aber auch erst **bis** zu 6 **Monate** nach Beendigung der Bestrahlung auftreten.

- Ziel der **therapeutischen Maßnahmen** ist es, den Übergang in eine Fibrose zu verhindern bzw. deren Ausmaß zu verringern und sekundäre Pneumonien zu bekämpfen. Hierzu werden vorübergehend **Kortikosteroide** bzw. Antibiotika eingesetzt.
- Beim Auftreten einer **Hypoxämie** wird eine **Sauerstofftherapie** erforderlich.

Pneumokoniosen

Pneumokoniosen sind durch Inhalation von Staub (feste **anorganische Partikel)** bewirkte Veränderungen der Lunge, die mit oder ohne Funktionseinschränkung verlaufen können.

Fibrogene Stäube induzieren dabei eine kollagene Reaktion mit permanenter Narbenbildung. Bei der Inhalation von Stäuben, die kein Kollagen induzieren (Eisen, Aluminium, Zinnoxid), resultiert eine schwach ausgeprägte Stromareaktion mit Retikulinfaser-Vermehrung.

Ätiologie

- Als **Siderose** wird die Eisenstaublunge, eine gutartige, rückbildungsfähige, **nicht fibrosierende Pneumokoniose** bezeichnet.
- Die **Anthrakose** bezeichnet eine durch Inhalation von **Kohlestaub** verursachte Lungenerkrankung mit Ablagerung in Lungenalveolen, Lungeninterstitium sowie regionären Lymphbahnen und **subpleuraler Bindegewebswucherung**.
- Bei der **Asbestose** führt **Asbest**, ein Magnesiumsilicat, in Form seiner **Asbestfasern** zur Lungenparenchymschädigung. Bereits eine **kurzfristige Exposition** führt zur Ablagerung von **Asbestnadeln** im Lungengewebe mit Bildung von Asbestkörperchen, die eine **fibrotische Umwandlung der Lunge** auslösen. Beschwerden treten erst nach Jahren oder Jahrzehnten auf.
  Es resultiert eine **restriktive Ventilationsstörung**. Typisch ist die Ausbildung von bizarr geformten Schwielen mit Verkalkungen im Bereich der Pleura. Signifikant häufiger als bei nicht asbestexponierten Personen resultiert eine **Malignombildung** der Lunge. Häufig finden sich auch **Pleuramesotheliome**. Der Zeitraum bis zum Auftreten maligner Tumoren beträgt bis zu drei Jahrzehnten.
- Auch die **Silikose** zählt zu den entschädigungspflichtigen **Berufserkrankungen**. Freie Quarzpartikel, die eingeatmet werden können (< 10 mm im Durchmesser), werden von Alveolarmakrophagen aufgenommen ⇒ Freisetzung zytotoxischer Enzyme beim Absterben der Makrophagen ⇒ Quarzpartikel werden erneut freigesetzt und wieder von neuen Makrophagen aufgenommen.

Abb. 3.21

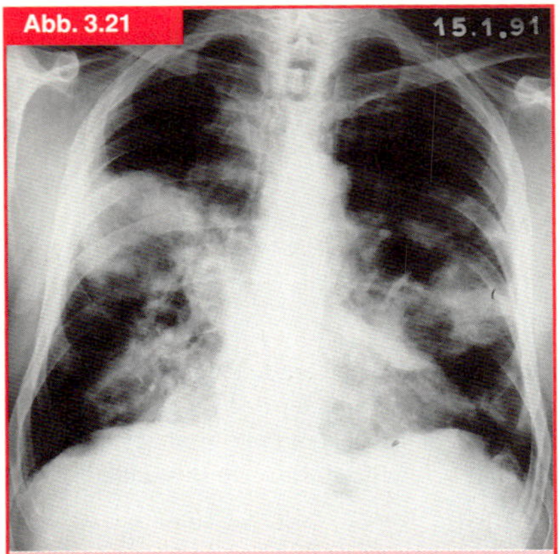

Thorax-Röntgenaufnahme einer Silikose (mit freundlicher Genehmigung von PD Dr.med. Wiesner, Bad Berka)

Voraussetzung ist die **Inhalation von freier Kieselsäure** (SiO_2), die über den **Makrophagenzerfall** eine **fibroplastische Wirkung** auf das Gewebe mit **silikotischer Knötchenbildung** besitzt (Staubpartikel zentral, zerfallene Alveolarmakrophagen und zwiebelschalenförmig Bindegewebsschichten).
Hinweise sind anfänglich **Symptome** einer obstruktiven Lungenerkrankung, Belastungsdyspnoe, später aschgraues bis tiefschwarzes Sputum.
Die Aufpfropfung einer Pneumonie, Tuberkulose und ein **Cor pulmonale** durch narbige Verödung von Lungengewebe mit Gefäßverödung und ein **Emphysem** kommen oft als Folgekrankheiten hinzu.

Röntgenologische Zeichen (3-Stadieneinteilung):
• maschenförmige Lungenzeichnung, Rundflecken
• Hilusvergrößerung, **Schneegestöberlunge**
• homogene Verschattung, basales Emphysem
Die Schwere der **röntgenologischen Zeichen** korreliert nicht mit dem Auskultationsbefund.

- Bei allen Formen der Silikose kann es auch zur **nachfolgenden Tuberkuloseinfektion** kommen. Diese Zusatztuberkulose neigt dann zur raschen Progredienz.
- Zur **Anerkennung der Silikotuberkulose als Berufskrankheit** wird der Nachweis der Aktivität der Tuberkulose gefordert. Dieser Nachweis ist dann leicht erbracht, wenn **Tuberkulosebakterien** gefunden werden, also eine offene Tuberkulose bestätigt wird. Die zweite Möglichkeit besteht in einer Röntgenuntersuchung.

Diagnostik, Differentialdiagnostik

Immer **Berufsanamnese, Lungenfunktion + Röntgenbefund!**

Anthrakose ⇒ keine wesentlichen respiratorischen Symptome. Anamnestisch besteht meist eine Expositionsdauer von mindestens 10 Jahren Arbeit unter Tage.
- **Röntgenbefund** ⇒ kleine, rundliche Herde in beiden Lungen (einfache Anthrakose) oder bei ausgedehnter Fibrose ⇒ Verschattung von mehr als 1 cm Durchmesser, die sich vor dem Hintergrund einer Anthrakose abbildet

Silikose ⇒ Anamnese mit beruflicher Exposition. Frühsymptom ist Belastungsdyspnoe, Neigung zu pulmonalen Infekten.
- **Lungenfunktion** ⇒ primär restriktive Ventilationsstörung, die jedoch zunehmend von einer sekundär obstruktiven Ventilationsstörung bestimmt wird
- **Röntgenbefund** ⇒ kleine, rundliche Fleckschatten in beiden Lungen, später Nachweis von eierschalenartigen Kalzifikationen in den Hilus- und Mediastinallymphknoten; zusätzlich Schwielenbildung ⇒ Verschattungen mit mehr als 1 cm Durchmesser

Asbestose ⇒ Anamnese mit beruflicher Exposition. Die Patienten leiden unter Belastungsdyspnoe und quälendem Reizhusten mit zähem Expektorat.
- **Lungenfunktion** ⇒ restriktive Ventilationsstörung
- **Röntgenbefund** ⇒ unregelmäßige kleine Fleckschatten in den Unterfeldern der Lunge, girlandenförmige Pleuraverkalkung (pleurale Plaques), ggf. Pleuraerguss
- **Histologie** ⇒ fibröse Verdickung der Alveolarsepten, ggf. Mesotheliom, Bronchialkarzinom
- **Auskultation** ⇒ Knisterrasseln

Therapie

- **Anthrakose** ⇒ Expositionsprophylaxe
- **Silikose** ⇒ Expositionsprophylaxe; Therapie wie bei chronisch-obstruktiven Atemwegserkrankungen; **ggf.** lebenslange **Chemoprophylaxe mit Isoniazid**, da die Alveolarmakrophagen in ihrer Funktion durch Kieselsäure ständig beeinträchtigt werden, insbesondere bei den Patienten, die zuvor wegen einer aktiven Lungentuberkulose behandelt wurden
- **Asbestose** ⇒ **Expositionsprophylaxe** und Therapie von Komplikationen
  Die **chirurgische Resektion** bringt in seltenen Fällen beim Bronchialkarzinom Heilung, ist jedoch **bei der Therapie des Mesothelioms nicht wirksam.**

Chemisch-irritativ, chemisch-toxisch und physikalisch verursachte Krankheiten der Lunge und der Bronchien

Ätiologie

Beispiele für **Reizgase sind** Ozon, Chlorgas, Nitrosegas (**NO_2**), Ammoniakgas, Fluorwasserstoff, Stickoxide, Schwefelwasserstoffgas und Phosgen. Die **toxische Wirkung der Reizgase** beruht auf einer direkten **Schädigung der Kapillarwände und einer Zerstörung des respiratorischen Epithels** mit zum Teil hämorrhagischer Exsudation in die Alveolen und in das Lungeninterstitium. Auch die **Alveolarmembran** ist von dieser Schädigung unmittelbar betroffen.

- **Wasserlösliche Reizgase** schlagen sich frühzeitig in dem Flüssigkeitsfilm des **oberen Respirationstraktes** nieder, während **weniger gut wasserlösliche Reizgase** im **mittleren Respirationstrakt** ihre toxische Wirkung entfalten.
- **Lipidlösliche Reizgase** schädigen vor allem Bronchioli und Alveolen (⇒ **chemisch induzierte Bronchiolitis/Pneumonitis**).

Symptome, Diagnostik

Durch das Einatmen von **Reizgasen** werden v.a. Larynx (⇒ **Epiglottitis**), Trachea, Bronchiolen und Alveolen mit einer **Latenz von Stunden bis Tagen** gereizt.

Die Patienten **entwickeln Atemnot, Zyanose und Husten** mit schleimigem Expektorat. Im fortgeschrittenen Stadium resultiert ein **Lungenödem.**

Die **Symptomatologie** der **Reizgasintoxikationen** hängt von der **Wasser- und Lipoidlöslichkeit** der Gase, der **Dosis und der Expositionsdauer** ab.

Therapie

- Bei der Reizgasintoxikation ist eine **längere Beobachtungszeit** indiziert.
- Zur **Lungenödemprophylaxe** werden **steroidhaltige Aerosole** in kurzfristig wiederholten Gaben verabreicht.
- Das **akute Lungenversagen** durch ein interstitielles toxisches Lungenödem wird mit **frühzeitiger Überdruckbeatmung mit positiv endexspiratorischem Druck** oder bei entsprechender Progredienz mit **extrakorporaler CO_2-Elimination** therapiert.

Eosinophile Lungenerkrankungen

Definition

Gruppe von **Lungenparenchymerkrankungen** bekannter, aber auch unbekannter Ätiologie, die charakterisiert ist durch **eosinophile pulmonale Infiltrate** und meist auch **Eosinophilie des peripheren Bluts**

Ätiologie

Die Ätiologie der meisten eosinophilen Pneumonien ist unbekannt. **Eosinophilie** tritt bei der allergischen Reaktion vom **Typ I** auf, während **Vaskulitis** und Rundzellinfiltrate eine Reaktion vom **Typ III** oder **Typ IV** als möglich erscheinen lassen. Sowohl beim **exogen-allergischen Asthma bronchiale** als auch beim **intrinsic Asthma bronchiale** können chronisch-eosinophile Infiltrate, aber auch eosinophile Pneumonien auftreten.

Eosinophile Pneumonien
- einfache eosinophile Pneumonie (auch Löffler-Syndrom)
- chronische eosinophile Pneumonie
- allergische bronchopulmonale **Aspergillose**
- **tropisch-infektiöse Eosinophilie** (Rundwürmer, Toxocaralarven und Filarien)
- allergische Granulomatose Churg-Strauss

Ursachen
- **Parasiten**
- **Medikamente** (u. a. Penicillin, Aminosalicylsäure, Hydralazin, Nitrofurantoin, Chlorpropamid)
- **Chemikalien** (u. a. Nickelcarbonyldampf)
- **Pilze** (u. a. Aspergillus fumigatus ⇒ allergische bronchopulmonale Aspergillose)

Symptomatik
- **Löffler-Syndrom** ⇒ **unkomplizierte pulmonale Eosinophilie** mit niedrigem Fieber und nur geringen respiratorischen Symptomen
- **Chronische eosinophile Pneumonie** ⇒ verläuft unbehandelt meist progredient und lebensbedrohlich. Dabei besteht meist eine **erhebliche Bluteosinophilie** (>20–40%). Im Röntgenthoraxbild ⇒ sich rasch entwickelnde und wieder auflösende Infiltrate in verschiedenen Lungenlappen („wandernde Infiltrate")
- **Andere Formen der eosinophilen Pneumonie** führen zu Fieber und Bronchialasthma-Symptomatik.

Therapie
- bei Bronchialasthma ⇒ **antiobstruktive Therapie** (siehe dort)
- bei der **idiopathischen chronischen eosinophilen Pneumonie** ⇒ **Therapie mit Kortikosteroiden** über mind. 6 Monate, Rezidive möglich
- in akuten Krankheitssituationen ⇒ **Plasmaseparation**
- bei Helmintheninfektion ⇒ **Anthelminthika**

Allergische Granulomatose nach Churg-Strauss

Bei der seltenen **allergischen Granulomatose,** die von Churg u. Strauss 1951 erstmals beschrieben wurde, kommt es zu einer **Vaskulitis mit Lungenbefall,** schwerem **Asthma, Fieber, Hypereosinophilie und granulomatös-entzündlichen Veränderungen in verschiedenen Organen**.

Ätiologie
- Die Ursache ist unbekannt. Es besteht ein **allergischer Prozess**, der von einer Subpopulation von T-Zellen ausgelöst wird und mit einer vermehrten Freisetzung von Interleukin 5 einhergeht.

Klinik
- Es finden sich Bronchospasmen und Infiltrate der Lunge (**eosinophile Pneumonie**). **Makulopapulöse Exantheme** lassen sich bei etwa der Hälfte der Patienten nachweisen. Auch Zeichen der peripheren **Neuropathie** oder Störungen des Gastrointestinaltrakts können im Rahmen dieser Erkrankung auftreten.

Labor
- Es besteht eine **absolute Eosinophilie**, die IgE-Spiegel können erhöht sein.

Differentialdiagnose
- u. a. **eosinophiles Granulom der Lunge**, **Kollagenosen** und das **hypereosinophile Syndrom** („eosinophile Leukämie"). Auch die **exogen-allergische Alveolitis** und die **Wegener-Granulomatose** können mit einer Eosinophilie einhergehen.

Therapie
- **Glukokortikosteroide**, ggf. in Kombination mit Cyclophosphamid, Plasmapherese

Speichernde Lungenkrankheiten

Formen

Alveolarproteinose

- Die **Alveolarproteinose** bezeichnet eine seltene Erkrankung unbekannter Ätiologie, die **durch Anfüllung der Alveolarräume mit einem granulären, PAS** (periodic acid Schiff-reaction = Perjodsäure-Schiff-Reaktion) – **positiven Material** charakterisiert ist, das hauptsächlich aus **Phospholipiden** und **Proteinen** besteht. Diskutiert wird eine Wiederaufnahmestörung von Surfactant-Phospholipiden durch Typ-II-Pneumozyten oder eine gestörte Funktion der Alveolarmakrophagen, die am Abbau des Surfactantfaktors beteiligt sind. Betroffen sind meist Männer oder Frauen im Alter zwischen 20 und 50 Jahren.
- Die **Therapie** bei zunehmender Dyspnoe, Restriktion oder Gasaustauschstörung besteht in der **therapeutischen bronchoalveolären Lavage** in Vollnarkose über doppelläufigen Tubus in zwei oder mehr Sitzungen. Dabei wird erst die schlechter perfundierte Lunge gespült und drei bis sieben Tage später die Gegenseite. Die Gesamtmenge der Spülflüssigkeit kann dabei bis zu 20 l betragen. Mehr als 25% der Patienten erzielen hierdurch eine dauerhafte Remission.
- Systemische Kortikosteroide zeigen keinen Therapieerfolg und erhöhen das Risiko von **Sekundärinfektionen**, die sofort antibiotisch zu behandeln sind. Bei ungünstigem Verlauf entwickelt sich eine **respiratorische Insuffizienz**.

Histiozytosis X, eosinophiles Granulom

- Die **Histiozytosis X** (drei Krankheitsverläufe: eosinophiles Granulom, Hand-Schüller-Christian- und Letterer-Siwe-Erkrankung) bezeichnet eine Gruppe von Erkrankungen unbekannter Ätiologie, die durch die progrediente **Proliferation von Histiozyten** und Infiltration durch eosinophile Granulozyten charakterisiert sind. Granulomatöse Veränderungen können in verschiedenen Organen, bevorzugt aber in der Lunge und den Knochen auftreten. Auch eine **Lipoidphagozytose** kann vorliegen. In der Lunge resultiert ein granulomatöser Prozess, der zur Fibrosierung und „Honigwabenbildung" führt. **Histiozytose-X-Körper** mit Birbeck-Granula in Histiozyten oder alveolären Makrophagen in der Flüssigkeit einer Alveolarlavage (>3% CD_1-positive Langerhans-Zellen) lassen sich nachweisen.
- Das **eosinophile Granulom** tritt am häufigsten im Alter zwischen 20 und 40 Jahren (oft Raucher) auf und geht charakteristischerweise mit Knochenbefall einher. Etwa 20% der Patienten weisen einen Befall der Lungen auf.

Therapie:
- Die **Histiozytosis X** und das **eosinophile Granulom** werden bei Lungenbeteiligung durch **Nikotinkarenz** (Spontanremission möglich) oder durch die **Gabe von Kortikosteroiden** behandelt.

Idiopathische Lungenhämosiderose

- Die **idiopathische Lungenhämosiderose** ist eine seltene Erkrankung unbekannter Ätiologie, bei der **Hämoptysen, intrapulmonale Blutungen, pulmonale Infiltrate** und eine sekundäre **Eisenmangelanämie** auftreten. Eine **Lungenfibrose** entsteht, sobald Blut in das Interstitium gelangt. Die Patienten entwickeln eine respiratorische Insuffizienz.
- Die **Therapie** ist palliativ. Der Tod tritt oft infolge einer massiven Lungenblutung ein.

Weitere Krankheiten der Lunge:

Lungenabszess

Der **Lungenabszess** bezeichnet eine solitäre oder multiple (konfluierende), meist subpleurale Lungenparenchymabszedierung (meist durch Aerobier), die im Rahmen einer Pneumonie, nach **Fremdkörperaspiration** oder offenem Thoraxtrauma, bei Bronchiektasie, zerfallendem Lungentumor oder -infarkt auftreten kann.

Symptome

- intermittierendes Fieber, Schüttelfrost, hochgradige Leukozytose, **Thoraxschmerzen**, schmerzhafte Dyspnoe, oft blutig tingiertes bräunliches Expektorat, lokale Dämpfung, Tympanie oder **amphorisches Atmen** (je nach Abszessfüllung)

Diagnostik

- **Ursache ermitteln** (Aspiration, hämatogene Streuung bei Staph.-aureus-Infektion)
- **Röntgenbild** ⇒ dichte, oft unscharf begrenzte Verschattung, Spiegelbildung möglich
- **Bronchoskopie** insbesondere bei Verdacht auf Fremdkörperaspiration
- **mikrobiologische Diagnostik** von Sputum, bronchoskopisch gewonnenem Sekret

Therapie

- antibiotische Chemotherapie
- Lagerungsdrainage
- ggf. chirurgische Intervention

Abb. 3.22

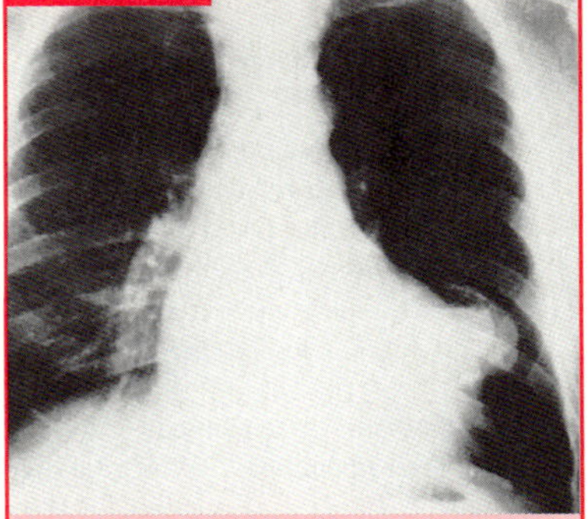

Eingeschmolzener Lungenabszess (IMPP-Prüfungsabbildung)

3.4 Krankheiten des kleinen Kreislaufs

Akutes Cor pulmonale

Definition

Das **akute Cor pulmonale** bezeichnet eine **akute Insuffizienz** und **Dilatation** des **rechten Ventrikels infolge akuter Druckbelastung ohne vorhergehende adaptive Muskelhypertrophie**.

Ätiologie

- Thrombembolie der Lunge (häufigste Form), Luft- oder Fettembolie
- akute respiratorische Insuffizienz bei Status asthmaticus, Mediastinalemphysem, Pneumothorax

Symptomatik, Diagnostik

Siehe Seite 247 ff., Lungenembolie.

Therapie

Die Therapie sollte unter hämodynamischer Kontrolle und Messung des Pulmonalarteriendrucks erfolgen.

- **Behandlung der Grunderkrankung**
- **massive Lungenembolie** ⇒ therapeutische **Fibrinolyse** (z. B. 100 mg **t-PA i. v.** über 2 h oder 0,75–1.5 Mio E. Streptokinase über 30 min); **Urokinase**: 15.000 E/kg KG als Bolus oder 3 Mio E. in 2 h i. v. ggf. **mechanische Entfernung** der **Thromben,** initiale Rezidivprophylaxe mit Heparin
- **Pneumothorax** ⇒ Saugdrainage
- **Status asthmaticus** ⇒ Bronchospasmolyse
- **Senkung des pulmonalvaskulären Widerstands** durch
  - **O_2-Gabe oder Beatmung**
  - **Vasodilatanzien** (Nitro-Präparate (1–6 mg/h i. v.), Molsidomin oder Hydralazine)
  - **Prostacyclin** und **PGE_1** ⇒ initial intravenöse Dauermedikation mit Alprostadil-α-Cyclodextrin (z. B. Prostavasin®), da HWZ <2 Minuten!
  - bei **akuter Lungenembolie** (⇒ präkapilläre Hypertonie) ggf. auch dosierte **NO-Inhalation** (10–25 ppm) ⇒ Gefäßtonus↓
- bei **akuter rechtsventrikulärer Dekompensation** ⇒ kontinuierliche Gabe von 4–6 µg/kg KG/min Dobutamin (z. B. Dobutrex®) oder Amrinon (z. B. Wincoram®) ⇒ Herzindex und Schlagvolumen↑

Chronische pulmonale Hypertonie

Ätiologie

Als Ursache der primären pulmonalen Hypertonie wird eine **obliterierende Erkrankung der mittleren und kleinen Pulmonalarterien** als primärer Gefäßprozess angenommen. Eine Mutation des Bone-Morphogenetic-Protein-Receptor-II-(BMPR-II) Gens wurde identifiziert, die für einen Teil der Formen der primären pulmonalen Hypertonie verantwortlich ist. Die **sekundäre pulmonale Hypertonie** entsteht entweder durch eine **morphologisch-organische** oder eine **funktionelle Einschränkung der Lungenstrombahn**.

- **Strukturreduktion** (Folge eines Verlustes oder Verödens von Lungengefäßen bzw. Kapillaren) bei **Lungenemphysem**, nach massivem Verlust von Lungengewebe (auch Lungenresektion), Lungenzysten, **Lungenfibrosen**, Tuberkulose, M. Boeck, Pneumokoniosen, Bronchiektasen
- **Gefäßobstruktion** durch multiple **Mikroembolien**, primäre Pulmonalsklerose, **Vaskulitiden** (Arteriitis pulmonalis)
- **Gefäßkonstriktion** (Euler-Liljestrand-Mechanismus bei alveolärer Hypoxie) bei Aufenthalt in großer Höhe (alveoläre Hypoxie), Atemrhythmus-Störungen wie das Pickwick-Syndrom (⇒ alveoläre Hypoventilation), Thoraxdeformitäten (z. B. Kyphoskoliose), neuromuskuläre Störungen der Atemmuskulatur
- **Funktionsstörungen** bei angeborenen Herzvitien mit Links-Rechts-Shunt und Überlastung des kleinen Kreislaufs (ASD, VSD), arteriovenösen Fisteln

Klassifikation der pulmonalen Hypertonie (Venedig, 2003)

- Pulmonal-arterielle Hypertonie (PAH) oder idiopathisch-pulmonal-arterielle Hypertonie (IPAH)
- Pulmonale Hypertonie mit Linksherzerkrankung
- Pulmonale Hypertonie mit Lungenerkrankungen und/oder Hypoxämie (z.B. COPD, OSAS)
- Pulmonale Hypertonie infolge chronischer thrombotischer und/oder embolischer Erkrankungen (z.B. Lungenembolie)
- Andere Grunderkrankungen (z.B. Sarkoidose, Histozystosis X), Kompression von Pulmonalgefäßen (Adenopathien und Tumoren, fibrosierende Mediastinitis)

Symptomatik, Diagnostik

Die sekundäre **pulmonale Hypertonie** ist **zu Beginn** nach Druckentlastung noch **reversibel**. Bei länger bestehender Erkrankung stabilisiert sich der Hypertonus und führt typischerweise zur **Rechtsherzbelastung** (EKG-Befund). **Spirometrisch** lässt sich meistens bei der Funktionseinschränkung sowohl eine obstruktive als auch eine restriktive Komponente nachweisen. Wichtig ist die arterielle Blutgasanalyse.

Hämodynamisch wird die pulmonale Hypertonie nach dem mittleren Pulmonalarteriendruck (in Ruhe gemessen) **eingeteilt.** Der **normale Mitteldruck** in der A. pulmonalis beträgt 2,4 kPa.

- **geringgradige** pulmonale Hypertonie (Mitteldruck 2,4 **bis 4,6 kPa**)
- **mittelgradige** pulmonale Hypertonie (Mitteldruck **bis 7,3 kPa**)
- **schwere** pulmonale Hypertonie (Mitteldruck **>7,3 kPa**)

Siehe auch chronisches Cor pulmonale

Differentialdiagnose

- **Mitralstenose** (⇒ Blutrückstau in den Lungenkreislauf); **Auskultationsbefund**
- **Linksherzinsuffizienz** ⇒ Beurteilung der linksventrikulären Funktion mittels **Echokardiographie**, **Blutgasanalyse**

Therapie

- Patienten mit pulmonal-arterieller Hypertension werden beim Fehlen von Kontraindikationen **antikoaguliert**, da verschiedene Studien einen positiven Effekt auf den Krankheitsverlauf gezeigt haben.
- Eine manifeste pulmonal-arterielle Hypertension sollte mit Vasodilatantien behandelt werden. Standardtherapie war bis vor wenigen Jahren die kontinuierliche intravenöse Applikation von Prostacyclin (Epoprostenol, Flolan®) über eine Pumpe. Da diese Therapie mit potentiell lebensbedrohlichen Komplikationen verbunden ist, werden die meisten Patienten mit PAH derzeit primär mit dem **Endothelinantagonisten** Bosentan (Tracleer®) oder einem nichtinvasiven **Prostaglandinanalogon** wie Iloprost-Aerosol oder Beraprost® behandelt.
- Bei Patienten, die bei der Akut-Testung mit **Vasodilatatoren** (inhalatives NO; Adenosin i.v., Prostazyklin) mittels Rechtsherzkatheterisierung eine Senkung des mittleren pulmonalarteriellen Drucks um mindestens 10 mmHg oder des Lungengefäßwiderstands um 20 % gegenüber dem Ausgangswert zeigen, ist ein Therapieversuch mit **Kalziumantagonisten** indiziert.
- Der **Phosphodiesterase-Inhibitor** Sildenafil (Viagra® 50mg) senkt in ersten Studien den pulmonalen Gefäßwiderstand stärker als Nitritoxid.

Chronisches Cor pulmonale

Definition

Unter einem chronischen Cor pulmonale versteht man eine **Hypertrophie und Dilatation des rechten Ventrikels** als Folge von Erkrankungen, durch welche die Funktion oder Struktur der Lungen beeinflusst wird bzw. solche, die zu morphologischen und anhaltenden funktionellen Veränderungen in der Lungenstrombahn führen **(WHO)**.

Nach der **Definition der American Thoracic Society** resultiert das chronische Cor pulmonale aus einer **Struktur-, Funktions- oder Zirkulationsstörung der Lunge** mit **pulmonaler Hypertonie.**

Einteilung:
- **latentes** Cor pulmonale ⇒ pulmonale Hypertonie nur unter Belastung
- **manifestes** Cor pulmonale ⇒ pulmonale Hypertonie mit Rechtsherzhypertrophie ohne Stauungszeichen
- **dekompensiertes** Cor pulmonale ⇒ pulmonale Hypertonie mit Rechtsherzinsuffizienz in Ruhe

Abb. 3.23

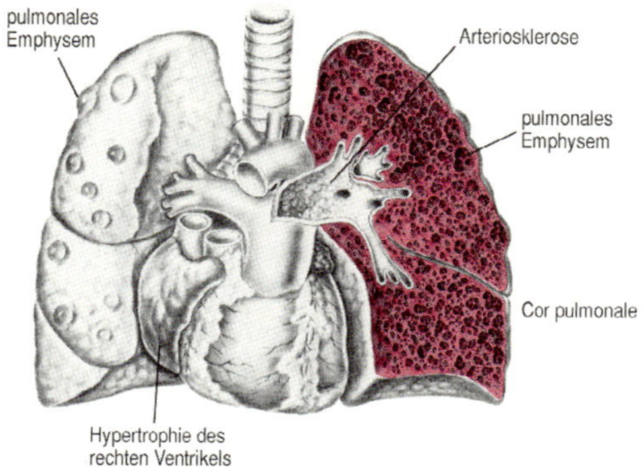

Chronisches Cor pulmonale bei Lungenemphysem (aus Wilson/Thompson 1990)

Grundkrankheiten

Grundsätzlich können alle umschriebenen oder generalisierten **Lungenerkrankungen** – auch extrapulmonaler Genese – bei entsprechend langem Bestehen zum **Cor pulmonale** führen.

Dies trifft für jede Erkrankung zu, die zu einer **anhaltenden pulmonalen Hypertonie** führt.

Die **häufigste Ursache des chronischen Cor pulmonale** ist die obstruktive Ventilationsstörung.

Abb. 3.24

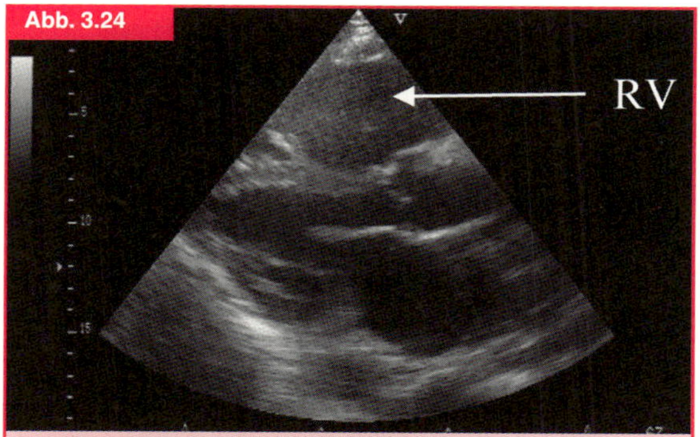

Zweidimensionale Echokardiographie bei „Cor pulmonale" RV=Rechter Ventrikel (aus Classen, Diehl, Kochsiek)

Pathophysiologie

- **Alveoläre Hypoventilation** mit konsekutiver **Hypoxämie** ⇒ **Konstriktion der Lungenarteriolen** (Euler-Liljestrand-Mechanismus) ⇒ **Drucksteigerung im Lungenkreislauf**
- **Alveoläre Hypoxie** fördert zusätzlich die **Hypertrophie glatter Muskelzellen in den Pulmonalarteriolen** (Remodelling).
- Bildet sich im Laufe der Erkrankung eine **respiratorische Globalinsuffizienz** aus, steigt der intravasale Druck weiter an.
- Zunächst ist die **Erhöhung des Pulmonalgefäßwiderstandes** noch funktioneller Art und somit reversibel.
- Nach längerer Krankheitsdauer resultieren jedoch **Wandverdickungen und** der **Verschluss von Kapillaren und Arteriolen** mit einer **Rarefizierung des Gefäßbettes**.
- Durch die zunehmende **Belastung des rechten Ventrikels** kommt es zunächst zur **Rechtsherzhypertrophie**, dann im Stadium der Dekompensation zur Dilatation des rechten Ventrikels.

Symptomatik, Diagnostik

Kompensiertes Cor pulmonale

- **Belastungsdyspnoe**, rasche Ermüdbarkeit bei Belastung**, Zyanose**
- gelegentlich Herzrasen, das mit Rhythmusstörungen verbunden sein kann

- **Belastungssynkopen** bei Hustenanfällen
- gelegentlich substernale Schmerzen, präkordialer Belastungsschmerz
- systolisches Heben linksparasternal
- **Auskultation** ⇒ permanente Spaltung des 2. Herztons mit Betonung des Pulmonalklappentons

Dekompensiertes Cor pulmonale (⇒ manifeste Rechtsherzinsuffizienz)
- Halsvenenstauung, Hepatomegalie, periphere Ödeme; Hämoptyse bei schwerer pulmonaler Hypertonie
- relative Pulmonal- oder Trikuspidalinsuffizienz
- **Auskultation** ⇒ zusätzlich diastolisches Graham-Steel-Geräusch über der Pulmonalklappe; systolisches Geräusch über der Trikuspidalklappe, Galopprhythmus
- **BGA**⇒ arterielle Hypoxämie, Hyperkapnie; **respiratorische Azidose** mit entsprechenden Elektrolytverschiebungen

Echokardiographische Befunde bei Cor pulmonale
- Erweiterung der Pulmonalarterien (suprasternal), der V. cava superior, des rechten Ventrikels und des rechten Vorhofs
- Paradoxe Vorwölbung des Septum interventrikulare
- Trikuspidalinsuffizienz mit Drucksteigerung im CW-Doppler
- Akzelerationszeit über der Pulmonalklappe und rechtsventrikuläre Ejektionszeit (RVET) verkürzt
- Präejektionszeit (PEP) verlängert (PEP/RVET > 0,35)

Die Diagnose eines **Cor pulmonale** wird mit dem **Rechtsherzkatheter** sichergestellt. Druckwerte von 30 mmHg systolisch oder über 20 mmHg als Mitteldruck (PAPm) der Pulmonalisdrücke weisen auf die Rechtsherzbelastung hin. Beim latenten Cor pulmonale steigen die Druckwerte unter Belastung in den pathologischen Bereich (PAPm > 28 mmHg).

Röntgen
- prominentes Pulmonalissegment
- Dilatation des Pulmonalarterienhauptstamms
- **vermehrte zentrale Lungengefäßzeichnung** durch Erweiterung der zentralen Lungenarterien
- **verminderte periphere Lungengefäßzeichnung**
- **Kalibersprung**, **sog. Hilusamputation** durch abrupte Kaliberzunahme der erweiterten Lappenarterien zu den Segmentarterien hin

Am **Herzen** unterscheidet man **4 Röntgenstadien**:

I. **kleines Herz** mit verstärkter systolischer Kontraktion als Antwort auf die Druckbelastung
II. **„normale" Herzgröße** mit Zunahme des systolischen Restvolumens
III. **Linksverbreiterung** ⇒ Rotation des Herzens, wodurch der rechte Ventrikel randbildend wird
IV. **Rechtsverbreiterung** ⇒ Vergrößerung des rechten Vorhofs als Folge der relativen Trikuspidalinsuffizienz

Labor
- **Polyglobulie** und **erhöhter Hämatokritwert** durch chronische Sauerstoffuntersättigung des Blutes ⇒ **Hyperkoagulabilität** ⇒ **thromboembolische Komplikationen**
- **Blutgasanalyse** ⇒ arterielle **Hypoxämie** oder respiratorische **Globalinsuffizienz**

EKG
- Das **EKG** ist **nicht in jedem Fall verändert**. Zeichen einer **Rechtsherzhypertrophie** treten meist erst im fortgeschrittenen Stadium auf und können auch durch eine gleichzeitig bestehende Linkshypertrophie neutralisiert werden.

Kriterien sind
- Rechtstyp bzw. Steiltyp
- P-dextroatriale
- Rechtsschenkelblock

Rechtshypertrophiezeichen (hohe Spezifität)

- **hohes R in V_1 (>0,7 mV), R/S >1**
- **tiefes S in V_5 und V_6 (>0,7 mV)**
- Sokolow-Index: **$RV_1 + RV_5 \geq$ 1,05 mV**
- Erregungsrückbildungsstörungen ⇒ z. B. **T-Negativierung** in V_1–V_3
- **Echokardiographie** ⇒ Nachweis der rechtsventrikulären Hypertrophie bzw. Dilatation; **paradoxe Septumbeweglichkeit**, da sich das Septum in der Systole vom linken Ventrikel wegbewegt
- **Rechtsherzkatheter** ⇒ Nachweis der Druckerhöhung im kleinen Kreislauf (⇒ Schweregrad)

Therapie

Im Vordergrund stehen die **Therapie** der **pulmonalen** oder **pulmovaskulären Grunderkrankung** bzw. Karenz der auslösenden Ursache.
Nach der ersten **Rechtsherzdekompensation** nimmt die **5-Jahres-Überlebenszeit auf 5 % ab**!

Pharmakotherapie:

- **Therapie der Grunderkrankung** bei chronisch-obstruktiver Atemwegserkrankung, rezidivierenden Lungenembolien und tumorösen oder interstitiellen Lungenkrankheiten
- **Gefäßwiderstandssenkung** durch Prostanoidapplikation, Endothelinantagonisten oder Ca-Antagonisten
  - Prostanoidapplikation durch Gabe von **inhalativem Iloprost** oder einem subkutan infundierbaren Prostazyklinanalogon (Remodulin®) sowie Gabe eines oralen Analogons (Beraprost®).
  - **Bosentan** bindet als dualer kompetitiver Endothelinrezeptor-Antagonist spezifisch an ETA- und ETB-Rezeptoren. Dadurch werden die Pathomechanismen (Überexpression des vasokonstriktiv wirksamen Endothelin 1) abgeschwächt, die durch eine erhöhte Endothelinkonzentration die PAH unterstützen.
  - Bei der **primären pulmonalen Hypertonie** führen Kalziumantagonisten wie Nifedipin oder Diltiazem in hoher Dosierung bei entsprechend sensitiven Patienten zu einer Verbesserung der Überlebensraten. Dies betrifft aber nur 20–30 % der Patienten, vornehmlich in den Stadien NYHA I und II.
  - Die Anwendung des spezifischen Phosphodiesterase-Inhibitors Sildenafil ist klinisch in Einzelfällen erfolgreich.
- **Sauerstoff-Langzeittherapie** bei persistierender arterieller Hypoxie (pO_2< 55 mm Hg (= 7,3 kPa) ⇒ bei vorhandener Reversibilität ⇒ **pulmonalvaskulärer Widerstand** ↓ und Besserung des Hämatokrits)
- bei HK > 60 % ⇒ **isovolämische Hämodilution** (Aderlass mit anschließender Volumensubstitution)
- bei dekompensiertem Cor pulmonale ⇒ Schonung, **ACE-Inhibitoren, Diuretika, Dobutamin** (1–3 µg/kg/min)
- **Antikoagulanzientherapie** bei rezidivierenden Lungenembolien, schwerer Polyglobulie und bei der primären pulmonalen Hypertonie
- **ggf. Antibiotika** ⇒ Lungeninfekte rechtzeitig behandeln!
- Bei Versagen der medikamentösen Therapie ist eine Lungen- bzw. Herz-Lungen-Transplantation die letzte therapeutische Alternative.

Die Patienten sind zu einer konsequenten Lebensführung (**körperliche Schonung**) aufzufordern.
Wenn Aderlässe bei Hämatokritwerten > 60 % vorgenommen werden, ist eine isovolämische **Hämodilution** durchzuführen.

Stauungslunge

Pathogenese

Eine **Lungenstauung** tritt bei folgenden Erkrankungen auf:

♦ **Kongenitale Herzvitien mit Links-Rechts-Shunt**

- Vorhofseptumdefekt (ASD)
- Ventrikelseptumdefekt (VSD)
- Offener Ductus Botalli

♦ **Erworbene Herzfehler**
- z. B. Mitralstenose

♦ **Chronische Linksherzinsuffizienz**

Pathophysiologie: Es resultiert eine **mäßige Verminderung der Vital- und Totalkapazität**.
Bei chronischer Lungenstauung mit Hyperämie der Bronchialvenen **nimmt zusätzlich die Compliance ab, die Atemwegswiderstände erhöhen sich,** und man findet einen **leicht reduzierten arteriellen pO_2**.
Kann ein **insuffizientes Herz** (z. B. dekompensierte Mitralinsuffizienz) das Blutvolumen aus dem Lungenkreislauf nicht mehr bewältigen, tritt aus den Lungengefäßen vermehrt Plasma ins Interstitium und die Alveolen über ⇒ **Lungenödem und schwere Hypoxämie** sind die Folgen.

Lungenödem

Definition

Unter dem Lungenödem versteht man ein meist **akutes**, in manchen Fällen aber auch **subakutes** oder **chronisches Krankheitsbild**, das mit einer **Vermehrung seröser Flüssigkeit in den Alveolen und im interstitiellen Lungengewebe** einhergeht.

Ätiologie

Kardial
- **Aortenstenose, Aorteninsuffizienz**
- leichte Mitralstenose (die **schwere Form** neigt zur **Wandverdickung der Pulmonalgefäße** mit erhöhter Drucktoleranz)
- **Herzinfarkt**
- Herzrhythmusstörungen
- (Links-)**Herzinsuffizienz** (⇒ Transsudation von Plasmaflüssigkeit in die Alveolen und das Interstitium)

Abb. 3.25

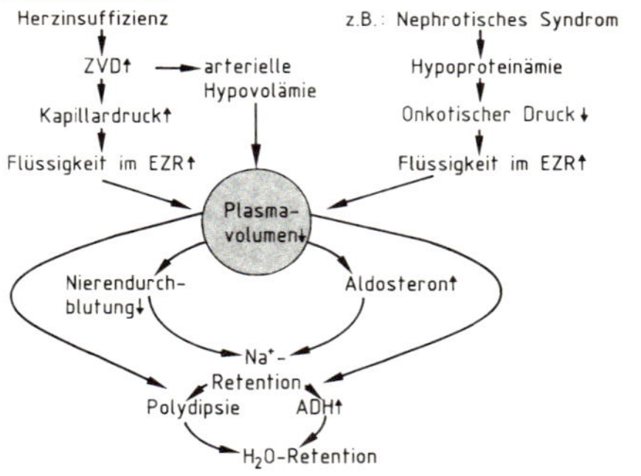

Ödempathogenese (aus Lohr/Bös, 1998)

Extrakardial
- **verminderter kolloidosmotischer Druck** des Blutes (**Niereninsuffizienz**, Urämie, Leberzirrhose, Verbrennungen)
- **verminderter Alveolardruck**
- **allergisch-toxische** Permeabilitätssteigerung der Lungenkapillaren (Reizgase, Heroinintoxikation, Alkylphosphatester)
- **infektiöse** Lungenerkrankungen (Pneumonie)
- **zentrales** Lungenödem (Hirntumoren, infektiöse Enzephalitiden)
- Schädel-Hirn-Trauma (⇒Vasomotorenzentrum gestört ⇒ Kapillarpermeabilität↑)

Pathogenese

Pathogenetisch wesentliche Faktoren, die meist kombiniert zum Lungenödem führen, sind:
- kolloidosmotischer Druck des Blutes↓
- hydrostatischer Druck in den Alveolarkapillaren↑
- Permeabilität der Kapillarwände↑
- pulmonaler Lymphabfluss↓

- Der **hydrostatische Druck** beträgt **beim Gesunden ungefähr 8 mmHg**.
  Bei einem Rückstau von Blut in den Lungenkreislauf kann der hydrostatische Druck den kolloidosmotischen Druck (Norm: 25 mmHg) überschreiten, und es kommt zur **Transsudation von Flüssigkeit**, zunächst ins Interstitium.

- Kompensatorisch steigt der Lymphabfluss in diesen Bereichen an. Übersteigt die interstitielle Transsudation die Lymphabflusskapazität, bildet sich mit der Zeit ein **massives interstitielles Ödem** aus (⇒ Steigerung des Lungengewebsdrucks) mit **Übertritt von Flüssigkeit in den Alveolarraum** (⇒ auskultatorisch **Rasselgeräusche**).
- Der erhöhte **Lungengewebsdruck komprimiert die kleinen Lungengefäße und Bronchiolen** und beeinträchtigt dadurch Ventilation und Perfusion. Gleichzeitig nimmt die Transferstrecke zu, und die **Compliance in den betroffenen Bezirken** wird **herabgesetzt**, was zur weiteren Verschlechterung der Ventilation beiträgt.
- In den **hypoventilierten Lungenabschnitten** erfolgt über den Euler-Liljestrand-Mechanismus eine **Vasokonstriktion der Lungenarterien**, wodurch das Blut in noch intakte Lungenanteile umgeleitet wird. Bei chronischer Minderperfusion ist die **Produktion des die Oberflächenspannung reduzierenden Surfactant beeinträchtigt**, was ebenfalls zur Verschlechterung der Ventilation beiträgt.

Leitsymptome

- zunehmende hochgradige **Dyspnoe, Tachypnoe** und **Orthopnoe**
- **Distanzrasseln und schaumiges Sputum** bei alveolärem Lungenödem
- **Hustenreiz** v. a. bei toxischem Lungenödem, aber auch bei Asthma cardiale
- **Angst,** mit dem Gefühl des Erstickens und **Schweißausbruch**
- **Zyanose,** Blässe
- **Puls** tachykard
- **Röntgenbild** ⇒ vorwiegend perihilär angeordnete, **schmetterlingsförmige Verschattung**.

Therapie

- **sitzende Lagerung** (Oberkörper hoch, Beine hängen lassen) ⇒ hydrostat. Druck in Lungengefäßen↓
- **Sauerstoffgabe**
- **Nitrate** p. o. oder i. v. (Senkung des venösen Rückstroms, Pulmonalarteriendruck↓)
- **Sedierung** (Morphin (4–8 mg p. o. oder i. v.) oder Diazepam (3–5 mg ebenfalls langsam i. v.; nicht bei RR syst < 100 mmHg oder Atemdepression!))
- **forcierte Diurese** (2 bis 3 Amp. Furosemid i. v.)
- blutiger (bei Polyglobulie) oder unblutiger Aderlass (Staubinden an den Oberschenkeln)
- evtl. **Überdruckbeatmung** (PEEP)
- **symptomatisch**: Senkung des **Hypertonus**; Behandlung von **Herzrhythmusstörungen**, bei **Herzinsuffizienz** ⇒ **Dobutamin** (4–6 µg/kg/min), **Dopamin** (3–6 µg/kg/min)
- bei Verdacht auf toxisch-allergisches Lungenödem: Kortikoide i. v.

Sonderform

Interstitielles Lungenödem („fluid lung“) bei Niereninsuffizienz ⇒ hochgradige **Dyspnoe, Tachypnoe** und **Orthopnoe**. Da die Ödemflüssigkeit im interstitiellen Lungengewebe ist, besteht **auskultatorisch meist kein pathologischer Befund**.

- **Therapie** ⇒ **Hämodialyse** oder Hämofiltration mit starker Ultrafiltration. Für den Transport ist ein unblutiger Aderlass zur Überbrückung möglich.

Lungenembolie

Zur **Pathogenese:** Siehe Seite 93 ff.

Definition und Einteilung

Lungenembolie bezeichnet die **partielle Verlegung der arteriellen Lungenstrombahn** durch eingeschwemmte Bestandteile (z. B. Thrombus, Zellverband, Geschwulstfragment, Luft (⇒ Luftembolie), Fetttröpfchen (Resorption nach 2–3 Wo.), Fremdkörper).

Schweregradeinteilung nach dem Ausmaß der Obstruktion:
- Obstruktion >**70 %** ⇒ meist tödlich verlaufende fulminante Lungenembolie
- Obstruktion **50–70 %** ⇒ **massive** Lungenarterienembolie mit Ausbildung eines Schockzustands
- Obstruktion **30–50 %** ⇒ **submassive**, häufig zum Lungeninfarkt führende Embolien
- Obstruktion <**30 %** ⇒ oft asymptomatische kleine Lungenarterienembolie

Die **akute Lungenembolie** tritt oft nach Ereignissen auf, die zu einem Anstieg des Venendrucks führen (Lagewechsel wie **morgendliches Aufstehen**, Pressen beim Stuhlgang, Hustenanfälle).
Rezidivierende Mikroembolien können ohne Symptome verlaufen. Bei **kleinen** bis **mittelgroßen Embolien** können kurzzeitige **Schwindelanfälle**, **Tachykardie** aber auch die **Trias**: **Thoraxschmerz, Dyspnoe** und **Hämoptoe** auftreten. Der plötzliche **Verschluss des Truncus pulmonalis** verläuft in der Regel tödlich.

Pathophysiologie

Akuter embolischer Verschluss einer großen Pulmonalarterie ⇒ Lungengefäßwiderstand↑ ⇒ **Nachlast**↑ ⇒ Dilatation des rechten Ventrikels mit Verlagerung des interventrikulären Septums in Richtung linke Herzkammer ⇒ unzureichende Füllung des linken Ventrikels ⇒ **HZV**↓ (forward failure), **RR**↓ ⇒ pulmonale Blutpassage über AV-Shunts ⇒ Hypoxämie ⇒ Spasmen der Pulmonalgefäße ⇒ weitere Zunahme des Afterloads ⇒ **rechtsventrikuläre Druckbelastung** (**akutes Cor pulmonale**) ⇒ arterielle Hypoxämie ⇒ **Myokardischämie** ⇒ **Rechtsherzversagen**

Symptome

Nur etwa 40% der Lungenembolien werden klinisch erkannt!

Klinische Befunde treten in **Abhängigkeit** vom **Schweregrad** auf:
- sämtliche Grade der **Dyspnoe**, **Tachypnoe**
- **Tachykardie**
- **Thoraxschmerz** (oft inspiratorisch zunehmender pleuritischer Schmerz)
- **Husten**, Hämoptoe
- Schweißausbruch, Angst
- rezidivierende **Synkopen**, ggf. Eintrübung des Sensoriums ⇒ Schock
- ggf. **Zyanose**, gestaute Halsvenen, Leberstauung, Leberpuls, Ödeme

Diagnostik

Auskultation
- ggf. akzentuierter Pulmonalton (**P_2**), 4. (3.) Herzton, Rasselgeräusche, Pleurareiben, Ergusszeichen

EKG
Oft nur **flüchtige Veränderungen** (*McGinn-White-Syndrom*)! ⇒ daher Vergleich mit Vorbefund!
- meist **Sinustachykardie** (auch Bradykardie bei massiver Lungenembolie möglich)
- **T-Inversion** (symmetrisch negativ) in **Abl. III**

Typische Rechtsbelastungszeichen (nur bei etwa **25 % der Fälle** nachweisbar!)
- **S_I Q_{III}-Typ** (in **Abl. I tiefe S-Zacke**, in **Abl. III tiefes Q**) **mit Verschiebung des R/S-Übergangs nach links** und **tiefen S-Zacken in V_4, V_5** (Drucksteigerung im kleinen Kreislauf ⇒ Dilatation des rechten Ventrikels ⇒ Rotation des Herzens um die Längsachse nach rechts)
- **inkompletter** oder selten auch kompletter **Rechtsschenkelblock**
- **P dextrocardiale** bei akuter Überlastung des rechten Vorhofs
- **Rhythmusstörungen,** u. a. Extrasystolie

Laborbefunde
- D-Dimere (Fibrinspaltprodukte und Fibrinopeptid A nachweisbar); ggf. Leukozytose, LDH↑, Enzyme der akuten Leberstauung↑ (AST, ALT, γ-GT), Serumbilirubin↑
- **Blutgase** ⇒ pO_2 und pCO_2 vermindert, pH↑ (respiratorische Alkalose)

Abb. 3.26

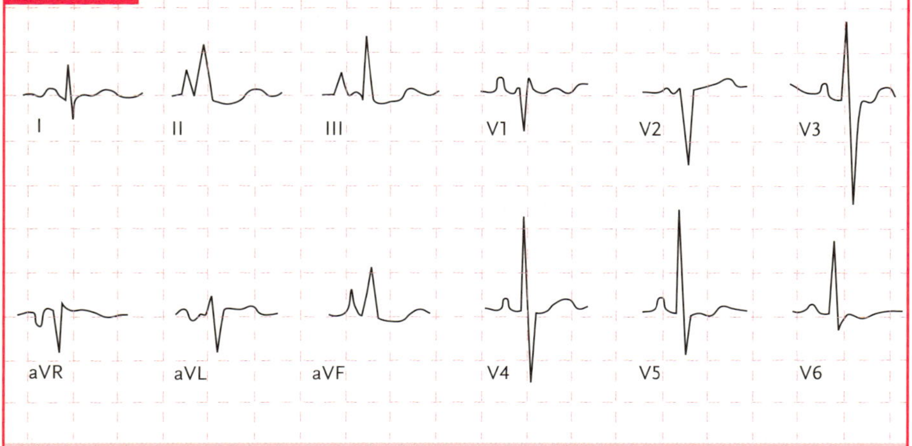

EKG bei Lungenembolie ohne S_IQ_{III}-Typ: Alternativ finden sich hohe P-Wellen in den inferioren Ableitungen (P dextrocardiale), Rechtstyp und ein partieller Rechtsschenkelblock

Die **D-Dimer-Diagnostik** mit einem rasch durchführbaren sensitiven ELISA-Test hat sich in der Ausschlussdiagnostik der Lungenembolie als kostengünstig und effektiv erwiesen. Bei negativem D-Dimer-Test gilt eine Lungenembolie als ausgeschlossen. Bei positivem D-Dimer-Test wird zur weiteren Abklärung die Durchführung einer Lungenperfusions-Szintigraphie oder CT-Angiographie empfohlen.

Bildgebende Verfahren

- Die **Farb-Doppler-Echokardiographie** ermöglicht, Hinweise auf eine Druckbelastung des rechten Ventrikels zu verifizieren (nichtinvasive Bestimmung von Druckgradienten).
- Das **Lungenperfusionsszintigramm** schließt bei negativem Befund eine Lungenembolie weitgehend aus. Positive Befunde können auch bei anderen kardiopulmonalen Erkrankungen vorkommen.
- Die **Pulmonalisangiographie** – heute überwiegend als digitale Subtraktionsangiographie (DSA) durchgeführt – wird bei nicht eindeutigem Szintigrammbefund empfohlen und wenn bei massiver Lungenembolie operative oder kathetertechnische Behandlungsverfahren in Frage kommen.

Tab. 3.3 Schweregrade der Lungenembolie

	I	II	III	IV
Klinik	leichte Dyspnoe, thorakaler Schmerz	akute Dyspnoe, Tachypnoe, Tachykardie, thorakaler Schmerz	akute schwere Dyspnoe, Zyanose, Unruhe, Synkope, thorakaler Schmerz	zusätzlich Schocksymptomatik, evtl. Herz-Kreislauf-Stillstand
art. RR	normal	normal oder ↓	↓	Schock
Pulm.-arteriendruck (PAP)	normal	16–25 mmHg	25–30 mmHg	>30 mmHg
pO_2	~ 80 mmHg	<75 mmHg	< 70 mmHg	<60 mmHg
Gefäßverschluss	periphere Äste	Segmentarterien	ein Pulmonalart.-Ast oder mehrere Lappenart.	Pulmonalarterienhauptstamm oder mehrere Lappenart.

- Die **Spiral-Computertomographie** eignet sich zur direkten Darstellung von Emboli in den großen Pulmonalarterienästen bis zu den Segmentarterien.
- Bei der **kontrastmittelunterstützten Magnetresonanz-Angiographie** (MRA) sind die Ergebnisse abhängig von der Lokalisation und der Größe der Emboli.
- Elektronenstrahltomographie (EBT)

Thorax-Röntgenaufnahme (Veränderungen nur in **40 %** der gesicherten Fälle!)

- **periphere Aufhellungszone** nach dem Gefäßverschluss (Westermark-Zeichen)
- **Kalibersprung** der Gefäße
- **reflektorischer Zwerchfellhochstand** auf der erkrankten Seite
- **keilförmig fleckige Verschattung** im infarzierten Bereich
- **plattenförmige Atelektasen** in den Unterfeldern

Abb. 3.27

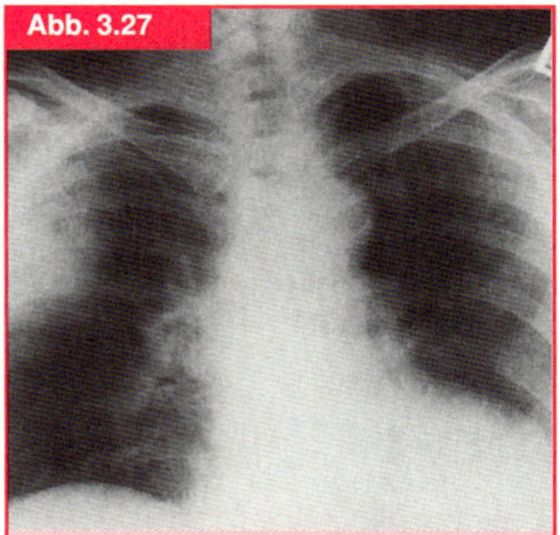

Lungeninfarkt: keilförmige Verschattung im rechten Lungenoberfeld mit breitbasigem Kontakt zur Pleura (IMPP-Prüfungsabbildung)

Hinweise für einen **abgelaufenen Lungeninfarkt** geben Pleuraschmerzen, Pleurareiben, Ergusszeichen, Husten und Hämoptoe. Im **Rechtsherzkatheterbefund** nimmt der Pulmonalarteriendruck ab Stadium II zu. Der **diagnostische Nachweis** erfolgt mittels Elektronenstrahltomographie, **Szintigraphie, digitaler Subtraktionsangiographie** oder **Pulmonalisangiographie.** Obligatorisch ist eine **Röntgenaufnahme in 2 Ebenen.**

Differentialdiagnose

Tab. 3.4 Differentialdiagnosen bei Verdacht auf Lungenembolie

	Typische Veränderungen bei Lungenembolie	Herzinfarkt	Pleuropneumonie	Pneumothorax
Atemgeräusch	anfangs o.B.	o.B.	Rasselgeräusch Pleurareiben	einseitig aufgehoben
Labor (Kreatinkinase)	CK normal	CK u. CK-MB ↑	CK normal	CK normal
EKG	Rechtsrotation der Herzachse, Rechtsbelastg.	infarkttypische Veränderung	normal	Niedervoltage ggf. Rechtsbelastg.
Blutgase (pO_2)	pO_2 ↓	pO_2 normal	pO_2 ↓	pO_2 ↓
Dyspnoe	intensiv	gering	gering	intensiv

Therapie

- **halbsitzende Lagerung**, möglichst schonender Transport in die Klinik
- **Sedierung**, **Analgesie** und **Sauerstoffzufuhr**, ggf. Schockbekämpfung
- Bolus von 10.000 IE **Heparin** i. v., danach 400–1.000 IE/kg über 24 h (PTT soll das 2–3fache des Normwerts betragen)
  Wirkungsweise: **Heparin bindet an AT III** ⇒ dadurch beschleunigte AT-III-Aktivierung ⇒ AT III inhibiert Thrombin und die Faktoren XIIa, XIa, Xa, IXa ⇒ Umwandlung von Fibrinogen zu Fibrin inhibiert ⇒ keine weiteren Fibrinablagerungen
- **Fibrinolyse** bei hämodynamisch instabiler Lungenembolie und bei großen Perfusionsausfällen (St. III und IV) oder zur gleichzeitigen Therapie einer ausgedehnten Bein- oder Beckenvenenthrombose

Präparate ⇒ **Streptokinase, Urokinase, Gewebsplasminogenaktivator (t-PA), APSAC**; dabei regelmäßige Kontrolle von PTT, Fibrinogen und Thrombinzeit!
- **Operative Embolektomie** innerhalb einer Stunde nur, wenn eine Fibrinolyse kontraindiziert oder ineffektiv geblieben ist

Nach einer **Lungenembolie** ist mit einer längeren **Rekonvaleszenz** zu rechnen (6 Monate), in der die Patienten über **Belastungsdyspnoe** und **Neigung zu Tachykardien** klagen. Bei etwa **20 %** der Patienten endet bereits die erste Lungenembolie letal.

Prävention

Thromboseprophylaxe im Anschluss an die Heparintherapie mit Antikoagulanzien vom Typ des Phenprocoumons (z. B. Marcumar®) bei fehlenden Kontraindikationen

Dauer:
- **Lungenembolie** nach Immobilisation oder bei zeitlich definierbarem Risiko ⇒ **3 bis 6 Monate bei einer Quick-Werteinstellung auf 25 bis 30 %** (Empfehlung des American College of Chest Physicians)
- **Lungenembolie** bei **permanenten Risikofaktoren** (z. B. AT-III-Mangel) oder, wenn kein Auslöser zu ermitteln ist ⇒ **Dauertherapie**

Schocklungensyndrom (ARDS)

Das **adult respiratory distress syndrome (ARDS)** bezeichnet die **akute respiratorische Insuffizienz bei vorher lungengesunden Patienten** durch pulmonale Schädigung unterschiedlicher Genese.

Pathogenese

- **direkte pulmonale Schädigung** durch **Aspiration** von Mageninhalt oder Wasser (Ertrinken), Inhalation toxischer Gase, Inhalation von hyperbarem Sauerstoff, **Intoxikation** mit Paraquat, schwere Pneumonien u. a.
- **indirekte pulmonale Schädigung** durch **Polytrauma**, **Sepsis**, **Schock**, Massentransfusion, disseminierte intravasale Gerinnung u. a.

Symptome

Das klinische Krankheitsbild kann sich nach **einer Latenzphase von wenigen Stunden bis zu einigen Tagen** entwickeln.
Die Patienten klagen über eine **progrediente schwere Ruhedyspnoe**, die mit einer **ausgeprägten arteriellen Hypoxämie** einhergeht. Interkostale Einziehungen bei der Inspiration können auftreten. Die Haut kann **zyanotisch** erscheinen, wobei durch die Gabe von Sauerstoff möglicherweise keine Besserung erzielt wird.

Es lassen sich **3 Stadien unterscheiden:**
- **Stadium I (Latenzstadium** umfasst Stunden bis zu 3 Tagen) ⇒ **exsudative Phase** mit gesteigerter Kapillarpermeabilität und **Ausbildung eines interstitiellen Lungenödems**
- **Stadium II** ⇒ **Absterben von Pneumozyten vom Typ II** mit daraus resultierender **verminderter Bildung des Surfactant-Faktors** führt zum Flüssigkeitsübertritt in die Alveolen (⇒ **alveoläres Lungenödem**), Bildung von **Mikroatelektasen**, hyalinen Membranen und **intrapulmonalen Shunts**
- **Stadium III** ⇒ **proliferative Phase** mit Endothelproliferation der Alveolarkapillaren (⇒ Perfusions- und Diffusionsstörung ↑) sowie Ausbildung einer **Lungenfibrose**

Die **Stadien I und II gelten** noch **als reversibel**. Etwa 1 Woche nach Beginn des auslösenden Ereignisses führt die Fehlregeneration der Alveolenwand zur zunehmenden **Fibroblastenaktivierung** mit Fibrosierung der Lunge.

Als Mediatoren der **Endothelzellschädigung** kommen Leukozyten und deren Enzyme, Interleukin I, Eikosanoide und deren Metabolite sowie freie Sauerstoffradikale in Betracht. Die **Verbrauchskoagulopathie** bedingt die Ablagerung von Mikrothromben in der Lungenstrombahn. Die Mikrozirkulation wird durch die **mediatorbedingte präkapilläre Vasokonstriktion** weiter verschlechtert. Die **verminderte Produktion des Antiatelektase-Faktors (Surfactant)** führt zum **Alveolenkollaps**.

Diagnostik

- **Lungenfunktion**: **Compliance** und **Diffusionskapazität** (⇒ **alveolokapilläre O_2-Transferstrecke nimmt zu**) sind **frühzeitig vermindert**, **Vitalkapazität**↓
- **Rechtsherzkatheter** ⇒ **pulmonaler Kapillardruck**↓ (<15 mmHg) ist charakteristisch für ARDS, hoher **pulmonaler Kapillardruck** („Wedge-Druck" >20 mmHg) spricht für kardiale Stauungsinsuffizienz.
- extravasales **Lungenwasser**↑

Blutgasanalyse und Röntgenbefunde:

- **Stadium I** ⇒ leichtgradige **Hypoxämie** und **Hyperventilation mit respiratorischer Alkalose**
- **Stadium II** ⇒ **zunehmende Hypoxämie** und **Dyspnoe**, Übergang von „Schmetterlingsfigur" zu fleckig-streifigen Verdichtungen im Thoraxröntgenbild
- **Stadium III** ⇒ **respiratorische Globalinsuffizienz** mit respiratorischer und metabolischer Azidose und beidseitigen konfluierenden Lungenverschattungen („weiße Lunge") im Thoraxröntgenbild

Therapie

- möglichst **frühzeitige volumengesteuerte kontrollierte Beatmung** mit **p**ositiv **e**nd**e**xspiratorischem Druck (**PEEP**) ⇒ Wiedereröffnung atelektatischer Alveolarbezirke, Verbesserung des Ventilations-Perfusions-Verhältnisses in der Lunge und damit Reduktion des pulmonalen Rechts-Links-Shunts

  Beatmung mit positiv endexspiratorischem Druck (PEEP)
  ⇒ intrathorakaler Druck↑ ⇒ venöser Rückstrom↓ ⇒ **Verminderung der Vorlast** des linken Ventrikels bei gleichzeitigem Anstieg des arteriellen PO_2 und damit verbesserter Kontraktilität des Myokards

- **intravaskulärer Oxygenator** zur Oxygenierung und CO_2-Elimination über die V. cava
- **extrakorporale CO_2-Elimination** durch EKMO (extrakorporaler Membranoxygenator)
- ggf. NO-Inhalation (in klinischer Erprobung)

Medikamentöse Therapie

- **Infusionstherapie** unter Überwachung der pulmonalen Hämodynamik
- **Heparin** in niedriger Dosierung
- ggf. Infusion von **Prostaglandin E_1** (PgE_1)

Prognose

- abhängig von einer frühzeitigen Therapie des ARDS
- Mögliche Senkung der Letalität auf 40% durch extrakorporale CO_2-Elimination

3.5 Neoplasien der Bronchien und der Lunge

Bronchialkarzinom

Ätiologie

Mehr als 90% aller Lungen- und Bronchialtumoren sind Bronchialkarzinome, die die häufigste Krebserkrankung bei Männern (22%) sind. Die Erkrankung tritt am häufigsten im Alter zwischen 55 und 70 Jahren auf.

Die **Tumorinduktion** erfolgt durch **DNA-Schädigung**, Aktivierung von Zellonkogenen und Stimulation durch Wachstumsfaktoren.

Begünstigende Faktoren

- **Tabakrauchinhalation (etwa 85%** der Fälle), dosisabhängige Wirkung!
- **karzinogene Arbeitsstoffe** (berufsbedingt) ⇒ z. B. Asbest, Arsen, Chromaten, Nickel, Dichlormethyläther, polyzyklische aromatische Kohlenwasserstoffe, Senfgas, Radongas, Emissionen in Kokereien
- **Lungennarben** ⇒ Adenokarzinom und Alveolarzellkarzinom
- **genetische Disposition** ⇒ familiäre Häufung

Einteilung und Metastasierung

Pathologie 4 Typen des Bronchialkarzinoms

Nichtkleinzellige Karzinome

- **Plattenepithelkarzinom** (40–50%) ⇒ meist zentral lokalisiert
- **Adenokarzinom** (10–15%) ⇒ meist peripher lokalisiert, häufigste Krebsform bei Nichtrauchern
- undifferenziertes**, großzelliges Karzinom** (5–10%)

Kleinzelliges Karzinom

- undifferenziertes**, kleinzelliges Karzinom** (Oatcell-Karzinom) (25–30%) ⇒ frühzeitig **hämatogene Metastasen,** schlechteste Prognose, oft paraneoplastische **Hormonproduktion**

Alle Typen breiten sich **hämatogen** (⇒ **Leber, ZNS, Nebennieren, Skelett)** und auf dem Lymphweg aus ⇒ **regionäre Lymhknotenmetastasierung**.

Kurzfassung der TNM-Klassifikation

T-Status

- **T X** Zytologischer Malignomnachweis in Sputum oder bronchialer Spülflüssigkeit ohne Tumornachweis in der Bronchoskopie oder Schnittbilddiagnostik
- **T 0:** Kein Primärtumornachweis
- **Tis:** Carcinoma in situ
- **T 1:** Tumor < 3 cm, umgeben von Lunge oder viszeraler Pleura. Bronchoskopisch kein Hinweis auf eine Infiltration proximal eines Lappenbronchus
- **T 2:** Tumor mit
  a) einer Größe > 3 cm.
  b) Befall des Hauptbronchus, jedoch > 2 cm distal der Hauptcarina
  c) Infiltration der viszeralen Pleura
  d) assoziierter Atelektase, aber nicht der ganzen Lunge
- **T 3:** Tumor
  a) jeder Größe mit direkter **Infiltration** von Brustwand, Zwerchfell, parietalem Perikard oder mediastinaler Pleura.
  b) Hauptbronchusbefall < 2 cm distal der Hauptcarina, jedoch nicht derHauptcarina selbst
  c) mit Atelektase der ganzen Lunge

- **T 4:** Tumor jeder Größe mit Infiltration von Mediastinum, Herz, großen Gefäßen, Trachea, Ösophagus, Wirbelkörper, Hauptcarina oder Tumor mit malignem Pleuraerguss oder Tumor mit Satellitenherden im ipsilateralen tumortragenden Lungenlappen

N-Status

- **N X:** Regionale Lymphknoten nicht hinreichend untersucht
- **N 0:** Kein Nachweis regionärer Lymphknotenmetastasen
- **N 1:** ipsilateral peribronchial/hilär Lymphknotenmetastasen
- **N 2:** ipsilateral mediastinal und/oder subkarinal Lymphknotenmetastasen
- **N 3:** kontralateral mediastinal/hilär Lymphknotenmetastasen, und/oder in ipsi-/kontralateralen Skalenus- oder supraklavikularen Lymphknoten

M-Status

- **MX:** Untersuchungen zum Ausschluss von Fernmetastasen nicht hinreichend durchgeführt
- **M 0:** keine Fernmetastasen
- **M 1:** Fernmetastasen v.a. in Gehirn, Nebennieren, Leber, Knochen

Tab. 3.5 Stadieneinteilung (UICC)

Okkultes Karzinom	TX	N0	M0
Stadium 0	Tis	N0	M0
Stadium IA	T1	N0	M0
Stadium IB	T2	N0	M0
Stadium IIA	T1	N1	M0
Stadium IIB	T2	N1	M0
	T3	N0	M0
Stadium IIIA	T1	N2	M0
	T2	N2	M0
	T3	N1, N2	M0
Stadium IIIB	T4	jedes N	M0
	jedes T	N3	M0
Stadium IV	jedes T	jedes N	M1

Kleinzellige Lungenkarzinome haben bei der Diagnosestellung in den meisten Fällen bereits Metastasen gebildet.

Speziell für das **kleinzellige Bronchialkarzinom** gelten daher

- **Kriterien der „limited disease" (Stadien I-IIIB nach UICC)**
  - Begrenzung des Tumors auf eine Thoraxhälfte ohne Thoraxwandinfiltration
  - mit oder ohne **Mediastinalbeteiligung**
  - mit oder ohne **Metastasen der gleichseitigen oder kontralateralen supraklavikulären Lymphknoten**
  - mit oder ohne Pleuraerguss
- **„Extensive disease":**
  - alle weiter fortgeschrittenen Stadien

Symptome

Bronchialkarzinome sind im frühen Stadium meist symptomlos.

Hinweiszeichen

- bei chronischer Bronchitis ⇒ zunehmende Intensität und Unbeeinflussbarkeit
- endobronchiales Tumorwachstum ⇒ chronischer Husten mit oder ohne Hämoptyse

Frühsymptome
- rezidivierender Husten, Hämoptyse, Dyspnoe
- **atemabhängige Thoraxschmerzen** (**Begleitpleuritis** bei **neoplastischem Befall** der **Pleura** oder der **Brustwand** oder bei einer Infektion poststenotischer Lungenareale)
- **Gewichtsverlust**, Schwäche
- **rezidivierende Infektion** poststenotischer Lungenareale ⇒ **Retentionspneumonien** ⇒ Nachtschweiß, Fieber, Thoraxschmerz
- bei **Atelektasenbildung** ⇒ Verkürzung des Klopfschalls und Verlust des Atemgeräusches

Abb. 3.28

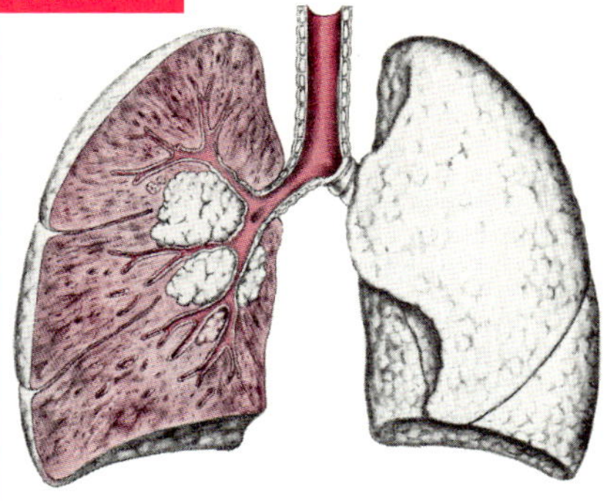

Zentrales Tumorwachstum bei Plattenepithelkarzinom (aus Wilson/Thompson 1990)

Spätsymptome
- rezidivierende serosanguinöse **Pleuraergüsse**
- **Zwerchfelllähmung** als Folge eines Befalls des N. phrenicus
- **Heiserkeit** durch Irritation des N. recurrens
- **Vena-cava-superior-Syndrom** durch Behinderung des venösen Abflusses ⇒ obere Einflussstauung
- **ggf. Lymphangiosis carcinomatosa** ⇒ subakutes Cor pulmonale

bei apikal gelegenem Pancoast-Tumor
- **Horner-Syndrom** (Infiltration des Grenzstrangs) ⇒ Miosis, Ptosis, Enophthalmus
- **Destruktion der 1. Rippe** und des 1. BWK
- **Armschwellung** durch Lymph- und Venenstauung
- **Befall des Plexus brachialis** und der benachbarten Rippen ⇒ Schmerzen, Taubheitsgefühl und Schwäche des betroffenen Arms

Abb. 3.29

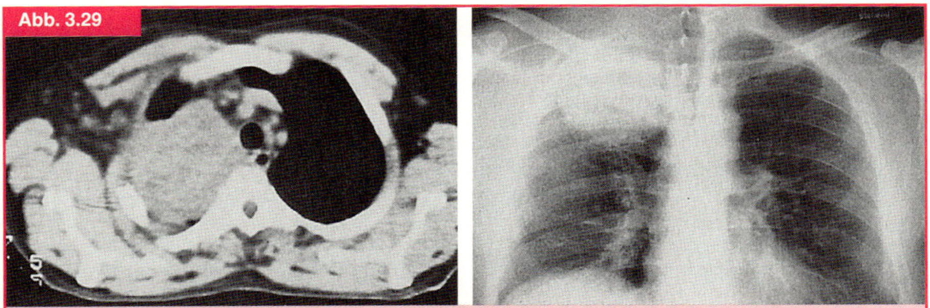

Thoraxröntgenbild und CT eines Pancoast-Tumors (IMPP-Prüfungsabbildung)

Paraneoplastische Symptome (besonders häufig bei kleinzelligem Bronchialkarzinom)
- **ektopische ACTH- Produktion** ⇒ **Cushing-Syndrom**
- **inadäquate ADH-Sekretion** (Schwartz-Bartter-Syndrom) ⇒ Wasserretention und Hyponatriämie
- Produktion von **parathormonähnlichen Peptiden** (v. a. Plattenepithelkarzinome) ⇒ **Hyperkalzämie**
- ggf. Gynäkomastie, Hyperglykämie, Thyreotoxikose und Hautpigmentierungen
- **paraneoplastische Thromboseneigung**, **Thrombophlebitis migrans (Marie-Bamberger)**
- **Osteoarthropathia hypertrophica** ⇒ Trommelschlägelfinger und -zehen, periostale Auftreibungen an den distalen Partien der langen Knochen
- **Lambert-Eaton-Syndrom** ⇒ myasthenieähnliche Schwäche der Extremitätenmuskulatur
- **periphere Neuropathie** ⇒ Parästhesien und peripherer Reflexverlust
- **Polymyositis** und **Dermatomyositis**

Diagnostik

- **Röntgenaufnahmen** in 2 Ebenen, **Computertomographie** des Mediastinums und der Hilusregion
- **Sputumzytologie**, **Bronchoskopie** (⇒ Inspektion und Biopsie bronchialer Tumoren)
- ggf. transthorakale Punktion, **Pleurastanze**, **Thorakoskopie**, **Mediastinoskopie**, Probethorakotomie

Staginguntersuchungen

- thorakales **Spiral-CT** mit Kontrastmittel einschließlich der Oberbauchregion mit Nebennnieren; ggf. HR-CT, evtl. Mediastinoskopie, Kranio-CT v. a. bei kleinzelligem Bronchialkarzinom
- abdominelle **Sonographie** (CT der Leber, Nebenniere bei sonographisch nicht eindeutigem Untersuchungsergebnis)
- **Knochenszintigraphie** (bei Metastasierung zusätzlich röntgenologische Untersuchung der Region)

Abb. 3.30

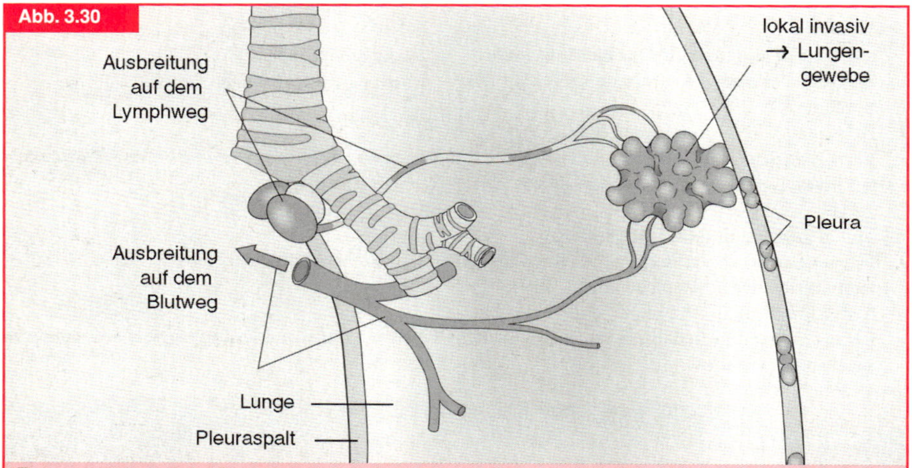

Tumorausbreitung beim Bronchialkarzinom (aus Stevens/Lowe 1995)

- Beckenkammbiopsie bei kleinzelligem Bronchialkarzinom
- **Tumormarker** (**CEA** und **NSE** = **neurospezifische Enolase** bei kleinzelligem Bronchialkarzinom; **CYFRA 21-1** bei nichtkleinzelligem Bronchialkarzinom; **SCC** bei Plattenepithelkarzinom)

Zytologie ⇒ **histologische Einordnung** des Tumors nach der WHO Klassifikation
Ausbreitungsstadium des Tumors (TNM-System) nach dem Stagingssystem von AJCC und UICC

Röntgenthoraxbild (es gibt keinen typischen Befund!)

- **Rundherde,** bronchiale Einengungen
- **Atelektasenbildung** ⇒ **Verlagerung des Mediastinums,** Verlust der pneumobronchialen Zeichnung
- Unregelmäßigkeiten der Wandzeichnung, Infiltrationen
- **ggf. Pleuraergüsse**

Differentialdiagnose

- nicht segmental begrenzte **Pneumonien** ⇒ Verlaufsbeurteilung
- endobronchiale und fokale Manifestationen einer **Tuberkulose**
- systemische **Mykosen** und **Autoimmunerkrankungen** (rheumatoide Arthritis, Wegener-Granulomatose)
- solitäre Lungenherde durch **gutartige Neoplasmen**, Infektionen und Kollagenosen, Coccidioides immitis

Therapie

- **Nichtkleinzellige Bronchialkarzinome** haben im Vergleich zu den kleinzelligen Karzinomen eine **langsame Wachstumstendenz**, **geringere Metastasierungsrate** und werden häufiger **lokoregional** angetroffen. Das Ansprechen auf Chemo- und/oder Radiotherapie ist schlecht ⇒ **operatives Vorgehen bevorzugt**.
- **Kleinzellige Bronchialkarzinome** sind schnell wachsend und in den meisten Fällen zum Zeitpunkt der Diagnosestellung bereits intra- und extrathorakal metastasiert ⇒ **Chemotherapie**, evtl. kombiniert mit einer **Radiotherapie,** verlängert die Überlebenszeit signifikant.

Abb. 3.31

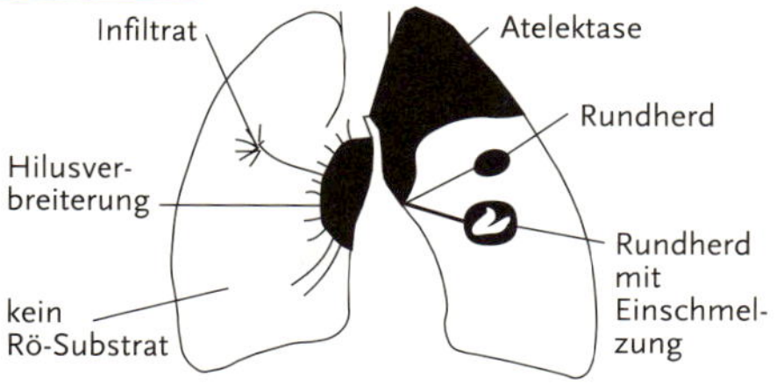

Röntgenologische Erscheinungsformen des Bronchialkarzinoms

Nichtkleinzellige Bronchialkarzinome

- **Lobektomie** Stadien I und II
- **Bilobektomie** und lokale Lymphknotenentfernung bei entsprechender Lokalisation
- **Pneumonektomie** bzw. **Resektion extrapulmonaler Strukturen** bis zum **Tumorstadium IIIa** mit kurativem Ziel
- nach dem Stadium **IIIb** oder bei Metastasierung ⇒ ausschließlich **palliative Operationsindikation**
- **postoperative Nachbestrahlung** (hilär, mediastinal) bei Tumoren **ab Stadium III**, im Stadium II fakultativ

Chemotherapie bei progredienter hämatogener Metastasierung und rel. gutem Allgemeinzustand oder zum präoperativen „Down-staging"

Kleinzellige Bronchialkarzinome

Chirurgische Therapie mit **kurativer Zielsetzung nur bei gesicherten Frühstadien** (T1-2 N0 M0 – Stadium I); postoperativ ⇒ kombinierte Chemoradiotherapie

Radiotherapie bei lokal begrenzten, aber inoperablen Tumoren (obligater Bestandteil eines kurativen Behandlungskonzepts bei „limited disease")

Abb. 3.32

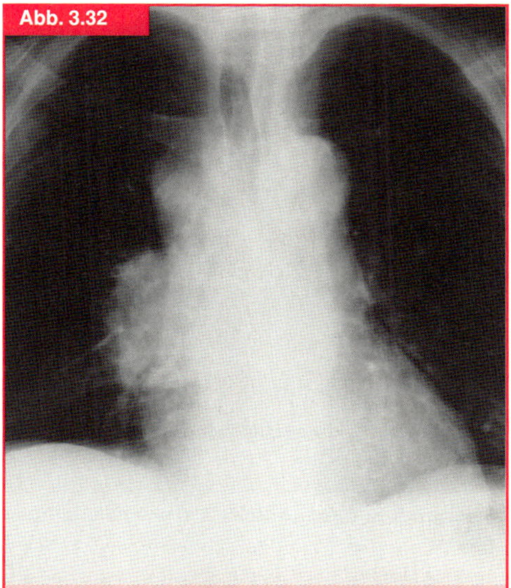

Kleinzelliges Bronchialkarzinom im Röntgenbefund (mit freundlicher Genehmigung von PD Dr. med. Wiesner, Bad Berka)

Chemotherapie

- **Induktionstherapie** mit **ACO-Schema** (Doxorubicin, Cyclophosphamid, Vincristin)
- **EPICO-Schema** ⇒Adriamycin (Doxorubicin) durch Epirubicin ersetzt ⇒ geringere Kardio- und Hepatotoxizität
- **DDP-VP-Schema** ⇒ DDP (Cisplatin) + VP (Etoposid) als i. v.-Kurzinfusion ⇒ Remissionsraten zwischen 28–53 %

Kombinationen von **ACO + Cisplatin** bzw. **Carboplatin + Etoposid zyklisch alternierend** bewirken eine signifikante Zunahme der medianen Überlebenszeit von Patienten mit **kleinzelligem Bronchialkarzinom**.

Radiatio

Radiatio des Bronchialkarzinoms unter **Hochvoltbedingungen**

- kleinzelliges Bronchialkarzinom ⇒ strahlensensibel
- Plattenepithelkarzinom steht in der Mitte.
- Adenokarzinom und großzelliges Karzinom ⇒ strahlenresistent
- **Pancoast-Tumor** ⇒ präoperative Bestrahlung, unmittelbar anschließend Operation; Nachbestrahlung
- **Prophylaktische Schädelbestrahlung** vermindert die Zahl zerebraler Spätmetastasen, hat jedoch keinen Einfluss auf die mediane Überlebenszeit.

Prognose

Kleinzellige Bronchialkarzinome

Ohne Therapie:

- **mittlere Lebenserwartung** bei sog. „limited disease" ⇒ 12 Wochen
- **mittlere Lebenserwartung** bei sog. „extensive disease" ⇒ 6–8 Wochen. Unter Behandlung ⇒ 6–18,5 Monate

Prophylaxe

Nach **Schadstoffkarenz** nimmt die Häufigkeit von Lungenkarzinomen signifikant ab, da eine dosisabhängige Wirkungsbeziehung besteht.

Bronchialadenom und andere Tumoren

Symptome

Das Bronchialadenom tritt bevorzugt im 3.–4. Lebensjahrzehnt ohne Geschlechtspräferenz auf.

- **langsames** Wachstum, meist **zentral** lokalisiert
- Endobronchialer Anteil des Adenoms nimmt an Größe zu ⇒ **Bronchialverschluss**.
- **Bronchiektasen**, rezidivierende **Pneumonien** und begleitender, lokalisierter **Pleuraschmerz, gelegentlich Blutungen**
- maligne Entartung möglich

Seltenere primäre Lungentumoren sind das **Chondrom** (benigne), das solitäre **Lymphom** und das **Sarkom** (maligne).

Peripher liegende, benigne Primärtumoren verursachen meist keine Symptome. Benigne endobronchiale Tumoren führen zur Bronchusobstruktion und distal davon zu rezidivierenden Infektionen oder Atelektasenbildung.

Therapie

- Resektion

Alveolarzellkarzinom (syn.: bronchioloalveoläres Karzinom)

- im **Unterschied zum Bronchialkarzinom** ⇒ **multifokale Entstehung**, selten werden die Grenzen der Lunge überschritten.
- **Röntgen-Thoraxbild**: disseminierte rundliche oder irreguläre Fleckschatten
- **reichlich Sputum** ⇒ **Beim Alveolarzellkarzinom** kann **viel wässriges Sekret** produziert werden.

Kaposi-Sarkom der Lunge

Das **Kaposi-Sarkom** ist der häufigste AIDS-assoziierte Tumor. Er manifestiert sich gewöhnlich an Haut, Mundschleimhaut und im Intestinalbereich.

Das **pulmonale Kaposi-Sarkom** spricht sowohl auf Chemotherapie wie auf Strahlentherapie an.

Eine Monotherapie mit VP16 (Etoposid) oder Vincristin bzw. Bleomycin wird bevorzugt, da bei kombinierter Chemotherapie die Zahl opportunistischer Infektionen zunimmt.

Lungenmetastasen, Lymphangiosis carcinomatosa

Metastasen in der Lunge treten bei Primärtumoren der Mamma, des Kolons, der Prostata, der Niere, der Schilddrüse, des Magens, der Zervix, des Rektums, des Hodens, der Knochen sowie Melanomen auf. **Röntgenologisch** stellen sich Metastasen als multiple **Rundherde** mit unterschiedlichem Durchmesser dar. Sie verursachen **keine Frühsymptome.** Erst im späten Krankheitsstadium kann es zu Dyspnoe und Hämoptysis kommen.

- Singuläre **Lungenmetastasen** können bei kurativer Behandlung des Primärtumors durch **Teilresektion** entfernt werden. Regelmäßige **Nachuntersuchungen** in 6–12-monatigem Abstand (⇒ Sono- oder Computertomographie, Tumormarker) sind erforderlich.
- **Bei multilokulärem Befall** und entsprechender Sensibilität kann die **Therapie durch Radiatio bzw. Chemotherapeutika** erfolgen.

Die **Lymphangiosis carcinomatosa** bezeichnet die kontinuierliche Ausbreitung eines Karzinoms in den Lymphgefäßen. Sie tritt bevorzugt bei Mamma- und Magenkarzinomen auf und spricht in der Regel auf die **Chemotherapie des Primärtumors** an. Im **Röntgenbild** findet man eine netzartige, streifige Verschattung.

3.6 Tuberkulose

Allgemeines

Erreger ⇒ Mycobacterium tuberculosis, bovis oder africanum

Tuberkelbakterien können mehrere Stunden im Raum schweben. Die **Infektion** erfolgt in den Industrieländern fast ausschließlich durch **Tröpfcheninfektion per Inhalation** über Personen, die an einer **offenen Lungentuberkulose** erkrankt sind. **Inkubationszeit:** 4–6 Wochen

Epidemiologie

Tuberkuloseerkrankungen können **jede Bevölkerungsgruppe** betreffen, obwohl es auch eine angeborene Resistenz gegen die Erstinfektion gibt. Mit dem Beginn der HIV-Epidemie ist die **Inzidenz der Tuberkuloseerkrankungen bei HIV-Infizierten angestiegen**. Besorgniserregend ist dabei das Auftreten einer **Multidrug-Resistenz**, die zu einer Zunahme letal verlaufender Infektionen führt.

Etwa 95% der Erstmanifestationen bleiben unbemerkt. Sie hinterlassen nur einen **positiven Tuberkulinhauttest** und eine **latente Infektion**. Im verkäsenden Bereich und auch in Kalkherden können sich die Tuberkulosebakterien über Jahre lebend erhalten und zu einem späteren Zeitpunkt Anlass zur **Reaktivierung bzw. Exazerbation** sein. Andererseits kann dieser Herd auch einschmelzen und zur **hämatogenen, lymphogenen oder bronchogenen Aussaat** führen.

Abb. 3.33

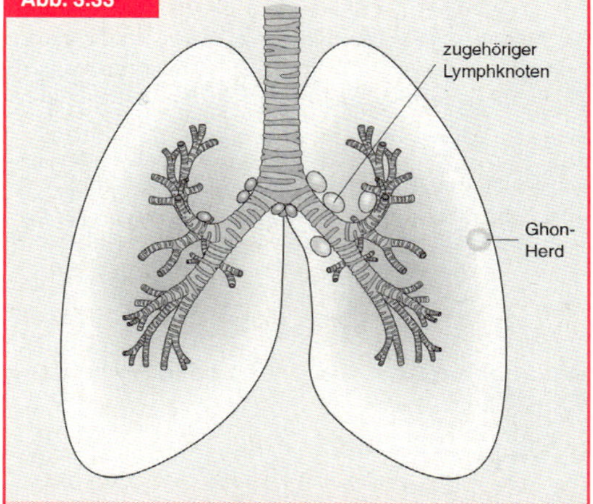

Tuberkulöser Primärkomplex (aus Stevens/Lowe 1995)

Formen

Die Gewebsreaktion des Organismus auf das Eindringen von Tuberkulosebakterien ist vom **Virulenzgrad** und von der **Abwehrlage** abhängig.

- **produktive Form** ⇒ Ausbildung **eines Tuberkels** (gefäßlose Granulationsgeschwulst aus Langhans-Riesenzellen und Epitheloidzellen mit außen liegendem Lymphozytenwall)

- **exsudative Form** ⇒ **Exsudation** und **verkäsende Nekrosen** (fibrinreiches Exsudat mit hohem Zellanteil von Makrophagen und Granulozyten) ⇒ nach Abkapselung durch Granulationsgewebe ⇒ Tendenz zur Erweichung (⇒ **Kavernenbildung)** bzw. Einlagerung von Kalksalzen ⇒ **Verkalkung** ⇒ z.B. **Ghon-Knoten (verkalkter Primärherd** im Lungenmittel- und -unterlappen)

Stadien

I. **Primärstadium (Erstinfektion ⇒ 90% Lunge)** ⇒ nach 5–6 Wochen ⇒ **Primärkomplex (primärer Parenchymherd + zugehöriger erkrankter Lymphknoten** einschl. **Lymphbahn),** ggf. Primärkaverne durch Einschmelzen des Primärherds; **Komplikationen** ⇒ Hilusdrüsen-Tbc, käsige Pneumonie, Sepsis Landouzy

II. **Subprimäres Stadium** der latenten oder ruhenden Infektion ⇒ **hämatogene Generalisation** ⇒ **Miliar-Tbc**, Pleuritis exsudativa, tuberkulöse Meningitis

III. **Postprimäres Stadium** der **isolierten Organ-Tbc** (Lunge, Urogenitaltrakt, Knochen u.a.) entsteht **meist** endogen über **Reaktivierung alter Herde** (u.a. bei **AIDS, Immunsuppression, Zytostase, Proteinmangel, Alkoholismus, subtotale Gastrektomie, Lymphome, Leukosen, Drogenabhängigkeit, Silikose, Lebensalter >70 Jahre, Diabetes mellitus**), selten durch exogene Super- bzw. Reinfektion.

Abb. 3.34

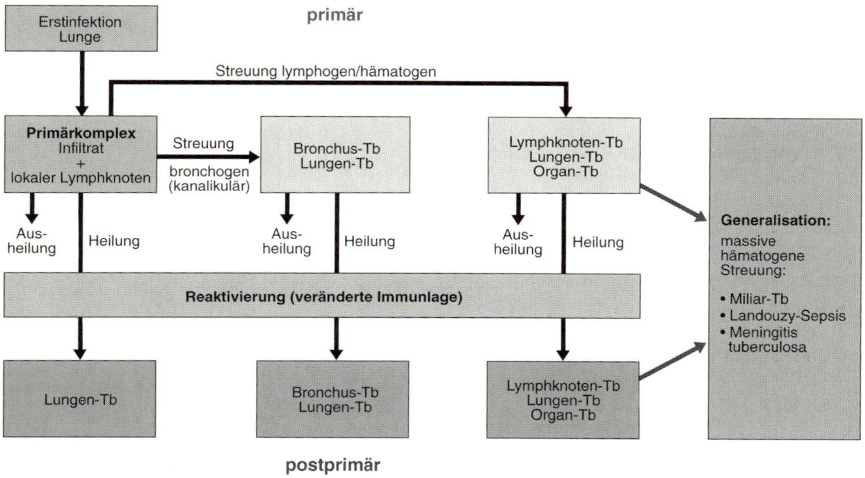

Übersicht zur Lungentuberkulose (aus Classen, Diehl, Kochsiek, 1998)

Diagnostik

Klinischer Befund

Anfangs oft nahezu asymptomatisch ⇒ Patienten können monatelang infektiös sein, ehe die Infektion entdeckt wird.

- **Allgemeinsymptome: subfebrile Temperaturen, Nachtschweiß, Appetitlosigkeit, Gewichtsverlust** ggf. **Erythema nodosum**
- **Lungen-TBC** ⇒ Husten, anfangs trocken, später mit **Sputum** (ggf. blutig tingiert), ggf. Pleuraerguss, Dyspnoe, Thoraxschmerzen
- **Labor** ⇒ BKS ⇒ (50% d.F.)
- **Röntgen** ⇒ **Thorax** in 2 Ebenen (⇒ Spitzenherd), ggf. **Tomographie** ⇒ Hiluslymphknoten

Diagnosesicherung durch

- **Nachweis von Mycobacterium tuberculosis** durch **kulturelle** Untersuchungen von Sputum, Magensaft (verschluckte säurefeste Stäbchen), Kehlkopfabstrich, Harn, Ejakulat, Menstrualblut, Pleuraflüssigkeit oder Gewebsproben ⇒ **Isolation des Erregers** und Resistenzbestimmung
- Tierversuch nur bei negativem Kulturergebnis und TBC-verdächtiger Klinik
- **Diagnostik der latenten Tuberkulose** durch Nachweis aktivierter T-Lymphozyten mit einer Spezifität für die M.-tuberculosis-Antigene ESAT-6 (early secretory antigen target 6) und CFP-10 (culture filtrate protein) mittels ELISPOT (enzyme linked immunospot).
- Nachweis von Mykobakterien-DNA (PCR) bei keimarmem Untersuchungsmaterial (z.B. Meningitis tuberculosa)

Ein fehlender Bakteriennachweis schließt eine Tuberkulose, insbesondere bakterienarme Erkrankungen, jedoch nicht aus.

- Die **mikroskopische Untersuchung von Magensaft oder des Sputums** (mindestens an 3 aufeinander folgenden Tagen) kann nach Ziehl-Neelsen oder Fluoreszenzfärbung den Nachweis säurefester Stäbchen erbringen, die aber **keinen sicheren Beweis** für Tbc darstellen (andere **säurefeste Stäbchen** sind schwer zu unterscheiden).
- Die **Sputumkultur** dient der **Erreger- und Resistenzbestimmung**. Bei positivem Ausfall gilt sie für eine Tbc beweisend.

Tuberkulin-Test

- Der Organismus reagiert auf die Infektion mit Mykobakterien u. a. durch **Bildung von zellulären Antikörpern.** Mit diesen Antikörpern kann **Tuberkulin** (aus Kulturfiltraten von Mycobacterium tuberculosis gewonnene Tuberculoproteine) in Verbindung treten und eine **Hautreaktion** hervorrufen **(Allergie vom Spättyp, Typ IV).** Je nach der zugeführten Tuberkulin-Konzentration (**Intrakutantest nach Mendel-Mantoux**) resultiert in Abhängigkeit von der Aktualität der Infektion eine unterschiedlich stark ausgeprägte Hautreaktion, die bei **positivem Ausfall** (**Hautreaktion** mit einem **Durchmesser > 2 mm**) die durchgemachte Erstinfektion beweist.

Abb. 3.35

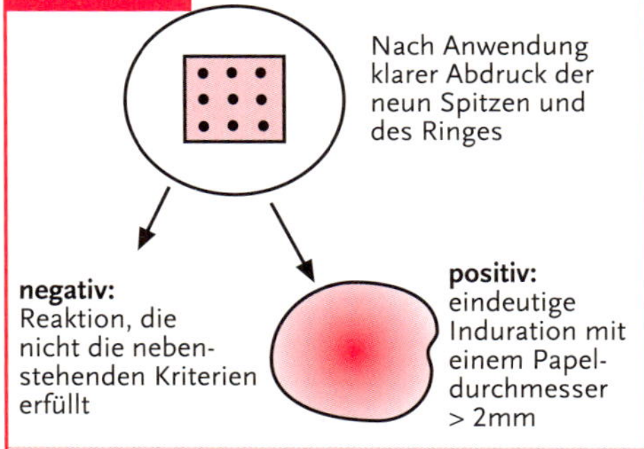

Tuberkulintest

- **Negative Anergie** ⇒ **selbst bei schwerster Infektion** können negative Ergebnisse vorkommen. Dies ist insbesondere bei frischer Erkrankung, Immunsuppression, zusätzlichen Lymphomen, Sarkoidose, Grippe, Masern der Fall. Der Test kann auch bei **HIV-infizierten Patienten** negativ sein, insbesondere dann, wenn die **T_4-Zellen auf < 200/ml** abgesunken sind.
- **Bei negativer Reaktion auf 100 TE** ist allerdings in den meisten Fällen davon auszugehen, dass weder eine Primärinfektion (auch BCG-Impfung) noch eine Tuberkuloseerkrankung abgelaufen ist.

Therapie

Ziel der **Kombinationstherapie** ist eine **schnelle Keimreduktion**, **Verhinderung der Resistenzentwicklung** sowie die **Abtötung persistierender Mykobakterien.** Die **antituberkulösen Medikamente** wirken bakterizid oder bakteriostatisch, intra- und extrazellulär, im neutralen oder sauren Milieu. Grundsätzlich muss **kombiniert** und lange genug behandelt werden, um ein Rezidiv zu vermeiden.

Allgemeinmaßnahmen

Akutphase der Erkrankung ⇒ körperliche Schonung, vollwertige Ernährung, Alkoholkarenz

Mehrfachtherapie mit Antituberkulotika

Isoniazid (INH) + **Rifampicin** (= RMP) + Kombination mit einem oder zwei der Präparate:

- **Ethambutol** (EMB)
- **Pyrazinamid** (PZA)
- **Streptomycin** (SM)

Neben den Monosubstanzen gibt es Kombinationspräparate. Die Dosierung von Ethambutol, Pyrazinamid und Streptomycin muss dem Ausmaß einer **Niereninsuffizienz** (Clearance) angepasst werden. Auch bei der Kombinationsbehandlung werden alle Chemotherapeutika in voller antibakteriell wirksamer Dosis gegeben!

Standardtherapie ist die **Kurzzeitbehandlung über 6 Monate.** Insbesondere bei kavernösen sowie ausgedehnten Prozessen, hämatogener Streuung und Verdacht auf INH-Resistenz gilt die Kombination **INH+RMP+PZA+SM** als derzeit effektivste Chemotherapie.

Standard-6-Monats-Therapie

- in den ersten 2 Behandlungsmonaten **Vierfachkombination**:
  INH+RMP+PZA+SM oder EMB
- anschließend Basistherapie mit **INH + RMP** (tägliche oder 2–3-mal wöchentliche Gabe) über 4 Monate

9-(12)-Monats-Therapie

- **Initialphase** ⇒ **Dreifachkombination** für 2 bis 3 Monate ⇒ **INH, RMP und Pyrazinamid oder EMB**
- **Stabilisierungsphase** ⇒ **Zweifachkombination** für 7 bis 10 Monate ⇒ **INH und RMP** für die restliche Zeit

Beim Vorliegen einer Multidrugresistenz wird initial mit einer Fünffach- oder Sechsfachkombination behandelt. Dabei können zusätzlich Protionamid (PTH), Terizidon (TZ), p-Aminosalizylsäure (PAS), Amikacin, Chinolone (z.B: Ofloxacin) oder Makrolide eingesetzt werden.

Bei **therapieresistenten Kavernen** ist eine **Resektionsbehandlung** (Keilexzision oder Pneumonektomie) erforderlich, die unter dem Schutz von Tuberkulostatika durchgeführt wird.
In der **Schwangerschaft** können INH und EMB therapeutisch eingesetzt werden.
Präventive Behandlung mit INH über 6–12 Monate vorrangig **bei immungeschwächten Kontaktpersonen** (z. B. HIV-Infektion)

Tuberkulöse Lymphadenitis

Vorkommen

- **Primärinfektion** mit **M. tuberculosis** ⇒ Infektionsherd in der Lunge ⇒ Ausbreitung zu den **Hiluslymphknoten und** Lymphknoten im **oberen Mediastinum** ⇒ **Ductus thoracicus** ⇒ **generalisierte Dissemination**
- vom **Lungenspitzenherd** ausgehend ⇒ Ausbreitung in die vorderen **Halslymphknoten = Keimreservoir** für eine **tuberkulöse Lymphadenitis**
- **Reaktivierung** ⇒ miliare Aussaat, tuberkulöse Lobärpneumonie, Perikarditis oder Wirbel-Tbc **(Pott-Erkrankung)** möglich

Symptome, Diagnostik

Langsam fortschreitende Schwellung der befallenen Lymphknoten.

- **Thorax-Röntgen** ⇒ „Schornsteinfigur" bei Hilusdrüsen-Tbc, ggf. **Mittellappensyndrom** durch Bronchuskompression

Differentialdiagnose

- **doppelseitig symmetrische** Hiluslymphome ⇒ **Sarkoidose**
- **asymmetrische** Hiluslymphome ⇒ **Tuberkulose, Silikose, Hodgkin-** und **Non-Hodgkin-Lymphome, Metastasen, Bronchialkarzinom**

Anmerkung: Der **Hilus** besteht aus Lymphknoten, Gefäßen und Bronchien.

Therapie

- **antituberkulöse Medikation**
- **Zervikale und raumfordernde mediastinale Lymphknoten** sollten in toto exzidiert werden, ohne die Wunde zu kontaminieren.

Miliartuberkulose und tuberkulöse Meningitis

Pathogenese

Tuberkulöser Herd in der Primär- oder Reinfektionsphase ⇒ **Blutgefäßarrosion** ⇒ **hämatogene Streuung** von Keimen, die Millionen von metastatischen Herden des gleichen Entwicklungsstadiums zur Folge hat.

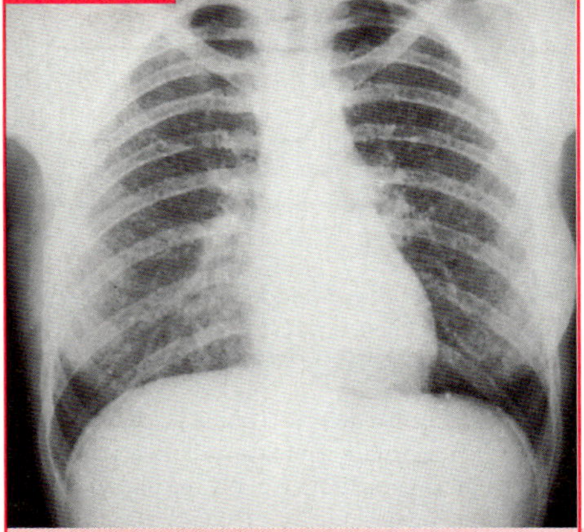

Abb. 3.36
Röntgenbefund bei Miliartuberkulose (IMPP-Prüfungsabbildung)

Symptome und Diagnostik

- **Allgemeinsymptome** ⇒ Fieber (häufig mit Schüttelfrost), Schwäche, Krankheitsgefühl
- **Knochenmarksbefall** ⇒ refraktäre Anämie, Thrombozytopenie, leukämieähnliche Veränderungen
- **pulmonaler Befall** ⇒ trockener **Reizhusten** und oft zunehmende Atemnot**, Röntgenbild der Lunge** ⇒ feinkörnige Fleckschatten gleichmäßig über beide Lungen verteilt
- **meningealer Befall** ⇒ **tuberkulöse Meningitis** ⇒ Ausbreitung in den Subarachnoidalraum an der Hirnbasis (auch durch Ruptur eines oberflächlichen Tuberkels im Gehirn möglich)

  Krankheitszeichen bei tuberkulöser Meningitis ⇒ **Fieber**, **unaufhörliche Kopfschmerzen, Übelkeit, Schläfrigkeit** bis zum **Stupor** und Koma

  Zusätzliche Symptomatik
  - **Nackensteifigkeit** und **Brudzinski-Zeichen** (**Kontralateralreflex** = gleichsinnige Mitbeteiligung eines Beines an der passiven Beugung des anderen Beines im Hüft- u. Kniegelenk)
  - **Nackenzeichen** (= Beugung der Beine in den Hüft- u. Kniegelenken nach passiver Kopfbeugung) sind nicht immer vorhanden.

  Die **Progression** kann **rapide** sein. **Bakterielle Thrombosen großer Hirngefäße** kommen vor und gelegentlich auch Abszessbildung (⇒ neurochirurgische Konsultation).

Stadieneinteilung der tuberkulösen Meningitis

I. **klares Bewusstsein** mit **Liquorveränderungen** (⇒ Glukosespiegel im Serum ↓, Proteinspiegel ↑, lymphozytäre Pleozytose, meist kein Erregernachweis möglich)

II. **Schläfrigkeit** mit neurologischen **Herdzeichen**

III. **Koma**

Abb. 3.37

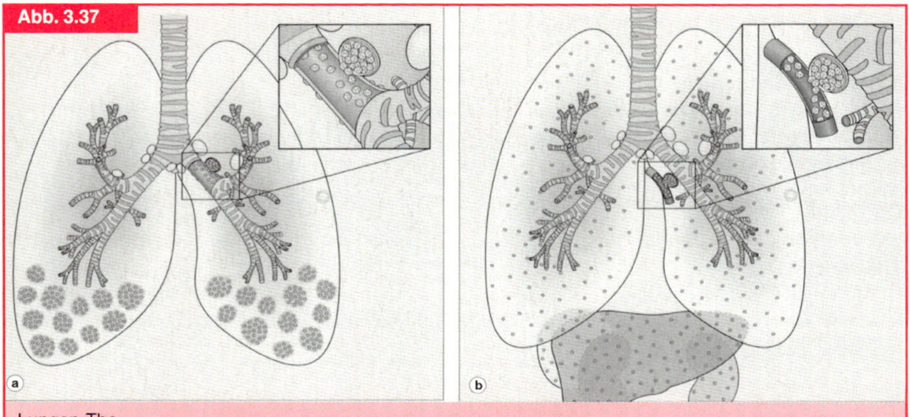

Lungen-Tbc
a) Bronchopulmonale Ausbreitung über Anschluss an die Bronchialwand
b) Generalisierte Ausbreitung über Anschluss an den Blutweg bei der Miliar-Tbc
(aus Stevens/Lowe 1995)

Weitere Diagnostik ⇒ ggf. **Biopsie** des Knochenmarks und der Leber ⇒ Granulome mit reichlich Tuberkelbakterien; **Bronchiallavage** oder **transbronchiale Biopsie, Erregernachweis** durch **Kultur**

Therapie

Intensive parenterale antituberkulöse Chemotherapie, anschließende Therapie für mindestens 10 Monate bis zu 2 Jahren

Die **Rückbildung** neurologischer Symptome und der Liquorbefunde kann Wochen bis Monate dauern.

- bei **Hirnödem** ⇒ Glukokortikoide
- bei **Hydrozephalus** infolge **arachnoidaler Verklebungen** ⇒ **operativer Shunt**

Tuberkulöse Pleuritis

Pathogenese

Die **tuberkulöse Pleuritis** tritt als Zeichen einer **postprimären Weiterentwicklung** auf und kommt meist durch die **Ruptur eines subpleuralen Herdes** zustande. Sie ist bei jüngeren Patienten (<30. Lebensjahr) weltweit die **häufigste Ursache einer Pleuraergussbildung.** Gleichzeitig besteht ein hohes Risiko weiterer Organmanifestationen (u. a. Lunge, Milz, Niere, Nebenniere).

- Das **tuberkulöse Pleuraempyem** unterscheidet sich vom unspezifischen **Empyem** dadurch, dass es im Allgemeinen nicht akut entsteht und eine **Tendenz zur Fistelbildung** aufweist.
- Oft entwickelt sich eine **Pleuraschwarte**, die durch bindegewebige Septen mit der Lungenoberfläche verbunden ist, wodurch die operative Therapie erschwert sein kann.

Symptome, Diagnostik, Differentialdiagnostik

Siehe Seite 261 ff.

Tuberkulöser seröser Erguss ⇒ lymphozytenreiches, meist erregerfreies Punktat (80% d. F.)
Pleurabiopsie ⇒ Nachweis tuberkulöser Granulome und Kulturmaterial für Erregernachweis

Therapie

- **systemische antituberkulöse Therapie**

Abb. 3.38

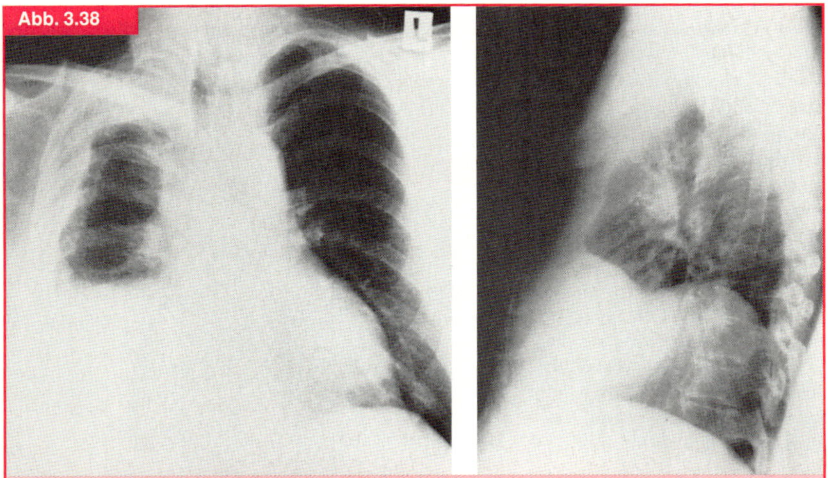

Pleuraschwarte rechts (IMPP-Prüfungsabbildung)

- **lokale Instillation** bzw. **intrapleurale Spülbehandlung** mit Streptomycin (1,5 g), Ethambutol (1–2 Amp.) oder Isoniazid (2,5 g)
- Auf eine Drainage sollte verzichtet werden (Gefahr eines Mischinfektes!).
- **chirurgische Therapie** unter antituberkulöser Medikation ⇒ **Resektion** einer spezifischen Empyemresthöhle bzw. Pleuraschwarte bei einer gleichzeitigen operativen Entfernung des kavernentragenden Lungenabschnittes oder beim Nachweis einer bronchopleuralen Fistel

Lungentuberkulose

Formen

Etwa 20% der Lungentuberkuloseerkrankungen bei Erwachsenen sind auf eine neu erworbene Infektion zurückzuführen. Viele Fälle resultieren aus einem **Rezidiv** in den knotigen Narben einer oder beider Lungenspitzen (**Simon-Herde**).

- **„offene" Tbc** ⇒ ansteckungsfähig
- **inaktive Tbc** ⇒ wenn nach 6 Monaten Behandlungsdauer keine Progression und kein Erreger nachweisbar ist
- Die **aktive Lungen-Tbc** kann die Lunge zerstören. Vor der medikamentösen Behandlung verliefen 50% der kavernösen Form tödlich.
- **Silikotuberkulose** ⇒ bei vorbestehender Silikose (siehe dort)
- bei **HIV-Infektion** ⇒ 50%ige Befallsrate in 60 Tagen. Wenn der Stamm, der die Infektion hervorruft, gegenüber den zur Verfügung stehenden Medikamenten resistent ist, kommt es **nach etwa 60 Tagen zum Exitus**.

Spätformen:

Die **Tbc kann jedes Organ befallen**:

- **tuberkulöse Peritonitis** ⇒ tuberkulöse Abdominallymphknoten oder Salpingo-Oophoritis streut ins Peritoneum ⇒ bakterielle (Durchwanderungs-)Peritonitis
- **Urogenitaltuberkulose** ⇒ Pyelonephritis, Zystitis, Vernarbung ⇒ Stenosierung, ggf. Prostatakavernen
- **tuberkulöse Perikarditis** ⇒ Rezidiv eines Mediastinallymphknotens oder aus einer tuberkulösen Pleuritis ⇒ anfangs perikardiale Reibegeräusche möglich; später **Stauungszeichen** begleitet von Fieber und gedämpften Herztönen, vergrößerter Herzschatten und paradoxem Puls, ggf. Perikardtamponade
- **Knochen- und Gelenktuberkulose** ⇒ oft **Monarthritis** stark belasteter Gelenke; **tuberkulöse Spondylitis** (Pott-Erkrankung) in der Nähe des Zwischenwirbelraumes ⇒ **verschmälerter Zwischenwirbelraum** (Unterschied zu Wirbelmetastasen); **Therapie: Chemotherapie** und **Ruhigstellung**; ggf. operative **Wirbelsäulenstabilisierung** durch das Einsetzen eines anterioren und eines posterioren Knochenspans
- **gastrointestinale Tuberkulose** ⇒ u.a. durch das Trinken von Rohmilch, die mit M. bovis kontaminiert ist ⇒ **Darmbefall** ⇒ **entzündliches Bauchsyndrom**
- **Tuberkulose der Leber** bei fortgeschrittener **Lungen-Tbc oder Miliar-Tbc** ⇒ **Tuberkel in der Leber** ⇒ Ausbreitung in die Gallenblase möglich; pathologische Leberfunktionswerte, die unter der Chemotherapie sehr schnell zu Normalwerten zurückkehren
- **Tuberkulose der Gefäßwand** ⇒ Aneurysma ⇒ **Aortenruptur**
- **Nebenniereninfektion** ⇒ **Addison**-Erkrankung

Abb. 3.39

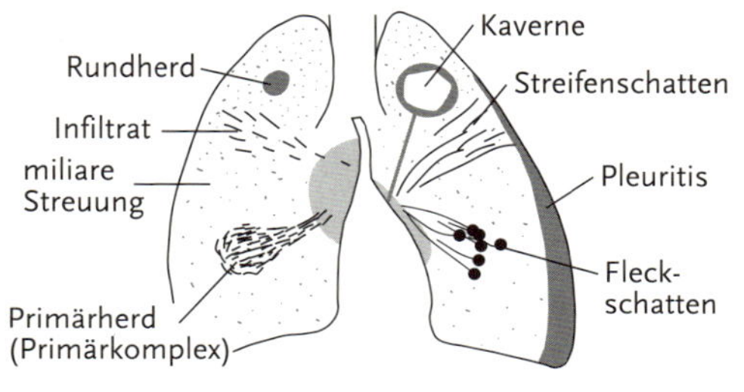

Erscheinungsbilder der Lungentuberkulose im Röntgenbild

Diagnostik

Siehe auch Seite 253 ff.

- **Röntgenaufnahme der Lunge** ⇒ multinoduläre Infiltrate über oder hinter der Klavikula (die charakteristischste Lokalisation) beim Rezidiv einer alten Tbc-Infektion: bei **Primärinfektion** ⇒ Infiltrate überall in der Lunge, oft einseitiger Pleuraerguss
- **Sputumuntersuchung** ⇒ **Nachweis säurefester Stäbchen im Sputum**, **Kultur**; ggf. Bronchiallavage und **transpulmonale Biopsie**

Differentialdiagnose

- **Ergussbildung** bei Malignomen, Herzinsuffizienz oder entzündlichen Krankheiten
- **Ringschatten** im Röntgenbild bei tuberkulöser Kaverne, aber auch bei Emphysemblasen, Bronchialkarzinom, Bronchiektasen, Lungenzyste bzw. -abszess, Echinokokkuszyste
- **Rundherd** im Röntgenbild bei Bronchialkarzinom, gutartigem Lungentumor, Metastasen

Therapie

Siehe auch Seite 262 ff.

Tuberkelbakterien teilen sich in 16–20 h nur einmal und können nur in dieser Replikationsphase inaktiviert werden. Sie **persistieren** u. a. **intrazellulär** in Makrophagen.
Deshalb müssen **Patienten mit positiven Sputumausstrichen** bei Lungen-Tbc und extrapulmonaler Tbc ausreichend lang (mindestens 6 Monate) therapiert werden.

Zweimalige Sputumuntersuchung im Monat **während der ersten 2 Therapiemonate** ⇒ Kulturen und Ausstriche sind meist innerhalb von 2 Monaten negativ!
RMP und **INH** können bei **Niereninsuffizienz** eingesetzt werden, da sie in der Leber entgiftet werden.

Nebenwirkungen

- **Isoniazid** (INH) ⇒ (reversibler) **Leberschaden** häufiger bei Patienten >65. Lebensjahr (4–5 %) und bei Alkoholmissbrauch. Daher **Leberfunktion überprüfen** ⇒ **Serumtransaminasen**↑; **periphere Neuropathie durch INH-induzierten Pyridoxinmangel** bei Schwangeren, unterernährten Personen, Alkoholikern sowie älteren Patienten ⇒ Substitution mit 25–50 mg/d Pyridoxin
- **Rifampicin (RMP)** ⇒ cholestatischer Ikterus (selten), Fieber, Thrombozythämie und Nierenversagen, Vitamin D↓
- **Pyrazinamid (PZA)** ⇒ **Urikämie**, die nur selten zu Gicht führt
- **Ethambutol (EMB)** ⇒ toxische Schädigung des Nervus opticus mit reduzierter Sehschärfe und Farberkennung
- **Streptomycin (SM)** ⇒ bei eingeschränkter **Nierenfunktion** Serumkreatininspiegel bestimmen! **Toxische Effekte** ⇒ tubulärer Nierenschaden, Schädigung des N. vestibularis und ototoxische Effekte**; allergische Reaktionen** ⇒ Hautausschlag, Fieber, Agranulozytose und Serumkrankheit. Rote Flecken und Kribbeln am Mund begleiten gewöhnlich jede Injektion, sie verschwinden aber rasch wieder. SM ist in der Schwangerschaft kontraindiziert.

Früherkennung

Tuberkulinnegative erwachsene Personen mit erkrankten Angehörigen und Patienten, **die an einer Silikose leiden (Risikogruppe),** müssen **radiologisch** kontrolliert werden.

Prävention

Die **Initialtherapie** der „offenen Tbc" erfolgt in **Infektionsabteilungen** der Krankenhäuser.
Die Patienten sind gewöhnlich **10–14 Tage nach Therapiebeginn nicht** mehr **infektiös**.

Chemoprophylaxe mit Isoniazid (5 mg/kg KG/d) für 6–12 Monate

- bei **Personen**, **deren Tuberkulin-Hauttest** (Starkreaktion) innerhalb der 2 vorhergehenden Jahre von negativ **auf positiv konvertiert** ist

- bei **HIV-Infizierten** mit positiver Tuberkulinreaktion
- bei **Kindern unter 3 Jahren**, die nicht BCG geimpft sind und bei einer Person leben, deren Sputumausstrich säurefeste Stäbchen enthält
- bei **älteren Menschen** mit **zuvor nicht chemotherapeutisch behandelten**, **ruhenden tuberkulösen Lungenherden** und der Gefahr einer Reaktivierung durch Immunsuppression

Die **Schutzimpfung** mit dem **Bacille Calmette-Guérin** (BCG) ist bei hoher Prävalenz und Inzidenz für Tbc unter jungen Menschen anzuwenden. Bei Säuglingen ist in Deutschland eine generelle BCG-Impfung derzeit eher nicht zu empfehlen, da das Risiko einer Impfschädigung höher einzuschätzen ist als die Wahrscheinlichkeit, an einer Tuberkulose zu erkranken.

Atypische Mykobakteriosen

Atypische Mykobakterien sind weniger virulent als Tuberkelbakterien, so dass ein Defekt in der lokalen oder allgemeinen Abwehr des Wirts Voraussetzung für eine Erkrankung ist. Eine Übertragung von Mensch zu Mensch ist sehr selten. Es besteht keine wesentliche Tuberkulinreaktion.

Ätiologie, Symptomatik

Die meisten dieser Erkrankungen werden durch **M. avium, M. intracellulare und M. scrofulaceum** hervorgerufen.

- **Lungenerkrankung** ⇒ Husten mit Expektorat ist üblich, allgemeine Krankheitszeichen sind selten; röntgenologisch ähnlich einer Lungen-Tbc; **Komplikationen** ⇒ persistierende Hämoptyse und respiratorische Insuffizienz
- **disseminierte Erkrankung** bei Immunsuppression und fortgeschrittenem AIDS ⇒ Fieber, Anämie, Thrombozytopenie, Diarrhö und Bauchschmerzen

Weitere Krankheitsbilder:

- **chronische, meist zervikale Lymphadenitis** v.a. bei Kindern im Alter von 1–5 Jahren; **Ther.** ⇒ Exstirpation der befallenen Lymphknoten, da sonst Fistel- und Narbenbildung resultiert
- **Hauterkrankung** ⇒ langwierige, oberflächliche, granulomatös ulzerierende Erkrankung durch **M. marinum** als Schwimmbadinfektion oder auch bei Aquarianern

Diagnostik

- Untersuchung von Blutkulturen, Sputum, Knochenmarkskulturen oder Dünndarmbiopsieproben

Verlauf

- langsam progressiv oder auch lange Zeit gleichbleibend; insgesamt schlechte Prognose

Therapie

- Kombinationstherapie nach Antibiogramm mit Medikamenten wie Ciprofloxacin, Clofazimin und Amikacin. Die Erreger sind gegenüber den üblichen Tuberkulostatika meist unempfindlich (Primärresistenz gegen INH).

3.7 Sarkoidose

Klinische Formen

Die **Sarkoidose** (M. Boeck) ist eine **granulomatöse Systemerkrankung** mit an der Lunge gesetzmäßigem Stadienablauf.
Histologisch ist sie gekennzeichnet durch das Bild **der epitheloidzelligen Granulomatose**.
Da es sich um **eine Systemerkrankung** handelt, können fast alle Organe und **auch das ZNS befallen** werden.

Betroffen sind
- Lunge, Bronchialschleimhaut ⇒ **Alveolitis**
- intrathorakale und extrathorakale Lymphknoten ⇒ **Lymphadenopathie**
- Haut ⇒ **Erythema nodosum**
- Augen ⇒ **Iridozyklitis** = Uveitis anterior
- Leber, Milz ⇒ **Hepatosplenomegalie**
- Myokard ⇒ rez. Perikardergüsse, **Herzinsuffizienz**
- Knochen ⇒ **Ostitis multiplex cystoides Jüngling, Hyperkalzämie**
- Niere ⇒ **ggf. Nephrokalzinose, Glomerulonephritis, Nierenversagen**
- Nervensystem (**Fazialisparese**, granulomatöse Meningitis)

Abb. 3.40

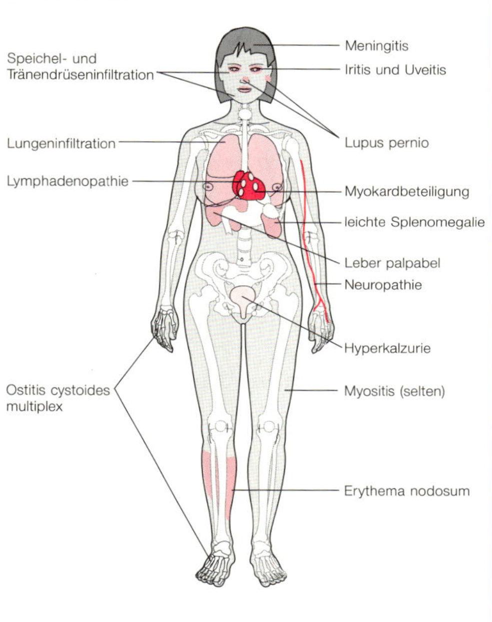

Manifestationsorte der Sarkoidose

Spezielle Krankheitsbilder:
- **Löfgren-Syndrom** (25% d.F.): **akute Form der Sarkoidose** mit bihilärer Lymphknotenschwellung, Erythema nodosum und Oligoarthritis der unteren Extremität; vorwiegend bei jüngeren Frauen
- **Heerfordt-Syndrom** ⇒ **fieberhafte Uveitis anterior (Iridozyklitis)** und **Parotitis** mit knotig-derber Vergrößerung sowie Hirnnervenausfälle ⇒ **Fazialisparese**
- **M. Jüngling** ⇒ Hyperkalzämie und **Ostitis cystoides multiplex** mit multiplen, pseudozystischen Knochenherden (v.a. Hand- u. Fußskelett) und örtlich schmerzhafter Weichteilschwellung

Die Krankheit ist weltweit verbreitet und relativ gleichmäßig auf beide Geschlechter, am haufigsten zwischen dem **2. und 4. Lebensjahrzehnt,** verteilt. Zu unterscheiden ist eine **akute Form** (Löfgren-Syndrom) von mehr oder minder chronischen Verläufen

Nur die **akut beginnende Sarkoidose** verursacht Symptome in Form von **Fieber und Krankheitsgefühl.** Oftmals werden **Gelenkschmerzen (akute Sprunggelenkarthralgie)** beobachtet sowie ein **Erythema nodosum** (am Anfang hellrote, später bläulich-livide druckschmerzhafte Knoten an den Streckseiten der Unterschenkel), was jedoch auch bei anderen Erkrankungen auftreten kann.

Abb. 3.41

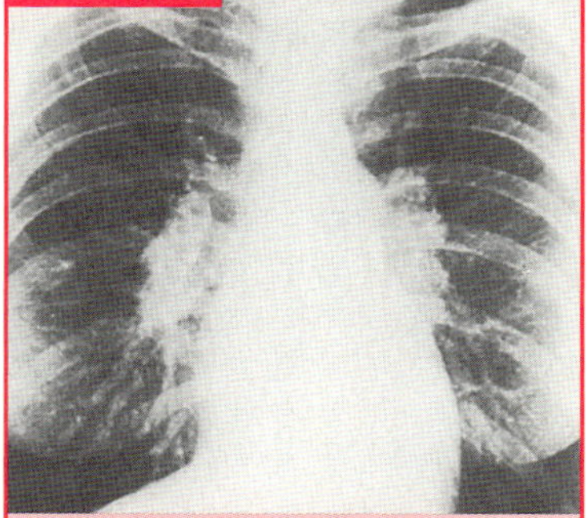

Thorax-Röntgenbefund bei Morbus Boeck (IMPP-Prüfungsabbildung)

Sind bestimmte Organe befallen, so sind die auftretenden Symptome **organspezifisch**. Typischer Befund ist **die bihiläre Lymphadenopathie.**

In der Mehrzahl der Fälle beginnt die Sarkoidose **primär chronisch**, wobei meist eine deutliche **Diskrepanz zwischen der Symptomarmut** und dem **Thorax-Röntgenbild** besteht.

Internationale Stadieneinteilung der **pulmonalen Sarkoidose**

Typ 0	**isolierter Organbefall**
Typ I	polyzyklisch begrenzte, doppelseitige Hiluslymphome (**bihiläre Lymphadenopathie)**
Typ II	**bihiläre Lymphadenopathie + Lungenbefall** (retikulonoduläre Zeichnung)
Typ III	Lungenbefall **ohne** Lymphadenopathie
Typ IV	**Lungenfibrose**

Diagnostik

Labor
- **BSG** bei akutem Verlauf ↑
- **Hyperkalzämie und -urie** durch erhöhte Vitamin-D_3-Spiegel
- Gammaglobuline in 50% d. F. ↑
- **Tuberkulinempfindlichkeit** ↓
- **ACE**-Serumspiegel und Bestimmung des löslichen Interleukin-2-Rezeptors (S-IL-2R) zur Beurteilung der Krankheitsaktivität.
- Bronchoalveolarspülung ⇒ **T-Helfer-/T-Suppressorzell-Quotient (CD_4/CD_8) >3,5** (normal etwa 2)
- ggf. Leukopenie
- **Ganzkörper-Gallium-Scan** ⇒ Anreicherung in pulmonalen und extrapulmonalen Granulomen sowie in den Tränendrüsen, der Parotis und in den Speicheldrüsen (empfindlicher, aber unspezifischer Indikator)

Lungenfunktion
- Im **Stadium I** ist die Lungenfunktionsprüfung normal, die **Stadien II, III** und besonders **IV** zeigen Diffusionsstörungen und eine **zunehmende restriktive Ventilationsstörung** bis zur Entwicklung eines Cor pulmonale.

Die Diagnose der **Sarkoidose** stützt sich sowohl auf klinische Merkmale (Thorax-Röntgenbild) und **bronchoalveolare Lavage** als auch auf den **histopathologischen Nachweis von Epitheloidzellgranulomen** durch **transbronchiale oder mediastinale Biopsie.**

Stadienmäßiger Ablauf
- Die **intrathorakalen Sarkoidoseveränderungen** beginnen gesetzmäßig mit einer **Vergrößerung der mediastinalen Lymphknoten,** wobei in erster Linie die Hiluslymphknoten betroffen sind. Diese Lymphknotenschwellung charakterisiert das **Stadium I**.

Abb. 3.42

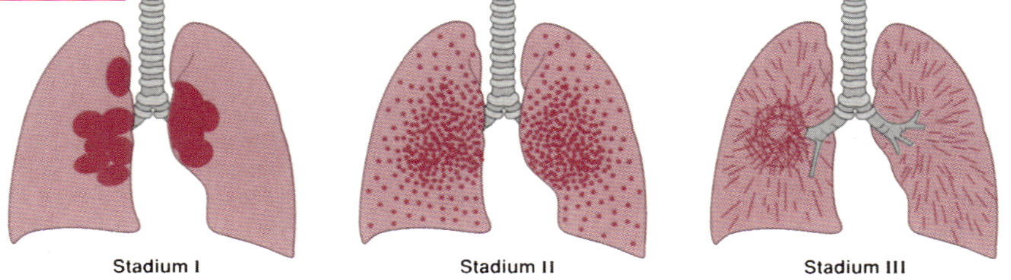

Stadien der Sarkoidose im Thorax-Röntgenbild (aus Classen, Diehl, Kochsiek, 1998)

Die erkrankten Lymphknoten bilden Pakete und zeigen eine polyzyklische Form mit nach lateral scharfer Begrenzung, was besonders auf Tomogrammen deutlich wird. Im **Stadium I** kann es nach Monaten oder Jahren zu einer spontanen Rückbildung kommen.

- Geschieht dies nicht, erfolgt der **Übergang in das Stadium II** mit Übergreifen des Prozesses auf das **Lungenparenchym.** Es resultiert eine in Hilusnähe dichtere, peripher dünner werdende retikuläre **Zeichnungsvermehrung,** die aus kleinsten kettenförmig aufgebauten Knötchen besteht.
- Im **Stadium III** kommt es zu einer Abnahme der Hilusschwellung. Kleinste oder auch größere fleckige Einlagerungen in das Netzwerk verursachen **vielgestaltige Röntgenbilder,** wobei die Veränderungen später oftmals schmetterlingsförmig angeordnet sind. Das weitere Fortschreiten führt zur irreparablen Lungenfibrose.
- Das **Stadium IV** repräsentiert die Spät- bzw. Endzustände der Lungensarkoidose. Es besteht eine irreparable Lungenfibrose, die röntgenographisch durch **ausgedehnte Narbenfelder, Schwielenbildung. Schrumpfung** und auch **Hohlraumbildungen** bis zur **Wabenlunge gekennzeichnet** ist. Die Fibrose nimmt ihren Ausgang von vernarbenden Granulomen (Sandritter).

Differentialdiagnose

Eine **Erhöhung des ACE-Spiegels** kann u. a. auch bei Patienten mit Histoplasmose, akuter Miliartuberkulose, Hepatitis, Lymphomen gefunden werden.

- **Hiluslymphknoten- oder Miliartuberkulose** ⇒ ACE normal, Tuberkulintest positiv, keine lymphozytäre Alveolitis
- **Morbus Hodgkin** ⇒ Befunderhebung
- **Aspergillose** und **Kryptokokkose** ⇒ Komplikation der Sarkoidose
- **maligne Prozesse, Leukosen** ⇒ Verlauf, Befund
- **Lungenfibrosen** anderer Ursache ⇒ Anamnese

Therapie

Patienten, die nur geringe Symptome (Ausnahme ⇒ **Hyperkalzämie!**) aufweisen, sollten nicht behandelt werden.

- **Kortikosteroide** zur Unterdrückung schwerer klinischer Symptome oder bei Leberinsuffizienz, Nieren-, Herz- oder ZNS-Beteiligung, bei progressiver Lungenfibrosierung, Einschränkung der Lungenfunktion, Hyperkalzämie und Augenerkrankungen
  - **Dosierung** ⇒ 0,6–0,8 mg Prednisolonäquivalent pro kg KG/d für 4–8 Wochen, anschließend langsame Dosisreduktion (6–9 Monate)
- **Pathologisch veränderte Serumspiegel** des **Neopterins** und des **sezernierten Interleukin-2-Rezeptors** werden zur **Beurteilung des Therapieerfolges** bestimmt, da sie der Aktivität der Zellpopulationen entsprechen, die das entzündliche Geschehen aufrechterhält und deren Funktion pharmakologisch supprimiert werden soll.
- Ungefähr 10% der Patienten sprechen auf Kortikosteroide nicht an. Bei ihnen kann **Chlorambucil** oder **Methotrexat** eingesetzt werden.
- bei **ausgeprägter Hyperkalzämie** ⇒ zusätzliche Therapie mit **Chloroquin** (500 mg/d)

Prognose:

- **Spontanheilung** tritt bei 70 (chronischer Verlauf) bis 90% der Fälle auf. Die beste Prognose haben Patienten mit alleiniger Adenopathie ohne erkennbare Lungenbeteiligung. Ein günstiger Verlauf ist auch beim Auftreten eines Erythema nodosum zu erwarten.
- Die **Mortalität der Sarkoidose ist mit <3%** niedrig.

3.8 Krankheiten der Pleura

Pneumothorax

Pathogenese

Als **Pneumothorax** bezeichnet man eine **Luftansammlung in der Pleurahöhle**.

Die Integrität des Interpleuralspaltes wird normalerweise durch das Aneinanderhaften der beiden **Pleurablätter (Pleura visceralis, Pleura parietalis)** gewahrt.

Nach Verletzungen der Thoraxwand oder der Lungenoberfläche tritt Luft in diesen Spalt ein, und die Lunge retrahiert sich entsprechend ihrer Zugspannung (⇒ **Lungenkollaps**).

Nach der **Pathogenese** werden unterschieden:

Spontanpneumothorax
- **idiopathisch** infolge Ruptur eines subpleuralen Emphysembläschens bei tiefer Inspiration, beim Tauchen oder Fliegen in großer Höhe
- **symptomatisch** infolge Destruktion der Pleura visceralis bei chronisch-obstruktiver Bronchitis, Histozytosis X, Sarkoidose, Tuberkulose, Lungenabszess, zystischer Fibrose

Traumatischer Pneumothorax
- **unfallbedingt** (Verletzung der Pleura parietalis)
- **iatrogen** (u. a. durch Legen eines Subklaviakatheters, durch Überdruckbeatmung, Lungenbiopsie)

Pathophysiologie

Abhängig von der **Art der Schädigung** werden unterschieden:
- **nach außen offener Pneumothorax** bei Defekt in der Thoraxwand (z. B. Messerstich ⇒ pleurokutane Fistel) ⇒ offene Verbindung zur Außenluft
- **nach innen offener Pneumothorax** bei Defekt der Lungenoberfläche (z. B. **Spontanpneumothorax**)

Die **kollabierte Lunge** hat den Kontakt zur Thoraxwand verloren und kann den Exkursionsbewegungen des Thorax nicht mehr folgen. Dies führt zur **Störung des Gasaustausches** auf der betroffenen Seite.
Unter **Ruhebedingungen** kann der nicht betroffene Lungenflügel eine ausreichende Arterialisierung des Blutes gewährleisten. **Bei geringer körperlicher Belastung** (vermehrter O_2-Bedarf, Zunahme des pCO_2) tritt jedoch relativ schnell eine **Zyanose** als Zeichen der Dekompensation auf.

Die **Röntgenthoraxaufnahme** sollte **bei tiefer Exspiration** erfolgen, **weil** bei tiefer Exspiration das **intrapulmonale Luftvolumen vermindert** ist, Luft im Pleuraspalt aber nicht entweichen kann und im Röntgenbild anteilig besser zur Geltung kommt.

Der **Spannungspneumothorax** (**Ventilpneumothorax**) ist eine **Sonderform** des offenen Pneumothorax. Aufgrund eines **Ventilmechanismus**, bei dem inspiratorisch Außenluft in die Pleurahöhle eindringen, exspiratorisch diese jedoch nicht verlassen kann, entsteht ein **zunehmender Überdruck in der Pleurahöhle der verletzten Seite**.

Symptome, Diagnostik

Klinische Symptome des Pneumothorax
- stechender **Thoraxschmerz** auf der betroffenen Seite
- geringgradige bis schwere **Dyspnoe**
- **vermindertes bis fehlendes Atemgeräusch** auf der betroffenen Seite
- **hypersonorer Klopfschall** auf der betroffenen Seite

- **bei Belastung ⇒ Zyanose**
- **Mediastinalflattern beim** nach außen **offenen Pneumothorax:**
  Inspiration ⇒ Unterdruck auf der gesunden Seite. **Atemluft dringt** gleichzeitig **von außen in den offenen Interpleuralspalt** (dabei wird das Mediastinum zur gesunden Seite gezogen).
  Bei der **Exspiration** kehren sich diese Vorgänge um ⇒ durch den Defekt in der Thoraxwand tritt die Luft wieder nach außen. Infolge **Retraktion des intakten Lungenflügels** wird das Mediastinum wieder zur kranken Seite hin verschoben.

Abb. 3.43

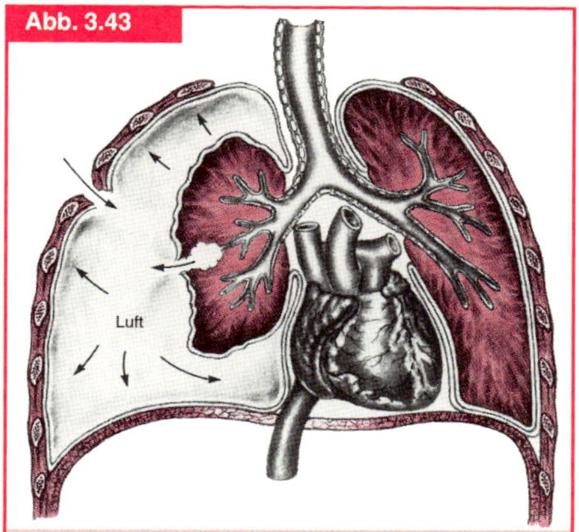

Offener Pneumothorax
(aus Wilson/Thompson 1990)

Klinische Symptome des Spannungspneumothorax

- Blässe, kalter Schweiß, **Tachykardie, rasch zunehmende Dyspnoe**
- fehlendes Atemgeräusch auf der betroffenen Seite, hypersonorer Klopfschall
- einseitig tiefstehende, kaum atemverschiebliche Lunge
- Verlagerung der Mediastinalorgane zur gesunden Seite
- **venöse Einflussstauung** (extraperikardiale Herztamponade), **Zyanose**, ggf. **Kreislaufversagen**

Die **Diagnose** eines **Pneumothorax** erfolgt **nach dem klinischen Befund** und **Röntgenaufnahmen des Thorax** vor (wenn es der Verlauf zulässt) und nach Therapie.

Röntgenthoraxaufnahme ⇒ in der Peripherie Luft ohne Lungenzeichnung, begrenzt von einem scharfen Pleurasaum; ggf. **Mediastinalverlagerung** zur Gegenseite beim ausgedehnten Pneumothorax

Differentialdiagnose

Pleuritis, Myokardinfarkt, Emphysem, Mediastinalemphysem, Herniation des Magens, Kolons oder des Dünndarms durch das Diaphragma. Bei **mechanisch beatmeten Patienten** kann ein begrenzter, subpulmonal oder parakardial auftretender Pneumothorax leicht übersehen werden!

Therapie

Ein **gering ausgedehnter Spontanpneumothorax** kann sich **spontan zurückbilden**, weil die Luft innerhalb weniger Tage aus dem Pleuraspalt nach dem Zuheilen der pathologischen Öffnung langsam resorbiert werden kann ⇒ **keine spezielle Therapie** erforderlich.

Die **Resorption einer größeren Luftmenge** erfordert mehrere Wochen. Während dieser Zeit kann es zur Ausbildung eines **Pleuraergusses** kommen. In solchen Fällen kann der Verlauf durch die Anlage einer **Bülau-Drainage** oder ein pleurokutanes Ventil, das zwar einen Luftaustritt, jedoch nicht das Eindringen von Luft in den Pleuraraum erlaubt, verkürzt werden.

- **Bülau-Saugdrainage,** um die Lunge rasch zu expandieren ⇒ **Risiko eines Reexpansionsödems** der **Lunge!**
- **Sklerosierung der Pleura** mit intrapleural appliziertem **Tetracyclin** bei persistierendem oder rezidivierendem Pneumothorax
- **chirurgischer Verschluss** bei großer Fistel

Beim **Spannungspneumothorax** muss als **Sofortmaßnahme** von ventral im 2.–3. ICR medioklavikulär eine großkalibrige Kanüle eingestochen werden (⇒ hörbares Entweichen der Luft!). Anschließend **Thoraxdrainage** über ein Bülau-System oder ein behelfsweises Ventil, das Luft aus dem Pleuraraum entfernt und in die Zimmerluft abgibt.

Pleuritis und/oder Pleuraerguß

Formen

- **Pleuritis sicca** bzw. **fibrinosa** ⇒ **frühes Stadium der Pleuritis** oder bei der durch Coxsackie-B-Viren hervorgerufenen Pleurodynie
- **Pleuritis exsudativa** ⇒ **Ergussbildung**
- **Pleuritis adhaesiva** ⇒ **Ausheilungsphase**
- **Pleuritis tuberculosa** ⇒ Postprimär-Tbc
- **Pleuritis carcinomatosa**

Ätiologie

Schädigung der Pleura durch

- **primär pulmonalen Prozess** (z. B. Pneumonie, Lungeninfarkt)
- **lokale Pleurainfektion** (z. B. durch Amöben hervorgerufenes Empyem)

Transport der Noxe auf **dem Blut- oder Lymphweg** direkt zur Pleura bei

- **systemischer Infektion** (z. B. tuberkulöser Pleuraerguss, Mykosen)
- **neoplastischen Zellen** (z. B. Pleurakarzinose, **maligne Lymphome**, **Metastasen** bei Mammakarzinom, Bronchialkarzinom)
- **anderen Grunderkrankungen** (z. B. **Kollagenosen** (⇒ Exsudat), **rheumatoiden Erkrankungen**, Ovarialfibrom (⇒ **Meigs-Syndrom** mit Aszites und/oder Pleuraerguss), als Folge einer Rippenfraktur, bei **Urämie** ⇒ generalisierte Serositis)
- **irritativ wirksamen Substanzen** (z. B. Asbestpartikel ⇒ Pleuramesotheliom), **Medikamente** (u. a. Hydralazin, Procainamid, Isoniazid, Phenytoin und Chlorpromazin)

Pleuraerguss durch

- **malignes** Exsudat (60% d. F.), oft **sanguinolent** (z. B. Bronchuskarzinom mit Pleurabeteiligung)
- **bakterielles** Exsudat (30% d. F.)
- kardiales **Stauungstranssudat** (5% d. F.) bei dekompensierter Herzinsuffizienz
- andere Ursachen (5% d. F.) z. B.
  - **Myxödem** ⇒ pleurale Transsudate, aber auch Exsudate
  - **aszitesbegleitende Ergüsse** ⇒ Flüssigkeit aus dem peritonealen Raum tritt durch Lymphbahnen in den Pleuraraum über (u. a. bei **Pankreatitis**).

Spezielle Formen

- **Hämothorax** (Blut im Pleuraraum) nach Trauma oder Gefäßruptur
- **Chylothorax** (chylöser Pleuraerguss) bei Verletzung des Ductus thoracicus oder durch neoplastische Infiltration ⇒ in der Ergussflüssigkeit ⇒ neutrale Fette und Fettsäuren↑, Cholesteringehalt↓
- **Cholesterinpleuritis** (pseudochylöser Erguss) ⇒ Cholesterinkonzentration↑ (bis zu 1 g/100 ml), Neutralfett- und Fettsäuregehalt↓ bei der **Pleuritis tuberculosa** oder im Rahmen rheumatischer Erkrankungen.

Symptomatik

Die Entzündung der **Pleura parietalis** führt zu einem **oft stechend empfundenen Pleuraschmerz**, der beim Atmen und Husten zunimmt. Eine **diaphragmale (basale) Pleuritis** kann eine intraabdominelle Erkrankung vortäuschen oder einen in die Schulter projizierten Schmerz hervorrufen.

- **Atmung** ⇒ meist oberflächlich und beschleunigt, betroffene Seite bei der Atmung nachschleppend
- **pleurales Reibegeräusch** während In- und Exspiration, **oft nur in den ersten 24–48 h** nach Beginn der Schmerzen; ggf. pleuro-perikardiales Reiben

Diagnostik

Entwickelt sich ein **Pleuraerguss**, nimmt der Pleuraschmerz ab. Bei einem ausgedehnten Erguss wird die Ausdehnung der Lunge behindert (⇒ **restriktive Ventilatonsstörung**), und es resultiert eine zunehmende **Dyspnoe.**

- **Perkutorisch** ist über Pleuraergüssen eine massive Dämpfung (⇒ **verkürzter Klopfschall**) nachzuweisen, die nach oben eine zur hinteren Axillarlinie von vorn ansteigende und nach hinten wieder abfallende Begrenzungslinie nachweisen lässt – **Damoiseau-Ellis-Linie**. Bei sehr großen Ergüssen, die bis in die Brustkorbspitze hineinragen, ist diese Linie natürlich nicht festzustellen.
- **Palpatorisch** ist der Stimmfremitus über Pleuraergüssen abgeschwächt oder ganz aufgehoben.
- **Auskultatorisch** ist das Atemgeräusch abgeschwächt bis aufgehoben. Es kann **vesikulär** sein, wenn der Luftgehalt der Lungen erhalten geblieben ist.
  An der Grenze eines Pleuraergusses zum Lungengewebe hört man oft **in einem umschriebenen Bezirk ein verschärftes Atemgeräusch**, weil in diesen Abschnitten das Lungengewebe durch den Erguss komprimiert wird (**Kompressionsatmen**). Eine **Egophonie** (Meckerstimme) kann an der oberen Begrenzung des Ergusses vernehmbar sein.

Abb. 3.44

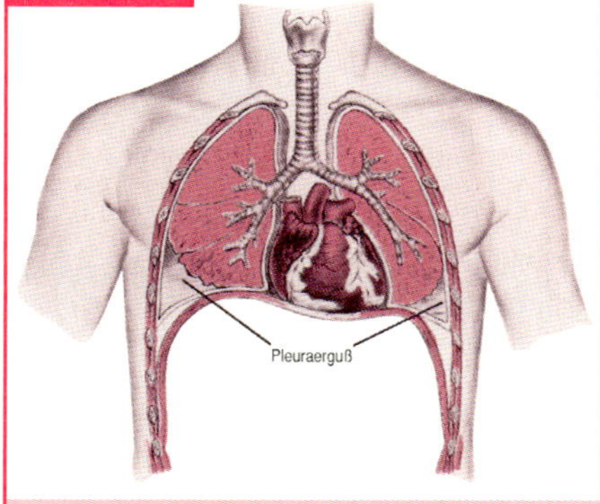

Pleuraerguss (aus Wilson/Thompson 1990)

Ein **Pleuraerguss** kann als Folge eines **entzündlichen** bzw. **tumorösen** Geschehens (⇒ **Pleuritis exsudativa**) oder als **Transsudat** bei **kardialer** Stauung (⇒ Lungenkapillardruck ↑) oder **Proteinmangel** (⇒ kolloidosmotischer Druck des Plasmas ↓) entstehen.

- **Entzündliche Exsudate** haben wegen ihres **größeren Eiweißgehaltes** ein **spezifisches Gewicht > 1.016** und enthalten in der Regel reichlich weiße Blutkörperchen.
- **Pleuratranssudate** sind in der Regel **relativ zellarm** und haben ein **niedriges spezifisches Gewicht (Proteingehalt ↓).**

Ergussmengen von weniger als 350 ml sind bei der **körperlichen Untersuchung** kaum nachweisbar.

Abklärung eines Pleuraergusses

- **Thorax-Röntgenaufnahme** in 2 Ebenen
  Ausgedehnte Pleuraergüsse ⇒ Trübung des Hemithorax. **Atypische Lokalisationen der Pleuraflüssigkeit durch Verwachsungen** zwischen der viszeralen und parietalen Pleura im Bereich der horizontalen Fissur führen **bei gleichzeitiger Herzinsuffizienz** zum sog. **„Vanishing Tumor“**, der durch Behandlung mit Diuretika verschwindet.

Abb. 3.45

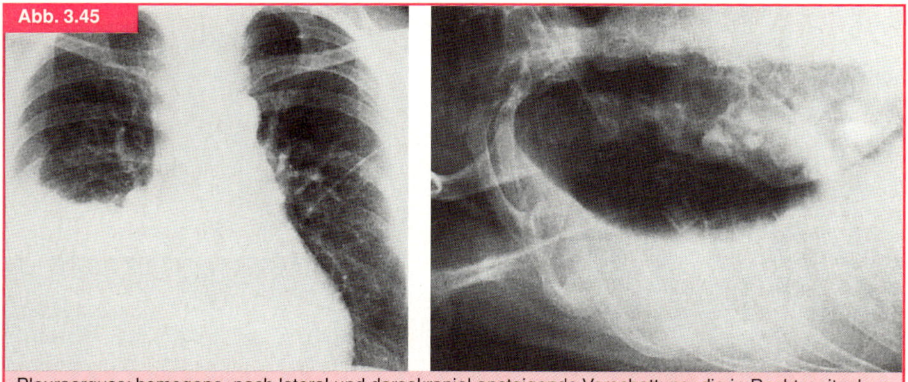

Pleuraerguss: homogene, nach lateral und dorsokranial ansteigende Verschattung, die in Rechtsseitenlage zur lateralen Thoraxwand hin ausfließt (IMPP-Prüfungsabbildung)

- **Sonographie** ⇒ Pleuraerguss >50 ml nachweisbar
- **Pleurapunktion** ⇒ Bakteriologie, Zytologie
- **Thorakoskopie** ⇒ gezielte **Pleurabiopsie** ⇒ Histologie
- ggf. **CT** oder **Bronchoskopie**

Tab. 3.6 Unterscheidungsmerkmale von Exsudat und Transsudat

	Exsudat	Transsudat
Entstehung	**entzündlich, neoplastisch**	**Zirkulationsstörungen, Druckänderungen**
Ursachen	Tuberkulose, bakterielle und virale Pneumonien u. Ä.	Herzinsuffizienz, Nephropathien, Leberzirrhose u. Ä.
Farbe	dunkelgelb	hellgelb
Zellzahl	zellreich	zellarm
LDH	>200 U/l	<200 U/l
Spezif. Gewicht	>1.016	<1.015
Eiweißgehalt	**>3%**	**<3%**

Differentialdiagnose

- **akut entzündliche Erkrankung des Abdomens** ⇒ klinische Zeichen, Sonographie des Abdomens
- **Interkostalneuralgie** ⇒ kein Reibegeräusch
- **Herpesneuritis** ⇒ herpetische Effloreszenz
- **DD: Herzinfarkt**, **Spontanpneumothorax**, **Perikarditis** (perikardiales Reibegeräusch = herzschlag-synchron), **Brustwandverletzungen** ⇒ klinische Zusatzbefunde

Therapie

- Behandlung der zugrunde liegenden Erkrankung
- **nichtsteroidale Antiphlogistika** bei **Pleuritis sicca**
- **Pleurapunktion** ⇒ nicht mehr als 1200–1500 ml, sonst droht kardiovaskulärer Kollaps!
- **Instillation** von **Quinacrin** oder **Tetracyclin** (z. B. Reverin® 2 Amp.) in 40%iger Glukoselösung zur Verklebung von viszeraler und parietaler Pleura (= **Pleurodese)**
- **Empyem** (purulentes Exsudat im Pleuraraum) ⇒ Antibiotika und Drainage des Pleuraraums
- ggf. **Thorakotomie** mit **Dekortikation** bei ausgedehnter Schwartenbildung
- **Hämothorax** ⇒ dicht angelegte Drainage, ggf. operative Revision

Pleuraempyem

Das Empyem ist als **Eiteransammlung in der Pleurahöhle** definiert.

Ätiologie

Meist **Begleit- oder Zweitkrankheit** von primären Lungenerkrankungen oder nach **Thoraxverletzung**
Häufigste Erreger sind Staphylokokken, Streptokokken, Escherichia coli, Klebsiellen, Proteus, Pseudomonas aeruginosa, seltener Pneumokokken oder Pilze, wie Candida albicans, Aspergillus.

Symptomatik

- Fieber, Leukozytose, BKS-Beschleunigung, gelegentlich Thoraxschmerzen, zunehmende Dyspnoe

Abb. 3.46

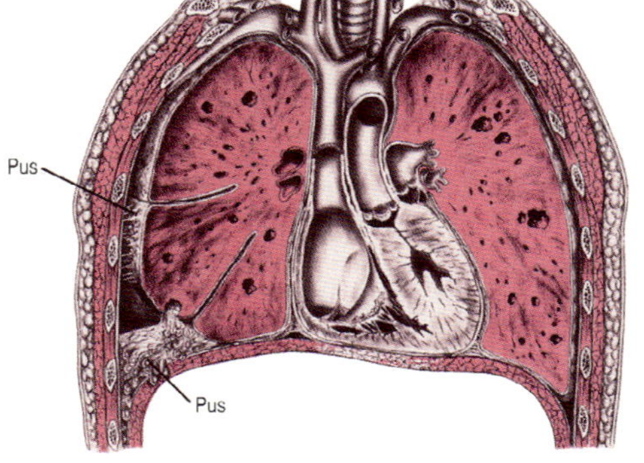

Pleuraempyem (aus Wilson/Thompson 1990)

Diagnostik

- Probepunktion ⇒ bakteriologische Untersuchung mit Resistenzprüfung
  bakteriologisch steriler Empyem-Pus bei Tuberkulose ⇒ Tuberkulintest und Tbc-Kultur

Therapie

- **Punktion, Pleuradrainage und medikamentöse Behandlung, antibiotische Chemotherapie** parenteral oder oral, lokale **intrapleurale Instillationstherapie** mit Tetracyclin, Neomycin, proteolytischen Enzymen, wie Hyaluronidase, ggf. operative Drainage

Pleuratumoren

Ätiologie

Ausgangspunkt **primärer Pleuratumoren** sind **seröse Häute**, wie Pleura, Peritoneum oder Perikard. **Mesotheliome** können isoliert, aber auch diffus auftretend, die Pleura parietalis und visceralis betreffen.

Asbestexposition ⇒ **malignes Pleuramesotheliom** (immer mit Pleuraergüssen verbunden), Pleuraplaques

Symptomatik

- **asymptomatisch** (Zufallsbefund) oder **zunehmende Dyspnoe**, **Pleuraerguss**, Husten, lokale Schmerzen

Diagnostik

- **Punktion zur Gewinnung** von **Ergussflüssigkeit** und **Nadelbiopsie** aus der verdickten Pleura ⇒ zytologische Untersuchung, **ggf. Thorakoskopie**

Therapie

- **partielle Pleurektomie** ⇒ Begrenzung des schmerzhaften Tumoreinbruchs in die Brustwand
- **Pleurodese** durch intrapleurale Instillation von **Fluorouracil, Bleomycin**,Tetracyclinpräparaten oder eines Gewebeklebers
- **ggf. palliative Strahlenbehandlung** oder intrapleurale Instillation von radioaktivem kolloidalem Gold
- bei **Sarkomen** ⇒ Kombinationschemotherapie

3.9 Mediastinum

Mediastinitis

Ätiologie

- **Infektion** bei **Penetration** oder **Perforation** des **Mediastinums**
- nach chirurgischen Eingriffen mit Nahtinsuffizienzen
- nach stumpfen oder penetrierenden Hals- und Thoraxtraumen
- hämatogen bzw. lymphogen bei extrathorakalen abszedierenden oder entzündlichen Prozessen

Symptome

- **stridoröse Atmung** und Dyspnoe (Atemnot)
- Schluckstörungen, retrosternale Schmerzen, lokaler Druck- oder Spontanschmerz, gel. Singultus
- ggf. **Mediastinalemphysem** in den Hals- und Thoraxwandweichteilen
- obere Einflussstauung, Schüttelfrost, Schock
- ggf. Entzündungszeichen über dem Jugulum

Therapie

- Therapie der Grunderkrankung (Perforationen operativ verschließen)
- ggf. **Mediastinotomie** und **Drainage**, Entlastung des phlegmonös entzündeten Gewebes
- hochdosierte Antibiose

Prognose

- bei chronischen Verlauf ⇒ Übergang in eine Mediastinalfibrose; akut 10–40% Letalität

Tumoren

Formen

Lymphome, Thymome, Neurinome, Sarkome, Lipome, Teratome, Chorionkarzinom, retrosternale Struma

Symptome

Über die Hälfte der Mediastinaltumoren sind symptomlos und meist gutartig.

- **fortgeschrittenes Stadium** ⇒ Thoraxschmerz, **Reizhusten**, Dyspnoe, **Dysphagie**, Singultus; ggf. obere Einflussstauung, Stridor, Heiserkeit, Phrenikusparese, Horner-Syndrom (Ptosis, Miosis, Enophthalmus), Arrhythmien
- **Thymom** ⇒ Myasthenia-gravis-Symptomatik

Diagnostik

- **Stimmbandbefund** durch HNO-Arzt (⇒ N.laryngeus recurrens)
- **neurologischer Befund** ⇒ ggf. Horner-Komplex, Schweißsekretionsstörungen
- **Röntgen-Thorax** ⇒ Mediastinalverbreiterung, ggf. Ösophagusbreischluck, Schilddrüsenszintigraphie, Tracheazielaufnahme, CT zur Lokalisationsdiagnostik
- **mediastinale Sonographie** (LK-Darstellung)
- **Labor** ⇒ Differentialblutbild, **Tumormarker**
- **Mediastinoskopie** und Biopsie

Therapie

- nach Grundkrankheit (meist operativ)

Abb. 3.47

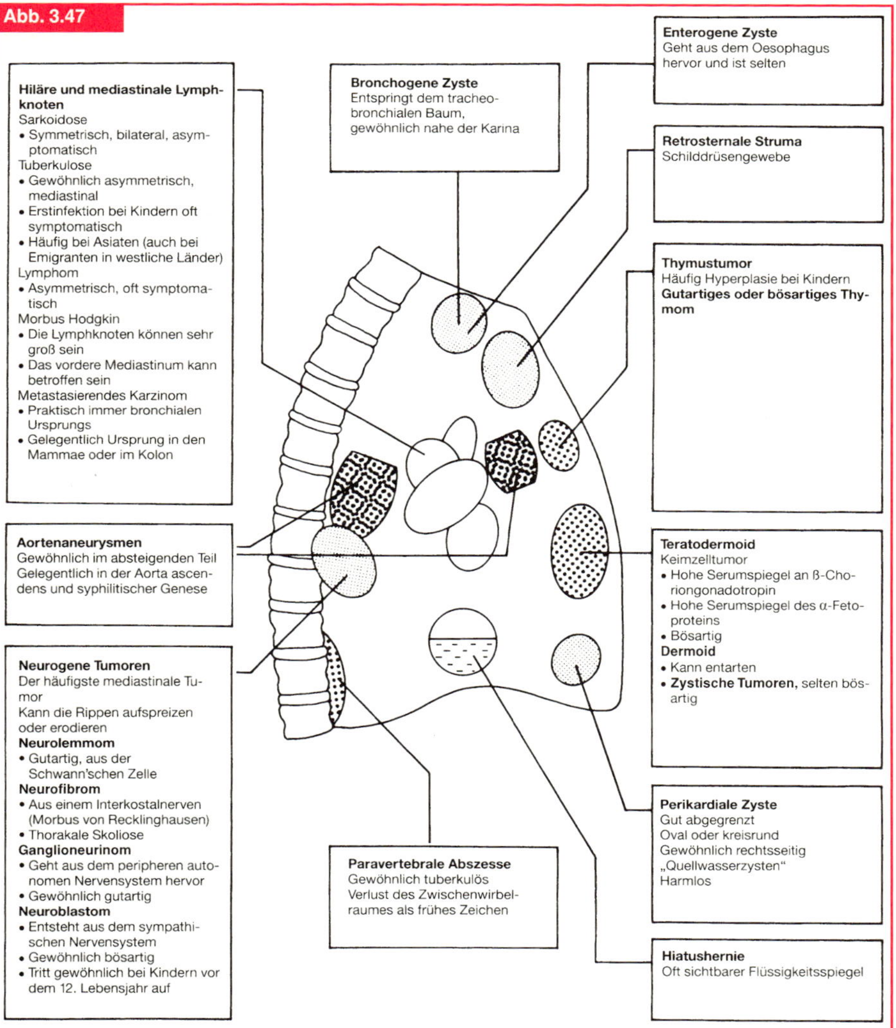

Raumfordernde Prozesse im Mediastinum (aus Medicine International 1986)

Mediastinalemphysem

Als **Mediastinalemphysem** wird das **Vorhandensein von Luft im Mediastinum** bezeichnet.

Ätiologie

- **primäres** (spontanes) **Mediastinalemphysem** durch intrathorakale Druckerhöhung (z. B. Husten, Erbrechen, Asthmaanfall)
- **sekundäres Mediastinalemphysem** durch Thoraxtrauma oder Ruptur im Bereich von Ösophagus oder Bronchialbaum (z. B. **Tracheobronchialzyste**)

Symptomatik

- meist asymptomatisch, aber auch zunehmende Dyspnoe und Einflussstauung möglich
- **Komplikation** ⇒ **Mediastinitis oder** zunehmendes **subkutanes Hautemphysem** mit Luftübertritt ins Unterhautbindegewebe von Hals und Kopf

Diagnostik

- **Thorax-Röntgen** ⇒ **Pneumomediastinum** ⇒ verbreitertes, unscharf begrenztes Mediastinum
- ggf. **CT, Mediastinoskopie, Sonographie**

Therapie

- Therapie der **Grunderkrankung** (Perforationen operativ verschließen)
- ggf. **Hautinzisionen** oder Anlage eines subkutanen Katheters zum Absaugen der Luft

Differentialdiagnosen bei Mediastinalverlagerung

Verdrängung des Mediastinums zur gesunden Seite durch

- Pneumothorax (Spannungspneumothorax)
- großen Pleuraerguss
- Raumforderung (z.B. Tumor)

Verziehung des Mediastinums zur kranken Seite

- bei unilateralen Vernarbungs- und Schrumpfungsprozessen
- bei großer Atelektase
- bei Pleuraschwielen
- nach Resektionen von größeren Lungenteilen
- als Komplikation bei diagnostischen Eingriffen (z.B. transbronchiale Biopsie)

3.10 Krankheiten des Zwerchfells

Verwachsungen

Verwachsungen können als Folgezustand nach Trauma, Operation, Radiatio oder Entzündungen auftreten. Sie können je nach dem Ausmaß zur erheblichen **Einschränkung der Zwerchfellmotilität** und **Hypoventilation** führen.

Zwerchfellhernien

Zwerchfellhernien (Verlagerung von Bauchorganen in den Thorax durch einen Defekt in der Zwerchfellwand) treten meist auf der **linken Seite** im **posterolateralen** Teil des Zwerchfells auf.

- **Nichttraumatische Hernien** sind **kongenitale Hernien** durch Zwerchfelldefekte.
- **erworbene Hernien**
  - **Hernien im Hiatus oesophagus** (axiale Gleithernie, paraösophageale Hernie)
  - **Hernia diaphragmatica sternocostalis** (ein- oder beidseitig) oder **lumbocostalis** (meist linksseitig)
  - **Hernia diaphragmatica** durch das **Foramen V. cavae** bzw. **Hiatus aorticus**
  - **entzündliche Zwerchfellhernie**
  - **traumatische Hernie** (Prolaps, Zwerchfellruptur)

Symptome

- nach der Geburt ⇒ schwere Ateminsuffizienz, Kahnbauch
- je nach Größe: zunächst asymptomatischer Verlauf möglich
- meist schmerzhaftes **Oppressionsgefühl** hinter dem Sternum
- **Passagestörung** ⇒ Vomitus, Ileus
- **intrathorakale Raumforderung** ⇒ Dyspnoe u. Tachypnoe, Tachykardie, Rhythmusstörungen

Diagnostik

- **Auskultation** ⇒ Darmgeräusche über der betroffenen Thoraxseite (insbes. bei Zwerchfellruptur), Atemgeräusche fehlen dort.
- **Röntgen-Thorax** in 2 Ebenen ⇒ Mediastinalverdrängung, Luft- u. flüssigkeitsgefüllte Magen- oder Darmanteile in der Pleurahöhle, Herzverlagerung

Therapie

- **transthorakaler Eingriff** bei traumatischen Hernien, wenn kein Anhalt für abdominelle Verletzungen besteht
- **transabdomineller Eingriff** bei Neugeborenen und Säuglingen, bei traumatischen, sternokostalen, lumbokostalen Hernien; ggf. plastischer **Zwerchfellersatz** mit gestieltem Lappen aus dem M. transversus abdominis

Zwerchfellhochstand, Paresen

Ätiologie

Zwerchfellhochstand

- **pulmonale Ursachen** (z. B. Lungentumoren, Atelektase, Pleuratumoren)
- **neuromuskuläre Ursachen** (Läsion eines N. phrenicus durch ein Bronchial-Ca; beidseitige N.-phrenicus-Parese durch Poliomyelitis, **muskuläre Insuffizienz** bei Myasthenia gravis)
- **abdominelle Ursachen** ⇒ Schwangerschaft, Aszites, Splenomegalie, Hepatomegalie, Magen-/Kolonüberblähung, **Enteroptose** (= Darmsenkung), subphrenischer Abszess, Chilaiditi-Syndrom

- **Zwerchfelltiefstand** bei Spannungspneumothorax, obstruktivem Emphysem, Asthma bronchiale
- **Bronchusstenose** (z.B. Bronchialkarzinom, Fremdkörperaspiration)
- Infiltration von **Tumoren aus Nachbarorganen**

Symptomatik

- auf der betroffenen Seite ⇒ paradoxe Atembewegungen (Zwerchfell tritt bei Inspiration höher) möglich, Dyspnoe

Therapie

- **Tumoren** ⇒ radikale Exzision im Gesunden, ggf. Deckung mit Omentum od. Dakronpatch
- **ggf. Schrittmacherimplantation** bei Stöungen im Bereich des N. phrenicus

Zwerchfellspasmen

Ätiologie

Die häufigste Form des Zwerchfellspasmus ist der **Singultus** (Schluckauf) durch Reizung von Nervenbahnen oder Strukturen in der Medulla, die das Zwerchfell kontrollieren.

Chronisch rezidivierend bei

- **pathologischen Prozessen des ZNS** (Tumoren der hinteren Schädelgrube oder Infarkte)
- **Reizung** des **N. phrenicus** (Pleuritis, Pneumonie, thorakale und mediastinale Tumoren)
- **abdominellen Ursachen** (Störungen von Ösophagus, Magen, Darm, Pankreatitis, Lebermetastasen)

Therapie

- **Hyperkapnie** erschwert den Singultus ⇒ kurzzeitig Luft anhalten lassen.
- **Vagusreize** ⇒ schnelles Trinken eines Glases kalten Sprudelwassers, zerkleinertes Eis schlucken, Bulbusdruck
- **Fingerdruck auf die Phrenikusnerven** hinter den Sternoklavikulargelenken
- **Medikamente** ⇒ Metoclopramid, Chlorpromazin, Phenobarbital

Bei **Therapieresistenz** ggf. Magenspülung, galvanische Reizung des N. phrenicus, Blockade des N. phrenicus durch Procainlösung (cave Atemdepression!). Selbst eine **beidseitige Phrenikotomie** hilft nicht in allen Fällen!

4 Verdauungsorgane

4.1 Ösophagus

Allgemeines

Man unterscheidet 3 Abschnitte: Halsteil (**Pars cervicalis**), Brustteil (**Pars thoracalis**) und den Bauchteil (**Pars abdominalis**), der nur wenige Zentimeter lang ist und unterhalb des Zwerchfells am Ostium cardiacum in den Magen mündet.

Am Eingang des Ösophagus befindet sich der **obere Ösophagussphinkter**. Den Übergang in die Kardia des Magens bildet der **untere Ösophagussphinkter**, dessen intakte Funktion einen gastroösophagealen Reflux verhindert.

Der **Ruhetonus** dieses Sphinkters ist im Mittel **um etwa 20–25 mmHg höher als der Druck im Magenfundus.**

Dysphagie
Unter **Dysphagie** faßt man Störungen des normalen Schluckvorgangs zusammen. Die **Dysphagie** stellt das klinische Leitsymptom aller Erkrankungen des Ösophagus dar und muss in jedem Fall röntgenologisch oder endoskopisch abgeklärt werden.

Man unterscheidet
- **Neuromuskuläre Ursachen der Dysphagie**
  Achalasie, Diabetes mellitus, Ösophagusspasmus, Myasthenia gravis, Poliomyelitis, Chagas-Krankheit, Multiple Sklerose, psychogen (⇒ **Globus hystericus**)
- **Mechanische Ursachen der Dysphagie**
  Ösophaguskarzinom (40% d.F.), Kardiakarzinom, Divertikel, Entzündungen (z.B. Peritonsillarabszesse ⇒ Ödem), **Malignome** im Hypopharynxbereich, retrosternale Tumoren, ausgeprägte **Struma**, Zenker-Divertikel, **Hiatushernien**, Narbenstrikturen, Pleuraschwarte, **vergrößerter linker Vorhof**, Aortenaneurysmen, Fremdkörper, **Sklerodermie** und die seltene **Dysphagia lusoria (atypischer Abgang der A. subclavia dextra mit Eindellung der Hinterwand des Ösophagus**)
- **Schleimhautläsionen**
  Entzündungen des Ösophagus und **Ösophagusulkus** können neben der ödematös bedingten mechanischen Komponente auch über eine **Odynophagie** (= schmerzhafter Schluckvorgang) zur Störung des normalen Schluckvorgangs (**Dysphagie**) beitragen.
  Je nach Sitz und Ursache der **Passagestörung** resultieren **unterschiedliche Schluckbeschwerden**: Gefühl des „Steckenbleibens" der Nahrung, retrosternales Oppressionsgefühl, Völlegefühl, Schmerzen, und Atembehinderung.

Motilitätsstörungen

Die drei häufigsten Motilitätsstörungen des Ösophagus sind **Achalasie, diffuser Ösophagusspasmus** und **die Weitstellung des distalen Ösophagus** bei der **Sklerodermie.**

Achalasie

Die **Achalasie** ist eine neuromuskuläre Störung des gesamten kaudalen Ösophagus, bei der die schluckabhängige **reflektorische Erschlaffung des unteren Ösophagussphinkters (⇒ Kardiaöffnung) ausbleibt** und die **propulsive Peristaltik gestört** ist.

Pathogenese

Ursächlich nimmt man **degenerative Prozesse im Auerbach-Plexus** an, die zu Koordinationsstörungen des distalen Sphinkters führen. Veränderungen des **zentralen motorischen Vaguskernes** (**Nucleus dorsalis**) und seiner **thorakalen Äste** werden als Pathomechanismus diskutiert. In Einzelfällen ist eine Infektion als Krankheitsursache (Varicella-Zoster-Virus im Auerbach-Plexus, Trypanosoma cruci-Infektion) nachweisbar.

Abb. 4.1

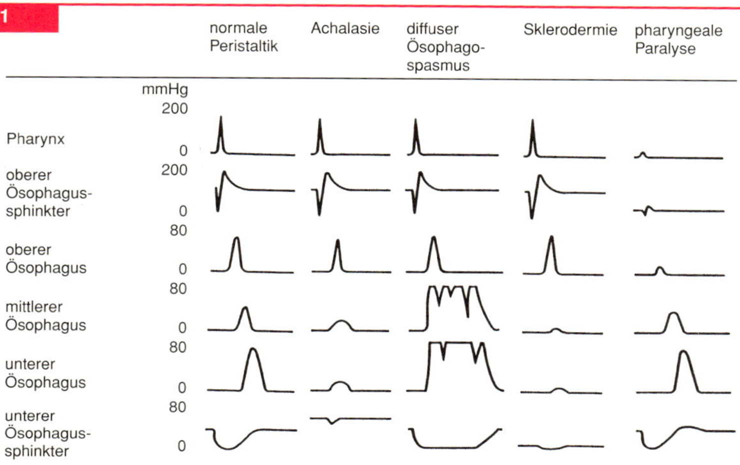

Motilitätsstörungen des Ösophagus mit manometrischen Befunden (aus Nilius/Rink 1995)

Symptomatik

- **progrediente Dysphagie**
- **krampfartige Schmerzen** bei der **hypermotilen Form**
- **Regurgitation von Nahrungsteilen**
- **retrosternales Druck- und Völlegefühl**
- **Gewichtsverlust**

Abb. 4.2

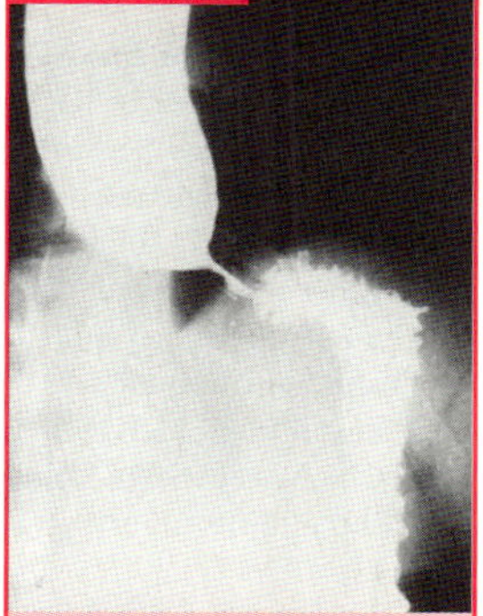

IMPP-Prüfungsabbildung: Achalasie

Diagnostik

Röntgenologisch kann im typischen Fall eine zulaufende Stenose mit prästenotischer Dilatation (**Weinglasform**) nachweisbar sein. Die fehlende Peristaltik des terminalen Ösophagus sowie der ausbleibende Sphinkteröffnungsreflex führen mit der Zeit zu einer erheblichen **Retention von Speiseresten** und zur Ausbildung einer prästenotischen Ösophagusdilatation (**Megaösophagus**).

Komplikationen

Die Patienten sind durch **bronchopulmonale Aspiration** (15 % d. F.) gefährdet. Als Spätfolge kann eine **maligne Entartung** in 5–10 % der Fälle resultieren. Daher ist in jedem Fall eine **regelmäßige Ösophagoskopie** mit Biopsie indiziert!

Therapie

- **Pneumatische Dilatationsbehandlung** ⇒ 40 % d. F. Beschwerdefreiheit, 30–40 % d. F. Besserung mit geringen Restbeschwerden. **Komplikationen**: Perforation, Herzrhythmusstörungen, **sek. Refluxösophagitis**
- **Pharmaka ⇒ Kalziumantagonisten** vom **Dihydropyridin-Typ** (z. B. Nifedipin als Kapsel) oder **Isosorbiddinitrat** (5–20 mg) 15–30 min vor den Mahlzeiten ⇒ Verschlusskraft des unteren Ösophagussphinkters ↓
- **Botulinumtoxin-Injektion** in den unteren Ösophagussphinkter führt durch Blockade der cholinergen Innervation

Abb. 4.3

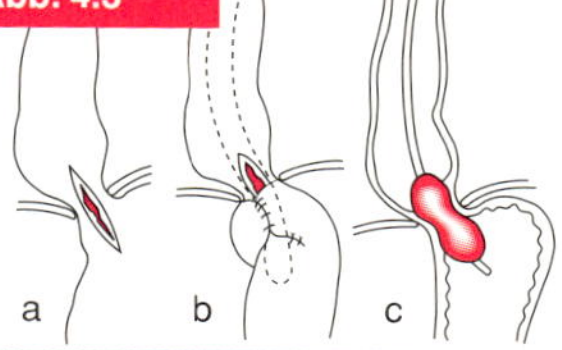

Behandlung der Achalasie
a) extramuköse Ösophagokardiotomie n. Heller
b) Fundoplicatio n. Nissen
c) pneumatische Dehnung

zur Senkung des Ruhedrucks (Effekt weniger anhaltend als bei Ballondilatation).
- **extramuköse Ösophagokardiomyotomie** als ultima ratio

Ösophagospasmus

Der **idiopathische diffuse Ösophagospasmus** ist charakterisiert durch abnorm kräftige, nicht peristaltische (simultane) Ösophaguskontraktionen **bei intaktem unteren Ösophagussphinkter**, die mit **Retrosternalschmerzen (non cardiac chest pain** ⇒ Ausstrahlung zum Hals und Rücken) einhergehen.

Formen:
- **klassischer diffuser Ösophagospasmus** ⇒ kräftige, **simultane (aperistaltische)** Kontraktionen **im tubulären Ösophagus**
- **hyperkontraktiler Ösophagus (Nußknackerösophagus)** ⇒ **peristaltisch** ablaufende, aber **abnorm kräftige** und **langdauernde** Kontraktionen des Ösophagus
- **hypertensiver unterer Ösophagussphinkter** ⇒ Druckwerte im Bereich des unteren Ösophagussphinkters deutlich oberhalb der Norm

Die Ursache des **diffusen Ösophagospasmus** ist nicht bekannt. Möglicherweise liegt ein generalisierter muskulärer Defekt vor. Im Gegensatz zur Achalasie ist die Funktion des unteren Ösophagussphinkters intakt.

Symptomatik
Leitsymptom ist der plötzlich auftretende **krampfartige retrosternale Schmerz** (spontan oder bei Nahrungsaufnahme) bei oftmals gleichzeitiger oder **intermittierender Dysphagie**.

Diagnostik
- **Röntgenuntersuchung**
  Die radiologische Untersuchung besitzt bei der Diagnostik eines Ösophagospasmus nur eine geringe Sensitivität. Beim **klassischen Ösophagospasmus** kann ein **korkenzieherartiges** oder **sägezahnähnliches Aussehen** des Ösophagus bestehen. **Unkoordinierte Kontraktionen im mittleren und unteren Ösophagusdrittel** finden sich bei oraler **Kontrastmittelgabe.**
- **Endoskopie** zum Tumorausschluss
- **Ösophagusmanometrie**
  Langzeitmanometrie über 24 Stunden oder **Mehrpunktmanometrie** ⇒ Pathologisch sind **repetitive Kontraktionen mit mehr als 3 Gipfeln** sowie eine **verlängerte Kontraktionsdauer** (>6 Sekunden).

Abb. 4.4

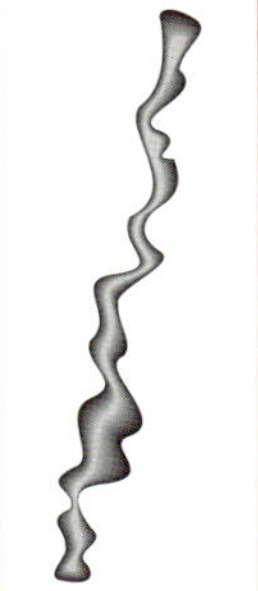

Diffuser Ösophagospasmus (Röntgenbefund)

Differentialdiagnostisch müssen eine koronare Herzkrankheit, Achalasie bzw. Refluxkrankheit ausgeschlossen werden.

Therapie
- Kalziumantagonisten vom Dihydropyridintyp oder Nitrate (meist nur geringer Therapieerfolg)

Systemerkrankungen

Beim **Diabetes mellitus** führt die **autonome Neuropathie des Magen-Darm-Trakts** zu Motilitätsstörungen des Ösophagus, des Darms und zur Gastroparese.
Bei der **Sklerodermie** besteht eine **Weitstellung des distalen Ösophagus** mit Wandstarre im oberen Drittel. **Hypoperistaltische Schluckbeschwerden** treten auch beim **Lupus erythematodes, CREST-Syndrom** und der **Polymyositis** auf.

Ösophagusdivertikel

Klinische **Symptome** (Dysphagie, Regurgitation) treten beim **Zenker-Divertikel** meist, bei **juxtasphinktären Divertikeln** häufig und bei den übrigen Divertikeln eher selten auf. **Juxtasphinktäre Divertikel** werden durch **eine Koordinationsstörung zwischen Sphinktererschlaffung und Motorik oberhalb des Sphinkters** verursacht. Auch bei den **epiphrenischen Divertikeln** treten gleichzeitig Motilitätsstörungen des Ösophagus auf.

- **Juxtasphinktäre Divertikel** entsprechen der älteren Bezeichnung „**Pulsionsdivertikel**", bei dem durch erhöhten Druck von intraluminal nur die inneren Wandschichten ausgestülpt sind. Das **Zenker-Divertikel** wird durch eine **anatomische Muskellücke** (sog. **Pseudodivertikel**) verursacht.
- Die übrigen Divertikel sind **Traktionsdivertikel**, die durch extraluminalen Zug bei **kongenitaler Persistenz von ösophago-bronchial/trachealen Gewebsbrücken** entstehen.

Ösophagitis

Die **Ösophagitis** ist eine **Entzündung** des **Ösophagus** bzw. der **Ösophagusschleimhaut**.

Pathogenese

- **infektiös** ⇒ viral (z.B. Herpesvirus, CMV, HIV), mykotisch (Candida albicans), bakteriell (z.B. Tbc)
- **physikalisch** ⇒ Magensonde (⇒ Trauma), Radiatio
- **chemisch** ⇒ Verätzung durch Lauge (⇒ Kolliquation), Medikamente (z.B. Tetrazykline, KCl, ASS, Eisenpräparate, Chemotherapeutika), Alkoholismus
- **Reflux von Magensäure** bei Sphinkterinkontinenz

Symptomatik

- **Dysphagie**
- **Odynophagie** (Schmerzen beim Schlucken)
- Candidose kann symptomarm verlaufen.
- HSV und CMV ⇒ aphthöse, ulzerative Schleimhautveränderungen

bei peptischer Refluxösophagitis zusätzlich

- **Pyrosis** (=Sodbrennen) und saures Aufstoßen ist Leitsymptom in 75 % der Fälle.
- **retrosternale** und epigastrische **Schmerzen**, Nausea
- lageabhängiger **postprandialer Druck** im **Oberbauch**
- **Regurgitation** von Nahrungsresten

Refluxkrankheit

Als **gastroösophagealer Reflux** wird das Rückfließen von Mageninhalt in die Speiseröhre durch Versagen des Verschlussmechanismus des unteren Ösophagussphinkters bezeichnet. Ein **physiologischer Reflux** kann auch beim Gesunden nach fettreicher, voluminöser Mahlzeit oder nach Alkoholkonsum auftreten.

- Unter **Refluxkrankheit** (GERD; gastroesophagal reflux disease) versteht man das gehäufte Auftreten eines gastroösophagealen Refluxes mit subjektiv empfundenen Beschwerden. Eine endoskopisch negative (NERD; non erosive reflux disease) wird von einer endoskopisch positiven Refluxkrankheit (ERD) unterschieden.
- Die **Refluxösophagitis** (ERD) bezeichnet eine **Refluxkrankheit** mit **Epitheldefekten** oder **histologisch nachweisbarem entzündlichem Schleimhautinfiltrat**.

4 Stadien der Refluxkrankheit (nach Savary und Miller)

I. einzelne, **nicht konfluierende Veränderungen** ⇒ Erythem und Erosionen
II. **konfluierende Schleimhautveränderungen, ohne das gesamte Lumen** des Ösophagus einzunehmen, zumeist streifenförmige Anordnung
III. zirkulär angeordnete peptische Schleimhautveränderungen **ohne Stenosebildung**
IV. chronische Veränderungen wie Wandfibrose, **peptische Stenose**, Ulkus, **Endobrachyösophagus**

Ätiologie

- Der **Ursprung der primären Refluxkrankheit**, bei der der untere Ösophagussphinkter nur unzureichend auf Gastrin, Cholinergika oder Proteinmahlzeiten anspricht, ist **meist unklarer Genese**.
- Demgegenüber finden sich bei der **sekundären Refluxkrankheit**, die als Folge einer Sklerodermie, Myotonie oder nach Operationen im Bereich von Ösophagus, Kardia oder Magen auftritt, **anatomisch fassbare Läsionen als Krankheitsursache**. Bei Frauen kommt es im Laufe der **Schwangerschaft** zu einer **gestagenbedingten Reduktion des Sphinktertonus**, die in Verbindung mit der **intraabdominellen Druckerhöhung** zum **pathologischen Reflux** führen kann.

Störungen des **ösophagogastralen Verschlussmechanismus** können auftreten bei

- **Hiatusgleithernien** (disponierender Faktor)
- **insuffizienter Antirefluxbarriere** durch den unteren Ösophagussphinkter
- Gastrektomie, Fundektomie, Vagotomie (gestörte Magenentleerung)
- **intraabdominalen Druckerhöhungen** wie z.B. Schwangerschaft, Adipositas, Aszites
- **aggressivem Refluat** (u.a. bei verzögerter Magenentleerung) und gestörter Selbstreinigung des Ösophagus
- **gastroduodenaler Obstruktion**
- voluminösen Mahlzeiten, alkoholischen Getränken, Zigarettenrauchen, Medikamenten

Diagnostik der Ösophagitis

- **Ösophagoskopie**
- **Langzeit-pH-Metrie über 24 Stunden:**
  Pathologisch, wenn die Refluxzeiten tagsüber >8% oder nachts >3% der Messzeit betragen
- **Röntgendiagnostik** zum Ausschluss einer peptischen Stenose
- **Manometrie** zur Beurteilung von Motilitätsstörungen

Therapie

- **Basismaßnahmen**: **hochgestelltes Kopfende des Bettes** während des Schlafens, fettarme kleine Mahlzeiten, Gewichtsnormalisierung, Meiden von süßen Speisen, Alkohol, Nikotin und Medikamenten, die den Druck im Bereich des unteren Ösophagus senken wie z.B. Nitrate, Kalziumantagonisten und Anticholinergika
- **medikamentöse Maßnahmen:** Gabe von **Protonenpumpenblockern** (z.B. Omeprazol (Antra®)) oder bei leichter Refluxkrankheit: **H_2-Blockern** (z.B. Cimetidin, Ranitidin) und/oder motilitätsfördernden Substanzen wie **Cisaprid** (z.B. Propulsin® oder Alimix®)
- Antimykotika bei Soorösophagitis, antivirale Substanzen bei Herpes- oder Zytomegalieösophagitis
- **chirurgische Maßnahmen:** transabdominale Fundoplikatio nach Nissen

Prognose

Refluxkrankheit ⇒ ösophageale Schleimhautläsionen ⇒ entzündliche, **ulzerierende** und schließlich **stenosierende Veränderungen der terminalen Speiseröhrenregion**

Etwa 40% der Refluxkranken entwickeln eine Refluxösophagitis, die bei weiteren 5% zu einer Zylinderzellmetaplasie im terminalen Ösophagus (**Barrett-Syndrom**) führt. Diese **Zylindermetaplasie** wird als **Barrett-Syndrom** oder **Endobrachyösophagus** bezeichnet.

Exkurs: Barrett-Syndrom

Der **Endobrachyösophagus** (meist erworben, selten angeboren) kann in zwei verschiedene Typen eingeteilt werden

- **Typ I**
  diffuse und vollständige **Auskleidung des distalen Ösophagus mit Zylinderepithel**

- **Typ II**
  partielle Auskleidung mit Zylinderepithel, wobei noch **Plattenepithelinseln und -ringe** fortbestehen. Häufig bildet sich im Bereich der Zylinderzellmetaplasie ein Ulkus (**Barrett-Ulkus**) oder eine **Striktur** aus.

Diagnostiziert wird das **Barrett-Syndrom** mittels endoskopischer Methoden, wobei Biopsien zur histologischen Untersuchung entnommen werden.
Es besteht eine relativ **hohe Wahrscheinlichkeit der malignen Entartung**. In etwa 10 % der Fälle ist mit dem Auftreten eines Adenokarzinoms zu rechnen. Der **Endobrachyösophagus** wird deshalb als **Präkanzerose** eingestuft.

Differentialdiagnostisch zu unterscheiden sind Magenschleimhautektopien, die einen relativ häufigen Befund bei Kindern und Erwachsenen darstellen. Sie werden im Gegensatz zum **Barrett-Syndrom** häufiger in den oralen Anteilen des Ösophagus angetroffen und haben keine Verbindung zur Magenschleimhaut.

Hernien

Formen

Hiatushernien (Prävalenz: 60 % d. F. >70. Lebensjahr)
- **axiale Gleithernie** (>85 % der Hiatushernien) ⇒ **Kardia gleitet in** der Achse des Ösophagus in den **Thorax** ⇒ wenn Schließfunktion des unteren Ösophagussphinkters ↓ ⇒ **Reflux** möglich (disponierender Faktor)
- **paraösophageale Hernie** ⇒ meist links neben dem Ösophagus lokalisiert ⇒ Lage der Kardia bleibt erhalten, wenngleich nah benachbarte Magenanteile sich in den Thorax verlagern ⇒ **kein Reflux**, da Kardia nicht verlagert ist.
- **Mischformen** beider Hernien

Symptomatik
- meist symptomarm
- **Axiale Hiatushernien** können mit einer **Refluxkrankheit** einhergehen.
- selten epigastrischer oder retrosternaler Schmerz, Dysphagie, Völlegefühl, Nausea
- Zwerchfellhernien (axiale Gleithernien) werden durch **Adipositas** begünstigt.

Abb. 4.5

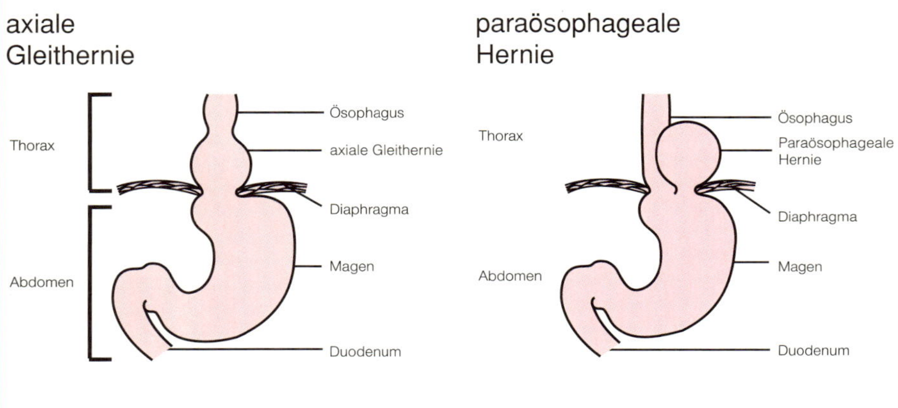

Ösophagushernien

- **Komplikationen** ⇒ **Inkarzeration** (häufiger bei paraösophagealen Hernien), gastrointestinale Blutung im Bereich der Hernie (meist okkult) ⇒ chronische Anämie
- Syntropie von Hiatushernie und Cholelithiasis 30–40 %

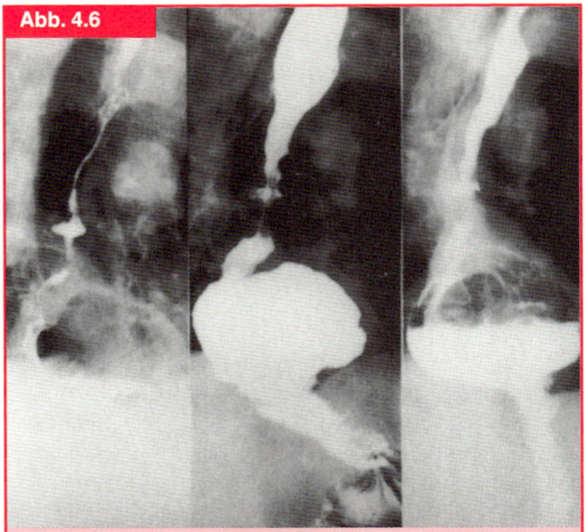

Abb. 4.6
Axiale Hernie (ein Teil des Magens ist durch den Hiatus oesophagus getreten und befindet sich oberhalb des Zwerchfells [IMPP-Prüfungsabbildung])

Diagnostik

- **Hiatusgleithernien** lassen sich röntgenologisch durch **orale Kontrastmittelzufuhr in Kopftieflage** besser nachweisen als im Stehen.
- **Thorax-Röntgenbild** ⇒ ggf. epiphrenische Luftsichel, wenn Magen im Thoraxbereich
- **Ösophago-Gastroskopie** ⇒ Ausschluss einer Refluxösophagitis
- **Hb-Kontrolle** bzw. Hämoccult-Test

Therapie

- **axiale Gleithernie** ⇒ konservative Therapie der Refluxkrankheit, selten Fundoplikatio oder Hiatoplastik notwendig
- **Operationsindikation** ⇒ Inkarzeration, Strangulation, Blutung, ausgeprägte Kardiainsuffizienz
- **paraösophageale Hernie** ⇒ **Indikation zur Gastropexie auch bei geringen Beschwerden**, wegen Einklemmungsgefahr

Ösophaguskarzinom

Ösophaguskarzinome sind überwiegend Plattenepithelkarzinome (90 %) unterschiedlicher Differenzierung. Nur etwa 10 % sind Adenokarzinome.

Es tritt **5-mal häufiger bei Männern** (bevorzugt 50.–70. Lebensjahr) als bei Frauen auf.

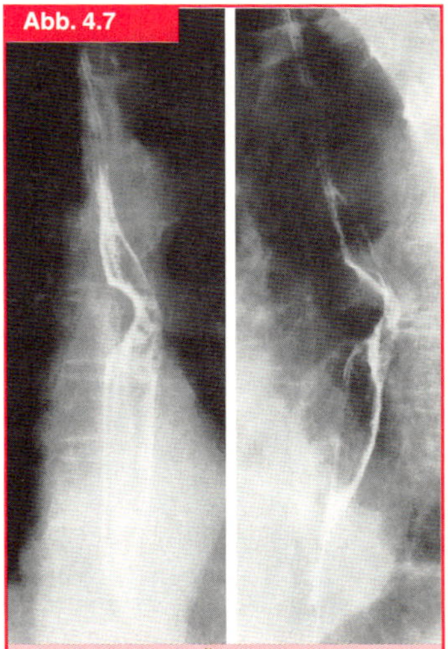

Abb. 4.7
Umschriebenes Ösophaguskarzinom (IMPP-Prüfungsabbildung)

Risikofaktoren

- entsteht besonders häufig bei starkem Nikotin- und **Alkoholkonsum**
- **Refluxkrankheit** mit Endobrachyösophagus (Barrett-Ösophagus)
- Plummer-Vinson-Syndrom bei chron. Eisenmangel
- **Achalasie** (5–15 % d. F.)
- Laugenverätzung, **Verätzungsstriktur**
- thermische Schädigung (**heiße Getränke**)
- Schadstoffexposition (Aflatoxine, Nitrosamine)

Prädilektionsstellen

Das Ösophaguskarzinom tritt **bevorzugt** im Bereich der **drei physiologischen Engen** des Ösophagus auf:

- **oberes** Drittel ⇒ **15 %**
- **mittleres** Drittel ⇒ **50 %**
- **unteres** Drittel ⇒ **35 %** ⇒ bevorzugt in der unteren Ösophagushälfte lokalisiert (IMPP)
- Adenokarzinome des Ösophagus sind meist im distalen Ösophagus lokalisiert.

Symptomatik
- **zunehmende** Schluckbeschwerden (**Dysphagie**)
- zunehmende **Stenosesymptomatik** ⇒ **Regurgitation** von Speisen
- gel. **retrosternale Schmerzen**
- **Ösophago-Tracheal-Fistel** ⇒ Aspirationspneumonie möglich
- ggf. Rekurrensparese mit Heiserkeit
- **progrediente Gewichtsabnahme**
- **frühe lymphogene Metastasierung**
- **späte hämatogene Fernmetastasen ⇒ Lunge, Leber, Knochen**

Diagnostik
- **Ösophago**-(gastro-)**skopie** mit **Biopsie** ⇒ histologische Untersuchung
- Barium-Breischluck als Röntgenkontrastuntersuchung (⇒ Wandstarre, Füllungsdefekt)
- **Endoskopie, Endosonographie**, um über die lokale Operabilität des Tumors zu befinden
- Computertomographie (Mediastinum) und Sonographie des Abdomens ⇒ **Staging**
- Tumormarker ⇒ **SCC-Antigen** zur **Nachsorge** bestimmen

Therapie
Nur etwa ein Drittel der Patienten ist kurativ operabel (⇒ Resektion mit Magenhochzug oder Darminterponat).

Bei **Infiltration benachbarter Organe** sind in der Regel nur **palliative Maßnahmen** angezeigt:
- endoskopisches Einlegen eines Tubus (**Endoprothese**)
- **Radiatio** (z.B. mit Kobalt-60); endoluminales **^{192}Iridium-Afterloading**
- photoablative (mit Photosensitizer) oder ausschließliche **Lasertherapie** durch das Endoskop
- **Kombinierte Radio-Chemotherapie (Mitomycin, Bleomycin, Cisplatin, 5-Fluouracil in versch. Komb.)**
- ggf. **perkutane endoskopische Gastrostomie** (PEG), wenn Stenose nicht mehr passierbar ist

Prognose
- ohne Therapie ⇒ mittlere Überlebenszeit < 11 Monate
- mit Therapie ⇒ 5-Jahres-Überlebensrate etwa 20–40 %

Angeborene Veränderungen

Membranen aus Plattenepithel (sog. **Webs**) werden in **Kombination mit einer axialen Gleithernie** als Schatzki-Ring bezeichnet. Der **Schatzki-Ring** ist eine 2–4 mm breite submuköse Struktur, die zu einer ringförmigen Einengung des distalen Ösophagus an der Magenschleimhautgrenze führt.

- **Ösophaguslumen < als 12 mm im Durchmesser** ⇒ intermittierende Dysphagie für feste Nahrungsbestandteile
- **Stenosen > 2 cm Durchmesser** ⇒ meist asymptomatisch

Therapie
Anweisung, das Essen gut zu kauen; ggf. Beseitigung der Stenosen durch Dilatation oder durch chirurgische Resektion

Verätzungen

Verätzungen treten durch eine akzidentell bzw. suizidal hervorgerufene **Ingestion laugen- oder säurehaltiger Substanzen** oder Reinigungsmittel auf.

- **Laugen ⇒ Kolliquationsnekrose** mit fortschreitender Gewebsdestruktion, großer **Tiefenausdehnung** und häufiger Organperforation; Verletzungsmuster: **Ösophagus stärker betroffen als Magen**
- **Säuren ⇒ Koagulationsnekrose** ⇒ selbstlimitierender Gewebsschaden mit geringerer Tiefenausdehnung; Verletzungsmuster: Magen stärker betroffen als Ösophagus

Diagnostik

Thorax- und Abdomen-Übersicht (Perforation?), frühzeitige Ösophagogastroduodenoskopie; Läsionen sind oft erst nach 24 Stunden sichtbar.

Schweregradeinteilung
I: Erythem, Ödem, Hämorrhagie
II: Ulzerationen, Blasen, Pseudomembranen
III: tiefe Ulzerationen, schwarze Nekrosen, Perforation

Therapie

Verätzung Grad I – III ⇒ stationäre Therapie

- **Glukokortikoidgaben ohne** gesicherten Effekt bezüglich der Strikturprophylaxe
- **Antibiotika-Infektionsschutz** vor allem bei gleichzeitiger Steroidgabe
- **ggf.** Therapie einer begleitenden **Sepsis** oder **Mediastinitis**
- englumige **Magensonde**
- Intubation bei Luftnot, gegebenenfalls Tracheotomie
- **Perforation ⇒ Notoperation**
- **Bougierung bei manifester Striktur**

Spätkomplikationen

- **Strikturbildung** (80 % der Strikturen innerhalb von 8 Wochen)
- **Plattenepithelkarzinome des Ösophagus** 20–40 Jahre nach Verätzungstrauma (bis zu 30 %)

Regelmäßige endoskopische Kontrolle bei Verätzungsanamnese notwendig!

Mallory-Weiss-Syndrom

Das Mallory-Weiss-Syndrom ist durch **Schleimhautlängsrisse im Ösophagus-Kardia-Bereich, die meist bei anhaltendem Erbrechen auftreten,** charakterisiert.

Ätiologie

Feine Einrisse des distalen Ösophagus und der Kardia können durch Erbrechen, starken Husten und gegenläufige Peristaltik (⇒ Druckzunahme) entstehen. Ursprünglich wurde das Syndrom bei Alkoholikern beschrieben. Sein Auftreten ist jedoch bei allen Patienten möglich.

Symptomatik

- Bei ungefähr 5 % der Patienten resultiert eine **arterielle gastrointestinale Blutung** mit **Hämatemesis**.

Diagnostik

- Endoskopie, ggf. Arteriographie

Therapie

- wie bei oberer GI-Blutung (s. dort), Gabe von Protonenpumpenhemmern oder H_2-Rezeptorantagonisten
- ggf. **Umstechung der Fissuren**
- **Intraarterielle Infusion** von z. B. **Pitressin®** in die A. gastrica sinistra während einer Angiographie kann die Blutung auch zum Stillstand bringen.

Die meisten Blutungen sistieren spontan.

4.2 Magen

Physiologie

Sekretionsmechanismus des Magens

- **zephalische Phase**
  Sinneseindrücke ⇒ **Vagusreizung** ⇒ **HCl-Produktion und Gastrinfreisetzung**↑ (Stimulation der G-Zellen)
- **gastrale Phase**
  Nahrungsbestandteile und **Magendehnung** sowie **Vagusreizung** ⇒ **Gastrinfreisetzung**, die durch Autoregulation über Kontakt der gastrinbildenden Zellen mit HCl vermindert wird
- **intestinale Phase**
  Die **Gastrinfreisetzung** wird in der enteralen Verdauungsphase durch unterschiedliche Enterohormone **inhibiert**. **Sekretin** und **Cholecystokinin** werden im Duodenum beim Eintreffen des sauren Speisebreies **freigesetzt** und bewirken gleichzeitig die **Sekretion von bikarbonathaltigem Pankreassekret** und **Gallenflüssigkeit**. Aus der Duodenal- und Jejunumschleimhaut werden **GIP** (= gastric inhibitory polypeptide), **VIP** (= vasoactive intestinal polypeptide) und **Glukagon** freigesetzt.

Abb. 4.8

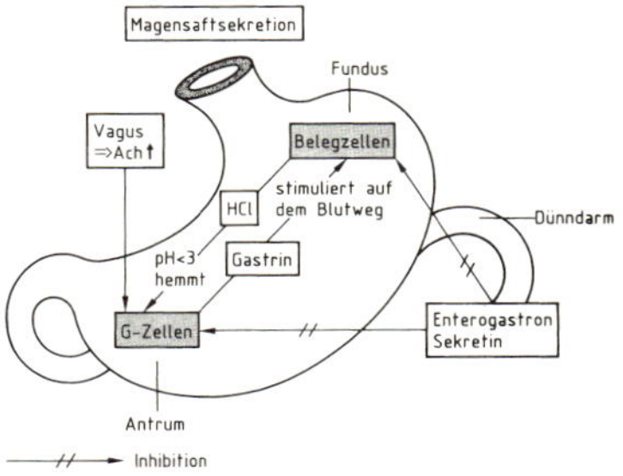

Magensaftsekretion (aus Lohr/Bös 1998)

Da die **Gastrinstimulation durch Magendehnung** der hemmenden Rückkoppelung durch H^+-Ionen gegenüber dominiert, besteht bei jeder **Magenausgangsstenose** eine Übersäuerung!

Magensekretionsanalyse

- Nach mindestens 12-stündiger Nahrungskarenz werden jeweils 4 **Magensekretfraktionen vor und nach Pentagastrinstimulation** durch Aspiration von Magensaft gewonnen und die Wasserstoffionenkonzentration bestimmt. Die Gipfelsekretion (**PAO**) errechnet sich aus den beiden höchsten benachbarten 15-Minuten-Sekretionswerten nach Stimulation mit Pentagastrin.

- **BAO** (**basal** acid output) = Säuremenge unter Basalbedingungen ⇒ bis zu 3 mmol/h
- **MAO** (**maximal** acid output) = Säuremenge nach maximaler Stimulation mit Pentagastrin
- **PAO** (**peak** acid output) = Gipfelsekretion ⇒ 15–25 mmol/h

Hypo- und Achlorhydrie

- **Achlorhydrie** (PAO-Wert 0–5 mmol/h) ⇒ absolute **gastrin- bzw. histaminrefraktäre Anazidität** bei **chronisch-atrophischer Gastritis** und **perniziöser Anämie**
- **Hypochlorhydrie** (PAO-Wert 5–20 mmol/h) ⇒ **Subazidität des Magens bei chronischer Gastritis**, auch beim **Ulcus ventriculi** möglich
- **Hyperchlorhydrie** (BAO-Wert von 15–20 mmol/h und **BAO/PAO-Quotient** >0,6) typisch für **Zollinger-Ellison-Syndrom** (Überproduktion von HCl beim Vorliegen einer **tumorinduzierten Hypergastrinämie**)

Funktionelle Störungen

Funktionelle Magenbeschwerden treten bei etwa **30 % aller Menschen** in unserem Zivilisationsbereich zumindest **zeitweise** auf und werden unter dem Begriff des **Reizmagensyndroms** oder der **nichtulzerösen Dyspepsie (NUD)** zusammengefasst. Die Beschwerden gehen mit abnormen gastrointestinalen Bewegungsabläufen einher, halten über mehrere Tage bis Wochen an und neigen zum Rezidiv.

Symptomatik

- **Druck- und Völlegefühl** im Oberbauch, Schmerzen im Epigastrium
- **Aerophagie**, Inappetenz, vorzeitiges Sättigungsgefühl, **saures** oder **nichtsaures Aufstoßen (Eruktation)**, Übelkeit, Brechreiz, Erbrechen

Hinzu kommen bei etwa einem Drittel der Patienten Symptome, die vom Dickdarm (z.B. **Colon irritable**) ausgelöst werden und das Reizmagensyndrom überlagern:

- diffuse Leibschmerzen und Spasmen
- Meteorismus, Flatulenz, gespannter Leib
- Wechsel von Obstipation und Diarrhö
- Beschwerdeabnahme nach Defäkation

Diagnostik

Ausschluss anderer Erkrankungen im Bereich des Magen-Darm-Trakts einschließlich Leber, Galle und Pankreas sowie benachbarter Organe

Therapie

Physiotherapie und **roborierende** (stärkende) **Maßnahmen**, ergänzt durch spezielle Maßnahmen (**Psycho-** und **Pharmakotherapie**). Insbesondere beim sog. „irritablen Ösophagus" mit ösophagealem Thoraxschmerz können trizyklische Antidepressiva eingesetzt werden, da sie eine anticholinerge Wirkung aufweisen. Siehe auch Abschnitt „Funktionelle Abdominalbeschwerden" in Kapitel 10.

Akute Gastritis

Pathogenese

Infektiöse Gastritis

- **Gastroenteritis** durch **bakterielle** (u.a. Salmonellen, Staphylokokken, Streptokokken) oder **virale Infektionen** sowie bei bakteriellen **Septikämien**
  Die **Helicobacter-pylori-Infektion** führt zu einer überschießenden Säure- und Pepsinsekretion, die von einer länger bestehenden Achlorhydrie gefolgt wird.

Erosive Gastritis mit aphthenartigen Schleimhautdefekten (**Erosionen**)

- durch **Alkohol** und Medikamente (z.B. **Zytostatika**, **Glukokortikoide**, **ASS**, **nichtsteroidale Antiphlogistika**)
- als Begleiterscheinung bei schweren **Polytraumen**, Schädel-Hirn-Traumata**, Schockzuständen,** ausgedehnten **Verbrennungen** II.–III. Grades und Operationen ⇒ **Stressulkus durch Schleimhautminderperfusion**

Sonderformen

- **G. corrosiva** bei **Säure- oder Laugenverätzung**
- **G. phlegmonosa** durch Strepto- oder Staphylokokken
- **G. uraemica** bei **Urämie**

Symptomatik

- epigastrischer, stechend oder dumpf empfundener **Schmerz (Druckschmerz** auslösbar)
- **foetor** ex ore, unangenehmer Geschmack im Mund
- **Appetitlosigkeit**, **Brechreiz** bis zum Vomitus
- **kaffeesatzartiges Erbrechen** bei **erosiver Gastritis**

Diagnostik

- **Gastroskopie** ⇒ häufig Normalbefund. Diagnostisch beweisend ist die endoskopische **Schleimhautbiopsie** ⇒ **Oberflächengastritis** mit Veränderungen des Deckepithels, „Tiefertreten der Grübchen" und diffuser **lympho-/plasmozytärer Infiltration** des Stratum proprium bei intaktem Drüsenparenchym.
- **Laborbefund**: **Elektrolyte** besonders wichtig bei Vomitus! (ggf. **Hypokaliämie**), ggf. **metabol**. **Alkalose**, ggf. **Harnstoff** ↑

Therapie
- **Schadstoffkarenz**
- ggf. passagere Nahrungskarenz, Schonkost, Korrektur von Elektrolytverschiebungen
- ggf. Antazida oder Sucralfat
- bei **Streßhypergastrose: Ulkusprophylaxe** mit H_2-Antagonisten

Bei Erbrechen (**Vomitus**) sind geeignet
- **Domperidon** oder **Metoclopramid** (**Propulsiva** ⇒ Beschleunigung der Magenentleerung in den Dünndarm durch Hemmung von Dopaminrezeptoren)

Chronische Gastritis

Formen
- **Typ-A-Gastritis** (etwa 5% d.F.), auf **Korpusregion** beschränkt mit **Aussparung des Antrums** ⇒ Autoimmungastritis mit **Antikörperbildung** gegen **Belegzellen** und **Intrinsic factor** ⇒ histaminrefraktäre **Achlorhydrie** ⇒ Vitamin-B_{12}-Mangel (fehlender Intrinsic factor ⇒ **Anaemia perniciosa**); **Gastrin** ↑
- **Typ-B-Gastritis** (**b**akteriell induzierte Gastritis; etwa 85% d.F.)⇒ durch **Helicobacter pylori** verursachte **Antrumgastritis** mit aszendierender pylorokardialer Ausbreitung ⇒ Reduktion der Belegzellen ⇒ **Hypochlorhydrie**
- **Typ-C-Gastritis** (**c**hemisch-toxisch induzierte Gastritis, Refluxgastritis) ⇒ durch Medikamente oder chronischen **Gallensäurereflux** (z.B. n. Billroth-I- oder -II-Resektion) bedingte **Antrumgastritis**

Für die **chronisch-atrophische Gastritis** gilt eine über viele Jahre nachweisbare **lymphozytäre Infiltration** der Lamina propria mucosae als typischer Befund.

Bei Patienten mit **atrophischer Gastritis im Korpus- und Fundusbereich**
- wird die Produktion von Intrinsic factor durch die **Mukosaatrophie** gestoppt (Typ-A-Gastritis)
- ist trotz maximaler Stimulierung durch Betazol mit einer Säuresekretion von <5 mval/h zu rechnen
- **Dyspeptische Beschwerden** bei fehlender bzw. **unzureichender Pepsinogenaktivierung** infolge Salzsäuremangels treten erst spät auf, weil Pankreasproteasen den Ausfall des Pepsins für längere Zeit kompensieren.

Intestinale Metaplasie
Resultat einer langsamen **Zerstörung originären Magengewebes** ist die **intestinale Metaplasie**, wobei eine Umdifferenzierung ehemals vorhandener Magenschleimhaut in ein Dünndarmäquivalent stattgefunden hat.

Die **intestinale Metaplasie** der Magenschleimhaut ist durch folgende histologische Merkmale gekennzeichnet:
- **Verlust der** hochdifferenzierten **spezifischen Magendrüsen**
- Auftreten von **Becherzellen**, Vermehrung der Becherzellen im Epithel
- Auftreten von Paneth-Körnerzellen und tiefen kryptenartigen Foveolae gastricae

Folge ist ein **erhöhtes Risiko für die Entwicklung eines Magenkarzinoms** (**Typ-A-** und **Helicobacter-pylori-Gastritis** mit intestinaler Metaplasie).

Diagnostik
- **Gastroskopie** mit Biopsie, quantitative Säuresekretionsanalyse
- **Antikörpernachweis** gegen **Helicobacter pylori** (Typ-B-Gastritis) oder **Parietalzellen, Intrinsic factor** (Typ-A-Gastritis)
- **Helicobacter pylori**: Urease-Schnelltest, C_{13}-Atemtest, Antigen-Nachweis (Fäzes), Histologie, Kultur

Therapie

- **Typ-A-Gastritis** ⇒ **Vit.-B_{12}-Substitution** (s.c. oder i.m.)
- **Typ-B-Gastritis** ⇒ **Eradikationstherapie** von Heliobacter pylori mit **Antibiotika** (siehe Therapie des Ulcus pepticum)
- **Typ-C-Gastritis** ⇒ **Propulsiva**

Ulcus pepticum (Ulcus ventriculi, duodeni, Anastomosenulkus)

Definition

Defekt der Magen- bzw. Duodenalschleimhaut, der **durch die Muscularis mucosae** hindurch bis in die Submukosa reicht (Erosion betrifft ausschließlich die Schleimhaut)

Lokalisation

- **Ulcus ventriculi** ⇒ **meist zwischen Angulus** und **Kardia** an der **kleinen Kurvatur**
- **Ulcus duodeni** ⇒ meist Vorderwand des **Bulbus duodeni**

Einteilung der Ulcera ventriculi nach Johnson

- **Typ I : Ulcus ventriculi** an der **kleinen Kurvatur** mit **Subazidität**
- **Typ II : Ulcus ventriculi** und **Ulcus duodeni** mit **Hyperazidität**
- **Typ III : präpylorisches Ulkus** mit **Norm- bis Hyperazidität**

Sonderformen

- **Ulcus Dieulafoy** (Exulceratio simplex) ⇒ stark blutende, oberflächliche **Schleimhautläsion des Magens** infolge **Arrosion einer** an der Ulkusbasis **submukös gelegenen aneurysmatisch veränderten Arteriole** (Fehlanlage)
- **Ulcus callosum** ⇒ chronisches Ulkus mit Beteiligung aller Wandschichten und fibrinösem Randwall

Pathogenese

Ätiologische Faktoren sind

Infektion mit Helicobacter pylori

- Bei bis zu **85 %** der **präpylorisch lokalisierten Erosionen** und **Ulzera** der **Magenschleimhaut** sind Bakterien des Typs **Helicobacter pylori** nachweisbar.
- Etwa **95 %** der an einem **Ulkus duodeni** leidenden Patienten weisen eine durch **Helicobacter pylori induzierte chronische Antrumgastritis** auf. Gleichzeitig besteht meist eine **Hyperchlorhydrie** (**reaktive Gastrinfreisetzung**, da sich der Erreger mit einer „Ammoniakwolke" umgibt).

Abb. 4.9

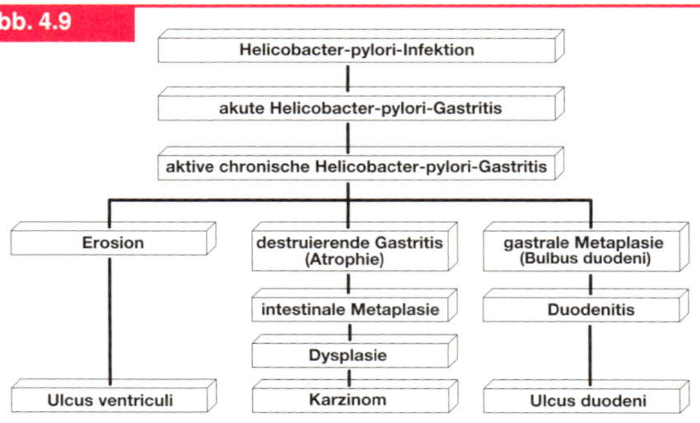

Helicobacter-pylori-induzierte Gastritis und Folgeerscheinungen (aus Nilius/Rink 1995)

Hyperchlorhydrie

- Magensäure wird als **permissiver Faktor** bei der Ätiologie des pylorusnahen **Ulcus ventriculi** gewertet. Die **Mehrzahl der Magengeschwüre** sind **norm- oder anazid.**

Beim **Ulcus duodeni** besteht eine **erhöhte Sekretionskapazität** des Magens für **Magensäure-** und **Pepsin.** Es kann aber **auch bei** einer **Magensäuresekretion im unteren Normbereich** auftreten! Ursachen einer **erhöhten Säurebelastung** des **Duodenums** können eine **abnorm schnelle Magenentleerung** sowie eine vermehrte reaktive **Gastrinfreisetzung** sein.

Veränderung der Schleimhautbarriere

- **Verminderte Sekretion** eines glykosamino-glykanhaltigen **Magenschleims** und der **Bikarbonationen** aus den Epithelzellen ⇒ Störung der Mukosabarriere ⇒ **vermehrte Rückdiffusion von luminalen Wasserstoffionen** in die **Mukosa**
- **Verminderung der Schleimhautdurchblutung** ⇒ **verminderte intrazelluläre Pufferkapazität**, da weniger Bikarbonationen aus dem Blut zur Verfügung gestellt werden können und weniger CO_2 aus dem Gewebe abtransportiert wird
- **verminderte Bikarbonatsekretion** ⇒ mangelnde **Neutralisierungskapazität des Duodenalsekrets** ⇒ Duodenalulkus

Gallenreflux

- **Gallensäuren** und **Lysolezithin** schädigen die Schleimhaut durch ihre **lipolytische Wirkung** und **zytotoxischen Effekt.**

Gastrale Stase

- **verzögerte Magenentleerung** ⇒ **verlängerte antrale Phase** mit konsekutiver **Hypergastrinämie** und Hyperazidität ⇒ **Ulcus ventriculi**

Medikamente

- **Acetylsalicylsäure** (⇒ direkt toxische Wirkung, Hemmung der endogenen Prostaglandinsynthese), Reserpin sowie exogene Noxen wie Alkohol (⇒ erosive Gastritis) und Nikotin (⇒ Prostaglandinsynthese↓, Schleimhautminderperfusion)
- **nichtsteroidale Antiphlogistika** (z. B. Indometacin, Phenylbutazon) ⇒ Hemmung der Schleim- und Bikarbonatproduktion, Prostaglandinsynthese↓, Durchblutung und Zellregeneration↓, pH-Wert-abhängige Rückdiffusion von Wasserstoffionen in die Mukosa↑
- **hochdosierte Kortikosteroide** ⇒ **Hemmung des basischen Fibroblasten-Wachstumsfaktors (bFBF)**, dessen biologische Aktivität sich auf die Wundheilung und Revaskularisierung von Geweben bezieht. **Glukokortikosteroide** hemmen die Schleimhautepithelienregeneration und Glykoproteinbiosynthese.

Stresshypergastrose

- Schwere psychische oder physische Belastungen, Traumen, Sepsis und Verbrennungen ⇒ **Thromboxan** und **Platelet-activating factor**↑ ⇒ **Vasokonstriktion** und **Thrombozytenaggregation**↑ ⇒ **herabgesetzte Schleimhautdurchblutung**, lokale Azidose

Prädisponierende Faktoren

- **Ulcus ventriculi** ⇒ **familiäre Häufung bei Blutgruppe 0, „non secretors“** (Pat., deren Blutgruppenmerkmale nicht in Körperflüssigkeiten nachzuweisen sind), erblich **erhöhter Serumpepsinogenspiegel**

Abb. 4.10

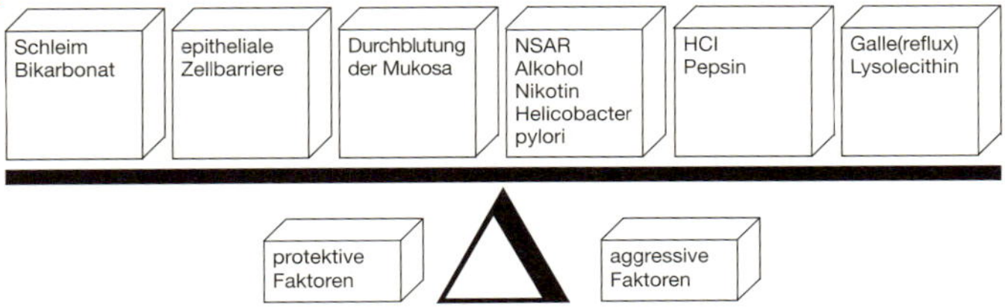

Balance zwischen protektiven und aggressiven Faktoren der Magenschleimhaut (aus Nilius/Rink 1995)

- **Ulcus duodeni ⇒ Geschlechtsdisposition m >w ⇒ 3:1** und **erhöhter Vagotonus**
- **Endokrine Einflüsse** (z.B. Hyperparathyreoidismus) können die Entstehung von Magen- und Duodenalulzera begünstigen. Außerdem kann ein **gestörter Histaminabbau**, wie er bei der **Leberzirrhose** auftritt, zur Erosionsbildung beitragen.
- **Zollinger-Ellison-Syndrom** ⇒ Gastrinom ⇒ Gastrinproduktion↑ ⇒ multiple Ulzera
- Auch obliterierende **atherosklerotische Gefäßprozesse** können zu einer Entstehung von Magen- und Duodenalulzera beitragen.

Postoperatives Anastomosenulkus nach Billroth-II-Resektion bei
- verbliebenem Antrumrest, ungenügender Resektion
- begünstigt durch Hyperparathyreoidismus, Zollinger-Ellison-Syndrom

Symptomatik
- oft symptomlos
- ggf. Nausea, Vomitus, Gewichtsabnahme
- **Ulcus ventriculi** ⇒ epigastrischer **Sofortschmerz nach der Nahrungsaufnahme**, aber auch Nacht- und Nüchternschmerz möglich!
- **Ulcus duodeni** ⇒ **Nüchtern**- oder **Hungerschmerz** während der Nacht, **Besserung nach der Nahrungsaufnahme**
- **Ulzera** durch Einnahme von **nichtsteroidalen Antiphlogistika** ⇒ **meist symptomlos**

Beachte:
Eine **Differentialdiagnose** auf Grund der o.g. klinischen Symptomatik ist jedoch **nicht** möglich!

Beim Auftreten einer **oberen gastrointestinalen Blutung** können zusätzlich auch **folgende Symptome** vorhanden sein:
- Anämie
- Hämatemesis (kaffeesatzartiges Erbrechen oder Erbrechen von hellrotem Blut)
- Melaena (Teerstuhl)

Blutstühle mit Abgang von dunkel- bis hellrotem Blut (**Hämatochezie**) sind kein sicheres Zeichen für eine **untere gastrointestinale Blutung** (Blutungsquelle unterhalb des Treitz-Bandes), **weil** auch bei starken **Blutungen aus dem oberen Gastrointestinaltrakt** (Beispiel: Ulkusblutung aus der A. gastroduodenalis) Blutstühle mit Abgang von dunkel- bis hellrotem Blut auftreten können.

Komplikationen
- gastrointestinale **Blutung** (25% d.F.)
- **Perforation** (5–10% d.F.)
- **Penetration** in den Pankreaskopf oder das Ligamentum hepatoduodenale

Ulcus ventriculi
- narbige Magenausgangsstenose
- Magenkarzinom (3% d.F.)

Ulcus duodeni
- **Pylorusstenose, Duodenalstenose** (2–4% d.F.)
- **nur sehr selten** maligne Entartung

Bei einem **perforierten Ulcus ventriculi** finden sich folgende Angaben zur Anamnese bzw. folgende Befunde:
- plötzlicher Schmerzbeginn, „bretthartes Abdomen“
- **Luftsichel** unter dem Zwerchfell auf der Abdomenübersichtsaufnahme im Stehen
- bei gedeckter Perforation: oft verschleierte Symptomatik!

Abb. 4.11

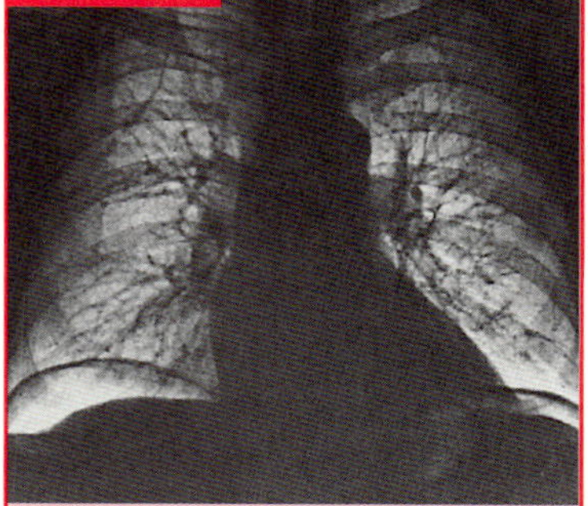

Freie Luft unter dem Zwerchfell bds. bei Perforation eines Magen- oder Duodenalulkus (IMPP-Prüfungsabbildung)

Ausgedehnte **Stenosen des Magenausgangs** infolge **chronischer Magenulzera** verursachen folgende Symptome bzw. Komplikationen

- hochgradige **Dilatation des Magens**
- rez. **Vomitus** ⇒ **Ösophagitis, hypochlorämische metabolische Alkalose** (Verlust saurer Valenzen)
- Herzrhythmusstörungen infolge **Hypokaliämie**
- Kachexie und **Exsikkose** (**Dehydratation**)

Diagnostik

- **Anamnese** (Belastungsreaktion, Medikamente?)
- **Palpation:**
  - **Ulcus ventriculi** ⇒ epigastrisch lokalisierter Druckschmerz
  - **Ulcus duodeni** ⇒ umschriebener Druckschmerz rechts paraumbilikal
- **Gastroduodenoskopie** mit Antrum- und Korpusbiopsie (Methode der Wahl ⇒ Karzinomausschluss)
- wiederholte **Hb-Kontrollen** (⇒ Sickerblutungen möglich!)
- **Röntgenuntersuchung** (Magen-Darm-Passage in Doppelkontrasttechnik) nur, wenn Gastroskopie nicht durchführbar ist

Röntgenzeichen des **Ulcus ventriculi**

- **Nische** (Kontrastmitteldepot) innerhalb der Magenwandkontur, ggf. mit radiär verlaufenden Schleimhautfalten
- ggf. gegenüberliegender „**Ulkus-Finger**" (spastische Einziehung der gegenüberliegenden Kurvatur)
- **Schleimhautunregelmäßigkeiten** in der Umgebung des Ulkus können auf eine **maligne Entartung** hinweisen.

Röntgenzeichen des Ulcus duodeni

- **Ulkusnische** mit kleeblattförmigem Ulkuswall (narbig deformierter Bulbus duodeni)
- 15 % der Ulcera duodeni sind sog. „kissing ulcera" (= gegenüberliegend **benachbarte Ulzera duodeni**).

Weiterführende Diagnostik

- **Helicobacter pylori** ⇒ kultureller **Nachweis aus Biopsiematerial**, ggf. **Ureaseschnelltest**, **Antikörperbestimmung**, Antigen-Nachweis (Fäzes), CO_2-Atemtest möglich (⇒ Gabe von C_{13}-markiertem Harnstoff, der durch Helicobacter-pylori-**Urease** gespalten wird ⇒ Messung von $C_{13}O_2$ in der Atemluft)
- **Gastrin-** und **Säuresekretionsbestimmung** (BAO) zum Ausschluss eines Zollinger-Ellison-Syndroms (Gastrinom)
- **Parathormonbestimmung** zum Ausschluss eines Hyperparathyreoidismus

Therapie

- **Meiden von Schleimhautaggressiva** (insbes. Alkohol und Rauchen)
- **Medikamentöse Therapie**
  - säure- und pepsinhemmende „**Antiaggressiva**" (z. B. Protonenpumpenhemmstoffe, H_2-Blocker)
  - **Kombinationstherapie** mit **Antibiotika** zur **Helicobacter-pylori-Eradikation**
- spezielle Prophylaxe mit „**Zytoprotektiva**" (Prostaglandinanaloga)

ATPase-Hemmer – Protonenpumpenhemmstoffe (z. B. Antra®, Pantoprazol, Lansoprazol)

- **Protonenpumpenhemmstoffe** sind H_2-Blockern hinsichtlich Heilungsraten und Schmerzbefreiung in der Ulkustherapie überlegen. Sie sind **Mittel der Wahl** zur Behandlung peptischer Ulzera und der **Refluxösophagitis**. Der Einsatz erfolgt über einen Zeitraum von 4–6 Wochen (Dauertherapie bei Zollinger-Ellison-Syndrom). In der OMNIUM-Studie (1998) wurde gezeigt, dass die Gabe von Omeprazol bei Patienten mit Langzeiteinnahme von nichtsteroidalen Antiphlogistika gegenüber der Gabe von Misoprostol zu weniger Nebenwirkungen und Ulkus-Rezidiven führt.

- **Benzimidazol-Verbindungen** vom Typ des Omeprazol können die Magensekretion durch **irreversible Bindung an die in den Belegzellmembranen lokalisierte H^+/K^+-abhängige ATPase** noch stärker als Histamin-H_2-Rezeptorantagonisten inhibieren. Dieser Effekt wird erst durch die **natürliche Regeneration der Belegzellen** wieder aufgehoben.
- **Omeprazol** hemmt in einer Einmaldosierung von 40 mg die gastrale Säureproduktion für über 24 Stunden.
- Indikationen zur alleinigen Anwendung von Protonenpumpeninhibitoren sind die HP-negative Ulkuserkrankung, Prävention und Therapie von NSAR-induzierten Ulzera sowie Ulzera bei Gastrin-produzierenden Tumoren und die Refluxösophagitis.

H_2-Rezeptorantagonisten (z. B. Ranitidin, Famotidin, Nizatidin, Roxatidin)
- hemmen die Säuresekretion im Magen. Ihre **therapeutische Wirksamkeit beim Ulcus duodeni** und **ventriculi** wurde in zahlreichen Studien gesichert. Eine Langzeitprophylaxe mit H_2-Rezeptorantagonisten beim Ulkusleiden gilt auf Grund der höheren Wirksamkeit von Protonenpumpeninhibitoren derzeit als nicht mehr indiziert.

Bismutsalicylat (z. B. Bismutsubsalicylat)
- in der **Reservetherapie zur Eradikation des Helicobacter pylori** nach dem Quadrupel-Schema (Protonenpumpenhemmstoff+Bismutsalz+Tetrazyklin+Metronidazol)

Antazida (z. B. Maaloxan®, Talcid®)
- sind **ulkusprophylaktisch wirksam** und können zur **symptomatischen Behandlung** bei Diätfehlern, Pyrosis oder funktioneller Dyspepsie eingesetzt werden. Es bestehen **Arzneimittelinteraktionen** mit Kortikosteroiden, Calcitriol, Digitalispräparaten und Antibiotika.

Prostaglandinanaloga (z. B. Misoprostol, Cytotec®)
- **Misoprostol** kann in einer Dosierung von 2 × 200–400 µg/d zur **Prophylaxe der durch nichtsteroidale Antirheumatika induzierten Magenläsionen** eingesetzt werden.

Therapeutische Überlegungen

Mit dem Nachweis, dass die **Eradikation von Helicobakter pylori** die **Heilung von peptischen Ulzera beschleunigt** und die **Rezidivrate bei Patienten mit Ulcus duodeni deutlich senkt**, ist ein Wandel in der Ulkustherapie eingetreten.

Primär angestrebt wird derzeit eine **Eradikationsrate von 90 %,** was die **1-Jahres-Rezidivrate** bei Patienten mit Ulcera duodeni auf 7 % senkt (**vs. Placebo** ⇒ 61 % , **H_2-Blocker** ⇒ 15 %). Vergleichbare Eradikationsraten lassen sich auch mit anderen Protonenpumpenhemmern erzielen. Hierbei entspricht einer Einzeldosis von Omeprazol 20 mg: Lansoprazol 30 mg, Pantoprazol 40 mg.

Kombinationstherapie-Schemata
- **Omeprazol** (20 mg 2-mal/d) + **Metronidazol** (400 mg 2-mal/d) + **Clarithromycin** (250 mg 2-mal/d) über 7–10 Tage (Kurzbezeichnung **OMC 250**)
- **Omeprazol** (20 mg 2-mal/d) + **Amoxicillin** (1000 mg 2-mal/d) + **Clarithromycin** (500 mg 2-mal/d) über 7–10 Tage (Kurzbezeichnung **OAC 500**)
- **Tetracyclin** (500 mg 4-mal/d) + **Metronidazol** (400 mg 3-mal/d) + **Omeprazol** (40 mg 2-mal/d) **+ Bismutsalicylat** (3-mal 600 mg/d) über 14 Tage (Reservetherapie)

Der Erfolg der Eradikation (Helicobacter-Urease-Test (HUT), C_{13}-Atemtest) sollte 4 bis 6 Wochen nach Behandlungsende geprüft werden.

Nach der Eradikationstherapie wird eine Weiterführung der Behandlung mit einem Protonenpumpenhemmer als Monotherapie für weitere 3–4 Wochen nur für Patienten empfohlen, die nach 7–10 Tagen noch eine ausgeprägte Schmerzsymptomatik aufweisen oder bei sehr großen (>2 cm) oder komplizierten Ulzera.

Indikation zur Ulkusrezidivprophylaxe

- bei **Helicobacter-pylori-Gastritis ⇒ vorrangig Eradikationstherapie!**

Die **Ulkusrezidivprophylaxe** erfolgt, wenn eine Helicobacter-pylori-Infektion (primär heilbar!) ausgeschlossen wurde, mit **Protonenpumpenhemmern.**

Protonenpumpenhemmstoffe

- bei Gastrinom (Zollinger-Ellison-Syndrom)
- bei älteren Patienten mit Rezidivhäufung und Multimorbidität
- bei rezidivierender Ulkusdiathese unter Gabe von nichtsteroidalen Antirheumatika bzw. Antikoagulanzien
- bei rezidivierenden genuinen oder idiopathischen Ulzera

Die **medikamentöse Ulkusrezidivprophylaxe** wird über mehrere Jahre durchgeführt. Dabei sind endoskopische Kontrollen des Ulcus-duodeni- und Ulcus-ventriculi-Patienten beim Auftreten von Beschwerden und in einjährigem Abstand zu empfehlen.

Indikation zur chirurgischen Therapie

- Soforteingriff bei Komplikationen (schwere gastrointestinale Blutung, Perforation)
- Magenausgangsstenose
- Karzinomverdacht
- Therapieversagen

Ulcus ventriculi ⇒ in Ausnahmefällen: Resektion, Ulkusexzision und Vagotomie

- **Billroth-I-**Resektion ⇒ Gastroduodenostomie
- **Billroth-II**-Resektion ⇒ Gastrojejunostomie (5–15 % der Fälle ⇒ Dumping-Syndrom)
- **Y-Gastrojejunostomie** nach Roux ⇒ kein Gallereflux!

Ulcus duodeni und bei therapieresistenten **Ulzera durch Hyperazidität** ⇒ proximale selektive Vagotomie (Parietalzellvagotomie)

Benigne Tumoren

Benigne **epitheliale (90 %) oder mesenchymale Polypen** finden sich bei Gastroskopien auf Grund von Oberbauchbeschwerden bei etwa 2,5 % der Fälle. 60 % der Polypen treten **solitär** auf.

Formen

- **Histologisch** werden die **fokale Hyperplasie**, **hyperplasiogene Polypen**, **Drüsenkörperzysten**, **Adenome** unterschiedlichen Differenzierungsgrades (Entartung 20–40 %), „**borderline lesions**" und **Frühkarzinome** unterschieden.
- **Mesenchymale Polypen** sind meist submukös wachsende **Lipome**, **Leiomyome**, **Fibrome**, **Hämangiome** und **Neurinome**.
- **Extrem selten** sind das **eosinophile Granulom** und die **Polyposis ventriculi** (multiple Adenomatose der Magenschleimhaut). Im Rahmen eines **Peutz-Jeghers-Syndroms** treten **Hamartome** mit nur geringer Entartungstendenz auf.

Symptomatik

- Die meisten Polypen bleiben **symptomlos** (Durchmesser <2 cm). **Selten** kommt es zu **Blutungen** oder **Passagebehinderungen**.

Therapie

- **Therapie** ist die vollständige **endoskopische** oder chirurgische **Abtragung** mit **histologischer Untersuchung**, die das weitere Vorgehen bestimmt.
- Bei **fokalen Hyperplasien, Drüsenkörperzysten** und **hyperplasiogenen Polypen ohne Entartungstendenz** ist eine weitere Therapie nicht erforderlich.

Magenkarzinom

Definition

- **Magenfrühkarzinom** ⇒ **maligner Tumor** des Magens mit **beschränkter Ausdehnung auf Mukosa und Submukosa** ohne Infiltration der Muscularis propria mit guter Prognose nach Therapie (5-Jahres-Überlebensrate bis zu 90%; >10% d. F. mit LK-Metastasen)
- Beim **fortgeschrittenen Magenkarzinom** infiltriert der Tumor die Muscularis propria.

Fortgeschrittenes Karzinom, Einteilung nach Borrmann:
Typ I: polypöses Karzinom
Typ II: exulzerierendes Karzinom
Typ III: exulzerierendes Karzinom, infiltrierend wachsend
Typ IV: diffus infiltrierendes Karzinom

Abb. 4.12

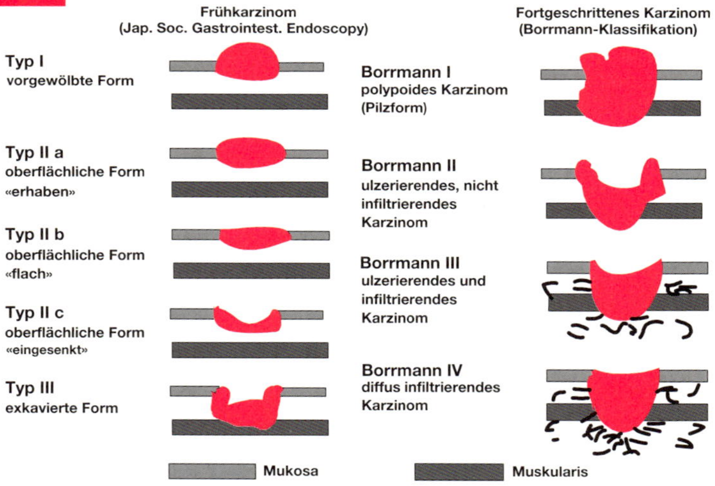

Einteilung des Magenkarzinoms einschließlich „early cancer" (aus Nilius/Rink 1995)

Folgende Erkrankungen des Magens gehen mit einem **erhöhten Karzinomrisiko** einher:

- Riesenfaltengastritis **M. Ménétrier**
- **atrophische Gastritis** Typ A mit perniziöser Anämie
- Zustand nach Gastrektomie (insbesondere **Billroth-II-OP**) ⇒ erhöhte Karzinominzidenz nach 10–20 Jahren
- **Adenom**
- **hyperplasiogene** Magenpolypen (werden allerdings **nicht** als Präkanzerose eingestuft)

Symptomatik
- meist **kurze Anamnese** (primär symptomarmer Verlauf)
- oft Aversion gegen Fleisch
- Inappetenz, **Leistungsknick**
- progredienter Gewichtsverlust ⇒ **Tumorkachexie**
- Nausea, Vomitus v. a. bei **Magenausgangsstenose**
- Dysphagie v. a. bei **Kardiakarzinom** ⇒ Obstruktion des Ösophaguseingangs
- rez. unbestimmtes Druckgefühl, vereinzelt auch epigastrischer Schmerz nach einer Mahlzeit
- **Anämie** bei gastrointestinaler Blutung durch Gefäßarrosion
- **Aszites** bei Peritonealkarzinose
- **Ikterus** bei Choledochusverschluss
- **Ileus** durch lokale Tumorausbreitung
- gastrokolische **Fistelung**
- Auftreten einer **Acanthosis nigricans** (braune bis -graue papillomatös-keratotische Hautveränderungen; meist beidseitig symmetrisch in Achselhöhlen, Gelenkbeugen, im Nacken-, Geschlechtsbereich) bei **Adenokarzinomen** als paraneoplastisches Syndrom möglich

Komplikationen durch Metastasierung ⇒ Pleuraerguß, zerebrale Funktionsstörungen, pathologische Frakturen; **Abtropfmetastasen** ⇒ Ovar (**Krukenberg-Tumor** mit Siegelringzellen)

Diagnostik
- **Gastroskopie** mit Mehrfachbiopsie
- **Röntgenuntersuchung** (MDP mit Doppelkontrasttechnik) ⇒ Füllungsdefekt (polypös), Nische (ulzerös), Faltenabbruch, Faltenkonvergenz, lokale Wandstarre durch infiltrative Ausbreitung, ggf. Stenosierung; **unzuverlässig zum Auffinden früher Läsionen**!
- **Sonographie** ⇒ Nachweis von Metastasen in der Leber, Lymphome
- **Endosonographie** ⇒ lokaler Tumorbefund
- **Staging** ⇒ Thorax-Röntgenbild, CT-Abdomen, ggf. Skelettszintigraphie
- **Labor** ⇒ Blutbild, BKS, Tumormarker zur Verlaufskontrolle (CEA, CA 19-9, CA 50, CA 72-4)

Ausbreitung

TNM-Klassifikation

Tis =	**Carcinoma in situ**, auf die Lamina epithelialis mucosae beschränkt (**überschreitet nicht die Basalmembran**!)
T_1 =	Tumor infiltriert die Lamina propria mucosae **bis zur Submukosa** (entspricht dem **Frühkarzinom**)
T_2 =	Tumor infiltriert die **Muscularis propria**
T_3 =	Tumor penetriert die **Serosa** (viszerales Peritoneum), infiltriert aber nicht benachbarte Strukturen
T_4 =	Tumor infiltriert **benachbarte Strukturen**
N_1 =	**Metastasen** in perigastrischen (regionären) **Lk <3 cm entfernt vom Primärtumor**
N_2 =	**Metastasen** in perigastrischen (regionären) **Lk >3 cm entfernt vom Primärtumor** oder entlang der großen Gefäße (Aa. gastrica sin., hepatica communis, lienalis oder coeliaca)
M_1 =	**Fernmetastasen** oder Befall nichtregionärer Lk (z. B. mesenteriale, paraaortale, hepatoduodenale, retropankreatische Lk)

Beachte den Unterschied zwischen **Carcinoma in situ** und **Frühkarzinom**:
- **Carcinoma in situ** ⇒ **überschreitet nicht die Basalmembran** und **metastasiert nicht**!
- **Frühkarzinom** ⇒ **Ausdehnung auf Mukosa und Submukosa beschränkt**, kann bereits metastasieren

Lokalisation
- meist solitäres Karzinom im **Antrum** bzw. **präpylorisch** (35–50 % d. F.) >**kleine Kurvatur** (30 % d. F.) >**Kardia** (10–25 % d. F.) >Fundus >große Kurvatur

Metastasierung
Hämatogen: vorwiegend beim fortgeschrittenen Karzinom (V. coronaria ventriculi ⇒ Pfortader ⇒ **Leber ⇒ Lunge ⇒ Skelett, Gehirn**

Lymphogen (**frühe** lymphogene Metastasierung)
- **perigastrisch** ⇒ Omentum majus, Truncus coeliacus, Ligg. gastrocolica, gastrolienalis (⇒ Milz), hepatoduodenale
- **paraaortal** ⇒ Ductus thoracicus (⇒ **Virchow-Drüse**: links supraklavikulär tastbarer Lymphknoten)

Ausbreitung per continuitatem
- Serosa (T_3)
- Mesenterium, großes Netz, Duodenum, Kolon, Pankreas (T_4)
- Peritoneum (Peritonealkarzinose ⇒ Aszites)

Differentialdiagnose

Beachte:
Etwa 5 % aller makroskopisch als gutartig klassifizierten Ulzera sind Karzinome!
Auch die **makroskopische Abheilung eines Ulkus** spricht nicht für dessen Benignität!

Relative **Häufigkeit** von **malignen Magentumoren**
- Adenokarzinome >85 %
- malignes Lymphom <5 %
- Metastasen <5 %
- Leiomyosarkom <2 %

Bis zu 5 % der **malignen Lymphome des Magens** treten als **Primärerkrankung** auf. Die Diagnose erfolgt meist erst durch die histologische Untersuchung. Die Therapie des primären Magenlymphoms erfolgt operativ. Eine Strahlenbehandlung sollte in diesem Fall angeschlossen werden.

Therapie

Chirurgische Therapie
mit kurativer Zielsetzung (R_0-Resektion = Resektion ohne Residualtumor)
- radikale **Gastrektomie** (auch beim „**early cancer**") mit Resektion **der Omenta, Lymphknoten** und ggf. auch der Milz sowie benachbarten **Ösophagus- bzw. Darmanteilen** (Sicherheitsabstand)
- **subtotale Gastrektomie mit Gastrojejunostomie** und regionaler Lymphknotenresektion bei distalem Karzinomwachstum möglich

Palliativeingriffe bei fortgeschrittenen und nicht mehr kurativ zu behandelnden Magenkarzinomen
- **Kardiakarzinom** ⇒ Bougierung und Einlage eines Tubus/Ösophagusendoprothese
- **Antrumkarzinom** ⇒ Anlage einer Gastroenterostomie
- **endoskopgestützte Laserrekanalisation** zur Stenosebeseitigung durch Gewebsverdampfung; gleichzeitig wird die Tumormasse thermisch verkleinert (**Debulking**).

Die **Strahlentherapie** des histologisch als Adenokarzinom klassifizierten Magentumors hat keinen günstigen Effekt.

Palliative Chemotherapie (nur, wenn Karnofsky-Index >60 %)
Anwendung finden neben dem **ELF-**(Etoposid/Leucovorin® (Kalziumfolinat)/Fluorouracil) oder **ECF-Schema** (Epirubicin/Cisplatin/Fluorouracil) u.a. das **FAM-Schema** mit 5-**F**luorouracil, **A**driamycin und **M**itomycin sowie das **EAP-Schema** mit **E**toposid, **A**driamycin und Cis**p**latin. Neuere Substanzen wie Irinotecan und Docetaxel werden derzeit im Rahmen von Therapiestudien eingesetzt. Komplette Remissionen sind nicht zu erwarten.

- **FAM-Schema** ⇒ ein Drittel Responder
- **EAP-Schema** ⇒ zwei Drittel Responder; die Remissionsdauer ist jedoch nur kurz.

Eine Verlängerung der Überlebenszeit ist durch diese Chemotherapie nicht möglich!

Prognose

Wahrscheinlichkeit der 5-Jahres-Heilung

- **Carcinoma in situ** ⇒ 100%
- **Frühkarzinom** ⇒ bis zu 90%
- **$T_1N_1M_0$** oder **$T_2N_0M_0$** ⇒ etwa 70%

Wichtigste **Faktoren für die Prognose eines Magenkarzinoms** sind

- Vorhandensein oder Fehlen von Lymphknotenmetastasen
- Infiltrationstiefe des Tumors

Nach einer **Resektion ohne Residualtumor (R_0-Resektion)** ⇒ **5-Jahres-Überlebenrate** bis zu 45%

Etwa 80% der operierten Patienten erleiden **Rezidive**.

Abb. 4.13

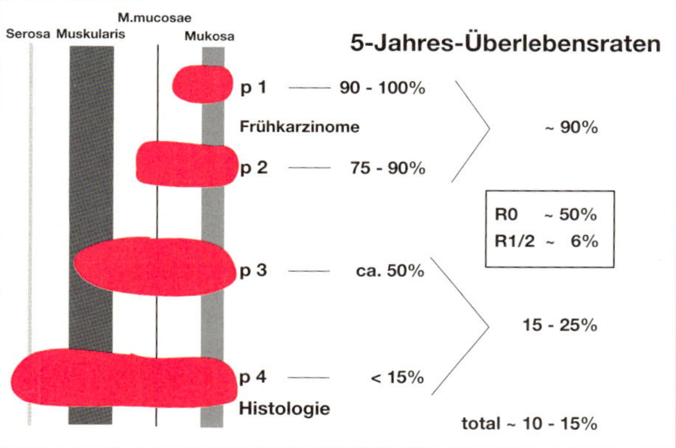

Prognose des Magenkarzinoms (aus Nilius/Rink 1995)

Der operierte Magen

Auf den Verdauungsvorgang bezogene Krankheitszeichen im Anschluss an eine Magenresektion werden als **Postgastrektomiesyndrome** bezeichnet.

Postoperative alkalische Refluxösophagitis

- Es treten postprandiale Übelkeit, Inappetenz sowie gehäuftes galliges Erbrechen auf.

Syndrom des kleinen Magens

- Nach der Magenresektion klagen etwa 30% der Operierten über Übelkeit, Druck- und Völlegefühl im zeitlichen Zusammenhang mit der Nahrungsaufnahme.
  Ursache dieser Beschwerden ist **die plötzliche Überdehnung des kleinen Restmagens durch voluminöse Mahlzeiten.**

Abb. 4.14

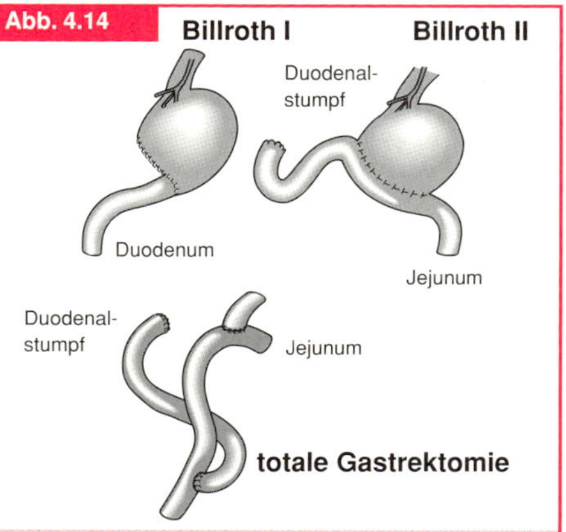

Formen der Magenresektion mit Anastomosen

Dumping-Syndrom

Postalimentäres Frühsyndrom (Dumping-Syndrom)

Schwächung oder **Aufhebung der Sphinkterfunktion des Pylorus** (insbesondere bei Patienten nach einer Billroth-II-Resektion) ⇒ **sturzartige Magenentleerung** (engl. **to dump = stürzen**) ⇒ Unkontrolliert wechselnde Mengen aufgenommener Nahrung gelangen in die abführende Jejunumschlinge. Es resultieren

- **Hyperosmolarität** durch vorhandene Oligo- bzw. Monosaccharide ⇒ osmotisches Druckgefälle zwischen Intestinallumen und Extrazellulärraum ⇒ vermehrter **Flüssigkeitseinstrom in den Darm ⇒ Plasmavolumen↓ ⇒ systolischer Blutdruck↓ und Pulsfrequenz↑**
- **plötzliche Dehnung der Darmwand** ⇒ **Freisetzung** gastrointestinaler, **vasoaktiver Hormone** (u.a. Serotonin, Enteroglukagon, Sekretin, Neurotensin sowie Kinine)

Beim **Früh-Dumping** klagen die Patienten 10–30 Minuten nach der Mahlzeit über Schwitzen, Herzklopfen und Übelkeit. Gelegentlich werden **postprandiale Kollapszustände** beobachtet. Die Beschwerden verschwinden bei den meisten Patienten nach einigen Wochen spontan.
Therapie: häufige kleine Mahlzeiten mit wenig Flüssigkeitszufuhr, ggf. operativ (Umwandlung in B I)

Postalimentäres Spätsyndrom

- Sturzentleerung des Magens ⇒ **hohe** und **rasche Kohlenhydratresorption** im Dünndarm ⇒ **reaktiv gesteigerte Insulinsekretion** ⇒ nachfolgende **Hypoglykämie**

Das **postalimentäre Spätsyndrom** tritt erst **eineinhalb bis drei Stunden nach der Nahrungsaufnahme** auf.
Therapie: Geringe Kohlenhydratzufuhr bei der Mahlzeit („**no sugar**") sowie **erneute Kohlenhydratzufuhr vor Eintritt der Hypoglykämie**

Syndrom der zuführenden Schlinge (n. Billroth-II-OP)

Beim **„Afferent-loop-Syndrom"** treten in Verbindung mit der Nahrungsaufnahme Völlegefühl und **abdominelle Schmerzen** auf, die sich bisweilen erst nach **galligem Erbrechen** bessern.

- **Typ I** ⇒ **Zufluss von Mageninhalt** primär in die zuführende Schlinge
- **Typ II** ⇒ funktionell wirksame **Stenose** im zuführenden Anastomosenbereich ⇒ **Stase von Gallen-** und **Pankreassekret, Keimbesiedlung**

Therapie: Chirurgische Therapie ⇒ Dekompression der zuführenden Schlinge mit Anlage einer Braun-Enteroanastomose

Mangelerscheinungen nach Magenresektion

- Die **totale Resektion des Magens** führt auf Grund des vollständigen **Fehlens des Intrinsic factors ohne ausreichende Substitution** in jedem Fall zur megaloblastären Anämie.
- Während nach einer **Zweidrittelresektion des Magens** etwa **40 % der Patienten** eine **Eisenmangelanämie** entwickeln, tritt diese im Laufe von Jahren bei etwa **90 % aller gastrektomierten** Patienten auf.
- Etwa 10 % aller magenresezierten Patienten weisen **nach zehn Jahren** als Folge eines Kalzium- bzw. Vitamin-D-Mangels **Knochenveränderungen** (⇒ **Osteoporose** und **Osteomalazie**) auf. Ursächlich kommt dabei eine Fehlernährung aber auch die **ungenügende Resorption von Kalzium und Vitamin D** bei verkürzter Verweildauer der Nahrung im Duodenum und die Bildung von „Kalkseifen" bei Steatorrhö in Betracht. Eine mäßig ausgeprägte **Steatorrhö tritt bei etwa 50 % der Patienten nach einer Zweidrittelresektion des Magens mit Gastroenterostomose** auf. Sie ist Folge einer zeitlich verzögerten Stimulation der Pankreas- und Gallensekretion (⇒ **biliopankreozibale Asynchronie**).

Postvagotomie-Syndrom (GK 2.7.1)

nach **trunkulärer**, **selektiv gastraler** oder **proximaler selektiver** Vagotomie

- **Postvagotomie-Dysphagie** ⇒ meist passagere Schluckstörung bei etwa 7 % der Patienten
- **symptomatischer Reflux** (10 % der Fälle) mit Rückbildungstendenz
- **Magenentleerungsstörungen** bei unterlassener oder fehlerhaft durchgeführter Drainageoperation (Pyloroplastik); **Therapie**: Metoclopramid bis zur spontanen Adaptation, ggf. Korrektureingriff (Resektion)
- **Diarrhö**

4.3 Dünndarm

Akute Enteritis / Enterokolitis

Ätiologie

Die **akute Enteritis** kann durch **Bakterien**, **Viren**, **Parasiten**, **Pilze**, **Strahleneinwirkung**, **Toxine** und **Allergene** verursacht sein. **Salmonellen** und **Campylobacter** sind in unserer Region die wichtigsten Durchfallerreger.

Bakterielle Schädigungsmechanismen

- **Enterotoxine** (Vibrio cholerae, Staphylococcus aureus (⇒ Lebensmittelvergiftung), Clostridium perfringens, Bacillus cereus, enterotoxigener E. coli (⇒ Reisediarrhö)) ⇒ gesteigerte **aktive Sekretion von Wasser und Elektrolyten** bei gestörter Rückresorption
- **Enteroinvasive Erreger** (Shigellen, Salmonellen, Campylobacter, Yersinien (⇒ Enteritis mit mesenterialer Lymphadenitis), Entamoeba histolytica) dringen in die Mukosa ein ⇒ **Zerstörung des Resorptionsepithels** und ggf. auch tiefer Wandschichten ⇒ Störung der Resorptions- und Sekretionsmechanismen (⇒ Blut und Leukozyten im Stuhl)

Infektionen des Gastrointestinaltraktes mit **opportunistischen Erregern** treten im Rahmen der **HIV-Infektion** auf, wobei **Dünn- und Dickdarm** selbst **auch Zielorgan der HIV-Infektion** (⇒ **HIV-Enteropathie**) sind.

Opportunistische und **obligat pathogene Erreger** bei der HIV-Infektion

- **Protozoen** ⇒ Kryptosporidien, Isospora belli, Lamblien (Giardia lamblia), Amöben (Entamoeba histolytica)
- **Bakterien** ⇒ Salmonellen, Shigellen, Campylobacter jejuni, atypische Mykobakterien
- **Viren** ⇒ Cytomegalievirus (CMV), Herpes-simplex-Virus (HSV), Adenoviren

Symptomatik

Akute **infektiöse Enteritis** ⇒ Diarrhö, Fieber, Nausea, Vomitus, abdominelle Schmerzen, Hyperperistaltik, Meteorismus

Formen

- **akute Enteritis mit Vomitus, Diarrhö ohne Fieber**, sowie kurze Inkubationszeit (<12 Stunden) bei Nahrungsmittelintoxikation (bei Staph. aureus <3 Std.)
- **akute Enteritis mit Fieber** bei enteroinvasiven Erregern
- **blutige Stuhlentleerungen mit Tenesmen** durch Shigellen oder andere invasive Keime
- **Dünndarmdiarrhö** ⇒ ohne Blut und Schleim
- **Dickdarmdiarrhö** ⇒ mit Blut und Schleim

Als **Diarrhö** bezeichnet man eine gehäufte Stuhlentleerung (>3-mal/d), eine erhöhte durchschnittliche Stuhlmenge (>250 g/d), wobei der Wassergehalt im Stuhl auf über 80% ansteigt. Insgesamt liegt ein **Nettoverlust von Wasser** vor.

Folgen

- **massiver Wasser- und Elektrolytverlust** ⇒ **Dehydratation**, Blutdruckabfall, hypovolämischer Schock, Hypokaliämie mit Bradykardie und AV-Blockierung, metabolische Alkalose oder Azidose

Diagnostik

- **Anamneseerhebung** unter Berücksichtigung einer mutmaßlichen **Exposition** (z. B. Tropenrückkehr, Anzahl erkrankter Personen, vorbestehende Immunsuppression oder HIV-Infektion)

- **Ausmaß der Exsikkose beachten** ⇒ stehende Hautfalten, trockene Zunge, eingefallene Augen, erhöhter Hämatokrit
- **Palpationsbefund** ⇒ Abdomen kann **weich** palpabel, **aber auch druckempfindlich** sein
- **Stuhlproben** (an drei aufeinanderfolgenden Tagen) ⇒ **Erregernachweis** durch **Kultur** und mikroskopischen Befund, Toxinnachweis
- **Stuhlkonzentration** mittels Merthiolat-Jod-Formalin(MIF)-Methode ⇒ **Parasiten** im Stuhl
- **Labor** ⇒ Blutbild, Elektrolyte, Harnstoff, Kreatinin, **serologische Untersuchung**
- ggf. zusätzlich bildgebende Verfahren, Endoskopie, Schleimhautbiopsie

Therapie (GK 3.1.4)

Je nach Appetit sollten die Patienten eine leicht verdauliche Kost erhalten.

Unspezifische Therapie ⇒ Substitution von Elektrolyten und Flüssigkeit, obstipierende Präparate

- **Glukose-Elektrolyt-Lösungen** (z. B. Elotrans®)
  Durch den **Co-Transport von Glukose und Natrium** wird durch den Zusatz von Glukose vermehrt Natrium im Dünndarm resorbiert und damit auch Chlorid und Wasser. Dies mindert den Nettoverlust, und die Durchfälle bessern sich. Lösungen ohne Glukosezusatz führen zu keiner Rehydratation.
- **pflanzlich wirksame Antidiarrhoika** wie **Uzarawurzelextrakt** oder apfel**pektinhaltige Zubereitungen** (z. B. Aplona®-Tee, Diarrhösan®-Saft)
- **Motilitätshemmstoffe** wie **Opiumalkaloide** und **synthetische Opiate** (z. B. Loperamid (Imodium®), **Diphenoxylat** (Reasec®))
  nicht bei bakterieller Enteritis mit **Fieber** und **blutiger Diarrhö** (insbesondere bei invasiven Erregern)!
- **Adsorbenzien** ⇒ **Carbo medicinalis** (z. B. Kohle-Compretten MBK), anorganische Salze wie Siliciumdioxid, **Kaolin** (z. B. Kaoprompt H® (Kaolin, Pektin)), pflanzliche Wirkstoffe wie **Tanninalbuminat** (z. B. Tannalbin®), bas. Wismutnitrat, Karaya (z. B. Karaya Bismuth®)
- ggf. **Antiemetika** (z. B. Meclopramid) bei Vomitus
- ggf. **Parasympathikolytika** (N-Butylscopolamin (z. B. Buscopan®)) bei Abdominalkoliken

Spezifische Therapie

- **Antibiotikagabe** zur Erregerelimination aus der Darmschleimhaut bei begründetem Verdacht auf eine **bakterielle enteroinvasive Infektion** (z. B. Initialtherapie mit Cotrimoxazol oder Gyrasehemmern); Metronidazol **bei Amöbiasis oder Lambliasis**

Enteritis regionalis (Morbus Crohn)

Die Enteritis regionalis wird auf Seite 327 ff. nach der Colitis ulcerosa ausführlich dargestellt.

Malassimilationssyndrom

Definitionen

- **Malassimilationssyndrom** ⇒ Oberbegriff für **Malabsorption** und **Maldigestion**
- **Malabsorption** ⇒ **Verdauungsinsuffizienz** durch Störung der **Resorption** (Stofftransport **vom Darmlumen** in die **Blut-** bzw. **Lymphbahn**)
- **Maldigestion** ⇒ Störung der **enzymatischen Aufspaltung** von **Kohlenhydraten, Proteinen und Lipiden** sowie der **Emulgierung von Fetten** durch Gallensekretions- oder Gallenabflussstörung

Abb. 4.15

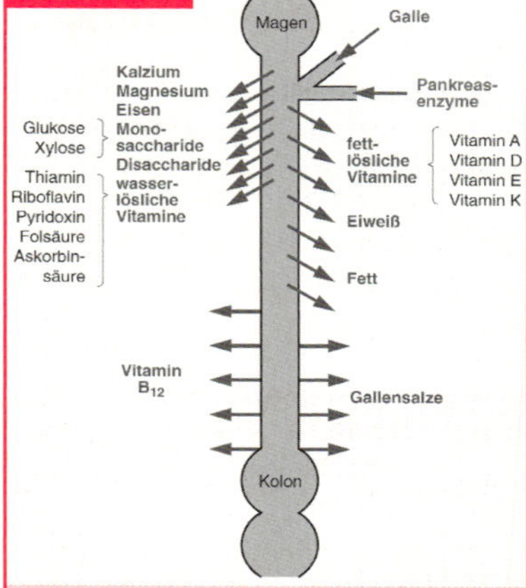

Resorptionsorte des Dünndarms (aus Classen, Diehl, Kochsiek, 1998)

Ätiologie

Ursachen der Malabsorption

- **Dünndarmerkrankungen** ⇒ **Zöliakie**, **Sprue**, M. Crohn, M. Whipple, **Strahlenenteritis**, chronische Darminfektionen und Parasitosen, enterale Tumoren
- **Dünndarmresektion** ⇒ **Kurzdarmsyndrom**
- **Durchblutungsstörung** ⇒ Angina intestinalis, schwere Rechtsherzinsuffizienz
- Störung der **Lymphdrainage** ⇒ idiopathische Lymphangiektasie, z.B. malignes Lymphom
- **hormonell aktive Tumoren** ⇒ Zollinger-Ellison-Syndrom (Gastrinom), Verner-Morrison-Syndrom (Vipom ⇒ Diarrhö)

Ursachen der Maldigestion

gastral

- Zustand nach Magenresektion
- Störungen der Magenentleerung

pankreatisch (exkretorische Pankreasinsuffizienz)

- chronische Pankreatitis
- Pankreasresektion
- Pankreaskarzinom
- zystische Fibrose

hepatobiliär (Störung der Gallensekretion)

- Cholestase
- Gallensäureverlust bei Ileumresektion, Morbus Crohn

Stoffwechseldefekte

- primärer **Laktasemangel**

Symptomatik

Leitsymptome, die auf ein **Malassimilationssyndrom** hinweisen, sind

- Diarrhö/Steatorrhö ⇒ **voluminöse Stühle**
- **Gewichtsabnahme**
- **Muskelschwäche** (Elektrolytmangel ⇒ Hypokaliämie, Hypokalzämie)
- **Anämie** (Mangel an Fe^{2+}, Vit. B_{12}, Intrinsic factor)
- **Vitaminmangel** (Vit. D ⇒ Osteomalazie bei Erw., K ⇒ Blutungsneigung, A ⇒ Nachtblindheit)
- Haut- und Schleimhautveränderungen

Die **klinische Symptomatik** ist unterschiedlich ausgeprägt. Der unvollständige Abbau von Kohlenhydraten, Proteinen und Lipiden im Rahmen von **Pankreaserkrankungen** führt zur Entleerung voluminöser Stühle. **Durchfälle** führen zum Wasser- und Elektrolytverlust mit **Dehydratation** und **Blutdruckabfall**. Beim **Absinken des Serumalbuminspiegels** auf Werte unter 2,5 g% treten Ödeme auf. An Haut und Schleimhäuten machen sich trophische Störungen durch **Mangel an Vitaminen** und Proteinen bemerkbar. Hinzu kommen die spezifischen Mangelsymptome der **Fett-, Eiweiß-, Kohlenhydrat- und Vitaminmalabsorption**.

Diagnostik

Tab. 4.1 Differenzierung zwischen Maldigestion und Malabsorption

Diagnostik / Störung	Schilling-Test (Vitamin B_{12})	D-Xylosetest
Maldigestion	normal	normal
Malabsorption		
Jejunum	normal	pathologisch
Ileum	pathologisch	normal

- **Dünndarmsaugbiopsie** (Schleimhautveränderungen?)
- quantitative **Stuhlfettbestimmung** (normal <7g/d), alternativ ^{14}C-Triolein-Atemtest
- **mikrobiologische Stuhluntersuchung** (Bakterien, Parasiten?)
- **Labordiagnostik**: Cholestase-Parameter, Eiweiß-Elektrophorese, Gerinnungsparameter Karotin-Spiegel im Serum (⇒ Resorption fettlöslicher Vitamine)
- **H_2-Atemtest** bei **Laktose-Malabsorption** (wird nach oraler Laktosezufuhr vermehrt abgeatmet)
- **^{14}C-Glykocholat-** oder **^{75}SeHCAT-Atemtest** bei **Gallensäure-Malabsorption** (Isotope werden vermehrt abgeatmet)
- **Glukose-H_2-Atemtest** zur Diagnose einer bakteriellen Überbesiedlung des Dünndarms

Abb. 4.16

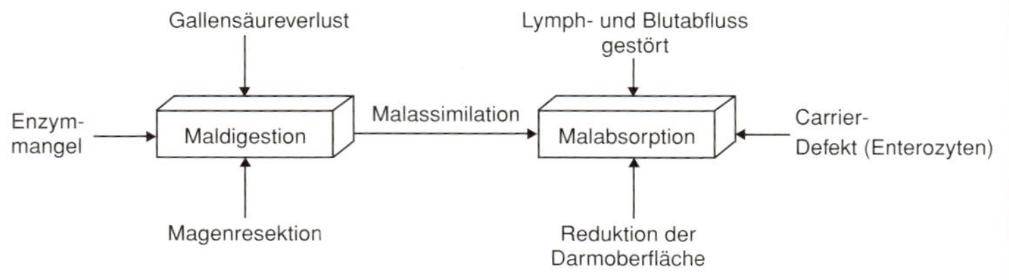

Verdauungsinsuffizienz (aus Lohr/Bös 1998)

Exkurs: Steatorrhö

Die **Steatorrhö (Fettstuhl)** bezeichnet eine **Stuhlfettausscheidung von >7 g/24 h.**
Die mit der Nahrung aufgenommenen **Lipide** werden **vorwiegend im Dünndarm** unter der Wirkung lipidspaltender Enzyme des Pankreas sowie des Dünndarmsekrets **gespalten**. Die Spaltprodukte der Lipide gehen **mit konjugierten Gallensäuren** eine **Komplexbildung** ein (**Mizellenbildung**), die ihre **Resorption in wasserlöslicher Form** ermöglicht.

Ursachen einer Steatorrhö

- **Mangel oder Fehlen lipidspaltender Enzyme** bei Pankreasinsuffizienz, Pankreatektomie
- **Mangel an konjugierten Gallensäuren** bei Cholestase, Dekonjugation der Gallensäuren durch pathologische Darmflora, Resorptionsstörungen von Gallensäuren im Ileum
- **Störung des enterohepatischen Gallensäurekreislaufes** (⇒ chologene Diarrhö)

Bei der **chologenen Diarrhö** führt die Unterbrechung des enterohepatischen Kreislaufes zu einer **verminderten Rückresorption der Gallensäuren**. Die im Darmlumen verbleibenden dekonjugierten Gallensäuren weisen eine laxierende Wirkung auf. Gleichzeitig besteht **eine reaktive Mehrproduktion von Gallensäuren in der Leber**. **Gallensäureverluste** von täglich mehreren Gramm infolge enteraler Resorptionsdefekte können auf Dauer jedoch nicht durch eine vermehrte **hepatische Gallensäuresynthese** kompensiert werden.

Der **Ausfall lipidspaltender Enzyme** und die **fehlende Mizellenbildung bei Gallensäuremangel** bewirken eine Steatorrhö, die immer mit einer **eingeschränkten Resorption fettlöslicher Vitamine** einhergeht.

Abb. 4.17

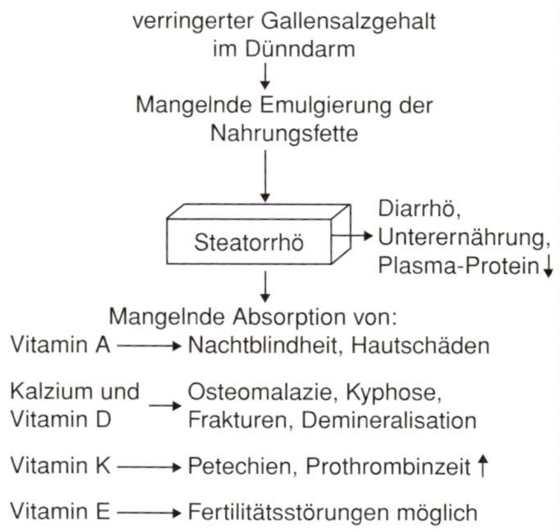

Steatorrhö (aus Lohr/Bös 1998)

Exkurs: Diarrhö

Als **Diarrhö** bezeichnet man eine gehäufte Stuhlentleerung, wobei der **Wassergehalt im Stuhl über 80 %** beträgt. Insgesamt liegt ein Nettoverlust von Wasser vor.
Nach der **Pathogenese** werden unterschieden

- **osmotische Diarrhö** bei Kohlenhydratmalabsorption (z. B. Lactasemangel der Dünndarmschleimhaut), einheimischer Sprue und nach Zufuhr osmotisch wirksamer Laxanzien
- **sekretorische Diarrhö** durch Einwirkung von Enterotoxinen, Laxanzien, Gallensäuren (Gallensäureverlustsyndrom), Fettsäuren (Pankreasinsuffizienz), sezernierenden villösen Adenomen und hormonellen Ursachen (z. B. Vipom)
- **exsudative Diarrhö** infolge Mukosaschäden bei infektiöser Ursache (Shigellen, Salmonellen, Amöben, Yersinia u. a.), bei chronisch-entzündlichen Darmerkrankungen (Colitis ulcerosa, Morbus Crohn), Kolonkarzinom, enterale Schäden durch Radiatio, Zytostatika und Ischämie
- **Motilitätsstörungen des Darms** (toxisch, postoperativ (Magenresektion oder Vagotomie), hormonell bei **Hyper**thyreose, neoplastisch (Karzinoid), psychisch bei Angst und Streß, **Colon irritabile**)

Symptomatik

Dehydratation, Blutdruckabfall, **hypovolämischer Schock**, **Hypokaliämie** mit Bradykardie und ggf. auch AV-Blockierung. Die gefährlichste Folge akuter schwerer Durchfälle ist der Wasser- und Elektrolytverlust.

Zöliakie und einheimische Sprue (= glutensensitive Enteropathie)

Bei der **Zöliakie des Kindes** und der **einheimischen Sprue des Erwachsenen** handelt es sich **klinisch und pathogenetisch** um die **gleiche Erkrankung**. Es besteht eine **genetische Disposition** mit Assoziation zum HLA-DQ2 und HLA-DQ8. T-Zell-Lymphom tritt gehäuft auf.

Pathogenese

Einwirkung hochmolekularer Nahrungsgetreideproteine (Gluten, Gliadin) ⇒ Zottenreduktion der Dünndarmmukosa und **Veränderungen am Resorptionsepithel des Jejunums** (Zottenatrophie, Hyperregeneration der Krypten und dichtes lympho-plasmazelluläres Infiltrat in der Lamina propria)

- Der genaue **Schädigungsmechanismus** ist noch unklar. Das Membranenzym Transglutaminase (**tissue Transglutaminase; tTG**), das u.a. Gliadin binden kann und Proteine über deren Glutamin- und Lysinseitenketten verbindet, konnte als das wesentliche **Autoantigen** für Endomysium-IgA-Antikörper (EMA) identifiziert werden. **tTG-IgA-Antikörper** sind somit **hochspezifische** serologische Marker für diese Erkrankung.
- Erklärung für die Zottenreduktion ist **eine zellgebundene Immunreaktion in der intestinalen Mukosa**. Ein **Gliadin-Enterozyten-Rezeptoren-Komplex** kann mit immunkompetenten T-Lymphozyten in Kontakt treten, wodurch bei genetisch prädisponierten Individuen eine Immunantwort ausgelöst wird und die Enterozyten zerstört werden.

Symptomatik

- Es besteht zumeist eine **generelle Malabsorption** mit **Störung der pankreotropen Hormone** (Sekretin und Cholezystokinin-Pankreozymin), die zur verminderten exokrinen Pankreassekretion führen kann. Durch den generalisierten **Enzymschwund in den Zotten** lässt sich frühzeitig als Folge des Verlusts der intestinalen Disaccharidase eine **sekundäre Laktoseintoleranz** nachweisen.
- **Leitsymptome** sind **chronisch-rezidivierende Durchfälle mit** großvolumigem, **fettglänzendem Stuhl**, Gewichtsverlust, Ödeme, Adynamie, **Anämie**, periphere Neuropathie, (**Vitamin K-Mangel ⇒ Prothrombin↓** ⇒ Hautblutungen, Petechien und Ekchymosen), **Kalziummangel** (⇒ tetanische Krämpfe, Osteoporose und Osteomalazie). Die Nahrungslipide werden im Rahmen der **Steatorrhö** zum Teil mit dem Stuhl ausgeschieden.
- Das **Sprue-Syndrom** geht gehäuft mit einer **Dermatitis herpetiformis** (Duhring-Brocq) einher, die durch ein polymorphes Exanthem (Blasen, gruppierten Bläschen, Knötchen) sowie Erythembildung mit heftigem Puritus und Brennen gekennzeichnet ist.

Diagnostik

- **Jejunumbiopsie** ⇒ Dünndarmhistologie mit typischem Befund
- Nachweis der Resorptionsstörung (u. a. Xylulose-Belastungstest)
- Magen-Darm-Passage ⇒ atrophisches Schleimhautrelief
- Labordiagnostik (u. a. Anämie, ggf. IgA-Endomysium-AK) wie bei Malabsorption. Sind keine IgA-AK (IgA-Defizienz bei Sprue: 5% d. Pat.) gegen die gewebsspezifische Transglutaminase nachweisbar, ist die weitere Bestimmung von **Endomysium-IgA-Antikörper** (EMA) sowie **IgA- und IgG-AK gegen Gliadin** erforderlich.

Therapie

- Durch konsequente **Verwendung von Reis-, Soja-** oder **Kartoffelmehl (= glutenfreie Kost) an Stelle von Getreideprodukten** aus Weizen, Roggen, Gerste bzw. Hafer lässt sich die Symptomatik bessern.
- Anfangs ist nicht nur eine Vermeidung der Glutenzufuhr, sondern auch eine **Beschränkung der Zufuhr von Laktose zweckmäßig**, weil die Laktaseaktivität der Dünndarmschleimhaut bei der Zöliakie vermindert ist.
- Die fettlöslichen **Vitamine E, D, K** und **A** müssen in regelmäßigen Abständen parenteral substitutiert werden.

Bakterielles Überwuchern

- Das **Blinde-Schlingen-Syndrom** (Blind-loop-Syndrom) tritt **bei Umgehungsanastomosen** oder **Seit-zu-Seit-Anastomose des Dünndarms** auf.
  Als Folge einer **bakteriellen Fehlbesiedlung** leiden die Patienten unter **Steatorrhö** (⇒ nicht resorbierte, dekonjugierte Gallensäuren ⇒ laxierend wirksam), Gewichtsverlust, **Vitamin-B_{12}-Mangel** (⇒ megaloblastäre **Anämie**) und **Hypokalzämie**.
- **Therapie**: operative **Wiederherstellung der Dünndarmpassage** durch **Blindsackresektion** und **Umwandlung in eine End-zu-End-Anastomose**, **Antibiotika**, **Cholestyramin** (z. B. Quantalan®) ⇒ bindet Gallensäuren, **Vitaminsubstitution**

Nach **Bestrahlungsdosen über 5000 rad** kann eine **strahleninduzierte Enteritis mit chologener Diarrhö** resultieren. Beim Auftreten einer **Dünndarmfehlbesiedlung** ist zusätzlich eine **antibiotische Therapie** durchzuführen.

Morbus Whipple

Der Morbus Whipple ist eine chronische Infektionskrankheit, die sich schleichend über Jahre hinweg entwickelt und von der meist Männer mittleren Alters betroffen sind. Erreger ist **Tropheryma whipplei**, der phylogenetisch als neue Spezies innerhalb der Aktinomyzeten definiert wird. Beim **Morbus Whipple** (intestinale Lipodystrophie) besteht eine **Blockade der Lymphdrainage durch PAS-positive Elemente** (Makrophagen mit dem Bakterium Tropheryma whippelii) als charakteristischer histologischer Biopsiebefund.

Symptomatik

- **Durchfälle (Steatorrhö** ⇒ Malabsorption ⇒ Gewichtsverlust) und **Fieber** sind häufige Symptome.
- **Polyarthritis**, **Lymphknotenvergrößerung**
- **ZNS-Beteiligung** mit Entwicklung einer chronischen granulomatösen Enzephalitis bei 5–10% der Patienten

Diagnostik

- **PAS-positive Substanzen** („Schaumzellen") in den Zellen betroffener Organe nachweisbar
- **Kontrollbiopsie elektronenmikroskopisch** untersuchen
- Erregernachweis mit PCR (auch bei negativer Histologie)

Therapie

Antibiotische Behandlung

- **Anfangsbehandlung** mit intravenös verabreichtem **Ceftriaxon** oder **Meropenem** über 2 Wochen; anschließend **Trimethoprim-Sulfamethoxazol** per os über **6-12 Monate**

- bei **ZNS-Befall** ⇒ Penicillin G (30 Mio. E./Tag i.v.) + Streptomycin (1 g/Tag i.m.) für 2 Wochen, gefolgt von Hochdosis Trimethoprim/Sulfamethoxazol (3 × täglich 160–800 mg p.o.) für die Dauer von mindestens 1–2 Jahren; Alternativen: Cephalosporine der dritten Generation, Chloramphenicol, Rifampicin, Gyrasehemmer, Makrolide
  Die **orale Langzeitbehandlung** sollte mindestens 1 Jahr lang durchgeführt werden und sich nicht an der Rückbildung einzelner Symptome oder Befunde orientieren, da sie mit der Dauer der Remission korreliert.

MCT-Kost: Mittelkettige Triglyzeride (MCT) werden ohne Lipolyse, chylomikronenunabhängig über das Portalvenensystem resorbiert, was zu einer symptomatischen Besserung der Steatorrhö bei gleichzeitiger Besserung des Ernährungszustandes führt.

Kurzdarmsyndrom

Nach ausgedehnter **Dünndarmresektion** kommt es zu einer **Malassimilation** (chologene Diarrhö ⇒ Flüssigkeits- und Elektrolytverlust), im **Kindesalter** zu Entwicklungsstörungen.

Therapie

- Cholestyramin (Gallensäurebindung), ggf. parenterale Ernährung
- **operatives Vorgehen** bei **resistenter Malassimilation** (1/2 Jahr sollte abgewartet werden):
  Interposition eines umgedrehten Dünndarmsegments (gegenläufige Peristaltik verlängert Kontakt-Resorptionszeit), ggf. Dünndarmtransplantation

Varia

Zur **Malassimilation** kann es auch bei **Lymphdrainagestörungen** (Lymphangiodysplasie, maligne Lymphome) und **Systemerkrankungen** wie **Diabetes mellitus** (endokrin-metabolisch, Motilitätsstörungen, ggf. auch Angina intestinalis) oder bei der **Sklerodermie** (⇒ Kollagenablagerungen in der Darmwand, Motilitätsstörungen, Lymphgefäßverschlüsse) kommen.

Ileus

Definition

Als **Ileus** bezeichnet man **Störungen der Darmpassage**, die **mechanisch, paralytisch** oder **spastisch** bedingt sein können.

Pathophysiologie

Proximal des Ileus besteht eine vermehrte **Flüssigkeits- und Gasansammlung im Darmlumen**, mit dessen nachfolgender **Erweiterung**.
Der Patient **erbricht** und kann weder Nahrung noch Flüssigkeit zu sich nehmen. In dieser Phase sind die Patienten durch das Auftreten eines **hypovolämischen Schocks** gefährdet.

- Beim **hoch sitzenden Dünndarmileus** führt das Erbrechen innerhalb kurzer Zeit zu erheblichen Natrium- und Chloridionenverlusten, und es entsteht eine **metabolische Alkalose** mit Exsikkose.
- Beim **tief sitzenden Dünndarm**- bzw. **Dickdarmileus** entwickelt sich die Symptomatik **langsamer**.

Nach anfänglichem **Meteorismus** („**Blähbauch**" v.a. beim Dickdarmileus) resultiert eine **Dilatation der betroffenen Darmabschnitte mit intraluminären Flüssigkeitsverlusten, Oligurie** und **Entwicklung eines hypovolämischen Schocks,** der insbesondere durch die im Darmlumen freigesetzten bakteriellen Endotoxine begünstigt wird.

Als Folge der **bakteriell-toxischen Invasion** des **Intraperitonealgebiets** und Pfortaderkreislaufs kann eine diffuse Peritonitis (**„Durchwanderungsperitonitis"**) resultieren, die mit hoher Letalität einhergeht.

Symptomatik, Diagnostik

Klinische Unterscheidungsmerkmale

Abb. 4.18

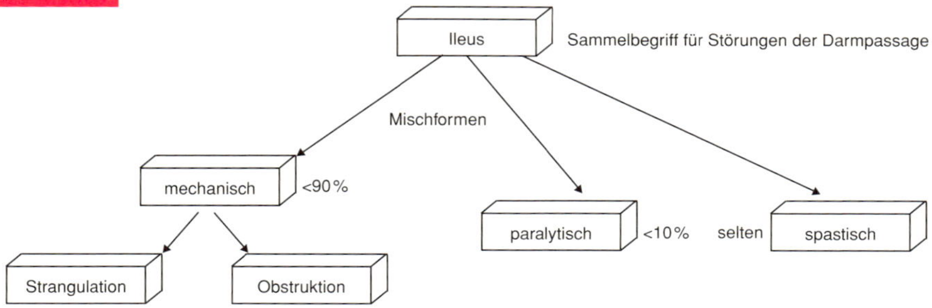

Strangulation: Lumenverlegung und Durchblutungsstörung (meist abdominelle Op. in Anamnese, Narbe!), akuter Beginn, kolikartige Schmerzen, typische metallisch klingende, spritzende, gurrende Darmgeräusche, später Stille, Stuhl-/Windverhalten, Erbrechen, Schock

Ursachen:
Briden, Adhäsionen, Darmeinklemmungen in Mesenteriallücken, inkarzerierte Hernie, Invagination, Volvulus; Malrotation

Obstruktion: Lumenverlegung/Kompression

Allmähliche Entwicklung, Schmerzen, zunehmendes Stuhl- und Windverhalten, Hyperperistaltik, verstärkte Darmgeräusche

Ursachen:
Adhäsion, Stenosen, Briden, Strikturen, Tumoren, Atresie, Duplikaturen, Morbus Crohn, Megakolon, Peritonealkarzinose, Strahlenschäden, Fremdkörper (Gallensteine, Bezoare, Kotstauung), Askariden

Paralytisch: Singultus, Übelkeit, Erbrechen, Sistieren von Stuhl/Wind, keine Darmgeräusche, **„Totenstille“**, Plätschergeräusche bei Erschütterung des Bauches, Meteorismus, meist fehlende Schmerzen

Ursachen:
-peritoneale Reizung
Peritonitis, Pankreatitis, Perforation, Blutung, Trauma, Karzinose

-reflektorisch
Nierenkolik, nach Laparotomie, Cholelithiasis, Mesenterialgefäßverschlüsse

-toxisch
Sepsis, Pneumonie, Urämie, Coma diabeticum

-neurogen
Zerebal (Apoplexie, Tumor), Vagusalteration, Rückenmarkaffektion (Verletzung, Tumor, Entzündung), Störungen der neuromuskulären Überleitung (Hypokaliämie, Anticholinergika)

Spastisch:
Ursachen:
-Bleiintoxikation
-akute Porphyrie
-tabische Krise

⇒Passagestop durch spastische Kontraktion
⇒Schmerzen, Hyperperistaltik

Ileus (aus Lohr/Bös 1998)

Dünn- oder Dickdarmileus?
Dünndarmileus ⇒ **akuter Beginn**, **frühzeitiges** Erbrechen, Koterbrechen (**Miserere**) insbesondere beim **tieferen Dünndarmileus** möglich, Meteorismus geringer ausgeprägt (fehlende Bauchauftreibung) und Schmerzlokalisation höher als beim Dickdarmileus

- **Abdomen-Röntgenaufnahme** ⇒ etagenförmig übereinander liegende, luftgefüllte Dünndarmschlingen (Kerckring-Falten!), keine Luft im Dickdarm („leerer Rahmen“)

Dickdarmileus ⇒ meist **schleichender Beginn**, **spätes** Erbrechen, nie fäkulent

- **Abdomen-Röntgenaufnahme** ⇒ größere Spiegel, meist auf Kolon beschränkt, **überblähtes Zäkum**

Paralytischer Ileus?
Peristaltiksynchrone **Koliken** („wehenartig an- und abschwellende Leibschmerzen“) und **verstärkte** (hochgestellt, spritzend) **Darmgeräusche** schließen einen paralytischen Ileus (⇒ „**Totenstille**“) aus.

Abdomen-Röntgenaufnahme
- **paralytisch** ⇒ Spiegel in allen Darmabschnitten
- **mechanisch** ⇒ Spiegel nur proximal der Stenose

Schwierig in der Beurteilung sind **reflektorisch-paralytische Mischformen** (z. B. bei akuter Pankreatitis) sowie Ileusformen mit Übergang vom mechanischen Ileus in eine paralytische Form.

Therapie

Präoperative Vorbereitung bei allen Ileusformen
- **Nahrungskarenz**
- Legen einer **Duodenalsonde**
- **Laborwerte**: Serumelektrolyte, Blutbild, Säure-Basen-Haushalt
- **Infusionstherapie** (Elektrolyte, Eiweiß), **ZVD-Kontrolle**
- Legen eines **Blasenkatheters** zur Kontrolle der Urinausscheidung

Absolute, dringliche Operationsindikation besteht bei allen akut einsetzenden Formen des **mechanischen Ileus, beim Strangulationsileus** und bei **Peritonitis** mit **paralytischem Ileus.**

Operatives Vorgehen
- **Beseitigung der Ursache** (Tumor, Briden, Perforation)
- ggf. **Resektion**, **Dekompression**
- Versorgung einer **Peritonitis** durch intraabdominelle Lavage, Drainage und ggf. auch Versorgung der Perforation

Konservativer Behandlungsversuch bei Formen des **Ileus mit paralytischer Komponente ohne Peritonitis**
- Abführmittel, Schwenkeinlauf
- Dexpanthenol, Metoclopramid
- **Neostigmin** (z. B. Prostigmin®) 0,5 mg i. m. im Abstand von einer Stunde (⇒ **Peristaltik** ↑)
- **Ceruletid** (= synthetisches Caerulein, z. B. Takus®) 40 µg i. v. in 500 ml 0,9 %iger NaCl-Lösung über 30 min.

Treten unter dieser Medikation krampfartige Schmerzen im Abdomen auf, ist ein **mechanisches Hindernis** anzunehmen (⇒ chirurgische Intervention).

Exsudative Enteropathie

Die **exsudative Enteropathie** ist ein **polyätiologisches Syndrom**.
Normalerweise wird der **physiologische Eiweißverlust in den Darm** dadurch ausgeglichen, dass **Aminosäuren wieder resorbiert** werden und damit der Proteinbiosynthese der Leber zur Verfügung stehen. Wenn unter pathologischen Bedingungen der Eiweißverlust in den Darm größer ist als die Proteinsynthese der Leber, kommt es zum klinischen Bild der **exsudativen Enteropathie**.

Pathogenese

Lymphabflußstörungen
- **durch mechanische Obstruktion** u. a. bei **neoplastischer Mesenterialinfiltration, enteropathischer Lymphangiektasie**
- **durch Stauungszustände** (⇒ Druck in den Lymphgefäßen ↑) u. a. im Rahmen einer **kardialen Insuffizienz**, bei Pericarditis constrictiva

Schleimhauterkrankungen mit Eiweißexsudation bei chronisch-entzündlichen Darmerkrankungen (z. B. **Colitis ulcerosa**, **Morbus Crohn**), Sprue, Strahlenenteritis, M. Ménétrier, M. Whipple

Diagnostik

- **Serumeiweißanteil** ↓ mit einer **Verminderung von Albumin** (Hypalbuminämie), **Transferrin, Gammaglobulinen** und **Immunglobulinen**; **Eisenmangel**, **Hypokalzämie, α_1-Antitrypsin** im Stuhl nachweisbar

Symptomatik

- **Bein- und Gesichtsödeme**, Anasarka, Aszites, Ergussbildung (Pleura, Perikard), ggf. hypokalzämische Tetanie

Therapie

- **Behandlung der Grunderkrankung** (bestimmt Prognose)
- **fettarme,** eiweißreiche **Diät**
- Parenterale **Albuminsubstitution** in Form von Humanalbumin. Dosierung: Individuell meist bis zu 100 ml einer 20 %igen Humanalbuminlösung wöchentlich

Laktoseintoleranz

Kongenitale Laktoseintoleranz: Dieser **autosomal-dominant** vererbten Erkrankung liegt ein **Mangel an β-Galaktosidase (Laktase) im Bürstensaum der Mukosazellen des Dünndarms** zugrunde.

- Bei Säuglingen kommt es nach Laktosebelastung (z. B. mit Muttermilch) zu **Erbrechen, osmotischer Diarrhö, Laktosämie, Laktosurie und Gewichtsabnahme**. Nicht-resorbierbare Kohlenhydrate werden von der intestinalen Mikroflora zum größten Teil in CO_2, H_2 und Laktat metabolisiert. Die dabei entstehenden Gase führen zu **krampfartigen Leibschmerzen** (⇒ **Gärungsdyspepsie**).
- Bei der Bevölkerung Ostasiens sinkt die Laktaseaktivität des Dünndarms um das 3. Lebensjahr auf kaum messbare Werte. Dies weist auf eine Rassenabhängigkeit der Laktoseintoleranz hin.

Laktoseintoleranz kann auch erstmals im **Erwachsenenalter** manifest werden (**erworbene Form**).

Diagnostik

- **Laktosetoleranztest**
  Zufuhr von 50 g Milchzucker ⇒ Blutglukoseanstieg <20 mg/dl
  Etwa ein Drittel der Patienten mit **pathologischem Laktosetoleranztest** sind unter physiologischen Ernährungsbedingungen beschwerdefrei.
- **H_2-Atemtest** zur Bestimmung der individuellen **Toleranzschwelle**:
  Laktosezufuhr ⇒ vermehrtes Abatmen von H_2
- **Dünndarmbiopsie**
- **Stuhlprobe ⇒ pH-Wert <6**

Therapie

Vermeiden des unverträglichen Zuckers (auch Arzneimittel!) sowie entsprechender Nahrungsstoffe

- Einschränkung bei **Milch** (5 % Laktose) und **Milchprodukten** (Sahne, Eiskrem); Käse enthält wenig, Butter keine Laktose. Joghurt weist bakterielle Laktaseaktivität auf und wird daher meist toleriert.
- **Milchersatzpräparate** in der Pädiatrie

Mit zunehmendem Alter kann sich die Verträglichkeit bessern.

Tumoren

Neoplasmen des Jejunums und Ileums sind selten. Ihre Häufigkeit beträgt **weniger als 5 % aller Tumoren des Gastrointestinaltrakts**. Eine **mögliche Komplikation von Dünndarmtumoren** ist der **Ileus durch Invagination**.

Benigne Tumoren

- **Leiomyome, Lipome, Neurofibrome** oder **Fibrome**
- **vaskulär bedingte Veränderungen (Hämangiome, Angiodysplasien)**
- **Polyposis-Syndrome** (z. B. **Peutz-Jeghers-Syndrom** mit perioralen Melaninflecken und **hamartomatösen Polypen im Bereich des Jejunums und proximalen Ileums**, verbunden mit intermittierendem Dünndarmileus)

Maligne Tumoren

- **Adenokarzinome** treten im Dünndarm selten auf. In diesen Fällen sind sie meist im proximalen **Jejunum** lokalisiert und verursachen initial kaum Symptome.
- **Sarkome** ⇒ Das **Kaposi-Sarkom** findet sich in seiner aggressiven Form insbesondere bei **AIDS-Patienten**, wo es bevorzugt im Magen, **Dünndarm** oder distalen Kolon zu finden ist. Bei einigen dieser Patienten treten zusätzliche **Lymphosarkome** oder **Adenosarkome** des Gastrointestinaltrakts auf.
- **Maligne Lymphome**, die den Dünndarm betreffen, sind meist **B-Zell-Lymphome**. Im **Ileum** beginnend, können sie zur Bildung eines langen, starren Darmsegments führen.

Tab. 4.2 Klassifikation der Dünndarmtumoren (aus Nilius/Rink 1995)

Benigne Tumoren	Maligne Tumoren	Metastasierende Tumoren
Adenome	Adenokarzinome	malignes Melanom
Leiomyome	Leiomyosarkome	Bronchialkarzinom
Lipome	Karzinoide	Mammakarzinom
Hamartome (Peutz-Jeghers-Syndrom)	Lymphome	Kaposi-Sarkom (AIDS)
Fibrome		
Angiome		
neurogene Tumoren		

Lymphome

Formen

- **Primäre Lymphome** nehmen ihren Ausgang **vom lymphatischen Gewebe des Darms**. Man unterscheidet
  - **IPSID-Lymphome** bei **immunproliferativer Erkrankung des Dünndarms**
  - **Non-IPSID-Lymphome** (5-Jahres-Überlebensrate bis zu 50%):
    - **MALT-Lymphome** (mucosa-associated lymphoid tissue)
    - **EATC-Lymphome** (enteropathieassoziierte T-Zell-Lymphome) ⇒ bei Sprue (10% d.F.)
    - **MLP- Lymphome** (multiple lymphoide Polyposis)
- **Sekundäre Lymphome** des Magen-Darm-Trakts sind **Hodgkin- und Non-Hodgkin-Lymphome**.

Abb. 4.19

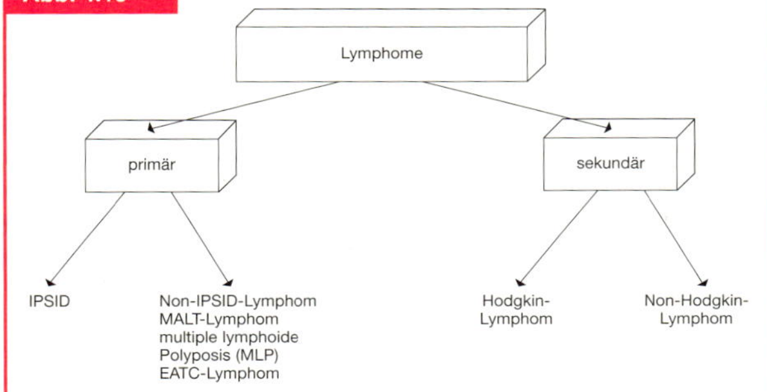

Lymphome des Magen-Darm-Trakts (aus Nilius/Rink 1995)

Karzinoid

Definition

Das **Karzinoid** ist ein epithelialer Tumor, der, von den enterochromaffinen Zellen des Darms ausgehend, hauptsächlich **Serotonin** (⇒ vermehrte Ausscheidung von 5-Hydroxyindolessigsäure im Urin), seltener auch Kallikrein **produziert.**

Formen

Metastasierende Karzinoidtumoren finden sich bevorzugt im Dünndarm (**Ileum = zweithäufigster Ort nach dem Appendix**), können jedoch auch im übrigen Darm und **Bronchialbaum** auftreten. **Das solitäre Karzinoid des Appendix** zeigt einen **gutartigen Verlauf** (99%), während die übrigen Karzinoide frühzeitig u.a. in die Leber metastasieren. Tumoren mit über 2 cm Durchmesser sind zum Zeitpunkt der Operation in 80% der Fälle bereits lokal oder in die Leber metastasiert.

Symptomatik

- Flush, Herzjagen, Schwitzen
- Teleangiektasien, Zyanose
- Asthmaanfälle
- kolikartiger Bauchschmerz mit Diarrhö
- ggf. auch Endokardfibrose des rechten Herzens

Diagnostik

- Nachweis einer erhöhten Ausscheidung von 5-Hydroxy-Indolessigsäure im Urin
- **Lokalisation des Karzinoids** (Magen-Darm-Trakt und Lunge) durch **Sonographie**, **Endoskopie**, **Computertomographie** (CT) und **Magnetresonanztomographie** (MRT), ggf. auch Angiographie
- **Somatostatinrezeptor-Szintigraphie** mit radioaktivem Octreotid oder radioaktivem meta-Jodbenzolguanidin

Therapie

- Karzinoide ohne Metastasen sollten **operativ** entfernt werden
- **Karzinoid-Syndrom:** Octreotid (Somatostatin-Analogon wirkt hemmend auf Hormonproduktion aus Karzinoidzellen und Tumorwachstum) bei positiver Octreotid-Rezeptor-Szintigraphie, Methysergid (Serotoninantagonist) und Loperamid (hemmt Darmperistaltik)
- Interferon (**IFN-α**) bewirkt kurzfristige symptomatische Besserung; **Chemotherapie** bei rascher Tumorprogredienz (Streptozocin, 5-Fluorouracil, Doxorubicin)

Diagnostik und Therapie von Dünndarmtumoren

- vorrangig **Enteroskopie (Gastroduodenoskopie, Koloskopie ⇒ terminales Ileum)** ggf. mit Biopsie
- Sonographie, Computertomographie, ggf. MRT, Angiographie, ggf. Staginguntersuchung
- **Elektroresektion, thermische Obliteration** oder **Laserphototherapie** während der Enteroskopie oder während eines chirurgischen Eingriffs können **Alternativen zur Resektion** sein
- **operative Resektion des betroffenen Darmsegments**
- ggf. **Tumorradikaloperation** (z. B. Pankreatikoduodenektomie) mit **Resektion umliegender Gewebe** und **regionärer Lymphknoten**, ggf. **Chemotherapie** (Remissionsrate bei Kaposi-Sarkom bis zu 80 %), ggf. **Radiatio** (z. B. Hodgkin-Lymphom)

Duodenaldivertikel

- **Duodenaldivertikel** können multipel auftreten und sind meistens ein Zufallsbefund.
- Bei der Mehrzahl der Divertikelträger (60 %) finden sich keine Beschwerden mit Krankheitswert.
- Beim Auftreten von **Komplikationen** (z. B. Divertikulitis, Blutung, Perforation, Galleabflussstörungen durch Einengung des präpapillären Ductus choledochus, Ileus) kann eine **operative Therapie** angezeigt sein.

4.4 Kolon

Funktionelle Störungen

Die häufigste **funktionelle Störung** im Bereich des Oberbauches ist der **Reizmagen**, im Bereich des Unterbauches das **irritable Kolon**, dessen Symptome bei bis zu 20% der Erwachsenen auftreten.

Irritables Kolon

Das **Reizdarmsyndrom** beschreibt eine **Motilitätsstörung**, die im typischen Fall das Kolon betrifft und mit wechselnden, unterschiedlich ausgeprägten **abdominellen**, zum Teil auch **anorektalen** Schmerzen, und **Obstipation im Wechsel mit Diarrhö** sowie postprandialem **Meteorismus** einhergeht.

Die **Symptome** werden **insbesondere durch Streß** oder **Nahrungsaufnahme** ausgelöst. **Frauen** sind mit einem Verhältnis von **3:1** überdurchschnittlich **häufig** betroffen. Hauptmanifestationsalter ist vorwiegend das 3. und 4. Lebensjahrzehnt.

Abb. 4.20

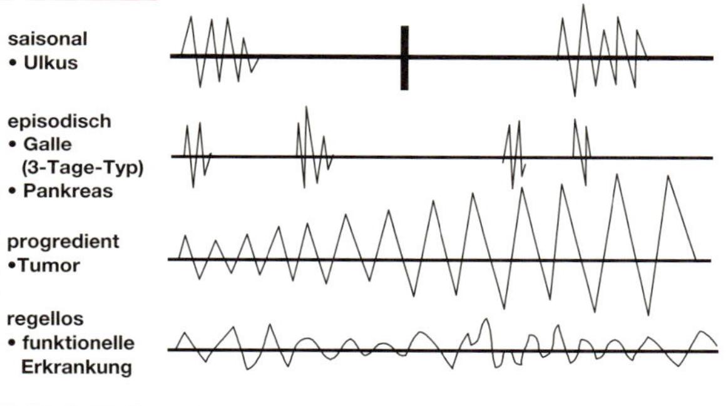

Charakteristika abdomineller Schmerzen (aus Nilius/Rink 1995)

Formen und Leitsymptome des irritablen Darmsyndroms (Anamnese wichtig!)

- **Spastische Form**
  - Obstipation (im Wechsel mit Diarrhö)
  - rektaler Schleimabgang
  - druck- bis krampfartige Leibschmerzen, Inkonstanz, wechselnde Lokalisation
  - Blähungen, Flatulenz
  - Nahrungsintoleranzen
  - häufiger Stuhlgang, Gefühl der unvollständigen Stuhlentleerung
  - Beschwerdeverstärkung durch Stress, postprandial und im Tagesablauf
  - Beschwerdefreiheit nachts und bei körperlicher Aktivität
  - multiple vegetative/neurasthenische Beschwerden
- **Diarrhöform**
  - Diarrhö (wässrig-breiig, unverdaute Nahrungsreste)
  - rektaler Schleimabgang
  - keine nächtlichen Stuhlentleerungen
  - kaum Schmerzen
  - Überlappungen mit spastischer Form
- **Proctalgia fugax**
  - nächtliche Paroxysmen (10–30 min) anorektaler Schmerzen

Ätiologie

- Bei **etwa 70%** der Patienten findet man **abnorme Muskelpotentialabläufe** im Dünn- und Dickdarm und eine **gesteigerte Schmerzempfindlichkeit gegenüber Distensionsreizen**.

- Eine **pathologisch-anatomische Ursache kann nicht gefunden** werden. Emotionale Faktoren, Medikamente oder **Hormone** (z. B. Katecholamine) bzw. **Mediatoren** (Serotonin, Cholezystokinin u. a.) können die **erhöhte Sensitivität der gastrointestinalen Motilität** hervorrufen.
- Ein Teil der Patienten mit Reizkolon sind eher **ängstlicher, neurotischer oder depressiver** als andere Patienten vergleichbaren Alters. Stressfaktoren, die dabei Symptome auslösen können, sind z. B. Prüfungsangst oder der Verlust eines geliebten Menschen.

Therapie

- Dem Patienten sollte **nach vollständiger Ausschlussdiagnostik** überzeugend dargelegt werden, dass **kein organisches Leiden vorliegt**. Zusätzlich sollten **psychologische Stressfaktoren** festgestellt und ggf. auch eine **depressive Reaktion** behandelt werden.
- **Ballaststoffreiche Kost**
- Bei Patienten, die unter einem **spastischen Kolon mit Obstipation** leiden, kann ein **Quellmittel** oder Psylliumsamen den Wassergehalt des Darmes stabilisieren und den Durchmesser des Dickdarms, besonders den des Sigmoids, vergrößern und damit den **intraluminären Druck vermindern**.
- Bei Patienten mit **Diarrhö** kann **Loperamid** (z. B. Imodium®) 2-mal 1 Kps./d vor den Mahlzeiten verabreicht werden.
- **Spasmolytika** wie Mebeverin (z. B. Duspatal®) oder Butylscopolamin allein oder kurzfristig auch in Kombination mit einem leichten Tranquilizer können insbesondere **bei krampfartigen Schmerzen** verwendet werden. Amitriptylin (z. B. Laroxyl®, Saroten®) weist sowohl antidepressive als auch anticholinergische Effekte auf und kann daher bevorzugt bei depressiven Patienten eingesetzt werden.
- Die **Zuwendung** im Rahmen der internistischen Therapie kann akute Krankheitsschübe verhindern. Auch Psychotherapie, Hypnose oder Techniken zur Verhaltensänderung können hilfreich sein.

Obstipation

Obstipation bezeichnet **weniger als 3 Stuhlentleerungen pro Woche**, die meist mit der Notwendigkeit verstärkten Pressens zur Defäkation verbunden sind.

Ätiologie

- **chronisch-habituelle Obstipation** (funktionelle Störung)
- Reizdarmsyndrom (⇒ spastische Obstipation)
- **medikamentös** induzierte Obstipation (Anticholinergika, Codein, Opiate, Antidepressiva, Clonidin, kalzium- und aluminiumhaltige Antacida, Diuretika)
- **Elektrolytstörungen** (Hypokaliämie, Hyperkalzämie)
- **passagere Obstipation** bei fieberhaften Erkrankungen, Bettlägerigkeit, Nahrungsumstellung
- **organische Darmerkrankungen mit Obstruktion oder Striktur**, **entzündliche Darmerkrankungen** (Divertikulitis), Analerkrankungen (Fissuren, Abszesse)
- **neurogene Störungen** (diabetische autonome Neuropathie, Multiple Sklerose, M. Parkinson, Hirschsprung-Krankheit (Aganglionose des Enddarmes))
- **endokrine Erkrankungen** (z. B. thyreoprive Hypothyreose, primärer Hyperparathyreoidismus, Akromegalie)

Symptomatik

- Neben Mißempfindungen wie Völlegefühl, verstärkter **Flatulenz**, sowie abdominellen Schmerzen und allgemeiner Leistungsschwäche können insbesondere **Hämorrhoidalblutungen** und **Analfissuren** als Folge des starken Pressens bei der Stuhlentleerung entstehen.

Therapie

Die Nahrung sollte **reichlich Flüssigkeit, Ballaststoffe** (**Backpflaumen**, Fasern) und laxierende Bestandteile enthalten. Die Wirkung der Ballaststoffe in der Kost liegt in erster Linie in der Beeinflussung der Darmmotilität.

- Patienten mit einer **atonischen Obstipation infolge Laxanzienabusus** entwickeln oft ein **Reizdarmsyndrom** und vertragen deshalb anfangs nur leichtverdauliche Kost mit hydrophilen Kolloiden. Milchzucker verbessert die laxierende Wirkung der Nahrung.
- Wichtig sind auch **regelmäßige Ess- und Schlafenszeiten** und körperliche **Bewegung**. Durch das Trinken kalter Flüssigkeit kann der **gastrokolische Reflex** gebahnt werden.

Laxanzien

- **Füll- und Quellmittel**
  Samenschalen von Plantago psyllium ⇒ Psyllium (z.B. Mucofalk®), wenn eine ballaststoffreiche Kost oder Weizenkleie nicht toleriert wird
- **Lactulose** (z.B. Bifiteral®, Lactofalk®, Laevilac®) ist unschädlich für das Kolon.
- **Salinische** (osmotisch wirksame) **Abführmittel** (z.B. **Natriumsulfat,** Glaubersalz, **Magnesiumsulfat** eignen sich **für den kurzfristigen Gebrauch**. Ihre Wirksamkeit wird durch die Anwesenheit von Aktivkohle nicht beeinträchtigt, weshalb sie bei oralen Vergiftungen zur schnellen Darmentleerung verwendet werden können.
- **Quellmittel + Laxanzienzusatz** (z.B. Agiolax®) aus Semen Plantago. ovata und Ispaghula und Fruct. Sennae angustifol.
- **Schleimhautreizende Präparate**
  Anthrachinonpräparate werden im Darm zu wirksamen **Emodinen** ⇒ irritierender Reiz auf die Dickdarmschleimhaut ⇒ vermehrte Sekretion, Erweichung des Kotes und verstärkte Peristaltik.
  Da **bei langfristiger Anwendung** ein **chronischer Reizzustand des Kolons** hervorgerufen wird, ist diese Gruppe für eine Dauerbehandlung ungeeignet.
  Mögliche Nebenwirkung: Ausscheidung mit der Muttermich ⇒ Durchfälle beim Säugling

Behandlung der akuten Darmatonie

- **Elektrolytstörungen** zunächst **ausgleichen**
- kurzfristiger Einsatz von **Cholinesterasehemmstoffen** (cholinergische Substanzen) wie Carbachol (z.B. Doryl®), Neostigmin (z.B. Prostigmin®) oder Pyridostigminbromid (z.B. Mestinon®)
  Kontraindikationen: Herzinsuffizienz, Asthma bronchiale, spastische Bronchitis

Auf einen **chronischen Laxanzienabusus** können hinweisen:

- **Hypokaliämie** ⇒ verstärkt die Obstipation ⇒ paralytischer Ileus
- **Osteoporose** bzw. Osteomalazie
- **Pseudomelanosis coli** (= gutartige Schleimhautveränderung mit Ablagerung eines melaninähnlichen Pigmentes, die besonders häufig bei Patienten mit einer chronischen Obstipation beobachtet wird) ⇒ Pigmentierung des gesamten Dickdarms mit Aussparung des Dünndarms. **Restitutio ad integrum** nach Beendigung des Laxanzienabusus

Abb. 4.21

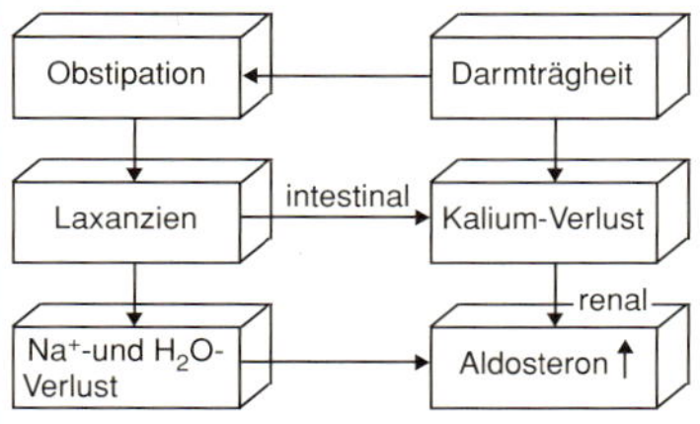

Kalium und Laxanzienabusus (aus Leps/Lohr 1998)

Divertikulose

Ätiologie

Dickdarmdivertikel

- sind **meistens Pseudodivertikel** (falsche Divertikel) durch Schleimhautausstülpungen in Lücken der Ringmuskulatur durch **ballaststoff-** und somit **faserarme Kost** ⇒ geringer Füllungszustand des Kolons ⇒ Obstipation ⇒ **intraluminaler Druck**↑ ⇒ spastische **Kontraktion der Ringmuskulatur** ⇒ dort wo die Blutgefäße penetrieren ⇒ **Schleimhautausstülpungen** bei **geschwächter Längsmuskulatur**

- zeigen einen Erkrankungsgipfel nach dem 5. Lebensjahrzehnt (20% aller über 70-Jährigen)
- selten Zökumdivertikel (angeborene echte Divertikel)

Lokalisation

Eine **Divertikulose** wird am häufigsten gefunden
- im Dickdarmbereich (= Kolondivertikulose)
- überwiegend im **Sigmabereich** (Mehrzahl d.F.) und im **Colon descendens**

Symptomatik

- in den meisten Fällen symptomlos
- gel. kolikartiger Schmerz (Colon [griech.]: **Grimmdarm**), meist im linken Unterbauch lokalisiert
- massive **Blutungen** können das einzige Symptom sein ⇒ **Divertikelruptur** ⇒ häufigste Ursache der massiven unteren gastrointestialen Blutung (außer Hämorrhoiden) bei Patienten jenseits des 5. Dezeniums
- **Stuhlunregelmäßigkeiten** (Obstipation bis Diarrhö), Flatulenz
- **Stuhlstau** in einzelnen Divertikeln kann zu einer **Divertikulitis** bzw. **Peridivertikulitis** führen.

Diagnostik

- **Endoskopie**
- **Röntgenuntersuchung:** Eine sichere Differenzierung zwischen Divertikulose und Divertikulitis ist röntgenologisch nicht möglich.

Abb. 4.22

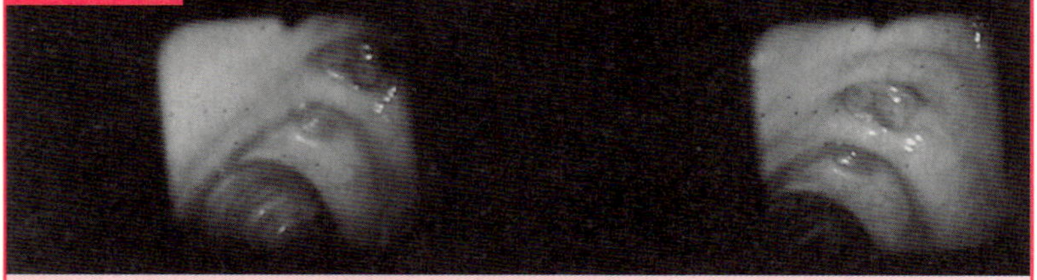

Kolondivertikel; koloskopischer Befund (IMPP-Prüfungsabbildung)

Therapie

Die **Therapie der Wahl** bei unkompliziertem Verlauf besteht in **der Verordnung von schlackenreicher Kost** (u.a. Weizenkleie).

Divertikulitis

Symptomatik

Typische Befunde bzw. Komplikationen der Kolondivertikulitis sind
- kolikartige Schmerzzustände im linken Unterbauch, die an eine Appendizitis erinnern können (sog. „**Linksappendizitis**")
- betroffener Darmabschnitt ggf. als „**druckdolente Walze**" tastbar
- **Zökumdivertikulitis** ⇒ „Appendizitissymptomatik"

Komplikationen
- **entzündliche Schwellung** der Darmwand und der Mesenterialwurzel ⇒ **Abszessbildung** in der Mesenterialwurzel (DD: Kolonkarzinom)
- Entstehen einer entzündlichen **Darmstenose** ⇒ **Ileus** (DD: Kolonkarzinom)
- **Fistelung zur Harnblase** und Vagina möglich (DD: Morbus Crohn)
- ggf. Fieber, Blut im Stuhlgang

Diagnostik

Labor

- bei **Divertikulitis** ⇒ Leukozytose (mit Linksverschiebung), BSG↑, CRP↑
- stets Untersuchung auf (okkultes) Blut im Stuhl und Urin (Fistelung?)!

Bildgebende Verfahren

- **Sonographie** (**endorektale Sonographie** zur Abszessdiagnose)
- **Abdomen-CT-Befund** insbesondere bei Stenosierung und Fistelung
- **nach Abklingen der akuten Phase** ⇒ **vorsichtige Koloskopie** zur differentialdiagnostischen Abklärung (Cave: In 1 % der Fälle ⇒ Perforationen!)

Akute Divertikulitis ⇒ **Endoskopie** und **Kolon-Doppelkontrastdarstellung relativ kontraindiziert!**

Röntgenuntersuchung

- Röntgenologische **Doppelkontrastdarstellung des Kolons** (extrakolischer Bariumkontrastmittelaustritt bei Perforation möglich!)
- Sie ist insbesondere dann indiziert, wenn entzündliche **Stenosen** im Sigma die weitere Passage bei der Koloskopie verhindern.
- Bei der **Perforation eines Sigmadivertikels** stellt sich auf dem Röntgenbild (**Abdomenübersicht**) Luft unterhalb des Zwerchfells dar.

Differentialdiagnostik des Röntgenbefundes

- **Divertikulitis** ⇒ Schleimhautrelief erhalten, wechselnder Befund, lange, konisch verlaufende Stenose
- **Karzinom** ⇒ Schleimhautrelief zerstört, konstant-progredienter Befund, kurze Stenose

Abb. 4.23

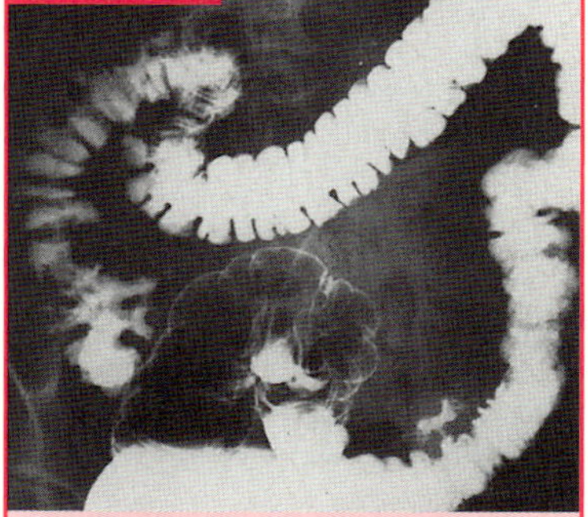

Perforation bei gedeckter Sigmadivertikulitis (IMPP-Prüfungsabbildung)

Therapie

Bei **akuter unkomplizierter Divertikulitis** (= Stadium I) ist eine **konservative Therapie** indiziert

- Bettruhe, Entlastung des Darmes durch Nahrungskarenz oder Elementardiät, **Spasmoanalgetika** (z.B. Baralgin® comp., Spasmo-Cibalgin® comp., Buscopan® comp.) und **Antibiotika**
- ggf. endoskopische **Blutstillung** (kleinere Divertikelblutungen sistieren in 80 % d.F. spontan)

Bei einer **chronisch therapierefraktären Divertikulitis** (= Stadium IIa) besteht eine **elektive Indikation zur operativen Therapie**.

Treten zusätzlich **Komplikationen** (= Stadium IIb) auf, besteht eine **Operationsindikation** ebenso wie im Stadium III (Perforation mit Peritonitis).

- Bei **Perforation** (⇒ Peritonitis), **persisterendem Ileus**, **nicht beherrschbarer Blutung** und **Darmblasenfistel** ist die **Resektion des betreffenden Darmabschnitts** angezeigt.

Colitis ulcerosa

Definition

Die **Colitis ulcerosa** ist eine chronisch-entzündliche Darmerkrankung, die sich **am Rektum manifestiert**, von dort aus kontinuierlich den Dickdarm ergreifen kann, mit blutigen Stühlen einhergeht, meist schubweise verläuft und bei der durch die endoskopische und/oder radiologische Untersuchung des gesamten Gastrointestinaltraktes ein Morbus Crohn ausgeschlossen ist.

Erscheinungsformen

- **Proktitis** (bis 15 cm), 50% d.F.
- **Proktosigmoiditis** und **linksseitige Kolitis** (bis zur linken Kolonflexur), 30% d.F.
- **subtotale** (bis rechte Flexur) und **totale Kolitis mit** und **ohne Rückflussileitis**, 20% d.F.

Epidemiologie

- **jährliche Inzidenz** ⇒ etwa 5 bis 18 Fälle je 100.000 Einwohner
- **Altersverteilung** ⇒ Gipfel zwischen dem 20. und 40. Lebensjahr; keine Geschlechtspräferenz

Pathogenese

Für die **Colitis ulcerosa** werden **verschiedene Pathomechanismen** diskutiert

- **genetische Komponente** ⇒ Assoziation der Erkrankung mit der HLA-Klasse II, Allel DR2
- **Umweltfaktoren** wie Ernährung, Lezithinmangel, infektiöse Mikroorganismen (E. coli), Stickoxid (NO_2) und Autoallergene sollen – ähnlich dem Morbus Crohn – pathogenetisch von Bedeutung sein.
- **psychosomatische Komponente** (u.a. Verlust einer Bezugsperson)

Symptomatik

Typ. **Trias ⇒ Blutung ex ano, Diarrhö** und z.T. **krampfartige Bauchschmerzen**

Das **Ausmaß der Diarrhö** hängt von der Ausdehnung der Kolitis ab. Bei ausschließlich distalem Befall kann die Diarrhö auch ausbleiben und über Obstipation geklagt werden (**rektale Dyschezie**).

- **bei hämorrhagischer Proktitis**: geformte Stühle mit hellroten Blutbeimengungen (**Hämatochezie**), oft mit **Schleim** und/oder Eiter vermischt
- **bei ausgedehnter Kolitis**: blutig-schleimige Diarrhö, Tenesmen, Meteorismus
- **hypochrome Anämie**, Gewichtsverlust und **periphere Ödeme** bei länger bestehender, fortgeschrittener Erkrankung

Extraintestinale Manifestationen (seltener als bei Morbus Crohn)

- **Haut** (Pyoderma gangraenosum, Erythema nodosum)
- **Leber** (chronische Hepatitis, Pericholangitis, primär sklerosierende Cholangitis, die zu Leberzirrhose und **Cholangiokarzinom** führen kann)
- **Augen** (Episkleritis, Iritis, Uveitis)
- **Gelenke** (Sakroiliitis, Arthritis)

Die **extraintestinalen Manifestationen** entzündlicher Darmerkrankungen (Colitis ulcerosa, Morbus Crohn) **bessern sich häufig nach operativer Entfernung des entzündeten Darmes**.

Verlaufsformen

- **Schübe** mit blutiger Diarrhö, die in **Intensität und Dauer** variieren und von **symptomfreien Intervallen** abgelöst werden
- Der **akute Schub** kann mit plötzlich einsetzender heftiger Diarrhö, hohem Fieber, Zeichen einer Peritonitis und ausgeprägter Toxämie auftreten.
- Häufiger ist ein **schleichender Beginn** mit erhöhtem Drang zur Defäkation, leichten Krämpfen im Unterbauch sowie blutigen und schleimigen Stühlen.

Komplikationen

- **Perforation** bei akut-fulminanter Kolitis
- **toxisches Megakolon** (Durchmesser des Colon transversum >6 cm)
- **Symptome und Befunde:**
  - Schmerzen im Bereich des Abdomens und Abwehrspannung
  - geblähte Darmschlingen, Nausea, Vomitus
  - Leukozytose, Fieber bis zu 40°C
  - Intoxikation ⇒ Perforation, generalisierte Peritonitis und Septikämie

Abb. 4.24

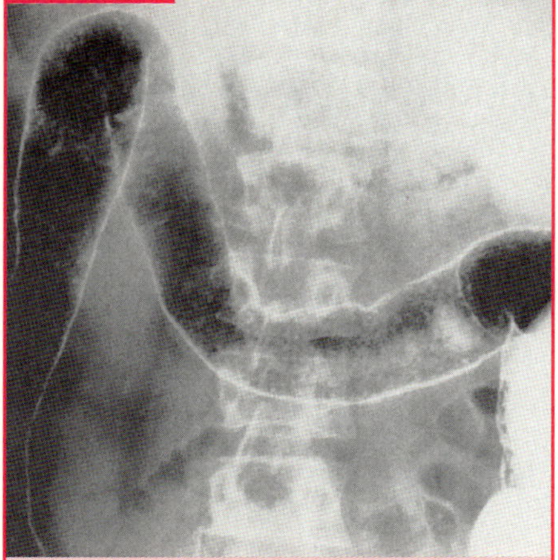

Colitis ulcerosa (IMPP-Prüfungsabbildung)

Abb. 4.25

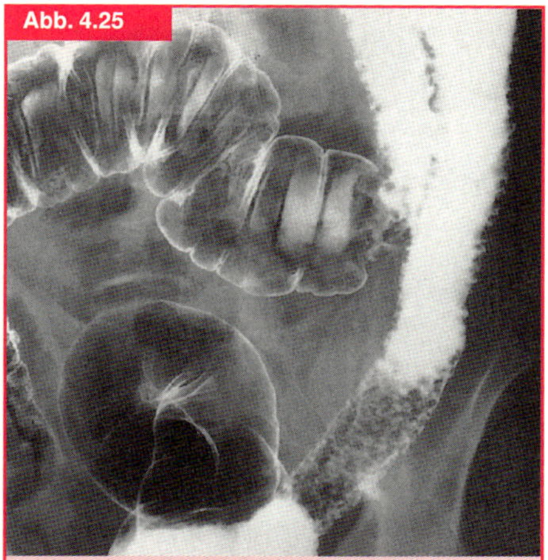

M. Crohn: Darmsegment mit Pflastersteinrelief und Ulzerationen (IMPP-Prüfungsabbildung)

Tab. 4.3 Vergleich der Befunde bei Colitis ulcerosa und M. Crohn

	COLITIS ULCEROSA	M. CROHN
Lokalisation	**Rektum primär**, Kolon häufig, selten aszendierend („Backwash-Ileitis")	**gesamter GI-Trakt** kann betroffen sein, am häufigsten terminales Ileum
Ausbreitung	**kontinuierlich**, von distal nach proximal ⇒ **oralwärts**, in schweren Fällen bis zum terminalen Ileum	**diskontinuierlich**: gesunde und kranke Darmabschnitte nebeneinander, **von proximal nach distal**
Histologie	**nur Schleimhaut = Mukosa + Submukosa** betroffen! scharfbegrenzte, oberflächliche Ulzera, Kryptenabszesse	**transmurale Entzündung,** mesenteriale Lymphknoten betroffen, epitheloidzellige Granulome, Spätstadium: Fibrose
Symptomatik	**blutig-schleimige Diarrhö** (bis zu 20 × tägl.), Tenesmen, **selten** extraintestinale Symptome	häufig Abdominalschmerzen, Diarrhö **meist ohne Blutbeimengung**, **häufig** extraintestinale Symptome
Röntgen	**Pseudopolypen (+++)**, Zähnelung, **Haustrenschwund** („Gartenschlauch")	**Pseudopolypen (+)**, Fissuren, „**Pflastersteinrelief**", segmentäre **kurze Stenosen, Fisteln**
Endoskopie	**diffuse Ulzerationen**, diffuse Rötung Kontaktblutungen, selten Fistelung	aphthenartige Läsionen, **scharf begrenzte Ulzerationen**, **Stenosen, Fisteln**
Komplikation	Blutung, **Perforation**, selten Fistelung und Stenosen, **toxisches Megakolon** (10 % d. F.), **karzinomatöse Entartung**	innere und äußere **Fisteln**, Abszesse, **Stenosen**, **Konglomerattumor**

Beachte:
Das **toxische Megakolon** ist eine **Kontraindikation** zur **Kontrastmitteldarstellung des Dickdarms mit Bariumsulfat,** weil es beim toxischen Megakolon bei Kontrastmitteldarstellung sehr leicht zur Perforation kommen kann. **Cave: Spasmoanalgetika, radiologische oder endoskopische Untersuchungen können ein toxisches Megakolon provozieren!**

Vorgehensweise
- **Krankenhauseinweisung**, Intensivüberwachung, parenterale Ernährung, Prednisolon hochdosiert, 3 g Sulfasalazin, Antibiotika nach Stuhl- und Blutkulturen
- **Operationsindikation** (⇒ doppelläufige Ileostomie mit Fistelung im Bereich des Querkolons und ggf. des Sigmas oder Kolektomie), wenn innerhalb von 24 bis max. 48 Stunden keine signifikante Besserung eintritt oder beim Auftreten von lokalen Komplikationen wie Perforation oder Peritonitis

Diagnostik bei Colitis ulcerosa
- **Labor**: Leukozytose, CRP↑, Hypalbuminämie und Senkungsbeschleunigung bei aktiver Kolitis, **ANCA** (60–80 % d. F.) Antikörper gegen Becherzellen (25 % d. F.)
- **Stuhluntersuchung** ⇒ Ausschluss einer infektiösen Kolitis
- **Inspektion der Analregion** ⇒ Fisteln, Fissuren, Abszesse?
- **Rekto-, Sigmoido-, Koloskopie** + Biopsie ⇒ Histologie
- **Röntgenkontrastdarstellung** zeigt u. a. **Haustrenverlust**, Schleimhautödem, feine Zähnelung.

Im **hochakuten Stadium** ist eine Darstellung des erkrankten Darmabschnittes mit Kontrastmittel wegen **Perforationsgefahr** kontraindiziert. Auch die Koloskopie erfolgt vorzugsweise erst in der Remissionsphase.

Jährliche Koloskopien sind zur **Früherkennung von schweren Dysplasien** als Vorboten einer malignen Entartung bei der Colitis ulcerosa anzuraten.

Therapie
In der **Behandlung der Colitis ulcerosa** haben sich folgende therapeutische Maßnahmen als wirksam erwiesen:
- **Diät** wie bei M. Crohn
- ggf. **Psychotherapie**

Distale Colitis ulcerosa (Proktitis oder Proktosigmoiditis)
- topische Gabe von Mesalazin oder Sulfasalzin, wenn das Klysma lange genug gehalten werden kann
- bei Unverträglichkeit oder Wirkungslosigkeit ⇒ **rektale Instillation von Glukokortikoiden**

Totale Colitis ulcerosa (linksseitige Kolitis [Proktosigmoiditis]) ⇒ systemische Anwendung von
- 5-Aminosalicylsäure (5-ASA)
  + Glukokortikoide per os (ab mittelschwerem Schub)
  + parenterale Ernährung bei schwerem Schub
- bei Nichtansprechen Ciclosporin als kontinuierliche Infusion für 1 Woche
- Proktokolektomie bei **elektiver Operationsindikation** (⇒ **Therapieresistenz, Zelldysplasien**)

Prognose
- **10 %** der Patienten können nach einem einzigen Schub eine **vollständige Ausheilung** zeigen.
- Das **Risiko der karzinomatösen Entartung** ist beim Auftreten einer **Colitis ulcerosa** etwa 8-mal höher als bei Gesunden und **nimmt mit der Ausbreitung nach kranial** und mit der **Zeitdauer** des Bestehens der Krankheit **zu.** Patienten, bei denen die Colitis auf das Rektum (= **lokalisierte ulzerative Proktitis**) beschränkt ist, weisen dagegen **kein vermehrtes Entartungsrisiko** auf.
- Die **10-Jahres-Mortalitätsrate** beträgt bei einer **Pankolitis 5 bis 10 %**.
- Patienten, bei denen sich die Erkrankung erst **nach dem 60. Lebensjahr** entwickelt, zeigen bei schweren Schüben eine **Mortalität von über 25 %**.

Therapeutische Überlegungen

- **Prednison** bzw. **Prednisolon** und deren Derivate sind hoch dosiert Mittel der Wahl **zur Behandlung des akuten Schubes der Colitis ulcerosa** mit Ausnahme von distalen Verlaufsformen (Proktitis, Proktosigmoiditis), bei denen die **topische Anwendung von Mesalazin** (z.B. Salofalk®) den Kortikosteroidpräparaten überlegen sein kann. **Cave: Asymptomatische Perforation**!
- In der **Remission** ist die Entzündung im Kolon abgeheilt, der Stuhlgang nicht blutig und – abhängig von den vorausgegangenen anatomischen Schäden – normal oder weich bis flüssig. Durch die Einnahme von **Sulfasalazin** (z.B. Azulfidine®), **5-ASA** (Mesalazin, Mesalamin) oder **Olsalazin** wird ein Rezidiv mit 5-fach größerer Wahrscheinlichkeit verhindert als durch Plazebo.
- Zur **Remissionserhaltung** ist die Gabe von **E.-coli-Nissle-Präparaten** der Therapie mit Mesalazin gleichwertig.
- Bei chronischen steroidrefraktären Verläufen ist die Gabe von **Azathioprin** indiziert.
- Die Gabe des TNF-Antikörpers Infliximab bei Colitis ulcerosa hat in bisherigen Studien überzeugende Wirkung gezeigt.

Bei etwa 1/3 aller Patienten mit ausgedehnter Colitis ulcerosa wird eine **Operation** erforderlich. Die totale Proktokolektomie zeigt eine bleibende **kurative Wirkung**, die zu einer **normalen Lebenserwartung** führt.

Bei einer **hochgradigen Schleimhautdysplasie** und gleichzeitigem Fehlen einer floriden Entzündung ist eine **Kolektomie indiziert**, da in solchen Fällen zwischen 30 und 80% der Patienten an einem kolorektalen Karzinom erkranken.

M. Crohn (Enteritis regionalis)

Definition
Chronische Entzündung der gesamten Darmwand, die sich diskontinuierlich im gesamten Gastrointestinaltrakt (**Ileokolitis** in 50% d.F.) ausbreiten kann, zur **Stenosierung** und **Fistelbildung** neigt und zu systemischen Auswirkungen im Körper führen kann

Ätiologie

Die **Ätiologie** dieser Krankheit ist **unbekannt**. Bei 15% der Crohn-Patienten ist das **Nod2-Gen des Chromosoms 16 mutiert**.

Während Bakterien der normalen Darmflora bei Gesunden nicht bis zur Mukosa gelangen, weil dies u.a. durch Mucine und IgA-Moleküle verhindert wird, können bei M. Crohn einzelne Bakterien der Darmflora wie Bacteroides und Enterobacter in hoher Konzentration in die Mukosa eindringen (**intestinale Barrierestörung**), wodurch eine Immunreaktion ausgelöst wird, die perpetuiert.

Immunologische Faktoren (**Autoimmunerkrankung**?), psychosomatische Faktoren, Einflüsse der **Nahrung** und das **Auslösen eines M. Crohn durch Infektionserreger** (Bakterien, Viren, Chlamydien) wurden in diesem Zusammenhang bislang ohne eindeutig beweisendes Ergebnis untersucht. Möglicherweise kann auch M. paratuberculosis bei einem Teil der Patienten als mitauslösender Faktor fungieren.

Abb. 4.26

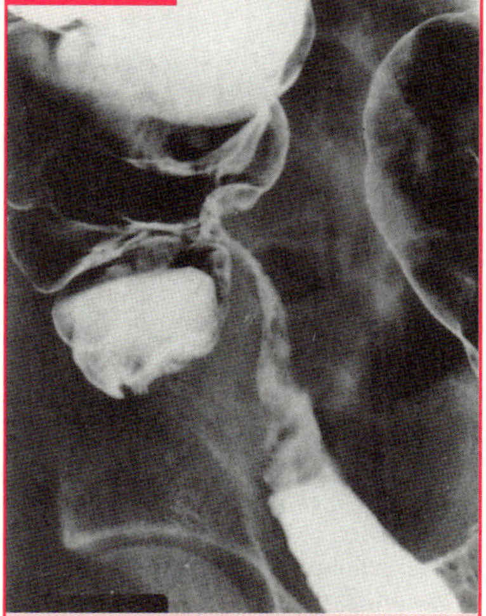

Morbus Crohn: Fadenförmige Stenose im Bereich des terminalen Ileums (IMPP-Prüfungsabbildung)

Pathogenese

Aktivierung lymphatischer Zellen in der Darmwand (**g**ut **a**ssociated **l**ymphoid **t**issue (galt) bzw. malt = gut bzw. **m**ucosa **a**ssociated **l**ymphoid **t**issue) ⇒ **Mediatoren-Freisetzung**↑ ⇒ **Gewebsschädigung** mit Erosion, **Ödembildung**, **aphthoider Ulzeration** und Nekrosen

Lokalisation

Manifestationsorte (charakteristisch ist der **segmentaler Befall**)
- Ileum + Kolon ⇒ **Ileokolitis** (50 %)
- Kolon, isoliert ⇒ Kolitis (etwa 20 %)
- **terminales Ileum** (= bevorzugte Lokalisation), isoliert (etwa 25 %)
- **kranial** des **terminalen Ileums** (5–10 %)
- **zusätzlicher Rektumbefall** (etwa 21 %)
- Rektum isoliert (etwa 2 %)

Symptomatik

- **Abdominalschmerzen** (häufigste Fehldiagnose: Appendizitis!)
- **Diarrhö** (3–6-mal tgl.) selten Blutbeimengung
- akute Verlaufsform mit **Fieber, Vomitus**
- druckschmerzhafte **Resistenzen** tastbar
- ggf. **Malabsorptionssyndrom** mit Gewichtsverlust

Extraintestinale Manifestationen
- **Gelenke** ⇒ **Arthritis**, Sakroileitis
- **Augen** ⇒ **Uveitis**, Episkleritis
- **Haut** ⇒ **Erythema nodosum**, Weißnägel
- **blasses Aussehen** durch **Anämie** (Eisenmangel, Eisenverwertungsstörung, Folsäuremangel, Vitamin-B_{12}-Mangel)
- **Leber** ⇒ primär **sklerosierende Cholangitis**
- bei chologener Diarrhö ⇒ Absorption von Oxalsäure≠ ⇒ Hyperoxalurie ⇒ Nephrolithiasis

Intestinale Komplikationen
- **Fistelbildungen** (viszero-viszeral, viszero-kutan) ⇒ **perianale Fistel** ⇒ Kotabsonderung
- **Stenose** mit Subileus/Ileus
- **Perforation**
- **Abszessbildung** (z. B. perikolitisch, anorektal)
- toxisches **Megakolon**
- **Karzinomentwicklung** (Risiko etwas höher als Normalbevölkerung)

Diagnostik

- **Ösophagogastroduodenoskopie** und **Ileokoloskopie**
- **Stufenbiopsien** einschließlich terminalen Ileums (in 10–20 cm Abständen)

Morphologische Zeichen eines Morbus Crohn
- **diskontinuierliche** Ausbreitung („Skip lesions“)
- **Lymphödem** (+ fissurale Ulzeration) ⇒ **Pflastersteinrelief**
- fissurale **Schleimhautulzerationen**
- transmurale, **fistelnde Entzündung**
- zelluläre **Infiltration** (Lymphozyten, Eosinophile), die durch alle Wandschichten reicht
- **nichtverkäsende (keine zentrale Nekrose!) Epitheloidzellgranulome** der Darmschleimhaut und der regionären Lymphknoten

Abb. 4.27

Morbus Crohn: Aphthoide Läsionen und Ulzera (IMPP-Prüfungsabbildung)

- **hochgradige Verbreiterung der Submukosa** mit Vergrößerung bzw. Vermehrung von Lymphfollikeln in allen Wandschichten

Röntgenbefunde (Doppelkontrast; **cave** bariumhaltige Kontrastmittel bei Fistelung)
- **diskontinuierlicher Befall** (skip lesions)
- **Pflastersteinrelief** (cobble stone pattern)
- **fadenförmige Stenose** (string sign)

Sonographie
- Wandverdickungen, Stenosierung, Konglomerattumoren

Labor
- BKS ↑, Leukozytose und CRP ↑ in Abhängigkeit von der Akuität, Autoantikörper, ggf. Anämie
- **Stuhl-Bakteriologie** zum Ausschluss von Infektionen

Differentialdiagnose

Der **M. Crohn** und die **Yersiniose** weisen folgende Gemeinsamkeiten auf:
- Sie können die Ursache länger anhaltender **Diarrhöen**, kolikartiger abdomineller Beschwerden und entzündlicher Allgemeinreaktionen sein.
- Im Magen-Darm-Trakt können **Ulzera** und **aphthoide Läsionen** auftreten.
- Die röntgenologischen Veränderungen im terminalen Ileum können einander ähneln.
- Sie sind nicht selten von **Arthralgien** und einem **Erythema nodosum** begleitet.

Therapie

- **Eliminationsdiät** (Meiden von Speisen, die der Pat. nicht verträgt)
- **Substitution** von Vitamin B_{12}, fettlöslichen Vitaminen, Eisen, Kalzium, Nährstoffen und Elektrolyten; **Akutphase** ⇒ **Sondenkost** oder **parenterale** Ernährung
- **Medikamentöse Behandlung**
  - **Methylprednisolon** (z. B. Urbason® 0,8 mg/kg) ⇒ **Akutphase** und Dünndarmbefall
  - **5-Aminosalizylsäure** (Mesalazin (z. B. Salofalk®) 1,5 g bis maximal 4 g/d) ⇒ Ileum- und Kolonbefall, Langzeitprophylaxe
  - **Metronidazol** (z. B. Clont® 10–20 mg/kg KG/d) oder Ciprofloxacin bei **Fisteln** und **Abszessen**
  - **Azathioprin** (z. B. Imurek®) bei chronisch **aktiver** Entzündung (1–2 mg/kg KG) oder **im akuten schweren Schub** (2–2,5 mg/kg KG)
  - **Methotrexat** ist bei steroidabhängigen oder -refraktären Patienten ebenfalls gesichert wirksam
  - **Tumor-Nekrose-Faktor-Antikörper** (Infliximab) ist bei steroidrefraktären Patienten wirksam (40 % Remission, 20 % Besserung) und führt in 50–60 % der Fälle zu Fistelverschlüssen.

Prednison ist das Medikament der Wahl **bei jeder Lokalisation** und im **akuten Schub** der Erkrankung. Neuere Derivate der **5-Aminosalizylsäure** wie die **Azodisalizylsäure** (Olsalazin) wirken auch im terminalen Ileum. Diese Präparate verhindern – als **Langzeitprophylaxe** gegeben – Rezidive.

- **Operationsindikationen** bei **Enterocolitis granulomatosa** (Morbus Crohn) sind
  - Stenosen, Ileus
  - Perforation
  - rez. **innere** und **äußere** Fisteln (z. B. **enterovesikale Fistel = absolute** OP-Indikation)

Die **Rezidivrate** nach einer Resektion betroffener Darmabschnitte ist bei Morbus Crohn **hoch**.
Nach **Resektion des terminalen Ileums** kann es zu einer **chologenen Diarrhö** kommen, **weil** die nach Resektion des terminalen Ileums **nicht resorbierten Gallensäuren** im Kolon die Resorption von Elektrolyten und Wasser hemmen. Wenn nach einer **Resektion des Ileums** eine **chologene Diarrhö** auftritt, ist ein Therapieversuch mit **Colestyramin** gerechtfertigt, weil der Anionenaustauscher **Colestyramin** Gallensäuren bindet.

Therapeutische Überlegungen

Die aktive **Enteritis regionalis** kann mit **Prednison**, **5-Aminosalicylsäure** (5-ASA), **Metronidazol** oder durch die Gabe von Infliximab bei steroidrefraktären Patienten günstig beeinflusst werden.

- **Prednisolon, Methylprednisolon** und **Fluocortolon** wirken antiinflammatorisch.
- **5-Aminosalicylsäure** wirkt lokal entzündungshemmend durch
  - Hemmung der **Prostaglandin-** und **Leukotriensynthese** (insbesondere **LTB_4**)
  - Reduktion von Anaerobiern, Absorption von Na^+ und Wasser↑
  - leicht immunsuppressive Wirkung

5-Aminosalicylsäure (Mesalazin, Mesalamin) ist bei der **Colitis ulcerosa** etwa vergleichsweise wirksam wie Sulfasalazin. Zur Behandlung von Läsionen im Dünndarm bei **Morbus Crohn** sind jedoch **5-ASA-Präparate** besser geeignet als Sulfasalazin. Die Wirkungsintensität der **5-ASA-Präparate** ist im Vergleich zum Prednisolon schwächer, aber eindeutig nachweisbar belegt.

- **Metronidazol** hat durch **Keimreduktion** einen positiven Einfluss auf den aktiven Krankheitsverlauf des Morbus Crohn, insbesondere bei Fistelung.
- **Ciclosporin** ist bei M. Crohn nicht sicher wirksam. Auch Interferon-α und Immunglobuline sind als Therapiemaßnahme nicht zu empfehlen. **Mycophenolat**, **Tacrolimus** und Wachstumsfaktoren werden derzeit hinsichtlich ihrer therapeutischen Wertigkeit erprobt.

Ischämische Kolitis

Die **ischämische Kolitis** betrifft meist ältere Patienten (>65 Jahre) und führt zu heftigen kolikartigen, meist linksseitig lokalisierten Schmerzen im Unter- und Mittelbauch, die mit Nausea und Vomitus einhergehen können.

Pathogenetisch bestehen **Ischämien ohne Arterienverschlüsse** („non occlusive disease"). Selten kann es dabei auch zum Darminfarkt kommen. Bei dieser **mesenterialen Durchblutungsstörung kleinerer Kolonsegmente** kommt es in der Mehrzahl der Fälle zur spontanen Ausheilung.

Anamnestisch wegweisend können vorbestehende Herz- oder Gefäßerkrankungen (Herzinsuffizienz, Aortenaneurysma), Vasospasmus oder auch operative Eingriffe (Rektumamputation) sein.

Diagnostik

- **Akutphase** ⇒ **Röntgenübersichtsaufnahme des Abdomens:** Überdehnung des Kolons mit ödematösen Wandverdickungen („thumbprints"); Duplex-Sonographie, Spiral-CT
- **Intervallphase** (nach 1–2 Tagen) ⇒ vorsichtige Endoskopie und selektive Arteriographie der Mesenterialarterien

Therapie

- primär konservative Therapie (parenterale Kost), im Einzelfall PTA
- Bei Darminfarkt bzw. ischämischer Gangrän ⇒ Notoperation (Resektion mit hoher Letalität)!

Antibiotikaassoziierte Kolitis

Eine gefürchtete (Letalität bis zu 20%) **Nebenwirkung der Antibiotikatherapie** (Ausnahmen: Vancomycin, Teicoplanin, Metronidazol), die durch einen Eingriff in die Normalflora bedingt wird, ist die mit der Anwendung von **Antibiotika assoziierte pseudomembranöse Kolitis** (APMC). Sie betrifft besonders häufig **abwehrgeschwächte** Patienten.

Pathogenese

- **Selektive Keimabtötung** ⇒ Überwuchern oder sekundäres Einwandern von **Clostridium difficile** ⇒ **Produktion von Toxinen mit zytotoxischem Effekt auf die Mukosa des Darmes**

Symptomatik (kann auch nach Beendigung der Antibiotikatherapie auftreten)

- wässrig-schleimige, teils blutige Diarrhö (>5-mal/d)
- kolikartige starke Mittel- und Unterbauchschmerzen
- hohes Fieber mit oder ohne Schüttelfrost

Diagnostik

- **Labor**: Leukozytose, BSG-Erhöhung, Thrombopenie und Hypalbuminämie (intestinaler Eiweißverlust)
- Erreger- und **Toxinnachweis im Stuhl**
- **Koloskopie**: Ödem der Mukosa mit Auflagerungen von weißlichen Plaques oder Pseudomembranen, die aus Fibrin, neutrophilen und eosinophilen Granulozyten und Zelldetritus bestehen

Komplikationen

- toxisches Megakolon, spontane Dickdarmperforation, septischer Schock

Therapie

- sofortiges Absetzen der Antibiotikatherapie
- ggf. Infusionstherapie (Elektrolyte, Wasserbilanz)
- zusätzliche Gabe von **Vancomycin** oral (nicht resorbierbar) oder **Metronidazol** je nach Schweregrad

Weitere Kolitisformen

Kolitis bezeichnet eine akute oder chronische **Schleimhautentzündung des Dickdarms**, oft in ganzer Ausdehnung unter Beteiligung tieferer Wandschichten.

Strahlenkolitis

Die während oder unmittelbar nach einer Radiatio auftretende Kolitis klingt meist spontan ab.
Die nach einer Latenzzeit von 3 oder mehr Monaten auftretende **Strahlenkolitis** ist meist im Rektum u./o. Sigma lokalisiert.

- Da das **Gewebe unmittelbar geschädigt** ist, kann auch durch medikamentöse **Behandlung** (Sulfasalazin, Instillation von Glukokortikoiden) nur eine Linderung erreicht werden.
- Bei Versagen dieser Therapie ist eine Resektion infolge trophischer Störungen oft nicht möglich. Daher erfolgt die operative Anlage einer **Deviationskolostomie.**

Diversionskolitis

Die **Diversionskolitis** ist eine wechselnd starke **Entzündung operativ ausgeschalteter Kolonsegmente**.

- **Pathogenetisch** findet sich eine bakterielle Invasion der Darmwand durch Stase des Darminhalts und bakterielle Dysbiose.
- **Symptomatik**:Die Patienten leiden unter krampfartigen Unterbauchschmerzen, Tenesmen, anorektalen Schmerzen und eitrig-blutigen Stühlen.
- **Diagnostik**: Die Rektokoloskopie zeigt ein Erythem und Ödem der Mukosa, Pseudopolypen, Ulzerationen und Blutungen.
- **Therapie**: operative Wiederherstellung der Darmpassage; ggf. lokale Applikation von Kortikoiden

Kollagene Kolitis

Bei der kollagenen Kolitis führt die **subepitheliale Ablagerung von Kollagen** (>10 mm) zu einer chronisch-entzündlichen Darmerkrankung mit rezidivierender Diarrhö. Vorwiegend sind Frauen im fünften und sechsten Lebensjahrzehnt betroffen.

- **Ätiologisch** werden Autoimmunprozesse, entzündliche Veränderungen und Störungen der Synthese und des Abbaus von Kollagen diskutiert.
- Die **Symptomatik** besteht in wässriger Diarrhö und Abdominalschmerzen. Oft bestehen gleichzeitig Kollagenosen. Extraintestinale Manifestationen wie bei Colitis ulcerosa bzw. M. Crohn können auftreten.
- Die **Diagnose** wird histologisch aus dem Colon ascendens gestellt. Der **Verlauf** ist schubweise chronisch und kann sich über Jahre hinziehen.
- **Therapie**: Symptomatische Behandlung mit z. B. Loperamid sowie mit Flüssigkeits- und Elektrolytsubstitution. Einige Patienten profitieren von Sulfasalazin (z. B. Azulfidine®) in Kombination mit Glukokortikoiden.

Proktologische Erkrankungen

Siehe GK Chirurgie, Kapitel 23.

Benigne Tumoren

Formen

Benigne Tumoren treten im Kolon in Form von Polypen (kugelig, breitbasig oder gestielt) auf.
Gutartig sind
- **hyperplastische**
- **entzündliche lymphoide Polypen**
- **Hamartome** (Peutz-Jeghers-Syndrom, juvenile Polypen)

und die selten auftretenden **submukösen mesenchymalen Tumoren**
- **Myome**
- **Lipome**
- **Hämangiome**

Tendenz zur malignen Entartung haben **tubuläre, tubovillöse** sowie **villöse Adenome** (hohe Entartungsrate).

Abb. 4.28

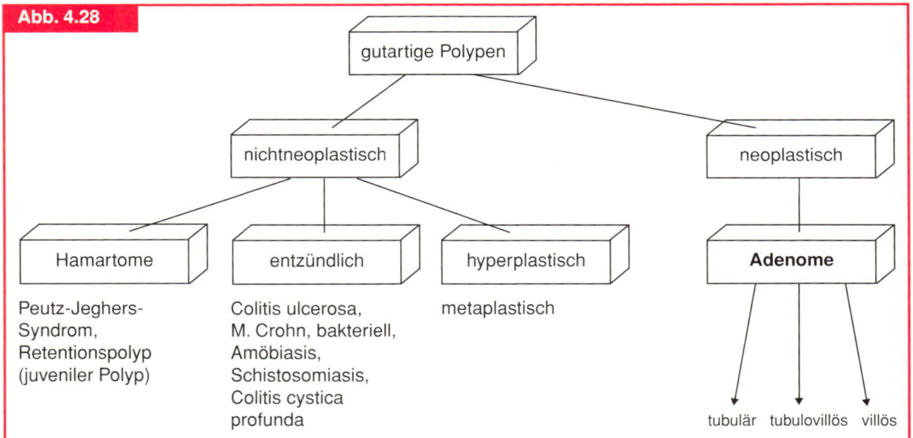

Klassifikation der Kolonpolypen (aus Nilius/Rink 1995)

Tab. 4.4 Differenzierung der adenomatösen Kolonpolypen (Näherungswerte) (aus Nilius/Rink 1995)

Charakteristik / Histologie	Häufigkeit (Anteil an Adenomen)	Größe (meist)	Dysplasien (histologisch)	Übergang in Karzinom
tubulär	70%	klein (<1 cm)	leicht	1%
tubulovillös	20%	mittelgroß (1–2 cm)	mittelschwer	10%
villös	10%	groß (>2 cm)	schwer	50%

Symptomatik

Ein **Hauptsymptom der Kolonpolypen** ist der **okkulte** oder **manifeste rektale Blut-** und **Schleimabgang.**
Große villöse Polypen ⇒ **Diarrhö** mit **Wasser-** und **Elektrolytverlust**

Diagnostik

- **rektal-digitale Untersuchung**
- **Rekto-/Koloskopie, virtuelle Koloskopie**
- **Abtragung in toto** und **histologische Untersuchung** sind obligat.

Hinweise auf die Malignität von Kolonpolypen sind

- eine **Größe ≥ 1 cm**
- eine **breite Basis** mit Einziehung im Basisbereich
- eine **höckerige Oberfläche**
- **multiples** Vorkommen
- **Epitheldysplasie** (=Vorstufe des Karzinoms)
- bei histologischem Nachweis einer **auf die Schleimhaut begrenzten malignen Entartung ⇒ Adenom mit schwerer Atypie**
- bei histologischem Nachweis von **atypischen Epithelverbänden in der Submukosa ⇒ maligne Entartung** der Polypen (Muscularis mucosae durchbrochen ⇒ Adenom mit **Karzinom**)
- bei **Infiltration der Submukosa** und Nachweis von **Epithelzellen in** der Lichtung von **Lymphgefäßen ⇒ invasives Wachstum**

Abb. 4.29

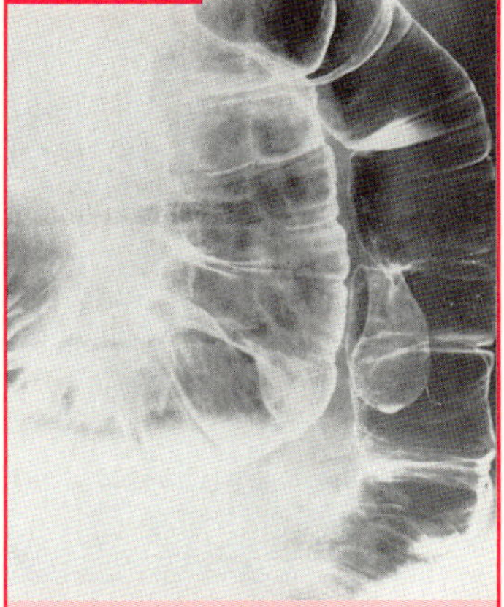

Kolonpolyp (IMPP-Prüfungsabbildung)

Beachte:

- Beim **Nachweis eines Polypen** im Rektum muss mit dem **Vorhandensein weiterer Polypen** im Dickdarm gerechnet werden ⇒ daher **totale Koloskopie**!
- Nach Möglichkeit sollte der **Polyp als Gesamtpräparat entfernt** und histologisch untersucht werden. Wenn **Karzinomgewebe am Abtragungsrand** erkannt wird, muss eine **chirurgische Nachresektion** erfolgen!
- Es gibt auch Hinweise für die **Entwicklung von kolorektalen Karzinomen aus vorbestehenden benignen Adenomen**.

Therapie

- **gestielte polypöse, papilläre Adenome** sowie **villöse Papillome** ⇒ koloskopische **Polypenabtragung** (Koloskopie mit Schlingenabtragung)
- **Breitbasige Polypen/Adenome** mit einem **Durchmesser von mehr als 3 cm** werden **operativ** (ggf. Segmentresektion und End-zu-End-Anastomose) entfernt.

Nachuntersuchungsfrequenz nach vollständiger Polypektomie bei „adenomfreiem" Kolon

- bei tubulären Adenomen alle 3–4 Jahre
- bei villösen Adenomen alle 6 Monate

Exkurs: Polyposis coli

Bei der **autosomal-dominant** vererbten **familiären Polyposis coli** (>100 Polypen) treten proliferierende Adenome im Kolon (100 %), vorzugsweise im Bereich der **Papille** auf.

Die **familiäre Polyposis coli/Adenomatosis coli**

- entsteht auf Grund von Mutationen des APC-Tumorsuppressorgens auf dem Chromosom Nr. 5
- manifestiert sich meist im 2.–3. Lebensjahrzehnt
- kann zu Blut- und Schleimabgängen führen (eher selten)
- hat ein gesichertes Risiko der malignen Entartung (**obligate Präkanzerose**)

Sonderformen

- **Gardner-Syndrom** ⇒ autosomal-dominant erbliche mesenchymale Dysplasie mit Kolonpolyposis, Schädelosteom und Epidermoidzysten
- **Turcot-Syndrom** ⇒ seltene hereditäre Kombination einer Dickdarmpolyposis mit postpubertär auftretenden ZNS-Tumoren (Medullo-, Glioblastom u. a.)

- **Cronkhite-Canada-Syndrom** ⇒ Magen-Darm-Polypose mit Malabsorptionssyndrom (Begleitpankreatitis), diffuser, nichtvernarbender Alopezie, Nageldystrophie (Gelbfärbung), Muskelhypotonie, Hypokalzi- u. Hypomagnesiämie, normochromer Anämie

Therapie der **familiären adenomatösen Polyposis (FAP)**
- **Proktokolektomie** mit ileumpouch-analer Anastomose oder J-Pouch

Kolonkarzinom

Formen
Das **Kolon- und Rektumkarzinom** ist eine der häufigsten Krebsarten in Deutschland (viel häufiger als das Dünndarmkarzinom) und ist die **häufigste Todesursache** unter den **viszeralen Malignomen**, die **beide Geschlechter** betreffen.

Nur das **Bronchialkarzinom** bei Männern und das **Mammakarzinom** bei Frauen sind derzeit häufiger auftretende Karzinomformen.

Die **Häufigkeit kolorektaler Karzinome** nimmt mit dem Alter zu. Sie beginnt **mit dem 40. Lebensjahr** zu steigen (**Inzidenz verdoppelt sich** dann **alle 10 Jahre**!) und erreicht ihr Maximum mit 60–75 Jahren.
- **Kolonkarzinome** treten bei Frauen, **Rektumkarzinome** bei Männern häufiger auf.
- **Prädilektionsstelle** ist das **Rektosigmoid** (60 % der Fälle im Rektum, 20 % d.F. im Colon sigmoideum lokalisiert). Es handelt sich überwiegend um **Adenokarzinome.**

Ätiologie
Prädisponierende Faktoren für ein Dickdarmkarzinom
- **Lynch-Syndrom** ⇒ **autosomal-dominant vererbtes nichtpolypöses Kolonkarzinom** (**Typ II** weist gegenüber Typ I **zusätzlich extrakolische Karzinome** auf) durch Gendefekt ($hMSH_2$-Mutation)
- **FAP** (**familiäre Polyposis coli** ⇒ siehe vorhergehendes Kapitel)
- **weitere Faktoren:** chronische **Colitis ulcerosa**, **granulomatöse Kolitis**, **kolorektale Adenome** (größenabhängig), Ureterosigmoidostomie, Zst. n. Cholezystektomie, Zigarettenrauchen
- **Ernährung**: Bevölkerungsgruppen mit einer großen Häufigkeit kolorektaler Karzinome konsumieren größere Mengen an Nahrungsmitteln, die **wenig Faserstoffe** und **hohe Anteile an tierischem Protein, Fett** und **raffinierte Kohlenhydrate** enthalten, als Bevölkerungsgruppen mit einer niedrigen Häufung dieser Erkrankung.
- **Karzinogene Substanzen** können mit der Nahrung aufgenommen oder endogen aus Nahrungsstoffen oder aus Gallen- oder Darmsekreten durch bakterielle Zersetzung gebildet werden.

Pathogenese
Karzinogenese
- **Tumorprogressions-Modell:** Mutation bzw. **Verlust von Tumorsuppressorgenen** (APC, DCC, p53) u./o. **Aktivierung von Onkogenen** (K-RAS) ⇒ **Karzinom**
- Adenom ⇒ Karzinom **(Adenom-Karzinom-Sequenz)**
- Epitheldysplasie (z.B. Colitis ulcerosa) ⇒ Karzinom **(Dysplasie-Karzinom-Sequenz)**

Das **Kolon- und Rektumkarzinom breitet sich aus** durch
- **lokales, kontinuierliches Tumorwachstum** durch die Darmwand v.a. oralwärts
- **hämatogene Metastasierung** ⇒ Leber (Pfortader), Lunge und später Skelett
- **lymphogene Metastasierung** ⇒ regionale Lymphknotenmetastasen
- **intraluminale Metastasierung**

Metastasierung beim Rektumkarzinom
Rektumkarzinome metastasieren **hämatogen überwiegend** in die **Leber** (seltener Lunge), weil das Blut aus dem Plexus venosus rectalis in die Pfortader fließt.

Lymphogene Metastasierung
- **hochsitzend** (8–16 cm) ⇒ **paraaortale Lymphknoten**

- **mittlere Höhe** (4–8 cm) ⇒ **paraaortale Lymphknoten** + Beckenwand
- **tiefsitzend** (0–4 cm) ⇒ **paraaortale Lymphknoten** + Beckenwand + inguinale Lymphknoten

Je näher das Karzinom **an der Anokutanlinie** (in cm) liegt, **desto schlechter ist die Prognose**!

Stadieneinteilung nach Dukes, TNM-Klassifikation und **Prognose**

Stadium			**Überlebensrate**
Dukes A:			**80–100 %**
$T_1 N_0 M_0$ $T_2 N_0 M_0$	⇒	Tumor auf Darmwand beschränkt, **keine** LK-Metastasen	
Dukes B:			**70 %**
$T_3 N_0 M_0$ $T_4 N_0 M_0$	⇒	Tumorinfiltration über die Darmwand hinausgehend, keine LK-Metastasen	
Dukes C:			**30 %**
$T_{1-4} N_{1-3} M_0$	⇒	Tumor jeglicher Infiltrationstiefe, LK-Metastasen	
Dukes D:			**5–10 %**
$T_x N_x M1$	⇒	**Fernmetastasen** nachweisbar	

Symptomatik

Das **Adenokarzinom des Kolons und Rektums** wächst langsam, und es dauert lange, bis es Symptome hervorruft. Es kann bereits zu Fernmetastasen geführt haben, bevor es stärkere Beschwerden verursacht.

- Bei einem **Karzinom des Colon ascendens** treten **stenosebedingte Symptome im Vergleich zu Karzinomen des Colon descendens relativ spät** auf, weil eine Passagebehinderung infolge Tumorwachstums im Bereich des **linken Hemikolons** früher als im Bereich des rechten Hemikolons klinisch manifest wird. Häufig treten dabei **paradoxe Diarrhöen** (Wechsel zwischen Obstipation und Durchfällen) auf.
- Das **Zökumkarzinom** (Blinddarm) wird meist erst im Spätstadium diagnostiziert, weil es **erst spät** zu **Initialsymptomen** (Leibschmerzen, Stuhlunregelmäßigkeiten und Blässe) führt.
- Beim **Rektumkarzinom** können **Schmerzen** so lange **fehlen**, bis das perirektale Gewebe befallen ist.

Frühsymptome beim Dickdarmkarzinom

- **Blut** im **Stuhlgang** (sichtbar oder **okkult**) ⇒ **hypochrome Eisenmangelanämie** ⇒ Blässe
- **Wechsel in den Stuhlgewohnheiten** (alternierend Obstipation und Diarrhö, Flatulenz), unwillkürlicher Stuhlabgang oder auch das Gefühl einer inkompletten Entleerung
- ggf. Tenesmen oder unspezifische Bauchschmerzen

Weitere Symptome im Verlauf der Erkrankung

- Leistungsabfall, Gewichtsverlust (präfinal ⇒ oft Tumorkachexie)
- bei **Obstruktion des Darmlumens** ⇒ **Ileus** (v. a. bei Sigma- und Rektumkarzinom) ⇒ kolikartige Bauchschmerzen
- Peritonealkarzinose, Perforationsperitonitis
- Verwachsungen mit Fistelbildung

Diagnostik

- **Früherkennung** ⇒ Test auf **okkultes Blut im Stuhl**, **rektale Untersuchung**

Der Anteil der **mit** dem **Rektosigmoidoskop erfassbaren Kolonkarzinome** liegt bei **über 65 %**.
Daher

- **totale Koloskopie bis zum Zökum** bei jedem Verdacht auf ein Darm-Karzinom!
- Biopsie + histol. Untersuchung **nur bei unklarem Befund** (⇒ **Zellverschleppung** möglich!)

Weitere diagnostische Maßnahmen

- ggf. **Kolon-Doppelkontrasteinlauf** (⇒ zerstörtes Schleimhautrelief, Stenosierung), wenn Koloskopie nicht vollständig möglich (bis zu 30 % der Tumoren und 40 % der Polypen sind mittels Kontrasteinlauf nicht diagnostizierbar!), bzw. virtuelle Koloskopie

Abb. 4.30

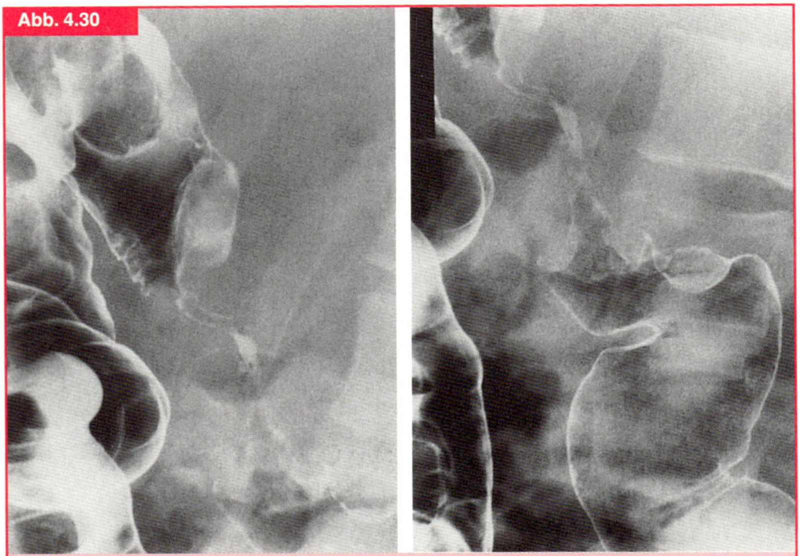

IMPP-Prüfungsabbildung: Subtotal stenosierender Tumor im Bereich der linken Kolonflexur mit Verdacht auf Malignität (unregelmäßige Kontur, zerstörtes Schleimhautrelief)

Staging

- CT-Abdomen, ggf. Spiral-CT oder 3D-MRT
- Lungenröntgenaufnahme in 2 Ebenen
- Sonographie der Leber, Leberszintigramm
- Ausscheidungsurographie (⇒ Ureterkompression?)

Labor

- karzinoembryonales Antigen (**CEA**) im Serum bei etwa 70 % der Patienten ↑ (jedoch **nicht** tumorspezifisch!); **stadienabhängige Zunahme des Laborwerts** ⇒ Stadium **Dukes A** (10 % d.F.) im Stadium **Dukes D >90 % d.F.** oder Nachweis der mRNA des tumorassoziierten Antigens HL-6.
- **CA 19-9** und **CA 125** sind Tumormarker, deren Werte ebenfalls erhöht sein können.

TNM-Klassifikation des kolorektalen Karzinoms (UICC, 1987)

- **T – Primärtumor**
  - T_x keine Beurteilbarkeit
  - T_0 kein Anhalt für Primärtumor
  - T_{is} Carcinoma in situ (keine Infiltration der Submukosa)
  - T_1 Infiltration bis Submukosa
  - T_2 Infiltration bis Muscularis propria
  - T_3 Infiltration bis Subserosa oder bis in extraperitoneales, perikolisches oder perirektales Gewebe
  - T_4 Perforation in den Intraperitonealraum oder direkte Invasion in andere Organe oder Strukturen

- **N – regionale Lymphknoten**
  - N_x keine Beurteilbarkeit
  - N_0 Lymphknoten frei
  - N_1 1 bis 3 perikolische oder perirektale Lymphknoten befallen
  - N_2 4 oder mehr perikolische oder perirektale Lymphknoten befallen
  - N_3 Lymphknotenbefall entlang der benannten Gefäße
- **M – Fernmetastasen**
  - M_x keine Beurteilbarkeit
  - M_0 keine Fernmetastasen
  - M_1 Fernmetastasen

Falls die Werte der **Tumormarker präoperativ hoch** und **nach der Resektion** eines Kolontumors **niedrig** sind, eignen sie sich zur **Rezidivkontrolle**.

Therapie

Therapie des Kolonkarzinoms
Kolonkarzinom ⇒ absolute Operationsindikation (postoperative Letalität bei elektiver Kolonresektion ⇒ zwischen 2 und 5 %)

- **kurativ-chirurgisches Vorgehen** (Radikal-OP) ⇒ Entfernung des Tumors mit ausreichendem Sicherheitsabstand mit der **„no touch"-Technik** (= Isolation des Tumors durch Gefäßligaturen; kein Anschneiden des Tumors) sowie die Ausräumung der jeweils zugehörigen Lymphabflusszonen
- bei **Rektumkarzinom** im **Stadium T_1** ⇒ **transanale endoskopische Tumorresektion**
- bei **Fernmetastasen** (z. B. in Leber oder Peritoneum) ⇒ **palliative Tumorresektion, palliative endoskopische Tumortherapie** (Laser-, Elektrotherapie) oder bei fehlender örtlicher Operabilität des Tumors ⇒ **Umgehungsanastomose**
- bei **solitären Leber-** oder **Lungenmetastasen** ⇒ **Exstirpation** bzw. **Resektion**, da bei kompletter Entfernung eine Kuration bei 20–25 % aller Patienten möglich ist
- bei **tumorbedingtem Ileus** ⇒ Entlastungskolostomie
- bei **Transversumkarzinom** ⇒ komplette Kolektomie

Postoperative adjuvante Chemotherapie:
Eine **Zunahme der 5-Jahres-Überlebenrate** (Reduktion der Sterblichkeit um **>30 %**) wird beim **Kolonkarzinom** im **Stadium Dukes C** durch die postoperative Gabe von **5-Fluorouracil** und **Folinsäure** erreicht.

- **Standardtherapie** (Dukes C)⇒ **5-Fluorouracil** und **Kalziumfolinat**
- ggf. zusätzlich **Oxaliplatin** (wird derzeit klinisch geprüft)
- Für die Gabe von Pyrimidinderivaten wie **Capecitabin** (5-FU-Prodrug) oder dem Topoisomerase-I-Inhibitor **Irinotecan** liegen derzeit unter Berücksichtigung gemeldeter Nebenwirkungen keine eindeutigen Therapieempfehlungen vor.

Radiatio
- **prä- und postoperativ** bei **fortgeschrittenen Tumoren** (Dukes B_2 und C) ⇒ **Rezidivrate**↓

Therapie des Rektumkarzinoms
- vorzugsweise **sphinktererhaltende restaurative Tumorresektion** (>80 % d. F.)
- ggf. **endoskopische Operationsverfahren** (Laser-, Kryo- oder Elektrotherapie)
- **abdominoperineale Rektumexstirpation** mit Anlage eines endständigen **Anus praeter sigmoidalis (Kolostoma)** bei Tumoren im unteren Drittel und Fehlen eines tumorfreien distalen Sicherheitsabstands (mind. 4–5 cm oberhalb der Linea anocutanea)
- **adjuvante Radiochemotherapie** (präoperativ nur wenn R_0-Resektion nicht möglich erscheint)

Prognose

- **kurativ operiertes Kolonkarzinom** ⇒ 5-Jahres-Überlebensrate hängt vom Tumorstadium ab:
  Dukes **A** ⇒ bis **100%**; Dukes $\mathbf{B_1}$ ⇒ **65%**; Dukes $\mathbf{B_2}$ ⇒ **43%**; Dukes $\mathbf{C_1}$ ⇒ **53%**; Dukes $\mathbf{C_2}$ ⇒ **15%**.

Die **Prognose** von lymphogen **metastasierenden Analkarzinomen** ist im Vergleich zu **lymphogen metastasierenden Rektumkarzinomen** schlechter, weil auf Grund der besonderen lymphogenen Metastasierungswege bei Analkarzinomen die regionale Lymphknotenausräumung weniger radikal als bei Rektumkarzinomen möglich ist.

Nachsorge beim kurativ operierten Kolonkarzinompatienten

Nach operativer Entfernung kolorektaler Karzinome müssen die Patienten intensiv überwacht werden.

- **Tumornachsorge** ⇒ regelmäßige Bestimmung der **Tumormarker**, **Koloskopie,** Einbeziehung bildgebender Verfahren (**Sonographie (Leber ⇒ Metastasensuche), CT**)

Bei bis zu der Hälfte der Patienten können **in der Folgezeit** Metastasen im Lymphabflussgebiet bzw. **solitäre Metastasen der Leber (seltener der Lunge)** auftreten. Auch **Narbenstenosen** an einer **Anastomose** können frühzeitig koloskopisch entdeckt und behandelt werden.

4.5 Leber

Allgemeines

Aminosäurestoffwechsel

- In der Leber werden neue **Aminosäuren** nicht nur **synthetisiert**, sondern auch desaminiert und ihre stickstoffreien Moleküle in Glukose und Ketonkörper transformiert.
- Eine weitere Funktion der Leber ist die **Harnstoffsynthese**, bei der letztlich zwei Aminogruppen an ein Molekül CO_2 gebunden werden. Die Aminogruppen entstammen dem Abbau von Aminosäuren. Ferner wird über die Harnstoffsynthese auch **Ammoniak**, das aus verschiedenen Quellen des Körpers anfällt, **eliminiert**.

Proteinstoffwechsel

- In der Leber werden **Plasmaproteine, Gerinnungsfaktoren, Enzyme** (**Cholinesterase** u.a.) und **Plasmalipoproteine** gebildet.

Auswirkungen von Leberfunktionsstörungen

Entgiftungsfunktion

- Schwere **Leberfunktionsstörungen** bedingen ein **Absinken des Harnstoffspiegels** im Blut und eine **Zunahme der Aminosäuren-, NH_3- und Phenolkonzentration**.
- Die **Zunahme der Aminosäurenkonzentration im Plasma** wird durch einen **verminderten Aminosäurenkatabolismus** bedingt. Durch gestörten Abbau des Methionins werden vermehrt **Merkaptane** gebildet, die bei schweren Lebererkrankungen zum **Foetor hepaticus** führen. Abbauprodukte des Methionins wirken dabei **neurotoxisch**.
- **Ammoniak akkumuliert** nicht nur durch die Einschränkung der Harnstoffsynthese, sondern auch durch Neubildung im Kolon und anschließende Resorption. Ammoniak gelangt unentgiftet über den **portosystemischen Umgehungskreislauf zum Gehirn**, in das er bei einer Alkalose schneller diffundiert als NH_4^+-Ionen. Es resultiert die **hepatische Enzephalopathie**.

Plasmaproteine

- **Schwere Leberzellschäden** führen nach einigen Wochen zu einem massiven **Abfall der Plasmaproteine** im Blut. Klinisch fällt dabei vorwiegend die **Verminderung der Albumine** ins Gewicht. Über den verminderten onkotischen Druck kommt es zur Ausbildung von **peripheren Ödemen** und besonders bei gleichzeitigem Pfortaderhochdruck zur **Aszitesbildung**. Durch **Abnahme der β-Lipoproteine** ist der Transport von exogenen und endogenen Triglyzeriden im Serum eingeschränkt. Beim **cholestatischen Ikterus** kommt es dagegen zu einer Vermehrung der Lipoproteine.
- **Chronisch-entzündliche Lebererkrankungen** gehen mit einer **polyklonalen Vermehrung der Immunglobuline** einher. Durch **Verschmelzung der β- mit der γ-Welle** zeigt die **Elektrophorese bei der Leberzirrhose** einen **breitbasigen, hohen Gammaglobulingipfel**. Die gleichzeitig bestehende Hypoalbuminämie verschiebt den Albumin-Globulin-Quotienten weiter zugunsten der Globuline. Eine solche Verschiebung im Verhältnis der Plasmaproteinfraktionen wird als **Dysproteinämie** bezeichnet.
- Auch die Synthese der **Transportproteine** α_2-Zäruloplasmin, α_2-Haptoglobin und β-Transferrin ist bei schweren Leberschäden vermindert. Demzufolge sind bei der **akuten Hepatitis** oder bei einer **Leberzirrhose** die **Serumspiegel** von **Eisen** und **Cu^{2+} erhöht**.

Serumelektrophorese bei Hepatopathien

- **Albumin, α_2 ↓ ⇒ chron. Lebererkrankung**
- **γ-Globulin ↑ (polyklonal γ + β) ⇒ chron. Hepatitis, Leberzirrhose**
- **IgA (Norm 90–450 mg/dl) ↑ ⇒ akute Hepatitis, alkoholische Leberzirrhose**
- **IgM (Norm 60–250 mg/dl) ↑ ⇒ akute Virushepatitis, primäre biliäre Leberzirrhose**
- **IgG (Norm 800–1.800 mg/dl) ↑ ⇒ Autoimmunhepatitis, Leberzirrhose**

Abb. 4.31

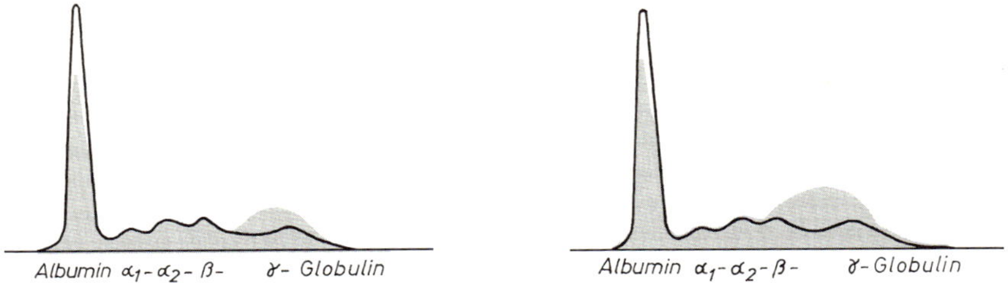

Serumelektrophorese bei chronischen Lebererkrankungen (aus Stobbe/Baumann 1995)

Gerinnungsfaktoren

- Bei **Leberzirrhose**, **schweren Hepatitiden** sowie **Cholestase** sinken die **Gerinnungsfaktoren II, V, VII, IX** und **X** infolge verminderter Syntheseleistung ab. Davon sind zunächst die **Vitamin-K-abhängigen Faktoren II** (Prothrombin), **VII** (Prokonvertin), **IX** (Christmas-Faktor), **X** (Stuart-Prower-Faktor), Protein **C** und Protein **S** betroffen.
- Ausgedehnte **flächenhafte Leberzellnekrosen** können das zusätzliche **Absinken Vitamin-K-unabhängiger Faktoren** (u.a. **Antithrombin III**) bewirken. Prognostisch ungünstig ist vor allem das Absinken von **Faktor V** (z.B. nach Amanitinvergiftung). Entsprechend einer Halbwertszeit von etwa 12 h wird ein **Absinken des Faktors V** innerhalb weniger Stunden nach Einfluss der Noxe als infauste Prognose der Vergiftung gewertet.

Veränderungen von Enzymaktivitäten und -mustern

Leberenzyme werden in **Sekretions-, Exkretions- und Zellenzyme** unterteilt.
Sekretionsenzyme werden in der Leberzelle gebildet und ins Plasma abgegeben.

- Solche **plasmaspezifischen Enzyme** sind die **Cholinesterase** und die **LCAT**. Wenn eine synthesemindernde Leberschädigung vorliegt, werden sie in geringerem Maß produziert, und ihre Plasmakonzentration nimmt ab. Eine akute Verminderung der Syntheseleistung der Leber führt zu einem Abfall der Cholinesteraseaktivität im Serum (HWZ: 3–10 Tage) innerhalb von mehreren Tagen. Bei der **alkoholischen Fettleber** können im Serum allerdings auch erhöhte Werte (**Enzyminduktion**) feststellbar sein.
  Eine **Aktivitätsveränderung** von Enzymen tritt allerdings **auch bei extrahepatischen Defekten** (z.B. Mangelernährung) auf und ist daher ein wenig empfindlicher Indikator für die Leberzellschädigung.

Exkretionsenzyme werden von Leberzellen gebildet und **mit der Galle ausgeschieden**.

- Hierzu zählt man die **LAP (Leucin-Aminopeptidase)**, die **5-Nukleotidase** sowie die **alkalische Phosphatase**. Eine **gleichzeitige Erhöhung dieser cholestaseanzeigenden Enzyme** tritt bei **Obstruktion im** intra- oder extrahepatischen **Gallengangsystem** auf.
  Die **γ-GT (γ-Glutamyl-Tanspeptidase)** ist ein **membrangebundenes, leberspezifisches Enzym**, das schon bei geringer Alkohol- aber auch Medikamentenzufuhr sehr empfindlich reagiert, was die Interpretation erschwert.

Zellenzyme gelten als **Indikatorenzyme**, da sie nur bei Störungen der Zellfunktion in größerer Menge ins Blutplasma übertreten, während sie sonst nicht sezerniert werden.

- Hierzu gehören die **Transaminasen AST (= Aspartat-Aminotransferase),** früher GOT und **ALT** (= **Alanin-Aminotransferase**), früher GPT.
  Im Unterschied zur zytoplasmatisch gelösten **ALT**, die bei erhöhter Zellpermeabilität ins Blutplasma übertritt, wird ein Anstieg der **zellstrukturgebundenen Enzyme wie GLDH (Glutamat-Dehydrogenase)** als Hinweis auf eine leberspezifische Zellnekrose gedeutet. Allerdings ist die mitochondrale GLDH auch bei akutem Verschlussikterus oft mäßig erhöht.

Da die **AST** zum einen bilokulär vorkommt (Zytoplasma und Mitochondrium im Verhältnis 1:1) und zum anderen im Herzmuskel eine höhere Aktivität als in der Leber aufweist, ist der Nachweis einer erhöhten **AST kein ausreichendes Kriterium zur Feststellung von Organtyp und Ausmaß einer Zellschädigung**. Ein hoher **AST-Wert** bei gleichzeitig niedrigem **ALT-Wert** spricht allerdings für einen Herzinfarkt (**AST/ALT > 1,3**).

Diagnostik

Nach **Ausschluss extrahepatischer Erkrankungen** ist jede **Erhöhung von AST und ALT** generell auf eine hepatozelluläre Schädigung hinweisend.

Bei der **akuten Hepatitis, im akuten Schub der chronischen Hepatitis** sowie bei medikamentösen und toxischen Leberschäden finden sich die höchsten Werte der **ALT** und **AST** (**> 250 IE**).

Der **akute Verschlussikterus** führt immer zu einem **Anstieg der Transaminasen**, die dabei jedoch unter 250 IE bleiben. **Mäßig erhöhte Transaminasen** (< 250 IE) lassen an verschiedene Störungen denken. Sie sind auch bei **toxischen Leberschäden** infolge Alkoholabusus, reaktiver Hepatitis, bei schweren Infektionskrankheiten durch Epstein-Barr-Virus bzw. Zytomegalievirus, Zirrhose, Drogenikterus, kardialer Stauungsleber sowie chronischer Hepatitis anzutreffen.

Der Quotient $\frac{\textbf{AST + ALT}}{\textbf{GLDH}}$ ist ein Gradmesser für das Ausmaß der nekrotisierenden Leberzellschädigung.

- Quotient groß ⇒ **leichte** Schädigung (**De Ritis-Quotient AST/ALT < 1**)
- Quotient klein ⇒ **schwere** Schädigung, da auch **GLDH** ↑

Die **Isoenzyme der alkalischen Phosphatase** sind überwiegend in Osteoblasten, Leber, Gallengangs- und Dünndarmepithel angereichert.
Diagnostisch sind sie bei verschiedenen Knochenprozessen (Knochenmetastasen, Hyperparathyreoidismus, Osteomalazie) sowie als **Gallengangsphosphatase** von Bedeutung.
Eine eindeutige diagnostische Zuordnung der erhöhten **alkalischen Serumphosphatase** ist nur nach zusätzlicher Bestimmung der **LAP** und der **5-Nukleotidase** möglich. Die **kombinierte Erhöhung dieser Enzyme** tritt nur **bei hepatobiliären Prozessen** auf.

- **Normales Serumbilirubin mit Erhöhung der alkalischen Phosphatase** deutet auf ein partielles Verschlusssyndrom im Sinne herdförmiger Leberprozesse, vor allem Lebermetastasen hin.
- **Erhöhtes Serumbilirubin mit gleichzeitig starker Erhöhung der alkalischen Phosphatase** deutet auf einen vollständigen Verschluss extra- oder intrahepatischer Genese, wie er bei der primären biliären Zirrhose oder Choledochusobstruktion auftritt.

Tab. 4.5 Enzymdiagnostik bei Lebererkrankungen

Erkrankung	ALT	AST	Alkalische Phosphatase	Gamma-Glutamyl-transferase
inaktive Leberzirrhose	–	–	–	–
aktive Leberzirrhose	↑	↑	–	–
Verschlussikterus	–	–	↑↑	↑↑
primäre biliäre Zirrhose	–	–	↑↑	–
cholestatischer Arzneimittelikterus	↑	↑	↑↑	↑
alkoholischer Leberschaden	↑	↑↑	–	↑↑
akute Hepatitis	↑↑↑	↑↑	↑↑	↑
Hepatitis mit cholestatischem Einschlag	↑↑↑	↑↑	↑↑↑	↑
chronische Hepatitis	↑	↑	–	–

Typische Konstellation von **Laborwerten** bei **Lebererkrankungen**
- **Leberinsuffizienz ⇒ Quick-Wert↓**, **Cholinesterase↓, Albumin↓**, Ammoniak↑
- **Cholestase ⇒ alkal. Phosphatase↑, γ-GT↑, dir. Bilirubin↑**, Transaminasen normal oder↑
- **akute Hepatitis ⇒ Transaminasen↑↑** dabei **ALT > AST**, γ-GT↑ (Initialphase und bei cholestatischem Verlauf), Quick-Wert↓, Serum-Eisen↑, Bilirubin↑
- **primäre biliäre Zirrhose ⇒ alkal. Phosphatase↑, γ-GT↑, γ-Globuline** (polyklonal)↑, **IgM↑**, **AMA↑** (bei primärer sklerosierender Zirrhose ⇒ **pANCA↑**), Transaminasen meist normal
- **aktive Leberzirrhose ⇒ γ-Globuline** (polyklonal)↑, **IgG↑, Serum-Eisen↑, Quick-Wert↓**, Cholinesterase↓, Albumin↓
- **Alkohol-Fettleber ⇒ γ-GT↑↑**, **Transaminasen↑** dabei **AST > ALT**, Quick-Wert↓, IgA↑, Cholinesterase meist↓, Triglyzeride↑

Virushepatitis

Definition

Virushepatitis bezeichnet eine durch **hepatotrope** Viren **verursachte Entzündung der Leber** mit sekundärer **Leberzellschädigung**.

Formen

Einteilung häufiger Hepatitisviren (A bis E) und wichtige **Antigene** und **Antikörper**

Hepatitis-A-Virus (**HAV**)
- Hepatitis-A-Antigen (**HAAg**)
- **IgM- oder IgG-Antikörper** gegen HA Ag (**Anti-HAV**)

Hepatitis-B-Virus (**HBV**)
- Hepatitis-B-surface-Antigen (**HbsAg**)
- Hepatitis-B-capsid-Antigen (**HbcAg**)
- Hepatitis-B-envelope-Antigen (**HBeAg**)
- **IgM- oder IgG-Antikörper** gegen HBs-, HBc- und HBe Ag (**Anti-HBs, -HBc oder -HBe**)

Hepatitis-D-Virus, auch „**Delta-Virus**" genannt, (**HDV**)
- Hepatitis-D-Antigen (**HDAg**)
- **IgM- oder IgG-Antikörper** gegen HDAg (**Anti-HDV**)

Früher als **sog. Non-A-Non-B-Hepatitis bezeichnet**:
Hepatitis-C-Virus (**HCV**)
- C, E, N -Epitope
- **IgM-Antikörper** gegen HCAg (**Anti-HCV**)

Hepatitis-E-Virus (HEV)
- Hepatitis-E-Antigen
- **IgM- oder IgA-Antikörper** gegen HEAg (**Anti-HEV**)

Hepatitis A

Das **Hepatitis-A-Virus** (HAV) ist ein **RNS-Picornavirus**. Es verursacht **etwa 55 % aller akuten Virushepatitiden.**
Im Vergleich zur Hepatitis B hat die Hepatitis A häufiger einen **enteralen Infektionsmodus** (z.B. Schmierinfektion, **Essen roher Austern**). Zu den hauptsächlichen Verbreitungsgebieten zählen Länder mit niedrigem Hygienestandard (u.a. **Mittelmeerländer ⇒ Urlaubsanamnese**!).

Da die **Virämie nur kurzzeitig** anhält und **anschließend kein Virusträgerstatus** besteht, ist eine parenterale Übertragung selten.

Zu Beginn der ersten Symptome ⇒ **Nachweis von Hepatitis-A-Antigen** (HAAg) **im Stuhl** oder **HA-Antikörper (Anti-HAV** der **IgM-Klasse) im Serum**

Abb. 4.32

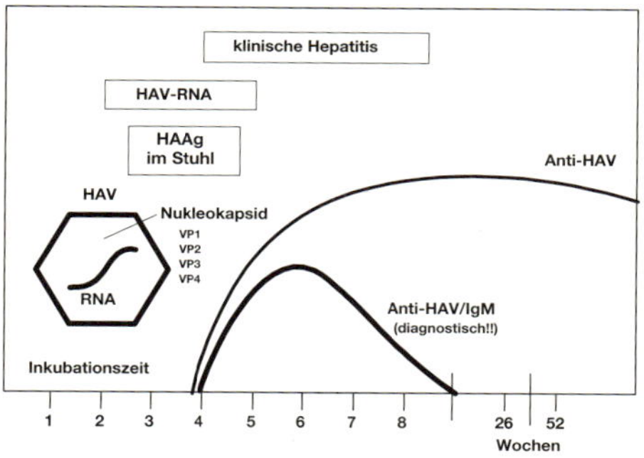

Struktur des Hepatitis-A-Virus und Infektionsverlauf (aus Nilius/Rink 1995)

Das **Hepatitis-A-Virus** ist etwa **eine Woche vor Krankheitsbeginn** durch die Bestimmung von Hepatitis-A-Antigen (HA-Ag) **im Stuhl nachweisbar**.

Im Blut tritt der **Antikörper IgM-Anti-HAV** erst dann auf, wenn das Virus bereits aus dem Stuhl verschwindet und die Transaminasen am höchsten sind. Nur in Einzelfällen bleibt die Hepatitisvirus-A-Ausscheidung bestehen. Daher sind **die meisten Patienten mit Virus-A-Hepatitis nicht mehr infektiös**, wenn die Erkrankung apparent wird, so dass eine Isolierung im Krankenhaus überflüssig ist.

Der **Antikörper Anti-HAV der IgG-Klasse** ist viele Jahre lang im Serum nachweisbar und bedeutet Immunität gegen das Virus A.

Die Erkrankung tritt **epidemisch** oder sporadisch auf. Bei der Mehrzahl der Kinder und Jugendlichen mit einer Hepatitis-A-Infektion bleibt die Erkrankung **inapperent**.

Hepatitis B

Das **virale Genom** weist beim **Hepatitis-B-Virus** partiell doppelsträngige, zirkuläre DNS auf. In Deutschland verursacht es **etwa 35 % aller Virushepatitiden.**

Da es **in fast allen Körpersekreten nachzuweisen** ist, kann die **Inokulation** neben der Übertragung durch Blut und Blutprodukte auch durch oralen und sexuellen Kontakt erfolgen.

Abb. 4.33

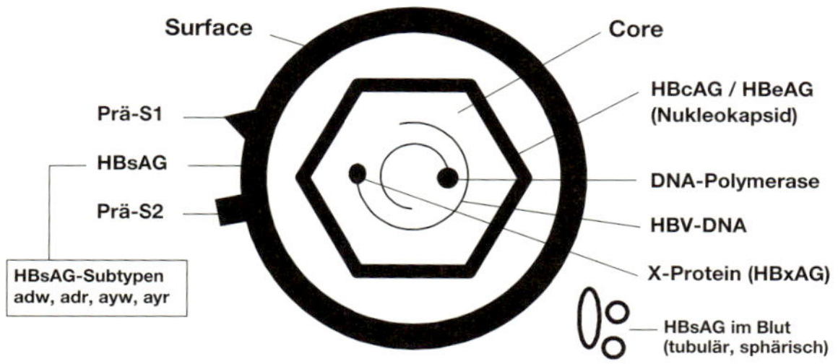

	Antigene	Antikörper
diagnostisch bedeutsam:	HBV-DNA HBeAG Prä-S1 HBsAG	Anti-Hbc/IgM Anti-HBe Anti-Prä-S Anti-HBs

Struktur des Hepatitis-B-Virus (aus Nilius/Rink 1995)

Das **komplette Hepatitis-B-Virus (= Dane-Partikel)** kann ebenso wie das **Hepatitisoberflächenantigen (HBsAg)** elektronenmikroskopisch nachgewiesen werden.

Zu den **Risikogruppen** dieser **häufigsten Form der Virushepatitis** zählen v.a. Patienten mit gestörter Immunabwehr (z.B. bei Systemerkrankungen, HIV-Infektion), Drogensüchtige, **Ärzte**, **Zahnärzte** und ärztliches **Hilfspersonal**, insbesondere in Hämodialyseeinheiten, Blutbanken und Laboratorien.

Durch **immunologisch-serologische Methoden** ist eine Unterscheidung von HBsAg, HBV-DNS, HBeAg, Anti-HBc-IgM, Anti-HBe und Anti-HBc (Antikörper gegen Core) möglich, wobei der **Nachweis von HBsAg, Anti-HBc** und **HBeAg** eine HBV-Infektion beweist. Der empfindlichste serologische **Marker für Infektiosität** ist der **Nachweis von Hepatitis-B-Virus-DNS** mit der **Polymerase-Ketten-Reaktion (PCR).**

Bei einem **Persistieren von HBsAg, HBeAg und Anti-HBc über 6 Monate** muss mit einem Übergang in eine chronische Lebererkrankung gerechnet werden.

Hohe Titer von **HBsAg, HBeAg, HBV-DNS** und **Anti-HBc-IgM** sprechen für das Bestehen von **Virusaktivität**.

Bei mehr als **10 % der akuten Virus-B-Hepatitiden** resultiert der **Übergang in eine chronische Lebererkrankung**, wobei die Integration von HBV-DNS in Wirtschromosomen zur Entwicklung eines **Leberkarzinoms** führt.

Abb. 4.34

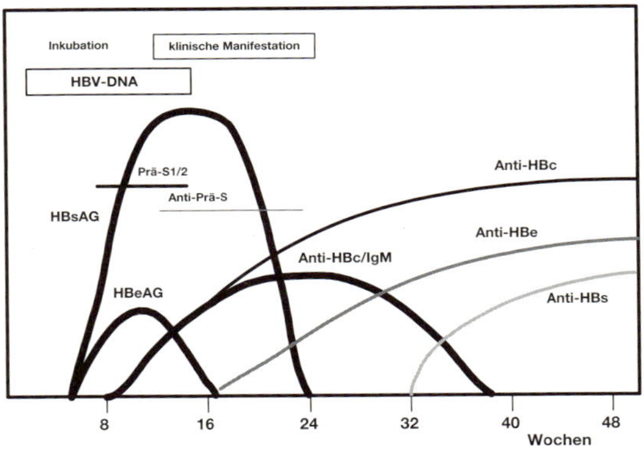

Serologischer Verlauf einer Hepatitis-B-Infektion (aus Nilius/Rink 1995)

Hepatitis C

Das **Hepatitis-C-Virus** ist ein einsträngiges RNA-Virus. In Deutschland verursacht es **etwa 10 % aller Virushepatitiden**.

Die **Virus-C-Hepatitis** ist in mehr als 90% der Fälle eine **Transfusionshepatitis**.

Die **Diagnostik** erfolgt durch **Anti-HCV** (nach 14 Tagen bis 5 Monaten positiv) oder den quantitativen Nachweis von **HCV-RNA**, wodurch das **diagnostische Fenster** bis zum ersten erfolgreichen Antikörpernachweis **deutlich verringert** werden kann!

Abb. 4.35

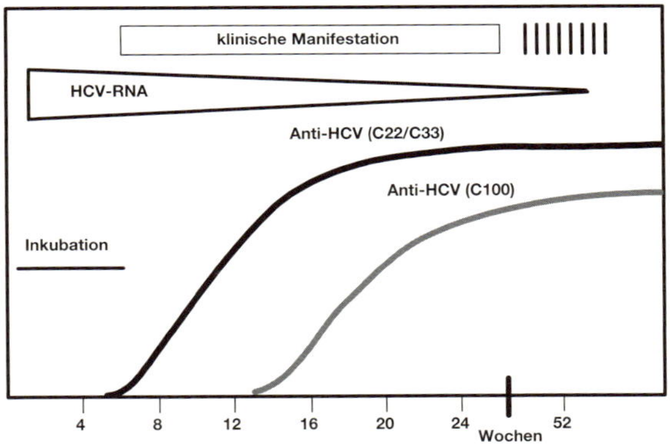

Serologischer Verlauf einer Hepatitis-C-Infektion (aus Nilius/Rink 1995)

Der **klinische Verlauf** kann mild, aber auch rasch progredient sein.
Häufig ist der **Übergang** in einen **chronischen Trägerstatus** und eine **chronische Lebererkrankung** (⇒ Leberzirrhose 20% d.F.).

Auch bei der chronischen Hepatitis C können **Autoantikörper** (ANA bzw. Anti-LKM) nachweisbar sein (**cave** Fehldiagnose Autoimmunhepatitis!); Assoziation mit gemischter Kryoglobulinämie möglich.

Das Risiko für die Entwicklung eines **hepatozellulären Karzinoms** ist etwas geringer als bei der Hepatitis B.

Hepatitis D

Das **hochinfektiöse Hepatitis-Delta-Virus** ist ein sehr kleines, defektes **RNS-Virus** (**Viroid**), das eine Hülle aus HBsAg trägt. Es kann sich nur in Gegenwart von HBsAg bzw. Hepatitis-B-Virus replizieren und exprimieren.

Es besteht daher eine
- **Superinfektion** bei einem **HBsAg-positiven Patienten** oder eine
- **Simultaninfektion mit einer Virus-B-Hepatitis**

Delta-Virusinfektionen werden vorwiegend durch Bluttransfusionen oder Blutprodukte übertragen.

In Deutschland lässt sich das **Delta-Virus** bei **etwa 5 % der B-Virushepatitiden** nachweisen. Es kommt aber auch epidemisch in Südeuropa, Mittelamerika, Asien und Afrika vor.

Die **Diagnose** erfolgt durch den **Nachweis von Anti-HDV-IgM** oder **HDV-RNA**.

Nach erfolgreicher aktiver Schutzimpfung gegen Virus-B-Hepatitis besteht auch Schutz vor einer Delta-Virusinfektion!

Abb. 4.36

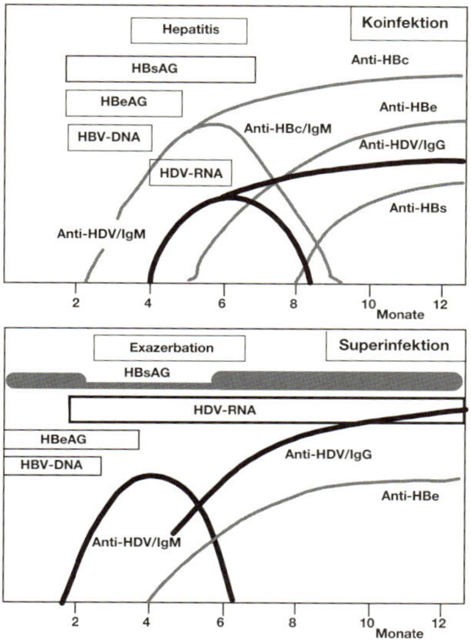

Serologischer Verlauf einer Hepatitis-D-Infektion (aus Nilius/Rink 1995)

Hepatitis E

Das **Hepatitis-E-Virus** (HEV) ist ein nichtumhülltes, einsträngiges RNA-Virus.
Infektionsquellen sind kontaminiertes Wasser und abwasserkontaminierte, ungekochte Nahrungsmittel. Hauptsächliche Verbreitungsgebiete sind Indien, Nordafrika, Zentral- und Südostasien, Indonesien, Länder des Mittleren Ostens und Mittelamerika.

Tab. 4.6 Klinische Merkmale häufiger Virushepatitiden (aus Nilius/Rink 1995)

Hepatitis (Erreger)	**Virusträger**	**Übertragung**	**Inkubationszeit (Tage)**	**Verlauf** chronisch	fulminant
Typ A (Picorna)	nein	fäkal-oral	15 bis 45 (30)	nie	<1 %
Typ B (Hepadna)	ja	Blut, Speichel, sexuell, perinatal	30 bis 180 (70)	>10 % perinatal 90 % Kleinkind 50 %	etwa 1 %
Typ C (Flavi)	ja, häufiger als bei Typ B	Blut, Speichel, sexuell, perinatal	15 bis 150 (50)	>50 %	etwa 1 %
Typ D (Viroid-like)	ja (HBV + HDV)	Blut, sexuell, perinatal	30 bis 180 (70)	bis zu 50 % bei Superinf. >90 %	2 bis 10 %
Typ E (Calici)	nein	fäkal-oral	15-60 (45)	nicht bekannt	bis 10 %; in d. Gravidität 20 %

Nach einer **Inkubationszeit** von zwei bis neun Wochen sind **cholestatische Verläufe häufig**. Die Prognose ist in den meisten Fällen gut.

Schwangeren Frauen im dritten Trimenon drohen in **bis zu 20 % der Fälle fulminante Verläufe**. **Diagnostik** erfolgt durch die Bestimmung von Anti-HEV-IgM und Anti-HEV-IgG (auch IgA-Antikörper).

Begleithepatitiden bei

- **Virusinfektionen** (z.B. Epstein-Barr-Virus (Mononukleose), Zytomegalievirus, Varicella-/Zostervirus, Coxsackievirus, Arboviren (Gelbfieber), Arenaviren (Lassa-Fieber), Marburg-Virus, Ebola-Virus)
- **bakteriellen Infektionen** (z.B. Leptospirosen, Brucellosen, Rickettsiosen (Q-Fieber))
- **parasitären Infektionen** (z.B. Malaria, Amöbiasis, Echinokokkose, Bilharziose)
- **Leberschädigung** durch Alkohol, Arzneimittel, Autoimmunkrankheiten, primäre biliäre Zirrhose

Symptomatik der Hepatitis

Die unterschiedlichen Formen der Virushepatitis sind **ohne Labordiagnostik kaum zu unterscheiden**. Die **differentialdiagnostische Abgrenzung** der verschiedenen Hepatitisformen erfolgt durch **immunologisch-serologische** bzw. **gentechnologische Methoden**.

Prodromalphase (2–7 Tage)

- **Allgemeinsymptome**: Subfebrile Temperaturen oder Fieber, Abgeschlagenheit, Gewichtsverlust
- **gastrointestinale Beschwerden** mit Übelkeit, Appetitlosigkeit, **Druckschmerz im re. Oberbauch** oder auch „Gürtelgefühl" (Lebervergrößerung ⇒ Kapselspannung)
- gel. **Arthralgien** und flüchtiges Exanthem (Immunkomplexbildung bei Hepatitis B)

Hepatische Organmanifestation (dauert 4 bis 8 Wochen)

- **Anikterischer Verlauf** (oft bei gestörter Immunantwort)
- **Ikterischer Verlauf**
  - **Dunkelfärbung des Harns** (bierbrauner Urin mit gelbem Schaum), **heller** acholischer **Stuhlgang**
  - **Ikterus** (anfangs Skleren, später Haut)
  - **Pruritus** (wenn Gallensäuren im Serum ↑)
  - **oft Hepatomegalie**
  - leichte **Splenomegalie** und Lymphknotenschwellung in bis zu 20 % d.F.

Mögliche extrahepatische Manifestationen
bei akuter Virushepatitis

- Immunkomplexsyndrom mit Arthralgien und evt. Exanthem (v.a. bei Hepatitis B), Assoziation mit membranöser Glomerulonephritis möglich

bei chronischer Virushepatitis

- u.a. Glomerulonephritis, Kryoglobulinämie, aplastische Anämie, Panarteriitis nodosa, Myokarditis, Porphyria cutanea tarda

Weitere Verlaufsformen

Cholestatische Virushepatitis mit intrahepatischem Verschlusssyndrom (etwa 5 % d.F.)

- Bilirubin (bis 30 mg/dl) und cholestaseanzeigende Enzyme (AP, LAP, γ-GT) >5fach ↑
- meist gute Prognose

Abb. 4.37

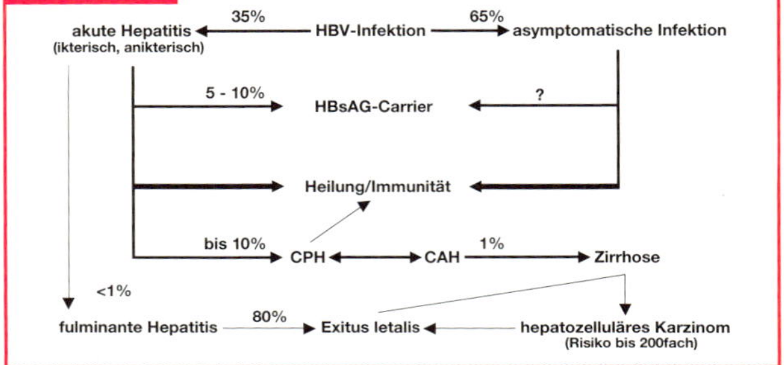

Verläufe einer Hepatitis-B-Infektion (aus Nilius/Rink 1995)

Prolongiert verlaufende, rezidivierende Hepatitis
- über 3 Monate anhaltende Transaminasenerhöhung (konstant oder rezidivierend)

Fulminante, nekrotisierende Hepatitis:
- im Unterschied zur unkomplizierten Virushepatitis mit Einzelzellnekrosen (councilman bodies) ⇒ **multilobuläre Nekrosen** ⇒ Leber wird progredient kleiner (**Leberatrophie**)
- hochgradiger Ikterus, meist Fieber, Vomitus, Aszites, nachfolgend hämorrhagische Diathese, Leberkoma
- **fulminant** ⇒ Tod innerhalb von Wochen; **subakut** ⇒ Tod innerhalb weniger Monate
- **Letalität** ohne Lebertransplantation >80% der Fälle

Viruspersistenz (Virusträger) **bei**
- **asymptomatischer** oder **chronisch-persistierender Hepatitis** ⇒ überwiegend gute Prognose
- **chronisch-aggressiver Hepatitis** ⇒ mögliche Entwicklung einer Leberzirrhose bzw. eines primären Leberzellkarzinoms

Primäres Leberzellkarzinom als Spätkomplikation bei **Hepatitis B** bzw. **C**
- größtes Risiko bei perinataler Infektion!
- erhöhtes Risiko bei chronischer Hepatitis, Leberzirrhose sowie zusätzlichen Noxen (Alkohol, Aflatoxine)

Diagnostik (GK 5.1.3)

Hepatitismarker

Hepatitis A
- Anti-HAV-**IgM** ⇒ Akutphase
- Anti-HAV-**IgG** ⇒ 4–6 Wochen nach Krankheitsbeginn ↑↑, oft lebenslang ↑

Hepatitis B
- **HBs**Ag ⇒ schon 14 Tage **vor Beginn klinischer Symptome** nachweisbar, meist 6 Wochen erhöht, wenn >6 Monate ↑ ⇒ **chronische Hepatitis B** (HBV-DNA >8 Wochen nachweisbar)
- **HBe**Ag ⇒ **Indikator für Infektiosität,** Hinweis auf **Viruspersistenz** bei chronischem Verlauf
- Anti-**HBc-IgM** ⇒ **akute Phase** einer **Hepatitis B,** Hinweis für **Simultaninfektion** bei Hepatitis D
- **HBV-RNA** ⇒ bereits 2 Wochen post inf. nachweisbar

Hepatitis C
- **Anti-HCV** ⇒ wird 2 Wochen bis 5 Monate nach der Infektion positiv (diagnostische Lücke)
- **HCV-RNA** ⇒ bereits **1 bis 2 Wochen post inf.** nachweisbar

Hepatitis D
- **Simultaninfektion** ⇒ Anti-HDV-**IgM**↑ + **HBc-IgM**↑ , **HBsAg** nach Ausheilung negativ
- **Superinfektion** ⇒ Anti-HDV-**IgM**↑ + **HBsAg persistierend positiv** (HBc-IgM negativ)
- **HDV-RNA**

Hepatitis E
- Anti-**HEV-IgM**

Weitere **Laborwertveränderungen**
- **Bilirubin**↑ bei ikterischer Verlaufsform
- **Transaminasen** (ALT >AST oder **AST/ALT <1**) auf Werte von 500–3.000 U/l↑
- **AP** und **γ-GT**↑ (initial und bei cholestatischem Verlauf)
- **CHE, Albumin, Quick-Wert** (Lebersyntheseparameter) bei fulminantem Verlauf↓
- Serum-**Eisen**↑, ggf. Lymphozytose, BSG-Beschleunigung

Therapie

Für **Hepatitiserkrankungen** besteht **Meldepflicht**.

Mitbewohner müssen über die Erkrankung informiert werden. Kinder und Schwangere sind vom Patienten fernzuhalten.

Eine **Krankenhauseinweisung** sollte erfolgen

- bei zunehmend schwerem Krankheitsverlauf, Blutungen und zunehmender **Leberinsuffizienz** (⇒ Schläfrigkeit, Flapping-Tremor, Übergang in Leberkoma)
- Frauen in der Gravidität
- Patienten mit System- und Stoffwechselerkrankungen
- HBsAg-Positive mit Delta-Virus-Superinfektion

Allgemeinmaßnahmen

- **Bettruhe nur** in der **Akutphase** (⇒ Leber besser durchblutet)
- **Schadstoffkarenz**, auch Sedativa, Hypnotika, Cumarine, Zytostatika, Phenylbutazon, Laxanzien vom Oxyphenisatin-Typ und kontrazeptive Hormone
- bei anhaltendem Erbrechen ⇒ vorübergehend parenterale Zufuhr von 10%iger Glukose
- bei beginnendem Leberkoma ⇒ orale Eiweißzufuhr begrenzen

Derzeit gibt es **keine spezifisch wirksame Therapie** für sämtliche **akute Virushepatitiden**.

- bei **akuter und chronischer Hepatitis C ⇒ α-Interferon** (Peginterferon; Pegasys®) + Ribaverin (Rebetol®) führt in etwa 40% d.F. zur Ausheilung.

Prophylaxe

Isolierung nur bei Hepatitis A von Kleinkindern und bei Stuhlinkontinenz erforderlich.
Nach Infektion mit den Hepatitisviren und Antikörperbildung wird der Erkrankte immun gegen neue Infektionen mit dem **gleichen Erreger**.

Passive Immunisierung

Virus-A-Hepatitis ⇒ Prophylaxe mit Immunglobulin zur

- **postexpositionellen Prophylaxe** innerhalb von 10 Tagen (in 80% d.F. erfolgreich)
- präexpositionellen Prophylaxe
- 5 ml Gammaglobulin (menschliches Immunserumglobulin) i.m. schützen **mindestens** 1–2 Monate vor einer Infektion. Es senkt die Hepatitisrate bei erhöhtem Risiko um bis zu 50% (**passive Immunisierung**).

Virus-B- und -D-Hepatitis ⇒ Prophylaxe mit speziellem Hepatitis-B-Immunglobulin bei

- Inokulation mit virushaltigem Material **innerhalb der ersten 48 h ⇒ aktiv-passive Immunisierung**
- **Dialysepatienten**
- Neugeborenen HBsAg-positiver Mütter + aktive Immunisierung
- **Intimkontakt** mit Virusträgern
- enteralem Kontakt mit infektiösem Material
- gefährdeten Familienangehörigen, insbesondere in der Schwangerschaft und Kinder
- Reisen in Gebiete hoher Endemie

Aktive Immunisierung

- **Hepatitis-A-Impfung** (z.B. Havrix®) zur Langzeitprohylaxe, insbesondere bei häufiger Reisetätigkeit, längerdauernden Aufenthalten im Ausland oder beruflichen Risikosituationen (z.B. Kanalarbeiter)
- **Kleinepidemien** (Schule, Kindergarten) ⇒ Gabe von Hepatitis-A-Immunglobulin; **Simultanimpfung** (Havrix® plus Immunglobulin) bei Kontakten zweiter Linie (z.B: Lehrer, Eltern)
- Bei einer **akzidentellen Virus-B-Hepatitis-Infektion** kann die Bestimmung des HBsAg und besonders des Anti-HBs bei der betroffenen Person nicht abgewartet werden. Die **passive Immunisierung** wird dabei gleich **mit einer aktiven Impfung (passiv-aktive Simultanimpfung) kombiniert**.
- **Aktiv und passiv** sollen **Neugeborene von HBsAG-positiven Müttern** gleich nach der Geburt geimpft werden.
- Mehrere **gentechnisch hergestellte Impfstoffe** stehen für die aktive Immunisierung zur Verfügung. Eine ausreichende Konversion ist nur durch Mehrfachimpfung (mind. 3fach) zu erreichen.

- Der **Erfolg** einer aktiven Impfung gegen Hepatitis B wird durch die **Bestimmung von Anti-HBs** kontrolliert. Bei Impfversagern kann die Impfung dabei auch mehrfach wiederholt werden.
- **Auffrischungsimpfungen** erfolgen nach 5 Jahren oder wenn die Anti-HBs-Konzentration unter 10 IE/l abgesunken ist.

Die **erfolgreiche aktive und passive Schutzimpfung gegen die Virushepatitis B** schützt gleichzeitig gegen die **Hepatitis-Delta-Virusinfektion**, weil das Hepatitis-D-Virus als defektes RNA-Virus für seine Replikation auf das Hepatitis-B-Virus angewiesen ist.

Zur Anerkennung als Berufskrankheit sind bei der Virushepatitis unbedingt erforderlich
- **Kausalkette** hinsichtlich Exposition und Inkubationszeit
- das Bestehen eines beruflichen Infektionsrisikos
- die Einhaltung der Inkubationszeit

Prognose
Die **Mehrzahl aller akuten Virushepatitiden heilt** innerhalb von 3–16 Wochen **spontan**. Dabei sterben weniger als 1 % der Kranken an einer akuten Hepatitis.

Schwere Verläufe treten insbesondere bei **älteren Patienten** und **Frauen in der Menopause** auf.
Der **Virustyp** (Heilungsrate bei Hepatitis C <50 %), **genetische Faktoren**, **Immunitätslage** und **Begleiterkrankungen** sind verlaufsbestimmende Faktoren.

Die **Prognose** ist bei Hepatitis **B, D und C ungünstiger als** bei der Hepatitis **A und E.**

Chronische Hepatitis

Ätiologie
Die **chronische Hepatitis** ist ein **polyätiologisches Syndrom**.
- **entzündliche Reaktion der Leber** auf unterschiedliche Noxen (z. B. Medikamente, Alkohol) bzw. Stoffwechselerkrankungen (z. B. Morbus Wilson, Hämochromatose, α_1-Antitrypsinmangel)
- **Autoimmunerkrankung** mit dem Nachweis von Autoimmunphänomenen
- **Virusinduktion** ⇒ chron. replikative Hepatitis

Abb. 4.38

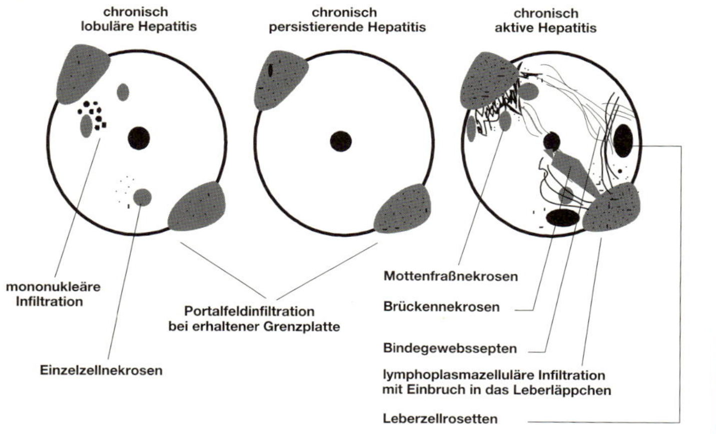

Morphologie chronischer Hepatitisformen (aus Nilius/Rink 1995)

Wenn nach einer akuten **Virushepatitis** (**Virustyp B, C** oder **D**) die klinischen, laborchemischen und immunologischen Befunde **länger als 6 Monate** pathologisch verändert bleiben, muss **definitionsgemäß** mit dem **Übergang in eine chronische Hepatitis** gerechnet werden.

Diese **Diagnose** wird **bioptisch-histologisch** durch den wiederholten **Nachweis typischer histologischer Veränderungen gestellt**, die über einen Zeitraum von **mindestens 6 Monaten** bestehen und umfasst zusätzlich serologische und zytochemische Befunde.

Formen

Einteilung der chronischen Hepatitis auf Grund **histologischer Kriterien**
- chronisch-**lobuläre** Hepatitis (CLH)
- chronisch-**persistierende** Hepatitis (CPH)
- chronisch-**aktive** Hepatitis (CAH)

Mehr als 90% **chronisch-lobulärer Hepatitiden** resultieren aus einer Virushepatitis-B- bzw.-C-Infektion. Die **chronisch-persistierende Hepatitis** kann HBsAg-positiv und -negativ verlaufen. Trotz jahrelanger Persistenz der Entzündung ist ein Übergang in die prognostisch ungünstigere chronisch-aktive Hepatitis selten.

Die **chronisch-aktive Hepatitis** kann aus einer **Virushepatitis** hervorgehen, aber auch **primär durch Autoimmunprozesse, Stoffwechselerkrankungen**, **Medikamente** (z.B. Oxyphenisatin, Isoniazid) oder **Toxine** entstehen.
Typisch ist der histologische Nachweis von **Mottenfraßnekrosen** im Grenzbereich der Portalfelder. Die Periportalfelder sind entzündlich infiltriert und durch Bindegewebevermehrung verbreitert.

Symptomatik

Chronisch-lobuläre Hepatitis
- Typisch ist der Beginn mit einer akuten Virushepatitis.

Chronisch-persistierende Hepatitis
- oft Beschwerdefreiheit bei normalem Palpationsbefund der Leber
- gel. Leistungsabfall, unspez. Oberbauchsymptomatik

Chronisch-aktive Hepatitis
- **Leistungsabfall**, Appetitlosigkeit
- Leber meist vergrößert (konsistenzvermehrt)
- **Druckschmerz in der Lebergegend**
- Splenomegalie (etwa 30% d.F.)
- rote **Lackzunge** und -Lippen
- **Palmar- und Plantarerythem**, Weißnägel, Spider naevi, **Pruritus**
- **Männer** ⇒ Gynäkomastie, Abnehmen der Sekundärbehaarung
- **Frauen** ⇒ sekundäre Amenorrhö
- bei **primär autoimmuner Form** oft **extrahepatische Autoimmunphänomene** ⇒ Vaskulitis, rheumatoide Arthritis (⇒ Gelenkschmerzen)

Diagnostik

- klinisch-chemischer und **serologischer Befund**
- Nachweis von **Autoantikörpern** (z.B. **SMA, ANA, SLA**)
- **Sonographie**, ggf. Laparoskopie
- **Biopsie** ⇒ **Histologie**

Chronisch-persistierende Hepatitis:
- Die Serumtransaminasen sind typischerweise nur gering erhöht.

Chronisch-aktive (aggressive) Hepatitis:
- Die Transaminasen im Serum können wechselnd stark erhöht sein (zwischen 50 und 300 U/l).

Therapie

Nicht viral induzierte Formen der chronischen Hepatitis

- **Kortikosteroide** (meist Prednisolon) sind bei den Formen der **nichtvirusbedingten Hepatitis** wirksam. Bei **chronisch-aktiver Hepatitis mit deutlichen Autoimmunphänomenen** führen sie in der Mehrzahl der Fälle zur **Remission** und **Lebensverlängerung**.
- **Azathioprin** wirkt **bei gleicher Indikation** in Kombination mit Kortikoiden **steroidsparend**.

Viral induzierte Formen der chronischen Hepatitis

- Bei den **Virus-positiven Formen der Hepatitis** sind **Immunsuppressiva kontraindiziert**, da sie die **Virusreplikation steigern** können.
- **Alpha 2a- oder 2b-Interferon** über 4–6 Monate i.v. ist bei bis zu 40% der behandelten Fälle mit **chronisch-replikativer Virushepatitis B, C** (in Kombination mit Ribaverin) **und D** wirksam. Neben Alpha-2a- und -2b-Interferonen wurde ein pegyliertes Interferon (Konjugat des rekombinanten Interferon-α-2b mit Monomethoxy-Polyethylenglykol = **Peginterferon**) entwickelt, das nur einmal wöchentlich verabreicht werden muss und im Vergleich zum unpegylierten Interferon höhere Viruseliminationsraten aufweist.

Prognose

- Die **chronisch-lobuläre Hepatitis** verläuft protrahiert oder remittierend und heilt letztlich meist aus.
- Auch die **chronisch-persistierende Hepatitis**, die HBsAg-positiv und -negativ verlaufen kann, ist eine **selbstlimitierende Erkrankung**, die 1–3 Jahre nach dem Beginn meist spontan, ohne wesentlichen Umbau des Leberparenchyms ausheilt. Aber auch der Übergang zu anderen Formen der chronischen Hepatitis kommt vor.
- Der **Verlauf** der **chronisch-aktiven Hepatitis** kann durch akut-entzündliche oder nekrotische Schübe kompliziert werden. Im Spontanverlauf kann es aber auch zur Ausheilung der Erkrankung kommen.
- Mehr als 50% der Patienten entwickeln ohne Therapie innerhalb von 10 Jahren eine **Leberzirrhose** und weitere 50% von diesen Patienten ein **Leberzellkarzinom**.

Zirrhose

Die **Leberzirrhose** bezeichnet eine **Zerstörung der Läppchen- und Gefäßstruktur** der Leber mit entzündlicher **Fibrose** und Bildung von **bindegewebigen Septen** und **knotigen Regeneraten**.

Die **Einteilung** erfolgt nach makroskopischen bzw. pathologisch-anatomischen Kriterien in eine **mikronoduläre (<3mm), makronoduläre (>3mm)** oder **gemischte mikro-makronoduläre** Form.

Im Stadium der Diagnose ist die **Leberzirrhose nicht mehr rückbildungsfähig**. Es resultieren **Leberinsuffizienz** und **portale Hypertension**.

Ätiologie

Die Leberzirrhose tritt als **Spätfolge unterschiedlicher Lebererkrankungen** auf.

Ursachen:

- **Alkoholabusus** (etwa 50% der Fälle)
- Virushepatitis bei **Virustyp B, C und D** (bis zu 40% der Fälle)
- Autoimmunhepatitis
- **medikamenteninduzierte hepatotoxische Schäden**
- **Stoffwechsel- und Speicherkrankheiten** (z.B. α_1-Antitrypsin-Mangel, Mukoviszidose, hepatolentikuläre Degeneration (M. Wilson), bestimmte Glykogenosen)
- **Rechtsherzinsuffizienz** ⇒ Stauungsleber ⇒ „kardiale Zirrhose“
- parasitäre **Tropenerkrankungen** (Bilharziose, Leberegel)
- Budd-Chiari-Syndrom (Verschluss der Lebervenen)
- **biliäre Zirrhosen** (z.B. chronische nicht-eitrige destruierende Cholangitis, Gallengangsatresie)

Tab. 4.7 Differenzierung autoimmuner Lebererkrankungen (aus Nilius/Rink, 1995, modifiziert nach L. F. Bradley et al. 1994)

Erkrankung	Diagnostisch gebräuchliche Autoanikörper								Neue Autoantikörper			
	ANA	LMA	SMA	LKM-1*	SLA	AMA	pANCA	HCV	ASGP	GOR	LP	LC
Autoimmunhepatitis												
– Typ 1	+	+	+	–	–	(+)	+	(+)	+	–	–	–
– Typ 2a	–	–	–	+	–	–	–	–	–	–	–	(+)
– Typ 2b	–	–	–	+	–	–	–	+	–	–	–	–
– Typ 3	–	(+)	+	–	+	(+)	–	–	–	–	(+)	–
PBC	(+)	–	–	–	–	+	(+)	–	(+)	–	–	?
PSC	(+)	–	–	–	–	–	+	–	–	–	–	?
chron. Hepatitis C	(+)	–	(+)	+	–	–	–	+	–	+	–	–

PBC = primäre biliäre Zirrhose; **PSC** = primär sklerosierende Cholangitis; (+) manchmal positiv; **AMA** = antimitochondriale Antikörper; **ANA** = antinukleäre Antikörper; **ASGP** = Anti-Asiologlykoprotein-Rezeptor (Antigen = Komponenten des leberspezifischen Proteins LSB); **GOR** = Anti-GOR (nukleäres Antigen); **HCV** = Anti-HCV/HCV-DNA; **LC** = Anti-Leberzytosolantigen Typ 1; **LKM-1** = Antikörper gegen Leber-Nieren-Mikrosomen (Zytochrom P450IID6); **LMA** = Lebermembran-Autoantikörper; **LP** = Anti-Leber-Pankreas-Antikörper; pANCA = perinukleäre antineutrophile Zytoplasmaantikörper; SLA = Antikörper gegen solubles Leberantigen (Zytokeratine 8/18); **SMA** = Anti-Smooth-Muscle-Antikörper (Aktin); ***LKM-2**: medikamenteninduzierte Hepatitis, **LKM-3**: D-Hepatitis

Symptomatik

Die Patienten weisen Abgeschlagenheit, Nausea, Druck- und Völlegefühl im Oberbauch, Obstipation, sowie typische **Hautmerkmale** auf.

Es resultiert ein **Palmar- und Plantarerythem**, Weißnägel, **Lackzunge** (glatt + rot), **Spider naevi** (= **Naevi aranei** ⇒ sind nicht Folge der portalen Hypertension!), **Atrophie der Haut** (sog. „Geldscheinhaut“) und häufig **Ikterus** mit Pruritus.

Spätfolgen

- **portale Hypertension** mit **Aszites, Ödemen** und Kollateralenbildung ⇒ paraumbilikales „**Caput medusae**“, **Ösophagusvarizen** (⇒ Blutung), **Hypersplenismus**
- hepatische **Enzephalopathie, Foetor hepaticus**
- **Polyneuropathie**
- gel. Parotisschwellung, Xanthelasmen
- ggf. Dupuytren-Kontraktur, Atrophie des Kleinfingerballens
- **Männer** ⇒ **Gynäkomastie**, Abnehmen der Sekundärbehaarung (Abdominalglatze), Libidoverlust, Hodenatrophie
- **Frauen** ⇒ Menstruationsstörungen, **sekundäre Amenorrhö**

Im **Primärstadium** ist die Leber oft vergrößert und verhärtet, während sie im **Terminalstadium** schrumpft. Die übrigen Befunde entsprechen denen der **Leberinsuffizienz**.

Diagnostik

Körperliche Untersuchung

Charakteristisch ist eine **tastbare, derbe Leber mit stumpfem Rand**. Eine **kleine Leber** kann dabei schwierig zu palpieren sein. **Zirrhotische Regeneratknoten** sind nur selten palpabel. Meist bestehen gleichzeitig **Hinweise auf einen kollateralen Venenkreislauf**, **Aszites** und **Splenomegalie**.

Die **Diagnose** wird durch **Laparoskopie** mit **Biopsie** gesichert (**cave: Quick-Wert**↓).

Die **Leberfunktion** kann zu Beginn einer Leberzirrhose ganz normal sein.

- **Serumalbuminwert und Cholinesterase**↓
- **Quick-Wert**↓ (Prothrombinkomplex↓), **AT III**↓
- **Transaminasen** sind oft nur **leicht erhöht**.

Tab. 4.8 Klassifikation der Leberzirrhose nach Child-Turcotte und Modifikation nach Pugh (aus Nilius/Rink, 1995, modifiziert nach Pugh et. al. 1973)

Child-Turcotte-Stadium Pugh-Klassifikation	A 1 Punkt	B 2 Punkte	C 3 Punkte
Bilirubin (mg/dl)	<2,0	2,0 bis 3,0	>3,0
Albumin (g/dl)	>3,5	3,0 bis 3,5	<3,0
Aszites	nein	gering (gut therapierbar)	ausgeprägt (gespannt) (schwer therapierbar)
Enzephalopathie	nein	gering (I°, II°)	ausgeprägt (III°, IV°)
Ernährungszustand	gut	mäßig reduziert	stark reduziert
Prothrombinzeit (%) (anstatt Ernährungsstatus bei Pugh-Klassifikation)	>70	40 bis 70	<40
Punktsummen nach Pugh	**Stadium A** = 5 bis 7 Punkte	**Stadium B** = 8 bis 10 Punkte	**Stadium C** = >11 Punkte
Stadien der primären biliären Zirrhose nach Bilirubinkonzentration	1 bis 4 mg/dl	4 bis 10 mg/dl	>10 mg/dl

- **alkalische Phosphatase** normal oder erhöht (insbesondere bei Gallengangsverschluss)
- normozytäre oder **makrozytäre Anämie**, Thrombozytopenie
- **Elektrolytentgleisungen** (hypokaliämische **Alkalose**)

Apparative Diagnostik
- **Ösophago-Gastro-Duodenoskopie, Röntgen** ⇒ Nachweis von **Ösophagusvarizen**
- **Sonographie des Abdomens** ⇒ Hepatosplenomegalie, inhomogenes Echomuster, Dilatation oder Verschluss von Pfortader bzw. Milzvenen, kavernöse Transformation der Pfortader, ggf. Nachweis eines Aszites
- **CT** zur Abklärung eines Leberzellkarzinoms oder einer Metastasenleber
- **Farbdoppler-Sonographie** ⇒ **Flowmessungen** im Bereich der Pfortader
- **Messung des Lebervenenverschlussdrucks durch Katheter** ⇒ portaler Druck ↑ oder **endoskopische Messung des Ösophagusvarizendrucks**
- ggf. **Leberszintigraphie** ⇒ inhomogenes Speicherungsmuster in der Leber, vermehrte Anreicherung in der Milz

Therapie

Die **therapeutischen Maßnahmen** bei der Leberzirrhose beschränken sich überwiegend auf das **Grundleiden** (z. B. Immunsuppression bei Autoimmunhepatitis) oder **Komplikationen**. Nahrungs- und Genussmittel mit Ausnahme von Alkohol sind grundsätzlich nicht verboten.

Allgemeinmaßnahmen
- **Schadstoffkarenz** (Alkohol, hepatotoxische Medikamente)
- **Vitaminsubstitution bei Mangel** (biliäre Zirrhose ⇒ fettlösl. Vitamine; Alkoholabusus ⇒ Vit. B_1 und Folsäure)
- Eiweißreduktion **nur** bei portokavaler Enzephalopathie (<60 g/d)
- bei **Ödemneigung** und Aszites ⇒ Kochsalzzufuhr einschränken (3–5 g NaCl)

Medikamentöse Therapie
- bei **primärer biliärer Zirrhose** und Cholestase ⇒ **Ursodesoxycholsäure** (z. B. Ursofalk®, Ursochol® 8–10 mg/kg KG/d)
- **hepatische Enzephalopathie** ⇒ **Laktulose** (z. B. Bifiteral®, Lactofalk®, Laevilac®) und Paromomycin peros ⇒ **Senkung** der **enteralen Ammoniakresorption**
- bei **Ödemen, Aszites** ⇒ **Spironolacton** (z. B. Aldactone®)

Therapeutische Überlegungen

- „**Leberschutzpräparate**" bestehen meist aus unterschiedlichen Kombinationen von Pflanzenextrakten, Vitaminpräparaten, Orotsäure und ungesättigten Fettsäuren, lipotropen Substanzen, Phospholipiden, sowie Leberhydrolysaten. Bisher **steht der endgültige Beweis aus**, dass dadurch Lebererkrankungen in ihrem spontanen Verlauf positiv beeinflusst werden.
- **Ornithin-Aspartat** kann die erhöhten Ammoniakspiegel bei der hepatischen Enzephalopathie **ebenso wie Laktulosezufuhr** (bisher Standardtherapie) senken.
- **Vitamine** werden **bei Mangelzuständen** (z.B. megaloblastäre Anämie) und zur Vermeidung und Therapie zentralnervöser Störungen verabreicht.
- **Abzuraten ist von** der unkritischen Verordnung von anabolen Hormonen sowie Immunsuppressiva.

Prognose

Die **Prognose** der Leberzirrhose mit **Komplikationen** (Aszites, Varizenblutung) und **Zeichen der Leberinsuffizienz** ist schlecht. Die individuelle Prognose ist allerdings nicht sicher einzuschätzen.

Mortalität innerhalb eines Jahres: Child **A** ⇒ gering, Child **B** ⇒ 20–30 %, Child **C** ⇒ 40–60 %

Sonderform: Primäre biliäre Zirrhose (PBC)

Die **primäre biliäre Zirrhose** ist eine chronisch fortschreitende Lebererkrankung, die als **Endstadium der chronisch-destruierenden, nichteitrigen Cholangitis** entsteht.

Histologisch ist sie durch eine segmentale nichteitrige Entzündung mit Nekrose der intrahepatischen mittleren intralobulären Gallengänge und intrahepatische Störung der Gallensekretion charakterisiert. **Ätiologie** und **Pathogenese** sind unbekannt (Autoimmunerkrankung?). Die Erkrankung verläuft in den meisten Fällen **langsam progredient**.

Es resultiert eine **Multiorganerkrankung** von Leber, Gelenken, Haut, Nieren und Gefäßen, an der überwiegend (>90 %) Frauen im Alter zwischen 35–65 Jahren erkranken.

Symptomatik

Leitsymptome

- **Pruritus** bei intrahepatischer Cholestase (Bilirubin normal oder ↑)
- **Müdigkeit**, Leistungsinsuffizienz
- gelegentlich **Epistaxis** (Nasenbluten)
- **Steatorrhö** ⇒ Gewichtsverlust, Vitaminmangel
- im Spätstadium **Symptome der Leberzirrhose** mit portaler Hypertension
- **Hepatomegalie**, **Xanthome**, **Osteomalazie**

Extrahepatische Manifestationen

- rheumatoide Arthritiden, Thyreoiditis, **Sicca-Syndrom**, Sklerodermie, gel. auch Raynaud-Syndrom

Diagnostik

- Transaminasen im Normbereich oder nur leicht erhöht, Bilirubin ↑, alkalische Phosphatase ↑↑, γ-GT ↑, Cholesterin ↑, γ-Globuline ↑, IgM-Fraktion ↑, BSG ↑
- Nachweis von **antimitochondrialen Antikörpern** (AMA) vom M_2-Typ bei bis zu 90 % der Patienten

Therapie

- **Dauertherapie** mit **Ursodesoxycholsäure** (z.B. Ursofalk®, Ursochol® 8–10 mg/kg KG/d).
  Diese Gallensäure regt den Gallefluss an und beeinflusst die **Cholestase mit Juckreiz** sowie die **Laborparameter** günstig. Selten kommt es unter der Behandlung zu einer Diarrhö.

Bei **progredientem Verlauf** mit zunehmendem Ikterus (**Bilirubin >10 mg/dl**), Juckreiz und Gewichtsabnahme sollte vor dem Einsetzen hepatischer Komplikationen (Aszites, Enzephalopathie) eine **Lebertransplantation** erwogen werden.

Differentialtherapie

- **Therapie des Pruritus** ⇒ Anionen-Austauscherharze wie **Colestyramin** (z.B. Quantalan®-Pulver) binden Gallensäuren im Darm und erhöhen deren Ausscheidung im Stuhl; Nebenwirkung ⇒ Obstipation, Fettmalabsorption.
- **Plasmapherese** bei erheblichem Ikterus und Juckreiz ⇒ vorübergehende Entlastung
- **bei anhaltender Cholestase** ⇒ Substitution der fettlöslichen Vitamine A, D, E, K
- **Osteopenie** ⇒ Vitamin-D-Zufuhr (500–5.000 E) und Gabe von Calcium (Calciumcarbonat oder Calciumglukonat)
- **Diät** ⇒ bevorzugt mittelkettige Fettsäuren (MCT-Fette), die keine Gallensäuren zur Resorption benötigen

Die Steroidtherapie ist wegen erheblicher Nebenwirkungen mit Substanzverlust am Knochen verlassen worden. Studien mit Azathioprin, Colchicin, Methotrexat und Ciclosporin A kamen zu widersprüchlichen Ergebnissen.

Komplikationen der Leberzirrhose

Aszites

Ätiologie und Pathogenese

Substrat des **Aszites** (Bauchwassersucht) ist die Ansammlung freier Flüssigkeit in der Bauchhöhle. **Ursächlich** sind **Abflussstörungen im Bereich der Leber** (siehe folgendes Kapitel), **Proteinmangel, Entzündungen** (z.B. Peritonitis tuberculosa) und **Malignome** (z.B. Peritonealkarzinose).

Abb. 4.39

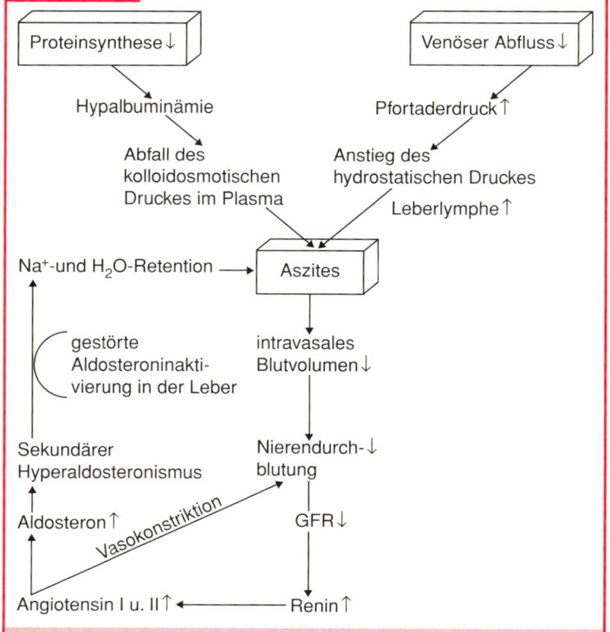

Pathogenese des Aszites bei Leberzirrhose (aus Lohr/Bös 1998)

Pathogenese des Aszites bei Leberzirrhose (häufigste Ursache)

- Infolge Leberparenchymschadens ist die **Albuminsynthese vermindert**, was zu einem **Abfall des kolloidosmotischen Drucks im Plasma** führt.
- Durch degenerative Umbauvorgänge wird der **venöse Rückstrom in der Leber behindert**, was eine vermehrte **Leberlymphproduktion** nach sich zieht. Gleichzeitig führt der erhöhte Pfortaderdruck infolge Gefäßbettreduktion zu einem **Anstieg des hydrostatischen Drucks**.

Das Zusammentreffen dieser Faktoren bewirkt den **Übertritt von eiweißhaltiger Flüssigkeit in die Dissé-Räume**.

Vor allem beim postsinusoidalen Block **steigt der Druck in den Leberkapillaren** stark an, und es kommt nachfolgend zum **Austritt von Lymphflüssigkeit** aus der Leberoberfläche.

Die daraus resultierende **Verminderung des zirkulierenden Blutvolumens** aktiviert das Renin-Angiotensin-System mit nachfolgend **vermehrter Aldosteronproduktion.**

Der **sekundäre Hyperaldosteronismus** dient dem Auffüllen des intravasalen Volumens und verstärkt infolge Natrium- und Wasserretention den besteheden Aszites.

Diagnostik

- Durch **Perkussion** ist ein Aszites erst ab einer Menge von etwa 1 Liter (⇒ **verschiebliche Flankendämpfung** bis verstrichener Bauchnabel) und **sonographisch** ab etwa 40–200 ml nachweisbar.
- Meist besteht ein starker **Meteorismus mit geblähtem Abdomen** („erst der Wind, dann der Regen“).

Mögliche Zusatzbefunde

- **Aszites + Pleuraerguss** ⇒ kardiale Stauung, Leberzirrhose, Kollagenosen, diffuse Metastasierung, Meigs-Syndrom
- **Aszites + peripheres Ödem** ⇒ kardiale Stauung, Hypoproteinämie
- **Aszites + Splenomegalie** ⇒ Leberzirrhose, Pfortaderthrombose

Diagnostik des **Punktats**

- **Zellzahl** (neutrophile Granulozyten >250/ml ⇒ Infektion wahrscheinlich), Zytologie und Tbc-Kultur
- **Albumingradient** (Serum-Albumin **minus** Albumin in der Aszitesflüssigkeit):
  - **Albumingradient >11 g/l** ⇒ meist **portale Hypertension**, u.a. bei Leberzirrhose, Alkoholhepatitis, fulminantem Leberversagen, Lebermetastasen, Pfortaderthrombose, Budd-Chiari-Syndrom, Herzinsuffizienz, Schwangerschaftsfettleber, Myxödem
  - **Albumingradient <11 g/l** ⇒ u.a. bei Peritonealkarzinose, Peritoneal-Tbc, nephrotischem Syndrom, exsudativer Enteropathie, Polyserositis (SLE)
- **Glukose** <50 mg/dl **und Laktat** ↑ ⇒ v.a. Infektion
- **Amylase** ↑ ⇒ v.a. Pankreatitis
- **hämorrhagischer Aszites** ⇒ v.a. Tbc, Trauma, Karzinom, Pfortaderthrombose
- **chylöser Aszites** ⇒ v.a. Abflussbehinderung im Ductus thoracicus (z.B. Lymphome, abdominelle Raumforderung, Leukämie)

Komplikationen

- spontane **bakterielle Peritonitis** (in 50% d.F. ohne klassische Peritonitiszeichen)
- Refluxösophagitis ⇒ Risiko einer Ösophagusvarizenblutung ↑
- **Hepatorenales Syndrom (funktionelles, prinzipiell reversibles, progredientes Nierenversagen** bei schwerem Leberzellschaden mit Abnahme der GFR)
- **Pathogenese: Aszitespunktion ohne Volumenersatz** bzw. **forcierte Diuretikagabe** ⇒ **Minderperfusion** der Nierenarterien ⇒ **Oligurie**, **verminderte Natriurese** bei normalem Harnstatus, **Azotämie**

Therapie

- Therapie der **Grunderkrankung**
- **natriumarme Ernährung** (2–3 g Kochsalz/d), **Flüssigkeitsrestriktion** ⇒ Flüssigkeitsbilanz überwachen!
- **Stauungsaszites** ⇒ **Diuresesteigerung** mit Spironolacton oder falls dieses nicht vertragen wird: Amilorid; bei Nichtansprechen zusätzlich Schleifendiuretika ⇒ **Ausscheidung bis max. 500 ml/d**; bei peripheren Ödemen ⇒ Diurese bis zu 1 l/d steigern (**cave** hypovolämisches Nierenversagen!)
- **Elektrolytausgleich** (Kalium, Natrium)
- bei Atembehinderung ⇒**Aszitespunktion** (bis 2 l Flüssigkeit/h), wenn Nierenfunktion und Blutgerinnung nicht wesentlich beeinträchtigt sind, anschließend Plasmasubstitution!
- **schwere Hypalbuminämie** ⇒ ggf. Frischplasma oder Humanalbumin substituieren
- **therapierefraktärer Aszites** ⇒ **peritonealvenöser Shunt** (Le-Veen-Shunt, Denver-Shunt, Cordis-Hakim-Shunt) ⇒ **Peritonealhöhle** wird durch ein Silikonschlauchsystem mit einem druckgesteuerten Ventil **über die V. jugularis interna in die V. cava superior drainiert** (TIPS = transjugulärer intrahepatischer portosystemischer Shunt).
- bei spontaner **bakt. Peritonitis** ⇒ sofortige Gabe von Cephalosporinen der 3. Generation (z.B. Cefotaxim)

Ösophagusvarizen

Pathogenese des Pfortaderhochdrucks

Zum **Pfortaderhochdruck** kommt es, wenn im Bereich der Pfortader, der Leber oder der Lebervenen eine Einengung bzw. Verlegung der Strombahn besteht. Führt diese Einengung zu einer Abflussbehinderung, wird sie als Block bezeichnet.

I. Ursachen des prähepatischen Blocks

- blande oder septische **Pfortaderthrombose**
- **Milzvenenthrombose**
- **Kompression der Pfortader** durch Tumoren, Lymphogranulomatose

Abb. 4.40

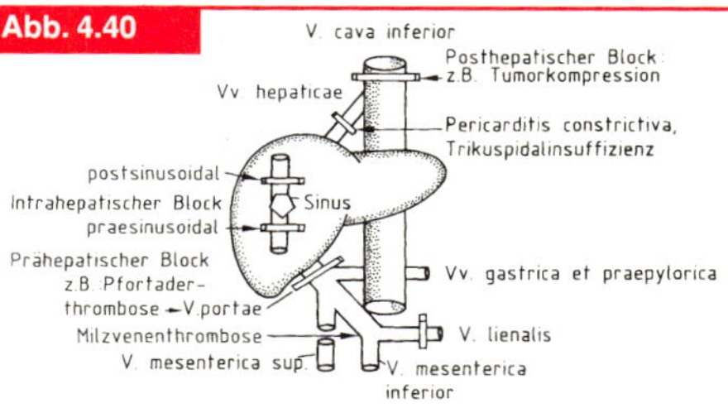

Ursachen des Pfortaderhochdrucks (aus Lohr/Bös 1998)

II. Ursachen des intrahepatischen Blocks

a) **präsinusoidal** u.a. bei Schistosomiasis, chron. aktive Hepatitis, Sarkoidose, myeloproliferative Erkrankungen, toxische portale Fibrose, frühe primäre biliäre Zirrhose, Lebermetastasen

b) **sinusoidal** u.a. bei chronisch-aktiver Hepatitis, Leberzirrhose, Fettleber, Tumoren, Zytostatika, Vitamin-A-Intoxikation

c) **postsinusoidal**: Venookklusive Erkrankung, alkoholische perizentrale Sklerose

III. Ursachen des posthepatischen Blocks

- Lebervenenverschluss (z.B. Budd-Chiari-Syndrom)
- Druckerhöhung im rechten Vorhof (Pericarditis constrictiva, Trikuspidalinsuffizienz)
- Thrombosen oder Tumoren im Bereich der V. cava inferior

Ursache der portalen Hypertension ist in **90 % der Fälle** ein **intrahepatischer Block**, der seinerseits meist auf eine Leberzirrhose zurückzuführen ist.

I. Extrahepatischer präsinusoidaler (prähepatischer) Block

- Das **Hindernis liegt in der Pfortader (= zentraler Block)**, wobei die Obstruktion meist durch eine **Pfortaderthrombose** bedingt ist oder als **peripherer Block** durch eine **Milzvenenthrombose** verursacht wird. Selten ist die Kompression der Pfortader von außen, wie sie u.a. bei der Lymphogranulomatose oder infolge entzündlicher Prozesse auftritt.
- Die **Polycythaemia vera** und andere **myeloproliferative Erkrankungen** führen zu einer **Hyperkoagulation** (⇒ Thromboseneigung ↑).
- Liegt eine isolierte Milzvenenthrombose vor, kann durch eine Milzexstirpation eine Rückbildung der Ösophagusvarizen erreicht werden.

II. a) Intrahepatischer präsinusoidaler Block

Als Ursache des **intrahepatisch-präsinusoidalen Blocks** kommen Erkrankungen, die zu einer **Infiltration bzw. Fibrose in den Portaltrakten** führen. Eine Behandlung der Grundkrankheit bessert in diesen Fällen die portale Hypertension.

II. b) Intrahepatischer sinusoidaler Block

Häufigste Ursache dieses Blocks ist die **Leberzirrhose**. Der hohe Druck wird durch **die Behinderung des sinusoidalen Abflusses** (sinusoidale Kompression) **der Leber** ausgelöst.

II. c) Intrahepatischer postsinusoidaler Block

Ursachen des **intrahepatischen postsinusoidalen Blocks** können **die durch toxische oder physikalische Einflüsse induzierte** venookklusive Erkrankung und die alkoholische perizentrale Sklerose sein. Dabei besteht eine **Blutabflussstörung im Bereich der Zentralvenen der Leberlobuli** (alkohol. perizentrale Sklerose) oder der kleinen intrahepatischen Venen (Okklusion bzw. Thrombosierung).

III. Extrahepatischer postsinusoidaler Block

Ursachen des **extrahepatischen postsinusoidalen Blocks** können die schwere Rechtsherzinsuffizienz, Pericarditis constrictiva sowie ein Verschluss der größeren Lebervenenäste beim **Budd-Chiari-Syndrom** (**Endophlebitis obliterans hepatica**) sein. Der Lebervenendruck sowie der intrasplenische Druck sind erhöht. Pathologisch-anatomisch findet man Zeichen einer schweren chronischen Leberstauung.

Pfortaderhochdruck bei Leberzirrhose

Bei der Leberzirrhose kommt es infolge Leberzellnekrosen, narbiger Fibrose und knotiger Parenchymdegeneration zum **intrahepatischen sinusoidalen Block**. Direkte Kurzschlussverbindungen zwischen Pfortaderästen und Lebervenen leiten einen großen Teil des Pfortaderblutes am Parenchym vorbei. Da sich der arterielle Druck direkt auf die Pfortaderäste überträgt, kommt es zur **Ausbildung druckentlastender Kollateralen**:

- **Vv. oesophageae** ⇒ Ösophagusvarizen als Folge eines gestauten Kollateralkreislaufs zwischen V. cava superior bzw. inferior und V. portae
- **Caput medusae** als Folge einer Stauung im Kollateralkreislauf epigastrischer Venen der vorderen Bauchwand, die mit der V. cava inferior in Verbindung stehen
- Gestaute **Hämorrhoidalvenen** führen zur Bildung von Hämorrhoiden.
- **Milzstauung** kann zum ausgeprägten **Hypersplenismus** führen.

Die unmittelbar gefährlichste Komplikation des Pfortaderhochdrucks ist eine **Blutung der Ösophagusvarizen**. Dabei kommt es zu massiven Blutverlusten unter dem Bild eines hämorrhagischen Schocks.

Die **akute Ruptur der Varizen** wird durch peptische Arrosionen, Medikamenteneinnahme (Salizylate) oder intraabdominelle Drucksteigerungen, wie sie beim Husten und heftigem Würgereiz entstehen können, ausgelöst.

Da **nur etwa 30 % aller Varizen bluten**, nimmt man **keine** prophylaktische Shuntoperation vor. Die Blutungsletalität beträgt bis zu 40 %.

Da **im Rahmen einer fortgeschrittenen Leberzirrhose** (⇒ Gerinnung↓) auch **Mehrfachblutungen** (Ulkus in bis zu 15 % d.F.; erosive Gastritis in bis zu 25 % d.F.) auftreten, wird nachfolgend die „Obere gastrointestinale Blutung" abgehandelt.

Abb. 4.41

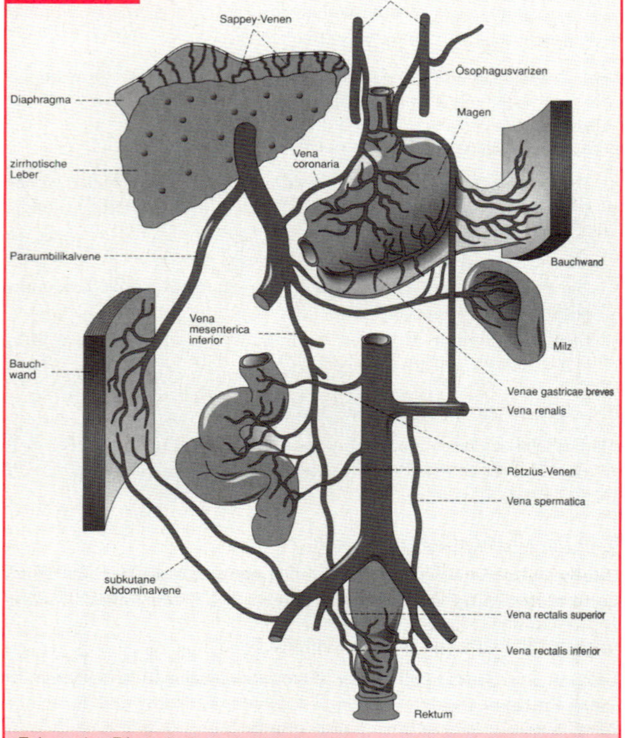

Folgen des Pfortaderhochdrucks (aus Classen, Diehl, Kochsiek, 1998)

Obere Gastrointestinalblutung

Definition

- arterielle oder venöse Blutung im Magen oder oberen Dünndarmabschnitt

Lokalisation

- proximal der Flexura duodenojejunalis (Treitz-Band)

Ätiologie

- **Etwa** 50% Ulzerationen, 30% Erosion, **10% Ösophagusvarizen**, 5% Mallory-Weiss-Syndrom, 5% Karzinome, Dünndarmblutungen 1%

Befunde bei oberer gastrointestinaler Blutung
- **Hämatemesis** (Bluterbrechen)
- **„Kaffeesatz"-Erbrechen** bei Hämatinbildung (Kontakt des Blutes mit HCl)
- **Melaena = „Teerstuhl"** durch Hämatinbildung
- **okkulte Blutung** ⇒ Blutung nicht sichtbar ⇒ **chronisch-hypochrome Anämie**
- bei **schweren Blutungen** ⇒ Anämie- und **Schocksymptomatik**, auch Hämatochezie möglich

Ursachen und mögliche Zusatzbefunde
- **Ulzera** ⇒ unterer Ösophagus, Magen, Bulbus duodeni, Jejunum, Anastomosenulkus
- **Erosionen** ⇒ Gastritis, Bulbus-duodeni-Erosionen, Refluxösophagitis
- **Varizen** ⇒ Ösophagus, Magenfundus
- **Traumata**, Fremdkörper
- **Mallory-Weiss-Syndrom** (Kardiaschleimhauteinriß) ⇒ Nausea
- **Magenkarzinom**, Papillenkarzinom, Leber- u. Pankreastumor
- **Angiodysplasie** ⇒ M. Osler, aortoduodenale Fistel; **Angiodysplasie** im Jugendalter v. a. im Ileum terminale, bei älteren Patienten auch im Colon ascendens und Caecum, wobei rezidivierende massive Darmblutungen oder chronische Sickerblutungen (⇒ **Anämie**) auftreten können

Abb. 4.42

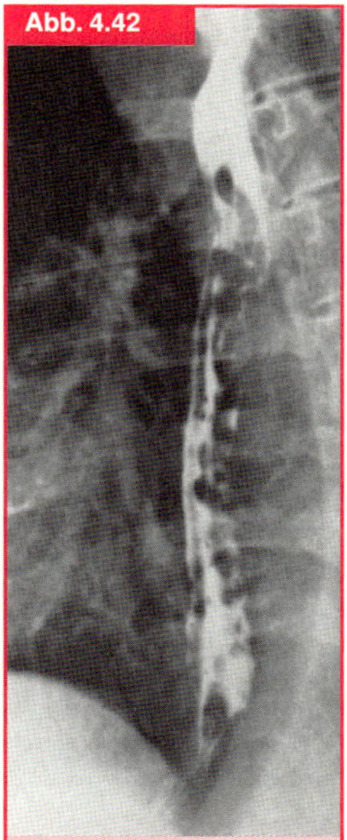

Röntgenbefund: Ösophagusvarizen (IMPP-Prüfungsabb.)

Diagnostik

Anamnestische Abklärung der Ursache
- **vorausgegangene Medikation** (ASS, Vit.-K-Antagonisten, NSAR, Kortikosteroide), Alkoholabusus
- **bekannte Vorerkrankungen** ⇒ Operationen (Anastomosenulkus?), Ulkuskrankheit (Nüchternschmerz bei Ulkus duodeni; Stress?), Dysphagie, **Leberzirrhose**, Gerinnungsstörungen, Pankreaserkrankung, Gewichtsabnahme

Diagnostische Abklärung der Ursache
- **endoskopische Abklärung** ⇒ **Ösophagogastroduodenoskopie** (ÖGD)
- **Labor**: Blutbild, Gerinnungsstatus, Leberenzyme und **Kreuzblutabnahme** für die Blutbank bei größerer Blutung!
- **Röntgen** ⇒ ggf. **selektive Arteriographie** bei unklarem Befund oder anhaltender Blutung (Blutung sichtbar, wenn mehr als 1–2 ml/min verloren geht); ggf. Szintigraphie (weniger spezifisch)
- **ERCP** bei v. a. **Hämobilie** (Gallenwegsblutung)
- Ultima ratio: **explorative Laparotomie,** ggf. kombiniert mit **intraoperativer Endoskopie**

Komplikationen

- **Blutverlust >1.000 ml** ⇒ Blutdruckabfall und Tachykardie (**Schockindex** > 1)
- **Schock** ⇒ akutes **Nierenversagen**, Verbrauchskoagulopathie
- **Rezidivblutung** (**30 %** innerhalb **der ersten drei Tage** nach Blutstillung!)
- **Aspirationspneumonie**

Therapie

- bei akuter starker Blutung ⇒ **venöser Zugang**, **Blutentnahme** zur Blutgruppen-, Hb- und Hk-Bestimmung sowie des Gerinnungsstatus
- bei schwerer Blutung sofort **Volumensubstitution** (initial Blutersatzmittel), **mindestens 4 Blutkonserven** anfordern (**Blutbank**), **Anästhesisten, Chirurgen** und **Endoskopiedienst** verständigen
- **Blutersatz** mit Vollblut oder Plasma
- ggf. **Schocktherapie**, Sauerstoffgabe, Intubation
- **Endoskopie,** ggf. **Magenspülung**
- Versuch **endoskopischer Stillung der Varizen- oder Ulkusblutung** mittels Laser- od. Elektrokoagulation, Polidocanol und Adrenalinunterspritzung oder submuköser Fibrinklebung
- **Operative Maßnahmen** (Sperroperation (Ösophagusdissektion, Varizenligatur), Umstechung, ggf. Resektion) sind mit einer hohen Mortalität verbunden und bleiben als ultima ratio.
  Indikation: persistierender Schock (2 Liter Blutverlust in 4 Std.), endoskopisch unstillbare Blutung, Rezidivblutungen nach ausgeschöpfter konservativer Therapie oder als **Früh-Op**, wenn Blutverlust >4–6 Konserven/24h

Ösophagusvarizenblutung

- Kompression mit **Sengstaken-Blakemore-Sonde** für **max. 48 Std.**
- bei **Magenfundusvarizen** ⇒ Kompression mit **Linton-Nachlas-Sonde**
- im blutungsfreien Intervall ⇒ **Varizensklerosierung**, **transjuguläre hepatische portokavale Stenteinlage** (TIPSS) oder Elektiv-Shunt
- ggf. **medikamentös** ⇒ **Terlipressin** (Vasopressin mit Glycyl) und **Somatostatin** wirken vasokonstringierend im GI-Trakt (ein therapeutisch ausreichender Effekt ist allerdings nicht sicher).

Abb. 4.43

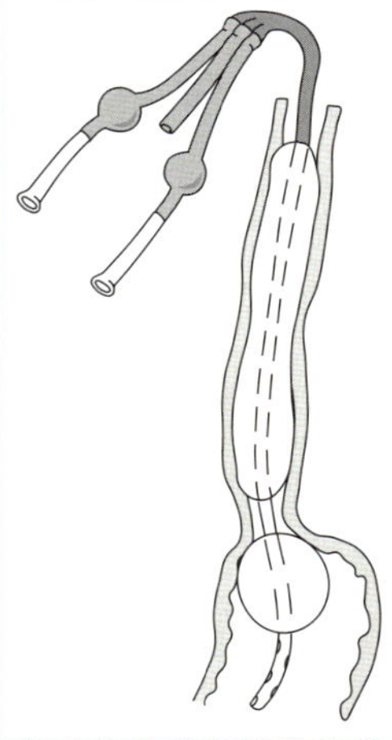

Sengstaken-Blakemore-Sonde

Ulkusblutung (Einteilung nach Forrest)

- **erosive Blutungen** ⇒ lokale Maßnahmen (Magenspülung, Sucralfat für 1–2 Tage) und Säurehemmung
- **Forrest Ia** (arterielle, spritzende Blutung), **Ib** (aktive Sickerblutung) **und IIa** (Gefäßstumpf sichtbar) ⇒ umgehende **endoskopische Abklärung und Hämostase** (z. B. Elektro-Hydro-Thermo-Koagulation)
- **Rezidivblutung** oder **Gefäßblutung im Bereich der Bulbushinterwand** ⇒ primär chirurgische Versorgung (Nähe zur Arteria gastroduodenalis)
- **Forrest II b** (adhärente Koagel) **und IIc** (Hämatinauflagerung) ⇒ **Blutungsfrührezidivprophylaxe**, Hospitalisierung bis zum Ausschluss (endoskopische Dopplersonographie!) eines Gefäßstumpfes
- **Forrest III** (sichtbare Läsion **ohne Blutungszeichen**) ⇒ ambulante **Pharmakotherapie**

Verminderung der Inzidenz von Blutungsfrührezidiven durch kombinierte Pharmakotherapie

- **Protonenpumpenblocker** (z. B. Omeprazol 40 mg/d) über mindestens 6 Wochen
- nichtselektive β-**Rezeptorenblocker** (z. B. Propanolol, Nadolol) zur portalen Drucksenkung

Stationäre Versorgung der Patienten

- bei Unruhe ⇒ **Sedierung** des Patienten (z. B. Diazepam)
- **Nulldiät**, nur weiche Magensonden verwenden (regelmäßiges Anspülen verhindert Koagelbildung)
- Puls- und Blutdrucküberwachung, Oxymetrie
- ggf. O_2-Gabe (3 l/min per Nasensonde)
- **angestrebter ZVD nicht größer als** 15 cm H_2O (Venenfüllung beachten!)
- **angestrebter Hämatokrit-Wert ⇒ 30–35 %** (O_2-Transportkapazität am größten!)

Beachte:

- Erythrozytenzahl, Hämoglobin- und Hämatokrit-Werte **ändern sich nicht sofort** (rel. Werte)!
- Der **Hb-Wert** kann aber durch **kontinuierlichen Einstrom von Gewebsflüssigkeit** auch noch bis zu 2 Tage nach einer Blutung **abnehmen**, ohne dass diese fortbesteht!
- Nach **Massivtransfusionen** (>10) droht **DIC**! ⇒ daher frühzeitige OP-Entscheidung
- **etwa 30 % der Fälle ⇒ Mehrfachblutungen**! (Patienten mit **Leberzirrhose** können **auch** aus Magenulzera und Erosionen bluten!)
- **Letalität** (etwa 10 %) korreliert mit **Intensität der Blutung** (>6 Blut-Konserven ⇒ Anstieg der Letalität auf >50 %); **bei akuter Ösophagusvarizenblutung** ⇒ bis zu 40 %
- sofort zur **Prophylaxe des Leberkomas** ⇒ Neomycin (z. B. Bykomycin® 4x2 g/d), Laktulose (20 ml alle 2 h)

Hepatische Enzephalopathie

Pathogenese

Die Ursachen der hepatischen Enzephalopathie sind noch nicht vollständig geklärt. Besonders die Anhäufung von **Ammoniak** aus der bakteriellen Eiweißzersetzung schädigt die zerebralen Ganglien. Daneben wirken **auch Amine, Merkaptane, Phenole, freie kurzkettige Fettsäuren** und andere Substanzen (**γ-Aminobutyrat**) nervenzellschädigend.

Abb. 4.44

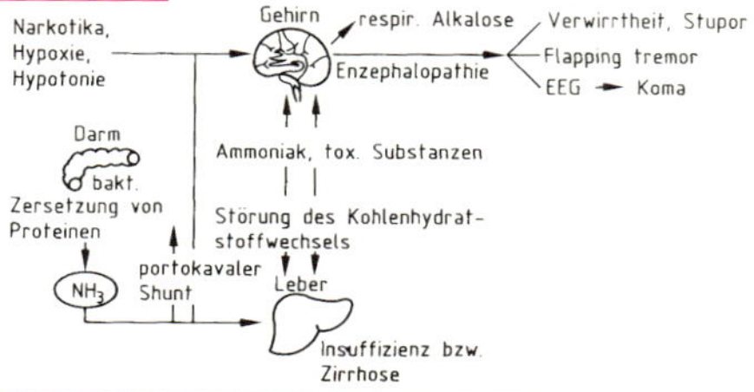

Pathogenese der hepatischen Enzephalopathie (aus Lohr/Bös 1998)

Intestinal werden die neurotoxischen biogenen Amine **Phenylethanolamin** und **Octopamin** gebildet, die als „falsche Neurotransmitter" unter Umgehung der Leber in das Gehirn gelangen können. Während die gesunde Leber Toxine aus dem Pfortadersystem entfernt und entgiftet, besteht **bei** der **Leberinsuffizienz ebenso wie nach einer portokavalen Shuntoperation** eine erhöhte Verteilung dieser Substanzen im Blut.

Begünstigend wirken

- **gastrointestinale Blutungen** (Eiweißverlust in den Darm ⇒ vermehrte Ammoniakbildung), eiweißreiche Kost
- **Schock** (Hypovolämie ⇒ rel. Zunahme der Konzentration neurotoxischer Substanzen)
- **Infektionskrankheiten**, chirurgische Eingriffe (⇒ vermehrter Eiweißkatabolismus)
- Alkoholkonsum, Verabreichung lebertoxischer Arzneimittel
- **Niereninsuffizienz** (⇒ urämisch-toxische Metabolite, „Elektrolytkoma")
- **Diuretikamedikation** (⇒ Verminderung des Blutvolumens ⇒ rel. Zunahme der Konzentration der zentral toxisch wirksamen Toxine)
- **Alkalose** (Folge einer eingeschränkten hepatischen Harnstoffsynthese) ⇒ Zunahme der Diffusion von freiem Ammoniak in das Gehirn
- **Sedativa** können die Empfindlichkeit des Gehirns gegenüber den auslösenden Faktoren der hepatischen Enzephalopathie erhöhen.

Symptomatik

Die hepatische Enzephalopathie äußert sich in **Verwirrtheitszuständen, Stupor und grobschlägigem Tremor**. Sie kann über lange Zeit bestehen oder auch fluktuieren, bis es **zum Coma hepaticum** kommt.

Therapie

- **Reduktion der** täglichen **Eiweißzufuhr**
- **Dauermedikation mit Laktulose** (z. B. Bifiteral®, Lactofalk®, Laevilac® 3-mal 15 ml/d), die als kaum resorbierbare Ketohexose durch **Verschiebung des Darm-pH in saure Bereiche** das Wachstum ammoniakbildender Bakterien hemmt und gleichzeitig als **osmotisches Laxans** die Darmentleerung fördert (⇒ verringert die Resorption von Ammoniak)
- Bei vermehrter Aminosäurebelastung des Darms kann zusätzlich eine **Hemmung der ammoniakbildenden Darmflora durch Aminoglykosidantibiotika** (Neomycin, Paramomycin) erfolgen.
- bei foudroyantem Verlauf: Plasmapheresebehandlung und Substitution von Gerinnungsfaktoren

Toxische Leberschäden

Ätiopathogenese

Vergiftungen durch **Hepatotoxine** wie Knollenblätterpilze, Tetrachlorkohlenstoff, Chloroform, Phosphor oder Alkohol führen dosisabhängig und reproduzierbar zum **Leberzerfallskoma**.

Die Leber ist dabei nicht mehr in der Lage, **toxische Substanzen** zu entgiften, so dass diese vermehrt über den großen Kreislauf ins Gehirn gelangen. Zusätzlich besteht eine **Zunahme des Ammoniakspiegels** im Blut, weil die **ammoniakverbrauchende Harnstoffsynthese der Leber eingeschränkt** oder aufgehoben ist.

Symptomatik

Stadien des Coma hepaticum

- **Stadium I** ⇒ Euphorie, verwaschene Sprache, Schlafstörungen, Verlangsamung, leichter Flapping-Tremor, keine EKG-Veränderungen
- **Stadium II** ⇒ inadäquates Verhalten und Schläfrigkeit des Patienten, Flapping-Tremor, EKG-Veränderungen
- **Stadium III** (Stupor) ⇒ schläfriger, aber erweckbarer Patient, der unzusammenhängend spricht, Flapping-Tremor, EKG-Veränderungen
- **Stadium IV** (tiefes Koma) ⇒ Der Patient reagiert nicht mehr auf Schmerzreize, Flapping-Tremor fehlt, EKG-Veränderungen sind vorhanden.

Klinische Befunde bei der akuten Leberinsuffizienz

- **Foetor hepaticus, Bewusstseinsveränderungen** von Erregung bis zur Apathie, **hämorrhagische Diathese** (⇒ Magen-Darmblutungen), **Hypotonie** (Vasodilatation), Hyperventilation (Ammoniak ↑), abnehmende Lebergröße bei Leberzerfall, Aszites, Ikterus, Fieber, ggf. auch Nierenversagen, Hirnödem und **Koma**

Diagnostik

Laborwerte ⇒ Bilirubin ↑, Ammoniak ↑, Gerinnungsfaktoren ↓, Quick ↓, oft Thrombopenie, Transaminasen nicht immer erhöht

Therapie

- **Entgiftungsmaßnahmen** (bei **Knollenblätterpilzintoxikation** ⇒ Penicillin, Silibinin (z.B. Legalon® SIL) oral und Hämoperfusion über Aktivkohle; **Paracetamolintoxikation** ⇒ Acetylcystein-Gabe (z.B. Fluimucil®))
- Substitution von Elektrolyten, Gerinnungsfaktoren und Glukose **(cave Hirnödem!)**
- **Laktulose** und **Neomycin** (z. B. Bykomycin®) per os
- Stressulkus-Prophylaxe
- ggf. temporärer Leberersatz (auxiliäre Lebertransplantation)

Leberschädigende Medikamente

- **Medikamente** können **direkt oder** auch **indirekt toxisch** über Stoffwechselreaktionen oder -produkte wirken, wobei Tetrazykline und Zytostatika mehr **zytotoxisch**, Substanzen wie Sexualhormone und Rifampicin mehr **cholestatisch wirksam** sind.
- **Cholestatische Reaktionen** können dabei **ohne** (u.a. Methyltestosteron, Mestranol, Norethandrolon) oder **mit entzündlichen Reaktionen** (u.a. Chlorothiazid, Chlorpromazin, Ajmalin) auftreten.
- **Hypersensitivitätsreaktionen** (⇒ chronisch-aktive Hepatitis) können u.a. durch Isoniazid und Methyldopa ausgelöst werden.

Diagnostisch weiterführend sind die **Medikamentenanamnese, Laborwertbestimmung** und ggf. auch eine **Leberbiopsie** (Quick-Wert-Kontrolle!)
Die **Primärtherapie** besteht im Absetzen dieser Medikamente.

Alkoholtoxischer Leberschaden

Der alkoholtoxische Leberschaden kann in **3 Stadien** eingeteilt werden:

I. **Fettleber** (Steatosis hepatis) ohne entzündliche Reaktion
II. **Fettleber-Hepatitis** (Fettleber mit entzündlicher Reaktion)
III. **Mikronoduläre Leberzirrhose**

Pathogenese

Äthanol wird durch die **Alkoholdehydrogenase**, das **mikrosomale alkoholoxidierende System (MEOS)** und die **Katalase** zu 90% in der Leber abgebaut.
Dabei ist die Oxidation über das **mikrosomale alkoholoxidierende System** nur **bei chronischem Alkoholkonsum** von Bedeutung, da das im endoplasmatischen Retikulum gelegene **mischfunktionelle Oxidationssystem** hierbei **induziert** ist.

Störungen des Leberstoffwechsels resultieren aus

- der Induktion von **Cytochrom p450**
- der Bildung von **Acetaldehyd (lebertoxisch)**
- der Bildung von **Redoxäquivalenten**

Der Äthanolabbau über das mikrosomale alkoholoxidierende System führt zu einer **vermehrten Aldehydproduktion** und Steigerung des Sauerstoffverbrauchs in perivenösen Hepatozyten. Es resultieren **läppchenzentrale Hypoxie** und **Hyperlaktatämie** mit nachfolgender **Fibrosierung im perivenösen Gebiet**.
Die **toxische Alkoholgrenze** für die Leber ist individuell verschieden, wobei die Kapazität der Aldehyddehydrogenase bei Frauen geringer als bei Männern ist. Neben dem **Geschlecht** spielen auch **Vorerkrankungen, Mangel- oder Fehlernährung** eine Rolle.
Die schädigende Grenze wird für **Männer** mit etwa **60 g** Äthylalkohol täglich, bei **Frauen** etwa **20 g** Äthylalkohol angegeben. **Chronischer Alkoholkonsum** über diesen Grenzwert hinaus führt bei mehr als 30% der Betroffenen zur **Fettleberhepatitis**.

Fettleber

Als **Fettleber** bezeichnet man eine **diffuse Ablagerung von Triglyzeriden** in **mindestens der Hälfte aller Hepatozyten**. Sind weniger Zellen betroffen, spricht man von einer **Leberzellverfettung**.

Ätiologie

- **Toxine** (Alkohol, Medikamente (z.B. Reye-Syndrom), Chemikalien)
- **ernährungsbedingte Ursachen** wie Überernährung, Malnutrition, **Proteinmangelernährung** (⇒ Synthese der Apoliproteine↓)
- **Hypoxie** (Anämie, Herzinsuffizienz, respiratorische Insuffizienz)

- **Stoffwechselstörungen** (Diabetes mellitus, M. Cushing, M. Wilson, Hyerlipoproteinämie)
- Schwangerschaft

Seltenere Ursachen sind **chronisch-entzündliche Darmerkrankungen** (auch Dünndarm-Bypass-Operationen), die zu einem **Mangel an den lipotropen Substanzen** führen, die eine Schutzwirkung gegenüber der Leberverfettung haben. Eine unzureichende Synthese der Phospholipide führt dabei zur Anreicherung von Triglyzeriden in der Leber.

Pathogenese

Die **alkoholinduzierte Fettleber** entwickelt sich auf Grund einer **gesteigerten Fettsäuresynthese bei gleichzeitiger Hemmung des Fettsäureabbaus**.

Zunahme der Triglyceridsynthese + Mangel an Apolipoproteinen + Lipoproteinlipaseaktivität↓ + Schädigung des mikrotubulären Zytoskeletts ⇒ **Sekretion der Triglyceride aus der Leberzelle erschwert ⇒ Triglyceridakkumulation im Leberparenchym**

Symptomatik, Diagnostik, Therapie

Befund: Leber prallelastisch bis derb vergrößert bei meist symptomlosen Patienten
Laborwerte: Transaminasen normal oder leicht erhöht, ggf. γ-GT↑
Therapie: Die **Fettleber** ist **rückbildungsfähig** (etwa 3 Monate), wenn die ursächlichen Faktoren beseitigt werden.

Akute Komplikationen

- Die **reduktive Bildung von Laktat aus Pyruvat** begünstigt das Auftreten einer **Laktatazidose**. Diese beeinträchtigt die Harnsäureausscheidung mit dem Urin, so dass **bei prädisponierten Personen** nach einem Alkoholexzess **Gichtanfälle** auftreten können.
- Da die Glukoneogenese aus Aminosäuren durch Hemmung des Zitratzyklus und Erniedrigung der Oxalacetatkonzentration vermindert ist, kann es **nach Aufbrauchen der Glykogenreserven** zur **alkoholinduzierten Hypoglykämie** kommen.

Alkoholhepatitis (Fettleberhepatitis)

Morphologie

Die **Alkoholhepatitis** ist durch das Auftreten von **Leberzellnekrosen, leukozytären Infiltraten** im **Bereich der Portalfelder** und durch alkoholisches intrazelluläres Hyalin (**Mallory-Bodies**) gekennzeichnet. Neben **wabigen Leberzellen** findet sich eine „**Maschendrahtfibrose**" als Ausdruck der sich entwickelnden alkoholtoxischen Zirrhose.

Symptomatik

Die Patienten sind im Anfangsstadium **beschwerdefrei**, weisen jedoch **später** neben einer **Hepatomegalie** Appetitlosigkeit, Übelkeit, Gewichtsverlust, Schmerzen im rechten Oberbauch, sowie in 50 % der Fälle einen **Ikterus** und **Fieber** (45 %) auf. Auch **Zeichen einer Alkoholintoxikation** (Schweißneigung, Tremor) können bestehen.

Diagnostik

Laborwerte: Transaminasen meist erhöht (typisch: AST >ALT), GLDH↑, **Bilirubin**↑, Cholesterin↑, Triglyzeride↑, γ-GT und IgA↑, Albumin, Cholinesterase und Quick-Wert↓, Erhöhung des Serumeisens, ggf. Leukozytose mit Linksverschiebung, makrozytäre Anämie

Therapie

- Bettruhe
- **Alkoholentzug** unter Aufsicht (Entzugssymptome!)
- Kortisongabe (40 mg/d Prednisolon)
- bei schnell progredientem Verlauf ⇒ **Lebertransplantation**

Sonderform: Zieve-Syndrom

Das **Zieve-Syndrom** bezeichnet das gemeinsame Auftreten eines **alkoholtoxischen Leberschadens** mit einer **hämolytischen Anämie** (Blutbildungsstörung, Erythrozytenüberlebenszeit ↓) und **Hypertriglyzeridämie**.
- **Symptomatik**: akute **Oberbauchschmerzen**, Nausea, Vomitus, oft Begleitpankreatitis
- **Laborwerte**: Transaminasen ↑, alkalische Phosphatase ↑, indirektes Bilirubin ↑, LDH ↑, Leuko- und Retikulozytose

Exkurs: Alkoholentzug
- Wenn beim Alkoholkranken der Alkoholkonsum reduziert oder eingestellt wird, stellen sich innerhalb kurzer Zeit die typischen **Symptome des Prädelirs** (Tremor der Hände, Schwitzen, Tachykardie, Übelkeit, Erbrechen, Schwächegefühl, Schlafstörungen, Myoklonien und Reflexsteigerung) ein.
- Beim Alkoholentzugsdelir treten **zusätzlich optische und akustische Halluzinationen**, Agitiertheit und **motorische Unruhe**, **Desorientierung** (zu Ort und Zeit, nicht zur Person) und **Temperaturerhöhung** auf. Durch eine pathologisch erhöhte Empfindlichkeit von Benzodiazepinrezeptoren gehen bis zu 20 % der Delirien initial mit einem Grand-mal-Anfall einher.
- Das **Delirium tremens bedarf intensivmedizinischer Überwachung**. Günstig wirkt eine Kombination von Clomethiazol (Distraneurin®), das gleichzeitig antikonvulsiv wirkt, und einem Neuroleptikum, das antipsychotisch wirkt.

Reye-Syndrom

- Das **Reye-Syndrom** betrifft hauptsächlich Kinder bis zum 15. Lebensjahr, bei denen eine **Influenza-** oder **Varizelleninfektion** mit **Acetylsalicylsäure behandelt** wurde.
- Es resultiert eine Fettleberhepatitis, die ebenso wie die Fettleber nach Tetrazyklinbehandlung in der Schwangerschaft oft tödlich unter dem Bild einer **akuten Leberinsuffizienz** mit **Enzephalopathie** verläuft.
- Eine wirksame **Therapie** ist nicht bekannt. Die **Letalität** beträgt bis zu 50 %.

Metabolische und genetische Lebererkrankungen

Beim **Diabetiker** kommt es zur Ausbildung einer **Fettleber**, da u. a. die **lipasehemmende Wirkung des Insulins wegfällt** und somit eine **verstärkte Lipolyse im Fettgewebe** besteht. Es besteht ein **Überangebot von Fettsäuren und Triglyzeriden**, das schließlich zur Leberverfettung führt.

Adipositas führt ebenfalls durch ein **Überangebot von Fettsäuren** und **Glyzerin** zur Leberverfettung. Durch **Lipogenese** aus Kohlenhydraten und Aminosäuren sowie **Fettzufuhr** aus der Nahrung wird die Prä-β-Lipoprotein-Fraktion (VLDL), die dem Transport endogener Plasmatriglyzeride dient, überlastet, und es kommt zur konsekutiven Einlagerung von Triglyzeriden in die Hepatozyten.

Von den **primären Hyperlipoproteinämien** führen besonders der **Typ I** und **V** zu einer **Hepatosplenomegalie**. Bei der Hyperlipoproteinämie vom **Typ I** besteht ein **verzögerter Abbau von Chylomikronen**, während die familiäre Hyperlipidämie vom Typ V durch **kalorische Induktion** zu maximal erhöhten Triglyzeridspiegeln führt.

Siderosen (Eisenspeicherkrankheiten), Hämochromatose, Morbus Wilson

Siehe Seite 513 ff.

α_1-Antitrypsinmangel

Dem **α_1-Antitrypsinmangel** liegt eine **autosomal-rezessiv** vererbte Erkrankung mit **verminderter Aktivität des Proteaseinhibitors α_1-Antitrypsin (= AAT)** zugrunde. Ursache ist die Vererbung von zwei defi-

zienten Allelen für das AAT-Protein aus dem AAT-Gen-Lokus auf dem Chromosomensegment C14. **Alpha-1-Proteinasen-Inhibitormangel** führt bereits im Kindesalter zu einer chronisch progressiven neonatalen bzw. kindlichen Hepatitis. Etwa 5% der Patienten entwickeln eine Leberzirrhose. Die häufigsten pathogenen Mutationen (95% der Fälle) in der weißen Bevölkerung werden als Z- und S-Mutation bezeichnet, wobei die Z-Mutation dabei zu einem deutlich schwereren Verlauf führt.
Vermutlich ist dabei der Transport des **α_1-Antitrypsins** aus der Leberzelle ins Blut gestört, was durch Wegfall seiner inhibitorischen Wirkung zu einer **gesteigerten Aktivität der Proteasen** mit allgemeiner Schädigung des Bindegewebes führen kann. Ferner kommt es zur **Hepatopathie** mit **kugelförmigen PAS-positiven Einschlüssen in den Leberzellen**.
In der **Lunge** wirkt sich diese chronische Schädigung besonders ungünstig aus, da sich schon sehr früh eine **obstruktive Erkrankung** mit **Emphysembildung** ausprägt.
Die **Therapie** besteht in der Substitution des Proteaseinhibitors.

Hepatische Porphyrien

Siehe auch Seite 510 ff.

Die **akute hepatische Porphyrie** kann sowohl durch einen autosomal-rezessiv vererbten Porphyrinsynthetasedefekt als auch durch autosomal-dominant vererbte Defekte der Porphobilinogen-Desaminase, Koproporphyrinogen-Oxidase oder Protoporphyrinogen-Oxidase verursacht sein. Es besteht eine Dysregulation der Hämbiosynthese **ohne Akkumulation von Porphyrinen in der Leber**.

Bei der **chronisch-hepatischen Porphyrie** (= Porphyria cutanea tarda) besteht ein autosomal-dominant vererbter Mangel an Uroporphyrinogen-III-Decarboxylase. Dabei besteht **keine Dysregulation der Hämbiosynthese**, jedoch eine **Akkumulation von Porphyrinen in der Leberzelle**.

Therapie

- Mit **einer niedrig dosierten Chloroquintherapie** werden metabolisch stabile Remissionsphasen erreicht, wenn Alkohol und östrogenhaltige Medikamente gemieden werden.
- Die **Aderlassbehandlung** ist insbesondere bei **Patienten mit Leberzirrhose** im Hinblick auf den Proteinverlust kontraindiziert ⇒ besser ist in solchen Fällen die **Blutzellseparation**.

Parasitäre Erkrankungen der Leber

Hepatische Amöbiasis

- Die **Amöbenkolitis** ist oft von einer druckempfindlichen **Hepatomegalie** begleitet. Dabei oder 1–3 Monate später kann sich ein Leberabszess entwickeln.
- Es resultieren **Schmerzen oder Mißempfindungen über der Leber**, die durch Bewegung verschlimmert werden können und gelegentlich der rechten Schulter zugeschrieben werden. Zusätzlich können **intermittierendes Fieber, Schweißausbrüche**, Frösteln, Unwohlsein, Erbrechen, Schwäche und **Gewichtsverlust** auftreten. Ein Ikterus ist eher ungewöhnlich.
- Der **Abszess** kann in den subphrenischen Raum **perforieren**, ebenso in die rechte Pleurahöhle, in die rechte Lunge und andere anliegende Organe.

Echinokokkenzysten

- Der **Hund** ist der **Hauptwirt**, das **Schaf** der häufigste **Zwischenwirt** dieses Parasiten (in Alaska und im westlichen Kanada sind Wölfe die Hauptwirte und Elche die Zwischenwirte).
- Nach der oralen **Aufnahme** von Zysten oder Wurmeiern **dringen die Scolices** bzw. Embryonen **in die Darmwand** ein und erreichen über den Pfortaderkreislauf **Leber** oder Lunge, Gehirn, Niere, Knochen und andere Gewebe. **Überlebende Larven** entwickeln sich zu **Echinokokkenzysten** (**Hydatiden**), die sich langsam vergrößern und zu **Drucksymptomatik** führen.

- Die **meisten Zysten** befinden sich in der **Leber**, wo sie oft erst nach Jahren zu abdominalen Schmerzen und einem **palpablen Tumor** führen. Wenn die Gallenwege verschlossen sind, kann es zum **Ikterus** kommen. Eine **Ruptur** solcher Zysten in die Gallengänge, den Bauchraum oder die Lungen kann zu Fieber, Urtikaria oder einer schweren anaphylaktischen Reaktion führen. Die freigegebenen Wurmköpfe können eine **metastatische Infektion** verursachen.
- **CT** und **Sonographie des Abdomens** zeigen die mit Flüssigkeit gefüllten Leberzysten. Im Thoraxröntgenbild kann man einen runden, oft unregelmäßigen Lungenschatten von gleichmäßiger Dichte finden. Bei etwa 60 % der Lungen- und 90 % der Leberläsionen sind **serologische Tests** positiv.

Therapie

- Die **operative Exzision** (Zystektomie) bietet die einzige Möglichkeit zur Heilung.
- Mit Benzimidazol-Carbamat (**Mebendazol** und **Albendazol**) können etwa ein Drittel der Patienten geheilt werden und ungefähr drei Viertel eine Besserung der Symptome erfahren, ohne objektive Zeichen für eine Eliminierung der Zysten.

Siehe auch Seite 768 ff.

Tumoren der Leber

Gutartige Lebertumoren

Neben den zuvor beschriebenen **Leberzysten parasitären Ursprungs** gibt es auch **Solitärzysten** und die **Zystenleber**.

Die **häufigsten gutartigen Lebertumoren** sind solitäre **Hämangiome** (Kavernome), seltener Hamartome, Fibrome, Adenome, Teratome, Hämangioendotheliome und Lymphangiome. **Leberadenome** und eine **fokale noduläre Hyperplasie** werden gehäuft bei Einnahme von Ovulationshemmern beschrieben. **Hämangiome** und **Leberadenome** können rupturieren!

Diagnostik

- **Sonographie**, **Computertomographie**, ggf. mit Kontrastmittelgabe durch Bolusinjektion; bei der **fokalen nodulären Hyperplasie** und beim **Hämangiom** ⇒ zusätzl. **sequentielle Hepatoszintigraphie**
- in **Zweifelsfällen** ⇒ sonographisch geführte **Feinnadelpunktion**, Laparoskopie mit **Biopsie** oder Laparotomie mit **Probeexzision**
- **fokale noduläre Hyperplasie** ⇒ regelmäßige Verlaufskontrolle

Therapie

Relative Operationsindikation für Adenome und Hämangiome über 3 cm Durchmesser mit Wachstumstendenz

Maligne Erkrankungen der Leber

Man unterscheidet **primäre Malignome** (hepato- oder cholangiozellulären Ursprungs) und Sarkome von den häufigeren **sekundären Karzinomen** (z. B. Metastasenleber).
Bei folgenden **Tumoren** kommt es bevorzugt zum Auftreten von **Metastasen in der Leber**:

- Bronchialkarzinom
- Mammakarzinom
- malignes Melanom (**nicht** Basaliom!)
- Magen-, Ösophaguskarzinom
- Pankreaskopfkarzinom
- Karzinoid des Dünndarmes
- Kolonkarzinom
- Rektumkarzinom (**nicht** Analkarzinom!)

Ätiologie

In Europa treten **hepatozelluläre Karzinome** nur selten in einer normalen, jedoch bis über 80% in einer **zirrhotischen Leber** auf. Sie können **multilokulär oder vereinzelt** im Organ nachweisbar sein. Die **Metastasierung** erfolgt vorwiegend in Lunge und Knochen.

Tab. 4.9 Klassifikation primärer maligner Lebertumoren (aus Nilius/Rink, 1995)

Morphologie	Manifestationsalter	Risikofaktoren
• **hepatozellulär**		
– hepatozelluläres Karzinom (HCC) Sonderformen: Klarzelltyp, Riesenzelltyp	>40 Jahre 75% bis 84% Männer	Zirrhose, HBV-/HCV-Carrier, Alkohol Karzinogene (Aflatoxin), Rauchen, p53-Genmutation
– fibrolamellares Karzinom	5 bis 35 Jahre	nicht zirrhoseassoziiert
– Hepatoblastom	Kinder <4 Jahre	
• **biliär**		
– cholangiozelluläres Karzinom	>40 Jahre	PSC, Anabolika, Clonorchiasis, zystische Fibrose, Thorotrast
– Zystadenokarzinom		kongenitale Zysten, Zystadenom
• **Mischform**		
– hepatozelluär-cholangiozelluläres Karzinom	>40 Jahre	
• **mesenchymal**		
– Angiosarkom (Hämangioendotheliom)	>50 Jahre	Anabolika, Vinylchlorid, Arsen, Thorotrast, Neurofibromatose
– epitheloidzelliges Hämangioendotheliom	15 bis 30 Jahre mehr Frauen	
– undifferenziertes Sarkom	Kinder, Jugendliche	

Männer sind **häufiger betroffen als Frauen**. Aufgrund der bestehenden Assoziation mit dem Hepatitis-B- und -C-Virus ist das primäre Leberzellkarzinom ein häufiger Tumor im tropischen Afrika.

Risikofaktoren sind **Hepatitisinfektionen**, **Karzinogene** (Alkohol = Kokarzinogen bei Virushepatitis; Aflatoxin B_1, Arsen, Thorotrast), **Hämochromatose** u.a. **Leberparenchymveränderungen**, die zu **zirrhotischem Umbau** der **Leber** führen können.

Symptomatik

- zunehmendes **Druckgefühl** (Lebervergrößerung) und Schmerzen **im rechten Oberbauch**
- Anorexie ⇒ **Abmagerung**
- **Obstipation**, selten Diarrhö
- **febrile Temperaturen**
- zunehmender (gel. auch hämorrhagischer) **Aszites**
- ggf. Ikterus (bei Choledochuskompression)
- **ggf. paraneoplastische Hormonproduktion** ⇒ Gynäkomastie, Hyperparathyreoidismus, Hyperthyreose, Pseudoporphyrie
- **Spätstadium** mit allen Folgen der **Leberinsuffizienz** (z.B. hepatische Enzephalopathie)

Diagnostik

Laborwerte

- **α_1-Fetoprotein**-Serumkonzentration ↑ (bis zu 90% d.F.; Spezifität: 95%)
- **γ-GT**, alkalische Phosphatase und LDH ↑, Albumin oft ↓, Serumferritin oft ↑
- Virusserologie oft positiv

Weiterführende Diagnostik

- **Dopplersonographie** ⇒ Nachweis **intravaskulären Tumorwachstums**

- kontrastmittelgestützte **Computertomographie** (z. B. hypodenses Areal), MRT
- präoperative selektiv-superselektive **Angiographie,** um die **arterielle Versorgung der Leber darzustellen** (typ. Neovaskularisation und arteriovenöse Shuntbildung) und zum **Ausschluss eines Tumoreinbruchs in die Pfortader**; evtl. auch **Leberveno-** und **untere Kavographie**
- **Aszitespunktat** ⇒ Nachweis maligner Zellen
- ggf. Leberszintigraphie (bei intrahepatischer Cholestase ⇒ verlangsamte Exkretionsphase in der hepatobiliären Sequenzszintigraphie)
- ggf. **Feinnadelpunktion** oder Laparoskopie ⇒ Biopsie
- **Metastasensuche** ⇒ Skelettszintigraphie, Hirn-CT

Therapie

Primär ist ein **chirurgisches Vorgehen** angezeigt.
Man unterscheidet **typische** und **atypische Leberresektionen** (Keilresektion oder Enukleation).

- bei **Operabilität** ⇒ Segmentresektion bzw. atypische **Leberresektionen**
- bei **Inoperabilität** ⇒ **selektive Zytostatikainfusion** (FUDR oder 5-FU, eventuell in Kombination mit Mitomycin (z. B. Mitomycin-medac®)) auf intraarteriellem und/oder venösem Weg als **Bolus** oder als **kontinuierliche Infusion** über 2 Wochen ⇒ **Vorteile**: hohe Wirkstoffkonzentration am Zielgewebe, weniger systemische Nebenwirkungen, da die meisten der angewandten Zytostatika durch die Leberpassage bereits abgebaut werden
- bei **multilokulärem, hepatozellulärem Karzinom** in einer Zirrhose und bei **inoperablen** Child-C-Patienten ⇒ **angiographische Chemoembolisation** ⇒ verbessert Lebensqualität und möglicherweise auch die Überlebenszeit bei kleineren Tumoren
- **perkutane Alkoholinjektion in das Tumorzentrum**
- **Lebertransplantation** ⇒ keine besseren Langzeiterfolge als Teilresektion
- Radiatio ohne therapeutischen Effekt

Für die **onkologische Nachsorge** eignen sich die **Bestimmung des α_1-Fetoproteins** und die **Anfertigung eines Sono- oder Computertomogramms alle 6–12 Monate**. Die 5-Jahres-Überlebensrate beträgt nur 15–30%.

Zur **Behandlung einer solitären Lebermetastase** nach Radikaloperation eines Karzinoms ist eine **Metastasenexstirpation/Resektion der Metastase** angezeigt.

Ikterus

Allgemeines

Bilirubin ist zu etwa 80% das **Abbauprodukt des Hämoglobins**. Der Abbau findet hauptsächlich in der **Leber, Milz** und im **Knochenmark** statt. Das dabei entstehende Biliverdin wird zu **Bilirubin** dehydriert.

Abb. 4.45

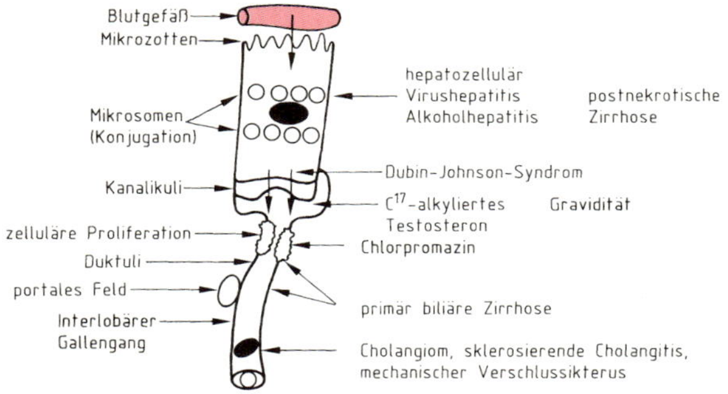

Störungen der Bilirubinausscheidung (aus Lohr/Bös 1998)

- **Freies Bilirubin** (unkonjugiertes Bilirubin, **indirektes Bilirubin**) ist lipophil und kann durch Zellmembranen diffundieren. Im Plasma ist es **an Albumine gebunden**.
- **Hepatozyten** nehmen das **indirekte Bilirubin** in die Zelle auf, wo es im glatten endoplasmatischen Retikulum durch das Enzym Glukuronyltransferase **mit Glukuronsäure konjugiert** wird (⇒ **direktes Bilirubin**).
- Die **Ausscheidung des wasserlöslichen, direkten (konjugierten) Bilirubins** erfolgt aktiv gegen einen Konzentrationsgradienten in die Gallenkanälchen durch das **Transportprotein Ligandin**.

Enterohepatischer Kreislauf des Bilirubins

Das **konjugierte Bilirubin** wird als Bestandteil der **Gallenflüssigkeit in den Darm ausgeschieden**. Unter dem Einfluss von **Bakterien** erfolgt im Kolon die **Dekonjugation zu Urobilinogen und Sterkobilinogen**, die sich nach Oxydation mit Sauerstoff in **Mesobilin** und **Sterkobilin** umwandeln und dem Stuhl seine typische dunkle Farbe verleihen.

Urobilinogen entsteht jedoch nicht nur im Kolon, sondern auch physiologisch in geringer Konzentration in der Leber. **Das über die Galle ausgeschiedene Urobilinogen wird zum Teil im Dünndarm rückresorbiert und gelangt über die Pfortader wieder in die Leber** (**enterohepatischer Kreislauf**).
Der enterohepatische Kreislauf ermöglicht diagnostische Rückschlüsse bei der Differentialdiagnostik des Ikterus. Beim Verschlussikterus erscheint beispielsweise direktes Bilirubin im Urin, wohingegen Urobilinogen völlig fehlt (keine Exkretion!).

Bilirubintransportstörungen

- Das **unkonjugierte, wasserunlösliche Bilirubin** zirkuliert im Plasma **an Albumin gebunden** und wird von den Leberzellen aufgenommen. Dieser Vorgang kann durch verschiedene Arzneimittel wie Sulfonamide oder Salizylate behindert werden, da **Bilirubin** von diesen Substanzen **aus seiner Albuminbindung verdrängt** wird und schließlich ins Gewebe diffundiert. Es resultiert ein **extrahepatischer Transportikterus** mit Erhöhung des indirekten Bilirubins im Blut.
- Auch der **intrahepatische Transport des Bilirubins** kann durch Medikamente und Diagnostika wie Bromsulphthalein, jodhaltige Kontrastmittel und organische Farbstoffe behindert werden. Diese **Substanzen konkurrieren ebenso wie Bilirubin um die intrazellulären Transportproteine**, da sie konjugiert werden müssen. **Störungen im Bereich des bilirubinbindenden Y-Proteins** (Ligandin, Gluthationtransferase) und des **Z-Proteins** können ebenfalls vorliegen.

Erreicht das **Gesamtbilirubin** einen Wert von ≥ **2 mg/dl**, resultiert ein **Ikterus** („Gelbsucht“).

Je nach der **Ursache** unterscheidet man **verschiedene Formen des Ikterus**:

Tab. 4.10 Ikterusdiagnostik

	Prähepatischer Ikterus (hämolytisch)	Posthepatischer Ikterus (Verschluss)	Intrahepatischer Ikterus (parenchymatös)
Serum			
indirektes Bilirubin	↑↑	–	↑
direktes Bilirubin	–	↑↑	↑
Urin			
Bilirubin	–	↑↑	↑
Urobilinogen	↑↑	–	↑
Stuhlfarbe	dunkel	hell (acholisch)	hell
Milzvergrößerung	↑↑	fehlt	(↑)
Juckreiz	fehlt	stark	mäßig
Lebervergrößerung	keine	↑ (derb)	+ (weich)
Alkalische Phosphatase	normal	↑↑	↑
Serumeisen	↑	normal	↑↑
Transaminasen	normal	normal bis ↑	↑↑

Prähepatischer Überproduktionsikterus (⇒ freies (indirektes) Bilirubin ↑)

- bei **hämolytischen Anämien**, gesteigerter **ineffektiver Erythropoese**, nach multiplen **Bluttransfusionen** sowie bei der Organisation großer Hämatome
- Dabei überschreitet das in großer Menge anfallende indirekte Bilirubin die Aufnahme- und Glukuronidierungskapazität der Leber, und es resultiert eine **indirekte Hyperbilirubinämie**.
- Eine **Bilirubinurie fehlt**, da das **indirekte Bilirubin nicht wasserlöslich** ist und somit nicht über die Niere ausgeschieden werden kann.
- Als Zeichen der **Hämolyse** finden sich erhöhte Werte für Serumeisen, LDH und der Retikulozytenzahl bei gleichzeitig **vermindertem Serumhaptoglobin**.

Eine **Shunt-Hyperbilirubinämie** besteht, **wenn Erythrozytenvorstufen bereits im Knochenmark untergehen** (z. B. bei perniziöser Anämie) **und das** dabei anfallende **indirekte Bilirubin auf direktem Weg in die Blutbahn gelangt**.

Bei **megaloblastären Anämien**, kongenitaler erythropoetischer Porphyrie und der idiopatischen dyserythropoetischen Anämie bedingt der vorzeitige **Abbau** neugebildeter **defekter Erythrozyten im Knochenmark** eine Shunt-Hyperbilirubinämie, die durch **Ikterus**, **dunkle Stuhlfarbe**, normale oder nur geringfügig erhöhte Retikulozytenzahl und einem **erhöhten Wert von Urobilinogen** charakterisiert ist.

Hepatozellulärer Transportikterus

Ursache ist eine **reduzierte Aufnahme von indirektem Bilirubin in die Leberzelle**.

- Ein genetisch determinierter Defekt im Bereich der Zytosolproteine, die das nicht konjugierte Bilirubin binden, führt zum **autosomal-dominant** vererbten **Ikterus intermittens juvenilis** (**Gilbert-Syndrom** oder **Morbus Meulengracht**).
- Es besteht sowohl eine **Störung der Bilirubinaufnahme in die Leberzelle** als auch eine gering ausgeprägte **Verminderung der UDP-Glukuronyltransferase**, die zu einer leichten Hyperbilirubinämie mit einer **Erhöhung des indirekten Bilirubinwerts auf weniger als 5 mg/dl** bei sonst normalem Laborstatus führt. **Fasten** oder die Gabe von **Nikotinsäure** führt zu einer **Zunahme des indirekten Bilirubins**. Die **Prognose** der Erkrankung ist gut.

Hepatozellulärer Konjugationsikterus

Er beruht auf einer **Störung der Veresterung des Bilirubins mit Glukuronsäure**.

- Die Pathogenese des **physiologischen Neugeborenenikterus**, der 3–5 Tage nach der Geburt bei den meisten Neugeborenen auftritt und eine Erhöhung des unkonjugierten Bilirubins auf 3–5 mg/dl aufweist, ist komplex. Das **Glukuronidierungssystem** ist noch **nicht voll ausgereift**. Sowohl ein **vermehrter Erythrozytenabbau** als auch eine **verminderte Bilirubinaufnahme**, sowie **Störungen der Konjugation und Exkretion von Bilirubin** sind pathogenetisch wirksam. **Bilirubinwerte von mehr als 20 mg/dl** oder auch niedriger können bei Frühgeborenen zum **Kernikterus** führen. Auch eine **Hemmung der UDP-Glukuronyl-Transferase** durch Prägnandiolderivate in der Muttermilch wird als mögliche Ursache angenommen.

Abb. 4.46

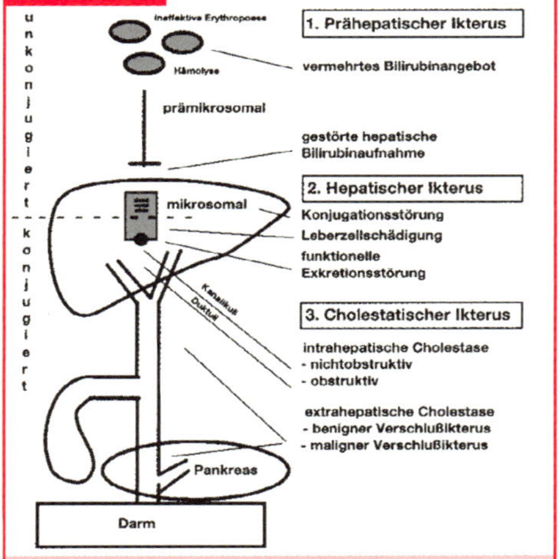

Klassifikation des Ikterus (aus Nilius/Rink 1995)

Mit der **Phototherapie** erreicht man eine Umsetzung von nichtglukuronidiertem Bilirubin in wasserlösliche Verbindungen. Der Effekt der Phototherapie beim Neugeborenenikterus beruht auf einer **transdermalen Photooxidation mit Spaltung des indirekten Bilirubins zu Biliverdin und Dipyrrolverbindungen** durch elektromagnetische Wellen.

- Beim **Crigler-Najjar-Syndrom**, einem autosomal-rezessiven Erbleiden, **fehlt** die **Glukuronyltransferase völlig** (Typ I) oder **teilweise** (Typ II).
  Beim Auftreten eines vollständigen Glucuronyltransferase-Mangels sterben die Kinder meist kurz nach der Geburt. Beim Auftreten eines **Typ II** manifestiert sich die Erkrankung im Laufe des ersten Lebensjahres. In diesen Fällen ist die Prognose günstig. In beiden Fällen kommt es zum **Anstieg des indirekten Bilirubins**.

Hepatozellulärer Exkretionsikterus

Bei dieser Form ist die **Ausscheidung des glukuronidierten (direkten) Bilirubins aus den Leberzellen in die Gallenkanälchen gestört** (⇒ **direktes konjugiertes Bilirubin im Blut**↑).

- Das **Dubin-Johnson-** und das **Rotor-Syndrom** sind hereditäre **Störungen der Bilirubinexkretion**. Sie sind von einem **intermittierenden Ikterus** begleitet und können anhand pathologischer Pigmentablagerung in der Leber (schwarze Leber beim Dubin-Johnson-Syndrom) voneinander unterschieden werden.

Cholestatischer Retentionsikterus

(syn. Obstruktions-, Stauungs-, Verschlussikterus)

Unter **Cholestase** (**Störung des Galleflusses**) resultiert eine **Retention sämtlicher Gallenbestandteile** mit deren Übertritt in die Blutbahn. **Klinisch** bestehen dabei **Ikterus** (Hyperbilirubinämie) und **Pruritus** (Gallensäuren).

Laborwerte:
- **direktes** (konjugiertes) **Bilirubin**↑
- **Gallensäuren**, Cholesterin↑
- **cholestaseanzeigende Enzyme** LAP, γ-GT und alkalische Phosphatase↑
- **Quick-Wert**↓ (Resorptionsstörung für fettlösliche Vitamine ⇒ Prothrombinkomplex↓)

Intrahepatische Cholestase

Eine **intrahepatische Cholestase** liegt vor, wenn die **Ausscheidungsstörung für Bilirubin** den Transport von der Leberzelle in die Gallenkapillaren betrifft.

Erkrankungen mit intrahepatischer Cholestase
- cholestatische Verlaufsform der Virushepatitis, Leberzirrhose
- alkohol- oder arzneimittelbedingte Cholestase
- primäre biliäre Leberzirrhose
- Fettlebercholestase (z. B. Zieve-Syndrom)
- Schwangerschaftscholestase (1:2.000–8.000 Schwangerschaften)
- bakterielle Infektionen (z. B. Leptospirosen)
- idiopathische rezidivierende Cholestase (Summerskill-Tygstrup)

Extrahepatische Cholestase

Der **Verschluss abführender Gallenwege führt zur extrahepatischen Cholestase**.

Obstruktive extrahepatische Cholestase
- **intrakanalikulärer Verschluss** bei Cholezysto-/Choledocholithiasis, Papillenstenose, Papillenkarzinom, Tumoren der Galle und Gallenwege, Strikturen des Choledochus, Parasiten (Askariden)

- **extrakanalikuläre Gangkompression** bei Leberechinokokkus, Metastasierung, Pankreaskarzinom, Pankreatitis (⇒ Pseudozysten), regionären Tumoren und Entzündungen (Pericholezystitis, Leberabszess)

Nach der **Lokalisation** kann man den hämolytischen und Transportikterus auch als **prämikrosomalen Ikterus**, den Konjugations-, Exkretions- und Retentionsikterus auch als **postmikrosomalen Ikterus** bezeichnen. Ein **mikrosomaler Ikterus** liegt beim Crigler-Najjar-Syndrom sowie dem physiologischen Neugeborenenikterus vor.

Klinische Klassifikation des Ikterus

I. Pseudoikterus (Hyperkarotinämie, Medikamente wie Mepacrin)

II. Isolierte Störungen des Bilirubinmetabolismus
- ***konjugierte Hyperbilirubinämie*** (Rotor-Syndrom, Dubin-Johnson-Syndrom)
- ***unkonjugierte Hyperbilirubinämie***
  - **ohne Hämolyse** ⇒ Gilbert-Syndrom, Shunt-Hyperbilirubinämie, physiologischer neonataler Ikterus, Crigler-Najjar-Syndrom Typ I und II, Hämatomresorption
  - **mit Hämolyse** ⇒ hämolytische Anämien, Bluttransfusion

III. Lebererkrankungen

konjugierte Hyperbilirubinämie mit Laborkonstellation einer akuten Lebererkrankung
- **ohne mentale Störung** ⇒ akute Virushepatitis, toxische Hepatitis
- **mit mentaler Störung** ⇒ fulminante Virushepatitis, akute Lebernekrose (toxisch, ischämisch)

konjugierte Hyperbilirubinämie mit Laborkonstellation einer chronischen Lebererkrankung
- **ohne Leberhautzeichen** ⇒ chronische Hepatitiden, massive Fettleber, wenig aktive Zirrhosen
- **mit Leberhautzeichen** ⇒ Alkoholhepatitis, Alkoholzirrhose, aktive Zirrhosen
- **mit mentalen Störungen** ⇒ Zirrhosen mit hepatischer Enzephalopathie

konjugierte Hyperbilirubinämie mit Laborkonstellation einer Leberzellschädigung mit Cholestase
(Cholestase ohne dilatierte intrahepatische Gallenwege)
- **nichtobstruktiv** ⇒ intrahepatische Cholestase, Schwangerschaftscholestase
- **obstruktiv** ⇒ primäre biliäre Zirrhose, primär sklerosierende Cholangitis, bakterielle Cholangitis, Tumoren, Zysten, Abszesse

IV. Extrahepatischer Gallenwegsverschluss
- **nichtdilatierte intrahepatische Gallenwege** ⇒ frischer oder inkompletter Verschluss
- **dilatierte intrahepatische Gallenwege nach Kolik** ⇒ Steinverschluss
- **dilatierte intrahepatische Gallenwege + schmerzlose Ikterusprogredienz, Courvoisier-Zeichen** ⇒ Tumorverschluss

4.6 Gallesystem

Allgemeines

Die **Gallenflüssigkeit** setzt sich zusammen aus 90% Wasser, Elektrolyten, Gallensäuren, Gallenfarbstoffen und Lipiden, darunter Cholesterin, Lezithin und freien Fettsäuren. Außerdem sind Spuren von Eiweiß, alkalischer Phosphatase sowie konjugierten Steroiden vorhanden.

Wichtigster Gallenbestandteil sind die **Gallensäuren**, die aus der Leber stammen und mit der Galle als wasserunlösliche Produkte ausgeschieden werden. Gallensäuren haben gleichzeitig hydrophile und hydrophobe Eigenschaften. Ihre Aufgabe im Verdauungsvorgang ist die **Bildung von Mizellen** unter Mitwirkung von Phospholipiden. Diese **können Cholesterin in Lösung** halten, sofern ein bestimmtes Verhältnis von Gallensäuren, Cholesterin und Phospholipiden besteht.

Enterohepatischer Kreislauf der Gallensäuren

In der Leber werden die primären Gallensäuren, **Cholsäure und Chenodesoxycholsäure aus Cholesterin gebildet** und mit Taurin **und** Glycin **konjugiert**.

Diese primär **in der Leber synthetisierten konjugierten Gallensäuren** gelangen als gemischte Mizellen über die Gallengänge in den Dünndarm. Aus den **primären Gallensäuren** entstehen unter Mitwirkung von Darmbakterien **Desoxycholsäure** und **Lithocholsäure**, die im Rahmen des enterohepatischen Kreislaufes wieder in die Leber (hepatische Extraktion) gelangen, wo sie etwa 20% der gesamten Gallenflüssigkeit ausmachen.

Täglich werden etwa **15% des gesamten Gallensäurepools ausgeschieden** und durch **Neusynthese** in der Leber ausgeglichen. Primäre, sekundäre und tertiäre Gallensäuren gelangen etwa bis zu 10-mal täglich mit dem Pfortaderblut zur Leber und von dort aus erneut in die Galle.

- Bei Patienten mit einer **Leberzirrhose** ist die **Serumkonzentration sulfatierter und nichtsulfatierter sowie nichtkonjugierter Gallensäuren im Blut erhöht**.
- Bei **Störung der biliären Sekretion** (z.B. obstruktive Cholestase) werden die in der Leber gebildeten **primären Gallensäuren vermehrt sulfatiert und glukuronidiert**, wodurch deren **Wasserlöslichkeit verbessert** wird und die **Ausscheidung über die Niere zunimmt**.

Differentialdiagnostische Kriterien zur Beurteilung von Gallenwegserkrankungen

- Typisch für den **mechanischen Ikterus** ist die **vergrößerte** und **auf Druck dolente Leber**.
- Bei der **intrahepatischen Cholestase** ist die Leber zwar ebenfalls druckdolent palpabel, aber nicht so stark vergrößert. Auch fehlt beim mechanischen Ikterus eine Milzschwellung.

Courvoisier-Zeichen zur **Abgrenzung eines Tumorverschlusses von einem Steinverschluss der Gallengänge**

- Beim **Tumorverschluss** ist die Gallenblase bei einem **Ikterus** meist **als Tumor schmerzlos palpabel** (Courvoisier-Zeichen).
- Beim **Steinverschluss** fehlt dieses Zeichen. Der Grund ist, dass die bei Steinleiden meist chronisch- entzündlich veränderte, narbig geschrumpfte Gallenblase selbst bei akutem Verschluss nicht mehr erweiterungsfähig ist.

Strikturen der abführenden Gallenwege führen infolge **sekundärer Cholangitis** zur **Charcot-Trias**

- **Ikterusschub, Schmerzen und Schüttelfrost**, die von einer Leukozytose begleitet sind. Die Attacken verlaufen intervallartig und können bereits nach wenigen Stunden abklingen.

Ein **Verschluss durch Parasiten** (Askariden, Echinokokkus) kann durch Wurmeier im Stuhl nachgewiesen werden oder ist der serologischen Diagnostik zugänglich.

Auswirkungen einer Cholestase

- Bei der Cholestase resultiert eine **Resorptionsstörung für Lipide** und deren Ausscheidung mit dem Stuhl (⇒ **Steatorrhö**). Der **Blutcholesterinspiegel steigt an**, da die hemmende Wirkung der Gallensäuren auf die Mukosazellen des Dünndarms ausfällt und demzufolge **die intestinale Cholesterinsynthese zunimmt**, obwohl die Cholesterinsynthese in der Leber reduziert ist.
- Es besteht eine **Malabsorption**. Als Folge der **Lipidmalabsorption** fehlt Kalzium zur Präzipitation des mit der Nahrung aufgenommenen Oxalats, das nach passiver Absorption im Colon über die Niere ausgeschieden wird und eine Hyperoxalaturie bedingt.
- Als Folge der **verminderten hepatischen Clearance der Gallensäuren aus dem Pfortaderblut** können sich **Gallensäuren vermehrt in der Haut** ablagern, was zur Genese des oft gleichzeitig auftretenden Juckreizes bei Cholestase beiträgt.
- **Atypische Gallensäuren**, die sonst nur in der fetalen Leber gebildet werden, lassen sich bei Cholestase im peripheren Blut nachweisen. Die 3-β-Hydroxy-Delta-5-Cholensäure hemmt ihrerseits die Gallensekretion und schädigt Hepatozyten.

Gallensäurenverlustsyndrom

Das **Gallensäurenverlustsyndrom** führt zur **herabgesetzten Gallensäurekonzentration in** der **Gallenflüssigkeit**.

- Die **Ursache** hierfür kann entweder im enterohepatischen Kreislauf der Gallensäuren oder deren **verminderter Produktion in der Leber** liegen. Dabei können Gallensäureverluste von täglich mehreren Gramm infolge enteraler Resorptionsdefekte auf Dauer nicht durch eine vermehrte hepatische Gallensäuresynthese kompensiert werden.
- Beim **Morbus Crohn, der Ileitis regionalis**, kommt es zum **Gallensäureverlustsyndrom**, da die für die Resorption der Gallensäuren zuständigen Darmabschnitte in ihrer Resorptionsleistung beeinträchtigt sind. Besteht gleichzeitig eine **Hypercholesterinämie**, führt der Gallensäureverlust zur Bildung von Cholesterinsteinen. Nicht resorbierte Dihydroxygallensäuren können **im Kolon laxierende Wirkung** entfalten und durch Reizung der Schleimhaut Durchfälle auslösen.

  Zusätzlich entwickelt sich eine **Steatorrhö**, da die **Mizellenbildung im Dünndarm gestört** ist und demzufolge Fette nicht ausreichend resorbiert werden können.

Cholelithiasis

Für die Cholelithiasis **prädisponierende Faktoren** sind die bekannten **„5 F“** ⇒ **Adipositas** (fat), **Gravidität** (fertile), **Geschlecht** (female), **Alter** (fourty), **Haarfarbe** (fair = blond) sowie **Diabetes mellitus**, **Verminderung des Gallensäurepools** (z. B. nach Dünndarmresektion, bei Leberzirrhose, Cholestyramintherapie), Entzündungsvorgänge (**Cholezystitis**) und **Hämolysen**.

Pathogenese

Gallensalze und Lezithin halten das wasserunlösliche Cholesterin durch Mizellenbildung in Lösung.

$$\text{Lithogener Index} = \frac{\text{Cholesterin}}{\text{Gallensalze} + \text{Phospholipide}}$$

Im Schnittpunkt besteht die Galle zu 80 % aus Gallensalzen, zu 15 % aus Lezithin, zu 5 % aus Cholesterin. Oberhalb der Kurve fällt Cholesterin aus.

Faktoren der Gallensteinbildung

- Typisch für die **lithogene Galle von Cholesterinsteinträgern** ist der hohe Anteil an Cholesterin bzw. der **relative Mangel an Gallensäuren**.
- Es kommt zur **Übersättigung der Gallenflüssigkeit mit Cholesterin**, weil die Bildung cholesterinhaltiger Mizellen nicht ausreicht, um der Ausfällung von Cholesterinkristallen entgegenzuwirken.

- **Exzessiver Gallensalzverlust** (Gallensäurenverlustsyndrom), eingeschränkte Leberfunktion und gestörter Gallensalz-Feedback-Mechanismus (**Neusyntheserate der Gallensalze zu niedrig**) führen ebenso wie eine **gesteigerte Cholesterinsekretion** zur **Ausfällung von Cholesterinkristallen**, da mehr freies Cholesterin als Gallensäuren in der Galle vorliegt.

Steinformen
- **Cholesterinsteine** und **gemischte Steine**, die mehr als 70 % Cholesterin enthalten (85 %)
- **Pigmentsteine** (15 %)

Pathogenetische Faktoren der Cholesterinsteinbildung
- **Hypomotilität der Gallenblase** (⇒ unvollständige Entleerung)
- hepatische **Cholesterinübersättigung** der Gallenflüssigkeit
- **Veränderung des pH-Wertes der Galle** (⇒ Kalzium kann leichter ausfallen und als Cholesterinkristallisationskern dienen)
- **Veränderungen der Carrierproteine**, die am Transport der Gallensalze beteiligt sind, sowie der **gallenkanalikulären Plasmamembran**
- **Defekte** im Bereich des Zytoskeletts der **Hepatozyten**
- **vermehrte Anzahl von Apo-B-Rezeptoren der Leberzelle** (⇒ LDL-Aufnahme ↑)
- **Aktivitätsänderungen** von **Enzymproteinen**
  - **gesteigerte Aktivität der HMG-CoA-Reduktase** (⇒ Cholesterinsynthese ↑)
  - **verminderte Aktivität der Cholesterin-7-α-Hydroxylase** (⇒ Gallensäurebildung ↓)
  - **verminderte Aktivität der Azetyl-CoA-Cholesterinakyl-Transferase** (Umwandlung von Cholesterin in Lipoproteine ↓)

Abb. 4.47

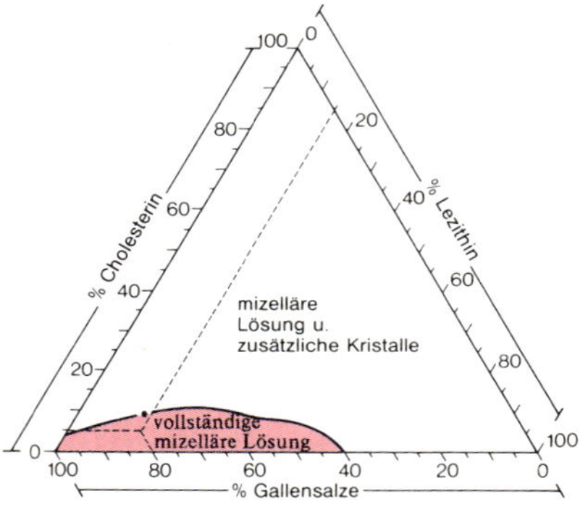

Löslichkeitsdiagramm der hauptsächlichen Gallenkomponenten (aus Lohr/Bös 1998)

Pigmentsteine (auch **Bilirubinsteine** genannt) der Gallenblase bestehen überwiegend aus Kalziumsalzen von monokonjugiertem oder unkonjugiertem Bilirubin, das weitgehend wasserunlöslich ist. Etwa 60 % dieser Steine zeigen ein röntgendichtes Verhalten.

Zur Bildung einer **Gallenflüssigkeit, aus der Kalziumbilirubinat auspräzipitieren kann**, tragen folgende **Ursachen** bei:
- **Zunahme der Bilirubinkonzentration** (z. B. Hämolyse)
- **Störung der Glukuronidierung** bei schwerem Leberparenchymschaden
- **verminderte biliäre Sekretion von Gallensalzen** bei verminderter Neusynthese oder bei enteralem Verlust
- **Hydrolyse von Bilirubindiglukuronid durch β-Glukuronidase von Bakterien**:
  Bakterielle Phospholipasen begünstigen die Bildung von Pigmentsteinen durch die **Freisetzung von Fettsäuren aus Phospholipiden**, die dissoziiert unlösliche Kalziumsalze binden.

Symptomatik

70 – 80 % der **Gallensteinträger**, die **ohne Angabe von Koliken oder Komplikationen** der Cholezystolithiasis sind, **gelten definitionsgemäß als klinisch „stumm"** (ohne **typische** Beschwerden).
Nur etwa **25 % der asymptomatischen Patienten entwickeln innerhalb von 25 Jahren typische biliäre Koliken**, so dass primär keine Behandlungsnotwendigkeit besteht.

Oberbauchbeschwerden, verbunden mit **Speiseunverträglichkeit gelten** dabei **nicht** als **typische Krankheitszeichen**!

Typische Beschwerden
- **rez. krampfartige, postprandiale Schmerzen** mit Ausdehnung in den mittleren und rechten Oberbauch/ Rücken/rechte Schulter (Steineinklemmung im D. cysticus oder choledochus)
- **Gallenkolik = anhaltender Schmerz** im Epigastrium bzw. rechten Oberbauch **von mehr als 15- bis 30-minütiger Dauer**, meist mit **Nausea** und **Vomitus** verbunden
- bei **Gallenwegsdyskinesie** ⇒ häufigere, aber auch kürzer andauernde Beschwerden
- ggf. **cholestatischer Verschlussikterus** (⇒ **heller** Stuhl, **dunkler** Urin, Pruritus)

Komplikationen
Akute und **chronische Cholezystitis**, Zystikusverschluss, Choledochusstein, Ikterus**, aszendierende Cholangitis**, Schrumpfgallenblase, **Gallenblasenhydrops**, gangränöse Cholezystitis, **Gallenblasenempyem** ⇒ Perforation in die Bauchhöhle, Cholangiosepsis, biliäre Zirrhose, Leberabszess, **Gallensteinileus**, Fistelbildung (z.B. biliodigestive Fistel**), gallige Peritonitis**, subphrenischer Abszess, akute Pankreatitis, **Gallenblasenkarzinom sind mögliche Folgen.**

Diagnostik
Palpationsbefund
- ggf. **Druckschmerz** unterhalb des rechten Rippenbogens
- **Abgrenzung zur Cholezystitis** ⇒ **Murphy-Zeichen** (Nachweis einer druckdolenten Gallenblase) ⇒ Nachdem der Untersucher seine **Hand bei Expiration unter den rechten Rippenbogen** geführt hat, wird die **Atmung** bei **tiefer Inspiration schmerzbedingt unterbrochen.**

Die Diagnose **Cholezystolithiasis** wird primär **sonographisch gestellt**. **Sensitivität** und **Spezifität** der Methode betragen 95 %.
- **Sonographie** ⇒ **Steinecho**, ggf. **Erweiterung** der **Gallenblase (Hydrops)** bzw. des **Choledochus** ggf. **sonogr. Hochfrequenz-Signalanalyse** zum Nachweis von **Cholesterinsteinen** und **Verkalkung**

Radiologische Untersuchungen nur, wenn **beim symptomatischen Patienten** konservative Therapieverfahren erwogen werden
- **Gallenblasenleertomographie** ⇒ Konkremente röntgendurchlässig (kalziumarm) oder röntgendicht (kalziumhaltig)?, Porzellangallenblase?
- **orale Cholezystographie**
  - prüft **Durchgängigkeit des Ductus cysticus** (bei **Verschluss des Ductus cysticus** ⇒ Gallenwege darstellbar, fehlende Kontrastmittelfüllung der Gallenblase, sog. „negatives Cholezystogramm")
  - **Nachweis von schwebenden Gallensteinen** mit hohem Cholesteringehalt in der Galle bei stehendem Patienten (⇒ günstiger Befund für **medikamentöse Lysetherapie**)
  - **Prüfung der Kontraktionsfähigkeit der Gallenblase** (Verkleinerung des Gallenblasenvolumens um mindestens 30 %) nach Reizmahlzeit oder nach Gabe von **Cholezystokinin**
  - **ERC** (endoskopische retrograde Cholangiographie) insbesondere **zum Nachweis von Gallengangsteinen** ⇒ Darstellung der Gallengänge durch Kontrastmittelfüllung, retrograde Sondierung des Ductus choledochus und der Papilla vateri vom Duodenum ausgehend

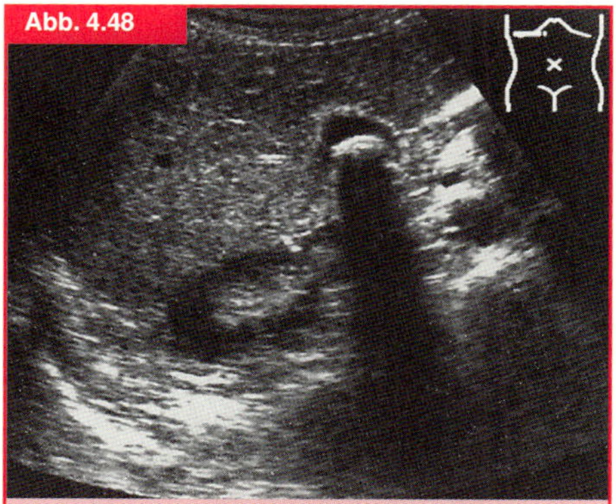

Abb. 4.48
IMPP-Prüfungsabbildung: Gallenblase mit Konkrement (typischer Schallschatten hinter dem Konkrement)

Anmerkung

Cholezystokinin bewirkt die Erschlaffung des am Ende des Ductus choledochus befindlichen Sphincters Oddii bei gleichzeitiger **Kontraktion der Gallenblase**. Auch durch Zufuhr **von Öl, Eidotter oder Magnesiumsulfat** kann die **Gallenblasenentleerung provoziert** werden.

Laborwerte

- bei Cholelithiasis oft normale Laborwerte
- bei **entzündlicher Reaktion** ⇒ Leukozytose, BSG ↑
- bei **Cholestase** ⇒ Bilirubin ↑, γ-GT ↑, alkalische Phosphtase ↑
- bei **aszendierender Cholangitis** ⇒ Transaminasen ↑

Mirizzi-Syndrom

- **Isolierte Stenose des Ductus hepaticus communis** (entzündlich oder durch Zystikusstein) mit **Cholezystitis** als Leitsymptom sowie **Verschlussikterus**

Therapie

- Bei **asymptomatischen Gallenblasensteinen** ist **keine Therapie** erforderlich.

Akute Gallenkolik

- **konservative Therapie:** Nahrungskarenz, Wärmeanwendung

Spasmolytische und/oder analgetische Therapie

- **bei leichten Beschwerden 1–2 Kps. Nitrolingual®** als Zerbeißkapsel
- **Butylscopolamin (z.B. Buscopan®)** 1 Ampulle (à 20 mg, 1 ml) langsam i. v. oder i. m. (Tagesdosis: 5 ml) oder 1 Supp. à 10 mg

bei heftigen Schmerzen

- vorzugsweise **Acetylsalicylsäure** (z. B. Aspisol®) 0,5–1 g langsam i. v. oder **Tramadol**

bei nicht beeinflussbaren Koliken

- **Pethidin (z.B. Dolantin®)** 25–100 mg langsam i. v. (max. Tagesdosis von 400–500 mg) mit 0,5 mg Atropin

Die **Indikation zur konservativen Therapie der symptomatischen Cholezystolithiasis** besteht bei erhöhtem Operationsrisiko oder milder Symptomatik einer **komplikationsfreien Cholezystolithiasis**, bei nachgewiesener **Kontraktionsfähigkeit der Gallenblase** und betrifft nur **Cholesterinsteine ohne Verkalkung**!

Orale Litholyse mit Gallensäuren (für etwa 10 % aller Patienten geeignet, vorzugsweise bei Steingröße < 1 cm ∅)

- **Chenodesoxycholsäure** verbessert die mizellare Löslichkeit von Cholesterin.
- **Ursodesoxycholsäure** löst unter Bildung von Flüssigkristallen Cholesterin aus den Konkrementen.

Präparate:

- **Ursodesoxycholsäure** (z. B. Ursofalk®, Ursochol®, Cholit-Ursan®) ⇒ 8–10 mg/kg KG/d
- **Urso- und Chenodesoxycholsäure** (z. B. Lithofalk®) ⇒ 7 mg/kg KG/d (bis 80 kg: 2 Kapseln abends)

Zur **vollständigen Auflösung** werden bei Steinen mit einem Durchmesser bis zu 5 mm etwa **6–12 Monate** benötigt, bei Steinen mit einem Durchmesser von 1–1,5 cm **bis zu 18 Monate**. Die Gallensäurentherapie wird 3 Monate über die dokumentierte Steinfreiheit hinaus fortgesetzt. Dabei beträgt die **jährliche Rezidivrate** etwa **10 %**.

Extrakorporale Stoßwellenlithotripsie (ESWL) mit begleitender oraler Gallensäurentherapie (für etwa 15 % aller Patienten geeignet)

- Die **orale Gallensäurentherapie** wird bereits 2 Wochen vor der ESWL begonnen und **noch 3 Monate über die dokumentierte Steinfreiheit hinaus fortgesetzt**.
- **Rezidivsteine treten bei 9 % der Patienten innerhalb eines Jahres** und bei 11 % innerhalb von 2 Jahren auf.

Kontaktlitholyse mit Methyl-tertiärem Butyläther (MTBE)

- Gallensteine werden direkt in der Gallenblase mit Methyl-tertiärem Butyläther (effektives **Lösungsmittel für Cholesterin**) umspült. **2 Jahre nach Kontaktlitholyse** mit MTBE entwickeln etwa **45 %** der Patienten **Steinrezidive**.

Perkutane transhepatische Cholezysto-Lithotripsie

- Über ein flexibles **Cholezystoskop** erfolgt die Lithotripsie mechanisch oder mittels eines **Lasers**.
- **Nachteil**: hoher technischer und zeitlicher Aufwand!

Choledochussteine ⇒ **endoskopische Papillotomie** (EPT) und Entfernung mit dem Dormia-Körbchen, auch **Stent-Implantation** möglich

Chirurgische Therapie

- Bei **zunehmenden Beschwerden** und **um weiteren Komplikationen** (**Komplikation = absolute OP-Indikation**!) **vorzubeugen**, ist die **Cholezystektomie indiziert**. Insbesondere die **Porzellangallenblase** erfordert wegen des höheren Risikos der malignen Entartung eine Cholezystektomie.
- Dabei wird die **Gallenblase** als Steinbildungsort **entfernt**, was allerdings die **Bildung intrahepatischer Gallensteine** nicht verhindern kann. **Rezidivsteine** in den Gallenwegen nach Cholezystektomie wegen Cholezystolithiasis sind allerdings selten, weil durch die Gallenblasenentfernung die Lithogenität der Galle gesenkt wird.

Operationsverfahren

- **laparoskopische Cholezystektomie**
- operative Cholezystektomie ggf. mit Choledochusrevision (Eingriffsletalität etwa 0,2 %)

Prognose

Bei symptomatischem Gallensteinleiden

- jährliche Inzidenz des **Wiederauftretens von biliären Schmerzen** ⇒ bis zu 6 %
- jährliche Inzidenz des **Auftretens von Komplikationen** ⇒ 1–3 %
- jährliches **Risiko der Entwicklung eines Gallenblasenkarzinoms** ⇒ etwa 0,01 %

Tab. 4.11 Indikationen und Kontraindikationen zur ESWL (aus Nilius/Rink, 1995)

Indikationen	Kontraindikationen
– solitärer Cholesterinstein – mehrere Cholesterinsteine bis 30 mm Durchmesser mit keiner oder nur geringer Kalzifikation	– Pigmentsteine, Steingröße >30 mm – mehr als 3 Konkremente – Cholezystitis – biliäre Pankreatitis – Verschluss des Ductus cysticus – Schwangerschaft – Funktionsstörungen der Gallenblase (Entleerungsvolumen über 30 %) – schwere Gerinnungsstörungen – Antikoagulanzientherapie

Tab. 4.12 Komplikationen der EWSL (aus Nilius/Rink, 1995)

Allgemeine Komplikationen	Lokale Komplikationen
– Hautpetechien 8 % – Hämaturie 4 %	– Leberhämatom – Gallenblasenwandverdickung (sonographisch) 6 % – Gallenkoliken 33 % – biliäre Pankreatitis 2 % – transitorische Cholestase 1 % – Verschluss des Ductus cysticus 5 %

Akute Cholezystitis

Ätiologie

95 % aller **akuten Cholezystitiden** sind mit einer **Cholezystolithiasis** assoziiert.

Pathomechanismen

- **Obstruktion des Ductus cysticus** (90 %) ⇒ **Schädigung der Gallenblasenmukosa** + 1 Woche später in 50 % d. F. **bakterielle Sekundärinfektion** (u. a. durch **E. coli** (65 %), Enterokokken, Klebsiellen, Salmonellen, Lamblien, Clostridien)
- **hämodynamische Störungen** (⇒ Ischämie), **Volumenverluste**, **fehlende Kontraktion der Gallenblase** ⇒ **Stase** und Eindickung der Galle ⇒ **„funktionelle" Gallengangsobstruktion** ⇒ steinlose (akalkulöse) **Cholezystitis**

Die **steinlose Cholezystitis** tritt v. a. nach Verbrennungen oder Polytraumen und bei älteren Patienten mit schwerer generalisierter Gefäßerkrankung oder bei Polyarteriitis nodosa auf.

Symptomatik

- **Dauerschmerzen**, die im (rechten) Oberbauch lokalisiert sind
- **Fieber** ⇒ persistiert über 24 Stunden
- ggf. cholestatischer Obstruktionsikterus
- bei **Gallenblasenempyem** ⇒ Peritonitis ⇒**Abwehrspannung**, ggf. **septischer Verlauf**
- bei **Perforation** ⇒ **Perforationsschmerz**, anschließend **symptomfreies Intervall** ⇒ **Peritonitis**
- ggf. **Nausea**, Vomitus

Diagnostik

Palpation

- **positives Murphy-Zeichen** (Nachweis einer druckdolenten Gallenblase)

Sonographische Leitsymptome

- **Vergrößerung der Gallenblase**, ggf. Nachweis der Cholezystolithiasis
- **Verbreiterung der Gallenblasenwand** >4 mm
- **mehrschichtig lamellierte Gallenblasenwand** (echoreicher Innen- und Außensaum)

Labor

- **Leukozytose** mit Linksverschiebung, **CRP**↑, BSG↑, ggf. cholestaseanzeigende Enzyme↑

Röntgen

- **orale Cholezystographie** bei Steinverschluss ⇒ fehlende Kontrastmittelfüllung der Gallenblase
- ggf. **hepatische Szintigraphie** mit 99mTc-markierten Iminodiazetat-Derivaten

Therapie (GK 6.2.4)

25 % der Fälle trotz konservativer Therapie ⇒ Fortschreiten der Erkrankung. Aus diesem Grund Krankenhauseinweisung. Bei etwa 10 % der Patienten wird eine **Notfallintervention** notwendig!

- **Nulldiät** + **Magensonde** bei Erbrechen und Zeichen des Subileus/Ileus
- Volumen- und Elektrolytersatz
- **Spasmolyse** mit N-Butylscopolamin (z. B. Buscopan ®20 mg i. v.)
- **Schmerztherapie** mit Tramadol, ggf. Pethidin 25–100 mg i. m. oder i. v.
- **Antibiotika** wie Ureidopenicilline (z. B. Mezlocillin, Piperacillin), Gyrasehemmer (z. B. Ciprofloxacin) oder Cephalosporine (z. B. Cefotiam), evtl. in Kombination mit Aminoglykosiden (z. B. Gentamycin oder Tobramycin), bei **Anaerobier-Infektion** zusätzl. Metronidazol 3 × 500 mg i. v.

Chirurgische Therapie

- wenn Anamnese <48 h ⇒ **sofortige Frühcholezystektomie** insbesondere bei einer **akuten Cholezystitis infolge Cholezystolithiasis**
- bei freier **Perforation** in die Bauchhöhle ⇒ notfallmäßige Cholezystektomie
- bei **emphysematöser Cholezystitis** durch gasbildende Clostridien und andere anaerobe Keime ⇒ Antibiotikatherapie + sofortige Cholezystektomie nötig
- bei längerer Anamnese und erhöhtem OP-Risiko ⇒ **Cholezystektomie im Intervall**

Chronische Cholezystitis

Ätiologie

Die **chronische Cholezystitis**

- resultiert aus wiederholten akuten biliären Episoden
- **geht meistens aus einer akuten Cholezystitis hervor**
- ist in einem hohen Prozentsatz **mit einer Cholelithiasis verbunden**

Symptomatik

- Beschwerden oft **uncharakteristisch**
- **rez. Gallenkoliken** bzw. rechtsseitige Oberbauchschmerzen
- oft Verdauungsstörungen (z. B. Flatulenz, Übelkeit)

Diagnostik

- **Sonographie** ⇒ verdickte Gallenblasenwand, **Schrumpfgallenblase** (Schleimhautvernarbung)
- **Röntgen**
  - **Abdomenleeraufnahme** oder **Cholangiographie** ⇒ Steindarstellung, ggf. Darstellung einer „**Porzellangallenblase**" durch **Kalkablagerungen in der Gallenblasenwand**
  - ggf. **ERC** zur Darstellung der Gallenwege
  - **CT** zum Ausschluss anderer Oberbaucherkrankungen

Therapie

- **konservative Therapie bis zur OP**⇒ Analgetika- und Spasmolytikagabe sowie fettarme Diät
- **Cholezystektomie** bei gesicherter Diagnose und Operationsfähigkeit des Patienten (verhindert Übergang in ein Gallenblasenkarzinom)

Cholangitis

Cholangitis bezeichnet die **Entzündung der extra- und/oder intrahepatischen Gallengänge**.

Pathogenese

Das Auftreten einer **Cholangitis** wird vor allem durch eine **Gallestauung** bei **Choledocholithiasis** (90 % d. F.) begünstigt.

- **Pathogenetische Faktoren** für die Entwicklung der Cholangitis sind die Gegenwart von **Mikroorganismen in der Gallenflüssigkeit** (⇒ E. coli, Klebsiella aerogenes, Enterokokken, Streptococcus faecalis, Pseudomonas, Anaerobier wie Bacteroides fragilis oder Clostridium perfringens) und ein **erhöhter biliärer Druck**, durch den eine **Regurgitation der biliären Keime in die Blutzirkulation** erfolgt.
- **Ursachen für die Gallenstauung** können auch **Tumoren** im Bereich des Pankreaskopfes, der Gallenblase oder das Papillenkarzinom sowie **Parasiten** (Askariden, Lamblien), **Traumen**, und die **primär sklerosierende Cholangitis** sein.

Formen, Symptomatik

- Das **klinische Bild** der **akuten Cholangitis** ist nur in der Hälfte der Fälle durch die **Charcot-Trias** (Fieber, Oberbauchbeschwerden und Ikterus) charakterisiert.

- Bei der **septischen Cholangitis** treten **zusätzlich Hypotension und** zerebrale **Verwirrtheit** (**Reynolds´ Pentade**) auf. Dabei kommt es rasch zum **Nierenversagen** und zur **Verbrauchskoagulopathie**. **Abszessbildungen** sind möglich.
- Die **chronische Cholangitis** zeigt in den meisten Fällen einen gutartigen Verlauf; jedoch können auch im Rahmen akuter Exazerbationen wiederholt Fieber (evtl. intermittierend), leichter Ikterus, örtliche Schmerzen, Nausea und Vomitus auftreten.
- Die **chronisch-nichteitrige destruierende Cholangitis** (Autoimmunerkrankung) führt letztlich zur **primären biliären Leberzirrhose** (siehe dort).

Diagnostik

Laborwerte

- alkalische Phosphatase, LAP und γ-GT↑, Bilirubin↑ bei **Cholestase**
- Thrombozyten, Fibrinogen und Quick-Wert↓, PTT↑ bei **Sepsis** (⇒Verbrauchskoagulopathie)
- AST und ALT↑ bei **Leberabszess**

Cholangiographie

- **ERC**, ggf. **kombiniert mit** endoskopischer **Papillotomie** (wenn Thrombozyten >50.000, Quick >50 %) und **biliärer Drainage** (z.B. über eine nasobiliäre Sonde)

Bei der **Kontrastmitteldarstellung des Gallengangssystems** sollte sich das Kontrastmittelvolumen auf ein Minimum beschränken, um eine Druckerhöhung im Gallengang zu vermeiden.

Sonographie und ggf. CT

- **Steinnachweis**, **Stauungszeichen** der extrahepatischen Gallenwege
- ggf. Tumornachweis bei cholestatischem Ikterus

Therapie

- **Nulldiät + Magensonde**
- **Kreislaufüberwachung** *(***cave: Sepsis**!)
- **akute eitrige Cholangitis** ⇒ intravenöse **Dreifachtherapie** mit **Ureidopenicillinen** (z.B. Mezlocillin oder Piperacillin), **Aminoglykosiden** (z.B. Gentamycin, Tobramycin) und **Metronidazol**
- **ERC mit endoskopischer Papillotomie**, **Steinentfernung** und/oder Gallenwegsdrainage mit nasobiliärer Sonde oder über eine bilio-duodenale Endoprothese
- bei **Versagen der endoskopischen Therapie** ⇒ elektives **operatives Vorgehen**
- bei **Leberabszess** ⇒ **perkutan-transhepatische Drainage + intravenöse Antibiotikagabe**
- Antibiotikagabe ist über 4 Wochen nach Antibiogramm fortzusetzen.

Die **operativ-chirurgische Dekompression der Gallengangsobstruktion** bei eitriger Cholangitis hat eine höhere Mortalität als die endoskopische oder perkutan-transhepatische Drainage.
Die **akute Cholangitis** erreicht **unbehandelt** eine **Letalität von mehr als 50 %**. Diese lässt sich unter optimaler Therapie deutlich (<10 %) senken.

Sonderform: Primär sklerosierende Cholangitis

Die **primär sklerosierende Cholangitis** ist ein chronisches, **cholestatisches Syndrom unbekannter Ätiologie**, das durch eine **fibrosierende Entzündung der intra- und extrahepatischen Gallengänge** charakterisiert ist und zu einer **Obliteration der Gallenwege** mit Entwicklung einer Zirrhose führt. **Pericholangitis**: Entzündung und Fibrose, die die kleinsten Gänge betrifft.
Die Erkrankung betrifft **vorwiegend Männer** und ist in **bis zu 70 % d.F.** mit einer chronisch-entzündlichen Darmerkrankung, vor allem **Colitis ulcerosa**, assoziiert.

Symptomatik

- fortschreitende **Müdigkeit**, **Pruritus** und **Ikterus**

- ggf. Schmerzen im rechten oberen Quadranten und Fieber
- **Endphase** ⇒ **dekompensierte Zirrhose** mit portaler Hypertension, Aszites und Leberversagen

Diagnostik

Laborwerte

- alkalische Phosphatase ↑↑, γ-GT ↑, Transaminasen ↑, Cu- und Zäruloplasminspiegel im Serum ↑
- **anti**neutrophile **c**ytoplasmatische **A**ntikörper (p**ANCA**) mit **p**erinuklärem Fluoreszenzmuster in 80 % d. F.
- **HLA-B8** und **HLA-DR3 nachweisbar** (typisch für Autoimmunerkrankungen)

Typische Befunde bei

- **ERC** ⇒ multiple kurze Strikturen und sakkuläre Dilatationen im Bereich der intra- und extrahepatischen Gallengänge **(perlschnurartig)**
- **Leberbiopsie** ⇒ Proliferation des Gallenganges, periduktale Fibrose bis zur biliären Zirrhose, Entzündung und Verlust von Gallengängen

Therapie

Die Therapie entspricht derjenigen bei primärer biliärer Zirrhose. Eine Behandlung mit **Ursodeoxycholsäure** (10 mg/kg KG/d) verbessert Pruritus (hierzu auch Gabe von Cholestyramin), Cholestase- sowie histologische Parameter.
Die **Lebertransplantation** ist die einzige derzeit verfügbare Therapie mit Heilungsaussichten.

Prognose

Bis zu 15 % der Patienten mit einer primär sklerosierenden Cholangitis entwickeln ein resektionsbedürftiges **Cholangiokarzinom**.

Postcholezystektomie-Syndrom

Das **Postcholezystektomie-Syndrom** bezeichnet **epigastrische Beschwerden**, **die nach einer Cholezystektomie** entweder neu auftreten, wiederauftreten oder bereits vor der Cholezystektomie bestanden. Derartige Beschwerden werden von etwa **20–40 % der cholezystektomierten Patienten** angegeben. Das Syndrom steht in der Regel nicht in unmittelbarem Zusammenhang mit dem Wegfall der Gallenblasenfunktion.

Pathogenese

- **biliäre Ursachen** ⇒ **Gallensteine** (Residualsteine, die in 1–3 % bei Cholezystektomie übersehen werden oder Rezidivsteine), **Gallengangsstrikturen** (oft Operationsfolge) und **Dysfunktionen des Sphincter Oddii** (Papillenstenose bzw. Dyskinesien), seltener **Choledochusstenosen** durch Mirizzi-Syndrom, chronische Pankreatitis oder Gallengangstumor
- Ein Teil der Patienten weist **psychosomatische Störungen** auf (⇒ **Ausschlussdiagnostik**!).

Diagnostik

- **Ausschluss der biliären Ursachen** des Postcholezystektomie-Syndroms durch **ERCP** oder, falls diese nicht möglich ist (Billroth-II-Magen, Hepatojejunostomie) ⇒ **PTC**
- **Weitere mögliche Differentialdiagnosen sind** die Refluxösophagitis, Gastritis, Ulkuskrankheit, chronische Pankreatitis, Malignome, aber auch Beschwerden im Sinne eines Colon irritabile.

Therapie

- **Gallengangsstrikturen** ⇒ Überbrückung durch biliodigestive Anastomosen oder endoskopisch durchgeführte Dilatation und Anlage von Drainagen
- **Dysfunktionen des Sphincter Oddii** (organische Papillenstenose) ⇒ **Papillotomie**
- **biliär bedingte Cholestase** ⇒ endoskopisch oder durch Operation beseitigen, um der Entwicklung einer sekundären biliären Zirrhose vorzubeugen
- ggf. psychotherapeut. Verfahren

Tumoren des Gallesystems

Karzinome

Gallengangskarzinome

Gallengangskarzinome können als **Spätkomplikation der primär sklerosierenden Cholangitis** oder als **Folge von Leberegelerkrankungen** auftreten. Da die **Resektabilität niedrig** angegeben wird (<35 %), besteht das therapeutische Ziel darin, den Gallefluss wiederherzustellen.

Palliative Therapie

- endoskopische Platzierung einer **bilioduodenalen Endoprothese** nach endoskopischer Papillotomie
- perkutan-transhepatische Platzierung eines **Stents** (Wall-Stent, Streck-Stent)
- ggf. **lokale Radiotherapie** mittels einer mit radioaktivem Iridium bestückten Sonde

Die **durchschnittliche Überlebenszeit** beträgt etwa 5 Monate.

Gallenblasenkarzinom

Das **Gallenblasenkarzinom** ist der **häufigste Gallenblasentumor**. Es **kommt bei Frauen etwa viermal häufiger vor als bei Männern,** wobei eine **Häufigkeitszunahme ab dem 60. Lebensjahr** (>80 %) besteht. In der Regel geht eine Cholezystolithiasis mit chronischer Cholezystitis voraus.
95 % der **Gallenblasenmalignome** sind **Adenokarzinome**, etwa 5 % squamöse Karzinome. Im Korpus der Gallenblase lokalisierte Primärtumoren wachsen früh **infiltrierend** in die **Leber**. Die **Metastasierung** erfolgt in Lymphknoten am Gallenblasenhals sowie an der Leberpforte.

- Da die **Operationsletalität bei der Cholezystektomie** das **Risiko der Entwicklung eines Gallenblasenkarzinoms** bei **Cholezystolithiasis** mit bis zu 3 cm großen Steinen übertrifft (0,01 % bei asymptomatischen, 0,05 % bei symptomatischen Gallensteinen), wird sie nicht als prophylaktische Maßnahme durchgeführt.
- Dies gilt jedoch nicht für Patienten mit **Porzellangallenblasen**, die in bis zu 20 % der Fälle ein Karzinom entwickeln.

Symptomatik

- Im Gegensatz zu Hepatikus- oder Choledochustumoren wird das Gallenblasenkarzinom erst **spät symptomatisch** (wie Cholezystitis; später zunehmende Cholestase ⇒ **Verschlussikterus**).
- Beschwerden meist erst, wenn Komplikationen eingetreten sind
- Ein **Ikterus** mit **vergrößerter, schmerzlos tastbarer Gallenblase** (**Courvoisier-Zeichen**) spricht für eine maligne Stenose des Ductus choledochus bzw. ein Karzinom der Papillenregion und gegen einen Verschluss durch einen Stein.

Therapie

- Bei der Mehrzahl der Patienten ist eine Radikaloperation zum Zeitpunkt der Diagnosestellung nicht mehr möglich.
- in günstigen Fällen ⇒ Cholezystektomie, **Leberteilresektion** bis zur erweiterten **Rechtshemihepatektomie**

Benigne Tumoren der Gallenblase

Epitheliale (papilläre, nichtpapilläre Adenome) oder **mesenchymale** (z. B. Hämangiome, Lipome, Leiomyome, Neurofibrome) sind **von „Pseudotumoren"**, wie entzündlichen Polypen, Cholesterolpolypen, Gewebsheterotopien oder Hyperplasien **abzugrenzen**.

In **Gallenblasenadenomen** kann histologisch ein **Carcinoma in situ** gefunden werden, wobei maligne Entartungen häufiger **große Adenome** betreffen.

Therapie

- **Cholezystektomie** bei **solitärem Polyp (>5 mm)**, bei zusätzlicher **Cholelithiasis** und bei Patienten, die das **60. Lebensjahr** erreicht haben

4.7 Pankreas

Allgemeines

Einfluss auf die **exogene Funktion des Pankreas** haben der **N. vagus** (⇒ Stimulation der Enzymsekretion) und die beiden **Dünndarmhormone**:

- **Sekretin** ⇒ **Stimulation der Enzym-, Wasser-** und **Bikarbonatsekretion** des Pankreas
- **Cholezystokinin** ⇒ Steigerung der gesamten **Enzymproduktion** des Pankreas

Täglich werden **je kg Körpergewicht** ⇒ **20 ml alkalisches Pankreassekret** produziert.
Es besteht aus

- **Verdauungsenzymen**
  - **Pankreasamylase** (⇒ kohlenhydratspaltend)
  - **Lipase**, **Phospholipase** A (⇒ fettspaltend)
  - **Trypsin**, **Chymotrypsin**, **Carbopeptidase A und B**, **Elastase** (⇒ proteinspaltend)
  - **Ribo-** und **Desoxyribonuklease** (⇒ nukleolytisch)
- **Wasser und Ionen** (HCO_3^-, Cl^-)

Normalerweise wird die **intravitale Autodigestion durch bestimmte Schutzmechanismen verhindert**:

- **Enzyme** werden in einer **inaktiven Form** gebildet.
- Spezifische **Enzyminhibitoren** (Proteaseinhibitoren) werden synthetisiert.
- **kontinuierliche Ableitung des Drüsensekrets ins Duodenum**
- besonderer **Schutz der Ausführungsgänge durch mukopolysaccharidhaltigen Schleim**

Die **Pathogenese der akuten Pankreatitis** ist ein **polyätiologisches** Geschehen mit dem **Wegfall mehrerer Schutzmechanismen**.

Akute Pankreatitis

Formen

Die **akute Pankreatitis** kann **nach klinischen Kriterien** in eine **milde** und in eine **schwere Verlaufsform** unterteilt werden. Sie **kann rezidivieren**, führt aber im Gegensatz zur **chronischen Pankreatitis** in der Mehrzahl der Fälle nicht zu irreversiblen morphologischen und funktionellen Veränderungen. Obwohl der **Verlauf meist gutartig** ist, können schwere Verläufe zu einem **Schockzustand** mit Nieren- und Lungenversagen führen und letal enden.

Einteilung nach Schweregrad und Prognose

- akute ödematöse Pankreatitis (bis zu 85 % d. F.) **ohne Letalität**
- akute nekrotisierende Pankreatitis (etwa 15 % d. F.)
  - mit Teilnekrose (**Letalität** etwa 15 %)
  - mit Totalnekrose (**Letalität** > 50 %)

Die **morphologischen Veränderungen** reichen vom **interstitiellen Ödem** und peripankreatischen Fettgewebsnekrosen bis zu ausgeprägten **intrapankreatischen Nekrosen von Fett- und Azinusgewebe** und Hämorrhagie.

Ätiologie und Pathogenese

Pathomechanismen der akuten Pankreatitis

- **Abflussbehinderung des Pankreassekrets** durch Gangverschluss (Tumoren, Stenose der Papilla vateri, Parasiten, Spasmen etc.), **Toxine**, **Durchblutungsstörung** ⇒ **Wegfall der Schutzmechanismen** für das Drüsenparenchym
- **Sekretionsreiz** (opulente, fettreiche Mahlzeit, Alkohol)
- **Aktivierung der Verdauungsenzyme im Organ** selbst

Der **akuten Pankreatitis** liegt eine **enzymatische Autodigestion** zugrunde, die durch **Aktivierung und Freisetzung von proteolytischen und lipolytischen Enzymen im Organ selbst** verursacht wird.
In **etwa 20 % der Fälle** ist eine auslösende Krankheitsursache nicht zu ermitteln (**idiopathisch**).

Abb. 4.49

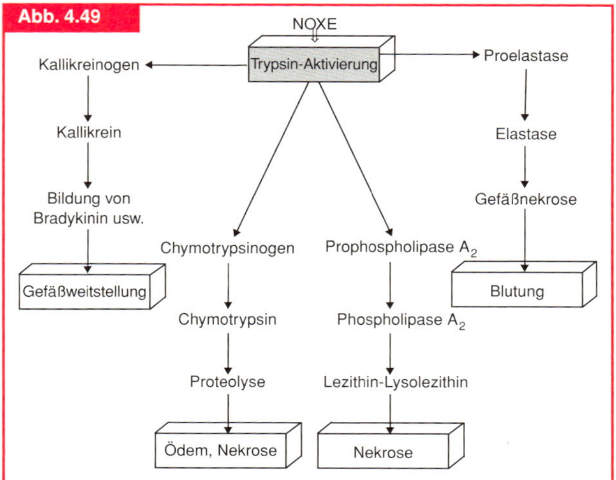

Zur Pathogenese der akuten Pankreatitis (aus Lohr/Bös 1998)

Faktoren, die zu einer Pankreatitis führen können, sind
- **Gallenstau oder -reflux** (z. B. **Cholelithiasis** (>40 % **d. F.**), Choledocholithiasis, Papillenstenose)
- **toxische Faktoren** (z. B. **Alkohol** (etwa **30 % d. F.**))
- **Medikamente** (u. a. Glukokortikoide, Azathioprin, Saluretika)
- **vaskuläre Ursachen** (z. B. Periarteriitis, Vaskulitis bei SLE)
- **infektiöse** oder **parasitäre Ursachen** (Mumps-, Coxsackieviren; Askariden)
- **traumatische Ursachen**
- **Hormon- bzw. Stoffwechselstörung** (z. B. **Hyperparathyreoidismus**, Hyperlipidämie)

Symptomatik

Akuter Beginn mit **heftigen Abdominalschmerzen**, die in alle Richtungen (meist gürtelförmig oder Schulter) ausstrahlen können

Bei einer **akuten hämorrhagischen Pankreatitis** treten folgende Symptome auf:
- **ausgeprägter Schmerz im Oberbauch** (diffuse Druckempfindlichkeit im Epigastrium)
- **Nausea, Vomitus**
- **Meteorismus** (aufgetriebener „Gummibauch")
- **druckempfindliches Abdomen**, Abwehrspannung bei Peritonealbeteiligung
- **spärliche Darmperistaltik** (⇒ paralytischer Ileus)
- **Blutdruckabfall**, Tachykardie (⇒ Schockzeichen)
- **Fieber**
- ggf. **Aszites,** basale **Pleuraergüsse**
- ggf. **Ikterus**
- ggf. flushartige **Rötung des Gesichtes** (20 % d. F.)
- ggf. **Cullen-Zeichen** ⇒ bläul. Verfärbung paraumbilikal
- ggf. **Gray-Turner-Zeichen** ⇒ bläul. oder grün-braune Verfärbung der Flanken

Komplikationen

- (meist linksseitiger) **Pleuraerguss**
- Milz- und **Pfortaderthrombose**
- lokale und **retroperitoneale Nekrosen**
- **Infektion** ⇒ **Pankreasabszess**, **Arrosionsblutung**
- **Arrosion** von Dünn- und Dickdarm (Stenosen, Fisteln)
- **Pankreaspseudozyste** (Spätkomplikation bei hämorrhagisch-nekrotisierender Pankreatitis)
- paralytischer **Ileus**

- **Schock** (durch Flüssigkeitsverlust, Blutung) ⇒ akutes **Nierenversagen**, **ARDS** (Schocklunge)
- metabolische **Azidose**
  Hypokalzämie (Fettgewebsnekrosen), **Hyperglykämie** (Parenchymausfall)
- **Sepsis**, **Verbrauchskoagulopathie**

Abb. 4.50

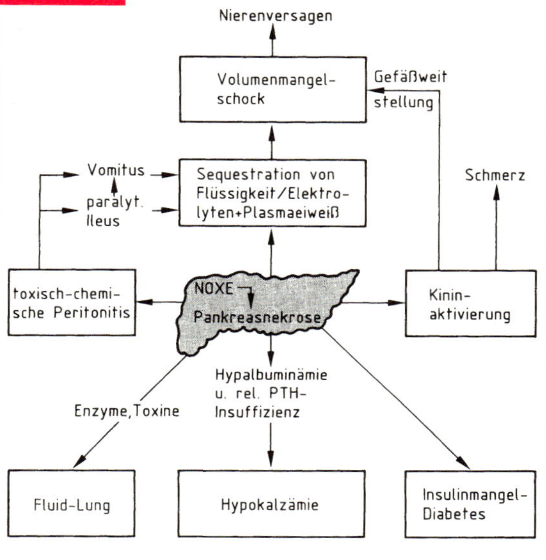

Klinik der akuten Pankreasnekrose (aus Lohr/Bös 1998)

Diagnostik

Die Diagnose kann meistens bereits **laborchemisch** anhand einer massiv erhöhten **Lipase im Serum** bzw. einer um **mehr als das Zwei- bis Dreifache** (der oberen Norm) **erhöhten Pankreasamylase** im **Serum und Urin** gestellt werden.

Beachte: Die Serumerhöhung der **Pankreasamylase** sinkt rascher als die der Lipase. Enzymerhöhungen (Lipase, Amylase) können auch durch **extrapankreatische Abdominalerkrankungen** (z.B. Niereninsuffizienz ⇒ renale Elimination↓) hervorgerufen werden.

Weitere Laborbefunde:
- Leukozyten↑, **fakultativ** ⇒ Blutzucker↑, Nierenretentionswerte↑, Serumkalzium↓
- bei **nekrotisierender Pankreatitis** ⇒ CRP >120 mg/l, LDH >270 IE/l, α_2-Makroglobulin <1,3 g/l, α_1-Antitrypsin >3,5 g/l, Granulozyten (PMN)-Elastase↑
- bei **Obstruktion des Duktus choledochus** ⇒ γ-GT, LAP↑, alkalische Phosphatase↑
- **Oberbauchsonographie** ⇒ **Erkennung einer biliären Ursache** (Cholezystolithiasis), **Pankreas** nicht in jedem Fall sicher beurteilbar, weil der krankheitsbedingte **Meteorismus** die Darstellung des Organs erschwert; ggf. Nachweis von Pleuraerguss, Pseudozysten (5%)
- **Computertomographie** mit **intravenöser Kontrastmittelgabe** (**Angio-CT**) ⇒ ermöglicht die Unterscheidung einer **ödematösen Schwellung** des Pankreas von einer **Pankreasnekrose** (⇒ ggf. **Nekrosestraßen,** Auftreibung des Pankreas und pararenales Exsudat)
- **ERCP** bei Verdacht auf oder dem sonographischen Nachweis von **Gallengangssteinen** oder einer **Gallengangserweiterung** (ohne direkten Steinnachweis) ⇒ **endoskopische Intervention**, **Papillotomie**
- **Röntgen-Thorax** ⇒ linksseitiger Zwerchfellhochstand, Verschattung durch einen (meist linksseitigen) Pleuraerguss, basale Pneumonie, Plattenatelektasen im linken Unterlappen?
- **Abdomenübersicht** ⇒ gasgefüllte Flexura duodenojejunalis, Überblähung des proximalen Kolons, das unterhalb der linken Flexur wie abgeschnitten erscheint („**colon cutt off sign**"), Pankreasverkalkung, **Ileus**?

Therapie

Bei einer unter dem Bilde eines akuten Abdomens beginnenden **akuten Pankreatitis** ist zunächst eine **konservative Therapie** angezeigt. Die Gabe von **Morphin** ist als analgetische Maßnahme **kontraindiziert**, da es einen **Papillenspasmus** induzieren kann.

Stationäre Therapie
- **Intensivtherapie**, Kreislaufmonitoring, Elektrolytkontrolle
- **Schmerzbekämpfung**

- **Procain** 0,5%ig (bis zu 2g/24 h) über **Perfusor**
- **peripher wirkende Analgetika** (z.B. Paracetamol)
- bei **unzureichender** analgetischer Wirkung ⇒ **zentral wirkendes Analgetikum** (z.B. **Tramdol** (Tramal®))
- ggf. vorübergehende Gabe von **Pethidin** (z.B. Dolantin®)

• **Nulldiät**, **Magensonde** (⇒ **Dauerableitung von Magensaft)** bei Vomitus und Komplikationen
• **venöser Zugang** ⇒ Flüssigkeit, Elektrolyte und Kalorienzufuhr (beachte: Glukosetoleranz)
  - **Volumensubstitution** (Glukose 5% und Ringerlösung 1:1), wenn Verlust von Flüssigkeit >3–4 l/d ⇒ zusätzlich Humanalbuminlösung
  - **Kalziumersatz** (z.B. Calcium-Sandoz®) erst, wenn Serumkalzium <1,6 mmol/l
  - **Basenverlust** >5–10 mmol/l ⇒ Bikarbonatsubstitution
  - **Antibiotika** nur bei **biliärer Pankreatitis** sowie Anhalt für **Infektion** bzw. **Sepsis** ⇒ **Mezlocillin + Aminoglykoside + Metronidazol + Cephalosporin III**
  - ggf. **Altinsulin** (+Kalium)
  - ggf. **Schockbehandlung** ⇒ ZVD-Kontrolle
  - **Stressulkusprophylaxe** mit H_2-Antagonisten oder Protonenpumpenhemmern

Abb. 4.51

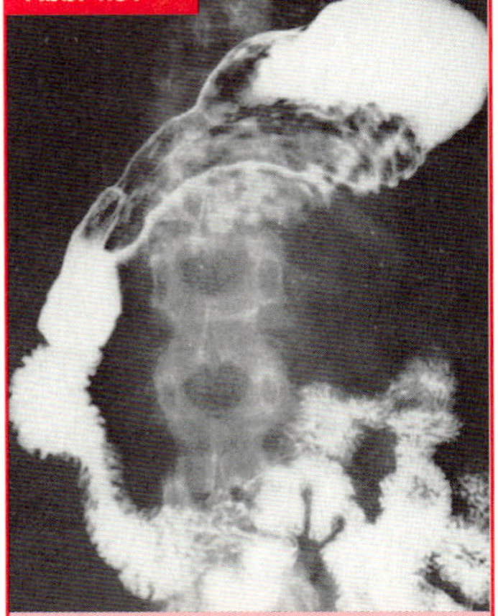

Pankreaspseudozyste (IMPP-Prüfungsabbildung)

OP-Indikationen

• **hämorrhagisch-nekrotisierende Pankreatitis** mit **zunehmender** retroperitonealer **Flüssigkeitsansammlung** und **progredienter Verschlechterung** des Zustandsbildes ⇒ **Laparotomie** und **Nekrosektomie** (Ausräumung retroperitonealer Nekrosen)
• **Kausaltherapie** bei biliärer Pankreatitis ⇒ **Cholezystektomie**; bei Hyperparathyreoidismus ⇒ **Parathyreoidektomie**

Pseudozysten bilden sich häufig spontan wieder zurück.

• bei **Verdrängungserscheinungen** ⇒ sonographisch oder **CT-gesteuerte** Feinnadelpunktion
• bei Rezidiv mit **Größe von über 6 cm Durchmesser** ⇒ ggf. **operatives Vorgehen**

Therapeutische Überlegungen

Da Magensäure im Duodenum zur Stimulation der Pankreassekretion führen kann, wurde versucht, diesen Sekretionsreiz durch **medikamentöse Säureblockade** oder **Entfernung des Magensekretes über eine nasogastrale Sonde** zu vermindern. Klinische Studien haben die **Wirksamkeit** dieser Maßnahmen auf den Verlauf der akuten Pankreatitis bislang **nicht eindeutig belegen** können. Für die **Wirksamkeit** von **Proteasehemmstoffen** (z.B. Aprotinin) fehlt bislang jeder Beweis. Auch der **prophylaktische Einsatz von Antibiotika** bei schweren Pankreatitisformen ist umstritten.

Prognose

Siehe Seite 390 ff.

Chronische Pankreatitis

Einteilung der chronischen Pankreatitis

• Pankreatitis **mit fokalen Nekrosen**
• Pankreatitis mit **segmentaler** oder **diffuser Fibrose**
• **kalzifizierende** oder nichtkalzifizierende **Form**
• **obstruktive Form** mit Dilatation proximal einer singulären Stenose ⇒ **Atrophie** und Fibrose des Azinusgewebes

Ätiologie

Der **chronischen Pankreatitis** liegt nach klinischen Erfahrungen in etwa **80 % der Fälle** ein chronischer **Alkoholismus** zugrunde. Etwa **20 % d.F.** treten ohne bekannte Ursache **idiopathisch** auf.
Seltene Ursachen sind Erkrankungen der Gallenwege (ob Cholelithiasis das Auftreten einer **chronischen Pankreatitis** begünstigt, ist unklar!), **Hyperparathyreoidismus** (1–3 %), **Mukoviszidose**, **Hyperlipoproteinämien**, Eiweißmangel, genetische Disposition und **Autoimmunerkrankungen**.

Pathogenese

- Durch die chronische **Autodigestion** funktionsfähigen Drüsenparenchyms kommt es zur **Pankreasinsuffizienz**.
- Der **Ausfall lipolytischer, proteolytischer** und **amylolytischer Enzyme** führt zur **Maldigestion**. Neben den **sekretorischen Enzymen** ist bei der ausgeprägten **exokrinen Pankreasinsuffizienz** auch das **Pankreassekretvolumen vermindert**.
- Im **Spätstadium** kann sich zusätzlich durch die **Zerstörung des Inselzellapparates** (⇒ pankreopriver sekundärer **Diabetes mellitus**) eine **endokrine Pankreasinsuffizienz** entwickeln.

Symptomatik

Leitsymptom ⇒ rezidivierende, anhaltende starke Schmerzen im **Epigastrium** mit gürtelförmiger **Ausstrahlung in den Rücken** (rückläufig mit zunehmender Pankreasinsuffizienz)

- Abdomen dabei oft druckschmerzhaft, aber nur selten peritonitische Abwehrspannung
- **Nahrungsintoleranz** (Fettunverträglichkeit)
- **Maldigestion ⇒ Gewichtsverlust, Fettstühle, Meteorismus, Diarrhö, Nausea, Vomitus**
- **Ikterus** bei **Alkoholhepatitis** oder bei **großen Pseudozysten** (⇒ **Verlegung der Gallenwege** durch Kompression des Ductus choledochus)
- latenter oder manifester pankreopriver **Diabetes mellitus** (⇒ Hyperglykämie)
- mit **zunehmender Fibrose und Atrophie** ⇒ Abnahme der Schmerzen und verminderter Enzymanstieg während des entzündlichen Schubes („ausgebrannte Erkrankung“)

Diagnostik

- **Sonographie** oder **Endosonographie** (Gangerweiterungen, Verkalkung, Pseudozysten)
- **Computertomographie** (bessere Sensitivität als die Sonographie) ggf. mit **Feinnadelbiopsie**
- **endoskopische retrograde Pankreasgangdarstellung (ERCP)** ⇒ Karzinom?
- selektive **angiographische Darstellung der Arteria coeliaca** bei v.a. Milzvenenthrombose
- **indirekte, sondenlose Funktionsuntersuchungen** (**Chymotrypsin im Stuhl**, Pancreolauryl-Test) zur Differentialdiagnose der Malassimilation und Verlaufskontrolle der chronischen Pankreatitis
- **direkte intraduodenale Funktionsuntersuchungen** durch Injektion von **Sekretin** und **Pankreozymin** (= **Cholezystokinin**):

1. Sekretin-Gabe zur Stimulation der Enzym-, Wasser- und Bikarbonatsekretion des Pankreas ⇒ **anschließend** Bestimmung der Bikarbonatkonzentration im Duodenalsaft
2. Cholezystokinin-Gabe zur Steigerung der gesamten Enzymproduktion des Pankreas ⇒ **anschließend** Enzymbestimmung im Duodenalsaft

Typische Befunde bei chronischer Pankreatitis sind

- **Amylase, Lipase** und **Elastase 1** (spezifisch) **im Serum** ↑
- **Chymotrypsinaktivität im Stuhl** ↓
- pathologischer **Pankreolauryl-Test** in ausgeprägten Fällen (Fluorescein-Dilaurat wird durch pankreasspezifische Arylesterasen gespalten ⇒ Fluorescein wird anschließend im Urin bestimmt)
- **Einengung des terminalen Ductus choledochus** (Röhrenstenose)

- **unregelmäßige Erweiterung des Pankreasganges** mit zahlreichen Einschnürungen
- Konkremente im Ductus pancreaticus **bei chronisch-kalzifizierender Pankreatitis**
- Entwicklung von **Pseudozysten**
- Milzvergrößerung bei Milzvenenthrombose

Die **Verdauungsleistung nimmt** erst **dann ab**, wenn mehr als 85 % der Sekretionsleistung fehlen. Erst die Reduktion der Pankreassekretion auf weniger als 15 % der normalen Leistung führt zu **Fettstühlen** mit einer täglichen **Stuhlfettausscheidung bis zu 100 g** und **Stuhlgewichten bis 500 g**.
Diese **Messwerte** eignen sich auch zur **Quantifizierung der exokrinen Insuffizienz** und zur **Erfolgskontrolle** der **Substitutionsbehandlung**.

Differentialdiagnose

Abb. 4.52

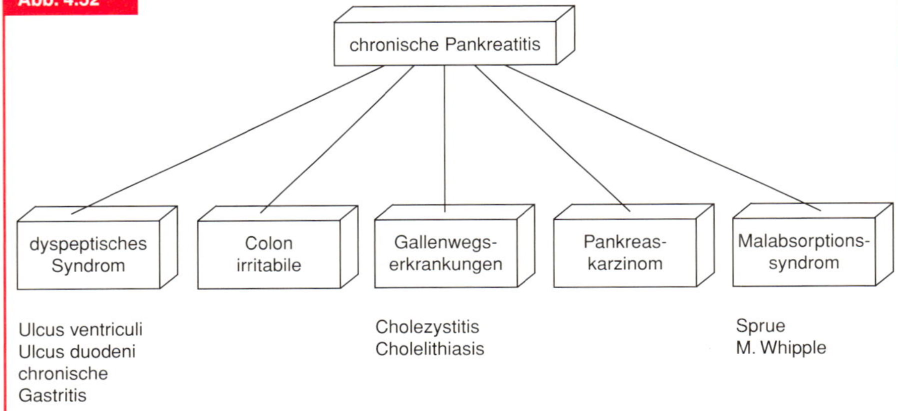

Differentialdiagnosen bei chronischer Pankreatitis (aus Nilius/Rink 1995)

Therapie

- **absolute Alkoholkarenz** (mindert auch Häufigkeit von Schmerzattacken)
- **Therapie des akuten Schubs** ⇒ wie bei akuter Pankreatitis
- **Gabe von Enzympräparaten**, wenn trotz ausreichender Nahrungszufuhr das Körpergewicht abnimmt oder wenn die tägliche Fettausscheidung mehr als 12–15 g beträgt:
  - **Mikroverkapselte Enzympräparate** (z. B. Kreon® und Panzytrat®) vermischen sich bereits im Magen mit dem Nahrungsbrei, so dass sie im Duodenum bei pH-Werten von 5,5–6,0 relativ gleichmäßig ihre Enzyme freisetzen können. Da bei einer größeren Mahlzeit zwischen 20.000 und 50.000 FIP-E Lipase zur Verdauung benötigt werden, sollte der Lipase-Mindestgehalt mindestens 20.000 FIP-E betragen, die zur jeweiligen Mahlzeit einzunehmen sind.
  - Bei deutlich herabgesetzter Magensäuresekretion oder mit einem (teil)resezierten Magen ⇒ Applikation als **Granulat** (z. B. Pankreon Granulat®), da verkapselte Dragees zu spät im unteren Dünndarm aufgelöst werden
- ggf. **Einstellung eines Diabetes mellitus**
- **Substitution von Vitaminen,** Elektrolyten und Spurenelementen nach Bedarf
- **Diät ⇒ mittelkettige Triglyzeride** (medium chain triglycerides = MCT), die vom Dünndarm auch ohne Lipasespaltung resorbiert werden (Ceres-Öl oder -Margarine)

Schmerzbehandlung (vorrangig ist die Beseitigung von Drainagehindernissen!)
- **peripher wirkende Analgetika** (z. B. Paracetamol)

- bei **unzureichender** analgetischer Wirkung ⇒ additive Gabe eines **zentral wirksamen Analgetikums** (z.B. Tramalol) oder eines Neuroleptikums (z.B. Promethazin) oder Antidepressivums (z.B. Imipramin)
- ggf. vorübergehende Gabe von zentral wirksamen Opioidanaloga wie **Pentazocin** (z.B. Fortral®) oder Pethidin
- bei **nicht beherrschbaren Schmerzen** ⇒ **Periduralanästhesie**, perkutane **Denervierung des Plexus coeliacus mit Alkohol** oder **Operationsindikation**

Komplikationen und deren Therapie

Pankreaspseudozysten (⇒ Ikterus; bei Kompression der V. lienalis ⇒ Thrombosierung):

- **Pankreaspseudozysten** zunächst **perkutan punktieren** und **drainieren**, ggf. **zystogastrale Drainage**
- **Resektionstherapie** v.a. bei **großen Pseudozysten (>8 cm)** des Pankreas, **die länger als 6–8 Wochen bestehen**. Eine **Behandlungsmethode** ist die **Zystojejunostomie mit ausgeschalteter Schlinge** (nach Roux) und innerer Drainage der Zyste in den Darm.

Milzvenenthrombose (⇒ portale Hypertension ⇒ Fundusvarizenblutung)

- **Therapie** bei Durchgängigkeit der Pfortader ⇒ **Splenektomie**

Choledochusstenose

- endoskopische Platzierung einer **bilioduodenalen Endoprothese** nach endoskopischer Papillotomie
- perkutan-transhepatische Platzierung eines **Stents** (Wall-Stent, Streck-Stent)
- ggf. **lokale Radiotherapie** mittels einer mit radioaktivem Iridium bestückten Sonde

Indikationen zur operativen Therapie (Teilresektion) besteht **auch bei** Verdacht auf **Malignität**, Cholelithiasis und **therapieresistenten Schmerzen**.

- **laterale Pankreatikojejunostomie** bei etwa 70–80% der Patienten ⇒ Schmerzlinderung
- **distale Pankreatektomie** (wenn sich die Erkrankung auf die Cauda pancreatis ausdehnt)
- **Operation nach Whipple** (Erkrankung im Pankreaskopfbereich ausgeprägt)

Mukoviszidose

Die Mukoviszidose ist ein **autosomal-rezessiv vererbtes Leiden**, bei dem es infolge einer abnormen Zusammensetzung exokriner Drüsensekrete zur Obstruktion von Drüsenausführungsgängen mit zystisch-fibröser Umwandlung der befallenen Organe kommt.

- Das **pathologische Gen** ist auf dem langen Arm des Chromosoms Nr. 7 lokalisiert. In Europa ist die Mutation Delta F – 508 am häufigsten (70%). Als pathologisches Genprodukt resultiert der **zystische Fibrose-Transmembran-Regulator**, der dem apikalen Teil des Chloridkanals entspricht und einen Defekt in der zytosolischen Domäne aufweist. Die **gestörte Öffnungs- und Schließfunktion des Chloridkanals** führt zu einer verminderten Wasserausscheidung schleimproduzierender Epithelzellen als Folge der mangelhaften Chloridionensekretion.
- Betroffen sind die Drüsen des Verdauungstrakts, Bronchialdrüsen und andere muköse Drüsen. Gleichzeitig besteht eine **krankhafte Steigerung des Natrium- und Chloridgehalts im Schweiß**. Bei bestehender Pankreasinsuffizienz bleiben die Inselzellen zunächst intakt, in seltenen Fällen kann jedoch schon im Kindesalter ein Diabetes mellitus auftreten. Eine vorwiegend intestinale Verlaufsform, die zur **chronischen Verdauungsinsuffizienz** führt, kann von einer vorwiegend pulmonalen Verlaufsform mit Atelektasenbildung, obstruktivem Lungenemphysem, pulmonaler Hypertonie und Rechtsherzdekompensation unterschieden werden. Bei der Geburt weisen etwa 10% der Kinder einen **Mekoniumileus** auf.
- Die **Prognose** des Leidens hängt davon ab, ob bereits irreversible Lungenveränderungen zum Zeitpunkt der Diagnosestellung vorhanden sind.

Therapie

- **Sekretmobilisation** und Abhusten mittels Lagerungsdrainage und Klopfmassage, Flutter, autogene Drainage, Inhalationstherapie mit 0,9% NaCl-Lösung
- Gabe von **β_2-Mimetika**, Ipratropiumbromid, Theophyllin, Inhalation von Amilorid (blockiert den Natriumkanal), intermittierende i.v. Antibiotikagabe nach Antibiogramm

- **Inhalation von rh-DNAase** zur Spaltung der freien DNA von untergegangenen Leukozyten
- **Inhalation von Alpha1-Antitrypsin** zur Hemmung des gewebszerstörenden Prozesses von Bakterien und Leukozytenproteasen
- säurestabile, mikroverkapselte Pankreasenzyme zur Behandlung der exokrinen Pankreasinsuffizienz sowie fettlösliche Vitamine
- Sulfonylharnstofftherapie (anfangs) oder Insulin zur Behandlung der endokrinen Pankreasinsuffizienz
- ggf. Gentherapie mittels inhalativer Zufuhr eines Wildtyp-Gens
- Lungentransplantation mit Fünf-Jahres-Überlebensraten von z.Z. 50%

Endokrin aktive Tumoren

Tumoren des gastro-entero-pankreatischen Systems (GEP-Tumoren)

Zellen neuroektodermaler Herkunft, die Peptidhormone bilden und neuronspezifische Enolase enthalten, werden dem **APUD-Zellsystem** zugerechnet (APUD = Amine precursor uptake and decarboxylation cells).
Zu diesem Zellsystem gehören unter anderem die **G-Zellen des Magens**, die enterochromaffinen Zellen des Darmes, Zellen der Pankreasinseln und des Hypophysenvorderlappens sowie C-Zellen der Schilddrüse. Karzinoide, **Gastrinome** und **Insulinome** kommen dabei häufiger vor als Vipom, Glukagonom und Somatostatinom. Bei den **GEP-Tumoren des Pankreas** lassen sich hormonaktive und hormoninaktive unterscheiden. Maligne GEP-Tumoren des Pankreas sind meist hormoninaktiv.

Inselzelladenom, Inselzellkarzinom

Tumoren insulinbildender Zellen des Pankreas können **singulär** (80–90%) **oder multipel** (z.B. multiple endokrine Neoplasie MEN I) auftreten (Siehe auch Seite 430).
Meist sind es **benigne Adenome** der insulinbildenden **β-Zellen (Insulinom)**, die auch bei der Operation nur mühsam aufzufinden sind, da sie in 75% der Fälle nur 1–3 cm Durchmesser erreichen.

Symptomatik

- bei **Nahrungskarenz ⇒ spontane Hypoglykämie** (<40mg/dl) ⇒ Heißhunger, Schweißausbruch, Tremor, Bewusstseinsstörung, ggf. auch zerebraler Krampfanfall
- **Besserung der Beschwerden nach Glukosezufuhr**

Im Verlauf der Krankheit haben die **hypoglykämischen Anfälle** die Neigung, an Schwere und Häufigkeit zuzunehmen. Ein Teil der **Patienten wird** durch den vermehrten Verbrauch kohlenhydratreicher Lebensmittel **adipös**.

Diagnostik

- **Fastentest**: Während **eintägiger Nahrungskarenz** werden in mehrstündigen Intervallen Blutzuckerwerte, **Seruminsulin (>10 mIE/ml)** und **C-Peptid (>1,5 ng/ml)** bestimmt.
  Für das Vorliegen eines **organischen Hyperinsulinismus** spricht **ein Absinken des Blutzuckerwerts auf unter 40mg**% sowie die zuvor in Klammern angegebenen Werte.
- Durch das Ausbleiben **der physiologischen Insulinsuppression bei einer Hypoglykämie** nimmt der **Insulin/Glukose-Quotient** beim Insulinom zu (>0,3), während er beim Gesunden abfällt.
- **Maligne Insulinome** (10% der Insulinome) setzen im Unterschied zu benignen Tumoren oft geringe Mengen an humanem Chorion-Gonadotropin (**HCG**) frei.
- Proinsulin ↑
- sog. **„One Stop-shop"-** oder **„all-in-one"-MRT** ermöglicht kombinierte Darstellung der Morphologie, der Gangstrukturen und der Gefäße zur Differenzierung zwischen maligner und benigner Pankreasneoplasie
- **Magnetresonanzcholangiopankreatikographie** (MRCP) stellt Gangstrukturen in vergleichbarer Qualität zur endoskopisch retrograden Cholangiopankreatikographie dar

Nach dem Ausschluss einer **selbstinduzierten Hypoglykämie** (Sulfonylharnstoffe, Insulininjektionen) sollte die **Lokalisationsdiagnostik** des Insulinoms erfolgen.

Lokalisationsdiagnostik
- endoskopische Endosonographie
- sog. **„One Stop-shop"-MRT** (s.o.)
- **Computertomographische** und **kernspintomographische Techniken** v.a. zur Diagnostik von **Lebermetastasen** beim **malignen Insulinom**
- **selektive Angiographie** (in 60–90 % d.F. erfolgreich) ⇒ umschriebene Kontrastmittelanreicherung
- **transhepatische Punktion des pankreatischen venösen Blutes** mit selektiver Bestimmung der Insulingehalte
- **intraarterielle pankreatische Kalzium-Stimulation (SIPS = selective intraarterial pancreatic stimulation)** im Rahmen einer arteriellen Angiographie mit Messung von Insulin-Konzentrations-Gradienten im venösen Blut der Lebervenen
- **intraoperative Sonographie + Palpation des Pankreas**

Therapie
- bei **gesicherter Lokalisation** ⇒ **operative Entfernung**

Symptomatische Therapie
- **Akuttherapie** ⇒ Glukosezufuhr oder Glukagoninjektion
- **Diazoxid** (z. B. Proglicem®) ⇒ hemmt die Freisetzung von Insulin v. a. über Stimulation der α-adrenergen Rezeptoren
- **Octreotid** (z. B. Sandostatin®) ⇒ längerwirkendes Somatostatinderivat, das die Freisetzung zahlreicher Peptidhormone (u. a. Gastrin) und deren Wirkung hemmt

Maligne Insulinome
- **Chemotherapie** ⇒ Streptozotocin zusammen + 5-Fluorouracil und Doxorubicin

Zollinger-Ellison-Syndrom

Beim **Zollinger-Ellison-Syndrom** finden sich einzelne oder **multiple** (>50 % d. F.), hauptsächlich im **Pankreas (Nicht-Betazell-Tumor)**, in der **Duodenalwand**, im **Ligamentum hepatoduodenale** und extraintestinal (5–15 %) vorkommende, **gastrinproduzierende Tumoren**. Es kann auch im Rahmen der **multiplen endokrinen Neoplasie vom Typ I** (MEN I) auftreten.
Die **Hypergastrinämie** bewirkt eine **diffuse Hyperplasie der gastrinbildenden Zellen** mit maximaler **Stimulation der Säuresekretion** des Magens.

Symptomatik
Es treten häufig **rezidivierende Ulcera ventriculi und duodeni** auf. Da Gastrin die **Darmmotilität steigert** und die Natrium-, Kalzium- und Wassersekretion erhöht, kommt es zu **Diarrhöen** (50 % d. F.).

Diagnostik
- **Basalsäuresekretion** (**BAO** > 15–20 mmol/h) des Magens ↑, **Gastrin-Nüchternspiegel** ↑
- **Stimulation mit Sekretin** ⇒ Anstieg der Serumgastrinkonzentration um > 100 %

Lokalisationsdiagnostik
- **Computertomographie**, **MRT, Sonographie** und **Angiographie** erzielen wegen der geringen Größe von Gastrinomen nicht so hohe Erfolgsraten.
- **intraoperative Sonographie**

Therapie
- **Tumorresektion**
- **Omeprazol**. Die notwendige **Wirkstoffmenge** liegt meist über der Dosis, die für die Therapie eines Ulcus pepticum empfohlen wird.

Maligne Gastrinome

- **Chemotherapie** ⇒ Streptozotocin zusammen + 5-Fluorouracil und Adriamycin oder Dacarbacin, ggf. Leukozyteninterferon

Verner-Morrison-Syndrom

Vasoaktives intestinales Polypeptid (VIP) kommt nur in Nervenzellen des peripheren autonomen sowie zentralen Nervensystems vor. **VIP** wirkt auf die **glatte Muskulatur relaxierend**. Es **hemmt die Magensäure- und Pepsinsekretion** und **stimuliert die Bicarbonatsekretion von Pankreas und Dünndarmmukosa**. Am Gefäßsystem führt es zu einer **Vasodilatation**, im Gastrointestinaltrakt zu einer Erschlaffung bei peristaltischer Muskelkontraktion.
Beim **Verner-Morrison-Syndrom**, das ein Krankheitsbild beschreibt, das **meist bei gastrointestinalen Tumoren mit vermehrter VIP-Produktion** auftritt, kommt es zu schweren **wässrigen Durchfällen, Hypo- bzw. Achlorhydrie, Flush-Symptomatik und Hypokaliämie**, die von einer **Hypokalzämie** begleitet sein kann. Es wird auch als **WDHA-Syndrom** (wässrige **D**urchfälle, **H**ypokaliämie, **A**chlorhydrie) bezeichnet.

Diagnostik

- **erhöhter Nüchternspiegel von VIP** (über 60 pmol/l)
- **Lokalisationsdiagnostik des Vipoms**

Therapie

bei **gesicherter Lokalisation ⇒ operative Entfernung**

Symptomatische Therapie

- **Volumen- und Elektrolytausgleich** (Antidiarrhoika versagen)
- **Octreotid** (z. B. Sandostatin®) ⇒ längerwirkendes Somatostatinderivat, das die Freisetzung zahlreicher Peptidhormone (u. a. VIP) und deren Wirkung hemmt

Maligne Vipome

- **Chemotherapie** ⇒ Streptozotocin zusammen + 5-Fluorouracil, ggf. Leukozyteninterferon

Pankreaskarzinom

Über 95 % aller malignen Erkrankungen des Pankreas sind **Adenokarzinome,** von denen etwa **70 % im Pankreaskopf** lokalisiert sind. Das Pankreaskarzinom ist die Ursache für mehr als 1 % aller Todesfälle und für etwa 5 % der Todesfälle an bösartigen Neubildungen. Es hat auch heute noch eine **schlechte Überlebensrate** (mittlere Überlebenszeit ⇒ 6 Monate), da es erst dann entdeckt wird, wenn die Patienten bereits **Beschwerden** aufweisen und eine **kurative Operation nicht mehr möglich** ist. Männer sind geringfügig häufiger betroffen als Frauen.

Symptomatik

Manifestationen, Befunde und Symptome eines **Pankreaskopfkarzinoms** können sein

- im Epigastrium lokalisierte, in den Rücken ausstrahlende **Oberbauchschmerzen**
- **Appetitverlust, Nausea, Vomitus, Gewichtsverlust**
- **Begleitpankreatitis** (⇒ Lipase ↑)
- das intermittierende oder **progrediente Auftreten eines Ikterus** (⇒ **Juckreiz**)
- **Thrombophlebitiden** (Thrombophlebitis migrans)
- das plötzliche Auftreten eines Diabetes mellitus
- ggf. Aszites
- gel. psychische Auffälligkeiten (Depression, Angstzustände)

Diagnostik

Palpation

- **Courvoisier-Zeichen** (Vergrößerung der schmerzlos palpablen Gallenblase mit Ikterus) bei **Pankreaskopf- und Papillentumoren** ⇒ Hydrops der Gallenblase

Folgende **diagnostische Verfahren** eignen sich zur Diagnose eines **Pankreaskarzinoms**:

- Sonographie, **Endosonographie**
- ggf. **Computertomographie** ⇒ Resektabilität präoperativ feststellen
- **Pankreatikoskopie** mit sonographisch gesteuerter **Feinnadelbiopsie**
- **ERCP** (endoskopische retrograde Pankreatikographie) ⇒ Gangabbruch
- **Röntgen** ⇒ **„MDP"** ⇒ Erweiterung des duodenalen „C"

Laborwerte

- **CA 19-9** (kein spezifischer Marker für das Pankreaskarzinom) ⇒ Werte über 100–200 U/l ⇒ dringend malignomverdächtig!
- **unspezifische Laborauffälligkeiten von** Transaminasen↑, Bilirubin↑, alkalische Phosphatase↑, γ-GT↑, Pankreasenzymen im Serum↑

Therapie

Chirurgische Therapie

- **radikale Resektion** beim „Frühkarzinom" **mit Lymphadenektomie**
- **Pankreaskopfkarzinom** ⇒ **totale Duodenopankreatektomie** + **Magenteilresektion** zur Vermeidung eines Ulcus pepticum jejuni
- **Karzinom der Ampulla vateri** bzw. **periampulläres Karzinom** ⇒ **partielle Duodenopankreatektomie**

Zusätzliche Verfahren wie die **lokoregionale Chemotherapie** über den Truncus coeliacus und **Radiatio** konnten die Prognose des Pankreaskarzinoms bislang nicht günstig beeinflussen.

Die Kombination von **5-Fluorouracil** mit einer **Radiatio** kann nach einzelnen Studienergebnissen eine bessere **Palliation** als die einzelnen Behandlungsformen erzielen.

Prognose

- **Adenokarzinom des Pankreas**
  - **2-Jahres-Überlebensrate** <5 %
  - **5-Jahres-Überlebensrate** <4 %
- **periampulläre Karzinome**
  - **5-Jahres-Überlebensrate** 35 %

Exkurs: Schmerzbehandlung bei Pankreaskarzinom

Stufe I

peripher wirksames Analgetikum wie Paracetamol

- **Zusatzbehandlung** bei Tumorinfiltration in Wirbelkörper, **Knochenschmerzen** ⇒ **nichtsteroidales Antirheumatikum** (z. B. Ibuprofen, ASS)

Stufe II

peripher wirksames Analgetikum + zentral wirkendes Opioid wie Tramadol (z. B. Tramal®), Tilidin (z. B. Valoron®), Nefopam (z. B. Ajan®) oder Pentazocin (z. B. Fortral®)

- **Zusatzbehandlung** bei fortbestehenden **Schmerzen** oder **Emesis** ⇒ Neuroleptikum ⇒ z. B. **Levomepromazin** (z. B. Neurocil®)
- **Zusatzbehandlung** bei intestinalen Krämpfen (z. B. **Peritonealkarzinose)** ⇒ **Spasmolytikum** (z. B. Butylscopolaminbromid, Buscopan®)

Stufe III
peripher wirksames Analgetikum + regelmäßige Gabe **stark wirksamer Opioide** wie Morphinsulfat (z.B. MST Mundipharma®) oder Buprenorphin (z.B. Temgesic®) + **Neuroleptikum**
- **rückenmarksnahe Plexusblockade** über Periduralkatheter

Statt **Neuroleptika** können in der **Schmerztherapie** auch **Thymoleptika** wie Amitriptylin (z.B. Saroten® 25–150mg/d) oder Imipramin (z.B. Tofranil® 10–50mg/d) eingesetzt werden. Ihnen fehlt jeoch der zusätzlich erwünschte antiemetische Effekt.

5 Endokrine Organe, Stoffwechsel und Ernährung

Allgemeines

Hormone (griech. **hormao** „aufbrechen, eilen“) sind **Botenstoffe („messengers“) des endokrinen Systems**.

Nach der chemischen Struktur werden **vier Gruppen von Hormonen** unterschieden:

(1) **Steroidhormone,** zu denen die Hormone der **Nebennierenrinde** (NNR) und die **Sexualhormone** gehören, lassen sich vom **Steran** ableiten.
(2) Hormone, die sich von der **Aminosäure Tyrosin** bzw. von Aminen ableiten, sind die **Schilddrüsenhormone** und die **Hormone des Nebennierenmarks** (Adrenalin und Noradrenalin).
(3) **Glykoproteinhormone** sind TSH und die **Gonadotropine** FSH, LH, HCG.
(4) **Proteo- und Peptidhormone** sind u. a. die hypothalamischen **Releasinghormone**, Wachstumshormon, Insulin, ACTH, Calcitonin und Prolaktin.

Regulationsmechanismen

Wie die meisten Regelungsvorgänge im Organismus unterliegen auch Hormonwirkungen einer **Rückkoppelung (Feedback).**

- Bei der **negativen** Rückkoppelung besteht eine Hemmung des ursprünglich auslösenden Signalgebers (z. B. Hypophyse) durch die Antwort des Signalempfängers (Hormon der peripheren Drüse).
- Beim **positiven** Feedback verstärkt das periphere Hormon die Aktivität der übergeordneten Drüse.

Beispiele

- Bei einer lang andauernden verminderten peripheren Hormonproduktion (z. B. primäre Schilddrüsenunterfunktion) kann die Dauerstimulation des übergeordneten Hypophysenvorderlappens (HVL) zu einer **Vermehrung hormonproduzierender Zellen in der Hypophyse** (**funktionell aktives hyperplasiogenes HVL-Adenom**) führen. Dabei vermehren sich diese Zellen so lange, bis der Rückkoppelungseffekt des Endhormons ausreicht, um die übergeordnete Hormondrüse zu hemmen.

- Die **Endhormonkonzentration** im Blut kann auch das Wachstum der peripheren Hormondrüse beeinflussen. Bei der Entfernung von Drüsengewebe steigert das verbleibende Drüsengewebe durch eine **kompensatorische Hyperplasie** die Hormonproduktion, um den Sollwert der Endhormonkonzentration zu erreichen.

- Zur **Hyperplasie** (Vermehrung von funktionsfähigen Organzellen) **endokriner Drüsen** kommt es, wenn Störungen im Bereich des Regelkreises vorliegen, die zu einer **Dauerstimulation des Drüsengewebes** führen. Bei Kalziummangel kommt es zu einer **reaktiven Nebenschilddrüsenhyperplasie,** da der Organismus versucht, den Kalziumspiegel des Blutes über die vermehrte Produktion von **Parathormon** auszugleichen. Hierbei reguliert die vom Hormon gesteuerte Stoffwechselgröße (Ca^{2+}-Konzentration im Plasma) die Hormonfreisetzung.

- Wird **Kortison** zugeführt, wirkt dies sowohl hemmend auf die Releasinghormon-Freisetzung im **Hypothalamus (CRF)** als auch auf die Ausschüttung des glandotropen Hormons der **Hypophyse (ACTH)**, das normalerweise die periphere Drüse (**Nebennierenrinde ⇒ Kortison**) stimuliert. Daher resultiert aus der langfristigen Verabreichung eines Endhormons auch die Rückbildung seines natürlichen Produktionsorts (**Atrophie der Drüse**).
  Setzt man das Hormon plötzlich ab, besteht demzufolge ein entsprechender Hormonmangel, der zu bedrohlichen Komplikationen führen kann. Das sog. **Reboundphänomen** bezeichnet die **kompensatorisch gesteigerte Ausschüttung** des übergeordneten Hypothalamushormons (**CRF**) nach dem Absetzen der Endhormonabgabe.

Hypothalamus

Im Hypothalamus können nervale Reize in hormonelle Signale umgesetzt werden. Spezielle Nervenzellen des Hypothalamus (**neuroendokrine Zellen**) bilden Hormone, die bei Erregung des Neurons direkt ins Blut

Abb. 5.1

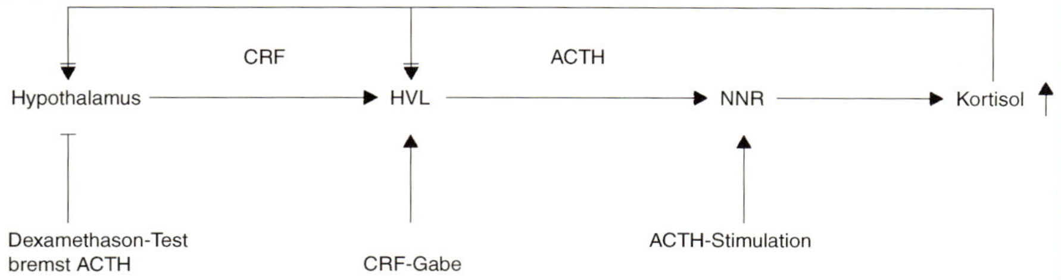

Hormonelle Rückkopplung am Beispiel der NNR-Stimulation

abgegeben werden und über zwei hintereinander liegende Kapillargebiete in die **Hypophyse** gelangen, wo sie die Freisetzung der entsprechenden Hypophysenhormone beeinflussen.

Hypothalamische Liberine und Statine

- **GnRH** (gonadotropin releasing hormone = Gonadoliberin) ⇒ **FSH** (follikelstimulierendes H.) und **LH** (luteinisierendes H.)
- **TRH** (thyreotropin releasing hormone = Thyreoliberin) ⇒ **TSH** (thyreoideastimulierendes H. = Thyreotropin) und **Prolaktin**freisetzung
- **CRH** (corticotropin releasing hormone = Kortikoliberin) ⇒ **ACTH** (adrenokortikotropes H. = Kortikotropin)
- **GRH** (growth hormone releasing hormone) ⇒ **GH** (growth hormone = **STH** = somatotropes H.)
- **GRIH** (growth hormone release inhibiting hormone) = **Somatostatin,** hemmt u. a. die Sekretion von Wachstumshormon (GH)

Abb. 5.2

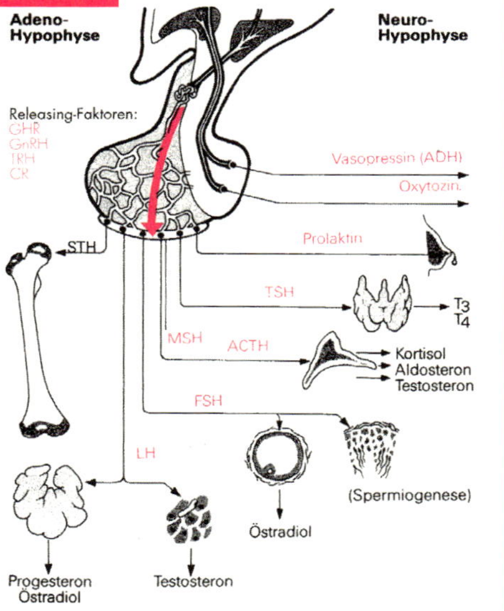

Synopsis des endokrinen Systems (aus Droste/Planta 1993)

Hypophyse

Die Hypophyse oder Hirnanhangsdrüse gliedert sich in einen **Hypophysenvorderlappen (HVL = Adenohypophyse)** und einen **Hypophysenhinterlappen (HHL = Neurohypophyse)**.

Durch die **Hypophysenvorderlappenhormone** wird die Funktion fast aller endokrinen Drüsen reguliert.

Hypophysenvorderlappenhormone

Auf periphere Drüsen einwirkende (glandotrope) Hormone

- **FSH, LH** ⇒ Keimdrüsen
- **TSH** ⇒ Schilddrüse
- **ACTH** ⇒ Nebennierenrinde

Sie werden nach Ausschüttung der **Releasinghormone** des Hypothalamus vom Hypophysenvorderlappen freigesetzt und stimulieren das Erfolgsorgan (**periphere Drüse**) zur Bildung von Hormonen.

Weitere **Hypophysenvorderlappenhormone** sind:
MSH (Melanotropin), **STH** (Somatotropin) und **PRL** (Prolaktin), deren Freisetzung hypothalamisch gehemmt werden kann

Hypophysenhinterlappenhormone

Die Neuropeptide **Vasopressin** (ADH) und **Oxytozin** werden in Kernarealen des Hypothalamus gebildet und im **Hypophysenhinterlappen** gespeichert.

Endokrinopathien

In der Endokrinologie bezeichnet die **primäre Insuffizienz** eine Erkrankung der Zieldrüse selbst, die **sekundäre Insuffizienz** Schäden im Bereich der Hypophyse und die **tertiäre Insuffizienz** hypothalamische Veränderungen als Krankheitsursache.

- Die **Bestimmung glandotroper Hormone** ermöglicht bei **erniedrigten Werten** den Rückschluss auf einen Defekt im Bereich von Hypothalamus (**Releasinghormone**) oder Hyphophyse.
- **Hohe Werte** bei verminderter peripherer Hormonkonzentration sprechen für einen Defekt der Drüse selbst, da glandotropes Hormon durch fehlende Feedbackhemmung vermehrt ausgeschüttet wird.
- Eine **diagnostische Differenzierung** zwischen hypothalamischer und hypophysärer Störung ist durch glandotrope Hormone allein nicht möglich, da sowohl die Releasinghormone als auch der Hypophysenvorderlappen (HVL) selbst gestört sein können.

5.1 Hypophyse und Hypothalamus

Diabetes insipidus centralis und SIADH

ADH (= Antidiuretisches Hormon, syn. Vasopressin)
Über **Neurosekretion** gelangt ADH von den paraventrikulären Kernen des Hypothalamus im Tractus supraoptico-hypophysealis zum **Hypophysenhinterlappen**, aus dem es direkt ins Blut sezerniert wird.

Wirkung von ADH
- **Wasserrückresorption in der Niere** ↑ (⇒ erhöhte Membranpermeabilität der distalen Tubuli für Wasser)
- **Vasokonstriktion der Kapazitätsgefäße** der Haut und im Pfortaderkreislauf (⇒ schnelle Blutdruckregulation)
- **ADH** steigert die **ACTH-Sekretion** durch **additiven Synergismus** mit **CRH** (Gegenregulation: **Kortisolspiegel** ↑ ⇒ **Synthese** von **CRH** und **ADH** ↓)

Pathogenese
Temporäre oder chronische Störung des neurohypophysären Systems ⇒ **Mangel an ADH** ⇒ Ausscheidung von exzessiven Mengen (⇒ **Polyurie**) eines nicht konzentrierten (aber sonst normalen) Urins (⇒ **Asthenurie**) und gleichzeitig deutlich verstärktes Durstgefühl und Trinken (⇒ **Polydipsie**).

Ätiologie
- primär **familiär** (autosomal dominant erbliche Mutationen im Bereich des Neurophysin-II-Gens)
- sekundär

traumatisch insbesondere bei Schädelbasisfrakturen, bei **Tumoren** der Sellaregion (primär oder metastatisch), **Granulomen** (Sarkoidose oder Tuberkulose), **Histiozytose X** (Morbus Hand-Schüller-Christian), **Gefäßveränderungen** (Aneurysmen, Thrombosen, **Sheehan-Syndrom**), **Infektionen** (Enzephalitis oder Meningitis) oder idiopathisch (30 %)

Wenn der Hypophysenhinterlappen zerstört ist, führt dies nur zu einem **transitorischen**, temporären **Diabetes insipidus centralis.** Nur etwa 10 % der neurosekretorischen Neurone und die neurohypophysealen Fasern müssen intakt sein, um einen **Diabetes insipidus centralis** zu verhindern.

Symptomatik
Beginn ⇒ schleichend oder abrupt
Kompletter oder partieller **Ausfall der ADH-Synthese oder -Abgabe** führt zur **Trias**:

- **Polyurie** (Aquarese) einschl. Nykturie
- **Asthenurie** (spezifisches Gewicht des Harns meist < 1,005 g/ml, Osmolalität < 200 mosm/l)
- **Polydipsie** (meist > 6 l pro Tag) mit Zwangscharakter

- **hypertone Dehydration** (⇒ Fieber, Kollaps, Delir) und **Hypovolämie, wenn der Wasserverlust nicht permanent ersetzt wird**
- **erworbene Formen** ⇒ zusätzlich **Symptome der Grunderkrankung**

Diagnostik
Labor ⇒ **oft Anstieg der Plasmanatriumkonzentration** und **-osmolalität**
Das **spezifische Gewicht des Morgenurins** beträgt meist < 1,005 g/ml und ist auch nach längerem Dursten nur unwesentlich erhöht.

Untersuchungsmethoden
- **ADH-Bestimmung im Plasma**

- **Lokalisationsdiagnostik** mit **Computertomographie** bzw. **NMR-Untersuchung**
- **Durstversuch** (nur unter medizinischer Überwachung!); bei Gesunden führt eine Erhöhung der Plasmaosmolalität zu einer Verminderung der Urinausscheidung und zu einer Erhöhung der Urinosmolalität.

Abb. 5.3

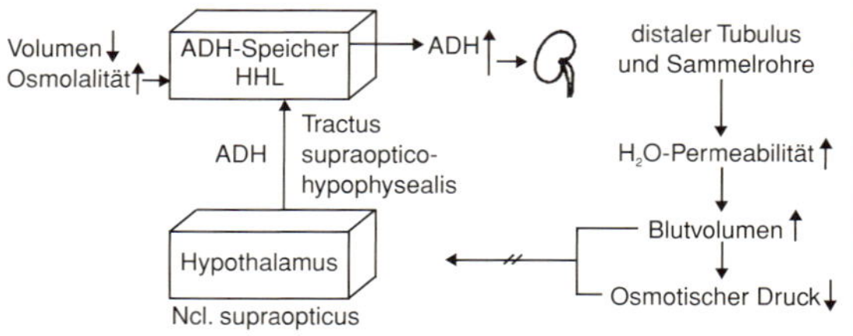

ADH-Ausschüttung (aus Leps/Lohr 1998)

Durstversuch

Morgens Bestimmung des Körpergewichts, der Elektrolyte, der Osmolalität im venösen Blut sowie Osmolalität im Urin.

Anschließend **zweistündliche Bestimmung von Osmolalität und spezifischem Gewicht des Urins, bis**

- **im Urin** das **spezifische Gewicht** nicht um mehr als **0,001 g/ml** oder die **Osmolalität** nicht um mehr als **30 mosm/l ansteigt**
- oder **5 %** oder mehr des anfänglichen **Körpergewichts verloren** sind.

Beachte: Durstversuch nicht fortsetzen bei orthostatischem **Blutdruckabfall**, Tachykardie, **Temperaturanstieg** oder sensorischer **Eintrübung**!

Abb. 5.4

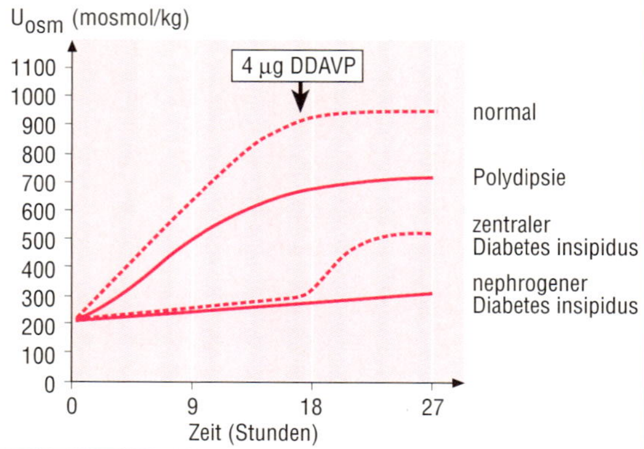

Durstversuch bei Diabetes insipidus centralis (aus Allolio, Schulte, 1996)

Dann **Injektion von 5 E eines Vasopressinpräparats** (z. B. Desmopressin®) ⇒ nach 1 Std. erneute Harnuntersuchung

- **Normalbefund**, wenn das Maximum der Urinosmolalität die Plasmaosmolalität übersteigt und nach der Vasopressininjektion um nicht mehr als 5 % ansteigt
- **Diabetes insipidus centralis** ⇒ Harn wird nicht über die Plasmaosmolalität konzentriert, und der Anstieg der Urinosmolalität nach Vasopressininjektion beträgt mehr als 50 %.
- **partieller Diabetes insipidus centralis** ⇒ Harn wird über die Plasmaosmolalität konzentriert, zeigt aber nach Vasopressingabe einen Anstieg der Urinosmolalität um mehr als 9 %.

Differentialdiagnose

Das Ausbleiben der Wasserreabsorption im distalen Tubulusabschnitt resultiert entweder aus einer ADH-Mindersekretion oder einer ausbleibenden ADH-Wirkung infolge fehlenden Ansprechens des distalen Tubulus.

Tab. 5.1 Differentialdiagnose Polydipsie

Parameter	neurogener D.i.	renaler D.i.	psychogene Polydipsie
Plasma-ADH	↓	↑	normal – ↓
Plasmaosmolalität	↑	↑	↓
Urinosmolalität	↓	↓	↓
Urinosmolalität nach Vasopressingabe	↑ > 50 %	unverändert	↑ < 5 %

Man unterscheidet demnach beim Diabetes insipidus:
- **hypothalamisch-hypophysäre Form mit ADH-Mangel**
- **nephrogene Form (ADH-refraktär)**
- **psychogene Polydipsie** (⇒ Resistenz gegen ADH)
- ADH-Degradation in der Schwangerschaft (Oxitocinase baut ADH ab)

Ursachen der **nephrogenen Form** ⇒ Mutationen des V_2-Vasopressinrezeptors (x-chromosomal) oder Aquaporin -2- Wasserkanals (meist autosomal-rezessiv); erworben durch bestimmte **Nephropathien** (z. B. interstitielle Nephritis) oder Medikamente

- **Durstversuch** ⇒ Patienten mit **nephrogenem Diabetes insipidus** können den Urin nicht über die Plasmaosmolalität konzentrieren und zeigen auch nach Vasopressingabe keinen Anstieg der Urinosmolalität.
- **Carter-Robbins-Test** ⇒ dem Patienten wird eine Stunde nach Wasserbelastung hypertone NaCl-Lösung infundiert. Der Anstieg der Plasmaosmolalität stimuliert normalerweise die ADH-Sekretion und führt zum Absinken des Urinvolumens. Besteht ein Diabetes insipidus, bleibt die Urinkonzentrierung aus. Gibt man nun **Desmopressin**, führt dies beim **zentralen Diabetes insipidus** zur Normalisierung (Abnahme) des Urinvolumens, während beim **renalen Diabetes insipidus** das Urinvolumen und die Konzentrierung des Harns weiterhin unverändert bleiben.

Ursache für eine **Polyurie** können **ADH-Mangel**, **renaler Diabetes insipidus, Diabetes mellitus (⇒ osmotische Diurese), Hyperkalzämie** oder **zwanghafte** (psychogene) **Polydipsie** (= **Dipsomanie**) sein, bei der die **ADH-Sekretion** im Sinne einer Gegenregulation **supprimiert** sein kann.

- Patienten mit **Dipsomanie** können bis zu 6 l Flüssigkeit am Tag aufnehmen und ausscheiden. Meistens besteht **keine Nykturie**, auch wachen sie nachts nicht durch ihren Durst auf. Im Gegensatz zu anderen Diabetes-insipidus-Formen besteht eine **niedrige Serumnatriumkonzentration und -osmolalität**.
- Bei Patienten mit **zwanghafter Polydipsie** kann die vermehrte Wasseraufnahme auch zu einer **renalen Resistenz gegen ADH** führen (⇒ verminderte Reaktion auf exogen zugeführtes Vasopressin). Nach längerer Flüssigkeitsrestriktion normalisiert sich die Konzentrationsfähigkeit der Niere wieder.

Therapie
- **Flüssigkeitsrestriktion; kausale Behandlung** ⇒ z. B. Frakturbehandlung, operative Entfernung von Tumoren, ggf. Radiatio, zytostatische Therapie; Chemotherapie von entzündlichen Erkrankungen
- **Substitutionstherapie** mit dem Arginin-Vasopressin-Derivat **Desmopressin** (1-Desamino-8-D-Arginin-Vasopressin, Minirin®), das sich u. a. **intranasal** (10–40 mg/d) applizieren und individuell dosieren lässt. Die vasopressorische Wirkung liegt um mehrere Zehnerpotenzen unter der des Arginin-Vasopressins.
- Diabetes insipidus renalis ⇒ Thiaziddiuretika und Kochsalzrestriktion

Prognose
Die Prognose des **symptomatischen** Diabetes insipidus centralis hängt von der **Prognose des Grundleidens** ab.
Der **idiopathische** Diabetes insipidus centralis hat ebenso wie die psychogene Form eine gute Prognose.

Syndrom der inadäquat hohen ADH-Sekretion (SIADH, Schwartz-Bartter-Syndrom)
Der Kardiologe W. B. **Schwartz**, Boston, und der Endokrinologe F. C. **Bartter**, Bethesda/Maryland, beschrieben als erste das u. a. auch nach ihnen benannte Syndrom der inadäquaten ADH-Sekretion.

Pathogenese

Orthotope ADH-Synthese

- **zerebrale Störungen** (einschließlich Schädel-Hirn-Trauma, Enzephalitis, Meningitis, Zentralvenenthrombose, Subarachnoidalblutung, bulbäre Poliomyelitis)
- **Einnahme von Medikamenten** (z.B. **Antidepressiva**, Neuroleptika, Carbamazepin, Vincristin, Cyclophosphamid)
- u.a. auch Stress, Schmerzzustände, PEEP-Beatmung, Hyponatriämie bei **sekundärer** Nebenniereninsuffizienz (⇒ Enthemmung der ADH-Freisetzung bei mangelnder inhibierender Wirkung von Kortisol)

Ektope ADH-Synthese

- **paraneoplastische ADH-Inkretion** (u.a. beim kleinzelligen Bronchialkarzinom, Pankreaskarzinom, Duodenalkarzinom, M. Hodgkin, Lymphosarkom)

Orthotope oder ektope ADH-Synthese

- **nicht maligne Lungenerkrankungen** (Lungentuberkulose, Sarkoidose, Aspergillose, Lungenabszess)

Pathophysiologie

ADH-Mehrsekretion führt **bei uneingeschränkter Flüssigkeitszufuhr** zur **Wasserretention** mit Senkung des effektiven osmotischen Drucks im Plasma. Einer deutlichen extrazellulären Volumenzunahme wirken allerdings das Renin-Aldosteron-System und ANP entgegen. Es besteht eine niedrige Plasmaosmolalität bei positiver Flüssigkeitsbilanz (**hypotone Hyperhydratation** ⇒ Anstieg des Körpergewichts **ohne Ausbildung von peripheren Ödemen**).

Symptomatik, Befunde

- Appetitlosigkeit, Zephalgie und Veränderungen des Geisteszustandes (Lethargie) in Abhängigkeit vom Ausmaß der Hyperhydratation möglich
- **Hirnödem** mit zunehmender Symptomatik ⇒ Nausea, Vomitus, zerebrale Krämpfe, Koma
- **Hautturgor** und **Blutdruck** im Liegen und Stehen **normal**

Diagnostik

- **Hyponatriämie** meist **<110 mmol/l**
- **Urinnatriumkonzentration** meist **>20 mmol/l** (ein im Verhältnis zum Serum zu hypertoner Urin)
- **Serumkreatinin**, **Serumharnstoff** und **Serumharnsäure niedrig normal** oder **vermindert** (statt, wie bei der häufiger vorkommenden hypotonen Dehydratation hoch-normal bis erhöht)
- **Plasma-ADH** trotz niedriger Serumosmolalität **messbar oder erhöht**)
- ggf. **Lokalisationsdiagnostik** (u.a. NMR des Schädels, Thorax-CT), Wasserbelastungstest (unspezifisch)

Die **Differentialdiagnose des Syndroms der inappropriaten ADH-Sekretion** umfasst u.a. die psychogene Polydipsie, Diuretikaabusus (Thiazid-Diuretika), M. Addision, AGS mit Salzverlustsyndrom, HVL-Insuffizienz mit Hyponatriämie, Überwässerung bei Nierenversagen und Leberzirrhose.

Therapie

- bei ektoper ADH-Sekretion ⇒ Behandlung des Grundleidens
- tägliche Gewichtskontrolle und **Restriktion des Gesamtflüssigkeitsaufnahme** auf etwa 0,5 bis 1 l/d die als **Basistherapie**
- Fludrokortison oder Medikamente, die die Wirkung von ADH auf das Sammelrohr reduzieren (z.B. Lithiumcarbonat, Demeclocylin)
- **Aquaretika** (ADH-Rezeptorantagonisten) befinden sich zur Zeit in klinischer Erprobung.
- **akute** symptomatische **Hyponatriämie erfordert Intensivmedizin** ⇒ **langsame (sonst Gefahr einer zentralen pontinen Myelinose!**) Infusion von 3%iger Kochsalzlösung und Gabe von Furosemid

Hypophysärer Zwergwuchs

Somatotropes Hormon (STH)

STH (growth hormone = GH) wird als artspezifisches Proteohormon in den α-Zellen des Hypophysenvorderlappens gebildet. Hohe Plasmaspiegel finden sich während des Schlafs.

- Die Ausschüttung des Wachstumshormons wird durch **Somatoliberin (STH-Releasinghormon)** und **Somatostatin (GH inhibiting factor)** gesteuert und durch **Hypoglykämie und Stress** stimuliert. Neben der wachstumsfördernden Wirkung des **STH** gibt es eine Reihe anderer Stoffwechseleffekte, die ihrerseits in regulativer Wechselwirkung mit dem Wachstumshormon stehen.
- **Somatomedine** sind Polypeptide, die die Wirkung von **STH** vermitteln. Sie werden in der Leber unter dem Einfluss von **STH** gebildet und **wegen ihrer insulinähnlichen Wirkung als IGF I** und **IGF II** (insulin like growth factors) **bezeichnet**. **IGF I (Somatomedin C)** fördert das Wachstum des Knorpelgewebes (Proteoglykanbiosynthese) in den Epiphysenfugen und wirkt gleichzeitig auf die GH-Sekretion inhibitorisch. **IGF II** fördert die Entwicklung des Nervengewebes.

STH-Mangel im Kindesalter

- Isolierter **STH-Mangel** oder **Hypopituitarismus** im Kindesalter führen zum hypophysären **Zwergwuchs**. Die Kinder sind bei der Geburt normal groß und schwer. Ein Wachstumsrückstand wird gewöhnlich erst im dritten oder vierten Lebensjahr bemerkt, wobei der Kopf dieser Kinder relativ groß erscheint, Hände und Füße dagegen auffällig klein wirken. Bei **normaler Intelligenz** ist die Skelettreifung verzögert, der Epiphysenschluss verspätet und das Längenwachstum des Skeletts reduziert.
  Ursächlich sind meist extra- oder intraselläre **Kraniopharyngeome**, seltener idiopathische Formen, familiäre Hypoplasien der Hypophyse oder Geburtstraumen. Auch ein Defekt des hepatischen STH-Rezeptors ist bekannt, der zu einer **Verminderung der Somatomedin-C-Konzentration im Plasma** führt (⇒ **Laron-Zwerge**).
- Die **Trias**: **hypothalamisch bedingter Kleinwuchs, sexueller Infantilismus und Fettsucht** wird auch als **Fröhlich-Syndrom** bezeichnet. Dieses Krankheitsbild ist selten und täuscht gelegentlich eine Pubertätsfettsucht vor.
- Die **Therapie** dieser Wachstumsstörungen besteht in der Substitution des gentechnisch hergestellten humanen Wachstumshormons. Kraniopharyngeome können neurochirurgisch reseziert werden. Verminderte **Somatomedin-C(IGF-I)-Spiegel** können mit **biosynthetischem IGF-I** behandelt werden.

Die anderen **glandotropen Hormone** werden unter den Erkrankungen der Zielorgane abgehandelt.

Hypophysenvorderlappeninsuffizienz

Pathogenese

Ursachen primärer Störungen der Hypophyse (primärer Hypopituitarismus)

- **Hypophysentumoren** ⇒ Adenome, Kraniopharyngeome
- **ischämische Nekrose der Hypophyse** durch Schock, post partum (⇒ Sheehan-Syndrom), Gefäßverschlüsse (Thrombosen)
- **Granulome** u. a. bei Sarkoidose
- **entzündliche Erkrankungen** wie Meningitis (Tuberkulose, Pilzinfektionen, Malaria), Hypophysenabszesse
- infiltrierende Prozesse ⇒ Hand-Schüller-Christian-Erkrankung (Histiozytosis X)
- Hämochromatose
- **iatrogen** ⇒ Bestrahlung, chirurgische Exstirpation
- **Autoimmunhypophysitis**

Ursachen des sekundären Hypopituitarismus bei Störung im Bereich des Hypothalamus oder des Hypophysenstiels:

- **Tumoren im Hypothalamus** ⇒ Pinealome, Meningeome, Ependymome, Metastasen
- **entzündliche Erkrankungen**
- **Granulome**
- **Trauma**

Symptomatik

Wenn mehr als 80 % des HVL zerstört sind, führt der **Hypopituitarismus** (Reihenfolge: STH, Gonadotropine, TSH, ACTH) zu

- **Gonadotropinmangel** ⇒ sekundärer Hypogonadismus ⇒ sekundäre Oligo- bzw. **Amenorrhö bei der Frau** bzw. **Potenzstörungen beim Mann (Frühsymptom!)**, Libidoverlust, Verlust der Sekundärbehaarung (u. a. **Achsel-** aber auch **laterale Augenbrauenbehaarung**)
- **Prolaktinmangel** in der Stillzeit ⇒ **Agalaktie**
- **TSH-Mangel** ⇒ sekundäre Hypothyreose ⇒ Hypothermie, Bradykardie, Apathie
- **ACTH-Mangel** ⇒ sekundäre Nebennierenrindeninsuffizienz ⇒ **alabasterfarbene Blässe (MSH↓)**, **Hypotonie, Adynamie, Asthenie** (Kraftlosigkeit)
- **GH-Ausfall** bei Kindern ⇒ **hypophysärer Zwergwuchs**; beim Erwachsenen ⇒ Gewicht↑, Osteoporose, Hyperlipoproteinämie
- **Atrophie peripherer endokriner Organe** (z. B. Hodenatrophie)

Eine **chronische HVL-Unterfunktion** kann durch zusätzliche Belastungsfaktoren wie Infekte, schwere Traumen, Operationen, Vomitus oder Diarrhö zur **akuten HVL-Insuffizienz** werden.
Symptome des **hypophysären Komas** ⇒ tiefe Bewußtlosigkeit, Hypothermie, Hypotonie, Bradykardie, Hypoglykämie und Hypoventilation

Als **Hypophysenapoplexie** wird eine Blutung in die Hypophyse bezeichnet, die erstmals (Erstbeschreiber Cushing) als Blutung in ein Adenom des Vorderlappens beschrieben wurde. Diese Komplikation kann plötzlich und wesentlich eher eintreten als die typische Lokalsymptomatik durch Tumorwachstum und progredienten Funktionsausfall der Drüse.

Diagnostik

- Abklärung einer intra- bzw. suprasellären Raumforderung (ggf. Visusstörung (Chiasma-Syndrom), Rhinoliquorrhö und Hirnnervenlähmungen) ⇒ CT oder besser Kernspintomographie, Gesichtsfeldbestimmung
- **endokrinologische Funktionsdiagnostik** mit Hilfe von **Stimulationstests**
  - Die **Injektion von Releasingfaktoren** muss **bei intakter Hypophysenfunktion** zum **Anstieg von HVL-Hormonen** im Blut führen.
  - bei normalem Stimulationstest ⇒ **Funktionstests, die am Hypothalamus ansetzen**
- **Bestimmung glandotroper Hormone**
  - **Niedrige Werte** treten bei einem **Defekt** im Bereich von Hypothalamus (Releasinghormone) oder **Hyphophyse** auf.
  - **Hohe Werte** des glandotropen Hormons bei verminderter peripherer Hormonkonzentration sprechen für einen Defekt der Drüse selbst, da glandotropes Hormon durch **fehlende Feedbackhemmung** vermehrt ausgeschüttet wird.

Eine **Differenzierung zwischen hypothalamischer und hypophysärer Störung** ist durch glandotrope Hormone allein nicht möglich, da sowohl die Releasingfaktoren als auch die Adenohypophyse selbst gestört sein können.

Differentialdiagnose

- **Schmidt-Syndrom = thyreosuprarenales Syndrom** ⇒ primäre **Nebenniereninsuffizienz** in Kombination mit **Schilddrüsenunterfunktion** infolge autoimmunologischer destruierender Entzündungen (s.a. polyglanduläre Autoimmunendokrinopathie)
- **Anorexia nervosa** ⇒ Bei der überwiegenden Mehrzahl der Fälle von Pubertätsmagersucht kommt es zur **sekundären Amenorrhö**. **Labor** ⇒ FSH und LH↓ ⇒ Östrogenspiegel↓. Das LH-Releasinghormon wird in unphysiologischem Rhythmus mit veränderter Amplitude freigesetzt. Außerdem fehlt das positive Feedback der Östrogene auf das LH mit dessen charakteristischem Anstieg in der Zyklusmitte als unmittelbarer Vorläufer der Ovulation. Die **differentialdiagnostische Abgrenzung** ist durch das klinische **Erscheinungsbild** möglich.
- **hypophysärer Zwergwuchs** ⇒ klinisches **Erscheinungsbild**

- Männer mit **alkoholtoxischem Leberschaden** oder bei der Therapie mit Aldosteronantagonisten ⇒ Änderung des Testosteronstoffwechsels mit erhöhter Konversion zu Östrogenen ⇒ **Gynäkomastie** ⇒ **Labordiagnostik**
- **Myotonia dystrophica** ⇒ zunehmende Muskelschwäche, Haarausfall, Hodenatrophie ⇒ **Labordiagnostik**

Therapie

- **Hypophysentumor** ⇒ transsphenoidale oder transfrontale Resektion, ggf. Hochvoltbestrahlung
- **Hypophysenvorderlappeninsuffizienz** ⇒ Die Patienten erhalten in Abhängigkeit vom hormonellen Defizit **L-Thyroxin, Kortison bzw. Hydrokortison** und **Testosteron** als Mann bzw. eine **Östrogen-Gestagen-Kombination** als Frau. Kinder werden ergänzend mit gentechnologisch hergestelltem **Wachstumshormon** behandelt.

Prognose

Die **Prognose** hängt wesentlich von der Grunderkrankung (z.B. Art und Lokalisation bzw. Ausdehnung eines Tumors) ab.

- **Resektion und Hochvoltbestrahlung** bedingen langfristig oft den zusätzlichen Verlust hypophysärer Hormonfunktionen.
- nach Hochvoltbestrahlung ⇒ **Visusverlust** durch **Fibroseinduktion** möglich
- **Therapieüberwachung** (Hormonstatus) anfangs nach 3 und 6 Monaten, später jährlich mit Bestimmung der Schilddrüsen- und Nebennierenrindenfunktion sowie die Röntgenaufnahme der Sella turcica und Gesichtsfeldbestimmung

Exkurs: Therapie mit synthetisch hergestellten Releasinghormonen

- **GnRH** wird bei hypothalamisch bedingten **Fertilitätsstörungen** (Sterilität) der Frau eingesetzt, um die FSH- und LH-Produktion zu stimulieren und eine Ovulation auszulösen. Zu diesem Zweck wird die im Organismus pulsatil ablaufende Freisetzung von GnRH durch den Einsatz spezieller Infusionsgeräte imitiert.
- **GnRH-Analoga** führen dagegen zu einer ununterbrochenen Rezeptorstimulation mit nachfolgender Abnahme der Rezeptordichte (**down regulation**). Hierdurch versiegt die FSH- und LH-Inkretion nach anfänglicher Mehrproduktion, und die Gonaden stellen ihre Funktion ein. Die GnRH-Analoge können zur Behandlung des **Prostatakarzinoms eingesetzt** werden, um die Produktion von Testosteron, das das Tumorwachstum fördert, zu vermindern. Dabei ist die Wirkung auf den Testosteronspiegel so stark wie nach einer operativen Entfernung der Hoden.
- **GRH** (growth hormone releasing hormone) stimuliert die Abgabe von Wachstumshormon (**STH**) und wird bei hypothalamisch bedingten Formen des **Minderwuchses** therapeutisch eingesetzt. Auch hierbei erfolgt die Gabe **pulsatil** über entsprechende Infusionsgeräte.
- **GRIH** (growth hormone release inhibiting hormone) nennt man auch **Somatostatin,** das u.a. die Sekretion von Wachstumshormon hemmt. Somatostatin wird heute synthetisch hergestellt und u.a. zur Therapie der **Akromegalie** eingesetzt.

Hormonaktive Hypophysentumoren

Hypophysenadenome produzieren

- **Prolaktin** ⇒ Hyperprolaktinämie-Syndrom
- **Wachstumshormon** ⇒ Akromegalie
- **ACTH** ⇒ Morbus Cushing
- **selten** TSH oder Gonadotropine (FSH häufiger als FSH- und LH-sezernierende Tumoren)

Hyperprolaktinämie-Syndrom

Prolaktin (PRL)

- **Prolaktin** aus den eosinophilen Zellen der **HVL** fördert die Entwicklung der Mammae und ist sowohl für die Auslösung als auch Aufrechterhaltung der Laktation verantwortlich. An seiner **Freisetzung** ist neben **VIP** und PHI-27 das hypothalamische **Releasinghormon TRH** beteiligt.

- Über den Saugakt des Säuglings nimmt neben der Oxytozinausschüttung auch die Prolaktinsekretion zu. Eine physiologische Hyperprolaktinämie ist auch im Rahmen einer Schwangerschaft oder bei Stressreaktionen nachweisbar. In den Testes scheint Prolaktin die Bindung von ICSH an die Leydig-Zellen zu steuern und beeinflusst auf diese Weise die Testosteronsynthese. **Hyperprolaktinämie** bei Phenothiazintherapie oder eosinophilen Adenomen **begünstigt** eine **diabetische Stoffwechsellage**.
- Im Hypothalamus wird als sog. „prolactin inhibiting factor" **Dopamin** gebildet, das **zugleich auf die TSH-Produktion hemmend** wirkt und normalerweise gegenüber dem prolaktinstimulierenden Einfluss des Hypothalamus vorherrscht. Beim Kraniopharyngeom kann nach hypothalamischer Schädigung eine Hyperprolaktinämie durch lokalen **Dopaminmangel** ausgelöst werden.

Pathogenese

Die adenomatöse Entartung laktotroper Zellen des Hypophysenvorderlappens kann zur gesteigerten Prolaktinsekretion führen. Bei beiden Geschlechtern sind **Prolaktinome die häufigsten** mit einer **Hypersekretion** einhergehenden **Hypophysentumoren**.

- **Mikroadenome** (<10 mm; bei Frauen am häufigsten), selten **Makroadenome**
- **Hyperprolaktinämie durch Medikamente** ⇒ u. a. Neuroleptika, α-Methyldopa und Opioide
- **schwere primäre Hypothyreose** ⇒ erhöhte TRH-Spiegel stimulieren sowohl die TSH- als auch die Prolaktinsekretion.
- Hypophysenstieldurchtrennung (⇒ Entzüglungshyperprolaktinämie)

Symptomatik

- **Lokalsymptomatik durch Tumorwachstum**
- **Frauen ⇒ persistierende Amenorrhö, Galaktorrhö**
- **Hyperprolaktinämie** ⇒ Stimulation der Milchdrüsenfunktion, hypothalamischer Dopamingehalt↑ ⇒ **endogene GnRH-Freisetzung**↓ ⇒ Sekretion von LH und FSH↓ (⇒ Hypogonadismus) ⇒ Östrogenspiegel↓ ⇒ Hitzewallungen und Dyspareunie
- **Ovulation und Follikelreifung gehemmt** ⇒ negativer Gestagentest und **Sterilität**
- **Männer ⇒ Libido- und Potenzverlust**; selten Galaktorrhö, weil die isolierte Hyperprolaktinämie beim Mann meist zu keiner Ausbildung eines Brustdrüsenkörpers führt
- Da Prolaktin insulinantagonistische Wirkung aufweist, kommt es bei beiden Geschlechtern unter Hyperprolaktinämie zur diabetischen Stoffwechsellage.

Abb. 5.5

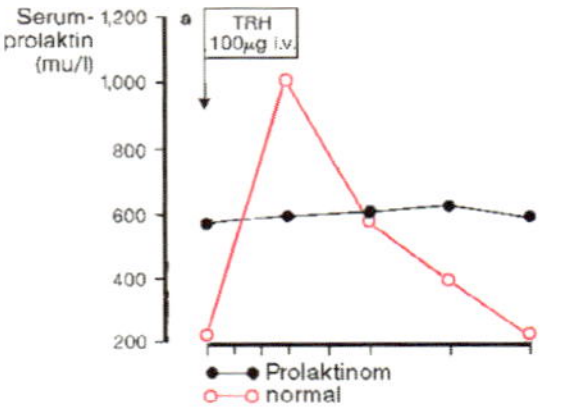

TRH-Gabe beim Prolaktinom (aus Besser/Thorner 1994)

Diagnostik

- laterale Zielaufnahme der Sella turcica, Computertomographie, Kernspintomographie, Gesichtsfeldprüfung

Laborbefunde

- mehrfach **erhöhte basale Prolaktinsekretion**
- nach **TRH-Gabe** ⇒ kein Anstieg der Prolaktinkonzentration
- Serumgonadotropin- und -östradiolspiegel↓ oder im Normbereich

Differentialdiagnose

Typen des **Galaktorrhö-Amenorrhö-Syndroms**

- **Chiari-Frommel-Syndrom** (persistierende Galaktorrhö-Amenorrhö **nach einer Schwangerschaft**)
- **Ahumada-del-Castillo-Syndrom** (Galaktorrhö-Amenorrhö **unabhängig von einer Schwangerschaft**)
- **Forbes-Albright-Syndrom** (Galaktorrhö-Amenorrhö durch **chromophobes Adenom** der Hypophyse)

Therapie

- **Mikroadenome** können mit oral wirksamen Dopaminagonisten wie Bromocriptin, Cabergolin oder Quinagolid behandelt werden. **Dopaminagonisten** werden auch zur **Behandlung der prolaktinbedingten Infertilität** eingesetzt, oder wenn die Galaktorrhö als störend empfunden wird.

- **Makroadenome** sollten primär mit Dopaminagonisten behandelt werden. Hierdurch kann auch eine Verkleinerung der Tumoren bewirkt werden.
- Eine **Operation** ist nur bei den Patienten indiziert, die trotz anderer Behandlungsmaßnahmen einen progredienten Krankheitsverlauf zeigen.

Prognose

Größenzunahme von Mikroprolaktinomen innerhalb von 5 Jahren in etwa 20% der Fälle

Akromegalie

Pathogenese

Die Ursache für **Syndrome mit überschießender Sekretion von Wachstumshormon** (GH) sind fast immer Adenome der somatotropen Zellen oder **Mischzelltumoren** der Hypophyse.
Vereinzelte Fälle mit **ektoper GH-Produktion** in Tumoren, vor allem des Pankreas und der Lunge, sind beschrieben worden.

Symptomatik

- **Lokalsymptomatik durch Tumorwachstum**
- **im Kindesalter** vor Abschluss des Längenwachstums⇒ hypophysärer Gigantismus (>2 m)
- **im Erwachsenenalter** ⇒ **Viszero**- und **Akromegalie** mit Vergröberung der Gesichtszüge (⇒ **Progenie**), Makroglossie, Sellavergrößerung, Kopfschmerzen, Gesichtsfelddefekten
- **Hyperhidrosis**, **Hypertrichosis**, Gelenkveränderungen (⇒ **Arthrose**). Die Proliferation von Knorpel im Kehlkopfbereich bedingt **eine tiefe, heisere Stimme**.
- Die **Viszeromegalie** kann zu **Angina-pectoris-Anfällen** infolge Überschreitens des kritischen Herzgewichts (>500 g) führen.
- **Periphere Neuropathien** resultieren aus einer Kompression von Nerven durch das umgebende Bindegewebe und durch eine Bindegewebsproliferation innerhalb der Nervenstränge.
- **Glukosestoffwechsel** ⇒ **diabetogene Wirkung** ⇒ verminderte Glukosetoleranz (60% d.F.). Nur die Akromegalen, die auch potentielle Diabetiker sind, entwickeln einen manifesten Diabetes mellitus (<15% d.F.) im Verlauf ihrer Erkrankung.
- **Proteinstoffwechsel** ⇒ proteinanabole Wirkung; **Fettstoffwechsel** ⇒ lipidkatabol (Fettsäuren↑)
- Es besteht ein gehäuftes Auftreten von Schlafapnoe, kardiovaskulären Erkrankungen, Kolonpolypen und Adenokarzinomen.

Diagnostik

Röntgenaufnahme des Schädels

- Verdickung der Kortikalis
- Vergrößerung des Sinus frontalis und Vergrößerung und Erosion der Sella turcica
- Progenie

Röntgenaufnahmen der Hände

- Aufsplittern der terminalen Phalangen („tufting“) und Vermehrung des Weichteilgewebes

Laborbefunde

- **GH-Spiegel**↑, **Somatomedin C** (IGF-I)↑. Gleichzeitig besteht oft eine **verminderte Gonadotropinsekretion.**
- **verminderte** bis **fehlende Suppression von GH im Glukosebelastungstest**
- ggf. zusätzl. kombinierter LHRH/TRH-Test, Insulinhypoglykämie-Test

Abb. 5.6

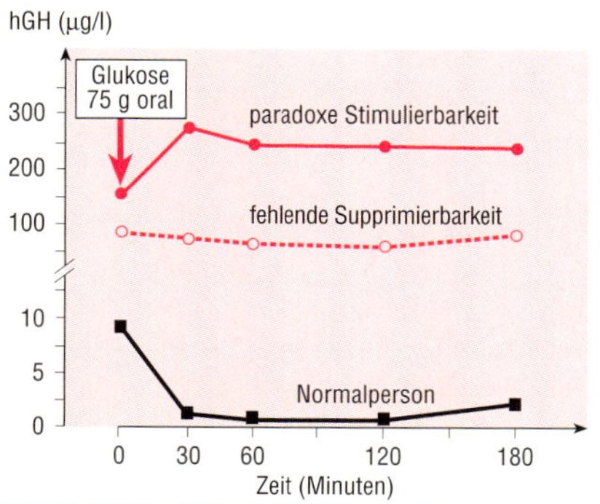

Glukosebelastung bei Akromegalie (aus Allolio, Schulte, 1996)

Abb. 5.7

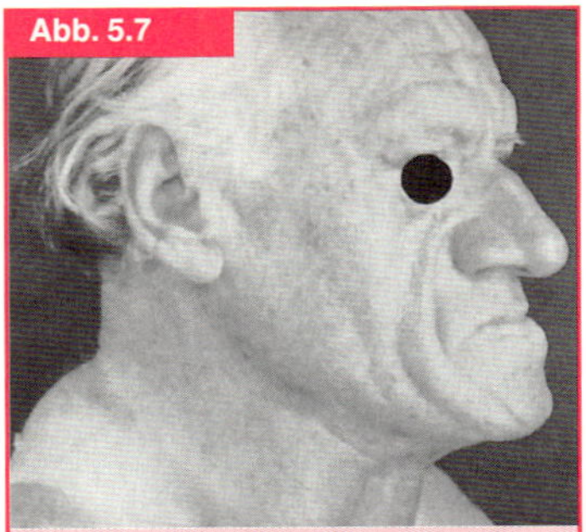

Mandibuläre Progenie (IMPP-Prüfungsabbildung)

Abb. 5.8

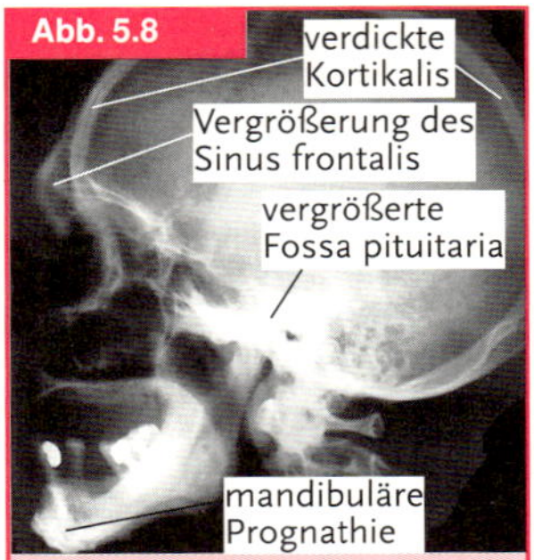

Schädel-Röntgenbild bei Akromegalie

Differentialdiagnose

- **mandibuläre Prognathie** als **Dysgnathie bei** gleichzeitig bestehendem **ausgeprägten athletischen Körperbau** (Normvariante)

Therapie

- **Primäre Therapie**: Transnasal-transsphenoidale **Resektion des Tumors** oder Hochvolt- bzw. Protonenbestrahlung oder kombiniertes chirurgisch-radiologisches Vorgehen
- Zur **Therapie der Akromegalie** werden heute u.a. synthetisch hergestellte langwirkende **Somatostatinanaloga** (u.a. Octreotid, z.B. Sandostatin®), die die Sekretion von Wachstumshormon (GH) hemmen, eingesetzt.
- Der **GH-Rezeptor-Antagonist Pegvisomant** (Somavert®) führt zu einer effektiven Normalisierung der IGF-I-Werte und Symptombeseitigung in mehr als 95% der Fälle.
- Die Erfolgsrate der bisherigen Therapie mit Dopamin-Agonisten (z.B. Bromocriptin) betrug bis zu 30% und bis zu 70% bei den Somatostatin-Analoga.

Prognose

- Ohne Therapie: **Verdoppelung der Mortalität gegenüber gleichaltrigen Erwachsenen** durch kardio- und zerebrovaskuläre Komplikationen

Zentrales Cushing-Syndrom (Morbus Cushing)

Adrenokortikotropes Hormon (ACTH)

ACTH entsteht aus einem Glykoproteinvorläuferhormon, das sich aus ACTH und Beta-Lipotropin zusammensetzt. **Beta-Lipotropin** enthält Aminosäuresequenzen des **melanophorenstimulierenden Hormons (MSH)** sowie der Opioidpeptide **β-Endorphin** und Enkephalin.

ACTH wird aus der Hypophyse (basophile Zellen) freigesetzt und regt vor allem die Proteinsynthese in der Nebennierenrinde an. Seine Abgabe wird hauptsächlich durch **CRH** stimuliert.
Eine **ungehemmte Ausschüttung** von ACTH führt zu einer **Hypertrophie der Nebennierenrinde**.
Bei einer verminderten ACTH-Produktion atrophiert die Nebennierenrinde, und die Kortisolsekretion nimmt stark ab.

Abb. 5.9

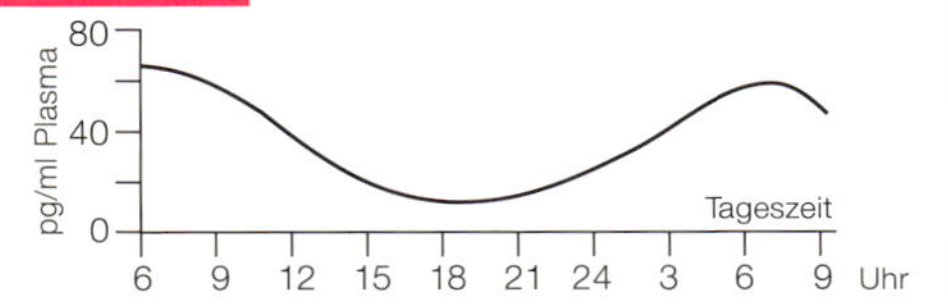

Zirkadianer Rhythmus der ACTH-Ausschüttung

ACTH hat nur einen geringen Einfluss auf die Aldosteronsekretion, die vornehmlich durch das Angiotensin-Renin-System reguliert wird.

Die **Sekretion von ACTH wird durch verschiedene Mechanismen kontrolliert**:
- **peripherer Glukokortikoidspiegel** ↑ ⇒ Kortikotropin-Releasinghormon (CRH) des Hypothalamus ↓ (negativer **Feedbackmechanismus)**
- **zirkadianer Rhythmus** (24 h) **der ACTH-Ausschüttung** (⇒ muss bei einer Langzeittherapie mit Kortikosteroiden berücksichtigt werden!)
- **ADH-Synergismus** ⇒ Ausschüttung von ACTH ↑
- **Stresssituation** ⇒ Sympathikusstimulation ⇒ Ausschüttung von ACTH ↑

Pathogenese
- **Adenom** des Hypophysenvorderlappens (Mikroadenom >80 % der Fälle)
- **hypothalamischer CRH-Exzess** (u.a. beim Gangliozytom) ⇒ **Kortikotropin** ↑ ⇒ hypothalamische Fehlsteuerung
- **hypothalamisch induzierte Hyperplasie** der ACTH-produzierenden HVL-Zellen

Symptomatik
- **Lokalsymptomatik** durch Tumorwachstum möglich
- Symptomatik des **Hyperkortizismus** mit Vollmondgesicht, stammbetonter Adipositas, Striae rubrae, arterieller Hypertonie, Osteoporose, Hautatrophie und Myopathie (Siehe Seite 435 ff., adrenaler Hyperkortizismus)

Diagnostik
- **Lokalisationsdiagnostik im Bereich der Hypophyse** durch CT bzw. Kernspintomographie mit hochauflösender Technik und Kontrastverstärkung. Bei Mikroadenomen wird in manchen Fällen trotz ACTH-Mehrsekretion kein Hypophysenadenom gefunden. In Zweifelsfällen ⇒ **bilaterale Katheterisierung des Sinus petrosus inferior** möglich
- **Dexamethasonkurztest** (1–3 mg Dexamethason oral um 23 Uhr) ⇒ **Nachweis einer ungenügenden Suppression des Kortisols am nächsten Morgen** (>5 µg/dl). Zusätzlich Bestimmung des freien Kortisols im 24-Stunden-Urin und Nachweis der gestörten Tagesrhythmik mit mehreren über den Tag verteilten Blutentnahmen
- Ein **pathologischer Testbefund** kann allerdings auch bei Patienten auf der Intensivstation, bei Niereninsuffizienz und bei Patienten mit B-Symptomatik im Rahmen eines malignen Lymphoms nachweisbar sein.

Abb. 5.10

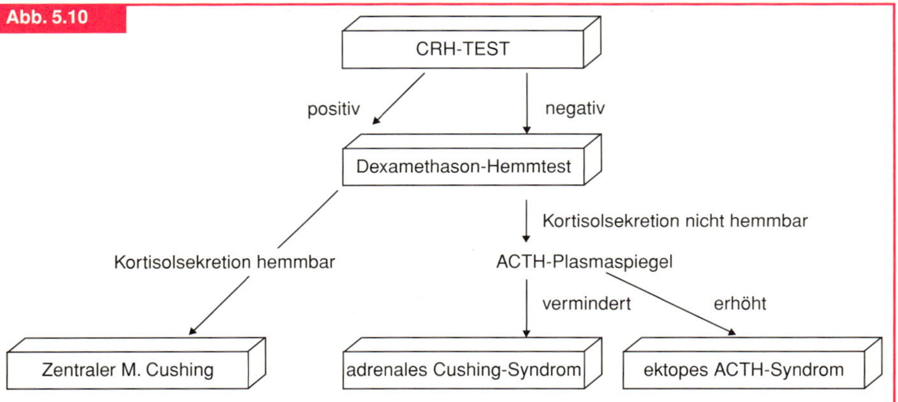

Differentialdiagnostisches Vorgehen bei Verdacht auf M. Cushing

Differentialdiagnose

Differenzierung zwischen ACTH-abhängigem und ACTH-unabhängigem Cushing-Syndrom durch den Nachweis von normalem bis erhöhtem oder auch supprimiertem Plasma-ACTH

Differenzierung des ACTH-abhängigen Cushing-Syndrom: CRH-Stimulationstest

- **hypophysäre ACTH-Hypersekretion** ⇒ CRH-Gabe ⇒ **Anstieg des Plasma-ACTH**
- **ektope ACTH-Sekretion** ⇒ reagiert weder auf exogenes CRH noch auf hochdosierte Dexamethasongabe

Abb. 5.11

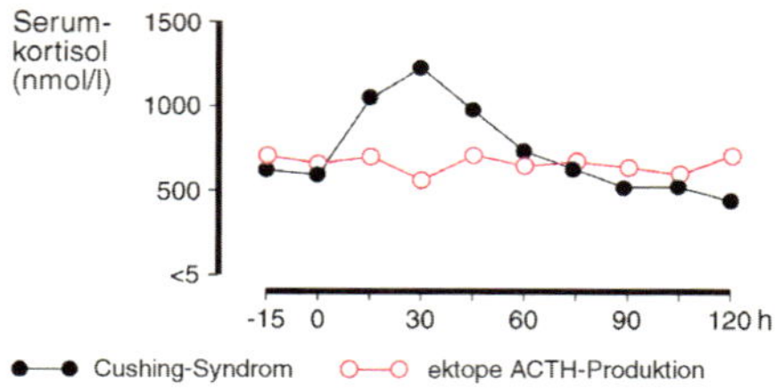

CRH-Stimulationstest (aus Besser/Thorner 1994)

Dexamethason-Hemmtest

- Hochdosierte **Dexamethasonverabreichung über mehrere Tage** führt zu einer Suppression der Kortisolausscheidung im 24-Stunden-Urin (auf unter 50% des Ausgangswertes).

Im Gegensatz dazu reagiert die **ektope ACTH-Sekretion** (**okkultes ektopes ACTH-Syndrom**) weder auf exogen zugeführtes CRH noch auf die Gabe von hochdosiertem Dexamethason.
Mögliche Ursachen sind das Bronchuskarzinoid, das medulläre Schilddrüsenkarzinom, das Phäochromozytom, endokrine Pankreastumoren und das Thymuskarzinoid.

Weiterführende Lokalisationsdiagnostik

- **Computertomographie und Kernspintomographie des Thorax** ⇒ Nachweis kleiner intrathorakaler Karzinoide
- **Computertomographie des Abdomens** beim **primären Cushing-Syndrom** ⇒ Nachweis eines Adenoms bzw. Karzinoms

Therapie

- **selektive transsphenoidale Adenomektomie** beim Vorliegen eines ACTH-sezernierenden Hypophysenadenoms
- Die **Entfernung des Adenoms** führt zu einer **passageren sekundären NNR-Insuffizienz**, da das supprimierte CRH-Neuron nur langsam wieder seine Funktion aufnimmt. Aus diesem Grund ist eine postoperative Substitutionsbehandlung mit Hydrocortison über mehrere Monate erforderlich.
- In seltenen Fällen kann der Hyperkortisolismus erst durch eine **bilaterale Adrenalektomie** definitiv beseitigt werden. Eine lebenslange Substitution mit Glukokortikoiden und Mineralokortikoiden ist in solchen Fällen erforderlich.
- **Strahlentherapie** und **medikamentöse adrenostatische Behandlung** mit Mitotan (z.B. Lysodren®), Metyrapon (z.B. Metopiron®), Aminoglutethimid (z.B. Orimeten®) oder Ketoconazol (z.B. Nizoral®) **bei inoperablen Fällen**

Prognose

- Unbehandelt beträgt die **mediane Lebenserwartung beim Morbus Cushing** 5 Jahre. Die Letalität ist durch arteriosklerotische Gefäßkomplikationen, Infektionen und erhöhte Selbstmordrate bedingt.

5.2 Schilddrüse

Allgemeines

Hypothalamisch-hypophysäre Regulation

Das im Hypothalamus synthetisierte **Thyreotropin-Releasing-Hormon (TRH)** stimuliert die Synthese und Ausschüttung von **thyreoideastimulierendem Hormon (TSH)** im Hypophysenvorderlappen, während das Thyreotropin-Release-Inhibiting-Hormon, das dem **Somatostatin** entspricht, auf die TSH-produzierenden Zellen des HVL hemmend wirkt. Die TRH-Sekretion wird durch adrenerge Neurone reguliert.

Sinkt der Blutspiegel **freier, nicht proteingebundener Schilddrüsenhormone** ab, so wird die Schilddrüse zur vermehrten Hormonproduktion angeregt, während bei hohem Hormonspiegel die Produktivität der Schilddrüse gehemmt wird.

TSH fördert die **Jodresorption** aus dem Darm, die **Jodidaufnahme** aus dem Blut, die **Synthese von Thyreoglobin**, die **Schilddrüsenhormonbildung und** die **Freisetzung der Schilddrüsenhormone**.

- **TSH**↓ ⇒ Hier besteht entweder eine Schädigung des HVL oder ein infolge Rückkopplungshemmung durch T_3 und T_4 verminderter TSH-Spiegel.
- **TSH**↑⇒ Es besteht eine vermehrte TRH-Stimulation des HVL, die durch erniedrigte Spiegel von T_3 und T_4 im Blut bedingt sein kann. Ursache kann auch ein autonomes Adenom der TSH-produzierenden Zellen des HVL sein.

Biosynthese der Schilddrüsenhormone

- Zur **Biosynthese** von T_3 **(Trijodthyronin = aktives Hormon)** und T_4 **(Thyroxin = Prohormon)** wird das im Blut zirkulierende **Jodidion (J^-)** von den Follikeln der Schilddrüse durch einen aktiven Transportmechanismus aufgenommen **(Jodfalle)** und durch eine Peroxidase zu elementarem Jod oxidiert. Das so entstandene Jod verbindet sich mit den Tyrosinresten des Thyreoglobulins zu **Monojodtyrosin** (MJT) und durch weitere Jodisation zu **Dijodtyrosin** (DJT).
- Durch **Koppelung** entsteht aus je 1 Molekül MJT und einem Molekül DJT das **L-Trijodthyronin**. Aus zwei Molekülen DJT wird das **L-Tetrajodthyronin** = L-Thyroxin gebildet. **T_3 und T_4** werden im Thyreoglobulin gespeichert, das zugleich Synthese- und Speicherort für die Schilddrüsenhormone ist. Die **Freisetzung** der Hormone erfolgt **durch proteolytische Spaltung aus dem Thyreoglobulin**.
- Im Blut sind die Schilddrüsenhormone zum größten Teil an Transportproteine wie **thyroxinbindendes Globulin (TBG), thyroxinbindendes Präalbumin (TBPA)** und **Albumin** gebunden. Nur das nicht proteingebundene Hormon ist biologisch aktiv.
- T_3 ist wesentlich **schneller (bereits nach Stunden)** und **intensiver wirksam als T_4**. Nur etwa 20% des im Blut befindlichen **T_3** stammen aus der Schilddrüse. 80% des **T_3** werden außerhalb der Schilddrüse durch enzymatische Jodabspaltung von **T_4** zu **T_3** (**Konversion**) in den Zielzellen gebildet.

Abb. 5.12

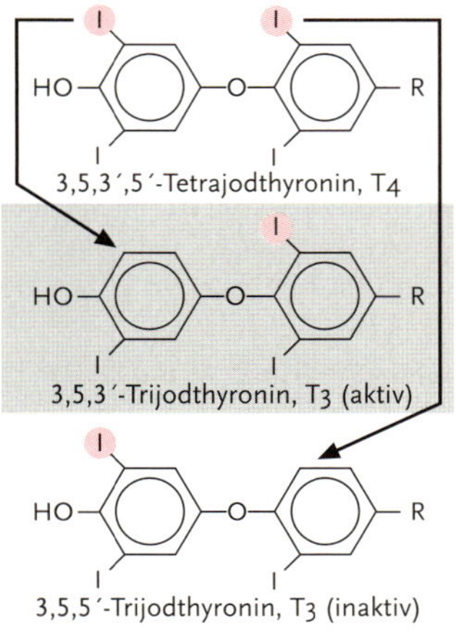

Dejodierung der Schilddrüsenhormone

Wirkungsmechanismus:

Ähnlich wie bei den **Steroidhormonen** werden die Wirkungen der **Schilddrüsenhormone** durch intrazelluläre Rezeptoren vermittelt, deren Besetzung die Synthese von messenger -RNS und nachfolgend von Proteinen und Enzymen auslöst.

Über 85 % des rezeptorgebundenen Schilddrüsenhormons ist T_3, das durch **Dejodierung von T_4 am Phenolring** entsteht. Seine Rezeptorhaftfähigkeit ist deutlich höher als die von **T_4**.

Abb. 5.13

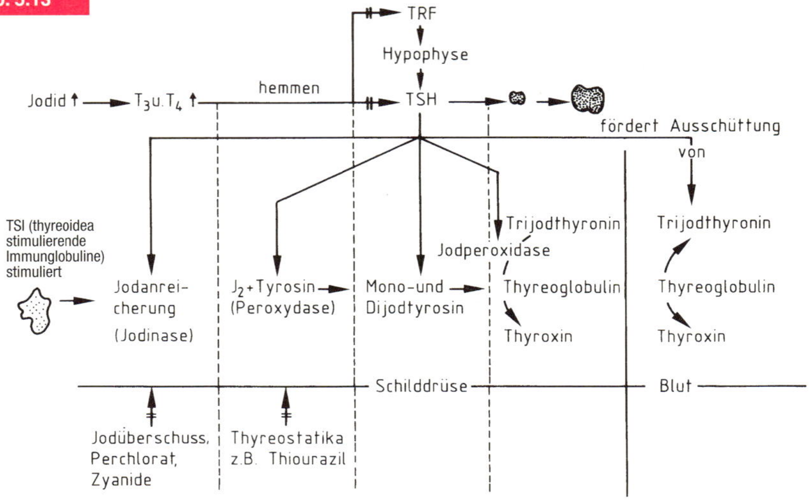

Schilddrüsenkreislauf (aus Lohr/Bös 1998)

Schilddrüsenhormone werden durch folgende Mechanismen **inaktiviert**:

- Dejodierung von T_4 am **nicht** phenolischen Ring zum inaktiven rT_3 (= reverses T_3)
- Glukuronidierung an der OH-Gruppe des Ringes
- Dejodierung von T_3 (in praktisch allen Organen)

Stoffwechselwirkungen von Schilddrüsenhormonen:

- Unter dem Einfluss von T_3 und T_4 vermehren sich die Cristae der Mitochondrien, was Ausdruck **einer stoffwechselsteigernden Hormonwirkung** ist. Schilddrüsenhormone **stimulieren den Abbau von Cholesterin in der Leber** und fördern die Mobilisierung körpereigener Fettbestände (**Lipolyse**). Die mobilisierten freien Fettsäuren werden dem oxidativen Stoffwechsel („Verbrennung") zugeführt.
- Die **Erhöhung des Grundumsatzes** ist mit einer **Stimulation** der **Natrium-Kalium-ATPase-Aktivität in Leber, Niere, Herz und Skelettmuskel** verbunden. Die **Wärmeproduktion, der Energieumsatz und der Sauerstoffverbrauch werden gesteigert**, so dass eine **katabole Stoffwechsellage** besteht.
- **T_3 erhöht** ebenso wie Katecholamine **die Aktivität der Adenylatcyclase** und reduziert deren enzymatischen Abbau. Außerdem erhöht sich unter dem Einfluss der Schilddrüsenhormone die Zahl der β-Adrenorezeptoren. **Die Katecholaminempfindlichkeit nimmt daher zu**, was zu einer gesteigerten Glykogenolyse in der Leber führt und am Herzmuskel eine Tachykardie zur Folge hat. Schilddrüsenhormone **steigern den Kalzium- und Phosphatumsatz** und fördern zudem Wachstum und Reifung von Gehirn und Knochen. In höherer Konzentration besteht eine hemmende Wirkung auf Glykogen- und Proteinsynthese.
- Bei einer **Hypothyreose** verlieren Insulin, Glukagon, Adrenalin und STH ihren umsatzsteigernden Effekt.

Euthyreote (blande) Struma

Allgemeines

Die Mehrzahl aller Schilddrüsenerkrankungen sind euthyreote Strumen. Es besteht eine tastbare und zumeist auch sichtbare Vergrößerung der Schilddrüse bei normaler freier T_3- und T_4-Konzentration (**Euthyreose**). Sind mehr als 10 % der Bevölkerung eines Gebiets betroffen, spricht man vom **endemischen Kropf**.

Ätiologie

Ursächlich ist ein **zellulärer Defekt der Follikelepithelzellen** oder ein **hormonelles Defizit in der Peripherie**, das durch exogenen **Jodmangel**, **strumigene Substanzen** wie Thioglykoside (Kohlarten, Rüben) oder **Jodverwertungsstörung** bedingt sein kann.

Pathophysiologie, Pathomorphologie

- **Jodmangelstruma** (Hauptursache) ⇒ Das Fehlen von Jod führt zur Abnahme der Schilddrüsenhormonsekretion. Im Sinne der Kompensation wird die Schilddrüse nun stimuliert, das wenige verfügbare Jod so intensiv zu verwerten, dass eine Hypothyreose ausbleibt (⇒ **Anpassungshyperplasie**).
- **latenter Schilddrüsenhormonmangel** ⇒ TSH↑ ⇒ Hypertrophie der Thyreozyten ⇒ Euthyreose

Es resultiert eine

- Stimulation **intrathyreoidaler Wachstumsfaktoren** (u. a. EGF = epidermal growth factor)
- kompensatorische Zunahme **der TSH-Produktion** (Minderzahl der Fälle)
- **Struma diffusa** beim Fehlen knotiger Veränderungen
- **Struma nodosa** bei nodös vergrößerter Schilddrüse ⇒ Knotenbildung

Stadieneinteilung der Struma (WHO)

Ia ⇒ solitärer Knoten palpabel bei Normalgröße der Schilddrüse
Ib ⇒ Struma nur bei extendiertem Hals sichtbar
II ⇒ Struma permanent palpabel und sichtbar
III ⇒ erhebliche Struma mit lokalen Stauungs- und Kompressionserscheinungen

Symptomatik

- weiche, symmetrische und diffuse Schilddrüsenvergrößerung
- Verschieblichkeit beim Schlucken
- **mechanische Komplikationen:**
  Verdrängung und Kompression der Trachea ⇒ Dysphagie, inspiratorischer Stridor, obere Einflussstauung, obere Ösophagusvarizen, Trachealpelottierung, Säbelscheidentrachea, Tracheomalazie

Diagnostik

- freies Serum-T_3 **und** -T_4 im Normbereich
- **TSH basal und TRH-Test** ⇒ 80 % der Fälle im Normbereich
- **Schilddrüsen-Sonographie** ⇒ Größenbestimmung, ggf. Nachweis einer Knotenstruma
- **Schilddrüsen-Szintigramm** (bei Knoten immer anfertigen!) normal
- ggf. **Feinnadelbiopsie** ⇒ bei Verdacht auf Struma maligna, Lungenfunktion bei Kompressionserscheinungen, radiolog. Diagnostik (⇒ **retrosternale Struma**)
- **Indikation zur Punktionszytologie** bei
  - **Schilddrüsenmalignom** ⇒ **sonographisch echoarm**, szintigraphisch **kalter Solitärknoten** (Hauptindikation)
  - Abklärung von Thyreoiditis, Zysten und tastbaren Veränderungen

Exkurs: Schilddrüsen-Sonographie

Knotige Veränderungen innerhalb der Schilddrüse sind in jedem Fall eine **Indikation zur Sonographie**. Dabei lassen sich Schilddrüsenknoten sonographisch in **vier Reflektionsmuster** einteilen:

- **Knoten mit echointensivem** (oder **echogleichem**) **Reflektionsmuster** ⇒ solide Gewebsstruktur ⇒ gutartige Adenome mit makrofollikulärer Struktur, auch autonome Adenome, nur **selten** Malignome

Abb. 5.14

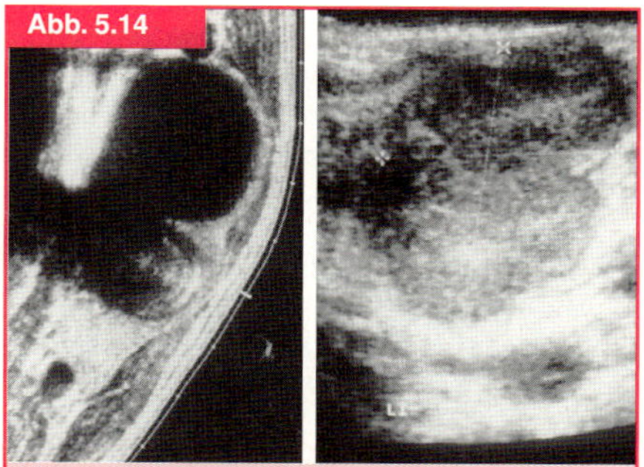

Schilddrüsenzyste und -tumor (mit freundl. Genehmigung Pfannenstiel/Hotze, Wiesbaden)

- **Knoten mit echoarmem Reflektionsmuster** ⇒ in zwei Drittel der Fälle autonome Adenome als stoffwechselinaktive mikrofollikuläre Form, auch **Malignome** (Karzinome der Schilddrüse, Schilddrüsenmetastasen)
- **Knoten mit echofreiem Reflektionsmuster** ⇒ flüssigkeitsgefüllte Zysten
- **Knoten mit komplexem Reflektionsmuster** ⇒ solide und liquide Strukturen, Verkalkungen, kolloidarme Strukturen, adenomatöse Knoten

Differentialdiagnose

- **retrosternale Struma** ⇒ **DD:** Malignome im Bereich des oberen Mediastinums, Lymphome
- **Schilddrüsenmalignome** ⇒ schnelles Wachstum, fehlende Schluck-Verschieblichkeit, **sonographisch echoarm**, **szintigraphisch kalter Solitärknoten**, ggf. Heiserkeit, Horner-Syndrom ⇒ **Indikation zur Punktionszytologie**
- **autonomes Adenom** ⇒ Im **Radiojodtest** ist die **^{131}Jodaufnahme in autonomen Knoten erhöht**, während das paranoduläre Schilddrüsengewebe keine Speicherung zeigt. Da diese Knoten **meist** ausschließlich **T_3 produzieren**, ist die T_3-Bestimmung bei Patienten mit **multinodulärem Kropf** und Verdacht auf Hyperthyreose indiziert. Die erhöhten Schilddrüsenhormonspiegel hemmen die TSH-Sekretion.

Therapie

- **bei Jodmangel** ⇒ **Substitution** von Jod nach Ausschluss einer relevanten Autonomie
  Bei **jüngeren Patienten** kann durch Kaliumjodidtabletten eine Verkleinerung der Schilddrüse bewirkt werden. Bei **älteren Patienten** mit Jodmangelstruma besteht dabei allerdings die Gefahr, eine Schilddrüsenüberfunktion auszulösen, da das Schilddrüsengewebe von TSH unabhängig sein kann („autonomes Gewebe") und bei entsprechendem Jodangebot durch seine eigene Aktivität Schilddrüsenhormon im Überschuss freisetzt (Jod-induzierte Hyperthyreose).
- **Gabe von L-Thyroxin (T_4)** (z. B. Euthyrox®) erfolgt bei Struma mit **latenter oder manifester Hypothyreose** oder bei Autoimmunerkrankungen ⇒ Entlastung der Schilddrüse ⇒ Aktivitätsminderung der Schilddrüse ⇒ Rückbildung des Drüsengewebes auf normale Ausgangsgröße innerhalb von 6 Monaten bis 1 Jahr
- **Kombination von Jodid und Levothyroxin** zur postoperativen Strumarezidivprophylaxe, insbesondere bei kleinem Restgewebe und hoch-normalen oder erhöhten TSH-Werten
- **subtotale Strumaresektion** ⇒ um einer Obstruktion im Bereich der Trachea vorzubeugen, bei schnell wachsender oder großer Knotenstruma, erfolgloser medikamentöser Therapie, Zusatzbefund (z. B. „kalter" Solitärknoten)
- **Radiojodtherapie** ⇒ Das von der Schilddrüse in entsprechender Konzentration aufgenommene radioaktive Jodid (**Isotop J^{131} oder J^{125}**) wirkt durch die bei seinem radioaktiven Zerfall entstehende **β-Strahlung**, die das Zielgewebe zerstört. **Indikation** ⇒ Inoperabilität, Rezidivstruma, multifokale Autonomie
- Das **autonome Adenom** wird bei vorhandener Operabilität primär chirurgisch behandelt.

Prognose

- Das **Absetzen einer medikamentösen Struma-Therapie** führt meist zu einem **Rezidiv**. Daher erhalten die Patienten im Anschluss an die meist einjährige Behandlung mit L-Thyroxin zur **Rezidivprophylaxe Jodid** (100 mg/d).
- **Nach einer operativen bzw. nuklearmedizinischen Therapie** kann eine **Schilddrüsenunterfunktion** durch den Verlust funktionsfähigen Schilddrüsengewebes resultieren, die einer lebenslangen Hormonsubstitution bedarf.
- Regelmäßige **Kontrolluntersuchungen** sind notwendig, da bei zu hoher Dosierung hyperthyreote Symptome (**Hyperthyreosis factitia**) auftreten.
- Die **Rezidivstruma** weist in etwa 10–15 % der Fälle ein Malignom auf.

Prävention

- Die Gabe von **Jod** dient der **Strumaprophylaxe** in Jodmangelgebieten (z. B. Alpenregion). Sie kommt in erster Linie **Kindern** und **jungen Erwachsenen** zugute. Die Behandlung mit **Jodid** kann in dieser Altersgruppe auch zur Abnahme einer bereits bestehenden Schilddrüsenvergrößerung führen.

Tab. 5.2 Jodprophylaxe

Strumaform	Zusatzkriterien	Notwendige Therapie
Kindliche Jodmangelstruma		Jodid 100 µg/d
Juvenile Jodmangelstruma		Jodid 200 µg/d
Struma des Erwachsenen	<40 Jahre	Jodid 200 µg/d
	>40 Jahre	Jodid 200 µg/d* sonst Radiojodtherapie oder Operation
Struma in der Schwangerschaft		Jodid 300 µg/d
Postoperative Strumarezidivprophylaxe	Ausreichendes Schilddrüsenrestgewebe	Jodid 200 µg/d
	wenig Schilddrüsenrestgewebe	L-Thyroxin z. B. 100 µg/d plus Jodid 200 µg/d
Struma nodosa	Jodid 200 µg/d*	TSH-suppressive Behandlung mit L-Thyroxin nicht sinnvoll (evidenzbasiert)
Struma mit kaltem Knoten	Zytologische Abklärung durch Feinnadelpunktion	bei benignem Befund: Jodid 200 µg/d

* Nur nach Ausschluss einer Autonomie

Nach Scriba et al. in „Der Internist", Heft 4.94

- Für die **Erwachsenenstruma** ist dies derzeit noch nicht eindeutig bewiesen. Neben der Anwendung von jodierten Speisesalzen kann auch der Verzehr von jodhaltigem **Seefisch** oder mit **Jodsalz** gefertigten Getreideprodukten prophylaktisch wirksam sein.
- In der **Schwangerschaft** besteht ein **gesteigerter Jodbedarf**, da Schilddrüsenhormone an der Steigerung des Grundumsatzes beteiligt sind. Die **Schilddrüsenhormonbildung des Ungeborenen beginnt bereits vor den letzten Monaten des Fetallebens,** in der für die Gehirnentwicklung wichtigen Phase. Wird zu dieser Zeit zu wenig Schilddrüsenhormon produziert, resultieren **verzögerte Skelettentwicklung** und **zerebrale Entwicklungsstörungen**, da die Menge des plazentar übertragenen Hormons zumeist nicht ausreicht, um das endogene Hormondefizit auszugleichen. **Jodid** ist daher bei Bedarf (ggf. mit L-Thyroxin bei euthyreoter Struma) zu substituieren.

Fokale Autonomien

Physiologisch existiert eine **basale Autonomie** (Normalwert im Suppressionstest ≥ 75 %).
Multinoduläre Strumen mit und ohne Hyperthyreose treten **bei älteren Patienten häufiger** auf als bei Jugendlichen. **Schilddrüsenknoten** können dabei **autonom Schilddrüsenhormone freisetzen**. Mehr als 50 % der älteren Patienten, die an einer Knotenstruma leiden, weisen eine **funktionelle Autonomie** (⇒ **fakultative Hyperthyreose**) auf.
Durch **Jodaufnahme** kann dabei eine Hyperthyreose induziert werden. Der spontane Umschlag in eine Hyperthyreose ist jedoch selten.

- **fakultative Hyperthyreose** ⇒ **Suppressionstest negativ** (Vergleich des Szintigramms vor und nach der Gabe von Schilddrüsenhormon) ⇒ **Uptake-Wert <15 % des Ausgangswertes**

Hyperthyreosen

Allgemeines

Überfunktionssyndrome der Schilddrüse:
Hyperthyreose bei Schilddrüsenautonomie

- unifokal (autonomes Adenom)
- multifokale Autonomie
- disseminierte Autonomie

Immunogene Hyperthyreose (Typ M. Basedow)

- Hyperthreose **ohne Struma**

- Hyperthreose **mit diffuser Struma**
- Hyperthreose **mit Knotenstruma**

Hyperthyreose bei
- neoplastischen Erkrankungen, Schilddrüsenkarzinom
- Thyreoiditis (passager)
- iatrogen (Hyperthyreosis factitia)
- zentraler Regulationsstörung (u.a. HVL-Adenom)
- Resistenz von HVL-Zellen gegen T_3

M. Basedow

Ätiologie, Pathophysiologie

Es besteht eine **immunogene Hyperthyreose**, die meist mit **Struma**, **Tachykardie** und in weniger als der Hälfte der Fälle auch mit einem Exophthalmus einhergeht.

- **Humorale Immunglobuline**, die auch als **TSI** (= **thyreoideastimulierende Immunglobuline)** bezeichnet werden und **Antikörpereigenschaften gegen TSH-Rezeptoren** (syn. TSH-**R**ezeptor-**A**uto-anti**k**örper (**TRAk**) aufweisen, sind bei 80% der Patienten nachzuweisen. Ihre intrinsische Aktivität am Rezeptor scheint die Stimulation des Schilddrüsengewebes zu bewirken (⇒ Thyreoglobulin erhöht) und auf Grund der langen Wirkungsdauer zur **Hyperthyreose-Symptomatik** zu führen.
- Auch ein **genetischer Defekt** einer bestimmten T-Suppressor-Lymphozytenpopulation, die schilddrüsenspezifische T-Helfer-Lymphozyten nicht inhibiert, wird diskutiert. Bei einigen Patienten können auch **TSH-Rezeptor-blockierende Antikörper** nachgewiesen werden.

Thyreoidale Autonomie

Ätiologie, Pathophysiologie

Dem „**heißen Knoten**" liegt ein autonom Schilddrüsenhormone produzierendes **unifokales Adenom** der Schilddrüse zugrunde. **Unabhängig von TSH oder TSI** werden große Mengen **Thyroxin sezerniert**.

- Bei **starker Aktivität** wird die **TRH- und TSH-Ausschüttung supprimiert**. Die Zufuhr von Jod löst dabei eine deutlich vermehrte Produktion von Schilddrüsenhormonen aus. Es bestehen **keine Augensymptome**.
- Während beim Morbus Basedow die Radiojodaufnahme in der gesamten Schilddrüse gesteigert ist, findet man beim **autonomen Adenom** solitär speichernde Knoten.

Spezielle Formen der Hyperthyreose

T_3-Hyperthyreose

Ätiologie, Pathophysiologie

- Bei einigen thyreotoxischen Patienten (etwa 15%) ist ein **isoliert erhöhter Serum-T_3-Spiegel bei normalem T_4-Spiegel** nachweisbar. Es bestehen die Symptome und Zeichen der Hyperthyreose.
- Die **T_3-Hyperthyreose** kann als **Frühstadium** auch bei Morbus Basedow, multifokaler Autonomie und beim autonomen Adenom der Schilddrüse auftreten. Wenn die T_3-Hyperthyreose unbehandelt fortschreitet, kann sich die typische Laborkonstellation einer normalen Hyperthyreose entwickeln.

Neoplastisch induzierte Hyperthyreose

Ätiologie, Pathophysiologie

- **Chorionkarzinom** ⇒ TSH-ähnliche Wirkung des humanen Choriongonadotropins
- **Struma ovarii** durch ein **benignes ovariales Teratom**, vornehmlich aus Schilddrüsengewebe bestehend. Etwa 5% der Patienten entwickeln eine Hyperthyreose.
- **metastasierendes follikuläres Schilddrüsenkarzinom** ⇒ funktionelles Schilddrüsengewebe ⇒ Hyperthyreose
  Hinweis: **follikuläre Karzinome** der Schilddrüse lassen sich punktionszytologisch abgrenzen. Hier ist neben der szintigraphischen Untersuchung die vollständige histologische Untersuchung des Gewebes erforderlich.

Symptomatik der Hyperthyreose
- psychomotorische **Unruhe** mit Schlaflosigkeit, Tremor und Nervosität
- **Sinustachykardie**, Extrasystolen (Hinweis auf monosymptomatische Altershyperthyreose)
- **Gewichtsabnahme** mit Hypoglykämien trotz Appetitsteigerung
- **Wärmeintoleranz** mit feucht-warmer Haut
- **Diarrhö** durch Stimulation der glatten Muskulatur
- Adynamie mit **Schwäche** und Atrophie der **Oberschenkelmuskulatur**
- Achillessehnenreflexzeit verkürzt
- oft Struma
- prätibiales Ödem (**Dermopathie**) und endokrine **O**phthalmopathie bei 40% der Pat. mit **immunogener Hyperthyreose**
- **Osteopathie** durch negative Kalziumbilanz, Hyperkalzurie

Es besteht ein **erhöhter Grundumsatz** mit Sensibilisierung der β-adrenergen Rezeptoren und Stimulation von Enzymen. Das Ansprechen auf Katecholamine und Glukagon ist gesteigert.

Thyreotoxische Krise
- **Akut einsetzende schwere Hyperthyreose („Thyroid storm")** mit **Fieber**, hochgradiger **Tachykardie**, psychomotorischer **Unruhe, Verwirrtheit**, Vomitus, Muskelschwäche, Koma und Kreislaufversagen
- **Ursachen** ⇒ Exazerbation einer **nicht adäquat behandelten Hyperthyreose** bei Infektionen, Traumen, Operationen, Embolien, Ketoazidose, Schwangerschaftstoxikose, plötzliches Absetzen einer antithyreoidalen Therapie oder Radiojodtherapie bei primär hyperthyreoten Patienten
- Die **thyreotoxische Krise** ist eine **lebensbedrohliche Erkrankung mit schlechter Prognose**, die eine sofortige intensivmedizinische Betreuung verlangt.

Therapie
- **Intensivüberwachung** (Normalisierung der Körpertemperatur (u. a. Eisbeutelkühlung, Paracetamol, keine Salizylate!), Flüssigkeit- und Elektrolytsubstitution, Therapie von Rhythmusstörungen)
- **Thyreostatika** i. v. (z. B. Thiamazol 40–80 mg i. v. alle 8 h)
- **Betarezeptorenblocke**r (z. B. Propranolol 1–5 mg i. v. oder 120–240 mg. p. o.)
- bei **iodinduzierter thyreotoxischer Krise** ⇒ Plasmapherese oder zusätzliche Gabe von Natriumperchlorat (300 mg p. o. alle 8 h)

Endokrine Ophthalmopathie (Orbitopathie)

- Hyperthyreosen können von einer **endokrinen Ophthalmopathie** begleitet sein, die allerdings **auch** bei **eu- und hypothyreotischer Stoffwechsellage** auftreten kann.
- Die endokrine Ophthalmopathie kann **einseitig** oder **beidseitig** auftreten.
- Zeitlich kann die **Orbitopathie** vor, mit dem Beginn der Hyperthyreose oder auch erst später auftreten!
- **Protrusio bulbi** mit **Lidödem** und **Augenmuskelparesen durch**
  - **Fibroblasten**, die **hydrophile Mukopolysaccharide** in orbitanahen Strukturen sezernieren ⇒ **Ödembildung**, Einlagerung von Glukosaminoglykanen in die Augenanhangsgebilde
  - **zytotoxische Antikörper** ⇒ Zellschädigung retroorbitaler Muskeln
  - **lymphozytäres Infiltrat** ⇒ entzündungsbedingte **Muskelschwellung** ⇒ **Doppelbildsehen**, ggf. mit **Kompression der Sehnerven**

Zusätzlich besteht eine Vermehrung des Bindegewebes innerhalb und außerhalb der Augenmuskeln (⇒ **Einengung des retroorbitalen Raumes**).
Bei dem bei einzelnen Basedow-Patienten auftretenden **prätibialen Ödem** weist das Bindegewebe des subkutanen Gewebes ähnliche Veränderungen auf wie das retroorbitale Bindegewebe im Rahmen der Orbitopathie.

Weitere Symptome
- **seltener Lidschlag (Stellwag-Zeichen)**
- Bei Blicksenkung folgt das Oberlid nicht (**Gräfe-Zeichen**).

– **Oberlidretraktion** ⇒ Sklerastreifen oberhalb der Hornhaut beim Geradeausblicken sichtbar (**Dalrymple-Zeichen**)
– **Konvergenzschwäche** (**Möbius-Zeichen**)
– **Konjunktivitis, Chemosis**
– **Hornhautaffektion** mit Lichtscheu und Visusverschlechterung
– **Pseudoglaukom** möglich, da gegen einen Muskelzug Drucksteigerung im Bulbus erfolgt

Abb. 5.15

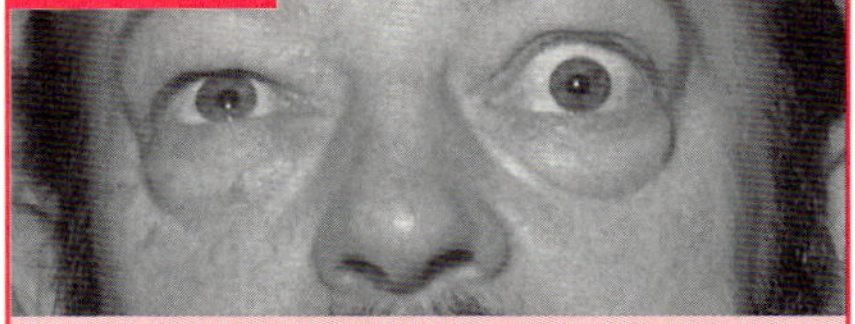

Einseitig ausgeprägte endokrine Ophthalmopathie (IMPP-Prüfungsabbildung)

Beachte:
- Die **Augensymptome** können auch **einseitig** auftreten. Gelegentlich gehen sie einer Hyperthyreose voraus.
- Beim autonomen Adenom tritt keine endokrine Ophthalmopathie auf.

Diagnostik der Hyperthyreose

Labor
- Serum-$\mathbf{T_3}$-Spiegel ↑; Serum-$\mathbf{T_4}$-Spiegel in 90 % d. Fälle ↑
- **TSH** basal ↓
- **TRH-Test** negativ
  - **antithyreoidale Autoantikörper:**
    – meist gegen TSH-Rezeptoren (**TRAk**) ⇒ **kein** Verlaufsparameter!
    – gegen Mikrosomen der Follikelepithelien (**MAK** = **anti TPO-Ak** = thyreoidale Peroxidase)

Sonographie
- meist diffuse Echoarmut

Szintigraphie
⇒ **intensive Radionuklidanreicherung**
- homogen bei **Immunhyperthyreose**
- solitär, multifokal oder dissiminiert bei **Autonomie**

Abb. 5.16

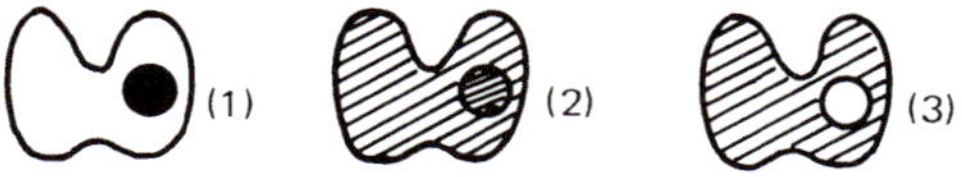

Schilddrüsenszintigraphie (aus Lohr/Bös 1998)

Exkurs: Schilddrüsenszintigraphie
- Das **Schilddrüsenszintigramm** erlaubt **Aussagen über Form, Größe und Lage der Schilddrüse.** Gleichzeitig kann es zur Suche von ektopem Schilddrüsengewebe herangezogen werden, da auch hier eine Isotopenanreicherung erfolgt.
- Das **Schilddrüsenszintigramm** erlaubt **auch die Diagnose von Funktionsstörungen.** Anhand des Speicherungsmusters lassen sich heiße, warme und kalte Knoten differenzieren, wobei ein kalter Knoten den Tumorverdacht näher legt als ein warmer Knoten. Jedoch ermöglicht erst die Feinnadelbiopsie mit anschließender zytologischer Untersuchung die Schilddrüsenkarzinom-Diagnostik.
- Bei der **Schilddrüsenszintigraphie** mit J^{131} oder Tc^{99m} werden diese Substanzen nur vom funktionell aktiven (Drüsen-) Parenchym gespeichert.
- Ein **heißer Knoten** macht das gesamte speichernde Drüsengewebe aus ⇒ Verdacht auf dekompensiertes autonomes Adenom (1).
- Ein **warmer Knoten** zeigt eine vermehrte Jodansammlung in einem Bereich an ⇒ Verdacht auf kompensiertes Adenom (2).
- Ein **kalter Knoten** speichert überhaupt kein Jod ⇒ Zyste, Residuum einer abgelaufenen fokalen Thyreoiditis oder Verdacht auf ein Karzinom (3).
- Mit Hilfe des quantitativen Radiojodtests kann die Jodaufnahme durch das Adenom erfasst werden.

Differentialdiagnosen
- **extremer Jodmangel** ⇒ freies $\mathbf{T_3}$ ↑, freies $\mathbf{T_4}$ ↓, **positiver TRH-Test**

- **endokrine Ophthalmopathie** ohne Hyperthyreose
- **einseitige** endokrine Ophthalmopathie ⇒ **Orbitatumor**
- **Hypermetabolismus** (**Phäochromozytom**) bzw. **Hyperzirkulation** bei **vegetativer Dystonie** oder **hyperkinetischem Herzsyndrom**

Therapie

Die Produktion und Abgabe der Schilddrüsenhormone Thyroxin (Tetrajodthyronin) und Trijodthyronin kann auf unterschiedlichen Stufen durch **Thyreostatika** gehemmt werden. Man unterscheidet:

- Substanzen, die die **Synthese** von Schilddrüsenhormonen **(Jodisation)** direkt hemmen
- Ionen, die den **Transport** von Jodid in die Schilddrüse **(Jodination)** hemmen
- Radiojod, das auf das Schilddrüsengewebe wirkt
- Jodid, das die **Freisetzung** von Schilddrüsenhormonen vorübergehend hemmt

Jodid

- In hohen Dosen hat **Jod** (10–500 mg/d) einen **kurzfristigen thyreostatischen Effekt**. Er beruht auf einer **Hemmung der Proteasen**, die die Freisetzung von T_3 und T_4 aus Thyreoglobulin bewirken. Ferner kann Jod **Peroxidasen kurzfristig inaktivieren**. Die thyreostatische Wirkung kann auch zur Behandlung nicht-jodinduzierter thyreotoxischer Krisen eingesetzt werden.
- Die Struma bildet sich zurück und die vermehrte Durchblutung der Schilddrüse nimmt ab. Verwendet werden u. a. Kaliumjodid oder die **injizierbare organische Jodverbindung** Proloniumjodid.

Hemmstoffe der Hormonsynthese (schwefelhaltige Thyreostatika)

- **Schwefelhaltige Thyreostatika** (Thionamide) sind Derivate, die sich vom Thioharnstoff ableiten.
- **Propylthiouracil** (z.B. Propycil®), **Carbimazol** und **Thiamazol** hemmen den Einbau von Jod in die Tyrosinreste des Thyreoglobins durch **Blockade der Peroxidasen**. Dadurch nimmt die Oxidation von Jodid zu Jod und die Koppelung von **Monojodtyrosin** (MJT) und **Dijodtyrosin** (DJT) zu T_3 bzw. T_4 ab. Der Wirkungseintritt schwefelhaltiger Thyreostatika erfolgt erst, wenn die Hormonspeicher der Schilddrüse geleert sind.
- Die Substanzen passieren die Plazenta (**Propylthiouracil** am wenigsten) und werden in der Muttermilch ausgeschieden. Durch den Abfall der Hormonspiegel wird die TSH-Sekretion stark gesteigert. Dies führt zu einer reaktiven Vergrößerung der Schilddrüse (**Struma**). Diese **Nebenwirkung** kann durch die gleichzeitige Gabe von Schilddrüsenhormon verhindert werden, die allerdings während einer Schwangerschaft vermieden werden soll.

Hemmstoffe der Jodidaufnahme (z. B. Perchlorat)

- **Perchlorat** (ClO_4^-) (z. B. Irenat®) und andere einwertige Ionen wie Nitrat und Thiocyanat **hemmen kompetitv den Jodidtransport in die Schilddrüse**. Einwertige Anionen, die sich physikalisch-chemisch ähnlich wie Jodid verhalten, hemmen die Jodidaufnahme der Schilddrüse durch Verdrängung und führen durch die resultierende **Jodidverarmung** zu einer verminderten Hormonproduktion. Aufgrund des Wirkmechanismus ist während und bis zu einigen Wochen nach einer Behandlung weder die Anwendung von Radiojod noch die Durchführung der Jodtherapie zur Operationsvorbereitung möglich. Die Anwendung jodhaltiger Röntgenkontrastmittel schwächt die therapeutische Wirkung von Perchlorat ab.

Therapie der endokrinen Ophthalmopathie

- **Lokalbehandlung** mit nächtlichem Okklusivverband und Kopfhochlagerung, **Hochvoltbestrahlung** der Orbita, **Immunsuppressiva** und **operative Dekompression** der Orbita bei drohendem Visusverlust
- Eine **euthyreote Schilddrüsenfunktion** wird **angestrebt**.

Therapeutische Überlegungen

- Nach **Beendigung einer thyreostatischen Therapie** treten bei vielen Patienten **Rezidive** auf. Daher steht die medikamentöse Therapie der Behandlung durch **Operationen** und radioaktive Strahlen (**Radiojodtherapie**) gegenüber. Diese Verfahren führen allerdings auch zu einem Verlust funktionsfähigen Schilddrüsengewebes, so dass eine irreversible Schilddrüsenunterfunktion, die allerdings leichter zu behandeln ist, resultieren kann. Im Rahmen des operativen Vorgehens sind außerdem eine Schädigung bzw. Entfernung der Nebenschilddrüsen (⇒ Hypoparathyreoidismus) und Nervenverletzungen (Rekurrensparese) möglich.

- Bei einem **autonomen Adenom** der Schilddrüse ist fast ausschließlich die **operative Entfernung** bzw. **Radiojodtherapie** indiziert. Auch bei **großen Strumen** mit Verdrängung umliegender Gewebe ist eine operative Teilresektion unumgänglich.
- Demgegenüber werden **Thyreostatika** bevorzugt zur Behandlung der **Basedow-Hyperthyreose**, in der präoperativen Therapie aller Hyperthyreosen, beim Auftreten einer **thyreotoxischen Krise** oder als Intervalltherapie vor und nach Radiojodbehandlung eingesetzt.

Prognose

- **endokrine Ophthalmopathie** ⇒ 10% d.F. Verschlechterung, 30% d.F. Besserung der Symptomatik
- **thyreotoxische Krise** ⇒ Letalität etwa 50%

Besonderheiten der Altershyperthyreose

- **Multinoduläre Kröpfe mit und ohne Hyperthyreose** sind bei älteren Patienten häufiger als bei Jugendlichen und jungen Erwachsenen, bei denen der M. Basedow das typische Erscheinungsbild der Hyperthyreose ist.
- **Nach dem 60. Lebensjahr** entwickelt sich eine **mono-** bzw. **oligosymptomatische Hyperthyreose** mit Kräfteverfall und **Gewichtsverlust** (DD Tumorkachexie), digitalisrefraktärer Herzinsuffizienz, **Extrasystolie** und **Depression.**

Neonatologie

Die **Hyperthyreose des Neugeborenen** ist eine Erkrankung, an der **Neugeborene von Müttern, die eine immunogene Hyperthyreose haben bzw. hatten**, leiden. Die schilddrüsenstimulierenden Antikörper passieren die Plazenta und stimulieren die Schilddrüse des Kindes, so dass eine **Neugeborenenhyperthyreose** bereits wenige Tage nach der Geburt resultiert.

Symptome

- Struma ⇒ Atemhindernis
- Erbrechen und Diarrhö ⇒ Elektrolytstörungen
- Tachykardie ⇒ kann zum Herzversagen führen

Die betroffenen Kinder erholen sich normalerweise innerhalb der ersten 3–4 Monate.

- bei **Persistenz der Hyperthyreose** ⇒ verfrühter Verschluss der Schädelnähte, intellektuelle Minderbegabung, Hyperaktivität und Wachstumsverzögerung; **Mortalität** bis zu 20%

Thyreostatika in der Schwangerschaft

- Wegen des diaplazentaren Übertritts von Thyreostatika werden leichte Hyperthyreosen in der Schwangerschaft vorzugsweise nur symptomatisch mit Betablockern behandelt.
- **Thyreostatikatherapie** in der Schwangerschaft kann zur Strumenbildung bei Neugeborenen führen. Die entstandene **Hypothyreose** kann dabei bestehen bleiben, oder es kommt zu einer Hyperplasie des zuvor supprimierten Schilddrüsengewebes. Als Thyreostatikum ist **Propylthiouracil** das Mittel der ersten Wahl, da es gegenüber **Thiamazol** und **Carbimazol** wegen seiner höheren Eiweißbindung nur in geringem Maße plazentagängig ist. Nur bei übermäßiger Jodaufnahme kann Perchlorat eingesetzt werden, weil es den Jodtransfer zum Feten beeinträchtigt.
- **Neugeborene** sind auf ihren Schilddrüsenstatus zu untersuchen, wenn ihre Mütter in der Schwangerschaft thyreostatisch behandelt wurden.
- Auch in der **Stillperiode** wird bevorzugt **Propylthiouracil** verwendet.

Hypothyreosen

Unterfunktionssyndrome der Schilddrüse

Definitionen

- **latente** Hypothyreose ⇒ wird durch vermehrte TSH -Stimulation kompensiert ⇒ freies T_3 und T_4 im unteren Normbereich (oft bei jungen Frauen)
- **manifeste** Hypothyreose

Ätiologie

Primäre (thyreogene) **Form durch**

- **Mangel an funktionsfähigem Schilddrüsengewebe** durch Strumektomie, chronische Thyreoiditis, nach Radiato oder Radiojodtherapie, Hashimoto-Strumitis oder angeborene Enzymdefekte, die zur gestörten Jodverwertung führen

Sekundäre Form durch

- **Abnahme der TSH-Produktion** infolge Hypophysentumors, Sheehan-Syndrom oder anderer Hypophysenerkrankungen

Tertiäre Form durch

- **hypothalamisch bedingten TRH-Mangel** (sehr selten)

Nachweis: Während bei der primären Hypothyreose der TSH-Spiegel im Serum erhöht ist, führt bei der sekundären und tertiären Form erst die Gabe von TSH zur Steigerung der Jodaufnahme in die Schilddrüse.

Pathogenese

Nur bei etwa 10 % der Patienten, die unter einer Hypothyreose leiden, liegen autosomal-rezessive **Gendefekte**, die zur **Dyshormonogenese** führen, zugrunde.

- Die **angeborene Hypothyreose** tritt bei einer **Hypo- bzw. Dysplasie oder Aplasie** (⇒ Athyreose) der Schilddrüse auf.
- Zur **Schilddrüsendysplasie** kommt es oft bei **ektopisch gelegener Schilddrüse**, deren Anlage nicht in normaler Weise vom Zungengrund bis in die vordere Halsregion deszendierte.
- Zu hoch dosierte **thyreostatische Therapie während der Schwangerschaft** führt ebenso wie extremer **Jodmangel** oder ein Jodexzess zur intrauterin **erworbenen Neugeborenenhypothyreose**, die allerdings im Gegensatz zur angeborenen Hypothyreose **reversibel** sein kann.

Symptomatik der Hypothyreose

- Antriebsverarmung, Verlangsamung
- **Grundumsatz** ↓ ⇒ reduzierte Thermogenese ⇒ **Kälteempfindlichkeit** ↑
- trockene, teigige Haut (Ablagerung von Hyaluronat und Wasser im subkutanen Bindegewebe ⇒ **Myxödem**), **Gewichtszunahme**, Lymphödeme
- **vermehrter Haarausfall** (verminderte Synthese von Dermatansulfat)
- langsame, rauhe Sprache
- **Myxödemherz** ⇒ Bradykardie, Kardiomegalie, digitalisrefraktäre Herzinsuffizienz
- rezidivierende Perikard- und **Pleuraergüsse** (selten)
- Abnahme der Muskelkraft
- **Obstipation** durch fehlende T_3-Wirkung auf die glatte Muskulatur
- Achillessehnenreflexzeit verlängert
- **Serumcholesterin** auf über 300 mg/dl **erhöht** (⇒ verminderte Utilisation von Lipoproteinen)

Das Ausbleiben der stimulierenden Wirkung von T_3 auf β-adrenerge Rezeptoren und Enzymsysteme führt zu einem **verminderten Ansprechen auf Katecholamine und Glukagon**.

Myxödemkoma

Symptomatik

- ausgeprägte **Hypothermie** (Temperaturen von 24–32,2 °C)
- Krämpfe, später Reflexlosigkeit, Bradykardie
- **Hypoventilation** ⇒ Hyperkapnie ⇒ Somnolenz ⇒ Koma (CO_2-Narkose)

Auslösende Faktoren sind Kälteexposition, Infektion, Trauma und Sedativa.
Therapie (Intensivstation!) ⇒ Hydrokortison und L-Thyroxin i. v.

Die **fetale Schilddrüsendysplasie** führt durch Schilddrüsenhormonmangel zu
- **Icterus prolongatus**
- **Strumabildung**
- **dysproportioniertem Zwergwuchs** durch verzögerte Knochenreifung
- bis an Taubheit grenzende **Schwerhörigkeit**
- **geistiger Retardierung** bis zur Idiotie
- fast immer **Hypercholesterinämie**

Nur eine **früh einsetzende Substitutionsbehandlung** kann ZNS-Schäden, die im Rahmen eines Kretinismus auftreten, entgegenwirken. Mit einer Wachstumsverzögerung oder Ossifikationsstörung im späteren Leben ist bei richtiger Therapie nicht zu rechnen.

Diagnostik

Labordiagnostik

primäre Hypothyreose
- TSH basal ↑, TSH nach TRH-Stimulation ↑
- freies T_4 ↓

sekundäre Hypothyreose
- hypophysäre Hypothyreose ⇒ nach TRH-Applikation ⇒ TSH nicht stimulierbar
- hypothalamische Hypothyreose ⇒ nach TRH-Applikation ⇒ TSH-Anstieg

latente Hypothyreose
- freies T_3 und freies T_4 normal
- TSH basal und TSH nach TRH-Stimulation hochnormal bis erhöht

Beachte: Serumcholesterin bei **sekundärer** Hypothyreose oft niedrig, **bei primärer Hypothyreose erhöht**

Therapie

- **L-Thyroxin** kann **lebenslang substituiert** werden, um den Mangel an Schilddrüsenhormonen auszugleichen (Substitutionstherapie). Hinweis: Auch die gesunde Schilddrüse gibt überwiegend **Thyroxin** (**T_4**) ans Blut ab, das gegenüber **T_3** eine längere Halbwertszeit (5 bis 8 Tage) hat.
- Die **T_4-Dosis** wird **zu Beginn der Behandlung meist niedrig** (50–100 µg/d) **gewählt**, weil sonst eine zu rasche Stoffwechselsteigerung mit der Gefahr einer Herzüberlastung (Angina pectoris, Rhythmusstörungen) einsetzen kann. Anschließend erfolgt eine **langsame Dosissteigerung** (+25–50 µg/Monat) bis zum Einstellen normaler Schilddrüsenhormonwerte (Euthyreose).
- Der **Einsatz von L-T_3** ist angezeigt, wenn eine **schnelle Wirkung** erzielt werden muss (z. B. hypothyreotes Koma). Für die Langzeitbehandlung ist **L-T_4** besser geeignet, da es zu einer ausgeglichenen Plasmakonzentration führt.
- Bei der **Substitutionstherapie einer stillenden Mutter** mit L-Thyroxin beeinflusst der **Thyroxingehalt** der **Muttermilch** die Schilddrüsenfunktion eines gesunden Kindes nicht, wirkt im Falle einer angeborenen Hypo- bzw. Athyreose aber auch nicht therapeutisch.

Abb. 5.17

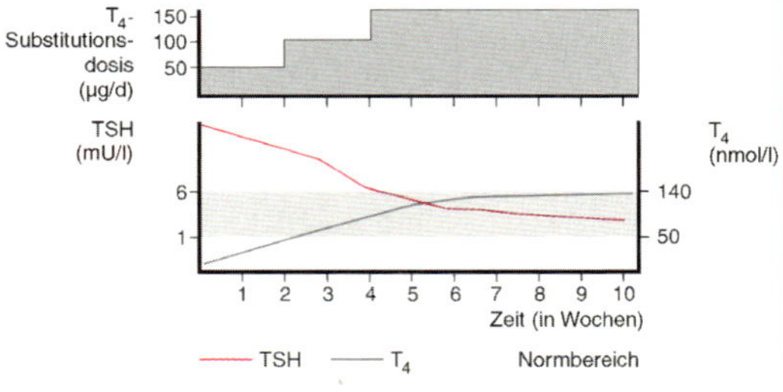

Substitutionstherapie (aus Besser/Thorner 1994)

Lebenslange Therapiekontrolle durch **Bestimmung des basalen TSH-Spiegels** (oder TRH-Test):
- **TSH** ↓ ⇒ Dosis zu hoch; **TSH** ↑ ⇒ Dosis zu niedrig

Prognose

Je **frühzeitiger** die **Hormonsubstitution** einsetzt, desto günstiger ist das Ergebnis. Je weniger funktionsfähiges Schilddrüsengewebe vorliegt, um so schlechter ist auch das Ergebnis.
Athyreote Kinder können bei ausreichender Substitution eine durchschnittliche Intelligenz erreichen.

Low-T_3-/T_4-Syndrom

Niedrig-T_3(T_4)-Syndrom durch **verminderte periphere Umwandlung von T_4 in T_3**, durch **vermehrte Umwandlung von T_4 in reverses T_3** und **verminderte Bindung der Hormone an TBG**

- **Ursachen** ⇒ akute und chron. Krankheiten (Proteinmangel, Polytrauma, Leberzirrhose, Verbrennungen, Sepsis), durch Medikamente (z.B. jodhaltige Röntgenkontrastmittel, Amiodaron)
- **Labor: Gesamt-T_3↓** bei niedrigem Serum-TBG, vermehrtes inverses Serum-T_3, normale oder erhöhte Kapazität im T_3-Aufnahme-Test, ein normales oder vermindertes Gesamt-Serum-T_4 und meist normale Serum-TSH-Spiegel
- **Therapie** ⇒ **Behandlung** der Grunderkrankung und Schilddrüsenunterfunktion

Thyreoiditiden

Akute Thyreoiditis

Ätiologie

- bakterielle oder Virusinfektionen, hochdosierte Radiojodtherapie

Symptomatik

- akuter Beginn mit **lokaler Schmerzempfindlichkeit**, Schilddrüse oft asymmetrisch vergrößert, **Fieber**, Lymphknotenschwellungen

Labor

- **Leukozytose**, erhöhte BKS

Subakute Thyreoiditis (de Quervain)

- Sie tritt oft 1 bis 2 Wochen nach virusbedingten Infektionen der Luftwege auf.

Symptomatik

- **schmerzhafte diffuse oder multinodöse Schilddrüsenvergrößerung**
- subfebrile Temperaturen, aber auch Fieber möglich
- **Sonographie** ⇒ disseminiert echoarme Herde, später regressive Veränderungen
- **Szintigraphie** ⇒ schütteres Speicherungsmuster bei verminderter Nuklidanreicherung

Labor

- **Frühphase der Erkrankung** ⇒ extrem erhöhte BKS, α_2-Globuline↑, T_4-Spiegel↑, oft gefolgt von einer vorübergehenden Hypothyreose ⇒ nach einigen Wochen Normalisierung

Die **histologische Untersuchung** der Schilddrüse zeigt **charakteristische Riesenzellinfiltrationen.**

Prognose

- **Spontanheilung** innerhalb weniger Monate (80% d.F.), Rezidivneigung, bei etwa **10%** der Patienten ⇒ **subklinische Hypothyreose**

Chronisch-lymphozytäre Hashimoto-Thyreoiditis

Ätiologie, Pathogenese

- Die **Hashimoto-Thyreoiditis** betrifft hauptsächlich Frauen mittleren Alters. Sie führt in vielen Fällen zur Unterfunktion der Schilddrüse mit Ausbildung einer Struma. Typisch ist ein **ausgeprägtes lymphozytäres Infiltrat** im Bereich des Schilddrüsengewebes, an dem auch Plasmazellen beteiligt sein können.
- Es wird angenommen, dass die Zerstörung des Schilddrüsengewebes auf einen genetisch determinierten Defekt im Immunsystem (⇒ **Autoimmunpathogenese**) zurückzuführen ist. Menschen mit dem **HLA-DR 5-Antigen** weisen ein dreifach höheres Risiko für das Entstehen einer Thyreotoxikose auf.

Symptomatik

Die **Hashimoto-Thyreoiditis kann lange Zeit symptomlos** bleiben oder in kurzer Zeit zur **Hypothyreose** führen.

Labor

- Im **Serum** der Patienten findet man gewöhnlich **Antikörper gegen Thyreoglobulin** (TAK), das das wichtigste jodhaltige Protein in der azinären Follikelflüssigkeit ist und als Depot der Schilddrüsenhormone dient. Auch lassen **sich Antikörper gegen die Mikrosomenfraktion des Schilddrüsengewebes** in der Mehrzahl der Fälle finden. Die Autoantikörperbefunde sind im späteren Verlauf der Erkrankung oft negativ.

Seltene Formen

- chronisch-**invasiv fibrosierendeThyreoiditis** ⇒ **„eisenharte Riedel-Struma"**

Therapie der Thyreoiditis

Therapieziel ist die **Normalisierung der Stoffwechsellage** (Gabe von Schilddrüsenhormonen) sowie die **Schmerzbeseitigung** und **Unterdrückung des Entzündungsprozesses** durch nichtsteroidale bzw. steroidale Antiphlogistika.

- Die **akute bakterielle Thyreoiditis** wird mit Bettruhe, **Antibiotika** und nichtsteroidale **Antiphlogistika** (z. B. Acetylsalicylsäure, Indometacin oder Diclofenac) behandelt.
- Die **subakute Thyreoiditis** wird durch **Antiphlogistika** und in schweren Fällen durch **Steroidtherapie** (z. B. Prednison Ferring®, Prednison Dorsch®, Decortin®) behandelt.
- Bei der **chronisch-lymphozytären Thyreoiditis** resultiert in den meisten Fällen eine subklinische oder klinische Hypothyreose, die langfristig mit **Levothyroxin** (z. B. Euthyrox®, L-Thyroxin-Henning®) substituiert werden muss.
- Die **chronisch-invasive Thyreoiditis** lässt sich meist nur durch **chirurgische Intervention** beeinflussen.

Prognose

- Bei der **subakuten Thyreoiditis** erstreckt sich der Krankheitsverlauf oft über Monate. Dabei treten Hypothyreosen in weniger als 5 % der Fälle auf. Die Langzeitprognose ist gut.
- Bei der **chronisch-lymphozytären Thyreoiditis** führt der destruktive Prozess zu einer hypothyreoten Stoffwechsellage.

Bösartige Schilddrüsentumoren

Schilddrüsenkarzinome

Bösartige Schilddrüsentumoren („Struma maligna") treten etwa mit einer Häufigkeit von 20 Fällen pro 1 Million Einwohner auf und sind somit **weniger als 1 % aller Malignome**. Der Altersgipfel liegt um das 50. Lebensjahr, **Frauen sind bis zu 3-mal häufiger betroffen als Männer**.

Altersverteilung

- Das **anaplastische Karzinom** tritt meist nach dem 60. Lebensjahr auf.

- Das **papilläre Schilddrüsenkarzinom** tritt meist bei jüngeren Patienten auf (75 % aller Schilddrüsenmalignome bei Jugendlichen).
- Das **follikuläre Schilddrüsenkarzinom** tritt bevorzugt im mittleren Erwachsenenalter auf.
- Das **C-Zellkarzinom** zeigt einen mittleren Altersgipfel bei 47 Jahren.

Ätiologie

Das **Schilddrüsenkarzinom** kann als **Bestrahlungsfolge** (z. B. auf Grund eines vergrößerten Thymus oder einer Hodgkin-Erkrankung ⇒ z. B. papilläres Schilddrüsenkarzinom) **oder genetisch determiniert** (z. B. 25 % d. F. des medullären Karzinoms ⇒ Defekt des RET-Gens) auftreten.

Morphologie

Die Karzinome der Schilddrüse werden **histologisch eingeteilt** in:

Differenzierte Karzinome

- **papillär** (etwa **50–60 %** der Schilddrüsentumoren), das „gutartigste" Karzinom der Schilddrüse ⇒ sehr langsames Wachstum, hauptsächlich **lymphogene Metastasierung**
- **follikulär** (etwa **25 %** der Fälle) ⇒ **frühe Gefäßinvasion** ⇒ **hämatogene Metastasierung** in Knochen, Lunge und Leber

Anaplastisches Karzinom (5–10 %)

- Karzinom **mit extrem schnellem Wachstum,** das bei der Diagnosestellung meist schon inoperabel ist und kein Jod speichert

Medulläres Karzinom (5–10 %)

- von den **C-Zellen** ausgehend ⇒ kein Jodstoffwechsel. Bei einem Teil dieser Patienten besteht eine **multiple endokrine Neoplasie**.
  - **MEN IIa** (Sipple-Syndrom) ⇒ **C-Zellkarzinom** (⇒ Kalzitonin ↑) + **Phäochromozytom** und bei einem Teil der Patienten auch **Nebenschilddrüsenadenom** (⇒ Hyperparathyreoidismus)
  - **MEN IIb** (Gorlin-Syndrom) ⇒ **C-Zellkarzinom** + **Ganglioneuromatose** der Schleimhäute, marfanoider Habitus + **Phäochromozytom**, selten auch **Epithelkörperchen-Adenom**

Seltene lokal vorkommende Malignome

- malignes Lymphom, Sarkome, Metastasen extrathyreoidaler Karzinome

Symptomatik

Häufig lässt sich als **Frühsymptom ein derber Knoten** in der Schilddrüse tasten, der an Größe rasch zunimmt. Zu diesem Zeitpunkt können bereits **lokale Lymphknotenmetastasen** in der Halsregion nachweisbar sein.

Typische Befunde im fortgeschrittenen Stadium

- **Unverschieblichkeit beim Schluckakt** und die
- **Horner-Trias** (Miosis, Ptosis, Enophthalmus) lassen auf eine **Infiltration der Nachbargewebe** schließen.
- Das Gleiche gilt für Heiserkeit **(Rekurrensparese),** Schluckbeschwerden **(Ösophaguskompression),** Stridor **(Trachealkompression)** und **obere Einflussstauung,** die späte **Krankheitszeichen** sind.

Spezielle Symptomatik

Das **anaplastische Karzinom** ist durch eine **schnelle und schmerzhafte Schilddrüsenvergrößerung** charakterisiert und führt bei ungefähr 80 % der Patienten innerhalb von 1 Jahr nach Diagnosestellung zum Tod.

Das **papilläre Schildrüsenkarzinom** besitzt häufig einen **kleinen Primärtumor**. Vergrößerte zervikale oder supraklavikuläre **Lymphknoten** können nachweisbar sein.

C-Zellkarzinome

- **Proliferation** der **parafollikulären Zellen (C-Zellen)** ⇒ **exzessive Kalzitoninproduktion** (Tumormarker)

- **Kalzitonin** ist ein Polypeptid, das in parafollikulären Zellen der Schilddrüse, im Thymus und in der Nebenschilddrüse vorkommt und den Kalziumspiegel durch **Hemmung der Osteoklastenaktivität** und **Förderung der renalen Kalzium- und Phosphatausscheidung** senkt.
- Charakteristisch ist ein **früher regionaler Lymphknotenbefall** (30 % bei Diagnosestellung).
- **Zusätzlich kann eine ektopische Hormonproduktion bestehen:** ACTH, vasoaktives intestinales Polypeptid (VIP ⇒ **Diarrhö**), Prostaglandine, Kallikrein und Serotonin, selten auch eine paraneoplastische CRF- Produktion. Bei etwa 50 % der Patienten findet sich eine **erhöhte Histaminaseaktivität**.
  Beachte: Das medulläre Schilddrüsenkarzinom kann **Teil einer multiplen endokrinen Neoplasie (MEN II)** sein!

Diagnostik

- **Sonographie** ⇒ unregelmäßig begrenzte inhomogene, **echoarme Areale**
- **Schilddrüsenszintigraphie** (^{131}Jod) ⇒ „**kalte**“ nicht speichernde **Knoten** (heiße Knoten sind seltener maligne)
- **Feinnadelpunktion** des tastbaren Knotens mit Aspirationszytologie ⇒ **zytologische Diagnostik** (90 % Sicherheit) **ggf. Resektion** mit **Histologie** bei fortbestehendem Malignomverdacht (auch wenn Zytologie negativ!)
- **Computer-** bzw. **Kernspintomographie** der Halsregion
- **^{201}Thalliumscan** zum Nachweis von Metastasen und zur Rezidivkontrolle
- **Skelettszintigraphie** (^{99m}Tc-MDP) ⇒ Nachweis von Skelett-Metastasen
- **Röntgen-Thorax** ⇒ Nachweis von Lungen-Metastasen
- **Tumormarker** ⇒ **Kalzitonin** (C-Zell-Karzinom); **Thyreoglobulin** (auch radioaktiv markiertes) nur nach radikaler Thyreoidektomie zur **Rezidivkontrolle** und **Metastasensuche** aussagekräftig

Röntgenologisch deutet eine stippchenförmige **Kalzifikation** auf ein **papilläres Karzinom**, eine dichte, homogene Kalzifikation dagegen eher auf ein **medulläres Schilddrüsenkarzinom**.

Beachte: Ein Viertel der **C-Zellkarzinome** werden **autosomal-dominant vererbt**. Daher sind auch Familienangehörige regelmäßig zu untersuchen (⇒ **Kalzitoninbestimmung** vor und nach Pentagastrinstimulation und Bestimmung der **Katecholamine** und ihrer Metabolite zum Ausschluss eines Phäochromozytoms)! Verwandte mit erhöhtem Kalzitoninspiegel sollten bereits im frühen Krankheitsstadium thyreoidektomiert werden.

Therapie

Ist der Tumor noch resezierbar, wird eine **radikale Thyreoidektomie** mit **selektiver** oder **radikaler „neck-dissection“** (operative Entfernung der regionalen Halslymphknoten) durchgeführt.
Ausnahme: Papilläre Tumoren bei Patienten im Stadium T_1 unter 40 Jahren ⇒ Hemithyreoidektomie der befallenen Seite

- Mit **Radiojod** können jodspeichernde Tumoren **ablativ** behandelt werden. Da Fernmetastasen vermehrt Radiojod speichern, wenn das gesamte Schilddrüsengewebe entfernt ist, wird zuvor immer eine **totale Thyreoidektomie** angestrebt.
- **perkutane hyperfraktionierte Strahlentherapie** vor allem bei undifferenzierten Tumoren (keine Radiojodspeicherung), adjuvant bei papillärem Karzinom ($pT_4N_1M_0$)
- palliativ **suppressive Schilddrüsenhormonbehandlung** mit L-T_4 bei Metastasierung
- Kontrolluntersuchungen im Abstand von 6 Monaten

Prognose

Der Krankheitsverlauf ist abhängig vom Patientenalter und Ausbreitungsgrad.

- **papilläre Karzinome** ⇒ relativ günstige Prognose ⇒ 5-Jahres-Überlebensrate etwa 86 %
- **follikuläres Karzinom** ⇒ 5-Jahres-Überlebensrate etwa 72 %
- **anaplastisches Karzinom** ⇒ mittlere Lebenserwartung nur ein Jahr
- **C-Zellkarzinom** ⇒ mittlere 5-Jahres-Überlebensrate ca. 70 % (schlechter als die des differenzierten Schilddrüsenkarzinoms)

Multiple endokrine Neoplasie

MEN I (Wermer-Syndrom), MEN II a (Sipple-Syndrom) und MEN II b

Syn.: endokrine Polyadenopathie, **multiple endokrine Adenomatose**

Definition: erbliches (autosomal-dominant), gleichzeitiges Auftreten von Hyperplasien oder gut- bzw. bösartigen Neubildungen mehrerer hormonbildender Organe

Befunde bei der multiplen endokrinen Neoplasie Typ I

Bei der **multiplen endokrinen Neoplasie (MEN I)**, die autosomal-dominant vererbt wird, wurde das Gen, das die Erkrankung verursacht, auf Chromosom 11q13 identifiziert. In solchen Familien ist durch genetisches Screening mittels Restriktions-Fragment-Längen-Polymorphismen (RFLP) eine genetische Krankheitsträgerschaft mit 99,5 %iger Genauigkeit nachweisbar. Die Diagnose wird am häufigsten zwischen dem 20. und 50. Lebensjahr des Patienten gestellt. **Hypophysenadenome**, **Nebenschilddrüsenadenome** und **Pankreastumoren** sind in unterschiedlichem Ausmaß am Krankheitsbild beteiligt. Neben den Folgen der Hormonüberproduktion kann klinisch Hormonausfall (Hypophysenkompression durch Tumorwachstum) zur Symptomatik beitragen.

Auswirkungen der Hormonproduktion
- **STH ⇒ Akromegalie**
- **ACTH ⇒ Morbus Cushing**
- **Prolaktin ⇒ Hyperprolaktinämie**
- **Adenom der Nebenschilddrüse ⇒ Parathormon** ↑ ⇒ Hyperkalzämie-Syndrom, Nephrolithiasis, Magenulkus, Knochenschaden **(primärer Hyperparathyreoidismus)**
- **multiple Pankreastumoren ⇒ Gastrin** ⇒ Magenulzera mit Blutungsneigung; **Insulin** ⇒ Hypoglykämien mit Synkopen; **VIP, pankreatisches Polypeptid, Kalzitonin** ⇒ wässrige Diarrhö

Der **Hypophysenfunktionsausfall** durch Verdrängung der Hypophyse beim Adenom führt zu Libidoverlust, sekundärer Amenorrhö (**Hypophyseninsuffizienz**), Schwäche, Hypotonie, Blässe, Verlangsamung, tiefer, rauher Stimme, Gewichtszunahme, trockener Haut, struppigen Haare, Hypothermie **(Hypothyreose)**, Trinkmengensteigerung **(Diabetes insipidus)**, **Sehstörungen**, partieller Erblindung, Gesichtsfeldausfall, Chiasmasyndrom.

Therapeutische Überlegungen

- Während am sporadischen primären **Hyperparathyreoidismus** vorwiegend Frauen erkranken, weist der Hyperparathyreoidismus bei **MEN I** keine Geschlechtsspezifität auf. Differentialdiagnostische Probleme entstehen dadurch, dass beim sporadischen Hyperparathyreoidismus Ulzera in Magen und Duodenum vorkommen können, die bei Patienten mit **MEN I** Indikator eines endokrinen Zweittumors **(gastrinproduzierender Pankreastumor)** sind. Die **subtotale Parathyreoidektomie** ist die Therapie der Wahl.
- Etwa zwei Drittel der Pankreastumoren produzieren Gastrin, das über die Stimulation der Magensäuresekretion zum Ulkusleiden führt und mit Protonenpumpenblockern behandelt werden muss. Ein Drittel der Tumoren produzieren **Insulin (⇒ Hypoglykämien)**. Auch eine extrapankreatische Lokalisation dieser Tumoren (Duodenum) ist möglich. Selten treten Tumoren mit **VIP-Produktion**, die zum **WDHA-Syndrom (watery diarrhoe hypokaleaemia achlorhydria syndrome)** führen, auf. Die Bildung von Kalzitonin und pankreatischem Polypeptid durch einige Pankreastumoren bleibt meist asymptomatisch. Die **Pankreastumoren** entarten oft maligne, so dass eine **operative Entfernung** angestrebt wird.
- **Hypophysentumoren** bei **MEN I** können klinisch inapparent oder apparent als hormonproduzierende Adenome **(Wachstumshormon mit Akromegalie**, **Prolaktinom mit Amenorrhö-Galaktorrhö-Syndrom**, **ACTH mit Morbus Cushing)** in Erscheinung treten. Auch hier wird eine **Resektionstherapie** angestrebt, um zu verhindern, dass die Resthypophyse zerstört wird. Differentialdiagnostisch problematisch ist auch, dass die ACTH-vermittelte Cushing-Erkrankung sowohl durch einen Hypophysentumor als auch durch die sehr selten vorkommende ACTH-Produktion durch Pankreastumoren bedingt sein kann.

Befunde bei der multiplen endokrinen Neoplasie Typ II a

Medulläres Schilddrüsenkarzinom + **Phäochromozytom** und **Epithelkörperchen-Hyperplasie** bzw. **multiple Epithelkörperchen-Adenome**

- **Phäochromozytome** treten bei etwa der Hälfte der Patienten mit Sipple-Syndrom auf. Die Angaben über das Auftreten eines **Hyperparathyreoidismus** schwanken von 20 bis zu 60 % der Fälle.

Beachte: Auch das **Phäochromozytom** kann ektop Kalzitonin produzieren! ⇒ Deshalb beim Vorliegen eines kalzitoninproduzierenden Phäochromozytoms nicht voreilig auf eine **multiple endokrine Neoplasie** schließen!

Befunde bei der multiplen endokrinen Neoplasie Typ II b

Medulläres Schilddrüsenkarzinom + **Phäochromozytom** + **m**ultiple **M**ukosaneurinome, intestinale **Ganglioneuromatose**, **Fibrome**, **Hämangiome**, **Café-au-Lait-Flecken**, **Veränderungen des Bewegungsapparats** (marfanoider Habitus)

- Die Erkrankung wird autosomal-dominant vererbt.

Abb. 5.18

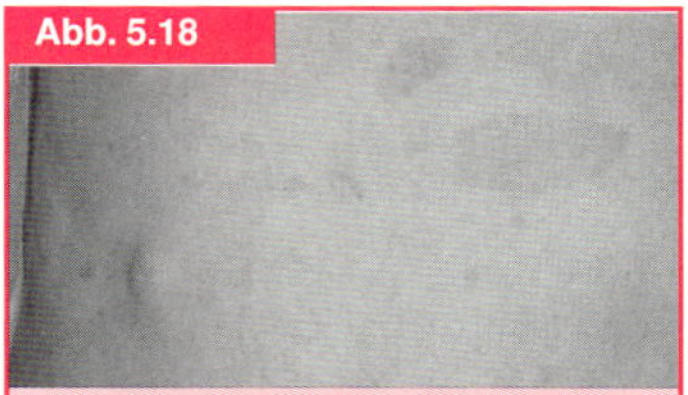

Fibrom und Café-au-Lait-Flecken bei MEN II (IMPP-Prüfungsabbildung)

Therapie der MEN II

- rechtzeitige totale Thyreoidektomie mit Resektion der regionalen Lymphknoten
- Resektion des Phäochromozytoms

Der genetische Defekt bei MEN-IIa und MEN-IIb ist in der Perizentromerregion des Chromosoms 10q lokalisiert. Mutationen wurden in einem spezifischen Rezeptorthyrosinkinasegen (Ret-Protoonkogen) identifiziert. Das in diesen Fällen auftretende sog. **familiäre medulläre Schilddrüsenkarzinom** muss frühzeitig erkannt werden, damit der Tumor entfernt werden kann, solange er noch auf die Schilddrüse begrenzt ist.

Bei Patienten, die sowohl ein Phäochromozytom als auch ein medulläres Schilddrüsenkarzinom oder einen Hyperparathyreoidismus aufweisen, sollte das Phäochromozytom primär operiert werden, da andernfalls das Risiko für chirurgische Eingriffe zunimmt.

5.3 Nebennieren

Allgemeines

Die **Nebennierenrinde** lässt sich in **drei unterschiedliche Gewebszonen** einteilen, in denen **Steroidhormone** produziert werden. **Nebennierenrindenhormone** werden nicht gespeichert, sondern bei Bedarf synthetisiert und freigesetzt.

Tab. 5.3 Funktion der Nebennierenrinde (NNR)

NNR	Synthese	Effekt
Zona glomerulosa	**Mineralokortikoide** z. B. Aldosteron	Na^+-Retention K^+-Ausscheidung ↑
Zona fasciculata	**Glukokortikoide** z. B. Kortisol	Glukoneogenese ↑ Glukoseverwertung ↓ → Hyperglykämie → Proteinkatabolismus
Zona reticularis	**Androgene** z. B. Dehydroepiandrosteron	Virilisierung Proteinsynthese ↑

- In der **Zona glomerulosa** werden **Mineralokortikoide** mit dem Haupthormon **Aldosteron** gebildet, die den Elektrolyt- und Wasserhaushalt des Körpers steuern.
- In der **Zona fasciculata** werden **Glukokortikoide** mit dem Haupthormon **Kortisol** (= Hydrokortison) oder **Kortison** gebildet, die den Kohlenhydrat-, Eiweiß- und Fettstoffwechsel beeinflussen.
- In der **Zona reticularis** werden **Geschlechtshormone** (Androgene, in geringem Maß auch Östrogene) gebildet, die v. a. im Rahmen der Entwicklung, aber auch für die Androgenwirkungen bei der Frau (u. a. sekundäre Geschlechtsbehaarung) von Bedeutung sind. Die Umwandlung von **Androstendion** zu Testosteron erfolgt bei der Frau überwiegend im peripheren Fettgewebe.

Hypothalamisch-hypophysäre Regulation der Kortisolproduktion

Die **Kortisolproduktion der Nebennierenrinde** wird durch das **adrenokortikotrope Hormon (ACTH)** des Hypophysenvorderlappens angeregt, das der übergeordneten Kontrolle durch das **hypothalamische CRH (corticotropin releasing hormone)** unterliegt.

- Die **Kortisolkonzentration** im Blut folgt einem **Tag- und Nacht-Rhythmus**, wobei die Morgenwerte gegen 7 h doppelt so hoch wie die Abendwerte sind. Bei **Stressreaktionen** kann die Ausschüttung von ACTH um ein Vielfaches der Norm gesteigert werden.
- Sowohl in der **Hypophyse** als auch im **Hypothalamus** gibt es **Kortisolrezeptoren**, deren Besetzung mit Kortisol die Abgabe von **ACTH** bzw. **CRH** im Sinne einer **negativen Rückkopplung** hemmt. Die übergeordneten Zentren reagieren dabei auf **therapeutisch zugeführte synthetische Glukokortikoide** ebenso wie auf körpereigenes Kortison.

Beim **Absinken der Glukokortikoidspiegel** im Plasma werden vermehrt **CRH** und **ACTH** freigesetzt. **ACTH** stimuliert vor allem die Sekretion der Glukokortikoide. Die Produktion der **Mineralokortikoide** wird vorwiegend durch das **Renin-Angiotensin-System** reguliert.

Zirkulierende Glukokortikoide hemmen sowohl die Bildung von **CRH** als auch von **ACTH**. **CRH** unterliegt zusätzlich einer Hemmung durch **ACTH** und den Einflüssen übergeordneter zentraler Neurotransmittersysteme.

Die **Plasmahalbwertzeit** von Kortisol beträgt etwa **90 Minuten**, die der synthetischen Glukokortikosteroide ist meist um ein Vielfaches länger. Da **synthetische Glukokortikoide nicht an Transkortin gebunden** werden, haben sie eine stärkere Hemmwirkung auf die ACTH-Produktion.

Nach **Inaktivierung in der Leber** werden die Kortisolmetabolite als **Glukuronide** über die Nieren ausgeschieden.

Kortisol ist im Blut

- gebunden an **Transkortin** (α_2-Globulin) ⇒ etwa 75 %
- gebunden an Albumin ⇒ etwa 15 %
- in freier Form ⇒ bis zu 10 %

Regulation der Aldosteronproduktion

- Die Steuerung der **Aldosteronproduktion** erfolgt sowohl direkt durch unmittelbare Wirkung von Natrium, Kalium und ACTH als auch indirekt über eine Stimulation von Chemo-, Volumen- und Druckrezeptoren, die über Ausschüttung von **Renin** das Renin-Angiotensin-System aktivieren, was zu einer gesteigerten Aldosteronproduktion führt. **Angiotensin II, bestimmte Prostaglandine und zyklisches AMP** sind hauptsächlich an der **Ausschüttung dieses Mineralokortikoids** beteiligt.
- ACTH spielt nur eine untergeordnete Rolle für die Inkretion, zumal es eine **autonome Basalsekretion von Aldosteron** gibt, die erst bei kompletter Nebennierenrindeninsuffizienz ausfällt. Auch eine Nebennierenrindeninsuffizienz, die durch eine vermehrte **Zufuhr von Kortikosteroiden** im Rahmen einer Therapie ausgelöst wurde, führt nicht zu einem Aldosteronmangel, da die hierdurch herabgesetzte ACTH-Stimulation hauptsächlich die Zona fasciculata (⇒ **Kortisol**) und die Zona reticularis (⇒ **anabole** und **Sexualhormone**) betrifft.

Wirkung der Steroidhormone

Die meisten **Steroidwirkungen** werden **über intrazelluläre Rezeptoren (zytoplasmatisches Bindungsprotein) vermittelt.** Der Steroidrezeptorkomplex bindet an die DNS der Zelle und führt über die **Bildung spezifischer messenger-RNS** zur Synthese von Proteinen, die die eigentliche Steroidwirkung vermitteln.

Pharmakologisch erwünschte Wirkungen der Glukokortikoide

Durch **Hemmung der frühen und späten entzündlichen Reaktion** werden überschießende Abwehrmaßnahmen bzw. Entzündungsreaktionen unterdrückt.

- **Glukokortikoide** hemmen in therapeutischer Dosierung nicht die Synthese spezifischer Antikörper. Ihre entzündungshemmende Wirkung beruht u. a. auf einer **Stabilisation lysosomaler Membranen**, wodurch die Freisetzung zellauflösender Enzyme verhindert wird, und sie führen zu einer **verminderten Synthese von Entzündungmediatoren**, wie bestimmten Prostaglandinen und Leukotrienen.
- Das Protein **Lipokortin** (Makrokortin), dessen Synthese durch Glukokortikoide stimuliert wird, hemmt das Enzym Phospholipase A_2, wodurch weniger **Arachidonsäure** als **Vorläufersubstanz** dieser Entzündungsmediatoren zur Verfügung steht. Auch **hemmen Glukokortikoide** im Rahmen von Abwehrvorgängen die durch **T-Lymphozyten vermittelte** Zellschädigung (**Zytotoxizität**).

Nebennierenrindeninsuffizienz

Definition

Die **primäre NNR-Insuffizienz** (M. Addison) wird durch eine **Schädigung der Nebennierenrinde** verursacht.

Zur **sekundären Nebennierenrindeninsuffizienz** kommt es durch einen **Ausfall der hypophysären ACTH-Sekretion** entweder durch eine Zerstörung der **kortikotropen HVL-Zellen** selbst oder durch einen Ausfall der übergeordneten **hypothalamischen Regulationszentren** (**tertiäre NNR-Insuffizienz**).

Ätiologie

Ursachen der primären **Nebennierenrindeninsuffizienz**

- **Autoimmunadrenalitis** (bis zu 80 % d.F.), **polyglanduläre autoimmune Endokrinopathie**

- beidseitige **Nebennierenrindentuberkulose** (früher häufigste Ursache), Infektionen (**AIDS**)
- Durchblutungsstörungen (**Nebennierenapoplexie** u.a. beim Waterhouse-Friderichson-Syndrom), hämorrhagische Diathese, Traumen
- **Metastasen** (z.B. Bronchialkarzinom), Tumoren, Lymphome, granulomatöse Erkrankungen
- **Enzymdefekte** der Kortisolbiosynthese, Medikamente

Bei der **polyglandulären Autoimmunendokrinopathie** besteht ein Ausfall endokriner Drüsen als Folge autoaggressiver entzündlicher Zerstörung, der primär die **Nebennierenrinden** betrifft. Zusätzlich können eine **Hypothyreose** als Folge einer **Hashimoto-Thyreoiditis**, ein **Hypoparathyreoidismus**, ein **Diabetes mellitus** (Autoimmuninsulitis) sowie eine **primäre Gonadeninsuffizienz** auftreten. Autoptisch werden auch lymphozytär-entzündliche Veränderungen im Bereich der Hypophyse (**Hypophysitis**) gefunden.

Ursachen der **sekundären** bzw. **tertiären Nebennierenrindeninsuffizienz**
- **iatrogen** (häufigste Ursache)
- Hypophysentumoren (z.B. Adenome), Granulome (z.B. Sarkoidose, Tuberkulose)
- Raumforderungen im Bereich des Hypothalamus (z.B. Metastasen)
- steroidproduzierende **Tumore**
- vaskuläre Läsionen, Hypophyseninfarkte, massive postpartale Blutungen (Sheehan-Syndrom)
- Radiatio, Entzündungen

Die **zentrale Suppression der CRF-** bzw. **ACTH-Freisetzung** nach langandauernder Gabe hoher Dosen von Glukokortikoiden oder nach chirurgischer Therapie eines Cushing-Syndroms führt zu einer **vorübergehenden NNR-Insuffizienz**, die bis zu 6–12 Monate andauern kann.

Pathogenese

Die durch **hypophysäre Störungen** verursachte Nebennierenrindeninsuffizienz führt vorwiegend zu einem **Mangel an Glukokortikosteroiden**, da die Produktion von Aldosteron weitgehend unabhängig von der hypophysären Steuerung verläuft und durch das Renin-Angiotensin-Aldosteron-System reguliert wird. Auch eine **Langzeitbehandlung mit Glukokortikoiden** führt zu einer Unterdrückung der ACTH-Freisetzung mit daraus resultierender NNR-Insuffizienz.

Bei einem **Funktionsausfall der gesamten Nebennierenrinde** (NNR) kommt es zu **einem Mangel an Glukokortikoiden, Mineralokortikoiden** und **NNR-Androgenen**.

Symptomatik

Es gibt **leichte Formen der NNR-Insuffizienz ohne Symptomatik** bis hin zur **Addison-Krise** mit Wasserverlust (⇒ **hypotone Dehydratation**), Blutdruckabfall, Schock und Koma.

- Über **hypothalamisch-hypophysäre Rückkopplung** werden **ACTH** bzw. **MSH** (melanophorenstimulierendes Hormon), die aus einem **gemeinsamen Vorläufermolekül** stammen, vermehrt freigesetzt, was mit einer starken Pigmentierung von Haut und Schleimhäuten **(Bronzehaut)** einhergeht.

- **Ausfall der Glukokortikoide ⇒ Absinken des Blutzuckerspiegels**, das durch **Verminderung der Glukoneogenese** und durch eine **erhöhte Insulinempfindlichkeit** hervorgerufen wird. Die **Hypoglykämie** führt beim Patienten zu Schwächegefühl und Antriebslosigkeit (**Adynamie**).

- **Ausfall der Mineralokortikoide** ⇒ Verminderung der Natrium- und Wasserretention ⇒ Plasmavolumen↓ (**Exsikkose**) mit konsekutivem **Hypotonus**, **Hyponatriämie** und **Hyperkaliämie** (Na^+/K^+-Quotient <30)

- **Ausfall der Androgene ⇒ verminderter Eiweißanabolismus**, Abnahme von Libido und Potenz, bei **Frauen** zusätzlich Verlust der Sekundärbehaarung

Vier Leitsymptome prägen das klinische Bild
(1) **Schwäche** und **Adynamie**
(2) **Hyperpigmentierung** der Haut und Schleimhäute
(3) **Gewichtsverlust** mit Dehydratation (⇒ hypovolämischer Schock)
(4) arterielle **Hypotonie**

Die **Hyperpigmentierung** ist im Bereich der belichteten Hautareale, an den Innenflächen der Hände (pathognomonisch ⇒ **Handlinien**) und den **Schleimhäuten der Mundhöhle** besonders stark ausgeprägt und geht den übrigen Symptomen des M. Addison meist voraus. Etwa 10 % der Patienten mit primärer NNR-Insuffizienz weisen zusätzlich **Vitiligo** auf.

Weitere Symptome können **rez. hypoglykämische Zustände** (besonders Kinder und schlanke Patienten), Erbrechen sowie **Abdominalschmerzen** (verbunden mit Diarrhö oder Obstipation) sein.

Addison-Krise

Man kann davon ausgehen, dass jeder Patient mit einer **latenten** oder **manifesten Nebenniereninsuffizienz** im Verlauf seines Lebens wenigstens einmal eine **Addison-Krise** entwickelt.

- Dieser **lebensbedrohliche Zustand** kann **akut** entstehen (z.B. hämorrhagische Infarzierung beider Nebennieren), wenn mindestens 90 % der Nebennierenrinde zerstört sind, tritt jedoch **meist als Dekompensation** einer **vorbestehenden chronischen Nebennierenrindeninsuffizienz** auf.
- **Stressoren** (Traumen, Operationen, Infektionen, Fasten), ein Ausfall der Hypophysenfunktion oder das **Absetzen einer Steroidtherapie** (ein bis zwei Tage nach Absetzen der Glukokortiko-ide) führen zu einer **Addison-Krise**, wenn es unterlassen worden ist, die Substitutionsdosis ad-äquat zu steigern.

Symptome
- **Hypoglykämie-Symptomatik** ⇒ Schwäche, Tremor, Benommenheit ⇒ **endokrines Koma**
- **Salzhunger, Hyperkaliämie** und **Hyponatriämie** bei Ausfall des Aldosterons; **Na^+-Verlust** ⇒ hypotone **Dehydratation** und Exsikkose verbunden mit **Gewichtsabnahme** und **Hypotonie**
- **extreme Muskelschwäche,** ggf. Paresen oder **schmerzhafte Crampi** (durch Elektrolytstörungen bzw. Hypoglykämie)
- **Blutdruckabfall** ⇒ **Schock** ⇒ prärenales **Nierenversagen** ⇒ **Oligurie**
- **Pseudoperitonitis** mit Erbrechen und Abdominalschmerz (wahrscheinlich durch vermehrte NaCl-Sekretion in das Darmlumen)
- **metabolische Azidose**
- Exsikkosefieber

Diagnostik

Labor
- **Serum-Kortisol** ↓ oder **nicht nachweisbar**
- **NNR-Autoantikörper** (>70 % d.F.)
- Plasma-**ACTH-Konzentrationen** bei primärer NNR-Insuffizienz ↑ (>22 pmol/l); bei sekundärer NNR-Insuffizienz ↓
- Serum-Na^+ ↓, Serum-K^+ ↑
- Hyperkalzämie (30 % d.F.)

Funktionsdiagnostik

Der **CRH-Stimulationstest** differenziert zwischen Patienten mit primärer und sekundärer NNR-Insuffizienz einschließlich hypophysärer und hypothalamischer (tertiärer) Ursachen:

- **primäre** NNR-Insuffizienz ⇒ überschießender ACTH-Anstieg
- **sekundäre** NNR-Insuffizienz ⇒ auf Grund der hypophysären Läsion kein ACTH-Anstieg messbar
- **tertiäre** NNR-Insuffizienz ⇒ verzögerte, deutlich messbare ACTH-Reaktion auf die CRH-Stimulation

ACTH-Kurztest (z. B. Synacthen®, 0,25 mg i. v.) ⇒ **Serumkortisol** nicht oder kaum stimulierbar

Bildgebende Verfahren

- **Abdomensonographie**, Abdomen-**CT**, ggf. Angiographie

Differentialdiagnosen

- **Muskelschwäche** auch bei Hyperkalzämie, Myasthenia gravis, Hyperthyreose, endokriner Myopathie (M. Cushing)
- **Hyperpigmentierung** auch bei Hämochromatose, Morbus Whipple (zusätzlich Steatorrhö), M. Cushing bzw. virilisierenden adrenalen Tumoren, Argyrie (Silbervergiftung)
- **sekundärer** hyporeninämischer **Hypoaldosteronismus** ⇒ **Reninspiegel** ↓ bei Diabetes mellitus, **durch Pharmaka** (u. a. ACE-Hemmer, Prostaglandinsynthesehemmer, Heparin-Langzeittherapie)

Therapie

Unbehandelt führt die schwere Form der **primären Nebennierenrindeninsuffizienz** zum Tode. Bei einem vollständigen Ausfall der NNR müssen daher **Kortisol und Aldosteron** medikamentös ersetzt werden. Normalisierung des Blutdrucks und des Serumkaliumwertes sprechen dabei für eine adäquate Substitution.

Substitutionstherapie

- Die **Substitutionsbehandlung** erfolgt **bei primärer NNR-Insuffzienz** mit einem **Glukokortikoid** (Kortisonacetat (z. B. 37,5 mg Kortison CIBA®) oder Hydrokortison (z. B. 30 mg Hydrokortison Hoechst®)) **und** der zusätzlichen Gabe des **Mineralokortikoids Fludrokortison** (z. B. Astonin H® 0,1 mg morgens) unter Berücksichtigung der zirkadianen Sekretionsverhältnisse (⇒ 2/3 der Tagesdosis morgens, 1/3 am Mittag).
- Bei unzureichender hypophysärer ACTH-Produktion (**sekundäre NNR-Insuffzienz**) wird **Kortisonazetat** meist in einer **Einzeldosis von 25 mg am Morgen** substituiert.
- Grundlage der **Substitutionstherapie** ist die Kenntnis der **Kortisolproduktionsrate** (12–15 mg/m² Körperoberfläche/d), wobei unter besonderen **Belastungen** (Infekte, Operationen, Erbrechen und Durchfall u. a.) eine **Erhöhung der Dosierung dieser Medikamente um das 2–5fache der normalen Tagesdosis** erfolgen muss, da sonst die Gefahr einer akuten Nebennierenrindeninsuffizienz (Addison-Krise) besteht!
- Bei der **Addison-Krise** ist auf Grund des Wasserverlusts neben einer **hochdosierten Kortisolapplikation** (z. B. 100 mg Hydrokortison i. v. und weiteren 100 mg über 24 Stunden) bis zur klinischen Besserung auch die **intravenöse Gabe von Flüssigkeit** (Glukose und isotone NaCl-Lösung unter zusätzlichem Elektrolytausgleich) erforderlich.

Adrenaler Hyperkortizismus

Definition

- **Relativer Hyperkortizismus** bei **Mangel an Transkortin**, da **kortisolbindendes Eiweiß** fehlt
- **Cushing-Syndrom** ⇒ **Gesamtheit der klinischen Symptome**, die durch eine **vermehrte Glukokortikoidwirkung** entstehen

Einteilung

Exogenes (iatrogenes) Cushing-Syndrom

- **Therapie mit Glukokortikoiden** oder **ACTH**

Endogenes Cushing-Syndrom

ACTH-unabhängig (adrenal bedingt ⇒ etwa 20 % d. F.) bei

- NNR-Adenom, NNR-Karzinom
- bilateraler mikro- oder makronodulärer Hyperplasie der Nebennieren

ACTH-abhängig mit sekundärer NNR-Hyperplasie bei

- ACTH-sezernierendem Adenom der Hypophyse (**M. Cushing** etwa 70% d.F.)
- hypothalamischem CRH-Exzess (u.a. Gangliozytom)
- ektoper ACTH-Sekretion (u.a. kleinzelliges Bronchial-Ca, Karzinoide, etwa 10% d.F.)
- Pseudo-Cushing-Syndrom

Ätiologie, Pathogenese

Die **primäre Form** des **Hyperkortizismus** (= adrenaler Hyperkortizismus) entsteht bei Erwachsenen meist durch ein **kortisonproduzierendes Adenom der Nebennierenrinde** (80% d.F.), **seltener durch ein Karzinom**.

- Die Freisetzung von **ACTH** ist dabei infolge autonomer Kortikosteroidproduktion **stets unterdrückt**. Ein rechtsseitiges, Glukokortikosteroide im Überschuss produzierendes Nebennierenrindenadenom führt daher auch zu einer Rückbildung (**Atrophie**) der **kontralateralen** (linken) **Nebennierenrinde**.

Die **sekundären Formen** des **Hyperkortizismus** entstehen hauptsächlich **iatrogen** unter chronischer Glukokortikoidpharmakotherapie, seltener als Folge eines Adenoms des Hypophysenvorderlappens, durch **hypothalamische Fehlsteuerung** oder paraneoplastische **ACTH-Produktion**.

Ein **transitorisches** oder **Pseudo-Cushing-Syndrom** (= **Cushingoid**) mit nur vorübergehender Symptomatik des Cushing-Syndroms kann **nach schwerem Schädeltrauma** oder bei **Alkoholismus** auftreten.

Symptomatik

Während beim **adrenalen Cushing-Syndrom** meist nur **Glukokortikosteroide** vermehrt produziert werden, sind bei den **sekundären Formen mit vermehrter ACTH-Sekretion** durch Stimulation der **Zona reticularis** auch **androgen wirksame Steroide** vermehrt, so dass **bei Frauen** androgen bedingte Erscheinungen wie vermehrte Körperbehaarung (**Hirsutismus**), **Virilisierung** und **Menstruationsstörungen** hinzukommen. Regelhaft besteht dabei eine **beidseitige Nebennierenrindenhyperplasie.**

Stoffwechselwirkungen des Hyperkortizismus

- **Kohlenhydratstoffwechsel:** diabetogene Stoffwechsellage durch **Stimulierung der Glukoneogenese** und Hemmung der Glukoseverwertung (⇒ **Steroiddiabetes**)
- **Eiweißstoffwechsel:** infolge gesteigerter Glukoneogenese ⇒ **Eiweißverbrauch↑,** Antikörpersynthese nimmt ab, **Myopathie** (⇒ Muskulatur wird schwächer)
- **Knochenstoffwechsel: Osteoporose (Hyperkyphose)** durch **negative Kalziumbilanz** und **verminderte Osteoblastenaktivität**
- **Fettstoffwechsel:** Vollmondgesicht mit **Plethora** (Gesichtsrötung), Stiernacken, Stammfettsucht, Fettablagerung in der Leber und **Hypercholesterinämie** durch den **Umbau von körpereigenen Fettdepots**
- **Elektrolythaushalt:** Neigung zur **Hypernatriämie** und **Kaliummangel** (5% d.F.) durch geringe mineraloaktive Glukokortikoidwirkung
- **Herz-Kreislauf-System: Hypertonus** (85%) mit Neigung zu Herzinsuffizienz und Apoplexie (Zunahme von Angiotensinogen durch Kortisol)
- **Blut**: Leuko-, Thrombo- und Erythrozyten↑, Lymphozyten↓
- **Haut:** Akne, Ulzera, Striae rubrae, Ekchymosen, ggf. Furunkulose
- **ZNS-Wirkung: Depressionen,** gelegentlich Euphorie, psychische Labilität

Der physiologische **Tag- und Nacht-Rhythmus** ist beim Cushing-Syndrom nicht mehr vorhanden.

Diagnostik

- **Bestimmung des freien Kortisols im 24-Stunden-Harn Dexamethason-Suppressionstests:**
- **Dexamethasonkurztest** (1–3 mg Dexamethason oral um 23 Uhr) mit **Nachweis der ungenügenden Suppression des Plasmakortisols** am nächsten Morgen (>5 µg/dl)
- **2-mg-Dexamethason-Test**: Alle 6 h 0,5 mg Dexamethason (2 mg/24 h) über 2 Tage. Tägliche Bestimmung der Urinsteroide (z.B. 17-Hydroxykortikosteroide) sowie des Plasmakortisols jeweils 8 Uhr morgens
- **8-mg-Dexamethason-Test**: Alle 6 h 2 mg Dexamethason (8 mg/24 h) über 2 Tage. Messungen wie beim 2-mg-Dexamethason-Test

Abb. 5.19

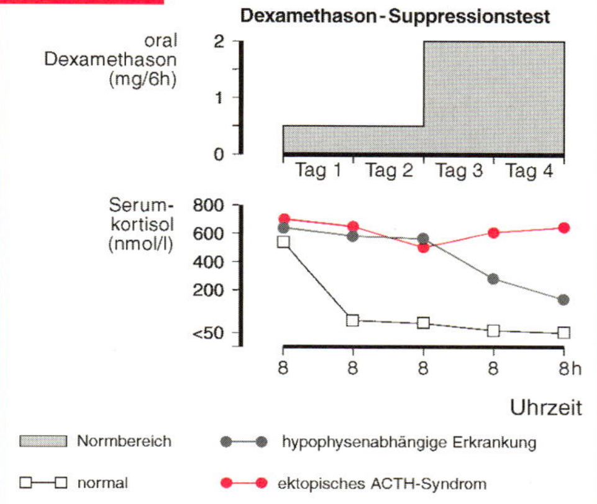

Dexamethason-Hemmtest (aus Besser/Thorner 1994)

Interpretation

- **Plasmakortisolwert <4 pg/dl** beim Dexamethasonkurztest **schließt ein Cushing-Syndrom aus.**
- **Fehlende Suppression des Plasmakortisols** und der Urinsteroide beim **2-mg-Dexamethason-Test** sprechen für das Vorliegen eines **Cushing-Syndroms**.
- Durch **8–16 mg Dexamethason täglich** kann in der Regel **auch beim zentralen Cushing-Syndrom** eine **Suppression** erreicht werden, **nicht aber beim** Cushing-Syndrom auf der Grundlage eines **autonomen Nebennierenrindentumors**.

Es muss darauf hingewiesen werden, dass eine **fehlende Suppression** im Dexamethasontest **das Vorliegen eines Cushing-Syndroms nicht sicher beweist**.

CRH-Stimulationstest

- **hypophysäre ACTH-Hypersekretion** ⇒ CRH-Gabe ⇒ **Anstieg des Plasma-ACTH** (hochdosierte Dexamethason-Gabe ⇒ Suppression der Kortisolausscheidung im 24 -Stunden-Urin auf unter 50 % des Ausgangswertes)
- **ektope ACTH-Sekretion** ⇒ reagiert weder auf exogenes CRH noch auf hochdosierte Dexamethasongabe

Zusätzliche Verfahren

- **primäres Cushing-Syndrom** ⇒ computertomographische Untersuchung des Abdomens
- **Lokalisationsdiagnostik** im Bereich der **Hypophyse** ⇒ **Kernspintomographie**

Tab. 5.4 Befunde bei Störungen der NNR-Funktion

Erkrankung	Plasmakortisol	Plasma-ACTH
Hypothalamohypophysäres Cushing-Syndrom	↑	↑
Cushing-Syndrom bei autonomem NNR-Tumor	↑	↓
Ektopes ACTH-Syndrom	↑	↑↑
Primäre NNR-Insuffizienz	↓	↑↑
Hypophysäre NNR-Insuffizienz	↓	↓
Hypothalamische NNR-Insuffizienz	↓	↓

erhöht ↑, vermindert ↓, stark erhöht ↑↑

- in Zweifelsfällen beim **ACTH-abhängigen Cushing-Syndrom ⇒ bilaterale Katheterisierung des Sinus petrosus inferior,** um die hypophysäre ACTH-Quelle zu sichern oder auszuschließen
- ggf. **Computertomographie** und **Kernspintomographie** des **Thorax** ⇒ Nachweis **eines ektopen ACTH-Syndroms** beim Bronchus- und Thymuskarzinoid oder beim medullären Schilddrüsenkarzinom
- Nachweis von **Lipotropin** (Tumormarker) bei paraneoplastischer ACTH-Synthese

Differentialdiagnosen

- **Adipositas** (Dexamethason-Hemmtest o.B.)
- **Alkoholinduziertes Pseudo-Cushing-Syndrom** (⇒ Remission durch Alkoholkarenz)
- **Nelson-Syndrom** bei (meist jüngeren) Patienten mit zentralem Cushing-Syndrom **nach bilateraler Adrenalektomie** ⇒ Entwicklung eines **invasiv wachsenden Makroadenoms der Hypophyse** mit progressiver **Hyperpigmentation** und **stark erhöhtem Plasma-ACTH**
- **Melasma (Chloasma)** ⇒ dunkelbraune, scharf begrenzte, unregelmäßig geformte Pigmentflecken im Gesicht **meist während der Schwangerschaft** (Melasma gravidarum)

Therapie

Primäres Therapieziel ist die **operative Entfernung des hormonproduzierenden Gewebes**, ggf. unter adrenostatischer Vorbehandlung.

NNR-Tumor

- uni- oder bilaterale **Adrenalektomie**
- bei **bilateraler mikro-** oder **makronodulärer Hyperplasie ⇒ bilaterale Adrenalektomie**

Hypothalamisch-hypophysäres Cushing-Syndrom

- bei **ACTH-sezernierendem Hypophysenadenom ⇒ selektive transsphenoidale Mikroadenomektomie**
- Protonenbestrahlung der Hypophyse
- bei Inoperabilität ⇒ Therapieversuch mit Cyproheptadin oder bilaterale Adrenalektomie

Medikamentöse Adrenolyse

- als Vorbereitung auf den chirurgischen Eingriff
- bei schlechter operativer Zugänglichkeit oder Inoperabilität
- bei metastasiertem NNR-Karzinom oder Malignom mit ektoper ACTH-Sekretion
- zur Überbrückung des Zeitraumes bis zum Wirkungseintritt einer Strahlentherapie
- als Akuttherapie bei Komplikationen des Cushing-Syndroms

Medikamentöse **Blockade der Kortisolbiosynthese** durch **Ketoconazol** (z.B. Nizoral®), **Aminoglutethimid** (z.B. Orimeten®)

Ggf. **medikamentöse Blockade der ACTH-Sekretion** ⇒ Therapieversuch mit **Bromocriptin** (z.B. Pravidel®) unter Kontrolle des Serumkortisols

Postadrenalektomiesyndrom

- **Nach Entfernung des Adenoms** kommt es zur **passageren sekundären NNR-Insuffizienz.** Eine Substitutionsbehandlung ist daher postoperativ über mehrere Monate erforderlich.
- Auch bei der operativen **Entfernung eines Tumors, der ektop ACTH** sezerniert, kann sich postoperativ ohne Substitution (z.B. 100–200 mg Hydrokortison i.v. in 5 %iger Glukose über 24 Stunden perioperativ) eine bedrohliche NNR-Insuffizienz entwickeln!

Prognose

Unbehandelt beträgt die **mediane Lebenserwartung des Cushing-Syndroms etwa 5 Jahre**.
Nach transsphenoidaler Adenomektomie treten **Rezidive in 10–20 % der Fälle** auf. Die Ergebnisse eines chirurgischen Zweiteingriffes an der Hypophyse sind deutlich schlechter als beim Ersteingriff.

Therapeutische Überlegungen

Kortikosteroide werden nach ihren vorherrschenden Wirkungen auf den Kohlenhydratstoffwechsel und den Elektrolythaushalt in **Glukokortikoide** und **Mineralokortikoide** eingeteilt.
Die natürlich vorkommenden **Glukokortikoide Kortisol** und **Kortikosteron** beeinflussen in geringem Maß auch den Mineralhaushalt. Die **mineralokortikoide Wirkung** von Kortisol zu Aldosteron verhält sich dabei allerdings nur wie 1 : 1.000.

- Um **Nebenwirkungen** wie Salz- und Wassereinlagerung zu vermeiden, wurde für therapeutische Zwecke nach anderen Steroiden gesucht. **Prednisolon** wurde **aus Kortisol** und in gleicher Weise **Prednison aus Kortison** synthetisiert, deren glukokortikoide Wirkung deutlich (4–5-mal) stärker als die von Kortisol ist, wobei gleichzeitig nur noch eine schwach ausgeprägte Mineralokortikoidwirkung besteht.
- Durch **Fluorierung (z.B. Fluocortolon, Triamcinolon)** bzw. **Methylierung** (z.B. Methylprednisolon) gelangt man zu weiteren synthetischen Steroiden, deren entzündungshemmende Wirksamkeit bedeutend stärker als die des Prednisolons ist.
- **Glukokortikoide** lassen sich in **Tablettenform** verabreichen. Zur Injektion stehen wasserlösliche oder kristalline Zubereitungen (Depotpräparate) zur Verfügung.

Bei der Anwendung von Kortikosteroiden ist zwischen einer **Substitutionstherapie** und einer **pharmakodynamischen Therapie** zu unterscheiden. Während zum Ersetzen fehlender Hormone geringe physiologische Mengen des Hormons ausreichen, erfordert die Therapie entzündlicher Reaktionen weit höhere Dosen bzw. andere Derivate des Hormons.

Pharmakodynamische Therapie

- In **höheren pharmakologischen Dosierungen** werden bevorzugt **Glukokortikoide** eingesetzt, um Entzündungserscheinungen und immunologische Reaktionen zu unterdrücken.
- Zu den wesentlichen **Indikationen der Glukokortikoide** zählen akute Schübe rheumatischer und allergischer Krankheiten, das Asthma bronchiale und Kollagenosen.
- In hoher Dosierung werden sie zusammen mit anderen immunsuppressiv wirkenden Medikamenten (z.B. Ciclosporin) zur **Vermeidung und Behandlung der Abstoßungsreaktion von transplantiertem Fremdgewebe** und zur Behandlung von **Autoimmunkrankheiten** verwendet.

Lokale Anwendung von Kortikosteroiden

- **Inhalative Glukokortikoide** haben sich in der **Asthmatherapie** als wirksame Substanzen erwiesen. Insbesondere bei der **allergischen Form des Asthmas**, aber auch um die **Überempfindlichkeit des Bronchialsystems im Anschluss an Atemwegsinfekte** zu behandeln, sind sie Mittel der ersten Wahl. Durch regelmäßige Anwendung kann bei entsprechend veranlagten Patienten auch eine **Normalisierung** der **bereits veränderten Zellen der Bronchialschleimhaut (Bronchialepithel)** erreicht werden. **Budesonid** wird nach der Aufnahme durch die **Schleimhaut (=Wirkort)** bereits bei der ersten Leberpassage zu 90% inaktiviert und hat somit nahezu keine unerwünschten Effekte auf den Organismus. **Inhalative Steroide** ersetzen allerdings im **Asthmaanfall** nicht die systemische Gabe von Glukokortikoiden.
- Die **fluorierten Glukokortikoide Fluocortolon und Triamcinolon** werden oft in dermatologischen Zubereitungen zur **kurzfristigen Lokaltherapie** angewendet. Bei der Anwendung von starkwirksamen **Glukokortikoiden** in der **Dermatologie** (z.B. Clobetasol, Betamethason) sollen **nur die zu behandelnden Hautbereiche** mit dem entsprechenden Präparat in Kontakt kommen, da lokale **Nebenwirkungen** (z.B. **Hautatrophie** oder Besiedlung von Schleimhäuten mit Candida-Pilzen) und bei einzelnen Präparaten auch eine **perkutane Wirkstoffresorption** resultieren können.

Je **länger** die **Anwendung** dauert und je **höher die Dosierung** ist, umso größer ist auch das **Risiko** von **Nebenwirkungen**!

Glukokortikoide sollten in der Regel nicht als Depotpräparate verwendet werden, weil deren Wirkung drei bis vier Wochen anhält, keine zirkadiane Therapie ermöglicht und bei längerdauernder Anwendung vermehrt unerwünschte Wirkungen auftreten können. Außerdem können im Bereich der Einstichstelle als Folge der Therapie **lokale Muskelatrophien** vorkommen.

Nebenwirkungen einer hochdosierten Langzeitbehandlung

Bei **kurzdauernder Anwendung** bleiben **Glukokortikoide** auch in hoher Dosierung nahezu nebenwirkungsfrei.

- Ihre **hemmende Wirkung auf die Zellregeneration** von Bindegewebe und äußeren Deckgeweben (Epithelien) bedingt eine **verzögerte Wundheilung** und begünstigt besonders, wenn gleichzeitig nichtsteroidale Antiphlogistika (Rheumatherapie) eingenommen werden, das Auftreten von **Magengeschwüren** (**ulzerogene Wirkung**).
- **Glukokortikoide** ⇒ **Kalziumresorption im Darm**↓, **Kalziumausscheidung über die Nieren**↑ ⇒ Serumkalzium↓ ⇒ PTH↑ ⇒ **Osteoblastenaktivität**↓ ⇒ **Osteoporose**
- **Verminderung der Immunreaktion** unter einer hochdosierten **Glukokortikoidtherapie** ⇒ Infektanfälligkeit↑
- ggf. auch Gewichtszunahme, **Wassereinlagerung** (⇒ Ödeme), **Blutdrucksteigerung**, Verschlechterung einer **diabetischen Stoffwechsellage**, erhöhte **Thromboseneigung** und Kaliumverlust

Absetzen einer hochdosierten Langzeitbehandlung

Während bei einer **Therapiedauer von bis zu 4 Wochen** die Behandlung in den meisten Fällen unproblematisch abgesetzt werden kann, wenn dies die Grundkrankheit erlaubt, führt die **Langzeitgabe von Glukokortikoiden** zu einer Rückbildung der kortisolproduzierenden NNR-Anteile (**NNR-Atrophie**).

- Bei **plötzlicher Beendigung der Hormonzufuhr** kann die atrophische NNR nicht ausreichend Kortisol produzieren. Ein **lebensgefährlicher akuter** Kortisolmangel kann resultieren, da die körpereigene Hormonproduktion erst wieder einsetzen muss.
- Hierzu müssen die **Enzyme der Steroidbiosynthese wieder aktiviert** und in ausreichender Zahl zur Verfügung stehen. Auch ein **Kortikoidentzugssyndrom** mit Abgeschlagenheit, Fieber, Gelenk- und Muskelschmerzen wird beschrieben. Daher ist immer das **ausschleichende Absetzen einer langfristigen Kortikosteroidtherapie erforderlich**!
- Eine **kortikosteroidinduzierte Nebennierenrindeninsuffizienz führt nicht zum Aldosteronmangel**, da die herabgesetzte ACTH-Stimulation hauptsächlich die **Zona fasciculata** (⇒ Kortisol) und die **Zona reticularis** (⇒ anabole und Sexualhormone) betrifft. ACTH spielt nur eine untergeordnete Rolle für die Inkretion, zumal es eine **autonome Basalsekretion** von Aldosteron gibt, die erst bei kompletter Nebennierenrindeninsuffizienz ausfällt.

Um bei längerfristiger Kortikosteroidtherapie die Entwicklung einer sekundären NNR-Insuffizienz zu vermeiden, ist Folgendes zu beachten:

Zirkadiane Zufuhr
- Die **Tagesdosis** des Glukokortikoids wird **immer morgens** auf einmal verabreicht. Die NNR hat **zu diesem Zeitpunkt** bereits mit der Hormonproduktion begonnen, und die Hemmbarkeit der übergeordneten Zentren ist gering.

Alternierende Zufuhr
- Die **doppelte Tagesdosis** des Glukokortikoids wird jeden 2. Tag morgens verabreicht, während am dazwischen liegenden Tag die körpereigene Kortisolproduktion erfolgt.

Beide Verfahren zeigen jedoch bei schweren Krankheiten nicht immer den gewünschten Effekt, da im glukokortikoidfreien Intervall die Krankheitssymptome wieder auftreten können.

Zur **Daueranwendung** sollte die gerade noch ausreichende Wirkdosis gegeben werden. Dennoch sind auch bei einer längerfristigen **niedrigdosierten (low-dose-) Kortikosteroidtherapie Nebenwirkungen** wie das Entstehen einer Osteoporose **nicht zu vermeiden**.

Therapie mit Nebennierenrindenhormonen in der Schwangerschaft

Ab dem dritten Schwangerschaftsmonat nimmt der Kortisolspiegel zu, und seine Halbwertszeit ist verlängert. Beim Menschen besteht kein Anhalt für eine keimschädigende Wirkung durch Kortikosteroide. Eine **Kortikosteroidbehandlung** ist daher aus notwendigem Anlass (z.B. rheumatische Arthritis, Asthma bronchiale, Kollagenosen) auch in der Schwangerschaft vertretbar.

- Bei der **Substitutionstherapie** sind die verwendeten Dosen niedrig. Bei der **pharmakodynamischen Anwendung der Kortikosteroide** ist die Dosierung demgegenüber unphysiologisch hoch, so dass es bei **längerdauernder Anwendung** zu Auswirkungen im Sinne einer Kortisonüberproduktion kommen kann, von der dann auch die Feten betroffen sind.
- Die sich daraus entwickelnde **fetale NNR-Insuffizienz**, die durch Hemmung der fetalen hypophysären Stimulierung entstehen kann, macht eine Behandlung des Neugeborenen erforderlich.

Adrenogenitales Syndrom (AGS)

Beim **angeborenen AGS** kommt es auf Grund von genetisch determinierten, kongenitalen Enzymschäden der Nebennierenrinde, die sich zu unterschiedlichen Zeitpunkten manifestieren können, zu einer **stark eingeschränkten bis fehlenden Sekretion von Kortisol und/oder Aldosteron**.

Hierdurch wird der Regelkreis zwischen Nebennierenrinde und Hypothalamus bzw. Hypophyse im Sinne einer **negativen Rückkopplung** aktiviert. Als Reaktion auf den verminderten Plasmaspiegel des Kortisols erfolgt eine **kompensatorisch vermehrte Freisetzung von ACTH** mit daraus folgender beidseitiger **Nebennierenrindenhyperplasie**. Die Steigerung des Stoffwechsels der Nebennierenrinde führt zu einer **vermehrten Bildung von Kortisol- und Aldosteronvorstufen**, die vornehmlich zu **17-Ketosteroiden mit androgener Wirkung** umgewandelt werden.

Fast immer betrifft der Enzymdefekt die **adrenale C-21-Hydroxylase**.

Klinische Verlaufsformen beim 21-Hydroxylasemangel:
- AGS mit **Salzverlustsyndrom**
- symptomarmes („cryptic") AGS
- **Late-onset-Form des AGS** ⇒ bei Mädchen Virilisierung erst in der Pubertät

Das **adrenogenitale Salzverlustsyndrom** führt ohne Therapie bereits in den ersten Lebenswochen durch Hyponatriämie, Hyperkaliämie und Hypoglykämie ad exitum. Mädchen weisen dabei immer ein **intersexuelles Genitale** auf.

Das **erworbene adrenogenitale Syndrom** tritt bei Patienten mit **androgenproduzierenden Nebennierenrindentumoren** auf.

Symptomatik des angeborenen AGS

- Das symptomarme **AGS** führt bei **Mädchen** zum **Pseudohermaphroditismus femininus**, der ein chromosomal weibliches Geschlecht mit androgenbedingter Virilisierung des äußeren Genitales (Klitorishypertrophie) beschreibt. Es kommt zur **primären Amenorrhö** und fehlender Thelarche.
- Beim **Knaben** führt die vermehrte Androgenproduktion zu einer isosexuellen **Pseudopubertas praecox**, da trotz Ausprägung der sekundären Geschlechtsmerkmale ein **Hypogonadismus** durch Hemmung der Gonadotropininkretion besteht (negatives Feedback).

Abb. 5.20

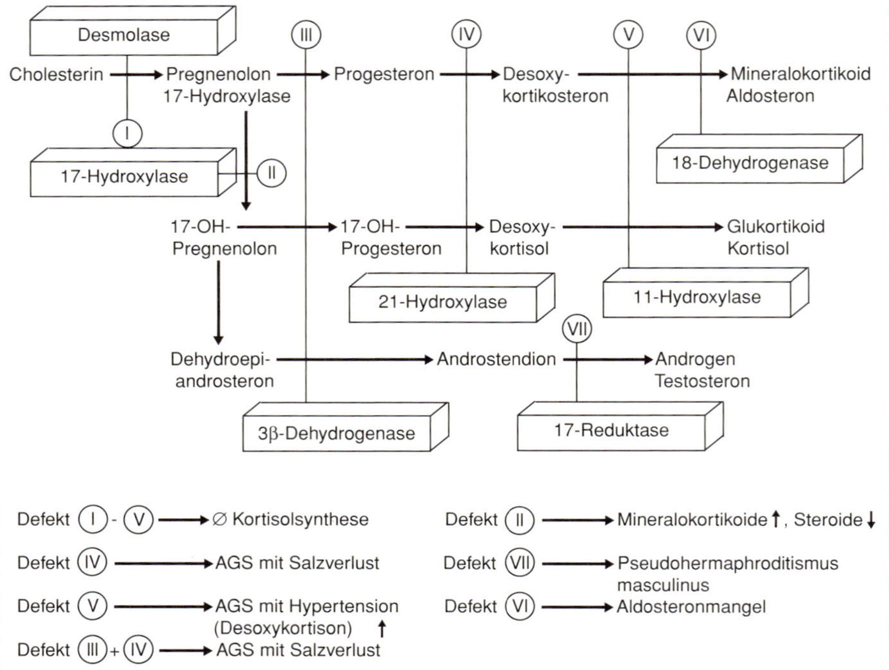

Biosynthese der NNR-Hormone (aus Leps/Lohr 1998)

- Bei beiden Geschlechtern besteht eine **deutliche Wachstums- und Knochenaltersbeschleunigung**. Wegen des frühzeitigen Epiphysenschlusses (Epiphysenfuge = Wachstumsfuge im Bereich der langen Röhrenknochen) sind die **Patienten als Kinder groß** und bleiben **als Erwachsene klein.**

Diagnostik

- stark erhöhtes **17-Hydroxyprogesteron** im Plasma
- erhöhtes Progesteron und 21-Desoxykortisol im Plasma (Multisteroidanalyse)
- erhöhtes Pregnantriol und Pregnantriolon im Urin
- beim **Salzverlustsyndrom** zusätzlich ⇒ Natrium↓, Kalium↑ im Serum

Therapie

- Lebenslange Substitution mit **Kortisol** (z. B. Hydrokortison® 25–30 mg/d), um die pathologisch erhöhte ACTH-Ausschüttung zu supprimieren und dadurch die pathologische Androgenproduktion zu normalisieren. Zusätzlich **Mineralokortikoidgaben** (z. B. Astonin H®, Fludrokortison 0,1–0,4 mg/d), da selbst Patienten mit unkompliziertem AGS deutlich weniger Glukokortikoid benötigen.
- Wichtig! ⇒ nur so viel Kortisol (Hydrokortison) substituieren, dass die Virilisierung nicht mehr fortschreitet und keine Nebenwirkungen auftreten

Virilisierung und Hirsutismus

- **Hypertrichose** ⇒ **vermehrte Behaarung** des **ganzen Körpers** oder flächenhaft einzelner Hautabschnitte ohne Prädilektionsorte

- **Virilismus (Hyperandrogenismus) ⇒ Hirsutismus + virilisierende Organveränderungen** (Klitorishypertrophie, Tieferwerden der Stimme, Mammaatrophie, Amenorrhö, männliche Gesichts- und Körperbehaarung)
- **Hirsutismus** ⇒ verstärkte **Behaarung vom männlichen Verteilungstyp** im Gesicht und am Körper; **Ätiologie**: **90 % idiopathisch** bei normalem Testosteronspiegel; **10 % mit Virilisierung**

Symptomatischer Hirsutismus
- **adrenal** ⇒ androgenproduzierende Tumoren, AGS
- **ovariell** ⇒ androgenproduzierende Tumoren, polyzystische Ovarien (Stein-Leventhal-Syndrom)
- **hypophysär** ⇒ **Akromegalie** (Hypertrichose), Hyperprolaktinämie
- **paraneoplastisches Syndrom** mit ACTH- oder HCG-Aktivität
- **Störung der Geschlechtsdifferenzierung** ⇒ männlicher Pseudohermaphroditismus, gonadale Dysgenesie

Iatrogener Hirsutismus u. a. durch Androgene (Anabolika), Progesteronderivate, Kontrazeptiva, Spironolakton, Penicillamin, Diphenylhydantoin, Ciclosporin A

Hyperaldosteronismus

Allgemeines

Wirkung von Aldosteron
- Na^+-Rückresorption ↑
- K^+-, H^+- oder NH_4^+-Ausscheidung im distalen Tubulus ↑
- Mg^{2+}-Ausscheidung ↑

Formen:

Primärer Hyperaldosteronismus (Conn-Syndrom) durch
- aldosteronproduzierendes NNR-Adenom (70 % aller Fälle), selten Malignom
- uni- oder bilaterale **makronoduläre Hyperplasie der Zona glomerulosa**
- bilaterale mikronoduläre Hyperplasie der Z. glomerulosa (idiopath. Hyperaldosteronismus)
- autosomal-dominant erblicher ACTH- bzw. **glukokortikoidsensitiver primärer Hyperaldosteronismus** bei chimärem 11β-Hydroxylase/Aldosteron-Synthase-Gen

Sekundärer Hyperaldosteronismus durch **Stimulation des Renin-Angiotensin-Systems**
- **mit Hypertonie** ⇒ Nierenarterienstenose oder reninproduzierender Nierentumor
- **ohne Hypertonie** ⇒ Hyponatriämie, Hypovolämie, Bartter-Syndrom
- **„Pseudo-Conn-Syndrom"** bei **Carbenoxolontherapie**

Folgen des Hyperaldosteronismus
- **Hypernatriämie, hypokaliämische Alkalose** (⇒ Parästhesien)
- **Hypomagnesiämie** durch erhöhte Mg^{2+}-Ausscheidung
- Hypervolämie
- **Hypertonie** mit vermindertem Reninspiegel

Abb. 5.21

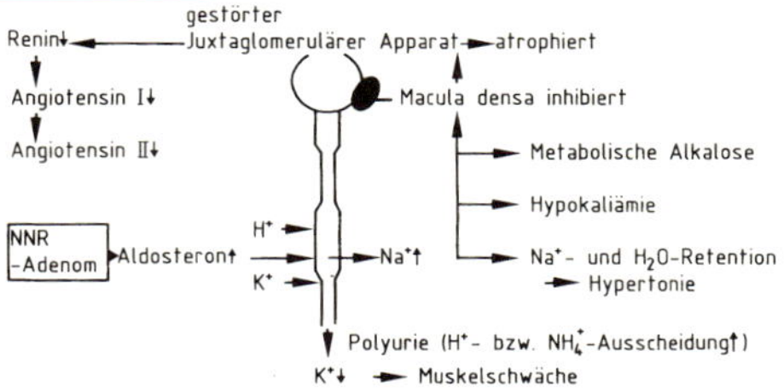

Leitsymptom: Hypokaliämische Hypertonie!

Pathogenese des Conn-Syndroms (aus Lohr/Bös 1998)

Primärer Hyperaldosteronismus (Conn-Syndrom)

- Die **vermehrte Aldosteronsekretion** führt über **Natriumretention** und **Hypervolämie** zu einer Suppression der Reninsekretion. Demzufolge finden sich **meist stark verminderte Reninspiegel**, die durch Orthostase nicht oder nur gering stimulierbar sind.

- **Ursache** der **hypokaliämischen Hypertonie** (Leitsymptom) ist die als Folge der pathologisch gesteigerten Aldosteronsekretion **erhöhte tubuläre Natriumrückresorption in der Niere**. Die **Hypertonie beim primären Hyperaldosteronismus** zeigt in der Regel einen gutartigen Verlauf. Nur selten werden über das Stadium II hinausgehende Veränderungen des Augenhintergrunds beobachtet.
- Da **Natrium im Austausch gegen Kalium- und Wasserstoffionen reabsorbiert** wird, kommt es zur Hyperkaliurie mit **Hypokaliämie** und dem Auftreten einer **metabolischen Alkalose**.
- Das Auftreten von **niedrigen Reninwerten zusammen mit** erhöhtem Plasma- und Urinaldosteron und **Hypokaliämie** (<3,7 mmol/l) bestätigt den Verdacht eines **primären Hyperaldosteronismus**.
- Neben der **Hypertonie** treten **muskuläre, neurologische** und **renale Symptome** auf. Die Patienten zeigen intermittierende Parästhesien, auffallende **muskuläre Schwäche** und Lähmungen. Nicht selten sind auch Zeichen einer **kaliopenischen Nephropathie** mit Hypo- und Isosthenurie, leichter Proteinurie und **Polyurie** anzutreffen. Ohne Sekundärerkrankung (z. B. Herzinsuffizienz) bestehen **keine Ödeme**.

Sekundärer Hyperaldosteronismus

- Ein **sekundärer Hyperaldosteronismus** mit **hypokaliämischer Hypertonie** weist im Serum nahezu immer eine **< 140 mval/l betragende Natriumkonzentration** auf. Demgegenüber werden beim primären Hyperaldosteronismus im allgemeinen Werte >140 mval/l gemessen.
- Im Gegensatz zum primären Hyperaldosteronismus findet man **beim sekundären Hyperaldosteronismus** meist **erhöhte**, durch Orthostase stimulierbare **Reninspiegel.**

Diagnostik

Screeningtest ist die Bestimmung des **Aldosteron-Renin-Quotienten** (ARQ). Als weiterer Bestätigungstest kann eine fehlende Suppression von Aldosteron im Fludrocortisonbelastungstest nachgewiesen oder ein NaCl-Belastungstest durchgeführt werden.

Lokalisationsdiagnostik

- Computertomographie, MRT, Farbdopplersonographie
- **Blutentnahmen aus den Nebennierenvenen** ⇒ seitengetrennte Bestimmung von Aldosteron zur Entscheidung, ob Aldosteron einseitig (Adenom) oder doppelseitig (erbliche oder idiopathische Form) hypersezerniert wird
- ggf. **Nebennierenszintigraphie** mit ^{131}J-markierten Cholesterinderivaten

Therapie

- kochsalzbeschränkte Diät
- Bei Conn-Syndrom: **Laparoskopische Adenomenukleation** oder **unilaterale Adrenalektomie** mit kurativer Zielsetzung
  Wegen der **chronischen Suppression der nichtadenomatösen Zona glomerulosa der ipsilateralen und kontralateralen Nebenniere** dauert es meist mehrere Monate, bis diese wieder normal funktioniert, und es resultiert ein **postoperativer Hypoaldosteronismus**.
  Die Patienten werden anschließend mit **Fludrokortison** (z. B. Astonin H® 0,05–0,2 mg/d) bis zu 1 Jahr nach der Operation substituiert.
- **medikamentöse Therapie**
  bei **Patienten** mit **Kontraindikationen gegen eine Operation** oder bei **idiopathischem Hyperaldosteronismus** ⇒ Kombination von **Spironolacton** (> 100 mg/d) und **Amilorid** oder **Triamteren** in Kombination mit einem **Thiazid- oder Schleifendiuretikum** und ggf. auch einem **Antihypertensi-**

Abb. 5.22

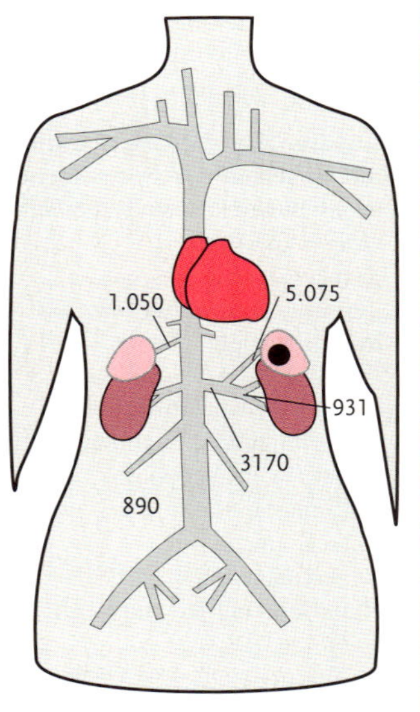

Aldosteronbestimmung im Nebennierenvenenblut bei Nebennierenrindenadenom links

vum; beim seltenen **Glukokortikoid-sensitiven Hyperaldosteronismus** ist eine Substitution durch Dexamethason in adäquater Dosierung möglich.

Phäochromozytom

Ätiologie

Das **Phäochromozytom** ist ein meist (80%) benigner Tumor, der von chromaffinen Zellen ausgeht und **im Nebennierenmark** (85%) **oder in** den **lumbalen** oder **thorakalen Geflechten des Sympathikus** lokalisiert ist.

Nur etwa 10% der Phäochromozytome **des Nebennierenmarks** sind **doppelseitig** (oft bei MEN II) lokalisiert. Selten sind mediastinale Lokalisationen sowie Befall von Prostata, Blase oder Rektum.

Abb. 5.23

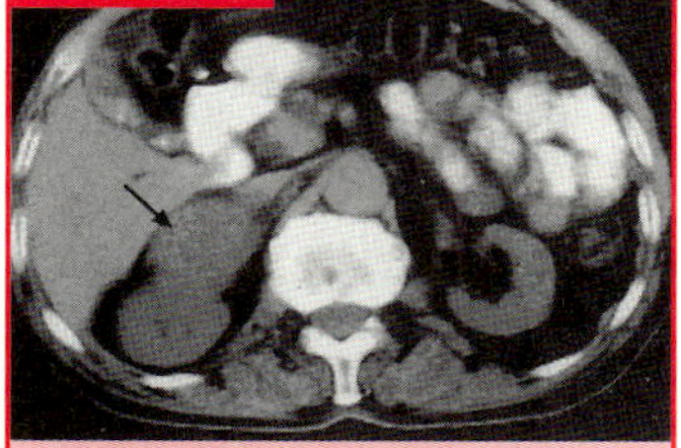

CT-Aufnahme eines großen Phäochromozytoms (IMPP-Prüfungsabbildung)

- Bis zu **20 % aller Phäochromozytome** entarten **maligne** und können dann metastasieren. Das Risiko eines malignen Verlaufes ist besonders hoch mit abnehmendem Lebensalter, wenn ein Phäochromozytom im Rahmen der **MEN II** kombiniert oder primär extraadrenal auftritt.
- **Metastasierungsorte** ⇒ Skelettsystem, Leber, Lymphknoten, zentrales Nervensystem, Pleura, Niere und Pankreas

Pathogenese, Symptomatik

Das **adrenale** Phäochromozytom produziert **Adrenalin und Noradrenalin**, das **extraadrenale** zum größten Teil Noradrenalin.

Kreislaufwirkungen

- **Hypertonie** (>90% der Fälle) vorwiegend durch α-Rezeptorstimulation, die sowohl **paroxysmal** als auch **dauernd** auftreten kann; Tachykardie (40–60% der Fälle)
- Es resultieren ⇒ **Kardiomyopathie** ⇒ Herzinsuffizienz, Niereninsuffizienz und Proteinurie.

Beim Phäochromozytom besteht eine **gesteigerte Glykogenolyse und Lipolyse**, weil Katecholamine über das cAMP als „Second messenger" bestimmte Enzyme der Glykogenolyse und Lipolyse aktivieren.

Stoffwechseleffekte

- **Hyperglykämie** und **Glukosurie** auf Grund der glykogenolytischen Wirkung des Adrenalins mit gesteigerter Lipolyse und Anstieg freier Fettsäuren im Blut
- **Hypermetabolismus** mit **Gewichtsverlust**

Merke:
„**H-Trias**" ⇒ **H**ypertonie + **H**ypermetabolismus + **H**yperglykämie

Weitere Befunde

- meist eher **blasse Haut**
- **neuroektodermale Veränderungen** (**Fibrome**, **Hämangiome**, Café-au-Lait-Flecken) bei **MEN II**
- gelegentlich **Schweißausbrüche**, Tremor, **Zephalgie**, Leukozytose, selten Abdominalschmerzen

Diagnostik

- **Bestimmung der Katecholamine** (Noradrenalin, Adrenalin, Dopamin) und ihrer Metabolite im Plasma (bei hypertensiver Krise) oder im 24-h-Urin (Sensitivität zwischen 90 und 95%, Spezifität zwischen 60 und 80%)
  Normalwerte im **24-Stunden-Urin** ⇒ freies **Adrenalin** (Metanephrin) und **Noradrenalin** (Normetanephrin) **<50 ng/l**, Vanillinmandelsäure <8 mg/24 h

- ggf. Bestimmung der Plasmakatecholamine nach Gabe von Clonidin (**Clonidinhemmtest**) und in seltenen Fällen nach Gabe von Glukagon (**Glukagon-Provokationstest**) bei simultaner α-Blockade. Diese **Tests** sind jedoch **gefährlich**, **weil** beim Phäochromozytom vital **bedrohliche hypertone** Krisen oder eine **akute Linksherzinsuffizienz** ausgelöst werden können.
- Bei Patienten mit nachgewiesenem Phäochromozytom sollte eine **gründliche Schilddrüsendiagnostik** einschließlich der **Bestimmung des Calzitoninspiegels** durchgeführt werden, **weil** Phäochromozytome nicht selten mit einem **medullären Schilddrüsenkarzinom** vergesellschaftet sind.

- **Bildgebende Verfahren**
  - Sonographie
  - **Computertomographie**, **NMR** ⇒ sensitivstes Verfahren (intraadrenale Tumoren werden mit nahezu 100%iger Sicherheit erfasst)
  - **MJBG-Szintigraphie** oder SPECT mit **^{123}J-Metajodobenzylguanidin** ⇒ Nachweis extraadrenaler Tumoren

Differentialdiagnosen

- **Hyperthyreose** (⇒ konstante Sinustachykardie, ggf. Merseburger Trias)
- Blutdruckkrisen anderer Genese (Ausschlussdiagnostik)
- Amphetamin- oder Kokain-Missbrauch (Anamnese)
- **Karzinoid** (⇒ „flush"-Symptomatik)

Therapie

- Therapie der Wahl ist die **operative Entfernung des Tumors** (unilaterale totale Adrenalektomie oder **bilaterale subtotale Adrenalektomie** mit „No-touch"-Technik) nach medikamentöser **Vorbehandlung** durch α-Blocker (nachfolgend auch β-Blockade).

Cave: β-Blockade allein oder **vor der Applikation von α-Rezeptorenblockern**, da durch die „Demaskierung" von α-Rezeptoren bei vorbestehender Blockade peripherer vasodilatatorischer β-Rezeptoren ein **ausgeprägter paradoxer Blutdruckanstieg** resultieren kann!

- bei **hypertensiven Krisen**
  - Infusion von **Natriumnitroprussid**
  - alternativ **Phentolamin** (z.B. Regitin® 5–10 mg i.v. anschl. 0,25 bis 1 mg/min über Perfusor)

- **Medikamentöse Langzeitbehandlung des Phäochromozytoms**
  - **Phenoxybenzamin** (z.B. Dibenzyran®) ⇒ Therapie der Wahl (vier Tagesdosen verteilt zwischen 40 und 80 mg)
  - bei ausgeprägten Tachykardien und Arrhythmien ⇒ **zusätzliche** Gabe von β-Rezeptorenblockern (z.B. Propranolol) unter gleichzeitiger α-Blockade
  - α-**Methylparatyrosin** (zwischen 500 und 1.000 mg/d) ⇒ Inhibition der Katecholaminsekretion
  - **kombinierte α- und β-adrenerge Rezeptorenblockade** mit Labetatol (z.B. Trandate®) bei überwiegender Adrenalinproduktion

Metastasierendes Phäochromozytom

Reduktion des Tumorgewebes durch operative, radiotherapeutische und chemotherapeutische Maßnahmen:

- **^{131}J-MJBG-Therapie** mit Dosen von 100–150 Gy (⇒ nur in etwa 30% aller Fälle Tumorregression)
- ggf. **externe Strahlentherapie** von Skelettmetastasen
- ggf. **Chemotherapie** ⇒ Monotherapie mit **Cyclophosphamid** oder **Streptozotocin** oder Kombinationen von **Cyclophosphamid, Vincristin** und **Adriamycin**

Rasche Progression der Tumorinfiltrate im ersten postoperativen Jahr und Lungenmetastasen sprechen für eine **schlechte Prognose**.

5.4 Testes, Ovarien, Brustdrüsen

Allgemeines

Die **Produktion männlicher Geschlechtshormone** (Androgene) wird durch den Hypothalamus und die Hypophyse gesteuert, die ihrerseits über eine **negative Rückkopplung** durch einen hohen Testosteronspiegel gehemmt werden.
Das im Hypothalamus gebildete, **pulsatil** freigesetzte **GnRH** (gonadotropin releasing hormone) bewirkt die Synthese und Ausschüttung der **hypophysären Gonadotropine LH (Lutropin) und FSH (Follitropin).**

Spermiogenese

Beim **Mann** stimuliert das **luteinisierende Hormon (LH)** die **Synthese von Steroidhormonen** in den **Leydig-Zwischenzellen des Hodens**. Das unter seinem Einfluss gebildete **Testosteron** hält die Spermatogenese aufrecht, während das hypophysäre **FSH** die **Bildung eines Bindungsproteins in den Sertoli-Stützzellen stimuliert**. FSH wird durch ein **„Inhibin"** gehemmt, das in den Sertoli-Zellen des Hodens gebildet wird.

Biosynthese der Androgene

Die Biosynthese der im Hoden produzierten **Steroidhormone** geht von Cholesterin und Acetyl-CoA aus. Über Vorstufen wie Pregnenolon, Dehydroepiandrosteron, Progesteron und Androstendion werden Testosteron und **Dihydrotestosteron (DHT)** synthetisiert.
Für einige androgene Wirkungen ist **DHT** verantwortlich. Zu den Zielorganen, die zwar auf **DHT,** aber kaum auf Testosteron reagieren, gehören die Haut (**Haarwuchs**) und die Prostata.

Testosteron

Bei **Männern** produziert das **Hodengewebe** den Hauptanteil des Testosterons. Ein kleinerer Anteil wird in der Nebennierenrinde gebildet.

- **Testosteron** ist im Plasma zu zwei Drittel an ein sexualhormonbindendes Globulin gebunden, das in der Leber synthetisiert wird.
- Die **Plasmatestosteronkonzentration** ist **altersabhängig**. Mit zunehmendem Alter nimmt die Plasmaeiweißbindung des Testosterons zu, was den Anteil wirksamen freien Hormons weiter reduziert. Die Testosteronkonzentration beeinflusst die körperliche Entwicklung, **Geschlechtsdifferenzierung, Zeugungsfähigkeit,** den **Geschlechtstrieb**, **Muskulatur (anabole Wirkung)** und Knochen.
- **Im weiblichen Organismus** haben Testosteron und andere Androgene einen **anabolen Effekt** auf die Muskulatur, lösen bei Jugendlichen den **Wachstumsschub** aus und fördern das Wachstum der Klitoris sowie der Labia majora.

Abb. 5.24

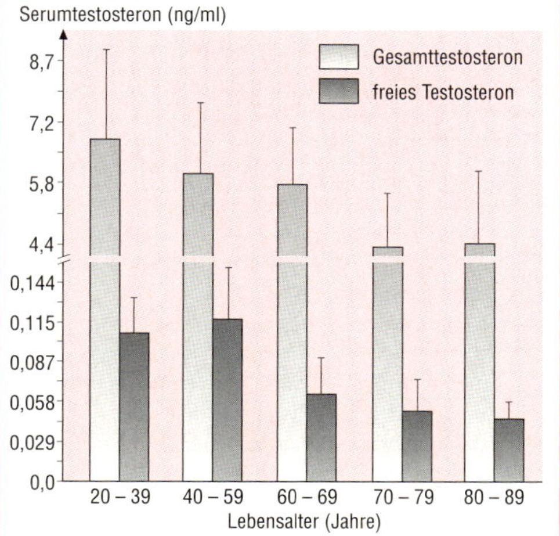

Altersschwankungen des Testosteronspiegels bei Männern (aus Allolio, Schulte, 1996)

Männlicher Hypogonadismus

Definition

Hypogonadismus bezeichnet eine **Unterfunktion der Keimdrüsen**, die entweder auf Grund einer **Störung der Hormondrüse** selbst oder durch eine **Störung des Hypothalamus bzw. der Hypophyse** bedingt ist.

- Beim **primären** (normo- bis hypergonadotropen) **Hypogonadismus** führt eine Schädigung oder das Fehlen der Leydig-Zellen zur verminderten oder fehlenden Testosteronproduktion in den Hoden.

- Beim **sekundären** (hypogonadotropen) **Hypogonadismus** besteht eine Funktionsstörung der Hypophyse, die über eine verminderte oder ausbleibende Stimulation der Hoden zur herabgesetzten Testosteronsynthese führt.
- Beim **tertiären** (hypothalamischen) **Hypogonadismus** führt eine Funktionsbeeinträchtigung des Hypothalamus über die verminderte Stimulation der Hypophyse zur **Unterfunktion der Keimdrüsen** (sekundäre testikuläre Insuffizienz).

Man unterscheidet

- **Normogonadotroper Hypogonadismus** infolge gestörter Leydig-Zellfunktion bei Leistenhoden, Entzündungen (Orchitis) und Verletzungen
  Labor : Gonadotropine **normal**, Testosteron $\downarrow$
- **Hypergonadotroper Hypogonadismus** u. a. beim Klinefelter-Syndrom, Kastraten, Germinalzellaplasie (sertoli-cell-only-syndrome)
  Labor : Gonadotropine $\uparrow$, Testosteron $\downarrow$
- **Hypogonadotroper Hypogonadismus** durch Funktionsstörungen des Hypothalamus oder der Hypophyse bei idiopathischer Hypophyseninsuffizienz, Zustand nach Hypophysenresektion, Kallmann-Syndrom
  Labor: Gonadotropine $\downarrow \Rightarrow$ Testosteron $\downarrow$

Ätiologie, Pathogenese

- **Ursachen für einen primären Hypogonadismus** können Leistenhoden (Kryptorchismus), angeborene Fehlfunktion der Leydig-Zellen, Leydig-Zellaplasie, Kastration, Entzündungen (Orchitis) und Verletzungen des Hodens sein. **Folge** ist eine **primäre testikuläre Insuffizienz**.
- **Ursachen für einen sekundären oder tertiären Hypogonadismus** (FSH und LH $\downarrow$) können Stoffwechselerkrankungen und Tumoren im Bereich der Hypophyse sein. **Folge** ist eine **sekundäre testikuläre Insuffizienz**.

Störungen der Spermatogenese (Samenzellreifung)

- Patienten mit einem **Klinefelter-Syndrom** weisen ein oder mehrere **überzählige X**-Chromosomen auf. Es besteht eine anlagebedingte Fehlentwicklung der Hoden, die im Erwachsenenalter zu einem **hypergonadotropen Hypogonadismus** führt.
- Auch eine **ein-** bzw. **doppelseitige Deszensusstörung** ($\Rightarrow$**Kryptorchismus**) kann – entweder als Folge der vorbestehenden **Dysgenesie** (Fehlanlage) oder aber **temperaturbedingt** – durch Schädigung der Keimdrüsenzellen mit einer Störung der Spermatogenese einhergehen.
- Zur erworbenen **Tubulusatrophie** kann es auch nach intensiver Strahleneinwirkung (Röntgen, Neutronen) oder nach einer **Orchitis**, die insbesondere bei Mumps (Parotitis epidemica) auftritt, kommen. Nach Zytostatikagabe und bei geringer Strahleneinwirkung sind diese Schäden oft rückbildungsfähig.
- Das Auftreten einer **Varikozele** (meist linksseitig) kann zum hypoxischen Schaden des Germinalepithels führen.
- Etwa 5 % aller Männer weisen **Störungen der Spermatogenese** aus unklarer Ursache auf. Dabei können u. a. **Enzymdefekte in der Testosteronsynthese** ($\Rightarrow$ Dihydrotestosteron $\downarrow$), eine **Androgenresistenz** (Unempfindlichkeit androgener Zielorgane auf Testosteron), erhöhte FSH-Werte bei **niedriger LH-Pulsationsfrequenz** oder auch **verminderte Östrogen/Androgenquotienten** vorliegen.

Symptomatik

Testosteronmangel

- Im **Kindesalter** führt **Testosteronmangel** zu **eunuchoidalem Hochwuchs** (Abstand Schambein-Boden (**Unterlänge**) **>5 cm länger als** Abstand Schambein-Scheitel (**Oberlänge**), Spannweite 5 cm länger als Körpergröße), Minderentwicklung der Muskulatur, fehlendem Stimmbruch und **unterentwickelten Ge-**

schlechtsmerkmalen (kindliche Größe von Testes und Penis, fehlende Pigmentation des Skrotums). Auch fehlt der typische Wachstumsschub in der Pubertät (**offene Epiphysenfugen**). Die Patienten haben eine wächserne, faltige, blasse, **dünne Haut** mit **dichtem Haaransatz** und klagen über ihr „Aussehen".
- Im **Erwachsenenalter** führt **Testosteronmangel** zur Rückbildung der sekundären Geschlechtsmerkmale mit **vermindertem Bartwuchs**, **Gynäkomastie**, Feminisierung bei männlichem Körperbau, **Abnahme der Muskelmasse**, Verminderung der Fruktose- und Zitratkonzentration im Spermatoplasma, Störung der Spermatogenese verbunden mit **Potenzstörungen** und **Infertilität**.

Sonderformen
- Beim **Kallmann-Syndrom** besteht ein **angeborener hypogonadotroper Hypogonadismus** mit **Hypoplasie des Nervus olfactorius** (⇒ **Anosmie)** bei einer Störung der Hormonsekretion auf hypophysärer oder hypothalamischer Ebene. Patienten oder Patientinnen mit diesem Syndrom können zusätzlich weitere Entwicklungsstörungen wie **Lippen-Kiefer-Gaumen-Spalten** aufweisen.
- **Prader-Labhart-Willi-Syndrom** ⇒ wie **Kallmann-Syndrom**, zusätzlich Adipositas, Diabetes mellitus, Minderwuchs und Oligophrenie

Diagnostik

Anamnese (einschließlich Sexualanamnese) und **körperliche Untersuchung** zum Erkennen
- **anatomischer** (z.B. Hypospadie, Kryptorchismus),
- **urologischer** (z.B. Hydrozele, Entzündungen),
- **neurogener** (z.B. Rückenmarkerkrankungen, multiple Sklerose),
- **vaskulärer** (z.B. Varikozele) Ursachen der Infertilität.

Laboruntersuchungen
- **Blut** ⇒ Ausschluss von Diabetes mellitus, Hypo- bzw. Hyperthyreose
- **Ejakulat** ⇒ Zahl, Beweglichkeit und Form der Spermatozoen (**Spermiogramm**)

bei **Verdacht auf Hypogonadismus** zusätzlich:
- **Gonadotropine** (LH, FSH) und **Testosteron** im Serum als **Basalwerte** bestimmen
- ggf. **dynamische Funktionsteste** (HCG-, Clomifen-, GnRH-Test)

Befundbeispiele:
- primärer Hypogonadismus ⇒ **LH↑, Testosteron↓**
- sekundärer Hypogonadismus ⇒ **LH↓, Testosteron↓** (auch bei Tumor mit Östrogenproduktion)
- Androgenresistenz ⇒ **LH↑, Testosteron↑**

bei **Verdacht auf chromosomale Aberration** ⇒ **Karyogramm**
- ggf. auch **Hodensonographie** und **-biopsie** (v.a. bei Kryptorchismus)
- ggf. Röntgenuntersuchung zur Bestimmung des **Skelettalters** (Handknochen) oder zur **Osteoporosediagnostik**

Differentialdiagnosen

Störungen der Erektion und Ejakulation
- neurogen (z.B. Rückenmarkerkrankungen, multiple Sklerose; diabetische Neuropathie)
- vaskulär (z.B. diabetische Angiopathie)
- psychogene Impotenz
- Medikamenteneinnahme (z.B. Beta-Blocker, Anabolika)

Urologische Erkrankungen
- angeb. Hypoplasie des äußeren Genitales, Lageanomalie des Testis, Varikozele, Hydrozele, Infektionen

Sekundärer Hypogonadismus u.a. bei Anorexia nervosa, Proteinmangel, nephrotischem Syndrom, Stoffwechselkrankheiten und Tumoren

Gynäkomastie

Ätiologie

Die Gynäkomastie bezeichnet eine **meist doppelseitig** auftretende **Brustvergrößerung** beim Mann. Sie ist ein **Symptom verschiedener Grundkrankheiten**.

Verminderte Androgenproduktion und -wirkung
- primäre testikuläre Insuffizienz
- Androgenresistenz-Syndrome
- systemische Erkrankungen (chronische Lebererkrankungen, Nierenversagen)

Erhöhte Östrogenproduktion
- endokrin aktive Hodentumoren
- β-HCG-Synthese im Rahmen von Paraneoplasien
- Hermaphroditismus verus
- vermehrte Östrogenproduktion im extratestikulären Gewebe (⇒ Hyperthyreose, Lebererkrankungen, Adipositas)

Pharmaka
- Hemmstoffe der Testosteronsynthese oder -wirkung: Ketoconazol, Spironolakton, Cimetidin, Antiandrogene, Marihuana, Heroin
- Östrogene, Gonadotropine
- Busulfan, Isoniazid, trizyklische Antidepressiva

Spezielle Pathogenese

Leberzirrhose
- Bei der durch Alkoholabusus verursachten **Leberzirrhose** ist die **Gonadotropinbindung an testikuläre Zellen beeinträchtigt**. Gleichzeitig nimmt die mitochondriale Aktivität der Hodenzellen durch den toxischen Effekt des Alkohols ab. Es besteht eine **verminderte Synthese von Testosteron**. Oft finden sich auch **erhöhte Östrogenspiegel**, die auf die **Induktion von Aromatasen** in der Peripherie (Leber, Muskel) zurückgeführt werden können, wodurch Androgenpräkursoren vermehrt zu Östrogen umgewandelt werden.

Klinefelter-Syndrom
- Das **Klinefelter-Syndrom** ist eine der häufigsten Formen des **männlichen Hypogonadismus** (Testosteronproduktion↓). Es liegt eine numerische Chromosomenanomalie zugrunde, die durch eine Non-Disjunction in der Reifeteilung der Gameten bedingt ist. In den meisten Fällen besteht ein **47,XXY-Karyotyp**. Daneben kommen auch Chromosomenkonstellationen mit drei und vier X-Chromosomen sowie Mosaike vor.
- Die Patienten sind in der Mehrzahl der Fälle durch sehr kleine, feste Testes, **Azoospermie**, **eunuchoide Züge** und eine **Gynäkomastie** gekennzeichnet.
- **Labor:** FSH ist stark, LH mäßig und in Abhängigkeit vom Androgenmangel erhöht.

Hormonaktive Hodentumoren
- **Leydigzell-Tumoren** und die noch selteneren **Sertoli-Zell-Tumoren** produzieren nach der Pubertät Östrogene und bewirken eine **Feminisierung** mit der charakteristischen **Symptomtrias**: **Gynäkomastie, Impotenz und Hodentumor**.
- Auch die aus teratogenen Gewebe entstehenden **malignen Chorionkarzinome** können **HCG und Östrogene** produzieren und zu einer **Gynäkomastie** führen.

Therapie

Substitution mit Androgenen

Indikationen für die **Androgensubstitution** sind der **primäre** oder **sekundäre Hypogonadismus,** die verzögerte Geschlechtsreife (**Pubertas tarda**) und bestimmte **Störungen der Spermatogenese**.

Durch eine **adäquate Therapie** gelingt es, die **Entwicklung der sekundären Geschlechtsmerkmale** (Bartwuchs, Stimmlage), den **Sexualtrieb** und die **Funktion geschlechtspezifischer Drüsen** (Prostata) aufrechtzuerhalten. Auch können die erhöhten LH-Spiegel beim hypergonadotropen Hypogonadismus durch Testosteronsubstitution normalisiert werden.

- **Testosteron selbst** wirkt nur verhältnismäßig kurze Zeit und wird nach seiner Resorption aus dem Darm in der Leber rasch zu unwirksamen Produkten abgebaut (**First-pass-Effekt**). Die **synthetischen Derivate** wie **Testosteronundekanoat** (z.B. Andriol®), **Mesterolon** (z.B. Proviron®) besitzen demgegenüber **orale Wirksamkeit** und eine längere Wirkungsdauer.
- Präparate, die **eine Kombination von Testosteronpropionat** und **Testosteronönanthat** enthalten (z.B. Testoviron®-Depot), können intramuskulär injiziert werden und eignen sich besonders zur Langzeittherapie. Auch **transdermal wirksame Testosteronpräparate**, die auf die Skrotalhaut aufgetragen werden können, stehen zur Verfügung.

Therapeutische Überlegungen

- Beim **primären Hypogonadismus** ist auf Grund der gestörten Keimdrüsenfunktion eine **Dauertherapie** mit lang wirksamen Testosteronpräparaten (z.B. **Testoviron® -Depotinjektion** 250 mg in 2–3-wöchigem Abstand) erforderlich. Neuerdings ist auch die **transdermale Applikation** von Androgenpräparaten (z.B. Testoderm®) als selbsthaftender Skrotalfilm möglich.
- Beim **sekundären Hypogonadismus,** der durch Gonadotropinmangel bedingt ist, sollten Behandlungspausen eingelegt werden, um noch wenigstens zeitweise eine Stimulation des Hypothalamus bzw. der Hypophyse zu erreichen.
- Die **Dosierung der Substitutionstherapie** richtet sich nach wiederholten **Testosteronbestimmungen** und dem Wohlbefinden des Patienten.

- **Psychisch bedingte Potenzstörungen** lassen sich durch die Zufuhr von **Androgenen** nicht beseitigen!

- Da **Testosteron** auf die Freisetzung der **übergeordneten Hormone** hemmend wirkt, resultiert **oft eine Störung der Spermatogenese**. Aus diesem Grund führt auch die **Einnahme von Anabolika** (Derivate des **19-Nortestosterons**) zu einer **Abnahme der Spermatogenese**!

Substitutionstherapie mit Gonadotropinen

Ein Mangel an **GnRH** kann durch die **pulsatile Gabe von Gonadorelin** (z.B. Zyklomat® pulse-Set s.c.) über automatische Infusionssysteme ausgeglichen werden.

Bei einem **Mangel an Gonadotropinen** (FSH, LH) kann eine Injektionsbehandlung mit **HCG** und **HMG** zur Stimulation der Spermatogenese durchgeführt werden.

- **HCG** (humanes Chorion-Gonadotropin) kann aus dem Harn **schwangerer** Frauen gewonnen werden. Seine Wirkung entspricht der von Luteotropin (LH).
- **HMG** (humanes Menopausen-Gonadotropin) kann hierzu analog aus dem Harn von Frauen nach dem Eintritt der Wechseljahre gewonnen werden. Es ist reich an FSH.

Zur Erzielung einer **Spermatogenese** muss **HMG immer mit HCG kombiniert** werden.
Dosierung: 3 mal 2.500 IE HCG und 3 mal 150 IE HMG i.m. pro Woche über mindestens 4 Monate

Therapie des Kryptorchismus

- **HCG** und **GnRH** (z.B. Kryptocur®- Lösung zum Einsprühen in die Nase) werden auch zur **Behandlung des Kryptorchismus** eingesetzt, da sie innerhalb der ersten beiden Lebensjahre ein Herabwandern des Hodens (**descensus testiculorum**) bewirken können.

- **Indikation** zur **primär chirurgischen Therapie des Kryptorchismus** besteht bei Hodenektopie, zusätzlicher Leistenhernie, sekundärem Hodenhochstand sowie Maldeszensus jenseits der Pubertät.

Geriatrie

- Bei **älteren Patienten** sollte vor Therapiebeginn ein **Prostatakarzinom** (Kontraindikation) ausgeschlossen werden.
- Patienten mit **kardiovaskulären** oder **renalen Erkrankungen** aber auch mit zerebralen Anfallsleiden müssen wegen der **Flüssigkeitsretention unter einer Androgentherapie** regelmäßig überwacht werden.

Prognose

Fertilität

- beim **primären hypergonadotropen Hypogonadismus** ⇒ nicht möglich
- beim **hypogonadotropen Hypogonadismus** ⇒ **Therapieziel**: Restitution der generativen Fähigkeit
- beim **sekundären hypogonadotropen Hypogonadismus** durch Substitution prinzipiell möglich, abhängig von Alter und Grunderkrankung

Folge einer **insuffizienten Androgen-Substitution** kann das Auftreten einer **Osteoporose** sein.

Störungen der Ovarialfunktion

Die Steuerung der weiblichen Sexualfunktion geht vom **Hypothalamus** und dessen Releasing-Hormonen GnRH aus. Pulsatil freigesetztes LH-RH und FSH-RH sind identisch und werden als **GnRH** bezeichnet. Sie regulieren die Freisetzung der Hypophysenvorderlappen-Hormone **FSH (=follikelstimulierendes Hormon), LH (= luteinisierendes Hormon)**, die als **glandotrope Hormone** die ovarielle Funktion steuern und damit die **Produktion von Östrogenen und Progesteron** beeinflussen.

Östrogene

- Der Begriff **Östrogen** leitet sich vom griechischen **oistros = Brunft** und **genao= schaffen** ab. Die wichtigsten natürlichen Östrogene sind **Östradiol, Östron und Östriol**, wobei Östradiol die biologisch aktivste Form ist.
- Bei der Frau werden **Östrogene** hauptsächlich im Ovar, in geringen Mengen auch in der Nebennierenrinde (NNR) und während einer Schwangerschaft von der Plazenta gebildet.
  Etwa **65 % der Östrogene** sind im Blut an **Protein gebunden**.
- **Im männlichen Organismus** werden **Östrogene** zum Teil in den Hoden, aber auch durch periphere Umwandlung von Testosteron gebildet. Mit zunehmendem Lebensalter tragen sie zum Entstehen einer **Altersgynäkomastie** bei.

Gestagene

- Das wichtigste physiologisch vorkommende **Gestagen** ist **Progesteron,** das bei der **Frau** im Gelbkörper (**Corpus luteum**), in geringen Mengen auch in der Nebennierenrinde (NNR) und während einer Schwangerschaft von der Plazenta gebildet wird.
- Seine ovarielle Synthese wird durch LH stimuliert. **Progesteron** (**pro gestatione**) dient der Erhaltung der Schwangerschaft. Oxytozin wirkt bei hohem Progesteronspiegel weniger wehenerregend.

Ätiologie, Symptomatik, Diagnostik, Differentialdiagnosen

Störungen der Zyklusdauer (Tempoanomalien):

- **Oligomenorrhö** ⇒ **Zyklusdauer verlängert** (>35 Tage bis zu drei Monaten)
  Ursachen: Ovarialinsuffizienz, aber auch hypothalamo-hypophysäre **Regulationsstörungen**

- **Polymenorrhö** ⇒ Zyklusdauer <21 Tage. Eine **verkürzte Zyklusdauer** von weniger als 18 Tagen geht mit Zyklen ohne Eisprung einher.
  Ursachen: oft hypothalamische Ovarialinsuffizienz
- **Amenorrhö** ⇒ **Ausbleiben der Regelblutung** um mehr als drei Monate
  Formen: primär (Ausbleiben der Menstruation nach Erreichen des Menarchealters); **sekundär**, wenn vorhandene Menstruationen sistieren
  Ursachen: ovarielle oder uterine Erkrankungen, Hyperprolaktinämie, hypothalamische und hypophysäre Störungen sowie psychische Konflikte, Anorexia nervosa und extreme Belastungssituationen

Blutungsstörungen (Typusanomalien)
- **Hypomenorrhö** ⇒ **Regelblutung** sowohl abnorm **vermindert** als auch **verkürzt** (<2 Tage)
  Ursachen: Endometrialerkrankungen, endokrine Follikelreifungsstörung, hypothalamische Regulationsstörung
- **Hypermenorrhö** ⇒ abnorm **starke Regelblutung** von bis zu 7 Tagen Dauer
  Ursachen: meist organische Uterusveränderungen (z.B. Myome, Polypen)
- **Hypermenorrhagie** ⇒ **zyklische Blutung, die** abnorm **lange** (7 bis 14 Tage) **andauert**
- **Menometrorrhagie** ⇒ Dauer >14 Tage
  Ursachen: meist eine Uteruserkrankung (z.B. Karzinom, Entzündung)
- **Metrorrhagien** ⇒ außerhalb des Zyklus auftretende Blutungen
  Ursachen: Karzinome, Polypen und Entzündungen der Gebärmutterschleimhaut

Ovarialinsuffizienz

Primäre Funktionsstörungen der Ovarien

Anlagebedingte Hypoplasie des Ovars

Die anlagebedingte **Hypoplasie des Ovars** ist mit einer irreversiblen Störung der **generativen** und **inkretorischen Funktion** des Ovars verbunden.
- Beim **Swyer-Syndrom**, einer reinen Gonadendysgenesie mit dem **Karyotyp 46/XX** bei der Frau, kommt es zur **primären Ovarialinsuffizienz** mit einem **hypergonadotropen Hypogonadismus**.
- Bei anderen Formen der **Gonadendysgenesie** besteht meist eine gonosomale Monosomie (45/X0) oder ein chromosomales Mosaik. Patientinnen mit einem **Ullrich-Turner-Syndrom**, denen das zweite Geschlechtschromosom (X oder Y) fehlt, sind **steril** und **sprechen nicht auf gonadotrope Stimuli an**. In den meisten Fällen besteht eine **hypergonadotrope Amenorrhö** mit gegenregulatorischer LH- und FSH-Zunahme im Serum bzw. Harn bei gleichzeitig verminderter Östrogenproduktion und **hypoplastischem Uterus**. Bei einer **Aberation des X-Chromosoms** (Mosaikbildung) kann die Erkrankung auch erst während der Geschlechtsreife auftreten, wobei ein **Climacterium praecox** als Folge der **vorzeitigen Erschöpfung des Follikelapparats** eintritt.

Teilinsuffizienz der Ovarien

- Die **Teilinsuffizienz der Ovarien** wie sie beim Syndrom der **polyzystischen Ovarien** (z.B. **Stein-Leventhal-Syndrom**), auftritt, ist von einer **Amenorrhö** begleitet. Die fibrotisch verdickte Ovarialkapsel erschwert den Follikelsprung. Das Fehlen der zentral hemmenden Wirkung von Progesteron bedingt eine **Dauerstimulation des Ovars** mit vermehrter Produktion von Androgenen (⇒ **Hirsutismus**).
- Auch **Tumoren, Autoimmunerkrankungen** oder **Entzündungen** können das Parenchym der Ovarien angreifen und zu einer **Insuffizienz der Ovarien** führen.

Sekundäre Funktionsstörungen der Ovarien

- Sekundäre Funktionsstörungen der Ovarien treten bei **Beeinträchtigung der zentralen hormonellen Regulation** auf.

Tertiäre Funktionsstörungen der Ovarien
- Hierunter werden psychoreaktive bzw. pharmakologisch induzierte Störungen zusammengefaßt, die zu einer **funktionellen hypothalamischen Amenorrhö** führen.

Hypothalamische Amenorrhö
- **Organische Ursachen** sind Tumoren, entzündliche Prozesse, das olfaktogenitale Syndrom sowie Missbildungen im Bereich des Hypothalamus.
- **Funktionelle Ursachen** sind oft auf eine **psychogen-psychoreaktive** Basis (⇒ **Amenorrhoea nervosa**) zurückzuführen. Aktivitätsänderungen bestimmter Hirnbereiche (limbisches System) können wie bei der **Anorexia nervosa** über Wechselwirkung mit dem Hypothalamus zur verminderten Releasinghormonfreisetzung führen. Denselben Effekt haben Phenothiazine und andere Psychopharmaka.
- Das **klinische Bild** wird vom Ausmaß des Östrogenmangels bestimmt.

Hypophysäre Amenorrhö (⇒ hypogonadotroper Hypogonadismus)
- **Ursachen** sind Tumoren (z.B. Kraniopharyngeom, prolaktinproduzierende Mikro- oder Makroadenome), vaskuläre (Sheehan-Syndrom) oder entzündliche Prozesse, sowie Mißbildungen im Bereich der Hypophyse.
- Das **Sheehan-Syndrom** kann sich bei Gebärenden durch Blutungen und Thrombosen im Bereich hypophysärer Venen unter der Geburt entwickeln. Es resultiert ein **meist nur teilweiser Ausfall der Hypophysenfunktion**.
- Die **Gonadotropine** sind **vermindert**. Auch auf die Gabe von GnRH findet nur eine schwache Freisetzung der Gonadotropine statt.

Teilausfälle der Hypophyse können zu **anovulatorischen Zyklen** führen. Trotz eines basalen FSH-Spiegels, der die Follikelphase des Ovars erhält, bleibt der schnelle Anstieg von FSH vor der Ovulation aus, und es kommt nicht zum Eisprung. Zugleich besteht eine **Corpus-luteum-Insuffizienz**, da der Gelbkörper nicht gebildet wird, und eine **Progesteronentzugsblutung** resultiert.

Prämenstruelles Syndrom

- Das **prämenstruelle Syndrom** tritt 7–10 Tage vor der Menstruation auf. Typisch ist das Auftreten von Nervosität, Reizbarkeit, emotionaler Labilität, Depression oft verbunden mit **Ödemen**, Völlegefühl, Spannen der Brüste und Kopfschmerzen. Wenn die Blutung einsetzt, wird das prämenstruelle Syndrom oft von einer Dysmenorrhö abgelöst.
- **Pathogenese**: **Östrogene** fördern die **Wasserretention** in verschiedenen Geweben ⇒ **Gewichtszunahme**, **Ödeme**. Dabei korreliert andererseits die Intensität vieler Beschwerden nicht mit der Flüssigkeitsanlagerung, da **Diuretika** trotz Vermehrung der Natrium- und Wasserausscheidung nicht alle Symptome bessern können.
- **Therapie**: Einschränkung der Natriumzufuhr, ggf. hormonelle Maßnahmen

Veränderungen im Klimakterium

Bei Frauen kommt es nach den Wechseljahren durch den **Ausfall der Östrogenproduktion** zu einer **gegenregulatorischen Zunahme von FSH und LH (geringer ausgeprägt) im Serum**.

- Der zunehmende **Östrogenmangel** bedingt **anfänglich** vor allem **vasomotorische Störungen** (rote Flecken auf der Haut, fliegende Hitze) und **psychische Labilität**.
- Später kommen **Hautatrophie,** die mit dem Alter einhergehende **genitale Involution** und die **Osteoporose** hinzu. Gleichzeitig wird über **Veränderungen der Lipidbestandteile** das Auftreten von Thrombosen, Embolien und Koronarerkrankungen begünstigt. Es kommt zu einem relativen Überwiegen der Androgene mit allerdings meist nur leicht ausgeprägter Virilisierung (z.B. Bartflaum).

Therapeutische Überlegungen

Ovulationsförderung

- Ein Mangel an **GnRH** wird bei der Frau ebenso behandelt wie beim Mann. Eine vermehrte Gonadotropinausschüttung ist durch pulsatile **GnRH-Zufuhr** induzierbar.
- Auch eine **Gonadotropinzufuhr** durch die Gabe von **HMG** (humanes Menopausen-Gonadotropin) und **HCG** (humanes Chorion-Gonadotropin) ist möglich.
- **Clomiphen** bewirkt nach der **Bindung an Östrogenrezeptoren im Hypothalamus** eine **vermehrte Freisetzung von GnRH**. Hierdurch wird eine Follikelreifung ausgelöst, und es kommt nachfolgend zur Ovulation.

Östrogensubstitution

- **Synthetische Östradiolderivate** können intramuskulär injiziert werden und besitzen auch **orale Wirksamkeit**. In Tablettenform anwendbare Präparate sind **Ethinylöstradiol** und **Mestranol,** das erst nach Abspaltung einer Methylgruppe im Körper zur eigentlichen Wirkform, dem **Ethinylöstradiol** umgewandelt wird.
- **Östradiol** kann auch über ein **Membranpflaster transdermal resorbiert** werden.

Therapeutisch genutzt wird die **Wirkung der Östrogene** auf die Schleimhaut in Uterus und Vagina, aber auch die Förderung der **Knochenmineralisation.**

- **Anwendungsgebiete** sind **Climacterium praecox**, **Osteoporose** und **Urogenitalatrophie** zum Zeitpunkt der letzten Regelblutung (Menopause) sowie **menopausentypische reaktive Verstimmungen**.
- Am häufigsten werden **Östrogene als Einzelsubstanz** in der **Postmenopause** eingesetzt, um die Beschwerden der **Wechseljahre** wie Hitzewallungen, Schweißausbrüche und Stimmungslabilität zu behandeln. Eine **im Vergleich zur „Pille" 2–3fach niedriger dosierte** Gabe natürlicher **Östrogene** und Östrogenester wird empfohlen, um dieses Therapieziel zu errreichen.

Östrogen-Gestagenkombinationen

Östrogenkombinationen mit Gestagenzusatz sind für einen **zyklusgerechten Hormonersatz**, der bereits **vor den Wechseljahren (Prämenopause)** beginnt und anschließend fortgeführt wird, u. a. auch mit dem Ziel der **Osteoporoseprävention** und zur Verminderung des Korpuskarzinomrisikos geeignet. Hierzu eignet sich die Kombinationsbehandlung mit natürlichen Östrogenen und einem 10–12-tägigen Gestagenzusatz oder die Anwendung von östrogenhaltigen Pflastern mit zusätzlicher Gestagengabe.

Durch den **Gestagenzusatz** kommt es seltener zu einer **Hyperplasie der funktionsfähigen Gebärmutterschleimhaut** (Östrogenwirkung).

- Die **Kombination** aus **Estradiolvalerat** und **Prasteronenantat**, braucht nur noch als Depot im Abstand von vier Wochen intramuskulär injiziert zu werden.
- **Kombinationspräparate,** die das stark wirksame synthetische Östrogen **Ethinylöstradiol** enthalten, werden bei dysfunktionellen Blutungen, sekundärer Amenorrhö oder zur **Menstruationsverlegung** eingesetzt.

Abb. 5.25

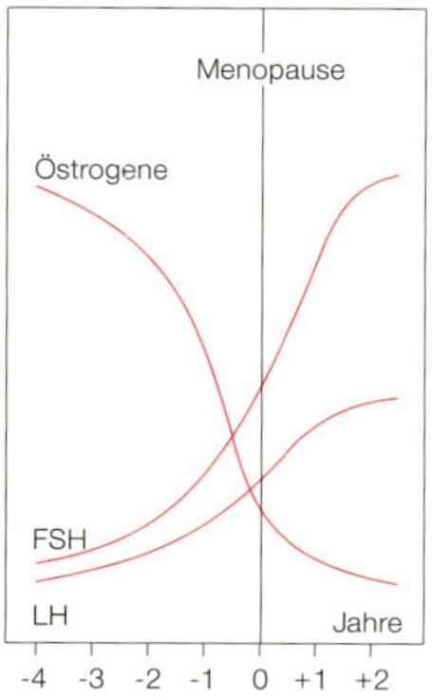

Gonadotropin- und Östrogenspiegel im Alter

Gestagene

- **Gestagene** besitzen neben der gestagenen auch noch **eine androgen-anabole Wirkung**. Sie werden als **Monopräparate** hauptsächlich bei **prämenstruellem Syndrom, Dysmenorrhö, Endometriose** und zur **Zyklusregulierung** bei **dysfunktionellen Blutungen** eingesetzt.

Anwendung von Sexualhormonen in der Schwangerschaft

- **Östrogene** sind in der Schwangerschaft kontraindiziert.
- Der Einsatz von **Progesteronderivaten** ist nach heutiger Kenntnis wahrscheinlich unschädlich. Die auf dem Markt befindlichen **19-nor-Gestagene** können androgenisierende Wirkung aufweisen.
- **Androgene und Anabolika** sind während der Schwangerschaft streng kontraindiziert (Virilisierungsgefahr).

Embryotoxizität weiblicher Sexualhormone

- Es gibt bisher keine Hinweise darauf, dass in der Frühschwangerschaft **versehentlich eingenommene Kontrazeptiva** zu negativen Auswirkungen wie Störung der Geschlechtsdifferenzierung oder embryotoxischen Effekten führen können. Das gilt auch für den **erfolglosen Einsatz der „Pille danach"**.

Prinzipien der endokrinen Therapie bei Mammakarzinom und Prostatakarzinom

GnRH-ähnliche Substanzen können auch in Verbindung mit **Antiandrogenen** zur therapeutischen **Beeinflussung hormonabhängiger Tumoren** wie dem **Prostata- oder Mammakarzinom** eingesetzt werden. Die Effektivität **der endokrinen Therapie** hängt von der Zahl hormonsensitiver und hormoninsensitiver Zellklone ab.

Therapie des androgensensitiven **Prostatakarzinoms**

- **LH-RH-Analoghormone** wie Leuprorelinacetat (z.B. Enantone®) als Depotspritze einmal monatlich s.c. oder Goserelin (z.B. Zoladex®) alle 4 Wochen 1 Implantat unter die Bauchhaut

Antiöstrogene

- **Tamoxifen** hemmt kompetitiv die Östrogenwirkung am Rezeptor. Es wird hauptsächlich zur **Therapie des östrogenabhängig wachsenden metastastasierenden Mammakarzinoms**, das bei vorausgegangener Testung östradiolrezeptorpositiv war, eingesetzt.
- Ein weiteres **Anwendungsgebiet der Östrogene** ist die Behandlung des **hormonsensiblen** Vorsteherdrüsenkrebses (**Prostatakarzinom**) beim Mann. Gleichzeitig hemmen Östrogene die Gonadotropinsekretion und damit auch die Testosteronsynthese. Vorzugsweise werden bei dieser Indikation allerdings **Antiandrogene** eingesetzt. Auch **Estramustinphosphat,** ein **Östrogen** in Verbindung mit einer **alkylierenden Substanz,** kann zur Sekundärtherapie des Prostatakarzinoms verwendet werden.

Antiandrogene

- **Antiandrogene** verdrängen Androgene am intrazellulären Rezeptor und heben dadurch ihre Wirkung auf.
- **Anwendungsgebiete** sind die **Triebdämpfung bei Hypersexualität** des Mannes (chemische Kastration), hormonabhängig wachsende Tumoren wie **Prostatakarzinome**, die vorzeitige Pubertät bei Knaben, Akne, Seborrhö und ausgeprägter Hirsutismus sowie der androgenetische Haarausfall.
- **Therapeutisch** wurde bisher vor allem **Cyproteronacetat** (z.B. Androcur®) eingesetzt, das sich chemisch von **Progesteron** ableitet und eine **gestagene Teilwirkung** aufweist. Dies bedingt auch eine Hemmung der Gonadotropinsekretion.
- **Flutamid** (z.B. Fugerel®) wirkt als reines Antiandrogen in entsprechender Weise, hat jedoch als Toluidinderivat keine hormonelle Eigenwirkung.
- **Finasterid** (z.B. Proskar®) hemmt als **5-α-Reduktasehemmer** die Umwandlung von Testosteron in Dehydrotestosteron u.a. in der **Prostatazelle**. Nach langfristiger Behandlung nimmt das Prostatavolumen ab und Miktionsbeschwerden bessern sich.

5.5 Epithelkörperchen, metabolische Osteopathien

Allgemeines

Regulation des Kalzium- und Phosphatstoffwechsels

Im Plasma liegt **Kalzium** zu 55 % in **freier** (ionisierter) Form, zu 40 % **proteingebunden** und zu etwa 5 % **komplexgebunden** (z. B. als Phosphat) vor.

- Fast 99 % des **Kalziums** und 80 % des **Phosphats** finden sich im Skelettsystem des menschlichen Körpers. Aus diesem Reservoir können beide Mineralien jederzeit mobilisiert oder, wenn die Serumkonzentrationen ansteigen, in das Skelett eingebaut werden.
- Überschreitet das **Produkt aus Ca^{2+} und PO_4^{2-}** einen bestimmten Wert (Löslichkeitsprodukt), entsteht **$CaPO_4$**, das vorwiegend im Knochen abgelagert wird. Eine Abnahme der Phosphatkonzentration im Serum bedingt eine Zunahme des ionisierten Kalziums im Serum, da vermehrt **Ca^{2+}** aus dem Knochen mobilisiert wird.

Die **Menge des proteingebundenen Kalziums** hängt vom **pH-Wert des Blutes** ab:

- **Alkalose** ⇒ Anteil des proteingebundenen Kalziums ↑ und **freies Kalzium** ↓
- **Azidose** ⇒ Anteil proteingebundenen Kalziums ↓ und **freies Kalzium** ↑

Abb. 5.26

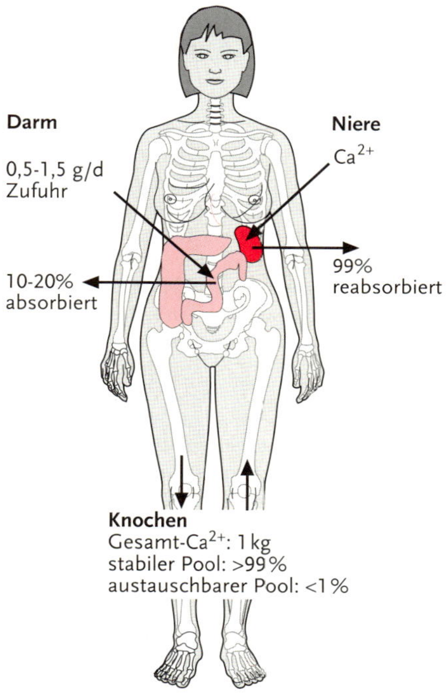

Kalziumstoffwechsel

Parathormon

Parathormon ist ein Polypeptid, das in den Epithelkörperchen synthetisiert wird.
Es **erhöht den Serumkalziumspiegel** durch:

- Mobilisierung des Ca^{2+} aus dem Knochen
- Zunahme der tubulären Ca^{2+}-Rückresorption
- Zunahme der intestinalen Ca^{2+}-Resorption

Parathormon hemmt außerdem die **renale tubuläre Phosphatresorption**. Die dadurch entstehende **Hypophosphatämie fördert** die **Kalziumfreisetzung** aus dem Knochen (Konstanthaltung des Löslichkeitsprodukts $Ca^{2+} \times PO_4^{2-}$!).

Die parathormoninduzierte **Stimulation der Osteoklasten** führt nur zum Anstieg des Kalziumspiegels im Plasma, nicht aber des Phosphatspiegels, weil Parathormon die renale Phosphatausscheidung erhöht.

Die **Synthese von Parathormon** wird normalerweise über einen **Feedbackmechanismus zwischen Epithelkörperchen und dem Serumkalziumspiegel** reguliert:

- **Serum-Ca^{2+}-Spiegel ↑ ⇒ Parathormonsynthese ↓**
- **Serum-Ca^{2+}-Spiegel ↓ ⇒ Parathormonsynthese ↑**

Der Gegenspieler des Parathormon ist das **Kalzitonin**. Es wird in den **C-Zellen der Schilddrüse** produziert und **senkt den Serumkalzispiegel** auf Normalwerte. In erster Linie **hemmt** es die **Osteoklastenaktivität**. Bei sehr hohen Kalziumspiegeln **reduziert** Kalzitonin die **tubuläre Rückresorption von Kalzium in der Niere** und induziert damit eine **Kalziurie**.

Abb. 5.27

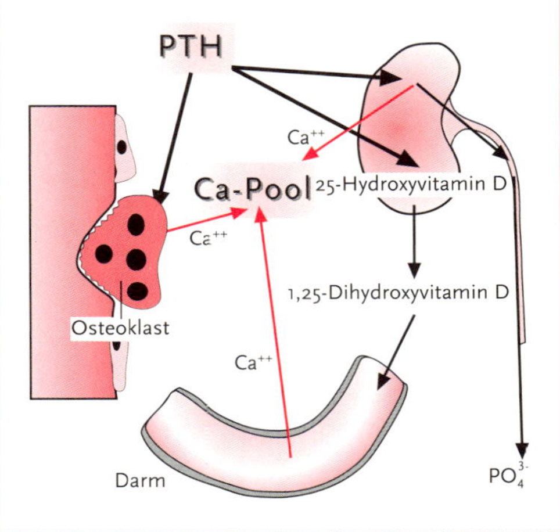

Parathormonwirkung

Vitamin D

Körpereigenes Cholekalziferol entsteht durch **UV-Bestrahlung in der Haut** aus dem in der Leber synthetisierten 7-Dehydrocholesterin. In der Leber wird Cholekalziferol zu 25-OH-Cholekalziferol hydroxyliert, und erst in der Niere entsteht nach der 2. Hydroxylierung die eigentlich **wirksame Substanz 1 α-25-$(OH)_2$-Cholekalziferol** (=**Kalzitriol** = Vitamin D).

Wirkungen des Vitamin D

- **Förderung der intestinalen Kalziumresorption: Kalzitriol** induziert in den Mukosazellen des Darms die Synthese eines Carrierproteins, das den **aktiven Kalziumtransport aus dem Intestinum fördert**.
- Das **in der Niere synthetisierte Kalzitriol** besitzt eine indirekte Wirkung auf den Knochenstoffwechsel mit **Förderung** der **Mobilisation** und des **Transports** von **Kalzium**.
- Das in der **Leber** synthetisierte „Prohormon" **Calcefediol** (25-(OH)-D_3) führt zur **Verkalkung des Osteoids**.
- Steigerung der renal-tubulären Kalziumrückresorption

Abb. 5.28

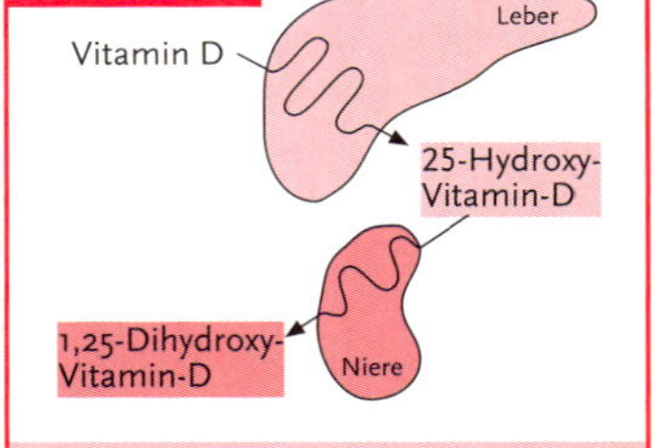

Vitamin-D-Stoffwechsel

Insgesamt **wirkt Vitamin D** ähnlich dem Parathormon **einem Absinken des Serumkalziums entgegen**. Dabei ist zu beachten, dass Parathormon und Vitamin D ihre Wirkungen an den einzelnen Zielorganen nicht unabhängig voneinander entfalten, sondern sich **synergistisch** im Sinne eines „**permissiven Einflusses**" ergänzen und erst dadurch die volle Wirksamkeit erreicht wird.

Hypoparathyreoidismus

Der **Hypoparathyreoidismus** bezeichnet eine Erkrankung mit **verminderter** oder **fehlender Parathormonsekretion** oder **Endorganresistenz** mit vermindertem Ansprechen auf Parathormon (**Pseudohypoparathyreoidismus**).

Ätiologie, Pathogenese

Der relativ seltene **Hypoparathyreoidismus** tritt **meist postoperativ nach Strumektomien** oder Kehlkopfoperationen auf, bei denen entweder eine **Traumatisierung der Epithelkörperchen** mit konsekutiver Störung der Blutversorgung stattgefunden hat oder in deren Verlauf die **Epithelkörperchen entfernt** wurden.

Andere Ursachen sind
- **Tumoren** der Nebenschilddrüsenregion (z.B. invasiv wachsendes Schilddrüsenkarzinom)
- **Rezeptordefekte** (⇒ verminderte Empfindlichkeit auf Parathormon)
- **Aplasie der Epithelkörperchen** beim **Di-George-Syndrom**
- **Autoimmunparathyreoiditis** (u.a. bei polyglandulärer Endokrinopathie)
- **idiopathisch**

Abb. 5.29

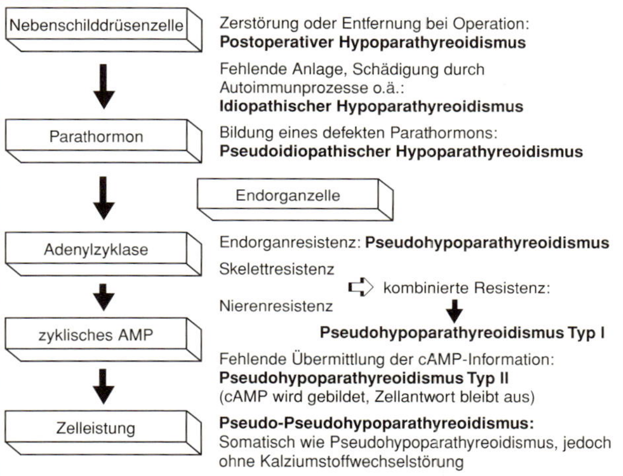

Formenkreis Pseudohypoparathyreoidismus

Beim **Pseudohypoparathyreoidismus** ist die Ansprechbarkeit der Zielorgane (z.B. Niere) auf Parathormon gestört. Dabei entwickelt sich die typische **Symptomatik eines Hypoparathyreoidismus** bereits im **Kindesalter**.

Patienten mit **Typ-1-Pseudohypoparathyreoidismus** weisen Mutationen eines Gens auf, das Guaninnukleotid-bindendes Regulatorprotein Gsα kodiert. Parathormonresistenz in Verbindung mit Albright'scher hereditärer Osteodystrophie sind Kennzeichen für den Pseudohypoparathyreoidismus Typ Ia, der mit einer verminderten Aktivität der α-Einheit des stimulierenden Guaninnukleotid-bindenden Regulatorproteins Gsα einhergeht, während die G-Proteinaktivität beim Pseudohypoparathyreoidismus Typ Ib und Ic funktionell unauffällig ist.

Bisher wurden etwa 70 Mutationen im GNAS-Gen-Komplex (Genprodukt: Guaninnukleotid-bindendes Protein) beschrieben, die u.a. das **McCune-Albright-Syndrom** (polyostotische fibröse Dysplasie), die **Albright'sche hereditäre Osteodystrophie** (Kleinwuchs, kurzer Hals, rundes Gesicht, gedrungener Körperbau, Adipositas, Brachydaktylie, subkutane Verkalkungen, psychomotorische Retardierung) oder den **Pseudohypoparathyreoidismus Typ I** verursachen.

Symptomatik

Leitsymptom des Hypoparathyreoidismus ist die **gesteigerte neuromuskuläre Erregbarkeit.**

Klinische Zeichen:
- **Chvostek-Zeichen** ⇒ **Beklopfen** des **N. facialis** vor dem Gehörgang nahe dem Kiefergelenk ⇒ **kurze Zuckung der Gesichtsmuskulatur**
  - Chvostek **I** ⇒ gleichzeitige Zuckung im gesamten Innervationsgebiet bei **Tetanie**
  - Chvostek **II** ⇒ Zuckung von **Mundwinkel und Nasenflügel**
  - Chvostek **III** ⇒ Zuckung des **Mundwinkels** bei **vegetativer Übererregbarkeit**
- **Trousseau-Zeichen** ⇒ Unterdrücken des Blutflusses in der Brachialarterie mittels einer Blutdruckmanschette (3 min) ⇒ **Karpopedalspasmus** bei **latenter Tetanie**
- **Lust-Zeichen (= Fibularisphänomen)** ⇒ Beklopfen des N. peronaeus superficialis am Fibulaköpfchen ⇒ kurze **Dorsalflexion** und **Abduktion** des Fußes bei **Tetanie**
- **Pool-Schlesinger-Zeichen** ⇒ wenn das im Kniegelenk gestreckte Bein im Hüftgelenk gebeugt wird ⇒ **Streckkrampf** im **Knie** und ein **tonischer Krampf** im **Sprunggelenk** bei **Tetanie**

- **Radovici-Zeichen** ⇒ kräftiges Kratzen im Bereich des Thenar ⇒ **ipsilaterale Kontraktion der Wangenmuskulatur** bei einer **latenten Tetanie**

Abb. 5.30

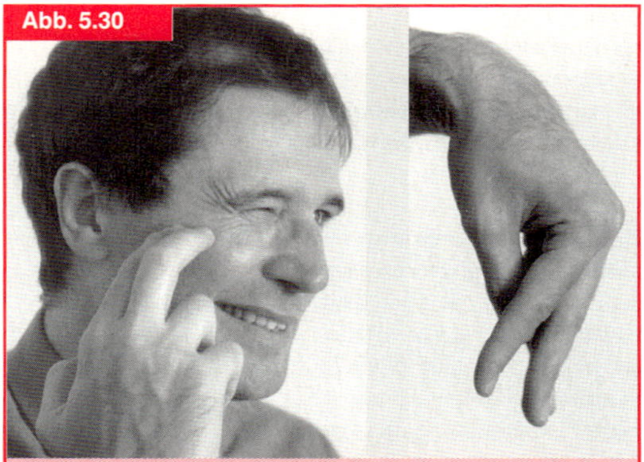

Chvostek- und Trousseau-Zeichen

Die **Folgen** werden durch die entstehende **Hypokalzämie** bestimmt:

Akutes Hypokalzämie-Syndrom

- hypokalzämische **Tetanie** (siehe Abschnitt 5.2)
- **EKG**: QT-Zeit-Verlängerung

Chronisches Hypokalzämie-Syndrom

- trophische Störungen des Ektoderms (**Haar- und Nagelwuchsstörungen**), oft auch Candidamykosen der Haut
- „tetanische" **Katarakt** und **Basalganglienverkalkung** (Folge der Hyperphosphatämie)
- **Osteosklerose** (Mobilisation von Kalzium aus dem Knochen↓)
- ggf. **endokrines Psychosyndrom** (⇒ Intelligenzabbau, Wesensänderung)

Pseudohypoparathyreoidismus im Kindesalter führt je nach Mutation des GNAS-Gen-Komplexes zu

- Kleinwuchs, Rundgesicht, Fettsucht, Verkürzung der Metacarpalia und Metatarsalia, rez. Krampfanfällen, geistiger Retardierung.

Diagnostik

Laborwerte

Postoperativer oder idiopathischer Hypoparathyreoidismus

- Serumkalzium↓, Serummagnesium↓, Serumphosphat↑, Parathormon↓ oder **nicht messbar**

Pseudohypoparathyreoidismus

- Serumkalzium↓, Serummagnesium↓, Serumphosphat ↑, Parathormon↑

- PTH-Gabe führt bei Pseudohypoparathyreoidismus zu einer geringeren Zunahme der Phosphat-Konzentration im Urin als bei Gesunden (Ellsworth-Howard-Test)

Abb. 5.31

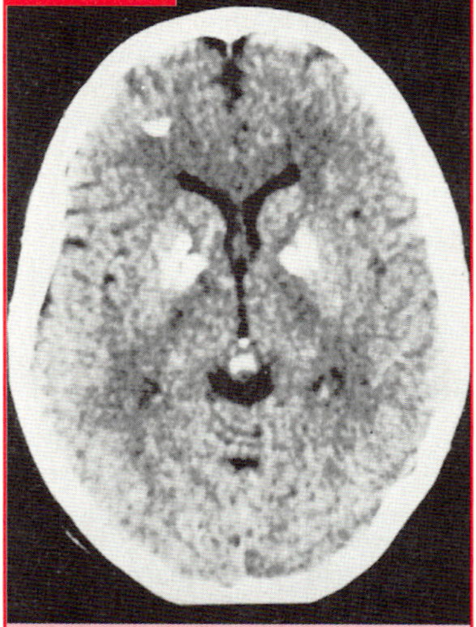

CT-Befund bei Basalganglienverkalkung als Folge eines Pseudohypoparathyreoidismus (IMPP-Prüfungsabbildung)

Therapie

- Um die Kalziumzufuhr zu begrenzen, erfolgt eine **kombinierte orale Gabe** von **Kalzium** und **Vitamin D**, das die **Kalziumabsorption aus dem Darm fördert**.
- Bei gesichertem Hypoparathyreoidismus beginnt man mit einer Dosis von 10 mg Vitamin D (Vigantol®) pro Woche bzw. **30.000 E (= 1,5 mg) Vitamin D pro Tag + Zufuhr von 1.000 mg Kalzium pro Tag** und steigert die Dosis, bis eine stabile Serumkalziumkonzentration zwischen 2,0 und 2,3 mmol/l erreicht ist.
- Wegen der relativ **geringen therapeutischen Breite von Vitamin D** ist eine regelmäßige **Überwachung** des **Serumkalziumspiegels** notwendig.
- bei persistierender **Hyperphosphatämie** ⇒ Einschränkung der Phosphatzufuhr in der Nahrung (Milchprodukte), ggf. phosphatbindende Antazida

Prognose

Wenn es durch die Behandlung gelingt, funktionelle **Tetanien** und **organische Komplikationen** durch Anhebung des Serumkalziumspiegels in den unteren Normbereich zu **verhindern**, besteht eine günstige Prognose. Höhere Serumkalziumspiegel sind dabei allerdings zu vermeiden, da sonst eine deutliche **Hyperkalzurie** (⇒ Nephrokalzinose) auftreten kann.

Tetanie

Definition

Tetanie bezeichnet eine **Störung der Motorik und Sensibilität** als Zeichen einer **gesteigerten neuromuskulären Erregbarkeit**.

Man unterscheidet die

- **latente Tetanie** mit **Leistungsminderung**, **Sensibilitätsstörungen**, **uncharakteristischen Verkrampfungserscheinungen** (auch glatte Muskulatur), die sich bei Hyperventilation als Anfall manifestiert
- **manifeste Tetanie** in Form des **tetanischen Anfalls**, der einen meist nach Prodromalerscheinungen (z. B. Parästhesien) **symmetrisch einsetzenden** schmerzhaften, **tonischen Muskelkrampf** mit **Karpopedalspasmen** und **Tetaniegesicht** (gespitzte Lippen) beschreibt und nach Minuten bis Stunden mit einem Abklingen der Kontrakturen in der umgekehrten Reihenfolge ihres Auftretens endet

Ätiologie, Pathogenese

Tetanische Krankheitsbilder resultieren bei Verschiebung des **GYÖRGY-Quotienten** zugunsten des Zählers:

- **relative Serumkonzentration** von **K^+, Bicarbonat** oder **Hydrogenphosphat** ↑
- bzw. **Ca^{2+}, Mg^{2+}** oder **H^+** ↓

Serumelektrolytformel:

$$K = \frac{(K^+) \cdot (HCO_3^-) \cdot (HPO_4^{2-})}{(Ca^{2+}) \cdot (Mg^{2+}) \cdot (H^+)}$$

Auslösend sind demnach **hypokalzämische**, **hypomagnesiämische**, **hyperkaliämische** und **alkalotische Zustände**.

Pathogenetische Einteilung

Hypokalzämische Tetanie bei

- **Hypoparathyreoidismus**, **Vitamin-D-Mangel**, chronischer **Niereninsuffizienz** (⇒ **Kalzitriolmangel**, **Hyperphosphatämie**), Phosphatgabe und **Zitratbluttransfusion** (⇒ **Kalziumkomplexbildung**), Kalziumresorptionsstörungen, akuter **Pankreatitis**, **Malabsorptionssyndrom**

Normokalzämische Tetanie bei

- Hyperventilation (⇒ Alkalose), **Magnesium-Mangelsyndrom**, idiopathischer Tetanie, Erbrechen (⇒ **metabolische Alkalose**), **Hypochlorämie**, **zerebrale Tetanie** bei Hirntumoren, Schädel-Hirn-Trauma

Normokalzämische Hyperventilationstetanie

- **Angst** ⇒ **verstärkte Atmung** ⇒ **respiratorische Alkalose** ⇒ die an Serumproteine gebundenen Wasserstoffionen treten ins Serum über, um die Alkalose zu mindern. An die freigewordenen Valenzen der Proteine lagern sich freie Kalziumionen an.
- Es kommt daher zu einer Verschiebung von freiem Kalzium zu an Protein gebundenem Kalzium, **wobei der Anteil freien Kalziums abnimmt und das proteingebundene Kalzium zunimmt**.
- Da die membranstabilisierende Wirkung des Kalziums ausschließlich durch das freie ionisierte Kalzium zustande kommt, treten **Symptome einer Hypokalzämie** auf, **obwohl im Serum ein normaler Gesamtkalziumspiegel** vorliegt.

- Den Patienten wird „schwarz vor Augen", da der hyperventilationsbedingte CO_2-Mangel im Blut (**Hypokapnie**) zusätzlich eine **Engstellung der Hirngefäße** bedingt.

Symptomatik

Als Folge der schnelleren Nervenleitfähigkeit treten **Parästhesien** und **tetanische Krämpfe** auf.

Der **tetanische Anfall** ist charakterisiert durch
- **sensorische Symptome** ⇒ **Kribbelparästhesien** im Bereich von Lippen, Zunge, Fingern und Füßen
- **Karpopedalspasmen** (⇒ Pfötchenstellung der Hände), die lange anhalten können
- generalisierte **Muskelschmerzen**
- **Spasmen** der **Gesichtsmuskulatur** (⇒**Tetaniegesicht** mit gespitzten Lippen oder „Karpfenmaul")
- gel. auch **Laryngospasmus** (⇒ Asphyxie)
- **viszerale Tetanie** ⇒ Kardiospasmus, Pylorospasmus, Bronchialspasmus („tetanisches Asthma"), Blasen-, Sphinkter- und Analkrämpfe
- **vaskuläre Tetanie** ⇒ Wadenkrampf, **Stenokardie**, Migräne

Bei der **latenten Tetanie** (Serumkalziumwerte 7–8 mg/100ml) wird die gesteigerte neuromuskuläre Erregbarkeit erst nach **Provokation** durch Hyperventilation, Gabe von Natriumbikarbonat oder kalziumausschwemmenden Diuretika (z. B. Furosemid) manifest.

Diagnostik

Klinische Zeichen wie Chvostek-Zeichen, Fibularisphänomen, Pool-Schlesinger-Zeichen, Trousseau-Zeichen sind **nachweisbar** (siehe Abschnitt 5.1.3).

Labor

- **Serumelektrolyte** ⇒ Kalzium, Magnesium, Kalium, Phosphat und Chlorid
- **Urin** ⇒ Kalzium- und Phosphatausscheidung (Ellsworth-Howard-Test)
- ggf. **Blutgasanalyse**
- **CK und LDH**↑ als Folge schwerer tetanischer Anfälle (**Rhabdomyolyse**)

Hypokalzämie bezeichnet die Abnahme des **ionisierten Serumkalziums** <0,9 mmol/l bzw. eine **Gesamtplasmakonzentration** <2,2 mmol/l.

EKG

- bei hypokalzämischer Tetanie ⇒ **Verlängerung der QT-Dauer**

Neurophysiologische Befunde

- **Elektromyographie** ⇒ **repetitive Spontanentladungen** (Diplets/Multiplets)
- **elektrische Erregbarkeit** der Muskulatur ↑

Differentialdiagnose

- Epilepsie, zerebral bedingte Krämpfe, psychische Erkrankungen

Hypokalzämie bei
- primärem **Hypoparathyreoidismus** (Mangel an Parathormon)
- mangelnder Resorption von Kalzium und Vitamin D (**Vitamin-D-Mangel**)
- chronischer **Niereninsuffizienz** (verminderte Syntheserate der aktiven Form von Vitamin D)
- osteoblastischen Skelettmetastasen
- akuter **Pankreatitis** (Ca^{2+}-Verbrauch ↑)
- **Schilddrüsenkarzinom** (⇒ Kalzitoninproduktion)
- hohem Oxalsäuregehalt der Nahrung (⇒ **Kalziumoxalat**)

Therapie

- Therapie der **Grunderkrankung**

Entkrampfung durch
- **i.v.-Gabe von Kalzium** (z.B. 10-20 ml Calcium-Sandoz® 10–20 % langsam über 15 min i.v.)
- bei **Hyperventilationstetanie** ⇒ Rückatmung in einen Plastikbeutel, **Sedierung**

Cave: i.v.-Kalziumgabe bei **digitalisierten** Patienten ⇒ EKG-**Monitorkontrolle**

Hyperparathyreoidismus

Definition
- Der **primäre Hyperparathyreoidismus** entsteht durch **autonome Parathormonbildung** bei Adenom, Karzinom oder primärer Hyperplasie der Nebenschilddrüse.
- Der **sekundäre Hyperparathyreoidismus** entsteht durch **reaktive** Steigerung der Parathormonsynthese (⇒ **Hyperplasie aller Epithelkörperchen**) bei **chronischer Hypokalzämie**, die die Nebenschilddrüsen stimuliert. Der Rückkopplungsmechanismus zwischen Serumkalziumkonzentration und PTH-Sekretion ist dabei intakt.
- Der **tertiäre Hyperparathyreoidismus** entsteht nach extremer Ausprägung eines sekundären **Hyperparathyreoidismus** durch **gestörten Feedbackmechanismus** bzw. **Autonomisierung** der **Nebenschilddrüsenüberfunktion**.

- Der **Pseudohyperparathyreoidismus** entsteht durch **ektope Produktion** von PTH (selten) oder durch das **PTH related peptide**, das von epithelialen Tumoren gebildet wird.

Ätiologie, Pathogenese
Ursachen des **primären Hyperparathyreoidismus** (Parathormon ↑ ⇒ Hyperkalzämie)
- solitäre oder multiple **Adenome** der Nebenschilddrüse
- **primäre Hyperplasie** der Epithelkörperchen
- selten: **Karzinome** der Epithelkörperchen auch im Rahmen der **multiplen endokrinen Neoplasie**

Ursachen des **sekundären Hyperparathyreoidismus** (Hypokalzämie ⇒ Parathormon ↑ bei angestrebter Normokalzämie)
- **Sekundärer renaler Hyperparathyreoidismus** bei **chronischer Niereninsuffizienz**:

Abb. 5.32

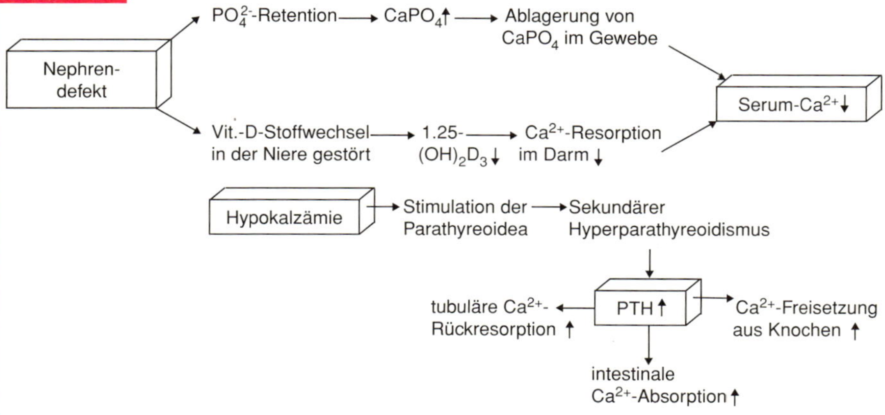

Hypokalzämie bei chronischer Nierensuffizienz (aus Lohr/Bös 1998)

Kalzitriolsynthese in der Niere↓ ⇒ **intestinale Kalziumresorption**↓. Zusätzlich führt die **Einschränkung der GFR** zu einer Zunahme des **Serumphosphats** (⇒ vermehrte Bildung von **Kalziumphosphat**).
Durch den fehlenden Synergismus zwischen Vitamin D und Parathormon kommt es zum **Absinken des Ca^{2+}-Spiegels**. Kompensatorisch versucht der Organismus den niedrigen Kalziumspiegel durch **reaktive Erhöhung der Parathormonsynthese** auszugleichen.

- **Sekundärer intestinaler Hyperparathyreoidismus** ist Folge einer Hypokalzämie **durch Kalziummalabsorption** bei verschiedenen Malabsorptions- und Maldigestionssyndromen. Oft besteht gleichzeitig auch ein **Vitamin-D-Mangel**.
- **Sekundärer, regulativer Hyperparathyreoidismus bei Vitamin-D-Mangel**
  Da **Parathormon** seine **Wirkungen** am **Knochen** und im **Intestinum** nur in Anwesenheit von **Vitamin D** voll entfaltet (**permissiver Einfluss des Vitamin D**), kann der Serumspiegel des Ca^{2+} unter Vitamin-D-Mangel nicht auf Normalwerten gehalten werden. Dies gilt auch für die **hepatischen Erkrankungen**, die zu einem gestörten Vitamin-D-Metabolismus führen oder für eine **Cholestase**, die mit einer Resorptionsstörung von Vitamin D einhergeht. **Folge** ist eine **reaktive** Steigerung der Parathormonsynthese.

Symptomatik

Spezifische Folgen des **primären Hyperparathyreoidismus** („**Stein-, Bein-, Magenpein**")

- **Nierenmanifestation**
  - Überschreitet das Löslichkeitsprodukt $Ca^{2+} \times PO_4^{2-}$ im Urin sein Maximum, kommt es zur Bildung von **Nierensteinen** (⇒ rez. Nierenkoliken) und durch Kalkablagerungen im Nierenpapillenbereich zur **Nephrokalzinose**.
- **Skelettmanifestation**
  - **Osteoporose** und Demineralisierung durch **Zunahme der Osteoklastenaktivität**
  - subperiostale **Knochenzysten** (braune Tumoren)
- **Gastrointestinale Manifestation**
  - **Cholelithiasis** (doppelt so häufig, wie Normalbevölkerung)
  - **Gastroduodenalulzera** (10%)
  - **Pankreatitis** (10%)
- Abnahme der neuromuskulären Erregbarkeit (⇒ **Muskelschwäche**)
- **Psychosyndrom** mit **Verwirrtheit**, Adynamie und **depressiver Verstimmung**
- erkrankungsassoziierte, meist **passagere Hypertonie** (⇒ vaskuläre Veränderungen)

Ein schwerer unbehandelter **primärer Hyperparathyreoidismus** führt **zur Osteodystrophia fibrosa cystica generalisata**. Die **Kalziummobilisation aus dem Knochen** durch den erhöhten Parathormonspiegel führt zu einem ständigen Um-, An- und Abbauprozess innerhalb des Knochengewebes. Die geregelte Knochenstruktur geht verloren, und es bilden sich **subperiostale Knochenzysten**, in die es **einbluten** kann (⇒ **braune Tumoren**).

Es können sämtliche Symptome der **Hyperkalzämie** (**Hyperkalzämiesyndrom**) bis zur **hyperkalzämischen Krise** auftreten.

Folgen der Hyperkalzämie

Als **Hyperkalzämie** bezeichnet man die Zunahme des **ionisierten Serumkalziums auf Werte >1,3 mmol/l**, bzw. eine **Gesamtplasmakalziumkonzentration von >2,7 mmol/l**.

- Es resultieren **Kalziumablagerungen** in Kornea, Synovia (⇒ **Kalziumsynovitis**) und Pankreasgängen (⇒ **Pankreatitis** durch kalziumbedingte Obstruktion).

Hyperkalzämische Krise (Anstieg des **Serumkalziumspiegels >3,5 mmol/l**)

- Polyurie (⇒ Exsikkose), Polydipsie
- **Obstipation**, **intestinale Koliken**, Nausea, Vomitus
- Verwirrtheit, Unruhe, **Somnolenz**, Koma
- **verminderte Muskelkraft** (auch Myokard)

- **Digitalisempfindlichkeit** des Herzens ↑
- **Rhythmusstörungen** ⇒ Herzstillstand

Spezifische Folgen des **sekundären Hyperparathyreoidismus**

- Symptome der **Grundkrankheit** (Nephro- bzw. Hepatopathie, Malabsorption)
- **Fibroosteoklasie** in Kombination mit Knochenmineralisationsstörungen und **Osteomalazie** durch gleichzeitigen Vitamin-D- oder D-Hormonmangel
- **Knochenschmerzen**, **Schwäche** im Bereich der proximalen **Muskulatur** durch Phosphatmangel (⇒ „Watschelgang"), **Frakturneigung** ↑

Diagnostik

Primärer Hyperparathyreoidismus

Serum

- intaktes Parathormon ↑ (intakter Midregion-assay)
- Kalzium ↑, Phosphat ↓
- alkalische Phosphatase ↑

Urin

- Kalzium ↑, Phosphat ↑ (Phosphaturie), Hydroxyprolin ↑

> Führt eine **Kalziumgabe** nur zu einer **geringen Senkung der Phosphatausscheidung**, so kann **kein primärer (autonomer) Hyperparathyreoidismus** vorliegen.

Sekundärer Hyperparathyreoidismus

Serum

- intaktes Parathormon ↑
- **Kalzium normal** oder ↓, Phosphat **normal** oder ↑ **(renale Ursache)**
- alkalische Phosphatase ↑

Urin

- Zeichen der Grundkrankheit (ggf. Kreatinin ↑, Harnstoff ↑)

Tertiärer Hyperparathyreoidismus

- überschießende PTH-Inkretion trotz Normo- oder sogar Hyperkalzämie

Pseudohyperparathyreoidismus

- intaktes Parathormon niedrig normal oder ↓

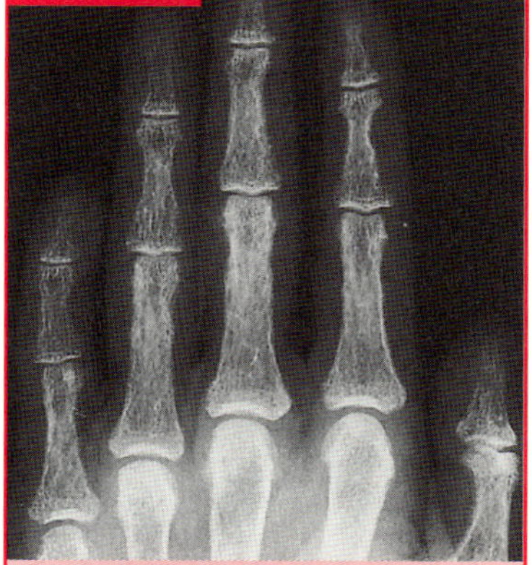

Abb. 5.33 Subperiostale Resorptionen beim primären Hyperparathyreoidismus (IMPP-Prüfungsabbildung)

Bildgebene Verfahren

- **Sonographie** zur präoperativen Diagnostik
- **Röntgen** ⇒ „Mattglaseffekt" des Schädels und der Handknochen durch diffuse Osteopenie, ggf. Knochenzysten, **subperiostale Resorption** im Bereich der **Metakarpalen** und der distalen Schlüsselbeine
  - Abdomenübersicht ⇒ Nephrolithiasis, Organverkalkungen
  - **Knochendensitometrie** zur Verlaufskontrolle!

Differentialdiagnose

Ursachen einer Hyperkalzämie

- **neoplastische Erkrankungen** (häufigste Ursache beim Erwachsenen!)
  - Malignome mit **osteolytischen Skelettmetastasen** (z.B. Plasmozytom ⇒ Untersuchung des Knochenmarks, Immunelektrophorese), Lymphome, Leukämien
  - **paraneoplastisches Syndrom** (Tumoren mit endokriner Aktivität ⇒ Sekretion von Parathormon)

- M. Boeck (**Sarkoidose** ⇒ Kalzitriol↑ (von Granulomen produziert), **PTH intakt**↓)
- **Hyperthyreose** (Knochenstoffwechsel↑)
- familiäre **hypokalziurische Hyperkalzämie** (Kalzium im Urin↓)
  - Das Syndrom der familiären hypokalziurischen Hyperkalzämie wird autosomal-dominant vererbt und zeigt eine 100%ige Penetranz. Es ist durch eine persistierende Hyperkalzämie seit früher Kindheit gekennzeichnet. Die Nierenfunktion bleibt erhalten. Nephrolithiasis tritt selten auf. Allerdings kann begleitend eine schwere Pankreatitis auftreten.
- Milch-Alkali-Syndrom (**metabolische Alkalose**, keine Hyperkalzurie)
- langdauernde **Immobilisation** (⇒ u.a. Osteoklastenaktivität↑)
- **Vitamin-D-Intoxikation**, exzessive Kalziumzufuhr ⇒ **PTH intakt**↓

Befunde bei Vitamin-D-Intoxikation:
- **akut** ⇒ **Kopfschmerzen**, Appetitlosigkeit, **hartnäckige Obstipation**, Erbrechen, **Muskelhypotonie** und allgemeiner körperlicher Verfall
- **persistierende Vitamin-D-Intoxikation** ⇒ Ablagerung von Kalzium in Blutgefäßen (**Arteriosklerose**) und in parenchymatösen Organen (z.B. Niere) sowie **generalisierte Osteosklerose**
- **Serum** ⇒ Kalzium und Phosphat↑
- **Urin** ⇒ Kalzium↑, Phosphat↓ ⇒ Gefahr einer **Nephrolithiasis** und **Nephrokalzinose!**

Therapie

Allgemeinmaßnahmen
- Dehydratationszustände und Immobilität vermeiden
- keine Thiaziddiuretika, Digitalispräparate

Chirurgische Therapie
- beim primären und tertiären (autonomen) HPT **mit klinischer Symptomatik** ⇒ subtotale **Parathyreoidektomie** und Belassen eines für eine Euparathyreose ausreichenden Nebenschilddrüsenrests oder
- bei **Hyperplasie aller Epithelkörperchen** ⇒ **totale Parathyreoidektomie** mit Autotransplantation von Nebenschilddrüse in die Unterarmmuskulatur
- bei **MEN-I-** oder **MEN-II-Syndrom** ⇒ **multiglanduläre Hyperplasie** ⇒ **Resektion der pathologisch veränderten Nebenschilddrüse** (operative Erfolgsrate ist ungünstiger als bei der sporadischen Ein-Drüsen-Erkrankung)
- bei **Nebenschilddrüsenkarzinom** ⇒ ipsilaterale **Thyreoidektomie** und **Parathyreoidektomie** mit zentraler bzw. zervikolateraler **Lymphadenektomie**

Medikamentöse Akuttherapie
- **Infusion von physiologischer Kochsalzlösung** (3–4 l/d) ⇒ GFR↑ ⇒ Kalziumausscheidung↑; eine ausreichende Kaliumsubstitution beachten
- **Schleifendiuretika** ⇒ Förderung der Kalziumausscheidung nach vorherigem Volumenausgleich (z.B. Furosemid >40–80 mg/Std. i.v.)
- **Kalzitonin** hemmt die Osteoklastenaktivität (z.B. Karil®, Cibacalcin® 4–6 mal 100 E/d).
- **Bisphosphonate** ⇒ Inhibition der Knochenresorption bei osteolytischer Hyperkalzämie (Infusionen von 300mg Clodronat (z.B. Ostac®) oder 15–30 mg Pamidronat/d (z.B. Aredia®))

Langzeitmaßnahmen zur Kalziumsenkung
- kalzium- und Vitamin-D-arme Diät (<100 mg Kalzium/d)
- intermittierende i.v.-Gabe von **Bisphosphonaten**
- **Glukokortikoide** (z.B. 40–100 mg Prednisolon/d) insbesondere bei Sarkoidose und Vit.-D-Intoxikation ⇒ intestinale Kalziumabsorption↓
- ggf. **orale Phosphatgaben** (z.B. 600–800 mg Reducto® spezial); **cave**: Kalziumphosphatausfällung in den Weichteilgeweben
- bei **Therapieresistenz** ⇒ Mithramycin (osteoklastenhemmendes Zytostatikum)

Sekundärer Hyperparathyreoidismus
- Therapie der Grundkrankheit

Indikation zur **Parathyreoidektomie** beim **Hyperparathyreoidismus**
- bei **konservativ nicht beherrschbarer Osteopathie** (1 % nach 2jähriger Behandlung, etwa 20 % nach 10-jähriger Dialysedauer)
- **Hyperkalzämiepersistenz** (>2,8–3,0 mmol/l) **nach Nierentransplantation**

Renaler Hyperparathyreoidismus
- phosphatarme Diät (Meiden von Schmelzkäse, Leberwurst u. a.)
- bei **Hyperphosphatämie** ⇒ phosphatbindende Medikamente ⇒ z. B. **Kalziumkarbonat** (z. B. Calci-Gry®) bis zu etwa 3 g/d
- **Kalzitriol**substitution; **vorher Serumphosphat senken**!

Intestinaler Hyperparathyreoidismus
- **orale Kalziumzufuhr** (z. B. Calcium-Sandoz®, Calcipot®, Frubiase® Calcium, Ospur® Calcium 1.000, Löscalcon®), Kombinationspräparate von Kalzium und Vitamin D
- wöchentliche **Injektionen von 50.000 IE Kalzitriol** (Therapieeffekt erst nach 3–4 Wochen „**hungry bone disease**")
- **Calcifediol** (z. B. Dedrogyl®) bei Leberparenchymerkrankungen

Wichtig zur Vermeidung einer Intoxikation ist die **ständige Laborkontrolle** des Kalziumstoffwechsels!

Prognose
- nach erfolgreicher **Parathyreoidektomie** ⇒ günstige Beeinflussung der ossären und renalen Symptomatik sowie des Hyperkalzämiesyndroms
- **Letale Spätverläufe** sind durch terminale Niereninsuffizienz, vaskuläre Veränderungen und **hyperkalzämische Krisen** möglich.

Prävention der renalen Osteopathie
- Die **orale Kalziumzufuhr** sollte etwa 1.000 bis 1.500 mg/d betragen.
- Die **Hyperphosphatämie** sollte durch diätetische Beschränkung oder die Gabe von aluminiumfreien, phosphatbindenden Medikamenten, vorzugsweise **Kalziumkarbonat**, normalisiert werden.
- Durch die **prophylaktische Gabe von Kalzitriol** kann die verminderte **tubuläre Kalzitriolsynthese ausgeglichen** und die Entwicklung eines renalen **Hyperparathyreoidismus** verzögert werden.
- Bei **dialysepflichtiger terminaler Niereninsuffizienz** lässt sich der Serumkalziumspiegel durch eine hohe Kalziumionenkonzentration im Dialysat anheben.

Exkurs: Knochenstoffwechsel
Das **Knochengewebe** besteht aus
- Zellen (Osteoblasten, Osteoklasten, Osteozyten)
- Matrix (Osteoid)
- Mineralien (Kalzium, Phosphat)

Hormone, die den Knochenstoffwechsel beeinflussen, sind
- **Somatotropin** (STH) ⇒ stimuliert Osteoblastenaktivität
- **Thyroxin** ⇒ fördert Knochenumbau
- **Glukokortikoide** ⇒ hemmen die Bildung von Knochengrundsubstanz
- **Östrogene** ⇒ hemmen Osteoklastenaktivität

Regulierenden Einfluss auf die **Osteozyten**, die Kalzium und Phosphat aufnehmen oder diese Ionen bei Bedarf ins Blut wieder abgeben können, haben

- **Vitamin D**
- **Hormone** (Parathormon, Kalzitonin)
- **mechanische Beanspruchung** des Knochens

Ein **Mangel an Vitamin D** führt zu charakteristischen Störungen des Kalzium- und Phosphathaushalts.

Ursachen des Vitamin-D-Mangels
- **fehlende UV-Bestrahlung** der Haut (Störung der Reaktion von 7-Dehydrocholesterin zu Cholekalziferol)
- **Leberschäden** (fehlende Hydroxylierung des Cholekalziferols zu 25-OH-Cholekalziferol)
- **Nierenschäden** (fehlende Synthese der aktiven Wirksubstanz 1,25-$(OH)_2$-Cholekalziferol)
- **Malabsorptionssyndrome**

Folgen
- **Rachitis** bzw. **Osteomalazie**
- verminderte enterale Ca^{2+}-Resorption und **Absinken des Serumkalziums**
- **Absinken des Serumphosphatspiegels** mit Phosphaturie (u.a. weniger Kalzium zur Bildung von $CaPO_4$)
- **unvollständige Mineralisation des Osteoids** führt zur Knochenerweichung (**Osteomalazie**)
- **reaktive Stimulation** der **Osteoblasten** (alkalische Phosphatase ↑)
- **regulativer, sekundärer Hyperparathyreoidismus**

Abb. 5.34

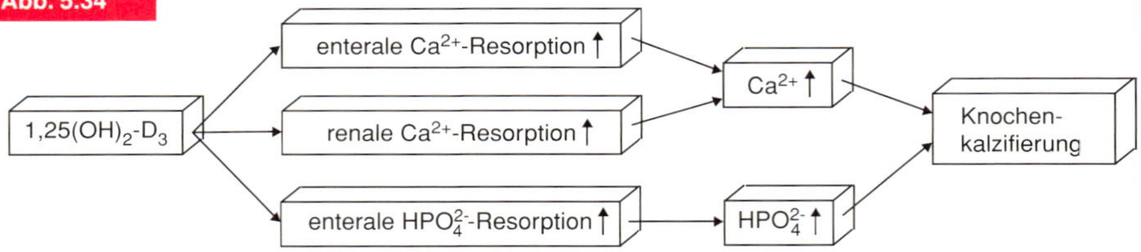

Kalziumresorption unter Vit.-D_3-Einfluss (aus Lohr/Bös 1998)

Bilanz des Knochenstoffwechsels
Beim Erwachsenen ist der Knochenstoffwechsel ein **dynamisches System**, bei dem sich Knochenauf- und -abbau die Waage halten.
- Der Knochenaufbau erfolgt durch die **Osteoblasten**. Durch sie erfolgt die Synthese von Kollagen, Glykoproteinen und Proteoglykanen, die nach Sezernierung in den Extrazellulärraum die Knochenmatrix (**Osteoid**) bilden. Die dabei ins Blut sezernierte **alkalische Phosphatase** dient in der Diagnostik zum Nachweis der Osteoblastentätigkeit.
- An dieser Matrix setzen anschließend **Mineralisierungsvorgänge** ein (Einlagerung von Kalzium und Phosphat als Hydroxylapatit, Karbonatapatit und Fluorapatit), die dem Knochen eine hohe mechanische Stabilität geben.
- Der Knochenabbau geschieht durch die **Osteoklasten**. Sie sind Antagonisten der Osteoblasten, wobei ihre Aktivität rund 100-mal höher ist als die der Osteoblasten. Im Alter überwiegt die **Osteoklastentätigkeit**, und es kommt zur verstärkten Knochenresorption (**Altersatrophie**).

Störungen dieses Gleichgewichts, bei denen der Knochenabbau überwiegt, haben eine negative Bilanz der Skelettbildung (**Osteopenie**) zur Folge. **Klinische Erscheinungsbilder** sind die **Osteoporose** und die **Osteomalazie**.

Osteomalazie

Bei der **Osteomalazie** ist die **Mineralisation** der **neugebildeten Knochenmatrix** (Spongiosa und Kompakta) **vermindert**. Dies führt zur „Knochenerweichung".

Bei der **Rachitis** ist demgegenüber zusätzlich auch die **Wachstumsfuge** (⇒ **Kindesalter**) betroffen.

Ätiologie und Pathogenese

Ursachen

- **Vitamin-D-Mangel** (s. dort)
- **Vitamin-D-Stoffwechselstörungen** (durch Phenylhydantoin, bei chronischer Niereninsuffizienz)
- renal-tubuläre Funktionsstörungen (**familiärer Phosphatdiabetes**, renal-tubuläre Azidose)
- Phosphatasemangel (Mangel an alkalischer Phosphatase)
- Knochenumbaustörungen (passager bei Nebenschilddrüsenresektion und Fluortherapie)
- angeborener **Mangel an 1α-Hydroxylase**
- **Rezeptordefekt** der Zielzellen für Kalzitriol

Symptomatik

- **Mögliche Skelettdeformierungen**
  Glockenthorax, Trichterbrust, Skoliose, Keil- bzw. **Fischwirbel**, Genu valgum oder varum, **Caput quadratum, rachitischer Rosenkranz** (⇒ Schwellung der Rippen am Übergang der Knorpel-Knochen-Grenze)
- rasche Ermüdbarkeit, Adynamie, Muskelschwäche, **Knochenschmerzen**

Diagnostik

Laborwerte

- Serumkalzium normal oder leicht vermindert
- Phosphat↓ , bei Niereninsuffizienz↑
- alkalische Phosphatase↑ (Osteoblasten)

Knochenbiopsie ⇒ **unverkalkte Knochengrundsubstanz** (Osteoidsäume) besonders an Stellen starker mechanischer Beanspruchung (lebhafte Knochengewebsregeneration)

Röntgenbild ⇒ verminderte Dichte und Konturunschärfe der Knochen; band- oder spaltförmige Aufhellungen („**Pseudofrakturen**“ = Looser-Umbauzonen)

Differentialdiagnosen

Ursachen des Vitamin-D-Mangels

- **Malabsorption** ⇒ Hyp**o**phosphatämie + **25-(OH)-D_3**↓
- **Niereninsuffizienz** ⇒ Hyp**er**phosphatämie + **Kalzitriol**↓

Therapie

Ernährungsbedingter **Mangel an Vitamin D**

- orale Gabe von Vitamin D_3 nach den Mahlzeiten von 1.000–4.000 IE (25–100 µg) ggf. bis 20.000 IE (100–500 µg) steigern über 4 Wochen, Dosis bedarfsgerecht anpassen

Mangel an Vitamin D bei **Maldigestion** oder **Malabsorption**

- orale Gabe von 40.000–400.000 IE (1–10 mg/d) Vitamin D_3 (Cholekalziferol) **oder**
- i.m.-Gabe von Vitamin D_3 (600.000 IE) oder **UV-Bestrahlung** der Haut

Osteopathie bei **eingeschränkter Nierenfunktion**

1. Normalisierung eines erhöhten Serumphosphatspiegels auf Werte zwischen 3,5 und 5,5 mg/dl (1,13–1,78 mmol/l)
2. **Kalzitriol** (z.B. Rocaltrol® 0,25 µg/d) mit langsamer Steigerung auf 0,5 µg/d
3. in der prädialytischen Phase ⇒ zusätzlich 1–2 g **Kalzium oral**

Osteomalazie unter Antikonvulsivatherapie

- orale Gabe von Vitamin D_3 oder Kalzitriol (meist mehrmonatige Behandlung)

Die **Dosierung** richtet sich **nach** den **Laborparametern**.

Osteoporose

Definition

Osteoporose bezeichnet die lokalisierte oder generalisierte **Atrophie des Knochens** durch **pathologisch gesteigerten Knochenabbau** bei **normaler Knochenneubildung**.
Pro Volumeneinheit sind **Matrix und Mineralgehalt gleichmäßig vermindert**.

Ätiologie, Pathogenese

Die Knochensubstanz nimmt bei beiden Geschlechtern jenseits des 40. Lebensjahres um bis zu 1,5 % jährlich ab. **Begünstigende Faktoren** sind ein Mangel an körperlicher Bewegung und eine zu geringe Aufnahme von Kalzium mit der Nahrung.
Bei der **Altersosteoporose** wird hauptsächlich **weniger Knochen neu gebildet**, während bei der nach den Wechseljahren auftretenden **postmenopausalen Osteoporose Knochensubstanz beschleunigt abgebaut** wird.

Grundtypen der **primären Osteoporosen** (95 % der Fälle)
- **Typ-I-Osteoporose** (postmenopausale **Osteoporose**) durch Ausfall der Östrogenproduktion (⇒ erhöhter Knochenabbau, sog. high-turnover-Osteoporose)
- **Typ-II-Osteoporose** (senile **Osteoporose**) durch verminderte Knochenbildung (sog. low-turnover-Osteoporose) und reduzierte Kalzitriolproduktion in der Niere
- **idiopathische Osteoporose** junger Menschen (Ursache unbekannt)

Sekundäre Osteoporosen
- **endokrine Ursachen wie** Hyperkortisolismus (Cushing-Syndrom, Glukokortikoidtherapie), Hyperthyreose, Hypogonadismus
- **Kalziummangel** bei Magen-Darm-Krankheiten (⇒ **Malabsorption**)
- **Inaktivitätsatrophie** bei fehlender Mobilität (Immobilisation)
- **Erbkrankheiten** (z. B. Osteogenesis imperfecta, Glykogenose Typ I)
- rheumatoide Arthritis
- medikamentös (z. B. Heparingabe > 6 Monate, Antazida)

Symptomatik

- abnorme **Frakturneigung** (schon unter geringer Belastung)
- **osteoporotische Wirbelkörperverformungen** ⇒ typische Körperhaltung: **Hyperkyphose** (Gibbus-Bildung) und **Hyperlordose** der Lendenwirbelsäule mit **Größenabnahme** (Verkürzung der Oberlänge ⇒ Absinken der Hände zu den Knien)
- **chronische Schmerzen** durch
  - **Wirbelkörperdeformierungen**, die zur lokalen Fehlbelastung mit muskulärer Dysbalance führen
  - **vertebrale Trümmerfrakturen** mit subperiostalen und subligamentären Blutungen und **Nervenkompression**
  - **sekundäre Arthrosen** und **Ansatzmyotendinosen**

Diagnostik, Differentialdiagnose

Skelett-Röntgenbild
- Nachweis von Frakturen, **vermehrte Strahlentransparenz**
- **Verlust der horizontal orientierten Trabekel** bei Hervortreten der kortikalen Endplatten und der verbleibenden, vertikal orientierten, gewichtstragenden Trabekel der Wirbelkörper
- **anteriore Keilwirbelbildung** in der Thoraxregion und Zunahme der intervertebralen Zwischenräume in der Lumbalregion v. a. bei Wirbelfrakturen
- Kortikalis der langen Röhrenknochen dünn mit **glatten periostalen Oberflächen** (im Gegensatz dazu beim **Hyperparathyreoidismus** ⇒ irreguläre Kortikaliskontur durch subperiostale Resorption)

Eine „**radiologische Osteopenie**“ kann radiologisch erst bei einem Knochenverlust von > 40 % sicher diagnostiziert werden. Ihr kann auch eine Osteomalazie, **Mischformen** von **Porose** und **Malazie**, eine Osteodystrophie sowie eine tumorbedingte Osteolyse zugrunde liegen.

Abb. 5.35

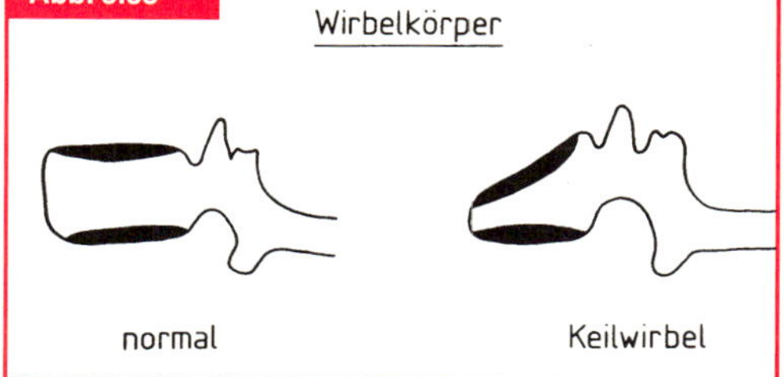

Keilwirbelbildung bei Osteoporose (aus Lohr/Bös 1998)

- Die **Osteodensiometrie** (Knochendichtemessung) erfolgt beim Vorliegen von Risikofaktoren (u.a. Hyperthyreose, Malabsorptionsyndrome) oder des Verdachts auf eine Wirbelkörperfraktur nach nicht-adäquatem Trauma mittels **DXA** (Dual X-ray Absorptiometry) oder **DEXA** (Dual energy X-ray Absorptiometry). Als klinisch relevanter Schwellenwert gilt dabei ein T-Wert von –2,5.
- Neben der **Dual-Photonen-Absorptiometrie** ist auch ein **quantitatives CT** zur Messung der Knochendichte möglich
- **Knochenbiopsie** (nur bei spez. Fragestellung) ⇒ Verminderung der Kortexdicke und der Anzahl und Größe der Spongiosabälkchen bei normaler Dicke der Osteoidnähte

Laborwerte
- Serumspiegel für Kalzium und Phosphor bei primärer Osteoporose **normal**
- **alkalische Phosphatase** bei **Frakturen** oder „**high-turnover**“**-Osteoporose** leicht erhöht

Tab. 5.5 Laborwerte bei verschiedenen Erkrankungen

Erkrankung	Kalzium i. S.	Phosphat i. S.	alk. Phosphatase
Osteoporose	n	n	n/↑
Osteomalazie	↓	n/↑	↑
prim. Hyperparathyreoidismus	↑	↓	↑
Malignom	↑	n	↑

normal n, erhöht↑, vermindert↓

Therapie

Antiresorptive Therapie
- **Kalzium und Vitamin D**: Aufgrund der aktuellen klinischen Datenlage gilt für Frauen in der Menopause die kombinierte Gabe von Kalzium (1000–1500mg/d) und Vitamin D (400–800 IE/d) derzeit **als Basistherapie**. Sie ist jedoch bei Nephrolithiasis kontraindiziert.
- **Bisphosphonate** wie Alendronat, Clodronsäure, Pamidronsäure und Risedronat verbessern die Knochendichte und senken das Frakturrisiko. Sie hemmen in therapeutischen Dosen die Funktion der Osteoklasten. Dies führt zum Zugewinn an Knochenmasse.
- Etwa 25 % aller Frauen verlieren durch Absinken der Östrogenspiegel in der Menopause jährlich bis zu 3 % ihrer Knochenmasse. In diesen Fällen kann

Abb. 5.36

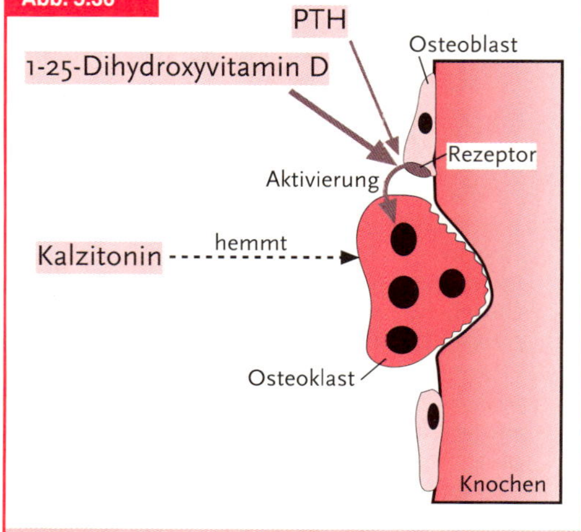

Kalzitoninwirkung

man durch die **Zufuhr von Östrogenen** den Verlust von Knochensubstanz verzögern oder verhindern.
- Dieser Effekt (Estrogene ab 0,6 mg/d; Estradiolpräparate ab 1 mg/d) ist besonders bei beschleunigtem Knochenstoffwechsel bis zu 10 Jahre nach der Menopause am größten. Bisher gibt es allerdings keine eindeutige Evidenz für eine Frakturverhütung durch Estrogene. Selektive Estrogenrezeptor-Modulatoren (SERM) stellen hierzu eine sinnvolle Alternative dar. **Raloxifen** (Evista®) führt zu einer Senkung der Wirbelkörperfrakturrate. Auch die Knochendichte wird positiv beeinflusst.
- Die Gabe von **Kalzitonin** kann den gesteigerten Knochenabbau direkt an den Osteoklasten hemmen. Die Hälfte der Patienten gibt dabei gleichzeitig eine (**zentral**) **analgetische Wirkung** an.
  Kalzitonin wirkt **besonders günstig bei Osteoporose mit hohem Knochenumsatz** und wird zur Kurzzeittherapie der schmerzhaften osteoporotischen Wirbelfraktur, beim M. Paget oder zur Behandlung von Hyperkalzämien (primärer Hyperparathyreoidismus, Tumorhyperkalzämie) eingesetzt.
  Präparate: z.B. Karil® 100 IE/d s.c. während 2–4 Wochen, anschließend halbe Dosis/Woche bis zu 8 Wochen

Knochenaufbauende Therapie
- Mit der **Fluoridtherapie** der Osteoporose, die 1961 durch Untersuchungen von Rich und Mitarbeitern begründet wurde, soll eine Verminderung bzw. Prävention osteoporotischer Knochenbrüche erreicht werden. Da **Fluoride Osteoblasten stimulieren** und eine **vermehrte Knochenmatrixsynthese** an noch vorhandenen Reststrukturen des osteoporotischen Knochens bewirken können, wäre bei ihrer Anwendung eine Verstärkung knöcherner Reststrukturen mit Zunahme der verminderten Knochenmasse und eine Verbesserung der biomechanischen Qualität des Knochens zu erwarten. Das durch die **Bildung von Fluorapatit** gebildete stabilere Mineral führt allerdings nicht notwendigerweise auch zu einer vermehrten biomechanischen Stabilität des Knochens. Demgegenüber wird eine **deutliche Zunahme peripherer Knochenbrüche** beschrieben. Gesichert ist dagegen, dass es unter der Fluoridtherapie zu einem **Dichteanstieg im Bereich der Wirbelkörperspongiosa** kommt. Insbesondere profitieren solche Patienten von der Gabe von **Natriumfluorid** oder **Natriumfluorophosphat**, die eine Osteoporose mit langsamem Knochenumbau aufweisen (Mittel der 2. Wahl).

Nach aktuellen Studienergebnissen sind Bisphosphonate den Fluoriden vorzuziehen.
- **Strontiumranelat** hemmt den Knochenabbau und fördert die Knochenbildung. In einer Phase-III-Studie war die Rate neuer Wirbelbrüche bei Frauen, die täglich Strontiumranelat erhielten, um mehr als 40% geringer als in der Placebo-Gruppe und die Knochenmineraldichte nahm zu. Zusätzlich erhielten alle Frauen bis zu 1000 mg Kalzium und 400–800 IE Vitamin D.
- Das **rekombinante humane Parathormon-Fragment Teriparatid** (Forsteo®) ist osteoanabol wirksam, indem es die Bildung und Aktivität von Osteoblasten anregt. Es senkt in ersten Studien die Inzidenz von Wirbelkörper-Frakturen innerhalb von 21 Monaten signifikant.

Spezielle Pharmakotherapie zur Verhinderung von Wirbelkörperfrakturen
- **Alendronat** (Fosamax®) 10 mg/d oder **Risedronat** (Actonel®) 5 mg/d oder **Raloxifen** (Evista®) 60 mg/d; jeweils zusätzlich 500-1000 mg Kalzium + 400-800 IE Colecalciferol p.o. täglich nach Bedarf.

Prävention
Zu Beginn der Menopause sollte die Knochenmasse so groß wie möglich sein, was sich durch **kalziumreiche Kost und körperliche Betätigung** erreichen lässt.
Prophylaktische Maßnahmen:
- Frühbehandlung ursächlicher primärer Erkrankungen (z.B. Substitution bei Hypogonadismus)
- **Ernährung** mit genügend Eiweiß, **Kalzium (800–1200 mg/d)** und Vitamin D
- regelmäßige **körperliche Betätigung**
- **Östrogensubstitution** bei vorzeitiger Menopause und osteoporosegefährdeten Frauen in der Peri-/Postmenopause (Indikationsstellung durch Densitometrie)
- **Vermeiden von** langdauernder **Immobilisation**, nicht indizierter Kortikosteroid- oder Heparinmedikation

Morbus Paget
Siehe Seite 632 ff.

5.6 Endokrines Pankreas und Kohlenhydratstoffwechsel

Insulin

- **Insulin** ist ein Peptidhormon, das **in den B-Zellen (Synonym: β-Zellen) der Langerhans-Inseln der Bauchspeicheldrüse** (Pankreas) **gebildet** wird. Es besteht aus 2 Ketten von Aminosäuren. Die A-Kette (21 Aminosäuren) ist mit der B-Kette (30 Aminosäuren) über zwei Disulfidbrücken verbunden.
- Bei der **biologisch inaktiven Vorstufe** des Insulins, dem **Proinsulin** (83 Aminosäuren), sind A- und B-Kette durch ein Verbindungspeptid (connecting peptide, **C-Peptid)** miteinander verknüpft.
- Im Golgi-System der Zellen entsteht durch Abspaltung des **C-Peptids** Insulin, das in den Vesikeln der **B-Zellen** als Zinkkomplex gespeichert und von dort an das Blut abgegeben wird.
- **Zirkulierendes Insulin** wird im Blut durch **Insulinasen** inaktiviert (biologische **HWZ** ⇒ **5 min**).

Insulinwirkung

- Unter dem Einfluss von **Insulin** wird der Blutzuckerspiegel dadurch gesenkt, dass **Insulin** die **Glukose-aufnahme** in die **Zellen steigert** und die **Zuckerverwertung** bzw. **-Speicherung zunimmt**.
- **Insulin** fördert, wenn der primäre Glukosebedarf gedeckt ist, den **Glykogenaufbau** und die **Eiweiß-** und **Fettbildung** aus **Kohlenhydraten**.

Wirkungsweise

Insulin wirkt, da es die Zellmembran nur schlecht durchdringen kann, **an Zellrezeptoren**. Im wesentlichen resultieren daraus drei **unterschiedliche Wirkungsmechanismen:**

- Der mit Insulin beladene **Rezeptor wird in das Zellinnere aufgenommen**, wo **Insulin** abgespalten und **inaktiviert** wird (⇒ down regulation).
- Die Bindung des Rezeptors mit Insulin führt zu einem **Rezeptor-Insulin-Komplex** mit Enzymwirkung, der **in der Zelle Proteine phosphorylieren** kann.
- Im **Muskel-** und **Fettgewebe** bewirkt die Reaktion von Insulin mit seinem **Rezeptor** die **Mobilisierung von Glukosetransporteinheiten**, die zuvor im Zellinneren liegen und daraufhin an die äußere Zellmembran verlagert werden.

Insulinmangel, aber auch **Störungen im Bereich der Insulinrezeptoren** oder der **zellulären Glukoseverwertung** führen zum **Diabetes mellitus**, der - nach Überschreiten der Harnschwelle – mit einer **Glukosurie** einhergeht.

Diabetes mellitus

Definition

Der **Diabetes mellitus** bezeichnet eine chronische **Störung des Kohlenhydratstoffwechsels**, die im Nüchternzustand und nach der Nahrungsaufnahme mit **erhöhtem Blutzucker (Hyperglykämie)** und **Glukosurie** einhergeht.

Altersformen des Diabetes mellitus

Beim genetisch präformierten Diabetes mellitus lassen sich zwei verschiedene **Altersformen** abgrenzen:

1. **Juveniler Diabetes mellitus (Typ I = insulinabhängig)**
   - absoluter **Insulinmangel** bei nahezu kompletter **β-Zell-Insuffizienz**
2. **Erwachsenendiabetes (Typ II = nicht insulinabhängig)**
   - relativer **Insulinmangel** bei **Insulinresistenz** (Insulinkonzentration↑ ⇒ Stoffwechseleffekt↓) und/**oder Insulinsekretionsstörung**

Stadieneinteilung des Diabetes mellitus (WHO):

Potentieller (Prä-) Diabetes

- Hierunter fallen Personen mit nicht-pathologischem Glukosetoleranztest, denen mit großer Wahrscheinlichkeit ein Diabetes vorausgesagt werden kann.
- Anamnestisch belastend sind **Diabetiker in der Familie, Altersdisposition, Adipositas, Syndrom X, Schwangerschaftsanamnese** (übergewichtiges Kind, „big baby", Frühgeburten, Hydramnion).

Latenter Diabetes
- Patienten mit normaler Glukosetoleranz, die jedoch unter starker Belastung (Streß, Gravidität, Infekte, Übergewicht) zeitweilig pathologisch wird
- **LADA** (latent autoimmune diabetes in adults) wird dem Typ 1 Diabetes zugeordnet. Der latent insulinpflichtige Diabetes im Erwachsenenalter ist mit einem langsam zunehmenden Verlust der Betazellfunktion verbunden. Es ist ein rascher Wirkungsverlust von oralen Antidiabetika zu erwarten.

Asymptomatischer Diabetes (subklinischer Diabetes)
- Patienten mit dauernder **pathologischer Glukosetoleranz** bei normalen Nüchternblutzuckerwerten

Manifester Diabetes
- Die Diagnose ist zu stellen, wenn **permanent** eine **Hyperglykämie** und **Glukosurie** vorliegen. Je nachdem, wie lange der Diabetes schon besteht, finden sich weitere Organschädigungen (Arteriosklerose, Nephropathie, Retinopathie). **Klassifikation der Diabetestypen** (WHO):

Pathologische Glukosetoleranz (impaired glucose tolerance = IGT)
- mit Adipositas
- ohne Adipositas
- durch sekundäre Ursachen

Primärer Diabetes mellitus
- **Typ I**: **I**nsulinabhängiger („**d**ependent") Diabetes mellitus (**IDDM**)
- **Typ II** (90% d.F.): **N**icht **i**nsulinabhängiger („**non-d**ependent") Diabetes mellitus (**NID**DM)
  - normalgewichtig (10% d.F.)
  - übergewichtig (80% d.F.)
- **MODY** (maturity-onset-diabetes of the young people)
- **Gestations-Diabetes-mellitus** (GDM= Schwangerschaftsdiabetes)

Sekundärer Diabetes mellitus
- u.a. bei Pankreaserkrankungen, Hämochromatose, endokrinen Störungen, medikamentös, Malnutrition, Hirata-Syndrom

Häufigkeit

- Obwohl in Deutschland **jeder Vierte prädisponierende Erbanlagen** aufweist, sind nur etwa **4** bis **5 %** der Gesamtbevölkerung **an einem Diabetes mellitus erkrankt**.
- Im Gegensatz zum insulinabhängigen Diabetes mellitus (Typ I, **IDDM**), der eine ausgeglichene Geschlechtsverteilung zeigt, erkranken am **nicht insulinabhängigen Diabetes mellitus** (Typ II, **NIDDM**) mehr Frauen als Männer. Das **Häufigkeitsmaximum** liegt dabei zwischen dem 50. und 80. Lebensjahr.
- Nahezu **jeder Zehnte der über 70jährigen** weist einen Diabetes mellitus auf.

Abb. 5.37

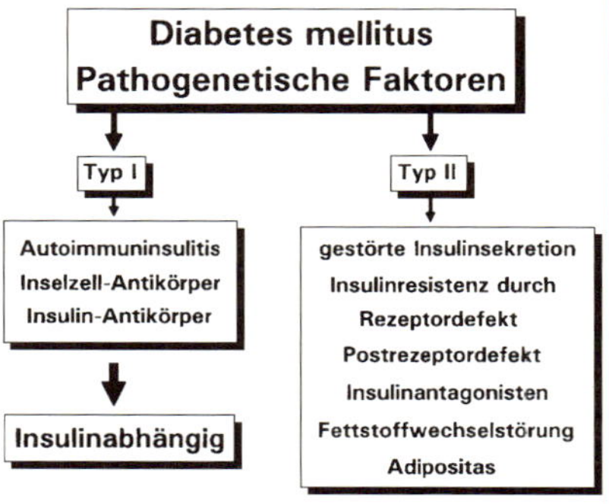

Pathogenetische Faktoren des Diabetes mellitus (aus Lohr/Bös 1998)

Ätiologie, Pathogenese

Genetische Faktoren

Es wird eine **multifaktoriell bedingte Krankheitsursache** angenommen, **wobei mehrere Genprodukte zusammenwirken**. Infolge kaum verminderter Fertilität gut eingestellter Diabetikerinnen ist mit einer zunehmenden Verbreitung der diabetischen Anlage zu rechnen.

- Beim **Typ-I-Diabetes** findet man zu Beginn der Erkrankung eine entzündliche Reaktion des Inselgewebes der Bauchspeicheldrüse, deren genetische Disposition auf Merkmalen des **Chromosoms 6** beruht. Personen mit den **HLA DR3** und/oder **DR4** haben eine erhöhte Disposition, diese Form des Diabetes zu entwickeln.

- Beim **Typ-II-Diabetes** fehlen solche Immunphänomene.
  Hohe Übereinstimmung bei eineiigen Zwillingen und familiäre Häufung weisen auf eine **genetische Veranlagung hin, deren Anlage autosomal-dominant vererbt wird**. Das Diabetesrisiko ist bei Verwandten 1. Grades fast doppelt so hoch wie in der übrigen Bevölkerung!
- Bei der seltenen **monogenen Form des juvenilen Diabetes** mit **autosomal-dominanter Vererbung** beginnt die Erkrankung meist um das 20. Lebensjahr (MODY-Typ = maturity-onset-diabetes in young people). Es besteht ein genetischer Defekt der Beta-Zell-Funktion.

Immunologische Faktoren

- Beim **Diabetes mellitus Typ I** tritt zu Beginn der Erkrankung eine entzündliche Reaktion des Inselgewebes **(Insulitis)** auf. **Zytotoxische Antikörper**, die auf die **insulinproduzierenden β-Zellen** des Inselzellapparates einwirken und die **β-Zellen zerstören** können, lassen sich dabei nachweisen. Auch sind **Autoantikörper gegen Inselzellen** bekannt, die Islet cell antibodies (**ICA**) und Islet cell surface antibodies (**ICSA**), die über Jahre im Blut nachweisbar sein können. Weitere diagnostisch bestimmbare Immunmarker sind **Antikörper gegen** die **Glutaminsäure-Dekarboxylase (GADA)** oder die **Protein-Tyrosin-Phosphatase (IA-2A)** der Betazellen.
- Schon vor Beginn der Krankheitserscheinungen lassen sich oft **Insulin- und Proinsulinantikörper** (IAA und PIAA) nachweisen. Das gehäufte Auftreten eines **Diabetes mellitus im Anschluss an Infektionskrankheiten** (oft nach Coxsackie-B-Virusinfektion) spricht ebenfalls für eine Beteiligung immunologischer Faktoren als Krankheitsursache. Selten ist der mit einer **Acanthosis nigricans** assoziierte **insulinresistente Diabetes mellitus** (Autoimmunerkrankung).

Manifestationsfaktoren des **Typ-II-Diabetes-mellitus**

Bei der **herabgesetzten Insulinwirkung** auf insulinabhängige Gewebe (= **Insulinresistenz**) besteht eine Störung der Interaktion zwischen Insulin und seinen **Zelloberflächenrezeptoren**, aber auch **Postinsulinrezeptordefekte** des Glukosestoffwechsels kommen vor. Während gesunde Personen auf der Zellmembran nur eine Isoform des Humanen-Insulin-Rezeptors HIR-A exprimieren, findet man bei Typ 2-Diabetikern die Isoformen HIR-A und HIR-B. Auch eine **Abnahme der zellulären Glukosetransportmoleküle** und bestimmter **Enzymaktivitäten** lässt sich meist nachweisen.

- **Adipositas** begünstigt einen erhöhten Insulinbedarf, der mit einer Überstimulation der ß-Zellen (⇒ **Hyperplasie der Langerhans-Inseln**) einhergeht.
  Die **Hyperinsulinämie** korreliert dabei mit der Fettmasse des Körpers. Es besteht eine **gesteigerte** und meist auch im **zeitlichen Ablauf verzögerte Insulinsekretion**, eine **Verminderung der Insulinrezeptoren** und eine periphere **Insulinresistenz**.
  Beim **„metabolischen Syndrom“** ist die **Insulinresistenz** gleichzeitig von einer erheblichen **Adipositas**, Bluthochdruck und **Fettstoffwechselstörung** begleitet.
- **Stresssituationen** (auch **Fieber**) können über die Ausschüttung von **diabetogenen Hormonen** bei entsprechend veranlagten Personen eine diabetische Stoffwechsellage bewirken. Auch ein **Gestationsdiabetes,** der nach der Schwangerschaft wieder rückbildungsfähig ist, kann auftreten.

Sekundärer Diabetes mellitus

Ätiologie und Pathogenese

Pankreasmangeldiabetes (erst wenn 90 % des Organs zerstört sind)

- Entzündungen (Pankreatitis), Tumoren (Pankreaskarzinom), Pankreatektomie, Stoffwechselerkrankungen (z.B. Hämochromatose) und Verletzungen führen durch den **Verlust funktionsfähigen Organgewebes** zu einem **Insulinmangeldiabetes**.

Endokrine Störungen

Durch **Hypophysenadenome** kann es zu einer vermehrten **STH-** bzw. **ACTH-Produktion** kommen

- **STH** ⇒ längerfristig **diabetogene Wirkung** (Insulinresistenz)
- **Kortikosteroide,** die beim **Morbus Cushing** vermehrt ausgeschüttet werden, sowie eine **Therapie mit Glukokortikoiden** führen zum **Steroiddiabetes** (Steroiddauertherapie ⇒ bis zu 20% d.F.).
  Kortisol ⇒ **Bindung von Insulin** an seinen **Rezeptor**↓ (periphere **Insulinresistenz**) und **Glukoneogenese**↑
- **Hyperthyreose** ⇒ **Insulinempfindlichkeit**↓, β-adrenerge Stimulation
- **Phäochromozytom** ⇒ Ausschüttung **diabetogener Hormone** wie **Adrenalin** und **Noradrenalin**
- **Glukagonom** ⇒ Glukagon↑ ⇒ **Glykogenmobilisation**, **Glukoneogenese**↑ bei gleichzeitiger **Hemmung** der Glykogensynthese und Lipogenese

Beachte:
Endokrine Störungen führen **nur bei entsprechender genetischer Disposition** zur klinischen Ausprägung einer Insulinresistenz (**nicht alle Patienten !**)

Medikamentös induzierte Hyperglykämie u.a. durch Diazoxid, Benzothiadiazinsaluretika (z.B. Hydrochlorothiazid)

Malnutritionsbedingter Diabetes mellitus in Entwicklungsländern
- Fibrokalkulärer-pankreatischer Diabetes mellitus
- Proteinmangel-Diabetes-mellitus

Komplikationen des Diabetes mellitus

Metabolische Folgen des **absoluten Insulinmangels** (Typ-I-Diabetes)
- **Insulinmangel** ⇒ **verminderte periphere Glukoseverwertung** ⇒ **Hyperglykämie** (Leitsymptom)
- Glykogenolyse↑, **Glukoneogenese in der Leber**↑, **Proteolyse** und **Lipolyse**↑
- **Fettsäuren**↑, **Triglyzeridsynthese**↓ ⇒ **Fettsäureabbau** (β-Oxidation)↑ ⇒ freie Azylverbindungen im Blut↑ ⇒ **Bildung von Ketonkörpern in der Leber**

Coma diabeticum
Die durch Insulinmangel ausgelösten Störungen des Kohlenhydratstoffwechsels können **unbehandelt** ins **Coma diabeticum** übergehen.

Formen des Coma diabeticum
- **ketoazidotisches** Koma (häufige Form, typisch für Typ-I-Diabetes)
- **hyperosmolar-hyperglykämisches** Koma (typisch für Typ-II-Diabetes)

Abb. 5.38

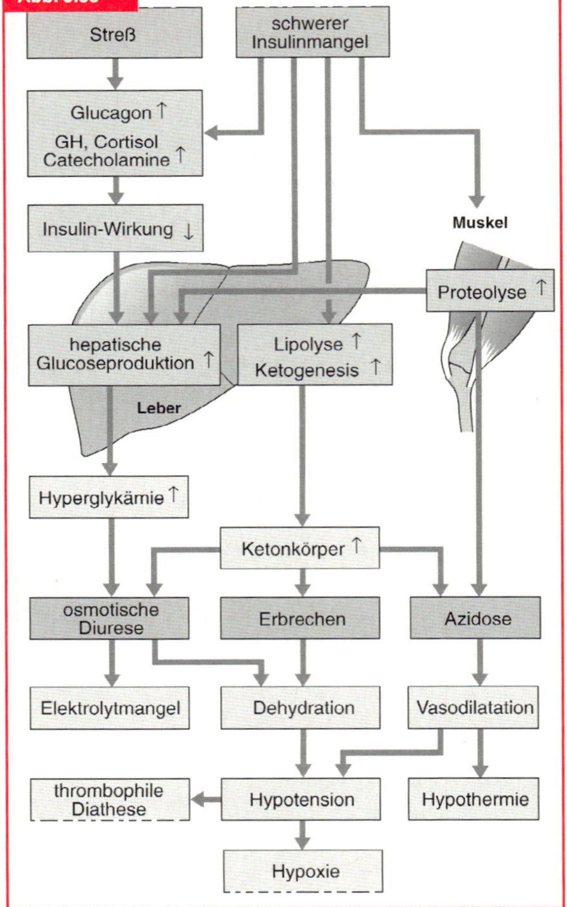

Hypovolämie bei dekompensiertem Diabetes mellitus (aus Classen, Diehl, Kochsiek, 1998)

- **laktatazidotisches** Koma (selten; bei alkoholtox. Leberschaden, Hypoxie, Glukose-6-Phosphatasemangel, nach Fruktoseinfusion, Biguanidtherapie eines Diabetes mellitus)

Ketoazidotisches Koma (Typ-I-Diabetes)

Wesentliche Voraussetzung für die Entstehung des **ketoazidotischen Komas** ist die gesteigerte **Bildung von Ketonkörpern**.

- Die **Ketonkörper** Azetessigsäure und ß-Hydroxybuttersäure beanspruchen die Alkalireserven des Körpers. Es kommt daher zu einer **metabolischen (Keto-)Azidose**.
- **Weitere Folgen** sind **Elektrolyt- und Wasserverlust** (initial 4–7 Liter) mit nachfolgender **Exsikkose**. Der **Wasserverlust** führt zur **Hypovolämie** (die Exsikkose ist allerdings **weniger stark ausgeprägt** als beim **hyperosmolaren Koma**!).
- Durch **tiefe, frequente Atemzüge** besteht der Versuch einer **respiratorischen Kompensation** der metabolischen Azidose.
- **Weitere Symptome** sind Polydipsie, Vomitus, Muskelschwäche, Apathie ⇒ Bewußtseinverlust, ggf. auch **Pseudoperitonitis** mit **Bauchdeckenspannung** (**Cave:** Verwechslung mit Appendizitis im Kindesalter!).

Hyperosmolar-hyperglykämisches Koma (Typ-II-Diabetes)

- Beim **Typ-II-Diabetes** kommt es im hyperosmolaren Koma **zu keiner ausgeprägten Ketoazidose**, weil die **vorhandene Insulinmenge ausreicht**, um eine extreme Lipolyse im Fettgewebe zu verhindern.
- Das **hyperosmolar-hyperglykämische Koma** unterscheidet sich vom ketoazidotischen durch die **fehlende Azidose**, die bestehende **Hyperosmolarität** und die **wesentlich stärkere Hyperglykämie** (600–1.000 mg/dl) ⇒ **osmotisch bedingte Polyurie** (oft >6 Liter) ⇒ **hypertone** (relative Hypernatriämie) **Dehydratation** ⇒ **Hypovolämie** (⇒ Kreislaufzentralisation) ⇒ prärenales **Nierenversagen**, **Bewusstseinsstörungen** und Hirnschädigung.

Folgeschäden: Diabetisches Spätsyndrom

Das Schicksal des Diabetikers wird durch das Ausmaß seiner **Gefäßschäden** bestimmt

- **Makroangiopathie** ⇒ **Früharteriosklerose** ⇒ **Hypertonie**, oftmals „**stumme**" **KHK** ⇒ **Myokardinfarkt** (häufigste Todesursache!), **AVK** ⇒ **periphere Durchblutungsstörungen** (⇒ **Gangrän** am Fuß) und **ischämische Hirninfarkte**
- **diabetesspezifische Mikroangiopathie** ⇒ **Retinopathie**, **Glomerulosklerose**, **Neuropathie**, „Small vessel disease" der **intramuralen Koronararterien**

Pathogenetische Faktoren

- Einige **Proteine** (auch Hämoglobin) können bei einer **erhöhten Glukosekonzentration nicht enzymatisch** mit **Glukose** reagieren. **Nichtenzymatisch glykosilierte Proteine** in der **Basalmembran** der Gefäße verändern die Eigenschaften der Gefäßinnenwände additiv zur Einlagerung von Fetten, so dass die Durchblutung gestört wird.
- Auch die vermehrte **Umwandlung von Glukose in Sorbitol**, das osmotisch wirksam ist, wird als verursachender Teilfaktor der **diabetischen Angiopathie** angenommen.
- Das **nichtenzymatisch glykosilierte Hämoglobin** (⇒Verlaufskontrolle des Blutzuckerspiegels) weist eine **hohe Affinität zu Sauerstoff** auf und erschwert dadurch die Sauerstoffabgabe an das Gewebe. Insbesondere im Bereich der Netzhautgefäße gilt die **retinale Hypoxie** (⇒ Neovaskularisation) als Teilfaktor für das Entstehen der **diabetischen Retinopathie**.

Diabetische Retinopathie

- **Frühzeichen** am **Augenhintergrund** sind **Schlängelungen kleiner Arterien** sowie typische **Mikroaneurysmen**. Im weiteren Verlauf der Retinopathie treten **intraretinale Blutungen**, **Lipidablagerungen**, **Degenerationsherde** und **Gefäßproliferationen** auf.

- Das **Endstadium** bezeichnet man als **Retinopathia proliferans**, bei der auch der **Glaskörper** von der Gefäßproliferation betroffen ist.
- Durch **Blutungen in den Glaskörper** nimmt das Sehvermögen bis zur Blindheit ab. Prinzipiell ist die diabetische Retinopathie ein **progredientes Leiden**, das nach 20-jähriger Krankheitsdauer etwa 80 % der Patienten betrifft und das bei etwa 3 % der Diabetiker zur **Erblindung** führt.
- Im Rahmen der **Rubeosis iridis** kann sich durch Gefäßneubildung ein **Neovaskularisationsglaukom** (früher: hämorrhagisches **Sekundärglaukom**) entwickeln.

Diabetische Linsentrübung (Katarakt)

- Der **diabetischen Katarakt** liegt eine Störung der Osmoregulation der Augenlinse zugrunde. Durch Einlagerung von Sorbit und Fruktose kommt es zur **hydropischen Linsenschwellung** mit **transitorischen Refraktionsänderungen**, Elektrolytverschiebungen und Störung des Zellstoffwechsels. Es resultiert eine Quellung und **Trübung der Linsenfasern**.

Diabetische Nephropathie

- Als **diabetische Nephropathie** werden sowohl die **noduläre Glomerulosklerose** (Kimmelstiel-Wilson) als auch die **Arterio-Arteriolosklerose** der Niere bezeichnet.
- Als **Folge** der diabetischen Nierenschädigung kommt es zur Albuminurie, zu **Ödembildung** sowie zu einer **renalen Hypertonie**. Es bestehen **sklerotische Veränderungen der glomerulären Basalmembran**, die sowohl die Ladungsträgerdichte als auch die Struktur (Basalmembranverdickung mit Zunahme des Kollagentyp-IV-Gehalts) betreffen.
- Die **diabetische Nephropathie** bestimmt die **Prognose des juvenilen Diabetikers** und ist zugleich dessen häufigste Todesursache. Rein statistisch ist allerdings die **Pyelonephritis** infolge **vermehrter Infektanfälligkeit** die häufigste Nierenerkrankung des Diabetikers.

Stadien der diabetischen Nephropathie:
- **Stadium I** ⇒ Stadium der **Nephromegalie** mit **Überfunktion** und Hyperfiltration. GFR stark erhöht. Mikroalbuminurie bis Proteinurie v. a. unter körperlicher Belastung. Unter Insulintherapie teilweise reversibel
- **Stadium II⇒ Latenzstadium** mit morphologischen Nierenveränderungen. GFR permanent um 5–30 % gesteigert. Mikroalbuminurie unter körperlicher Belastung. Etwa 40 % der Diabetiker entwickeln nach ungefähr 10 Jahren das
- **Stadium III⇒** Beginnende **Nephropathie** mit zunehmender Albuminurie auch in Ruhe und arterieller Hypertonie. Die GFR ist noch gesteigert.
- **Stadium IV ⇒ Manifeste diabetische Nephropathie** mit Proteinurie >0,5 g/24 h (und arterieller Hypertonie sowie bei 30 % der Patienten nephrotisches Syndrom). Bleibt die Hypertonie unbehandelt, nimmt die GFR pro Monat um ca. 1 ml/min ab.
- **Stadium V⇒** Stadium der terminalen **Niereninsuffizienz** mit Proteinurie und Hypertonie

Diabetisches Fuß-Syndrom (2 Pathomechanismen)

- **ischämisch** (**Makroangiopathie**) ⇒ **kühler** Fuß, **keine Fußpulse** tastbar, **Gangrän** (Brand, Dunkelfärbung) betroffener Gliedmaßen, zudem **schlechte Wundheilungseigenschaften**
- **neuropathisch** (**Mikroangiopathie**) ⇒ warm und rosiges Aussehen ohne AVK, **gefühllos**, so dass Verletzungen nicht bemerkt werden ⇒ **schmerzlose Ulzera am lateralen Fußrand**, Ferse, Fußballen

Diabetische Neuropathie

- Die **diabetische Neuropathie** betrifft sowohl das **autonome** als auch das **zentrale Nervensystem**. Die **Neuropathie** kann bei schlecht eingestelltem Diabetes mellitus **auch akut** auftreten. Die **chronische Polyneuropathie** ist auch bei guter Stoffwechselführung nicht zu umgehen.

- **Mikrozirkulationsstörung**, ein gestörter Energiestoffwechsel, **oxidativer Stress**, **neurotrophe Defizite** und vermutlich auch die Anreicherung von Sorbit und Fruktose in den Nervenzellen und Axonen bedingen Schäden, die zu einer **Herabsetzung der Nervenleitungsgeschwindigkeit** führen.
- **Sensomotorische Polyneuropathie** ⇒ **distal betonte Parästhesien** und **Sensibilitätsausfälle**, bisweilen auch starke Schmerzen (z.B. **Burning-feet-Syndrom**), vermindertes Vibrationsempfinden, **abgeschwächte Eigenreflexe** oder **Areflexie** (ASR und BSR nicht auslösbar)

Die **autonome diabetische Neuropathie** betrifft sowohl das **sympathische** als auch das **parasympathische Nervensystem**:
- **kardiovaskuläre Neuropathie** ⇒ **Verlust der Herzfrequenzvariabilität** (⇒ u.a. fehlender Herzfrequenzanstieg beim Aufstehen oder während In- und Expiration), **Ruhetachykardie** (Vagusschaden)
- **diabetische Gastroenteropathie** ⇒ **Magenentleerungsstörungen** (**Gastroparese** durch Vagusschädigung) und **Hypomotilität** von **Dünn-** und **Dickdarm**
- **urogenitale Neuropathie** ⇒ **Blasenentleerungsstörungen**, **erektile Impotenz**
- Weitere **Folgen** der **autonomen diabetischen Neuropathie** sind **gestörte Pupillenreflexe**, **Abnahme der Schweißsekretion**.

Cheiroarthropathie/hyperostotische Osteoarthropathie

- diabetische **Bindegewebsstoffwechselstörung** ⇒ Erkrankung der **Interphalangeal- und Metakarpophalangealgelenke** (meist bei über lange Zeit schlecht eingestellten Diabetikern)
- Die **hyperostotische Osteoarthropathie**, die bei bestimmten Formen des Diabetes mellitus gefunden wird, kann durch eine gesteigerte Wirkung von Wachstumsfaktoren (z.B. IGF-1) an ossären Insulinrezeptoren erklärt werden. Diabetiker neigen auch vermehrt zur Osteoporose.

Weitere **Folgen des diabetischen Spätsyndroms** sind eine **vermehrte Infektanfälligkeit** (Haut- und Harnwegsinfekte ↑), die Ausbildung einer **Fettleber** (Hypertriglyzeridämie) und im Rahmen der Nephropathie das Auftreten eines **hyporeninämischen Hypoaldosteronismus**.

Symptomatik

Im Gegensatz zum **Typ-I-Diabetes** manifestiert sich der **Typ-II-Diabetes** meist langsam und unbemerkt.

- **Allgemeinsymptome** ⇒ Leistungsminderung, Abgeschlagenheit
- **Hyperinsulinismus** und **passagere Hygoglykämien** ⇒ Kopfschmerzen, Heißhunger, Schwitzen
- **Hyperglykämie** und **Glukosurie** mit osmotischer Diurese ⇒ Polyurie, Polydipsie, Gewichtsverlust
- **Störungen im Elektrolyt- und Flüssigkeitshaushalt** ⇒ nächtliche Wadenkrämpfe
- **Hautsymptome** ⇒ Pruritus, Neigung zu Hautinfektionen (z.B. Soorbalanitis, Furunkulose!), ggf. auch Rubeosis diabetica, Necrobiosis lipoidica

Tab. 5.6 Unterscheidungsmerkmale des Typ-I- und Typ-II-Diabetes

Merkmal	Typ-I-Diabetes	Typ-II-Diabetes
Adipositas	selten	oft
Manifestationsalter	oft 15.-25. Lebensjahr	meist >40. Lebensjahr
Auftreten der Symptome	akut (ketoazid. Koma)	langsam
Stoffwechsellage	labil	stabil
Ketoseneigung	stark	gering
Antikörper gegen Inselzellen	ja	nein
Plasmainsulin, C-Peptid	↓ bis fehlend	normal bis ↑
Insulintherapie	**insulinabhängig**	wenn körpereigenes Insulin nicht ausreicht
orale Antidiabetika	kein Ansprechen	gutes Ansprechen

Tab. 5.7 Typische Befunde bei diabetischen Komata

Merkmal \ Koma	ketoazidotisch	hyperosmolar	hypoglykämisch
Vorerkrankung	Typ-I-Diabetes	Typ-II-Diabetes	
Manifestationsalter	jüngere Patienten	ältere Patienten, oft Erstmanifestation	keine Präferenz
Entwicklung	Stunden bis Tage	mehrere Tage	oft innerhalb weniger **Minuten**
Vorstadium	Polydipsie, Polyurie (diffuser Bauchschmerz, Übelkeit, Vomitus)	Polydipsie, Polyurie (Zeichen der Dehydratation)	Schweißausbruch, Unruhe, Zittern, Verwirrtheit
Blutdruck	meist↓	meist↓	**normal oder**↑
Augenbulbi	hypoton	hypoton	normal
Reflexe	meist abgeschwächt	meist abgeschwächt	**gesteigert**
Haut	trocken	trocken **schwere Exsikkose**	**feucht**
Atmung	**tief** und **schnell, Ketongeruch**	normal	normal oder flach
Koma	seltener	häufiger	spätes Symptom
Labor	**BZ >300 mg/dl)** **pH**↓ Serumosmolalität leicht↑	**BZ >600 mg/dl** pH normal **Serumosmolalität**↑↑	**BZ <50 mg/dl** pH normal Serumosmolalität normal

Diagnostik

Die Diagnose wird klinisch auf Grund der **Blutglukosekonzentration** unter normalen Ernährungsbedingungen gestellt und sollte primär auch Parameter der **Insulinsekretion** und die Bestimmung von **Inselzellantikörpern** umfassen.

Zusätzlich **Abklärung diabetischer Spätmanifestationen** an **Augen** (⇒ **Ophthalmoskopie**), **Nieren**, **Nervensystem**, im **Fettstoffwechsel** (**Hyperlipoproteinämie**) sowie begünstigender Faktoren (Adipositas, Endokrinopathien)

Nüchternblutzucker (NBZ)

- Beim Gesunden zwischen **60–110 mg/dl;** Werte zwischen **110–160 mg/ dl** sind **grenzwertig**; **ein NBZ >160 mg/dl** wird als **pathologisch** gewertet.

Postprandialer Blutzuckerwert

- beim Gesunden **<140 mg/dl**; wenn **140–180 mg/dl** ⇒ **oraler Glukosetoleranztest**
- wenn **>200 mg/dl (venöses Vollblut)** ⇒ **Diabetes mellitus**

Oraler Glukosetoleranztest

Dem Patienten werden 75 g Glukose in 400 ml Flüssigkeit nach der Nüchternblutzuckerbestimmung oral zugeführt (Bewertung nach folgender Tabelle).

Urinzucker

- physiologische Glukosurie ⇒ **15** bis **20 mg/dl**. Werte darüber sind pathologisch.

Tab. 5.8 Oraler Glukosetoleranztest (Blutzucker im kapillären Vollblut in mg/dl)

Wert	Normalwert	pathologisch	Diabetes mellitus
Nüchtern	70–110	110–126	>126
2-Std.-Wert	<140	140–200	>200

Abb. 5.39

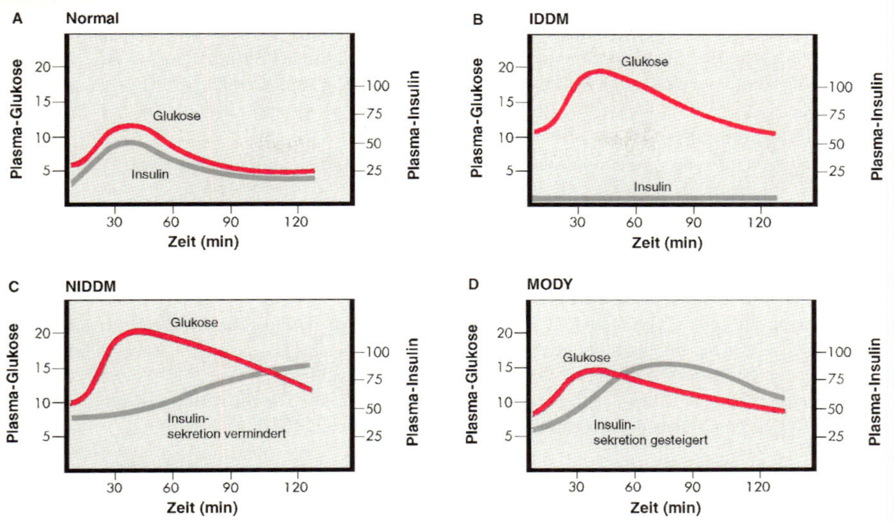

Glukosetoleranztest (aus Brody et al. 1994)

Bestimmung des C-Peptids

- Referenzbereich nüchtern ⇒ 0,37 bis 1,2 nmol/l
- Die **radioimmunologische Bestimmung des C-Peptids**, das bei der Biosynthese des Insulins aus Proinsulin abgespalten und an das Serum abgegeben wird, ermöglicht Aussagen über die **Sekretionsleistung des Inselzellorgans**.

Insulinbestimmung im Serum

- Durch radioimmunologische Methoden kann zwischen dem **biologisch wirksamen Insulin** und dem **biologisch unwirksamen Proinsulin** unterschieden werden.

Glykosilierte Hämoglobine

- Mit zunehmender Glukosetoleranzstörung finden sich **erhöhte Werte der glykosilierten Hämoglobine** (HbA_{1a-c}). Ihre Bestimmung eignet sich zur **Therapiekontrolle** (BZ der letzten 6 Wochen = „Glukose-Gedächtnis").
- **Nüchternblutzuckerwerte von >140 mg/dl im Plasma** führen zu einer deutlichen Zunahme des HbA_{1c}-Wertes auf über 10 % (**normal <7 %**; **gut** eingestellter Diabetiker <8 %).
- Die Bestimmung der **Fruktosamine** ermöglicht auch dann noch Aussagen zur **glykämischen Situation der vorausgegangenen 2 Wochen**, wenn anormale Hämoglobine oder hämolytische Zustände der Interpretation des Hämoglobins A_1 erschweren oder wenn ein kürzerer Zeitabstand beurteilt werden soll.

Tab. 5.9 Beurteilung der diabetischen Stoffwechsellage mit Hämoglobin A_{1c}

Stoffwechsellage	% Hämoglobin A_{1c} des Gesamt-Hb
befriedigend	<10
schlecht	10 bis 12
dekompensiert	>12

Immunologische Marker (Typ-I-Diabetes)

- Als primärer Suchtest, der bereits in der prädiabetischen Phase anzuwenden ist, kann die **Bestimmung von Autoantikörpern gegen** die **Glutamatdekarboxylase (GAD)** und die **Tyrosinphosphatase IA-2** Anwendung finden. Bei Kindern unter zehn Jahren werden zusätzlich Insulinautoantikörper bestimmt. Diese Testkombination hat den früher üblichen Nachweis von Inselzellantikörpern (ICA) ersetzt.

Differentialdiagnose

Melliturie bezeichnet die **vermehrte Ausscheidung von Kohlenhydraten** mit dem Urin.

Die **primäre Melliturie** tritt bei **angeborenen Störungen des Monosaccharidstoffwechsels** und bei **gestörter tubulärer Rückresorption von Glukose** auf.

Zur **renalbedingten Melliturie** kommt es infolge eines **Carrierenzymdefekts** mit daraus resultierender Transportbeeinträchtigung des entsprechenden Monosaccharids.

- So entsteht die **renale Glukosurie** durch eine **Störung der proximal-tubulären Rückresorption** für **Glukose**. Schon bei minimal erhöhten Glukosekonzentrationen im Blut tritt eine oft beträchtliche Glukosurie ein. Die Nierenschwelle für Glukose ist dabei stark erniedrigt.
- Die **renale Glukosurie** kann auch mit einer **Rückresorptionsstörung für Aminosäuren** (Debré-Toni-Fanconi-Syndrom) oder für **Phosphat** (renaler Phosphatdiabetes) kombiniert auftreten.

Die **nicht-renalbedingte Melliturie** tritt auf, wenn die **Rückresorptionskapazität für Monosaccharide** bei einer Blutkonzentration von 180 mg/dl **überschritten** wird und Monosaccharide im Glomerulumfiltrat erscheinen.

- Dies ist z.B. beim Diabetes mellitus, der **Fruktosurie** bei **Fruktoseintoleranz** und bei der **Galaktosurie** der Fall.
- Bei der **essentiellen Pentosurie** findet sich **L-Xylulose** im Harn, da ein Defekt der L-Xylulose-Reduktase die Reaktion L-Xylulose ⇒ Xylit blockiert und somit **1 bis 5 g L-Xylulose** pro Tag mit dem Harn ausgeschieden werden.

Begleitmelliturien kommen bei Hungerzuständen, Infektionen, Leber- und Nierenerkrankungen und endokrinen Erkrankungen vor.

Therapie

Therapieziele
- Vermeidung lebensbedrohlicher Stoffwechselentgleisungen (**diabetisches Koma**)
- **Vermeiden kurzfristiger Blutzucker-Anstiege** (krankhafte Blutzuckerspitzenwerte) zur **Verminderung diabetischer Folgekrankheiten**
- Nüchternblutzucker **< 120 mg/dl**; postprandial **< 180 mg/dl**
- **HbA_{1c} < 6,5 %** (wenn nicht vermehrt hypoglykämische Zustände auftreten)
- Vermeiden hypoglykämischer Zustände

Behandlung des Typ-I-Diabetikers
- In jedem Fall ist eine **insulinsparende Diät** einzuhalten.
- **Typ-I-Diabetiker sind lebenslang** auf die **Substitution von Insulin angewiesen,** da ihr Insulinmangel die Folge einer Zerstörung insulinproduzierender β-Zellen der Bauchspeicheldrüse ist. Orale Antidiabetika sind nicht indiziert.

Behandlung des Typ-II-Diabetikers

Als **therapeutische Maßnahmen** kommen **vorrangig** in Betracht:
- **Abbau** eines bestehenden **Übergewichts**
- insulinsparende **Diät**
- regelmäßige **körperliche Betätigung**

Wichtig ⇒ Diätberatung, Diabetikerschulung und Laborwertkontrolle!

Schulungsinhalte

- **Technik der Insulininjektionen**, Verlauf und Komplikationen, Verhindern, **Erkennen** und Beheben **hypoglykämischer Zustände** (Glukagoninjektion)
- **Stoffwechselselbstkontrolle** anhand von Harn- oder Blutzuckeruntersuchung, Regeln für die **Selbstanpassung der Therapie**
- Fragen zur **Berufswahl** und zum **Führen von Kraftfahrzeugen** (⇒ Fremdgefährdung); Verhalten bei Unfall, Krankheit, Reisen und Schwangerschaft
- Bestimmte **Sportarten** (Klettertouren, Wildwasserkanufahrten) sind zu meiden.
  Wegen des **Hypoglykämierisikos** sollen Diabetiker stets **Notkost** (Fruchtsäfte, Trockenobst, Glukose oder Gebäck und Flüssigkeit) mit sich führen.

Erst, wenn diese Maßnahmen erfolglos bleiben, sind als nächster therapeutischer Schritt beim **Typ-II-Diabetiker orale Antidiabetika** indiziert. Sind die genannten Maßnahmen immer noch unzureichend, muss das fehlende **Insulin** durch Injektionen substituiert werden.

Orale Antidiabetika

Sulfonylharnstoffe (z.B. Glibenclamid 1,75–10,5 mg/d; Glimepirid 1–6mg/d)

- **Sulfonylharnstoffe** führen zu einer **Stimulation der Insulinsekretion**, indem sie die Sensitivität der B-Zellen gegenüber physiologischen Stimulatoren (u.a. Glukose) erhöhen. Ihr blutzuckersenkender Effekt ist daher auch an das Vorhandensein von sekretionsfähigem Insulin gebunden. Gleichzeitig führen sie zu einer **Verminderung der Glukoseabgabe aus der Leber** und **begünstigen die Insulinwirkung in peripheren Zellen**.
- Insbesondere der Einsatz wirkungsstarker Präparate mit langer Halbwertszeit wie **Glibenclamid** (etwa 8 Std.) kann zu protrahierten Hypoglykämien führen. **Glimepirid** weist demgegenüber ein geringeres Hypoglykämierisiko für die Patienten auf.
- **Alle zwei Jahre** sollte durch einen **Auslassversuch** geprüft werden, ob die Notwendigkeit einer weiteren Therapie noch gegeben ist, da eine amerikanische Langzeitstudie ergeben hat, dass Sulfonylharnstoffe **nach etwa fünf Jahren Behandlungsdauer** nicht mehr in allen Fällen positive Wirkung zeigten.

Glinide wie **Repaglinide (NovoNorm®)** oder **Nateglinide (Starlix®)**

- Das Carbamoylmethyl-Benzoesäurederivat **Repaglinid** wirkt durch kurzfristige Stimulation der endogenen Insulinsekretion, indem es die ATP-sensitiven Kaliumkanäle der Betazelle hemmt. Der Wirkungseintritt ist glucoseabhängig, was eine mahlzeitenbezogene Therapie ermöglicht. Es besitzt eine ähnlich gute Wirkung wie Sulfonylharnstoffderivate.
- **Repaglinide** gehört zu einer neu entwickelten Klasse (Meglitinide) von schnell und kurz wirksamen oralen Antidiabetika zur Behandlung des Typ II Diabetes. Die Substanz wird zu den Mahlzeiten eingenommen.

Biguanide (Metformin = Glukophage® 1–2-mal 500–850 mg/d **nach** dem Essen)

- **Biguanide verzögern** die **Glukoseresorption** bei der Nahrungsaufnahne, **steigern** die **Glukoseverwertung** und **hemmen** die **Glukoneogenese** in der Leber. Sie führen weder zu einer Hypoglykämie, noch verstärken sie eine Hyperinsulinämie.
- Dadurch, dass sie in der Leber **die mitochondriale Oxidation der Milchsäure** und damit die **Laktatverwertung** behindern, kann **bei Nichtbeachtung von Kontraindikationen** ein Laktatrückstau hervorgerufen werden, der zu einer **lebensbedrohlichen Laktatazidose** führen kann.

Thiazolidindione (Insulinsensitizer, Glitazone)

- **Glitazone** wirken als Liganden des PPAR-Rezeptors (Peroxisom-proliferator activated receptor). Sie aktivieren u.a. Insulinrezeptorkinasen und bewirken eine Stimulation der Synthese von Glukosetransportern sowie der Lipoproteinlipase. Dadurch wird die Glukoseaufnahme und Glykogensynthese im Muskel gesteigert, die Glukoseproduktion der Leber gehemmt, und es wird zudem die Konzentration freier Fettsäuren und der Triglyzeride im Blutserum gesenkt. Es resultiert eine **Steigerung der Insulinempfindlichkeit** in Muskel-, Leber- und Fettgewebe.

- Zulassung in Deutschland initial nur für Patienten mit Diabetes mellitus Typ II zur Kombinationsbehandlung mit Metformin oder in Kombination mit Sulfonylharnstoffen bei Patienten mit Kontraindikationen für Metformin, wenn deren alleinige Wirkung nicht ausreicht.

GLP-1-Analoga
- Synthetisch hergestellte **Analoga des Glucagon-like peptide-1 (GLP-1)** stimulieren die Insulinfreisetzung glukoseabhängig und könnten eine neue Option bei der Behandlung von Typ-2-Diabetikern werden. Derzeit werden klinische Phase-III-Studien mit **Liraglutiden** und **Exenatiden** durchgeführt.

Medikamentöse Verzögerung der Glukoseaufnahme aus dem Darm:

Füll- und Quellstoffe
- Faserreiche **Quellballaststoffe** führen zu einer **Verzögerung der Kohlenhydratresorption. Guar** (z.B. Glucotard® 3-mal 5g **vor** dem Essen) ist das **unverdauliche Polysaccharid** der indischen Büschelbohne. Es wird täglich mit reichlich Flüssigkeit **vor der Mahlzeit eingenommen**.

α-Glukosidasehemmer
- **Acarbose** (z.B. Glukobay® 3-mal 50 bis 100 mg/d) **hemmt kompetitiv** die **Enzyme, die Stärke und Rohrzucker spalten,** in der Dünndarmschleimhaut und stimuliert GLP-1 (Glucagon-like peptide 1) und führt so zu einer **Abflachung der Blutzuckerspitzenwerte** nach der Nahrungsaufnahme.

Insulintherapie

Die **Insulintherapie** erfolgt heute grundsätzlich mit **Humaninsulin**. Diabetiker, die schon seit längerer Zeit mit tierischem Insulin (Schwein) gut eingestellt sind, können diese Therapie fortsetzen.

Unterschiede bei verschiedenen Insulintypen
- Die Herstellung der **Humaninsuline** kann **halbsynthetisch** durch Austausch der Aminosäure Alanin gegen Threonin **aus Schweineinsulin** oder vollständig **biosynthetisch** erfolgen.
- Gegenüber **Rinderinsulin**, das nur in drei Aminosäuren Unterschiede aufweist, besitzt **Humaninsulin** den Vorteil, dass es eine **geringere immunologisch sensibilisierende Wirkung** aufweist und daher weniger zur Bildung von zirkulierenden Insulinantikörpern beiträgt.
  Über rekombinierte DNA aus E. coli wird ein Insulinanalogon (LysPro-Insulin) synthetisiert, das schneller aus dem Unterhautfettgewebe aufgenommen wird als Humaninsulin. Die **Insulinanaloga** Insulin-lyspro und Insulin-aspart weisen eine besonders schnell einsetzende und abklingende Wirkung auf.
- Alle **Insuline wirken qualitativ gleich** und führen somit innerhalb des Kohlenhydratstoffwechsels zur Freisetzung von gegenregulatorisch wirksamen Hormonen.

Eine **Insulintherapie** wird durchgeführt bei
- **Typ-I-Diabetes**
- **Typ-II-Diabetes ⇒ rechtzeitige Insulingabe**, wenn Diät und orale Antidiabetika ohne therapeutischen Effekt bleiben
- **Schwangerschaft**, wenn Diät allein nicht zu einer guten Einstellung der Blutzuckerwerte führt
- **diabetischen Komplikationen** (z.B. Coma diabeticum)
- **vor operativen Eingriffen** bei Diabetikern

Insulinpräparate

Für die Insulinbehandlung des Diabetes stehen **schnell wirksame Insuline, Verzögerungsinsuline** mit **mittellanger (intermediärer)** und **langer Wirkungsdauer** sowie **Gemische** aus Normalinsulin und Verzögerungsinsulinen zur Verfügung.

Kurz wirksame Insuline
- vorzugsweise zur **Therapie akuter diabetischer Stoffwechselentgeisungen** (diabetisches Koma), bei **labiler Stoffwechsellage** und zur **Neueinstellung** von Diabetikern
- **Normalinsulin** (= **Altinsulin**) kann s.c. und i.v. appliziert werden, senkt den Blutzucker schnell (maxi-

male Wirkung bei subkutaner Applikation nach etwa 1–2 Stdn.), aber nur für **4–6 Stunden** (z.B. H-Höchst®, Actrapid®).

- **LysPro-Insulin** (Humalog®) kann als kurzwirksames Analogon des Humaninsulins mit längerwirksamem Humaninsulin kombiniert werden.

Verzögerungsinsuline

- **Insulin** bildet **in saurem Milieu** mit dem alkalischen Eiweißkörper **Protamin** eine salzartige Verbindung, bei der nach der Injektion erst Protamin abgebaut werden muss, bevor Insulin resorbiert werden kann. Wird **weiteres Insulin** zugesetzt, **wird auch** dieses **komplexgebunden** und verzögert resorbiert.
- **Ausfällungen von Insulin** lassen sich **durch** das Zusetzen von **Zink** erreichen, wobei durch kristalline Ausfällungen Langzeitwirkungen von mehr als 24 Stunden erreichbar sind.

Präparate:

- **Intermediärinsuline** mit Wirkdauer **bis max. 24h** (z.B. Insulin Protaphan® HM)
- **Langzeitinsuline** (z.B. Ultra retard® HM). Aufgrund der langen **Wirkungsdauer (> 24 h)** besteht eine geringe Flexibilität der Anwendung, so dass z.B. bei längerer sportlicher Betätigung die Gefahr einer Unterzuckerung besteht.

Kombinationsinsuline

- **NPH-Insulin/Normalinsulin-Mischungen** (Actraphane®, Depot-H® Hoechst): **Neutrale-Protamin-Hagedorn-Insuline (NPH-Insuline)** lassen sich mit Normalinsulin frei mischen, was bei Zink-Insulinen nicht möglich ist. Sie werden vor allem in der **konventionellen Insulintherapie** eingesetzt. Es resultiert ein **Wirkungseintritt innerhalb der ersten 60 Minuten**. Nach **4 bis 8 Stunden** ist eine **volle Wirkung** erreicht, die dann bis **zu 24 Stunden** anhält.

Anhaltspunkt für die Dosierung ⇒ 1 E Altinsulin senkt den Blutzucker um etwa **30 mg**.

Inhalierbares Insulin

- Bei dieser **neuen Insulin-Darreichungsform** handelt es sich um ein **Insulin-Trockenpulver**, das **vor den Mahlzeiten inhaliert** wird. Es kann die physiologische Insulinfreisetzung auf Mahlzeiten weitgehend nachahmen, indem es rasch resorbiert wird und den durch die Mahlzeit ausgelösten Anstieg des Blutzuckerspiegels reduziert.

Grundtypen der Insulintherapie

- kombinierte Insulin-Sulfonylharnstoff-Therapie (Indikation: Sekundärversagen bei Typ II Diabetes)
- intensivierte Insulintherapie
- kontinuierliche s.c. Insulininfusion (CSII)
- konventionelle Insulintherapie

Beim **Sekundärversagen einer Sulfonylharnstoff-Therapie** von Typ-II-Diabetikern ist die Gabe von bis zu 20 IE Insulin/d unter Beibehaltung der Sulfonylharnstoffgabe möglich. Dabei wird meist nur ein Drittel der Insulindosis, die für eine Monotherapie notwendig wäre, benötigt.

Bei der **intensivierten Insulintherapie** (**Basis-Bolus-Konzept**) initiiert man den **basalen Insulinspiegel** durch die zweimalige Injektion eines Intermediärinsulins oder die einmalige Gabe eines Langzeit- bzw. NPH-Insulins. Bis zu **60 % der Tagesdosis verteilen sich auf die bedarfsbezogenen Gaben von Normalinsulin**. Die Höhe der einzelnen Dosen richtet sich dabei nach der Größe der Mahlzeit, dem zuvor gemessenen Blutzuckerwert, der Tageszeit oder der beabsichtigten körperlichen Belastung.

Bei der **kontinuierlichen s.c. Insulininfusion (CSII)** wird ausschließlich **Normalinsulin** (z.B. H-Tronin®) verwendet, das mittels einer kleinen, tragbaren Pumpe kontinuierlich meist ins Hautfettgewebe infundiert wird. Zusätzliche Insulingaben lassen sich über das **Insulindosiergerät** abgeben.

- Unter dieser Insulinpumpentherapie ist der **Insulinbedarf meist niedriger!** Sie wird bevorzugt in der Schwangerschaft oder bei schmerzhafter Neuropathie eingesetzt.

Die Ergebnisse einer **Studie bei Typ-I-Diabetikern** (Diabetes Control und Complication Trial) zeigen, dass **ausschließlich durch** eine **intensivierte Insulintherapie** die **Rate diabetischer Spätschäden vermindert** wird und ein Fortschreiten bereits vorhandener Schäden verhindert werden kann. Dabei kam es allerdings auch häufiger zur Hypoglykämie.

Therapeutische Überlegungen

Beim **Gesunden** entspricht die freigesetzte Insulinmenge stets dem tatsächlichen Bedarf.
Während die **basale Insulinsekretion** der Aufrechterhaltung des **Ruhestoffwechsels** dient, sind die mahlzeitenbedingten Insulinausschüttungen für die Verwertung und Speicherung der Glukose aus der Nahrung erforderlich. Beim **Diabetiker** wäre demnach Insulin so zuzuführen, wie es auch beim Gesunden freigesetzt wird.

- Der Patient erhält einen Teil seines Tagesbedarfes in Form eines **Depotpräparates** und führt den Rest **bedarfsgerecht** vor den Mahlzeiten in Form von **Normalinsulin** zu. Dies nennt man eine sog. **intensivierte Insulintherapie**, die allerdings einen **kooperationsfähigen Patienten** voraussetzt.
- Bei der **konventionellen Insulintherapie** erhält der Patient demgegenüber ein **Kombinationsinsulin morgens** und **abends** in einer vorher festgelegten „**starren Insulindosierung**".
  Um Blutzuckeranstiege nach der Nahrungsaufnahme abzufangen, muss daher die Nahrungszufuhr (50 % Kohlenhydrate, 30 % Fett, 20 % Eiweiß) in **kleinen Mahlzeiten über den Tag verteilt** werden mit einer **Spätmahlzeit** zur Nacht.
  Da der Insulinspiegel zwischen den Mahlzeiten unphysiologisch hoch ist, sind **häufige Zwischenmahlzeiten erforderlich**, um eine Unterzuckerung zu vermeiden.

Für die konventionelle Insulintherapie gilt daher:
- **Isst der Patient zu wenig, ist seine Insulindosis zu hoch!** oder anders ausgedrückt:
- **Der Patient muss essen, weil er Insulin injiziert hat!**

Rasch resorbierbare Kohlenhydrate wie Süßigkeiten und Kuchen sind zu meiden, da sie zu **schädlichen Blutzuckerspitzenwerten** führen. Auch vermehrte **körperliche Aktivität** führt zur **Hypoglykämie**.

Auch durch eine **intensivierte Insulintherapie** kann der Stoffwechsel des Gesunden nicht vollständig nachgeahmt werden.

- Während beim **Gesunden** die resorbierte Glukose und das aus der Bauchspeicheldrüse freigesetzte Insulin in hoher Konzentration die Leber gemeinsam erreichen, verteilt sich das injizierte Insulin beim **Diabetiker** gleichmäßig im Körper.
- Da die Leber keine reaktiv erhöhte Insulinkonzentration durchströmt, wird dem Pfortaderblut auch weniger Glukose entzogen, so dass eine größere Glukosemenge in den Körper gelangt und dort verwertet werden muss.

Komplikationen unter Insulintherapie

- **Hypoglykämie** („**Unterzuckerung**") als Folge einer **Überdosierung** bei fehlender oder zu geringer Nahrungszufuhr, vermehrter körperlicher Aktivität, Gewichtsreduktion, Wechselwirkungen mit anderen Arzneimitteln und Alkohol
- **Lipodystrophie** durch Abbau des Fettgewebes **an den Injektionsstellen**
- **Antikörperbildung gegen Insulin:** Aufgrund der Eiweißstruktur kann therapeutisch verabreichtes Insulin die Entwicklung einer Antikörperproduktion (IgG und IgE) auslösen.
- **Insulinresistenz** durch **IgG-Antikörper gegen Insulin**

Bei jeder Insulinbehandlung besteht die Gefahr einer **zu starken Senkung des Blutzuckerspiegels**. Hierfür sollte **Traubenzucker** griffbereit sein. Führt dies zu keiner Besserung, kann u.a. **Glukagon** intramuskulär verabreicht werden.

Morgendlicher Blutzuckeranstieg (Hyperglykämie) kann u.a. folgende **Ursachen** haben:
- Die einmalige **morgendliche Gabe eines Verzögerungsinsulins** hat eine **zu kurze Wirkungsdauer**, so dass morgens der Blutzucker wieder ansteigt.

- Der Patient bekommt eine **zu hohe abendliche Insulindosis**, wobei die anfangs resultierende Hypoglykämie von einem **reaktiven Blutzuckeranstieg** gefolgt ist (Somogyi-Effekt).
- **Erhöhter Insulinbedarf in der 2. Nachthälfte** kann auch durch eine **vermehrte nächtliche Wachstumshormonsekretion** (bes. Typ-I-Diabetes) bedingt sein (Down-Phänomen).
- Nach längerdauernder **Muskelarbeit** (z. B. Sport am Wochenende) **sinkt der Insulinbedarf**, so dass an dem entsprechenden aber auch nachfolgenden Tag ein verminderter Insulinbedarf besteht.

Therapie des ketoazidotischen Komas

- Insulinersatz
- Beseitigung des Volumenmangels
- Ausgleich der Elektrolytverluste
- Beseitigung der Ketoazidose

Sofortmaßnahmen bis zur stationären Aufnahme

- Flüssigkeitszufuhr ⇒ 500–1.000 ml **0,9 %ige Kochsalzlösung** i. v. (ausreichende Maßnahme bei kurzer Transportzeit)
  bei längerer Transportzeit:
- wenn kein Perfusor verfügbar ⇒20 E Altinsulin i. v. +5 E Altinsulin i. m./h
- 5–10 E Altinsulin als i. v.-Bolus + 0,1 E/kg/h **über Perfusor** (anfangs 50 ml verwerfen oder Zusatz von Haemaccel zur Insulinlösung, um Adsorption im System zu verhindern)

Blutzuckersenkung im Kindesalter

- 0,1 E Normalinsulin **pro kg Körpergewicht** im Bolus
- 0,1 E/h **pro kg Körpergewicht** nach dem Bolus als intravenöse Dauerinfusion

Primäres Therapieziel ⇒ Blutglukosespiegel um 250 mg/dl, anschließende Normalisierung über 2–3 Tage

Stationäre Therapiemaßnahmen

- bei fehlender Insulinwirkung nach 2 Stunden ⇒ Dosisrate verdoppeln
- bei **Abfall des Plasmakaliums (⇒Insulinwirkung)** ⇒ Zufuhr von 13 bis 20 mval/h als **Kaliumchloridlösung**
- **Natriumbikarbonat** nur, wenn pH <7,1 (sonst Gewebshypoxie)
- **Phosphatsubstitution** (7–10 mmol/h) i. v. nur bei Serumwerten <0,5 mmol/l

Allgemeine Hinweise

- Kalium- und Phosphatsubstitution **nicht bei Anurie!**
- **Entgleiste Diabetiker** sollen ihren Durst nicht unterdrücken.
- **Kohlenhydratbilanz** von mindestens 150 g/d (Zufuhr minus renaler Ausscheidung) und **minimale Fettzufuhr**, bis die Ketose beseitigt ist

Beim **hyperosmolaren Koma** ist der **Insulinbedarf geringer**. Der Blutzucker darf nicht um mehr als 100 mg/dl pro Stunde gesenkt werden (Laborwertkontrolle). Bei zu rascher Zufuhr von elektrolytarmer Lösung besteht die Gefahr eines Hirnödems.

Diabetesbehandlung in der Schwangerschaft

In der **Schwangerschaft** bedeutet ein **gut eingestellter Diabetes mellitus** ⇒ **HbA_{1c}<6,5 %**, **Nüchternblutzucker** (etwa 76 mg/dl; 4,2 mmol/l), **postprandialer Blutzucker** (etwa 120 mg/dl; 6,6 mmol/l).

- Erst durch die **Insulintherapie** wurden für Diabetikerinnen Schwangerschaften möglich und die Fehlbildungshäufigkeit gesenkt. Voraussetzung dafür ist das Erreichen normaler Blutzuckerwerte bereits **3 Monate vor der geplanten Konzeption**.
- **Nicht insulinpflichtige Patientinnen** können durch das Einhalten einer **Diät** normale Blutzuckerwerte erreichen. Meist ist jedoch **ab der Mitte der Schwangerschaft** eine **zusätzliche Insulingabe** erforderlich. Wegen der möglichen Antikörperbildung gegen Insulin ist ausschließlich Humaninsulin zu empfehlen.

- Bei **insulinpflichtigen Diabetikerinnen** kann der **Insulinbedarf während der Schwangerschaft stark ansteigen**, so dass eine intensivierte Insulintherapie mit mehrfach täglichen Injektionen von Einzeldosen notwendig wird. Bei guter Kooperationsfähigkeit und Selbstdiagnostik kann die Anwendung einer **Insulinpumpe** die Behandlungssicherheit erhöhen.
- Die zu beobachtende starke Gewichtszunahme **(Makrosomie)** von Feten diabetischer Mütter geht auf überhöhte Blutzuckerwerte und nachfolgende fetale Hyperinsulinämien (vermehrter Insulingehalt des Blutes) zurück. Hierdurch wird das Auftreten eines **Atemnot-Syndroms** (Respiratory distress syndrome) **bei Neugeborenen** begünstigt, da die hohe Insulinkonzentration im Fruchtwasser die Lungenreifung **(Lezithinsynthese)** behindert. Neugeborene diabetischer Mütter haben oft niedrige Blutzuckerwerte.
- **Orale Antidiabetika eignen sich nicht** für die Behandlung eines Diabetes in der Schwangerschaft. Sulfonylharnstoffderivate müssen vor einer geplanten Schwangerschaft in jedem Fall abgesetzt und durch Insulin ersetzt werden.

Prognose

- **Rubeosis iridis** ⇒ etwa 1 % der Diabetiker
- **Katarakthäufigkeit** ⇒ bis 5 mal höher als Normalpopulation
- **diabetische Retinopathie** ⇒ 95 % der Typ-II-Diabetiker nach 20 Krankheitsjahren (häufigste Erblindungsursache); unabhängig vom Diabetestyp: 80 % nach 20 Jahren Krankheitsdauer

Die **Lebenserwartung** beträgt beim **Typ-I-Diabetiker minus 15 bis 18 Jahre** und ist durch die längere Krankheitsdauer gegenüber dem **Typ-II-Diabetiker** (minus **„mehrere Jahre"**) zusätzlich eingeschränkt (lt. WHO-Statistik, 1985).

- **Komaletalität** ⇒ etwa 1 %
- **Myokardinfarkt** (häufigste Todesursache) ⇒ 55 %
- **Diabetische Nephropathie** ⇒ Häufigkeit und Schwere korrelieren mit der Dauer und dem Ausmaß der Hyperglykämie; nach 20 Jahren Krankheitsdauer weisen mehr als 25 % der Patienten eine persistierende Albuminurie auf.

Prävention

- Etwa die **Hälfte** der **adipösen Typ-II-Diabetiker** können auf eine medikamentöse Therapie verzichten, wenn eine **Normalisierung des Körpergewichts** erreicht wird.
- Auch **Muskelarbeit** kann bei **kompensiertem** Diabetes mellitus **Typ II** zur Senkung des Blutglukosespiegels genutzt werden. Durch **körperliche Aktivität** kommt es zu einer **Zunahme der Sensitivität der Insulinrezeptoren** im Muskel. Insbesondere bei **Typ-II-Diabetikern** mit erhaltener Insulinsekretion kann das Hormon am Muskel wirksam werden und Glukose in die Muskelzelle gelangen. Außerdem führt Sport durch Erhöhung des Kalorienverbrauchs zur **Gewichtsabnahme**.
- Zu empfehlen ist ein regelmäßig durchgeführtes **moderates Ausdauertraining** mit einer Belastung von ca. 60 % der maximalen Leistungsfähigkeit. Körperlicher Anstrengung von >80 % der maximalen Leistungsfähigkeit kann insbesondere zu **Beginn der anaeroben Phase** zum Ansteigen von Blutzucker, freien Fettsäuren und Ketonkörpern im Blut führen und ist daher zu vermeiden.

- Bei insulinsubstituierenden Patienten mit **Typ-I-Diabetes** kann **Muskelarbeit** demgegenüber zur **Hypoglykämie** führen. Zuvor sollten daher **Kohlenhydrate** in Form von **Fruchtsäften**, bei **längerdauernder Arbeitsbelastung** in Form von **Stärke** (z. B. Brot, Gebäck) etwa 15 Minuten vor der Arbeit zugeführt werden.
- Bei voraussehbarer körperlicher Belastung (z. B. Sporturlaub) ist eine Senkung der Insulindosis zu empfehlen und durch Nahrungszufuhr zu ergänzen.

Soziale Probleme

- **Berufliche Probleme** entstehen durch Umstellungen im Tagesablauf. **Umschulungsmaßnahmen** können erforderlich sein.

- Geeignete und ungeeignete **Berufe** lassen sich durch ein **Merkblatt der Deutschen Diabetes Gesellschaft** ermitteln. Andernfalls drohen **Selbstgefährdung** (z.B. Dachdecker) oder **Fremdgefährdung** (z.B. Busfahrer) **durch Hypoglykämien**.
- **Insulinpflichtige Diabetiker** können je nach dem Grad der Folgeschäden **Schwerbehinderten** gleichgestellt werden.

Hypoglykämien

Definitionen

- **Verminderung des Blutzuckerspiegels <50 mg/dl** (2,8 mmol/l) mit **typischen Symptomen**
- Beim **Fehlen typischer Symptome** ist die Diagnose erst bei Werten **<40 mg/dl** (2,2 mmol/l) zu stellen.

„Whipple-Trias" ⇒ hypoglykämische Symptome, niedriger Blutglukosewert, rasche Besserung nach Glukosezufuhr

Ätiologie und Pathogenese

Pathogenetisch teilt man die Hypoglykämien nach dem Zeitpunkt ihres Auftretens in **Nüchternhypoglykämien** und **reaktive Hypoglykämien** ein.
Weiterhin unterscheidet man Hypoglykämien infolge einer **Insulinüberproduktion** und solche **extrainsulinärer Ursachen**.

Nüchternhypoglykämie infolge Insulinüberproduktion
- **insulinproduzierende Tumoren** ⇒ Inselzelladenom (90 %), Inselzellkarzinom (10 %)
- Hyperinsulinismus bei **Neugeborenen diabetischer Mütter**

Inselzelltumoren
- **Tumoren insulinbildender Zellen** führen zu einer Steigerung der basalen Insulinausschüttung.
- **Ursache** ist meist ein **benignes Adenom** der insulinbildenden β-Zellen (**Insulinom**).
- Bei **hohem Nüchterninsulinspiegel** treten spontane Hypoglykämien mit Heißhunger und Schweißausbrüchen auf.
- Im Verlauf der Krankheit haben die **hypoglykämischen Anfälle** die **Neigung, an Schwere und Häufigkeit zuzunehmen.**
- Einige Patienten werden durch den vermehrten Verbrauch kohlenhydratreicher Lebensmittel **adipös**.

Neugeborenenhypoglykämie
- Postnatal treten bei Neugeborenen **leichte Hypoglykämien** auf, da die Glukosezufuhr über die Plazenta nun beendet ist. Mit sofortiger Gegenregulation wird vermehrt Adrenalin ausgeschüttet und die Glykogenreserven in der Leber des Neugeborenen mobilisiert (**physiologische Hypoglykämie**).
- **Kinder diabetischer Mütter** können demgegenüber **schwere Hypoglykämien post partum** aufweisen. **Ursächlich** wird die Dauerstimulation der β-Zellen dieser Kinder durch Hyperglykämien der Mutter angenommen.
- Auch **intrauterine Mangelernährung** kann zur postpartalen Hypoglykämie führen. In diesen Fällen ist das Leberglykogen erniedrigt, und möglicherweise liegt auch eine mangelnde Adrenalinausschüttung aus dem NNM vor.

Nüchternhypoglykämie infolge **extrainsulinärer Ursachen**
- Tumorhypoglykämie
- Ausfall endokriner Insulinantagonisten (STH-, Glukokortikoidmangel)
- Glykogenspeicherkrankheiten
- chronische Lebererkrankungen und Alkoholismus
- Insulin-Autoimmunsyndrom

Tumorhypoglykämie

- Eine seltene Ursache der Hypoglykämie sind **Tumoren außerhalb des Pankreas**, die Glukose in großer Menge metabolisieren oder **insulinähnliche Peptide** (z. B. **IGF II**) ins Blut abgeben.
- Häufig sind diese Geschwülste **abdominell,** speziell **retroperitoneal lokalisiert**. Sie wachsen langsam, kommen in allen Lebensaltern vor und sind histologisch meist den **Sarkomen** und **Fibromen** zuzuordnen.

Ausfall endokriner Insulinantagonisten

- Der Ausfall endokriner Insulinantagonisten kann zu **relativem Hyperinsulinismus** führen, wie er bei der **Hypophysenvorderlappeninsuffizienz** (STH↓) oder der **Nebennierenrindeninsuffizienz** (Glukokortikoide↓) auftreten kann.
- Bereits am **Aussehen der Kranken** kann man diese Formen der Hypoglykämie voneinander unterscheiden: **Morbus Addison** führt zur **pathologischen Pigmentierung** der Haut; **Hypopituitarismus** geht mit **blasser Haut** einher und führt zur **Hypotrichose**.
- Schon bei geringfügiger Verminderung des Blutzuckers treten hypoglykämische Symptome auf.

Glykogenspeicherkrankheiten

- In der Kindheit manifestieren sich **Enzymdefekte** (Glykogenosen, Galaktosämie, Fruktoseintoleranz), die infolge mangelhafter Glukoseproduktion zu spontanen Hypoglykämien führen können.

Chronische Lebererkrankungen und Alkoholismus

- Leberkrankheiten wie die toxische Hepatose, Zirrhose, Leberdystrophie, **malignes Hepatom** oder Metastasenleber führen **durch Parenchymausfall** zu einer **Verminderung der Glukoneogenese und Glykogenolyse**. Die Glukoseabgabe ins Blut ist dabei vermindert.
- **Alkoholzufuhr** kann bei chronischen Alkoholikern zu **Hypoglykämien** mit komatösen Zuständen führen, deren Ursache wahrscheinlich eine **verminderte Glukoseabgabe der Leber** ist. Da Alkohol die **Glukoneogenese in der Leber direkt hemmt**, treten nach chronischem Missbrauch hypoglykämische Zustände bereits wenige Stunden nach Nahrungsentzug auf.

Insulin-Autoimmunsyndrom

- In seltenen Fällen führen **Autoantikörper vom IgG-Typ gegen Humaninsulin** zur **Insulinbindung** und reaktiven **Hyperinsulinämie**. Häufig kommt es zu Spontanremissionen. Eine medikamentöse Therapie ist meist nicht erforderlich.

Reaktive Hypoglykämie

- leuzininduzierte Hypoglykämie
- postprandial erhöhte Insulinspiegel bei **latentem Diabetes mellitus**
- **intermittierende Überstimulation** der **Inselzellen**
- extrainsulinäre Ursachen: Enzymdefekte, Arzneimittel, vegetative Labilität

Leuzininduzierte Hypoglykämie

- Der Leuzinhypoglykämie liegt **eine Hypersensitivität der β-Zellen** auf **L-Leuzin** zugrunde, die bei Proteinzufuhr zu hypoglykämischen Zustandsbildern führen kann.

Latenter Diabetes mellitus

- Bei **latentem Diabetes mellitus** können **mehrere Stunden nach** der **Nahrungsaufnahme reaktiv** (hoher BZ) **erhöhte Insulinspiegel im Blut** auftreten.

Intermittierende Überstimulation der Inselzellen

- Sturzentleerungen von kohlenhydratreichen Mahlzeiten aus dem Magen nach Magenoperation (**Dumping-Syndrom**) oder **bei autonomer diabetischer Gastropathie** können durch eine überschießende **Hyperinsulinämie** zur reaktiven Hypoglykämie führen.
- Während im **Hungertest** kein signifikantes Absinken des Blutzuckers erfolgt, führen **kohlenhydratreiche Mahlzeiten** sowie einfache **Glukosebelastung** innerhalb kurzer Zeit zu reproduzierbaren hypoglykämischen Phasen. Zwei Stunden nach Belastung der β-Zellen kann der Blutzuckerwert unter 50 mg/dl absinken.

- Man erklärt dies **durch übermäßige Insulinausschüttung bei Nahrungszufuhr**, der eine **Hyperaktivität des Nervus vagus** oder **Übererregbarkeit der β-Zellen** zugrunde liegt.

Reaktive Hypoglykämie infolge **extrainsulinärer Ursachen**
- **idiopathische** (reaktive) **Hypoglykämie** bei **vegetativ labilen Patienten** ⇒ wiederholt **adrenerge Symptome** nach Mahlzeiten

Enzymdefekte:
- Hereditäre **Fruktoseintoleranz** (Mangel an **Fruktose-1,6-Bisphosphatase**) und **Galaktoseintoleranz** können **symptomatische Hypoglykämien** nach Nahrungszufuhr auslösen. Die zugrunde liegenden Enzymdefekte führen über eine Hemmung der Glukoneogenese und verminderten Glykogenabbau zur postprandialen Hypoglykämie.
- Als **Folge** dieser Hypoglykämien treten zerebrale Schäden, Krämpfe, Tremor und Bewusstseinstrübungen auf. **Therapeutisch** wird versucht, die Kinder galaktose- bzw. fruktosefrei zu ernähren.

Arzneimittelinduzierte Hypoglykämien
- **Hypoglycaemia factitia** bei missbräuchlicher Anwendung von Sulfonylharnstoffen und Insulin (Homozid, Suizid)
- **Medikamente** ⇒ β-Rezeptorenblocker, Salicylsäure, Salicylate, Pentamidin, das Somatostatin-Analogon Octreotid, Disopyramid, Haloperidol, Mebendazol

Symptomatik

Hypoglykämische Reaktion
- **parasympathikotone Reaktion** ⇒ Heißhunger, Schwäche, Nausea, Vomitus
- anschließend **reaktive sympathikotone Reaktion** (⇒ **Insulinsekretion**↓, **Lipolyse** und **Glykogenolyse**↑, Glukagon-Sekretion↑) ⇒ Schweißausbruch, Blässe, Palpitation, Tachykardie, Zittern, Kältegefühl, Angst, auch krisenhafter Blutdruckanstieg möglich

Die **Glukoseaufnahme durch das Gehirn** ist **nicht insulinabhängig**. Ein **allmähliches Absinken** des Blutzuckerspiegels bis auf 50 mg% kann durch **adaptive Glukoseausschöpfung** eher kompensiert werden. Bei **ausgeprägtem Glukosemangel** reduzieren jedoch **höhere Gehirnzentren** ihre Aktivität, um den Energiebedarf des Gehirns zu senken.

- **Neuroglukopenie** führt daher in Abhängigkeit vom Ausmaß zu Konzentrationsschwäche, Verstimmung, Reizbarkeit, **Verhaltensauffälligkeiten**, einer **gesteigerten Reaktion auf Schmerzreize**, Bewusstseinstrübung, bisweilen auch apoplexartigen Ausfällen, Krämpfen und als Extremzustand zum **Coma hypoglycaemicum.**

Das **Coma hypoglycaemicum** tritt vorwiegend bei Diabetikern auf, deren Insulindosis zu hoch eingestellt ist. Auch eine zu **rasche Injektion von Insulin**, ein **falscher „Spritz-Ess-Abstand“** und die Einnahme oraler Antidiabetika können dazu führen.
Dabei haben das **hypoglykämische** und das **diabetische Koma** primär nur den **Bewusstseinsverlust gemeinsam**.
- Beim Vorliegen eines **hypoglykämischen Komas** führt die Zufuhr von 20–40 ml einer 40 %igen Glukoselösung zur raschen Besserung, während **das diabetische Koma unbeeinflusst** bleibt.

Abb. 5.40

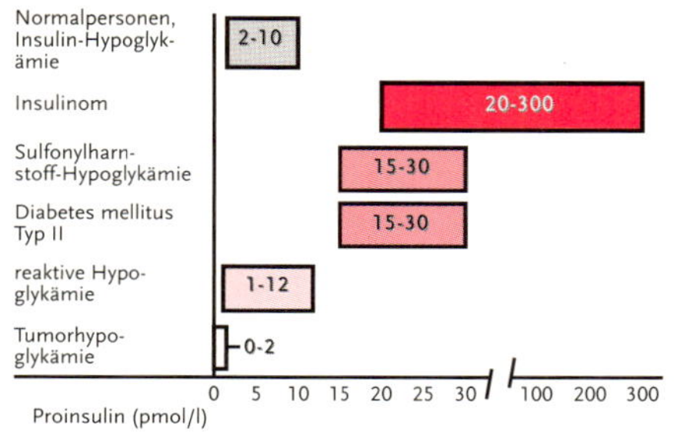

Proinsulinspiegel bei Hypoglykämien

- **Beim Coma hypoglycaemicum** fehlen die ketoazidotische Hyperpnoe, der Azetongeruch und der positive Babinski-Reflex. Auch werden typische Hyperglykämiezeichen wie Exsikkose und trockene Haut vermisst.

Diagnostik, Differentialdiagnose

- **Blut-Glukose-Bestimmung** (Besserung der **hypoglykämischen Symptome** nach Glukosezufuhr)
- ggf. endokrinologische Diagnostik (ACTH, Kortisol)
- **Provokationsfastentest**:
  Während **eintägiger Nahrungskarenz** werden in mehrstündigen Intervallen Blutzuckerwerte, **Seruminsulin** (**>10µ IE/ml**) und **C-Peptid** (**> 1,5 ng/ml**) bestimmt. Für das Vorliegen eines **organischen Hyperinsulinismus** spricht **ein Absinken des Blutzuckerwerts auf unter 40 mg/**dl sowie die zuvor in Klammern angegebenen Werte.
- Durch das Ausbleiben **der physiologischen Insulinsuppression bei einer Hypoglykämie** nimmt der **Insulin/Glukose-Quotient** beim Insulinom zu (>0,3), während er beim Gesunden abfällt.
- Bei **exogener Insulinzufuhr** (z. B. **Hypoglycaemia factitia**) ist das C-Peptid in Relation zum Insulin niedrig.

Zur **Differentialdiagnostik** des **hypoglykämischen Komas** siehe auch Tabelle 5.7, Seite 480.

Therapie

Akuttherapie

- **trinkfähiger Patient** ⇒ Gabe von gelösten Kohlenhydraten (Fruchtsäfte, verdünnte Zuckerlösung), anschließend feste Kohlenhydrate (Brot, Gebäck u.Ä.)
- **bewusstloser Patient** ⇒ 50 g Glukose i. v. als 20 %ige Lösung (250 ml)
- ggf. **Glukoseinfusion** bis zur Stabilisierung des Blutglukosespiegels auf Werte um 100–150 mg/dl (5,6–8,3 mmol/l) fortsetzen
- **alternativ** bei unruhigen Patienten ⇒ 1 mg **Glukagon i.m.** (bei verminderter Glykogenreserve nicht wirksam)

Beachte:
- **Cave:** höherprozentige Glukoselösungen ⇒ lokale Endothelschädigung der Venen möglich
- **Hypoglykämien durch Sulfonylharnstoffe** ⇒ Rezidive über mehrere Tage möglich

Kausale Therapiemaßnahmen

- **intermittierende Überstimulation der Inselzellen** ⇒ Zufuhr häufiger kleiner, kohlenhydrathaltiger Mahlzeiten, ggf. Somatostatin-Analoga
- **Inselzellhypersensitivität** ⇒ Meiden großer eiweiß- und kohlenhydratreicher Mahlzeiten
- **Inselzellhyperplasie** ⇒ Diät, Pankreasteilresektion, ggf. Somatostatin-Analoga; bei Erwachsenen: Behandlungsversuch mit **Diazoxid** (nicht diuretisch wirksames Benzothiadiazinderivat, z. B. Proglicem®, das zu einer reversiblen Abnahme der Insulinsekretion und vermehrten Freisetzung biogener Katecholamine führt)
- **insulinproduzierende Tumoren** ⇒ Enukleation, Pankreasteilresektion, partielle Duodenopankreatektomie

Prognose

Wenn bewusstlose hypoglykämische Patienten nicht sofort behandelt werden, können irreversible neurologische Defekte (⇒ **zerebrale Dauerschädigung**) oder der **Tod** eintreten.

5.7 Stoffwechsel und Ernährung

Der Energiebedarf aus der Nahrung beträgt bei einem 70 kg schweren, normalgewichtigen 40-jährigen Mann mit sitzender Bürotätigkeit etwa 8–12 MJ (1,9–2,9 Mcal) pro Tag.

Adipositas

Adipositas besteht, wenn der **Anteil der Fettmasse am Körpergewicht** bei Männern 20 % und bei Frauen 25–30 % übersteigt.

$$\text{„body mass index" (BMI) } [kg/m^2] = \frac{\textbf{Gewicht in kg}}{(\textbf{Körpergröße in m})^2}$$

Dieser **Wert** ist sowohl im Bereich des Normalgewichts als auch bei Übergewicht **eng mit der Fettmasse korreliert** und weitgehend unabhängig von der Körpergröße.
Schweregrade:
Grad **0** ⇒ **BMI** 20,0–24,9; Grad **I** ⇒ **BMI** 25,0–29,9; Grad **II** ⇒ **BMI** 30,0–39,9; Grad **III** ⇒ **BMI** ≥ 40,0

Das **Gesundheitsrisiko** wird durch den **Fettverteilungstyp** bestimmt.
Das Verhältnis von Bauch- zu Hüftumfang (**„waist to hip ratio" = „w/h"-Quotient**) charakterisiert die Fettverteilung.

- **hoher „w/h"-Quotient** (= männlicher Fettverteilungstyp „**bauchbetonte Adipositas**") ⇒ **Gesundheitsrisiko** ↑
- **niedriger „w/h"-Quotient** (= weiblicher Fettverteilungstyp „Hüfte, Oberschenkel") ⇒ **Gesundheitsrisiko** ↓
- **erhöhtes Gesundheitsrisiko** ⇒ **w/h-Quotient** beim Mann ⇒ **> 1,00**, bei Frauen **> 0,85**

Beim männlichen Fettverteilungstyp ist ein **besserer Therapieerfolg** unter **Reduktionskost** zu erwarten als bei weiblichem Fettverteilungstyp.

Ätiologie, Pathogenese

Es gilt: Eine **Adipositas** entsteht nur, wenn die Kalorienaufnahme den Verbrauch des Körpers übersteigt. Hierbei werden aus 42 kJ (10 kcal) ungefähr **1 g** Depotfett angelegt. Ätiologie und Pathogenese der Fettsucht sind bis heute nicht vollständig geklärt.

Hyperplastische und **hypertrophische Fettsucht**
Je nachdem, ob die **Größe oder** die **Anzahl der Adipozyten** zunimmt, lässt sich die Adipositas in eine **hypertrophische** und eine **hyperplastische** Form einteilen.

- Bei der **leichten Form der Adipositas** besteht zumeist eine **Hypertrophie** der Fettzellen.
- Unter **chronischer Überernährung** kann jedoch sowohl im Erwachsenenalter als auch während der Kindheit eine überschießende **Hyperplasie der Fettzellen** auftreten, wobei sich Präadipozyten unter hormonellen und nutritiven Einflüssen differenzieren können, aber auch wieder durch eine Depletion des Lipidgehalts rückbildungsfähig sind.

Ursachen für die **exzessive Triglyzeridspeicherung**:

- **Genetische Disposition** wird angenommen.
- **Leptin** wirkt auf die Nahrungsaufnahme hemmend (leptos = mager). Genetisch determinierte Rezeptordefekte oder Störungen seines Regelkreises führen zur Adipositas.
- **Störungen des Hormonstoffwechsels** sind lediglich bei etwa 5 % der adipösen Patienten Grund für die Fettsucht. So kommt es beim Morbus Cushing infolge Hyperkortizismus zu Vollmondgesicht, Stiernacken, Stammfettsucht und Hypercholesterinämie.

  - **Insulinsezernierende Adenome** können zu einer Adipositas führen, da die Patienten infolge hypoglykämischer Stoffwechsellage häufig Nahrung zu sich nehmen.
  - Bei der **Hypothyreose** kommt es zur Gewichtszunahme, da ein **verminderter Grundumsatz** und **Adynamie** bestehen. Zudem ist das eigentliche Myxödem von einer vermehrten Wassereinlagerung ins Körpergewebe begleitet.
- **Zerebrale Störungen der Appetitregulation** treten bei Hypothalamusschädigung infolge Hydrozephalus, Tumoren und im Gefolge infektiöser Hirnerkrankungen auf.
- Daneben sind auch **psychologische Faktoren**, wie beispielsweise der „**Kummerspeck**" bei Patienten, die an einer Depression leiden, an der Entstehung einer Adipositas beteiligt.
- Bei adipösen Menschen können auch **erhöhte Spiegel** von **β-Endorphinen** (z.B. Enkephalin) im Gewebe gefunden werden. Sie haben eine **appetitsteigernde Wirkung**, die durch Opiatrezeptorantagonisten gehemmt werden kann.

Überernährung
- Bei **übermäßiger Zufuhr von Kohlenhydraten** und **Aminosäuren** findet in der Leber eine Umwandlung dieser Stoffe in Fettsäuren statt. Die mit fettreicher Kost angebotenen Fettsäuren sowie die erhöhte Eigenproduktion von Fetten führen zu einer **Ablagerung von Triglyzeriden in den Leberzellen** (⇒ **Fettleber**).
- **Adipositas** ist mit einer **gesteigerten basalen** und stimulierten **Insulinsekretion** verbunden. Es besteht eine Hyperplasie der Langerhans-Inseln. Die **Hyperinsulinämie** korreliert dabei mit dem relativen Körpergewicht, der Fettzellgröße und der Fettmasse des Organismus. Abhängig von der Konstitution (familiäre Belastung) kann es zum Auftreten eines **manifesten Diabetes mellitus Typ II** kommen. Diese Entwicklung ist jedoch bei **Einschränkung der Nahrungszufuhr** teilweise oder vollständig reversibel.

Leberverfettung
Die **Verfettung parenchymatöser Organe**, besonders der Leber, tritt sowohl bei **kalorischer Hyperalimentation** als auch bei **Hungerzuständen** auf.
- **Chronische Unterernährung** bei eiweißarmer Kost ⇒ **verminderte Synthese der Apolipoproteine** ⇒ Ablagerung von Triglyzeriden und Fettsäuren in der Leberzelle
- Andere Ursachen für die degenerative Verfettung der Leber sind **hypoxische Beeinträchtigung der Zellatmung**, sowie chronische Intoxikation (v.a. Alkoholzufuhr, Barbituratabusus).

Symptomatik
Mit Adipositas assoziierte Veränderungen und Erkrankungen
- **Wärmeabgabe eingeschränkt** (verringertes Verhältnis von Körperoberfläche zu Körpermasse), so dass Adipöse besonders nach den Mahlzeiten stark schwitzen
- **Bewegungsapparat** ⇒ frühzeitige **Knie- und Hüftgelenksarthrose, degenerative Wirbelsäulenbeschwerden**
- Neigung zu **Varikosis**, Thrombosen und **Thrombophlebitis** und Ödemen
- **Pickwick-Syndrom** ⇒ periodische **Kohlendioxidretention** und **Hypoxie** durch Hypoventilation (siehe „**Schlafapnoe**") bei extremer Adipositas, verbunden mit **erhöhtem kardiovaskulären Risiko**
- Neigung zur **Hypertonie**

Beachte: Die subkutanen Fettmassen zwischen der Manschette des Blutdruckmessgeräts und der Arteria brachialis können bei Verwendung einer normalen Manschette falsch hohe Werte erzeugen.

- Neigung zur **Hyperurikämie** in Verbindung mit **metabolischem Syndrom** und **Hungerkuren**
- **Metabolisches Syndrom** ⇒ **bauchbetonte Adipositas** + **Hypertonie** + **Typ-II-Diabetes mellitus** (Hyperinsulinämie) + **Hypertriglyzeridämie** mit **niedrigem HDL-Spiegel** („**tödliches Quartett**")

Bei den meisten Patienten mit Hypertonie kommt es **durch Gewichtsreduktion** zu einer Senkung des Blutdrucks oder zur Normalisierung der Werte. 75 % der Patienten mit **Typ-II-Diabetes** können ihre medikamentöse Behandlung absetzen.

Seltene Formen
- **hypothalamische Fettsucht** durch **Hyperphagie** als Folge von Schädigungen im Bereich des Zwischenhirns
- Neigung zur Adipositas beim **Syndrom der polyzystischen Ovarien** durch vermehrte Produktion von Glukokortikoiden im Ovar
- **Prader-Willi-Labhart-Syndrom** (Adipositas, leichter Zwergwuchs, Oligophrenie, Hypogonadismus und Hypogenitalismus sowie Glukoseintoleranz)
- **Laurence-Moon-Biedl-Syndrom** (Adipositas, Oligophrenie, Minderwuchs, Hypogenitalismus, Missbildungen der Extremitäten, Schwerhörigkeit, Diabetes insipidus und andere Anomalien)
- **Morgagni-Morel-** (oder **Achard-Thiers-**) **Syndrom** (Adipositas, Hirsutismus, Glukoseintoleranz, Hypertonie, Hyperostosis frontalis interna und Gefäßkomplikationen)

Diagnostik
- Die Diagnose der Adipositas wird durch den **Body-Mass-Index** (siehe Abschnitt 7.1) objektiviert.
- Umfang von **Bauch** (Taille) und **Hüfte** messen ⇒ **Verteilung des Körperfetts** berücksichtigen
- Eine **Quantifizierung des intraabdominalen Fettdepots** durch die Computertomographie ist möglich.
- **Ermittlung des individuellen Gesundheitsrisikos** ⇒ Blutdruckmessung, EKG, Lungenfunktion, **Labordiagnostik** (⇒ Parameter der Leber- und Nierenfunktion, Lipidmuster, Harnsäure, oraler Glukosetoleranztest mit Bestimmung der Insulinsekretion)

Therapie
Behandlungsziele
- Verbesserung der **Selbstkontrolle des Eßverhaltens** ⇒ anhaltende Gewichtsreduktion
- **kontinuierliche Gewichtsabnahme** (Diätberatung!) ⇒ 1 kg in 7–10 Tagen!
- Steigerung des Energieverbrauchs (**körperliches Training**)
- **Behandlung von Stoffwechselstörungen** (Diabetes mellitus, Fettstoffwechselstörungen, Hypertonie)

Vitamine und **Mineralstoffe** enthaltende **niedrigkalorische Diäten**, die Kalorien weitgehend in Form von **Proteinen** zur Verfügung stellen, gelten als gefahrlos, wenn sie **nicht länger als 3 Monate** durchgeführt werden.

Bei der **Behandlung Übergewichtiger** mit Nulldiät, streng energiereduzierter Diät oder modifiziertem Fasten resultiert initial eine stärkere tägliche Gewichtsabnahme. Weitere **Folgen**:
- **Laborwerte**: Harnsäure↑, freie Fettsäuren im Serum↑, Ketonurie, geringer Anstieg der Serumtransaminasen, Natriumausscheidung im Urin↓
- depressive Verstimmungen

Weitere Therapiemöglichkeiten
- Sog. „**Appetitzügler**" sollten unter strenger Indikationsstellung nur Patienten mit Essstörungen vorbehalten bleiben (z. B. serotoninerg wirkende Medikamente wie Dexfenfluramin). **Sibutramin** (Moridia®) hemmt an Zellen des Zentralnervensystems die Wiederaufnahme von Serotonin und Noradrenalin, die das natürliche Sättigungsgefühl verstärken und den Energieverbrauch erhöhen, wodurch diese Neurotransmitter in höherer Konzentration auf die Nervenzellen einwirken können.
- **Orlistat** (Xenical®) wird als neu entwickelter **Lipase-Inhibitor** zur Therapie der Adipositas eingesetzt. Durch Reduktion der enteralen Fettresorption um bis zu 30 % wird eine Gewichtsabnahme erzielt.
- Auch die **chirurgische Therapie** ist **allenfalls** bei **extremer**, **therapieresistenter** Adipositas vertretbar (⇒ Reduzierung des Magenvolumens durch Gastroplastik, Roux-Y-gastrojejunaler Bypass, duodeno- oder jejunoilealer Bypass, jejunokolischer Bypass). Dabei ist die Höhe des Gewichtsverlustes zum Ausmaß des Übergewichtes direkt proportional.

Prognose
- **Bauchbetonte Adipositas** geht mit **erhöhter Morbidität** (Herz-Kreislauf-Erkrankungen, Diabetes mellitus Typ II, Fettstoffwechselstörungen und Gicht) und **Mortalität** einher.

- **Adipositas** neigt unbehandelt zu einem progressiven Verlauf.
- Die **Therapieerfolgsquote** wird durch therapeutische **Überwachung**, **Therapiegruppen** (z.B. weight watchers) und ggf. auch psychotherapeutische Intervention verbessert.
- Allerdings ist mit **mehr als 50 % Rückfällen** (Gewichtszunahme >5 kg) innerhalb eines Jahres nach Beendigung des Fastens zu rechnen.

Hyperlipoproteinämien

Allgemeines

Lipidzusammensetzung

- Die im Blutplasma zirkulierenden Lipide liegen als **Lipoproteine** vor.
- **Trägerproteine** (**Apolipoproteine**) werden von Leberzellen und Darmmukosa gebildet und lassen sich infolge jeweils unterschiedlicher prozentualer Zusammensetzung des Eiweiß- und Lipidanteils in **verschiedene Dichteklassen** einteilen.

Man unterscheidet

- **Chylomikronen** (wandern nicht in der Elektrophorese)
- Lipoproteine mit *sehr geringer Dichte* (**VLDL**) und **IDL** ⇒ **Prä-β-Lipoproteine**
- Lipoproteine mit *geringer Dichte* (**LDL**) ⇒ **β-Lipoproteine**
- Lipoproteine *höherer Dichte* (**HDL**) ⇒ **α-Lipoproteine**

Chylomikronen werden von den Mukosazellen des Intestinaltrakts synthetisiert und dienen dem **Transport exogener Triglyzeride** von den Darmepithelien über den Ductus thoracicus ins Blut.

- In den Kapillaren des Fett- und Muskelgewebes können Chylomikronen durch die triglyceridspaltende **Lipoproteinlipase** abgebaut werden (⇒ freie Fettsäuren).
- Unter physiologischen Bedingungen finden sich **Chylomikronen im Plasma** nur während der **Resorptionsphase**, nicht jedoch in der Postresorptionsphase.

Abb. 5.41

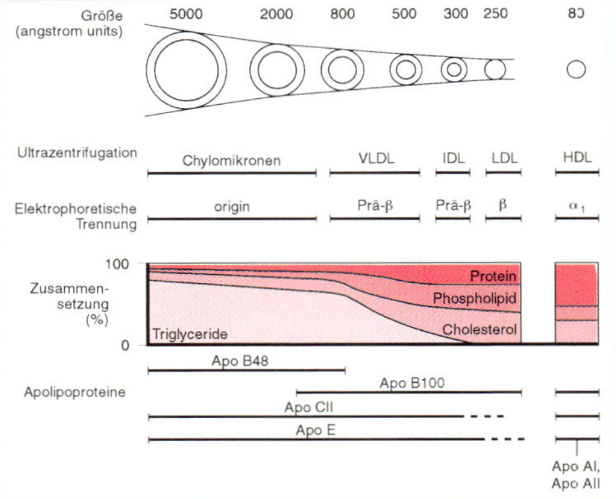

Lipoproteine (aus Besser/Thorner 1994)

Prä-β-Lipoproteine (VLDL) werden in der Leber synthetisiert und dienen **dem Transport endogener Plasmatriglyzeride**.

- **VLDL-Partikel** werden im Blut durch die Lipoprotein-Lipase über **IDL (intermediate density lipoproteins)** zu den **cholesterinreichen LDL-Partikeln umgewandelt**.

β-Lipoproteine (LDL), die das **Apolipoprotein B** enthalten, dienen dem **Transport von Cholesterin und Cholesterinestern**.

- Sie sind **Abbauprodukte der IDL- bzw. VLDL-Partikel**. Durch Bindung an den **hepatischen Apo-B/E-Rezeptor** wird die **Mehrzahl der IDL- und LDL-Partikel** von der **Leber aufgenommen**. Ein geringerer Teil wird in peripheren Geweben utilisiert, die **Cholesterin zur Synthese von Steroidhormonen** oder zur Membransynthese verwenden.
- Das **Cholesterin** stammt dabei entweder **aus der Nahrung oder** wird **endogen synthetisiert** (60 %). **Gegenregulation**: Von der Leber aufgenommenes **Cholesterin (IDL, LDL)** wirkt hemmend auf die

HMG-CoA-Reduktase (⇒ Cholesterinsynthese nimmt ab) und führt zur **Aktivitätsminderung des LDL-spezifischen Apo-B/E-Rezeptors**.

- Eine **Erhöhung des Cholesterinspiegels** im Blutplasma geht mit einem stark erhöhten Arterioskleroserisiko einher. Die Menge von LDL, die von den Zellen aufgenommen wird, hängt von der Zahl der LDL-Rezeptoren auf den Zellmembranen ab. Ein **Mangel an Rezeptoren** bedeutet erhöhte LDL-Plasmaspiegel und damit auch **vermehrte Arteriosklerosegefahr**.

α-Lipoproteine (HDL) werden sowohl in der Leber als auch vom Intestinaltrakt in Form einer Vorstufe gebildet und sind zusammen mit der Lezithin-Cholesterin-Acyl-Transferase am **Cholesterintransport vom Gewebe ins Plasma** beteiligt. Sie können als **eiweißreichste** und **fettärmste Lipoproteine** Cholesterin direkt aus den Körperzellen aufnehmen.

- **HDL-Partikel** können das **veresterte Cholesterin** sowohl über ein Cholesterinester-Transferprotein an die VLDL, IDL- oder LDL-Fraktion weitergeben oder **direkt von der Leber über HDL-Rezeptoren aufgenommen** werden.
- Der **Rücktransport des überschüssigen Cholesterins** – in Form von Cholesterinestern – aus der Peripherie **in die Leber** bedingt ein negatives Feedback der endogenen Cholesterinsynthese. **Hohe HDL-Spiegel schützen vor Artherosklerose**.

Definition, Ätiologie, Pathogenese

Fettstoffwechselstörungen werden in **monogene, polygene** und **sekundäre Fettstoffwechselstörungen** eingeteilt.

- **Monogene Formen** wie die **Hyperchylomikronämie** und die **familiäre Hypercholesterinämie manifestieren sich** bereits **im Kindesalter.**

Nach **Frederickson** lassen sich Erkrankungen mit erhöhter Plasmalipoproteinfraktion nach elektrophoretischer Trennung in **5 verschiedene Lipoproteinmuster** (**Typ I** bis **V**) einteilen.

- Es handelt sich um eine **deskriptive Zuordnung des Lipoproteinmusters** zu einer **Fettstoffwechselstörung**.
- Bei vielen **Fettstoffwechselstörungen** besteht **keine eindeutige Typenkonstanz**.

Durch die **Bestimmung** von **Cholesterin** und **Triglyzeriden** lassen sich **drei klinisch relevante Gruppen der Fettstoffwechselstörung** differenzieren:

- **Hypercholesterinämie**
- **Hypertriglyzeridämie**
- **kombinierte Formen**

Tab. 5.10 Laborbefunde (Angabe in mg/dl) und Arterioskleroserisiko bei Hyperlipoproteinämien (Typen n. Frederickson)

Cholesterin	Triglyzeride	Typ	Arterioskleroserisiko	Häufigkeit
<260	↑ (250–1000)	**IV**	↑	**>65%**
<260	↑ (>1000)	**I**	**nicht erhöht**	**sehr selten**
<300 (↑)	↑ (>1000)	**V**	meist **nicht erhöht**	**selten**
↑ (>300)	<150	**IIa**	↑↑↑	**12%**
↑ (>300)	↑ (150–300)	**IIb**	↑↑	**12%**
↑ (350–500)	↑ (350–500)	**III**	↑	**5%**

Primäre Hyperlipoproteinämien

Hyperchylomikronämie (Hyperlipoproteinämie Typ I)

- Die Erkrankung beruht auf einem **autosomal-rezessiv vererbten Defekt** des Postheparin-Lipoproteinlipase-Systems (**Mangel** an **Lipoproteinlipase** oder **des Aktivatorproteins Apo-C-II**), der zu einem **stark verzögerten Abbau der Chylomikronen** führt.

- **Klinisch** fallen die oft jugendlichen Patienten durch **eruptive Xanthome** vorwiegend an Stamm und Gesäß, sowie **Hepatosplenomegalie** und **anfallsartige abdominelle Schmerzen** auf.
- Als Folge der **Hyperchylomikronämie** besteht ein **erhöhtes Pankreatitisrisiko**.

Hypercholesterinämie (Hyperlipoproteinämie Typ II)

- **Typ IIa** ⇒ isolierte **Zunahme** der **LDL**- und **Apo-Protein-B-Konzentration** im Serum
- **Typ IIb** ⇒ zusätzlich **VLDL-Konzentration** ↑

Typ-IIa-Hyperlipoproteinämie

Polygene Form (Mehrzahl der Fälle)

- Ursache der **polygenen Form** der Hypercholesterinämie sind **Funktionsstörungen der Lipoproteinrezeptoren**, die normalerweise den Cholesterintransport durch die Zellmembran sowie die Synthese des Cholesterins regulieren. Dabei besteht eine ausgeprägte **Aktivitätsminderung des LDL-spezifischen Apo-B/E-Rezeptors** als Reaktion auf die nahrungsbedingte Cholesterinakkumulation in der Leber.

Monogene Form (etwa 5 % d. F.)

Ursachen der **autosomal-dominant** vererbten **Hypercholesterinämie**:

- **Defizienz** oder **Funktionsuntüchtigkeit** des **LDL-Rezeptors** (Apo-B/E-Rezeptor), die auf einer Mutation des Rezeptorgens auf dem **Chromosom 19** beruht ⇒ LDL kann dabei nur in vermindertem Maß von der Leber oder extrahepatischen Zellen über diesen Rezeptor aufgenommen werden.
- **Vollständiger Rezeptormangel** bei **homozygoten Merkmalsträgern** bedingt Cholesterinspiegel zwischen 600 und 1.000 mg/dl, so dass die Patienten bereits im Jugendalter durch Myokardinfarkte gefährdet sind. Die rückgekoppelte Hemmwirkung eines hohen Cholesterinspiegels auf die neue Synthese von Cholesterin ist aufgehoben. Ohne **extrakorporale LDL-Elimination** erreichen diese Patienten kaum das 20. Lebensjahr.

Apolipoprotein-E-Polymorphismus

- Patienten mit dem **Apolipoprotein-Phänotyp E 3/4** oder **4/4** resorbieren Cholesterin schneller und in größerer Menge (⇒ LDL-Cholesterin ↑).

Typ-IIb-Hypercholesterinämie

- Als Ursache der **Typ-IIb-Hypercholesterinämie** wird eine **Überproduktion** von **Apo-B-100** angenommen.
- Elektrophoretisch sind die **β-Lipoprotein-(IIa)**- und die **Prä-β-Lipoprotein-(IIb)-Fraktionen** verbreitert. Infolge des **stark erhöhten Cholesterinspiegels** ist das Arterioskleroserisiko bei den Erkrankten erhöht.

Familiäre Dysbetalipoproteinämie (Hyperlipoproteinämie Typ III)

Bei dieser autosomal-dominant vererbten Erkrankung besteht eine **Abbaustörung** der **Prä-β-Lipoproteine** mit Akkumulation von **cholesterinreichen IDL** und Remnants.

- **Ursache** ist eine **Abnormität des Apolipoproteins E**, **dessen Bindung** an den **Apolipoprotein-E_2-(Remnant)-Rezeptor gestört** ist.
- Es resultiert ein **unvollständiger Abbau** von **Chylomikronen** und **VLDL-Partikeln** zu Remnants (Abbaustufen der Chylomikronen) bzw. **LDL-Partikeln**.
- Man findet in der Elektrophorese eine **breite β-Bande** sowie eine **mässig** ausgeprägte **Erhöhung** der **Triglyzeride**, des **Cholesterins** und der **Phosphatide**.
- Hieraus ergibt sich ein **hohes Arterioskleroserisiko**, meist Übergewicht, pathologische Glukosetoleranz, Fettleber, Hyperurikämie sowie charakteristische gelbe Xanthome längs der Handlinien. Meist besteht auch ein Arcus lipoides corneae, der mit peripheren Durchblutungsstörungen vergesellschaftet sein kann.

Familiäre Hypertriglyzeridämie (Hyperlipoproteinämie Typ IV)

Der hereditären Form dieser **häufigsten Hyperlipoproteinämie des Erwachsenen** liegt ein autosomal-dominanter Erbgang mit inkompletter Penetranz zugrunde. Die Pathogenese ist noch nicht vollständig geklärt.

- Man findet eine **Vermehrung der** im **Prä-β-Bereich** wandernden **Lipoproteine (VLDL)**, die hauptsächlich endogen produzierte Triglyzeride transportieren.
  Hier kann eine **Überproduktion endogener Triglyzeride oder** eine **verminderte Verwertung** triglyzeridreicher Lipoproteine vorliegen. Demzufolge kann die **Hypertriglyzeridämie (Typ IV) kohlenhydratinduzierbar** sein und ist in Verbindung mit niedrigen HDL-Cholesterinwerten eine Komponente des **metabolischen Syndroms**.
- Die Patienten weisen meist Übergewicht, pathologische Glukosetoleranz, Fettleber mit Hepatosplenomegalie, Hyperurikämie, **eruptive Xanthome** sowie bei stark erhöhten Triglyzeriden Oberbauchkoliken auf. Es besteht eine progrediente Arteriosklerose.

Hyperlipoproteinämie Typ V

Es handelt sich in den meisten Fällen um eine **kalorisch induzierte Hyperlipämie** mit **erhöhten Chylomikronen, Prä-β-Lipoproteinen** sowie **stark erhöhten Triglyzeriden** (bis 15.000 mg/100 ml) bei **vermindertem Katabolismus** triglyzeridreicher Lipoproteine.

- Die **gesteigerte VLDL-Produktion** kann als Folge der **peripheren Insulinresistenz** (**Diabetes mellitus**) auftreten, bei der die stimulierende Wirkung auf die Lipoproteinlipase entfällt und die Lipolyse gesteigert ist. Als **seltene** Ursache kommt die **heterozygote** Form des familiären **Lipoproteinlipasemangels** in Betracht.
- Die meist übergewichtigen Patienten weisen eine **pathologische Glukosetoleranz**, **Fettleber**, **Hepatosplenomegalie** sowie **Oberbauchkoliken** nach **Fettzufuhr** und **eruptive Xanthome** auf. **Postprandiale** Spitzen der **Triglyzeridgrenzwerte** gehen mit einem hohen Risiko für das Entstehen einer **akuten Pankreatitis** einher.
- Ein erhöhtes Arterioskleroserisiko scheint bei ihnen allerdings nicht vorzuliegen. Der in den meisten Fällen bestehende **Typ-II-Diabetes mellitus** bessert sich unter einer konsequent durchgeführten Reduktionsdiät.

Apolipoproteinopathien

- Bei der familiären **A-Beta-Lipoproteinämie** besteht eine schwere Fettassimilationsstörung auf Grund eines autosomal-rezessiv vererbten **Fehlens des Strukturapolipoproteins** der Chylomikronen.
- Der hereditäre Mangel an **Aktivator-Apolipoprotein C-II**, das Kofaktor der Fettgewebslipoproteinlipase ist, führt zur **Hyperchylomikronämie**.
- **Strukturdefekte des Apolipoproteins A I** führen zur **Hypercholesterinämie**.
- Die **An-Alpha-Lipoproteinämie** führt zur Ablagerung von Cholesterinestern im Gewebe (**orangerot verfärbte Tonsillen**).
- Die autosomal-dominant erbliche **Hypo-Alpha-Lipoproteinämie** geht mit niedrigen Cholesterinwerten (HDL-Cholesterin <35 mg/dl) einher.

Lipoproteine und Atherogenese

- Vom **Plasma-LDL** geht ein direkter **endothelschädigender Effekt** aus. **LDL** kann durch Endothelzellen strukturell so abgeändert werden, dass **Partikel mit hoher Affinität zu Makrophagen** entstehen. Diese setzen sich an der Gefäßwand fest, dringen in sie ein und häufen dort **Cholesterinester** an.
- **Hohe LDL-Konzentrationen** vermindern die Resistenz der Gefäßwand gegen Ablagerung von Plättchen. Zugleich wird die **Adhäsions-** und **Aggregationsbereitschaft** der **Blutplättchen erhöht**.
- Um das individuelle **Koronarrisiko** abschätzen zu können, muss demnach das **LDL-Cholesterin** bekannt sein. Dies gilt umso mehr, wenn das Gesamtcholesterin nur unwesentlich erhöht ist. Ein hoher **HDL-Spiegel** gilt hinsichtlich der Atherogenese als protektiv.

- Als pathologisch wird ein **LDL-Cholesterin** über 160 mg % und **HDL-Cholesterin** unter 35 mg % bei **erhöhtem Gesamtcholesterin** angesehen.
- Ein weiteres **atherogenes Lipoprotein** ist **Lp(a)**, ein **Komplex von LDL mit** dem sogenannten **(a)-Protein**, das **Strukturähnlichkeit** mit Teilen des **Plasminogenmoleküls** aufweist und die Expression des **Plasminogen-Aktivator-Inhibitors 1** steigert.
  Bei Patienten mit **familiärer Hypercholesterinämie** und **hohen Lp(a)-Werten (>30 mg/dl)** treten bereits frühzeitig **Angina-pectoris-Symptome** auf. Auch für die **Restenoserate** nach Koronar-Bypassoperationen wurde eine Korrelation zum **Lp(a)-Spiegel** festgestellt.
- **Lp(a)** wird deshalb als zusätzlicher **atherogener Risikofaktor** gewertet, obwohl in der „Physicians health Study“ keine Zunahme der Infarkthäufigkeit bei **hohen Lp(a)-Werten** nachzuweisen war.

Tab. 5.11 Arterioskleroserisiko und Lipidzusammensetzung.

Prä-β-VLDL Cholesterin			β-LDL-Cholesterin			
>40	30–40	<30	>185	140–185	<140 **mg/dl**	
			LDL/HDL >4		LDL/HDL <4	
		+			+	**NORMALWERT**
	+			+		**GRENZWERT**
↑			↑↑	↑		**RISIKOZUNAHME**

Regulation der **Low-density-Lipoproteine (LDL)**

- Ein **Überangebot von Cholesterin** führt zu einer **Hemmung der HMG-Coenzym-A-Reduktase** und zur **Aktivitätsminderung des LDL-spezifischen Apo-B/E-Rezeptors** und hemmt somit die zelluläre Cholesterinsynthese. Gleichzeitig wird Cholesterin zu seiner Speicherung mit Fettsäuren verestert und die erneute Aufnahme von Cholesterin mit den Low-density-Lipoproteinen durch die Zelle reduziert.
- Da die **Low-density-Lipoproteine** zu mehr als 70 % LDL-Rezeptor-vermittelt in der Leber und Peripherie abgebaut werden, hat die **LDL-Rezeptoranzahl der Leberzellen** einen erheblichen Einfluss auf den Serum-Cholesterinspiegel. Die **Aufnahme cholesterinreicher Kost** und **Zunahme des Lebensalters** gehen mit einer **verminderten LDL-Rezeptorendichte** einher!

Sekundäre Hyperlipoproteinämien

Sekundäre Hyperlipoproteinämien sind **Folge anderer Grunderkrankungen**, die nicht auf einer Störung des Lipidstoffwechsels beruhen. Die Vermehrung einzelner oder mehrerer Lipoproteinfraktionen ist mit der Behandlung der Grundkrankheit rückläufig.

Ursachen

Diätetische Faktoren

- **Alkoholismus** (⇒ Fettsäuresynthese in Darm u. Leber ↑, Hemmung der Lipoproteinlipase, Lipolyse ↑)
- **lipidreiche Ernährung** (⇒ Chylomikronämie)
- **Anorexia nervosa** (⇒ LDL ↑)

Organerkrankungen

- **nephrotisches Syndrom**, Urämie (⇒ Lipoproteinsynthese ↑, Triglyzeridsynthese ↑)
- **Lebererkrankungen** (⇒ Lipasemangel, α-Lipoproteinsynthese ↓)
- **Cholestase, Verschlussikterus** (⇒ Lipoprotein X, Triglyzeride und LDL ↑)

Stoffwechselerkrankungen

- **Diabetes mellitus** (⇒ Fettsäuremobilisation ↑, Lipoproteinlipaseaktivität ↓ ⇒ Triglyceridverwertung ↓)

- **Morbus Cushing** (⇒ LDL und VLDL↑), Akromegalie
- Hypothyreose (⇒ Cholesterinmetabolismus↓)
- Hyperthyreose (⇒ α-Lipoproteinsynthese↓ ⇒ HDL↑)
- **Gammopathien**
- syst. **Lupus erythematodes** (⇒VLDL-Remnants↑)
- akute intermittierende **Porphyrie** (⇒ LDL↑)

Medikamente
- Thiazide (⇒ LDL, VLDL↑)
- β-Rezeptorenblocker (⇒ VLDL↑)
- Östrogene, Steroide

Symptomatik der Hyperlipoproteinämien

Symptome der **Hypercholesterinämie**:
- Frühzeitige **Arteriosklerose** des Gefäßsystems führt zu **Angina pectoris** (⇒ Herzinfarkt), **peripherer AVK** und ggf. auch **zerebralem Insult**. Durchblutungsstörungen treten oft bereits im Kindesalter auf.
- **Gefäßstatus** ⇒ Stenosegeräusche, fehlende Pulse
- Es finden sich **Xanthome** der **Haut** (z. B. **Zwischenfingerfalten**) und **Sehnen** (z. B. **Fingerstrecksehnen-**, **Achillessehnenxanthome**) sowie **Xanthelasmen** an den Augenlidern.
- Infolge zirkulärer Lipidablagerung am Hornhautrand bildet sich ein grau-gelber Ring (**Arcus lipoides corneae**).

Abb. 5.42

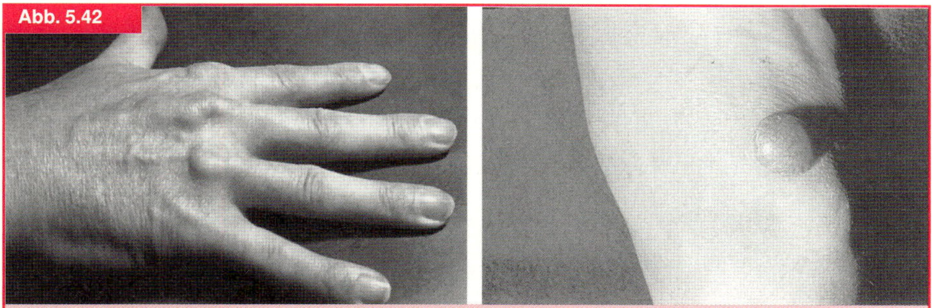

Xanthome bei Hypercholesterinämie (IMPP-Prüfungsabbildung)

Symptome der **ausgeprägten Hypertriglyzeridämie**
- ausgeprägte **Fettleber**
- **eruptive Xanthome** an den Unterarmstreckseiten, am Gesäß und an den Oberschenkeln
- Oberbauchsymptomatik (⇒ **Pankreatitis gehäuft bei Triglyzeridspiegeln >1000 mg/dl**)

Hinweise für eine **sekundäre Hyperlipoproteinämie**
- Struma, Adipositas, Hepatomegalie, Diabetes mellitus, Nierenerkrankung, Ödeme, Gichttophi

Diagnostik

Beachte:
Nahrungskarenz von **12 Stunden** vor der **Blutentnahme** ist **erforderlich**, da sich in der Serumprobe **keine Chylomikronen** befinden dürfen!

Labor
- **Gesamtcholesterin** (>200 mg/dl), **Triglyzeride** (>180 mg/dl), **LDL** und **HDL-Cholesterin** (Ultrazentrifugation)

- Fibrinogen (Risikofaktor)
- **quantitative Lipidelektrophorese**, Apolipoprotein-Spiegel
- ggf. **LDL-Rezeptorstatus** bei familiärer Hypercholesterinämie

Mindestens zwei **Untersuchungen** sind zur Diagnosesicherung erforderlich.

„**Kühlschranktest**" (12 h) ⇒ **klares Serum** nur bei Typ **IIa**

Therapie

Therapieziele für Erwachsene (Europäische Atherosklerose-Gesellschaft)
- Triglyzeride **<200 mg/dl** (<2,28 mmol/l)
- Gesamtcholesterin **<200 mg/dl** (<5,18 mmol/l)
- HDL-Cholesterin **>40 mg/dl** (>1,04 mmol/l)
- Gesamtcholesterin/HDL-Cholesterin <oder = **4,0**

Obere Grenze der anzustrebenden **LDL-Cholesterinkonzentration**
- bei niedrigem **KHK-Risiko** (HDL >39 mg/dl) ⇒ LDL-Cholesterin **<155 mg/dl**
- bei **nicht modifizierbaren Risikofaktoren** ⇒ LDL-Cholesterin **<135 mg/dl**
- bei klinisch **manifester KHK** ⇒ LDL-Cholesterin **<100 mg/dl**

Risikofaktoren sind Hypertonie, Nikotinabusus, Adipositas, Diabetes mellitus, erhöhtes Fibrinogen, KHK in der Familienanamnese.

Therapeutisches Vorgehen

- **Behandlung der Grundkrankheit** (u. a. Diabetes mellitus, Hypothyreose, nephrotisches Syndrom, Niereninsuffizienz, Alkoholismus, Cholestase)
- **Abbau** von **Risikofaktoren**

LDL-Cholesterin >155 mg/dl bzw. 135–190 mg/dl, **Triglyzeride <200 mg/dl**
- **lipidsenkende Diät** ⇒ **Diätberatung !**

LDL-Cholesterinwerte >190 mg/dl bei **Triglyzeridkonzentration <200 mg/dl**
- **lipidsenkende Diät**, bei monogener Form oder Nichtansprechen nach etwa 3 Monaten ⇒ **medikamentöse Therapie**

Hypertriglyzeridämie >200 mg/dl bei **normalem LDL-Cholesterin**
- **Ursachen beseitigen** (Übergewicht, übermäßiger Alkoholkonsum, Diuretika, β-Blocker, exogene Östrogene, Diabetes mellitus), **lipidsenkende Diät**, bei Nichtansprechen **medikamentöse Therapie** erforderlich

Hypertriglyzeridämie mit **erhöhtem LDL-Cholesterin**
- **Ursachen beseitigen**, **lipidsenkende Diät**, **medikamentöse Therapie**

Cholesterinsenkende Maßnahmen
- **fettarme Diät**, da die **HDL-Cholesterinkonzentration** positiv mit der **Fettzufuhr** korreliert
- **Fettmodifikation** ⇒ **Gesättigte Fettsäuren** (Ei, tierische Fette) in der Nahrung führen zu **höheren Cholesterinspiegeln** als **ungesättigte** (z. B. Makrele, Lachs).
- **Ballaststoffe** binden Gallensäuren und entziehen sie dem enterohepatischen Kreislauf.
- Normalisierung des Körpergewichts, **körperliche Aktivität**
- ggf. **LDL-Apherese** bei Therapieresistenz

Triglyzeridsenkende Maßnahmen
- Alkoholkarenz
- Normalisierung des Körpergewichts
- Mono- und Disaccharide einschränken
- **fettarme Diät, Fettmodifikation**
- **körperliche Aktivität** bei **Hypertriglyzeridämie** (Blutfluss ins Unterhautfettgewebe ↑ ⇒ Lipolyse triglyzeridreicher Lipoproteine ↑)

Behandlung des akuten **Chylomikronämiesyndroms**
- **totale Nahrungs- und Noxenkarenz**
- **hypokalorische** Infusionstherapie
- 5.000 IE Heparin/12 h
- ggf. **Plasmapherese**

Pankreatitis bei **Chylomikronämiesyndrom**
- Die Pankreaslipase hydrolysiert Chylomikronen, Triglyzeride und Lezithin zu **freien Fettsäuren** und **Lysolezithin**, die beide eine Pankreatitis induzieren.

Lipidsenkende Präparate

Clofibrinsäure und Analoga
- **Wirkung**: **triglyzeridsenkender Effekt** ist ausgeprägter als die Wirkung auf den Cholesterinspiegel!
- **Indikation**: **Hypertriglyzeridämie** (1. Wahl) und **gemischte Hyperlipoproteinämie**
- **Präparate**: **Clofibrinsäure** (z.B. Regelan® Skleromexe® 1–2 g/d) und **Clofibrinsäurederivate** (z.B. **Bezafibrat** (z.B. Cedur® 400–600 mg/d), **Etofibrat** (z.B. Lipo-Merz®), **Fenofibrat** (z.B. Lipanthyl®, Normalip® 300 mg/d), **Gemfibrozil** (z.B. Gevilon® 900 mg/d))
- **Wirkungsweise**: Als **mögliche Wirkungsweise** werden u.a. eine verminderte hepatische VLDL-Produktion, eine vermehrte Ausscheidung von Cholesterin über die Galle und eine Aktivierung der Lipoproteinlipase diskutiert.
- **Gemfibrozil** führt zu einem Rückgang der Inzidenz der koronaren Herzkrankheit (**Helsinki Heart Study, 1987**) und wird insbesondere bei **familiärer Dysbetalipoproteinämie** empfohlen.

Nikotinsäure und ihre **Derivate**
- **Wirkung** ⇒ **LDL-** und **VLDL-Spiegel** ↓, **Triglyzeridsenkung** deutlicher ausgeprägt als Cholesterinabfall, HDL-Spiegel ↑
- **Indikation**: **Hypertriglyzeridämie** und **gemischte Hyperlipoproteinämie**
- **Präparate**: Nikotinsäure (z.B. Niconacid®), Inositolnicotinat (z.B. Hexanicit®), Pyridylmethanol (z.B. Ronicol®), Xantinolnicotinat (z.B. Complamin®), Acipimox (z.B. Olbemox® 2–3mal 250 mg/d)
- **Wirkungsweise**: Als **mögliche Wirkungsweise** werden u.a. eine verminderte hepatische LDL- und VLDL-Produktion sowie eine Hemmung der Lipolyse im Fettgewebe diskutiert.

HMG-CoA-Reduktasehemmer
- **Wirkung** ⇒ **stärkste** pharmakologisch mögliche **LDL-Cholesterinsenkung**
- **Hauptindikation**: **Hypercholesterinämie**, (Atorvastatin (Sortis®) senkt auch Triglyzeride)
- **Präparate**: Lovastatin (z.B. Mevinacor® 20–80 mg/d), Simvastatin (z.B. Zocor®, Denan® 10–40 mg/d), Pravastatin (Pravasin®, Liprevil® 10–40 mg/d) ⇒ Einmalgabe abends empfehlenswert
- **Wirkungsweise**: Die kompetitive Hemmung der **Hydroxy-Methyl-Glutaryl-Coenzym-A-Reduktase** (HMG-CoA-Reduktase) bedingt eine **Zunahme der LDL-Rezeptorexpression**. Dies führt zu einem erheblichen **Anstieg des LDL-Katabolismus**, der mit einer etwa 30%igen Senkung des LDL-Cholesterins im Plasma einhergeht.
- In einer **Langzeitstudie** zur Sekundärprophylaxe von Patienten mit koronarer Herzkrankheit und Hypercholesterinämie wurde die Wirksamkeit dieses Therapieprinzips für **Simvastatin** (Denan®, Zocor®) bestätigt (**Scandinavian Simvastatin Survival Study Group**, 1994).

- Regelmäßige Kontrolle der **Transaminasen** sowie ophthalmologische Untersuchung vor und während der Therapie müssen durchgeführt werden. Keine Kombinationstherapie mit Fibraten! **Myalgie-Syndrom** (mögl. Rhabdomyolyse) erfordert sofortiges Absetzen der Medikation.

Anionenaustauscher
- **Wirkung ⇒ LDL-Spiegel↓, Triglyzeride↑**
- **Hauptindikation**: schwere, insbesondere **familiäre Hypercholesterinämie**
- **Präparate**: (z.B. Quantalan® 8–32 g/d oral zu den Mahlzeiten), Colestipol (z.B. Cholestabyl®)
- **Wirkungsweise**: **Colestyramin** wirkt als nicht resorbierbarer Anionenaustauscher durch Bindung von Gallensäuren im Dünndarm ⇒ Unterbrechung des enterohepatischen Kreislaufs der Gallensäuren ⇒ Gallensäuresynthese↑ ⇒ **Cholesterinkatabolismus** ⇒ LDL-Spiegel↓.
- **Colestyramin** senkt die Erkrankungshäufigkeit an koronarer Herzkrankheit bei Männern mit Hypercholesterinämie (**Lipid Research Clinics Coronary Primary Prevention Trial**, 1984).

Sitosterin
- **Wirkung** ⇒ Senkung mäßig erhöhter **Cholesterinwerte**
- **Hauptindikation**: Langzeittherapie der **leichten Hypercholesterinämie**
- **Präparate**: **Sitosterin** (z.B. Sitosterin Delalande®, Sito-Lande® 6–32 g/d oral)
- **Wirkungsweise**: **β-Sitosterin** hemmt kompetitiv die Absorption und Reabsorption von Cholesterin im Dünndarm.

Kombinationstherapie
- **Cholesterin** (LDL↑, Typ IIa) ⇒ **Ionenaustauscher** (Monotherapie) ggf. + Nikotinsäure **oder** HMG-CoA-Reduktase-Inhibitoren
- **Triglyzeride** (VLDL↑, Typ IV) ⇒ **Diät!**, Training, **Fibrate** (Monotherapie), ggf. + Nikotinsäure
- **Cholesterin** und **Triglyzeride**↑ ⇒ Fibrate **und/oder** Nikotinsäure **oder** HMG-CoA-Reduktase-Inhibitoren bei schwerer Hypercholesterinämie in Kombination mit Ionenaustauschern **und/oder** Cholesterinabsorptionshemmern

Therapeutische Überlegungen

Vor der medikamentösen Therapie erfolgt die **Umstellung der Nahrungsgewohnheiten** und **Beseitigung** von **Risikofaktoren**.
- **Ernährungsumstellung** mit **Fettrestriktion** und **Fettmodifikation** führt beim Fehlen weiterer Risikofaktoren zum Erreichen von Cholesterinwerten zwischen 195 mg/dl und 230 mg/dl bzw. LDL-Cholesterin zwischen 155 und 175 mg/dl.

- Indikation zur **Pharmakotherapie** besteht bei Gefährdeten mit **hohem Risiko** (manifeste Arteriosklerosekomplikationen, familiärer **Hypercholesterinämie**, mehrere Risikofaktoren und/oder **Cholesterin >300 mg/dl**), da das **Behandlungsziel** sonst kaum erreichbar ist.

Tab. 5.12 Pharmakotherapeutische Beeinflussung der Lipidspiegel

Therapie	Cholesterin	Triglyzeride	HDL-Cholesterin
Diät	bis 20% ↓	bis 50% ↓	⇔
Anionenaustauscher	0–30% ↓	0–20% ↑	⇔
Fibrate	10–20% ↓	5–60% ↓	0–30% ↑
Nikotinsäurederivate	15–25% ↓	20–35% ↓	15–20% ↑
HMG-CoA-Reduktase-Hemmer	25–40% ↓	10–30% ↓	0–15% ↑
Sitosterin	bis 15% ↓	⇔	⇔

- Die **cholesterinsenkende Medikation** führt zu einem **schnell einsetzenden Schutz vor Plaquekomplikationen** und **vermindert das Risiko einer akuten Pankreatitis**. In kontrollierten Interventionsstudien war eine **verzögerte Progression** bzw. **Regression** der **Arteriosklerose** nachweisbar.
- Bereits eine **10 %ige Cholesterinsenkung** führt zu einem **Rückgang der Inzidenz der koronaren Herzkrankheit zwischen 20 % und 50 %** (Law, Brit. Med. J., 1994). Dabei nimmt der Nutzen der lipidsenkenden Behandlung mit dem Ausmaß des kardiovaskulären Risikos zu (Davey Smith, Brit. Med. J., 1993).
- In der **4S-Studie** (Scandinavian **Simvastatin** Survival Study Group, 1994) geht die **Senkung der kardial bedingten Mortalität** um 42 % mit einer **Senkung der Gesamtmortalität** um 30 % einher.

Prognose

Hyperchylomikronämie (Hyperlipoproteinämie Typ I)
- Die **akute Pankreatitis** ist die gravierendste Folgeerscheinung. Die Prognose der Krankheit ist gut, wenn eine streng fettarme Kost eingehalten wird.

Hypercholesterinämie (Hyperlipoproteinämie Typ II)
- Einer von sechs Patienten mit Typ-II-Hyperlipoproteinämie erkrankt bis zum 40. Lebensjahr an Angina pectoris.
- Homozygote versterben an vaskulären Komplikationen meist vor dem 20. Lebensjahr.

Familiäre Dysbetalipoproteinämie (Hyperlipoproteinämie Typ III)
- Es besteht eine erhöhte Prädisposition für frühzeitige Erkrankungen der koronaren und peripheren Arterien. Durch Behandlung kann die Hyperlipidämie fast immer rechtzeitig normalisiert werden.

Abb. 5.43

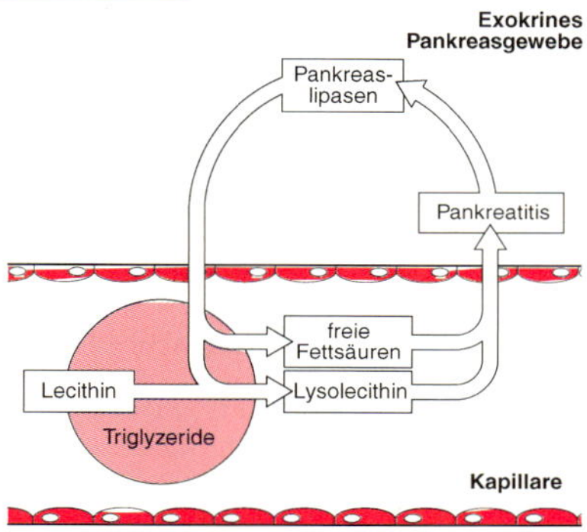

Pankreatitis bei Chylomikronämiesyndrom (aus Besser/Thorner 1994)

Familiäre Hypertriglyzeridämie (Hyperlipoproteinämie Typ IV)
- Die Prognose ist unsicher. Die Erkrankung kann mit einer frühzeitigen Angiopathie der Herzkranzgefäße verbunden sein. Bei **Serumtriglyzeridkonzentration >200 mg/dl** ist **das KHK-Risiko etwa dreifach erhöht**, wenn das Verhältnis von LDL-Cholesterin zu HDL-Cholesterin >5 ist.

Hyperlipoproteinämie Typ V
- Hauptrisiko ist das Entstehen einer akuten Pankreatitis. Die Typ-V-HLP zeigt allenfalls nur eine geringe Prädisposition für Atherosklerose.

Störungen des Harnsäuremetabolismus

Hyperurikämie, Gicht

Definition, Ätiologie, Pathogenese

Hyperurikämie bezeichnet die Erhöhung des **Harnsäurespiegels** im Blut auf Werte **über 6,4 mg/dl** (>380 µmol/l = Löslichkeitsgrenze von Natriumurat im Plasma).
Es werden dabei die **primäre** Hyperurikämie als erbliche Stoffwechselanomalie und eine **sekundäre Hyperurikämie**, die durch vermehrten Zelluntergang, gestörte renale Sekretion oder exogene Faktoren entsteht, voneinander unterschieden.

Primäre Hyperurikämie
Unter **primärer Hyperurikämie** versteht man eine **angeborene Störung des Harnsäurestoffwechsels**, die zu einer **positiven Harnsäurebilanz** mit Konzentrationsanstieg der Harnsäure im Blutplasma und in der extrazellulären Flüssigkeit führt. Der **Harnsäurepool** kann dabei um mehr als das Zehnfache erhöht sein.

Ursachen

1. Überproduktion von Harnsäure

- Beim **Lesch-Nyhan-Syndrom** besteht ein **Hypoxanthin-Guanin-Phosphoribosyl-Transferase-Defekt**, der, X-chromosomal lokalisiert, häufiger bei Knaben auftritt.
- Eine **Mutation im Bereich des Strukturgens** führt zur Bildung eines Proteins, das der **Hypoxanthin-Guanin-Phosphoribosyl-Transferase** immunologisch gleicht (**molecular mimikry**), aber **enzymatisch unwirksam** ist. Die resultierende Verminderung der IMP- und GMP-Spiegel bedingt eine Reduktion der Rückkopplungshemmung der 5-Phosphoribosyl-1-Amin-Synthese mit nachfolgender **Stimulation der Purinnukleotidsynthese**.
- Bereits im Jugendalter manifestiert sich eine **Gicht**, die zusätzlich von **neurologischer Symptomatik** und der **Tendenz zur Autoaggression** begleitet ist.
- **Kelley-Seegmiller-Syndrom** wie Lesch-Nyhan-Syndrom, jedoch ohne Neigung zur Autoaggression
- Eine häufige Ursache der **primären Hyperurikämie** ist ein angeborener **Defekt der Xanthinoxidase**. Auch können Aktivitätssteigerungen der Phosphoribosyl-Pyrophosphatsynthetase oder Aktivitätsverluste der Adenin-Phosphoribosyl-Transferase die Rückkopplungshemmung der Purinsynthese aufheben, so dass eine **gesteigerte De-novo-Synthese von Purinen** resultiert.

2. Störung der tubulären Harnsäuresekretion

In **über 95 % der Fälle** besteht eine **angeborene verminderte renale Harnsäuresekretion**.

- Durch Überschreiten des Löslichkeitsvermögens werden **Mononatriumuratkristalle ausgefällt** und in zahlreichen Geweben abgelagert.
- Hauptsächlich **bradytrope Gewebe** wie Synovia, Gelenkkapsel, Gelenkknorpel, Sehnenansätze und das **Nierenparenchym** sind betroffen.
- **Männer** erkranken dabei **6–10-mal häufiger als Frauen**. Gleichzeitig ist die Harnsäureausscheidung in den Darm (etwa 10 % der Gesamtausscheidung) vermindert.

Pathogenese der Folgeerscheinungen

Die zuvor genannten Mechanismen führen zu einer **Vermehrung des Harnsäurepools von 1 auf 30 oder mehr Gramm im Körper**, was schließlich beim Überschreiten der pH-abhängigen Löslichkeitsgrenze zur **Ausfällung von Uratkristallen** führt.

Abb. 5.44

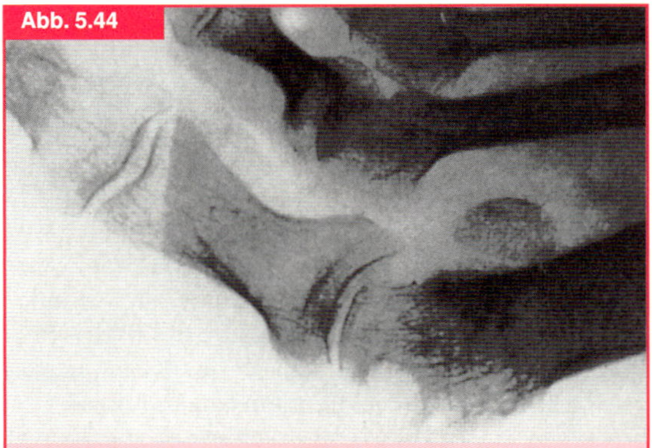

Gelenknaher Tophus (IMPP-Prüfungsabbildung)

Nephropathie

- **Mikrokristalline Uratablagerung im Niereninterstitium** führen zu einer **chronischen diffusen sklerosierenden interstitiellen Nephritis**, der so genannten **Gichtniere**. Sie ist eine Kombination von vaskulären (Glomerulosklerose) Glomerulaveränderungen, interstitiell entzündlichen Infiltraten und Pyelonephritis, die mit **Uratsteinbildung** einhergehen kann.
- Die entsprechenden **klinischen Folgen** sind **rezidivierende Harnwegsinfekte**, Nierenkoliken, Hypertonie und in späteren Stadien eine langsam progrediente **Niereninsuffizienz**.
- Selten (u. a. bei Zytostatikatherapie) kann es durch Verschluss der Nierentubuli und Ureteren zu akutem Nierenversagen (⇒ **obstruktive Uratnephropathie**) kommen.

Bewegungsapparat: Jeder 2. Gichtkranke entwickelt im Verlauf der Erkrankung sichtbare **Tophi**, die bevorzugt an der Zehe (⇒ **Podagra**), Daumengrundgelenk (⇒ **Chiragra**), Brust, an Fußrist, Achillessehnen sowie den Bursae praepatellaris und olecrani auftreten.

- Oft kommt es zur plötzlich einsetzenden **Monarthritis des Großzehengrundgelenks** mit starken Schmerzen, Rötung, Schwellung und allgemeinen Entzündungszeichen.
- Solche Schmerzattacken treten bei der renal bedingten Hyperurikämie nicht auf.
- Die Bildung sog. **Gichttophi** stellt eine **Fremdkörperreaktion** mit Freisetzung unspezifischer Bradykinine dar.
- Bei meist nur **subfebrilen Temperaturen** ist eine **mäßige Blutsenkungsbeschleunigung** die Regel.
- Die **entzündliche Schwellung** besteht **einige Tage** bis zu einer Woche und ist oft auch über diese Zeit hinaus schmerzempfindlich.
- Auch **polyartikuläre Gichtanfälle mit atypischer Gelenklokalisation,** ausgeprägter Allgemeinsymptomatik und hohem Fieber können vor allem bei **Altersgicht** auftreten.

Zu den **gichtanfallauslösenden Faktoren** zählen neben **Fasten** und **purinreicher Ernährung** der Konsum von **Alkohol**, da die dabei entstehende **Laktatazidose** die renale Harnsäureexkretion hemmt.

Sekundäre Hyperurikämie

- Gichtsymptome werden als sekundäre **Gicht bei vermehrtem Zelluntergang** infolge **hämolytischer**, **lympho-** oder **myeloproliferativer Krankheiten** (Leukämien), **Polycythaemia vera**, Strahlentherapie maligner Tumoren sowie unter **Zytostatikatherapie** beobachtet.
- Auch kann die **renale Harnsäuresekretion** infolge **Nierenschadens** (z.B. chronische Nephritis, Niereninsuffizienz) **gehemmt** sein.
- **Verminderung der Harnsäureausscheidung durch** Diuretika (Chloro**thiazid**, Hydrochloro**thiazid**, Furosemid, Triamteren, Amilorid, Aldosteronantagonisten), **Salicylate** (1–2 g/d), Nikotinsäure, L-Dopa, **Tuberkulostatika** (Ethambutol, Isoniazid), **Laxanzien** (Abusus), Methoxyfluran
- **Zunahme der Harnsäureproduktion durch** Nikotinsäure, Vitamin B_{12}, Pankreasextrakte, Infusionen von **Fruktose**, **Sorbit**, **Xylit**
- Die **vermehrte Zufuhr von Nukleoproteiden** mit der Nahrung (z.B. Innereien, Fleischextrakt, Ölsardinen, Hering, Wildfleisch) begünstigt ebenfalls das Auftreten einer Hyperurikämie. Demgegenüber ist das Purinderivat Coffein unbedenklich, da es durch Demethylierung nicht zu Harnsäure abgebaut wird.
- Die Löslichkeit der Harnsäure bei sauren pH-Werten ist deutlich geringer als bei neutralen pH-Werten. Exzessiver **Alkoholabusus** kann über die entstehende **Laktatazidose** ebenfalls die renale Harnsäureexkretion hemmen und zur Entstehung einer sekundären Hyperurikämie führen.
- Bei **Abmagerungskuren** besteht ein erhöhtes Risiko für Gichtanfälle, da die resultierende „Hungerazidose" zu einer eingeschränkten renalen Harnsäureclearance führt.
- Die **diabetische Ketoazidose** kann zur Hyperurikämie führen, weil Ketonkörper die tubuläre Harnsäureausscheidung hemmen. Bei einer Fruktoseinfusion resultiert ebenfalls eine verminderte renale Harnsäureausscheidung.
- Erhöhte Harnsäurespiegel bei Patienten mit leichten Leberschäden werden nicht auf die Leber (=Bildungsstätte der Harnsäure), sondern auf eine **begleitende Verschlechterung der Nierenfunktion** (z.B. hepatorenales Syndrom) zurückgeführt.

Symptomatik, Diagnostik

Stadien

- **asymptomatische Hyperurikämie** (häufiger als manifeste Gicht)
- akuter **Gichtanfall** (Arthritis urica)
- **interkritisches Stadium** (**symptomloses Intervall** zwischen Gichtanfällen)
- **chronische Gicht** mit Folgeerscheinungen (heute nur noch selten)

Labor

- **Harnsäure >6,4 mg/dl**

- **BSG** beschleunigt, **CRP**↑, Leukozytose
- ggf. **Synoviaanalyse** zum Nachweis von intrazellulär liegenden Uratkristallen
- bei **Uratnephropathie** ⇒ Albuminurie, Isosthenurie, ggf. Bakteriurie
- ggf. Hyperkaliämie (Azidose)

Röntgen
- **Knochentophi** (Osteolysen, Substanzdefekte, Gelenkmutilation an gelenkbildenden Knochen)
- **Beachte** ⇒ Uratsteine geben im Röntgenbild **keinen Steinschatten**!

Differentialdiagnosen
- **infektiöse Monarthritis** (z.B. Gonorrhö), M. Reiter
- **aktive Arthrose** des Großzehengrundgelenkes
- **rheumatoide Arthritis**
- Psoriasisarthritis (Hautbefund)
- **Periarthritis calcarea** ⇒ periartikulär in Kapseln, Sehnen und Bursen, seltener auch intraartikulär abgelagerte **Hydroxyapatitkristalle** ⇒ **rezidivierend** auftretende **kalkdichte Weichteildepots** im Bereich der Gelenkkapsel, Sehnen oder Bursen
- **Chondrokalzinose** (**Kalziumpyrophosphat**-Arthropathie = Pseudogicht) ⇒ Hauptlokalisation: **Kniegelenke**

Therapie
- Schwere, polyartikuläre Gichtanfälle mit Fieber erfordern **stationäre Behandlung.**

Behandlung des akuten Gichtanfalls

Allgemeinmaßnahmen
- **Ruhigstellung** des betroffenen Gelenks
- reichlich **Flüssigkeitszufuhr** ⇒ Steigerung der Diurese

Physikalische Therapie
- ggf. **lokale Kryotherapie** ⇒ Schmerzverringerung und Entzündungshemmung

Medikamentöse Behandlung
- **nichtsteroidale Antiphlogistika** (z.B. Indometacin 250 mg am 1. Tag anschließend 150 mg/d) als Mittel der ersten Wahl, da sehr gute Verträglichkeit und schnelle Wirksamkeit
- **Colchicin** (z.B. Colchicum-Dispert®) hemmt die **Funktion segmentkerniger Granulozyten** (Migration, Phagozytose, Freisetzung von lysosomalen Enzymen und Entzündungsmediatoren).
  - Es **wirkt** in der Mehrzahl der Fälle (60–95 %) **innerhalb von 4–8 Stunden** und führt zu völligem Abklingen der Symptome nach 24–48 Stunden. **Dosierung** ⇒ initial 1 mg stündlich über 4 Stunden, anschließend 0,5 mg pro Stunde oder 1 mg alle 2 Stunden (Tagesmaximaldosis 8 mg). Colchicingabe über 2–3 Tage „ausschleichen"
  - Das schnelle Ansprechen auf Colchicin ist typisch für die Gicht („Colchicintest").
- in der **Schwangerschaft** ⇒ Phenylbutazon (z.B. Butazolidin®) als Mittel der Wahl

Dauertherapie und Rezidivprophylaxe
- **purinarme Diät** (bis max. 300 mg Harnsäure/d) + **medikamentöse Therapie**
- ausreichende **Flüssigkeitszufuhr**
- **Meiden** von **alkoholischen Getränken**, besonders **Bier** (enthält **Alkohol** und **Guanosin** ⇒ Serum-Harnsäurespiegel ↑↑)
- **Gewichtsreduktion**, regelmäßige **körperliche Aktivität**
- **Ergotherapie** (Gelenkschutzberatung und -training)

- ggf. **chirurgische Behandlung** von **Infektionskomplikationen** oder Folgeschäden (**Arthrosen**)
- **sekundäre Hyperurikämie** ⇒ Behandlung des Grundleidens

Beachte:
- **Asymptomatische Patienten** (Serum-Harnsäure **bis 9 mg/dl) werden diätetisch behandelt !**
- Durch **rasche Senkung des Serum-Harnsäurespiegels** kann es **initial** zu vermehrten **Gichtanfällen** (Mobilisation des Harnsäuredepots) kommen!
- **Urikosurische Behandlung** ⇒ Induktion oder Verstärkung einer **Nephrolithiasis** möglich, Kontraindikation ⇒ **Nierenbeteiligung**!

Urikostatische Therapie ⇒ Hemmung der Purin- und Harnsäuresynthese
- Der Xanthinoxidasehemmer **Allopurinol** (z.B. Bleminol®, Foligan®, Urosin®, Zyloric® 300 mg/d) ist **Mittel der ersten Wahl** (auch bei Niereninsuffizienz einsetzbar).
- **Tagesdosis** nach Serum-Harnsäurespiegel ⇒ anzustreben ist 5–6 mg/100 ml; anfangs in 14-tägigem Abstand kontrollieren!
- **Prophylaxe der akuten Gichtniere** mit **Allopurinol** bei allen Patienten vor Chemotherapie, insbesondere bei myeloproliferativen und lymphoproliferativen Erkrankungen

Urikosurische Therapie ⇒ Steigerung der renalen Harnsäureausscheidung
- **Indikation** ⇒ **schnelle Harnsäuresenkung**, Unverträglichkeit von Allopurinol
- **Benzbromaron** (z.B. Narcaricin®, Normurat®, Uricovac® 50–100 mg/d)
- **harnsäuresenkende Wirkung** von 25 mg Benzbromaron entspricht etwa 200 mg Allopurinol
- **Vorsichtsmaßnahmen erforderlich** ⇒ Trinkmenge ≥ 2–3 l/d, ggf. Alkalisierung des Urins (z.B. Uralyt U®)
- in der **Schwangerschaft** ⇒ vorzugsweise Probenecid (z.B. Probenecid®), da Allopurinol relativ kontraindiziert ist

Urikostatische und **urikosurische Kombinationstherapie**
- Die **Kombinationstherapie** (z.B. Acifugan®, Allomaron®) mit Allopurinol (100 mg) und Benzbromaron (20 mg) ist **nicht sinnvoll**, weil Benzbromaron die Ausscheidung des wirksamen Allopurinolmetaboliten **Oxipurinol** erhöht.

Metabolisches Syndrom

- **Definition**: gemeinsames Auftreten von **Adipositas**, Hyper- und **Dyslipoproteinämie**, **Hyperurikämie**, **Hypertonie**, zunehmende **Glukoseintoleranz** bis **Diabetes mellitus Typ II**

- **Ätiologie**: Bei **genetischer Diposition** führen Über- und Fehlernährung sowie Bewegungsmangel zur Glukoseintoleranz duch periphere Insulinresistenz mit konsekutiver **Hyperinsulinämie**, die von einer Zunahme der VLDL-Triglyzeride, HDL-Verminderung und Hypertonie begleitet wird. Dieses Syndrom wird z.Z. auch als Prä-Typ-II-Diabetes angesehen.

Tab. 5.13 Diagnostische Kriterien (metabolisches Syndrom wahrscheinlich, wenn > 3 Punkte)

Befunde	Bewertung
Positive Familienanamnese (Diab. mell., Infarkt)	2 Punkte
Bauchbetonte Fettverteilung	1 Punkt
Hypertonie (> 140/90)	1 Punkt
Hypertriglyzeridämie (> 170 mg/dl)	1 Punkt
Hyperurikämie (> 6,5 mg/dl)	1 Punkt

Porphyrien und sekundäre Porphyrinstoffwechselstörungen

Porphyrien sind **erbliche** oder **erworbene** Störungen des **Hämstoffwechsels** mit vermehrter Bildung von Porphyrinvorstufen oder Porphyrinen.

Nach dem Organ, in dem sich die Porphyrine bzw. deren Vorstufen anhäufen, unterscheidet man eine
- **erythropoetische Porphyrie** (kongenitale erythropoetische Porphyrie)
- **hepatische Porphyrie** (akute intermittierende Porphyrie, Porphyria cutanea tarda)
- **erythrohepatische Porphyrie** (erythrohepatische Protoporphyrie)

Ätiologie, Pathogenese

- Als Folge partieller **Enzymdefekte** werden erhöhte Mengen von **Porphyrinen** und **Porphyrinogenen** mit **Stuhl** und **Harn** ausgeschieden.
- Die **Hämproduktion** ist durch regulatorische Rückkopplungsmechanismen und Überkompensation des geschwindigkeitsbestimmenden Enzyms **nicht** oder nur partiell **eingeschränkt**.

Erythropoetische Porphyrien

- Die **kongenitale erythropoetische Porphyrie** (M. Günther) wird **autosomal-rezessiv vererbt** und beruht auf einem **Fehlen** oder einer **Aktivitätsminderung** der **Uroporphyrinogen-III-Cosynthetase**. Die Bildung von Uroporphyrinogen I aus Porphobilinogen nimmt zu.
  Das sich in der Haut und anderen Organen ablagernde **Uroporphyrinogen I** wirkt photosensibilisierend (⇒ **schwere Photodermatose**).

- Bei der **erythropoetischen Protoporphyrie**, die **autosomal-dominant** vererbt wird, führt ein **Defekt der Ferrochelatase** zu einer **leichten Photodermatose**, die von einer **progressiven Lebererkrankung** (⇒ Zirrhose) begleitet ist.

Hepatische Porphyrien

Die **akuten hepatischen Porphyrien** werden in vier Typen differenziert:
Typ I ⇒ **Porphobilinogen-Synthetase-Defekt** (**autosomal-rezessiv vererbt**, selten)

Die nachfolgenden Typen werden **autosomal-dominant** vererbt:
Typ II ⇒ **Uroporphyrinogen-I-Synthetase** (**Porphobilinogen-Desaminase**)-**Defekt** („akute intermittierende Porphyrie" = AIP)
Typ III ⇒ **Koproporphyrinogen-Oxidase-Defekt** („hereditäre Koproporphyrie")
Typ IV ⇒ **Protoporphyrinogen-Oxidase-Defekt** („Porphyria variegata")

- Abgesehen von einzelnen Phasen eines **akuten Porphyrie-Syndroms** kann sich die **akute hepatische Porphyrie** auch lebenslang in einer **Latenzphase** befinden und nur **subklinisch** anhand metabolischer Parameter diagnostizierbar sein.
- Bei den **akuten hepatischen Porphyrien** besteht **keine Akkumulation** von **Porphyrinen** in der **Leber**.

Auslösende Faktoren des **akuten Porphyrie-Syndroms** können sein
- **Medikamente** (Barbiturate, Chlordiazepoxid, Chlorpropamid, Halothan, Hydantoine, Griseofulvin, Imipramin, Isoniazid, Meprobamat, Methyldopa, Östrogene, Progesteron, Pyrazolonverbindungen, Sulfonamide, Theophyllin u. a.)
- **Alkoholkonsum**, Intoxikation
- Infektionskrankheiten, **Stress**
- ovulozyklisch, **prämenstruell** ausgelöste Attacken bei Frauen

Chronische hepatische Porphyrie
- Bei der **chronisch-hepatischen Porphyrie** (= **Porphyria cutanea tarda**) besteht ein autosomal-dominant vererbter **Mangel** an **Uroporphyrinogen-III-Decarboxylase**.
- Im Gegensatz zu den akuten **hepatischen Porphyrien** resultiert **eine Akkumulation** von **Porphyrinen** in der **Leberzelle** (Speicherkrankheit).

Sekundäre Porphyrien

- **sekundäre** (asymptomatische) **hepatische Koproporphyrinurie** und **Protoporphyrinämie**
- **toxische Porphyrie** ⇒ Hexachlorbenzol, Blei

Symptomatik der Porphyrien

- **akute Porphyrien** ⇒ **abdominal-neurologisch-psychiatrisch-kardiovaskulärer** Symptomenkomplex (akutes Porphyrie-Syndrom) (siehe unten)
- **chronische Porphyrien** (erythropoetische Porphyrien, Porphyria cutanea tarda) ⇒ **Hautsymptome**
- **Kombinationsformen** kommen vor.

Diagnostik, Differentialdiagnose, Therapie

Beachte:

- **Porphyrinurie** heißt nicht gleich zwingend **Porphyrie**!
- **Porphyrinurie** auch bei Intoxikationen, Lebererkrankungen, paraneoplastischer Porphyrie bei Prostata- und Lebertumoren

Laboruntersuchungen

- bei **akuten Porphyrien** ⇒ **Urin-** und **Stuhluntersuchung** (Serum ungeeignet)
- bei der **erythropoetischen** und **chronischen** hepatischen Porphyrie ⇒ zusätzlich **Serum** bzw. **Erythrozytenporphyrine** untersuchen

Akute intermittierende Porphyrie

Bei der **autosomal-dominant** erblichen **akuten intermittierenden Porphyrie** besteht eine **Aktivitätsminderung der Uroporphyrinogen-I-Synthetase** (⇒ partieller Enzymblock in der Hämsynthese). Dabei nimmt gegenregulatorisch die Aktivität der Delta-Aminolävulensäure-Synthetase in der Leber zu, worauf Delta-Aminolävulinat und Porphobilinogen vermehrt im Urin nachweisbar sind.

Inzidenz: in Mitteleuropa 1:10.000 bis 1:50.000; Verhältnis: **Frauen/Männer** ⇒ 2 bis 4:1
Die Erkrankung tritt meist nach dem 20. Lebensjahr ein. **Zwei Drittel** der Fälle bleiben **asymptomatisch**.

Symptome

Die **klinischen Symptome** der **akuten intermittierenden Porphyrie** sind **vielfältig**:

- **gastrointestinale** Beschwerden ⇒ **Abdominalkoliken** bei **weichen Bauchdecken**, Erbrechen, Obstipation, selten Durchfälle, Meteorismus
- **neurologische** Symptome ⇒ **motorische** und **sensible** periphere **Neuropathien** (Paresen betreffen anfangs die Streckmuskulatur der Hände und Arme), Neuritis nervi optici
- **psychiatrische** Symptome ⇒ Verwirrtheitszustände, hysteriforme und psychasthenische Beschwerden, Adynamie, Delirium, Koma
- **kardiovaskuläre** Symptome ⇒ **Tachykardie**, Neigung zu **Hypertonie**
- weitere Symptome ⇒ rötlicher, nachdunkelnder Urin

Diagnostik

Laborbefunde

Nachweis vermehrter Porphobilinogene im Harn durch

- **Hoesch-Test** ⇒ 2 Tropfen frischen Urins in 2–3 ml **Ehrlich-Aldehydreagens** ergibt rosa-violette Färbung.
- **Watson-Schwartz-Test** ⇒ unter Chloroform-Zusatz lassen sich die Kondensationsprodukte der Gallenfarbstoffe ausschütteln (nicht Porphobilinogen!).

Weitere Befunde

- **BSG** und **Transaminasen** leicht erhöht
- **Leukozytose**

Therapie
- **Voraussetzung** ⇒ Absetzen der Noxe, ggf. intensivmedizinische Überwachung
- **hochdosierte Glukose-** und/oder **Fruktoseinfusionen** (500 g/d, 2 Liter einer 20%igen Lösung oder 1 Liter einer 40%igen Lösung)
- **Häminfusionen** (z.B. Häm-Arginat, 3 mg/kg Körpergewicht/d i.v. in ca. 15 min) an bis zu 4 aufeinander folgenden Tagen ⇒ Hemmung der ALA-Synthetase
- Elektrolytausgleich
- forcierte Diurese (Furosemid)
- Schmerzbehandlung (z.B. Acetylsalicylsäure, Morphinderivate)
- bei Tachykardie und Hypertonie (β-Blocker, z.B. Propranolol)
- bei Unruhe, Nausea (z.B. Chlorpromazin)
- bei **Ileussymptomatik** ⇒ Neostigmin (0,25-1 mg i.m.)

Chronische hepatische Porphyrie (Porphyria cutanea tarda)

Bei der **chronischen hepatischen Porphyrie** besteht ein **Mangel** an **Uroporphyrinogen-III-Decarboxylase** in der Leber, der in mehr als der Hälfte der Fälle **autosomal-dominant** vererbt ist.
Stets besteht eine **Hepatopathie** mit Speicherung von Uro- und Heptacarboxyporphyrin in der Leber sowie Ausscheidung dieser Porphyrine im Urin.

Häufigste Porphyrie; Verhältnis: **Frauen/Männer** ⇒ 1 : 2 bis 3
Die Erkrankung tritt meist nach dem 40. Lebensjahr ein.

Symptome
- **abnorme Photosensibilität** der **Haut** ⇒ Hyperpigmentierung, **Blasenbildung**
- **rosa** bis **braun** nachdunkelnder **Urin**
- **Leberschaden**

Anamnestisch werden oft **Alkohol** (70% d.F.) oder **hormonale Kontrazeptiva** als Manifestationsfaktoren angegeben.

Tab. 5.14 Pathobiochemische Differentialdiagnose der akuten hepatischen Porphyrien und akuten Bleivergiftung

Erkrankung	Urin				Stuhl		Erythrozyten
	δ-Aminolävulinsäure	Porphobilinogen	Uroporphyrin	Koproporphyrin	Koproporphyrin	Protoporphyrin	Protoporphyrin
Porphobilinogen-Synthase-Defekt	↑↑	v	↑	↑↑	n	n	↑
akute intermittierende Porphyrie	↑↑	↑↑	↑↑	↑↑	v	v	v
hereditäre Koproporphyrie	↑↑	↑↑	↑	↑↑	↑↑	↑	v
Porphyria variegata	↑↑	↑↑	↑	↑↑	↑	↑↑	v
Bleivergiftung	↑↑	v	↑	↑↑	n	n	↑

↑ = erhöht, ↓ = erniedrigt, n = normal, v = variabel

Diagnostik
- charakteristische **Porphyrinurie** (Nachweis von **Uroporphyrinogen** im Harn)
- Bestimmung der **Aktivität** der **Uroporphyrinogendecarboxylase** in **Erythrozyten** ⇒ Enzymaktivität um etwa 50 % vermindert
- ggf. **Leberbiopsie** (Porphyrineinlagerungen, Siderose ⇒ Histochemie, UV-Fluoreszenz)
- ggf. Familienuntersuchung

Therapie
- **niedrigdosierte Chloroquintherapie** (jeden 3. Tag z. B. 125 mg Resochin®) über sechs bis achtzehn Monate ⇒ langfristige und metabolisch stabile Remissionsphasen (beenden, wenn Porphyrinurie <0,5 µmol/l)
- **Aderlasstherapie** (bei Leberzirrhose kontraindiziert ⇒ Proteinverlust)
- Meiden von Medikamenten und Alkohol ⇒ spontane Rückbildung kutaner Symptome
- **Verbot von Besonnung** (Photosensibilisierung)
- Aufklärung des Patienten und Porphyrieausweis über potentielle Noxen mitgeben

Erlaubte Medikamente (siehe auch Rote Liste) ⇒ Acetylsalicylsäure, Atropin, Chloralhydrat, Magnesiumsulfat, Morphinderivate (und synthetische Opiate), Neostigmin, Penicilline, Promethazin, β-Rezeptorenblocker, Tetracyclin

Eisenstoffwechselstörungen

Hämochromatose und sekundäre Hämosiderose

Definitionen
- **Siderosen** bezeichnen eine **vermehrte Hämosiderinablagerung in Geweben** bei **Störungen des Eisenstoffwechsels** oder bei krankhaft **gesteigerter Eisenresorption** im Darm.

- **Hämochromatose** bezeichnet eine „**Eisenspeicherkrankheit**" infolge Eisenüberladung des Organismus (**Gesamtkörpereisen > 15 g**), beruhend auf der Unfähigkeit des Monozyten-Makrophagen-Systems, das Eisenangebot zu bewältigen.
  Unterschieden werden **idiopathische**, **erythropoetische** und erworbene (**sekundäre**) **Formen** der **Hämochromatose** (z. B. parenterale Eisenzufuhr, Transfusionen).

Bei einem **Überschreiten des Eisengehaltes** im **Organismus** um das **5fache der Norm** resultieren Organmanifestationen.

Ätiologie, Pathogenese
Primäre Hämochromatose

Die **perinatale hereditäre Hämochromatose** führt bereits intrauterin zur Leberzirrhose, die immer letal endet. Die **adulte Form** ist eine seltene Erkrankung mit **autosomal-rezessivem Erbgang**, der mit einem gehäuften Auftreten bestimmter HLA-Gruppen (A3, B14, B7) assoziiert ist.
- Das **Manifestationsalter** liegt zwischen dem 40. und 60. Lebensjahr, wobei **Männer 10mal häufiger als Frauen betroffen** sind. Der Erkrankung liegt vermutlich ein bislang noch **unbekannter Enzymdefekt** zugrunde.
- Die **chronisch gesteigerte intestinale Eisenresorption** ist verbunden mit der Unfähigkeit des Monozyten-Makrophagen-Systems, das Eisenüberangebot zu bewältigen.
- Der **Gesamteisenbestand** des Organismus kann Werte bis zu 40 g erreichen.

Sekundäre Siderosen
- **hämatologische Erkrankungen** mit **defekter Hämoglobinsynthese** (z. B. Thalassämie, sideroachrestische Anämien); **Atransferrinämie**

- **fokale Hämosiderosen** ⇒ Porphyria cutanea tarda mit **hepatischer Hämosiderose**, renale oder idiopathische pulmonale Hämosiderose

Exogen induzierte Formen
- **jahrelange Bluttransfusionen**
- vermehrte parenterale Eisengabe
- chronischer **Alkoholkonsum** (Manifestationsfaktor)
- Kashin-Beck-Erkrankung mit Hämosiderose

Symptomatik

Organmanifestationen
- **Leber** ⇒ „**Pigmentzirrhose**", Hepatomegalie (90% d.F.), Leberinsuffizienz (Todesursache in 25% d.F.), Spätfolge ⇒ **hepatozelluläres Karzinom** (Todesursache in 30% d.F.)
- **Pankreas** ⇒ Pankreassiderose ⇒ insulinabhängiger „**Bronzediabetes**" (70% d.F.)
- **Herzmuskel** ⇒ Kardiomyopathie ⇒ Arrhythmien, Reizleitungsstörungen, **digitalisrefraktäre Herzinsuffizienz** (Todesursache in 30% d.F.)
- **Haut** ⇒ **dunkle Pigmentierung** (75% d.F.)
- **endokrine Organe** ⇒ Gonaden, Nebennierenrinde, Hypophyse
- **hypophysäre Insuffizienz** ⇒ Libidoverlust, Hodenatrophie
- **schmerzhafte Arthropathie** (ein Drittel der Patienten), Chrondrokalzinose

Diagnostik

- **Serumeisen** und **Serumferritin** (Eisenspeicherprotein) ↑↑, **Transferrin** zu mehr als 75% gesättigt
- **Erythrozytenferritin >400 Attogramm** (ag) pro Erythrozyt
- nach i.m. Gabe von 500–1.000 mg **Desferroxamin** Erhöhung der Eisenausscheidung im Urin (>2 mg/d)
- **Leberbiopsie** zum Nachweis der Siderose und Zirrhose (**Eisengehaltbestimmung**)
- ggf. **Familienuntersuchungen** mit HLA-Typisierung und Bestimmung von Eisen, Serumferritin

Therapie

- **Eisenentzug** (500 ml Blut ≅ 250 mg Eisen) durch **Aderlasstherapie** bzw. **Erythroapherese** einmal wöchentlich in einen leeren Transfusionsbeutel mit ACD-Stabilisator (Therapieziel: Hb 11–12 g/dl, Ferritin 50 µg/l). Nach Zentrifugation kann das **Plasma** dem Patienten **zurücktransfundiert** werden.
- nach Entleerung der Eisenspeicher ⇒ **Aderlasstherapie** in Abständen von 2 bis 4 Monaten
- **eisenarme Kost** ⇒ Vermeiden von Fleisch, Hülsenfrüchten, Porree, Sojamehl, Haferflocken, Schokolade, Eidotter, Leber, Herz und Bierhefe
- Chelatbildung mit **Deferoxamin** (z.B. Desferal® ⇒ verstärkte Eisenausscheidung über die Niere) erfordert **häufige Injektionen** (**2mal/d**) und ist daher zur langdauernden Therapie nur bedingt geeignet, bei transfusionsbedingter Hämosiderose allerdings Mittel der Wahl.

Kupferstoffwechselstörungen

Morbus Wilson

Beim **Zäruloplasminmangel** (Morbus Wilson) besteht ein **autosomal-rezessiv** vererbter **Synthesedefekt des Zäruloplasmins**. Auch die **Regulation kupferabhängiger Enzymreaktionen** ist gestört. Die **biliäre Kupferausscheidung** ist **vermindert**. Betroffene Homozygote sind Träger eines abnormen Gens auf **Chromosom 13**.

Bereits zum Zeitpunkt der Geburt wird bei diesen Patienten eine **bis zu 50fach erhöhte Kupferkonzentration in der Leber** gefunden. Klinische **Manifestationen** treten bei den meisten Patienten erstmals im **Jugendalter** auf.

Symptomatik

Es entstehen **toxisch wirkende Kupferansammlungen** mit nachfolgender **Parenchymschädigung** folgender Gewebe:

- **Leber** ⇒ Leberverfettung, chronische Hepatitis ⇒ **atrophische Zirrhose**
- **Gehirn** ⇒ **Nekrosen** der Nervenzellen in **Linsenkernen**, Hypothalamus, **Kortex** und **Zerebellum** ⇒ **Tremor**, Dystonie, **Dysarthrie**, Dysphagie, **Gang**- und **Koordinationsstörungen** sowie plötzlicher Leistungsminderung,Verhaltensstörungen
- **Kornea** ⇒ Pigmenteinlagerung in der Descemet-Membran mit typischem grüngoldenen **Kayser-Fleischer-Kornealring**
- **Niere** ⇒ toxische Tubulusschädigung

Diagnostik

- **Spaltlampenuntersuchung** der Augen ⇒ Nachweis des Kayser-Fleischer-Rings
- **Plasma:** Mangel an Zäruloplasmin (<20 mg/dl), renale Ausscheidung >100 mg Cu in 24 h
- Kupferkonzentration im Serum ist häufig vermindert.
- Überschuss an hepatischem Kupfer (Biopsie, MRT)
- **abnorm niedriger Einbau** von oral zugeführtem **^{64}Cu** in Zäruloplasmin

Therapie

- **kupferarme Kost** (Verzicht auf Schalentiere, Schokolade, Leber, Pilze und Nüsse)
- **D-Penizillamin** (1 g/d oral), Triethylentetramin oder Zink zur Kupferelimination
- **Kaliumsulfid** (60 mg/d oral) zur Hemmung der intestinalen Kupferresorption
- **Pyridoxin** (25 mg/d oral)

Bei etwa 20 % der Patienten tritt in den ersten 2 oder 3 Wochen eine **allergische Reaktion gegen Penicillamin** auf (Fieber, Exanthem, Lymphadenopathie, Granulozytopenie und/oder Thrombozytopenie). Wichtig sind daher regelmäßige Blutbildkontrollen. Nach Abklingen der Symptomatik kann eine erneute allmähliche Dosissteigerung über einen Zeitraum von 3 Wochen (250 mg/d über 1 Woche, bis die Dosis von 1 g/d erreicht ist) versucht werden.

Mangelernährung

Hungerdystrophie

Inanition führt zum Gewichtsverlust, der beim Erwachsenen bis zu 50 % und bei Kindern noch mehr betragen kann.

Symptomatik

Klinische Zeichen

- **Haut** ⇒ dünn, trocken, unelastisch und kalt, Haarausfall
- **Herzgröße** und **Auswurfleistung** ↓ ⇒ systolischer, diastolischer und venöser Druck ↓
- **endokrine Störung** ⇒ Atrophie mit Verlust der Libido (bei Frauen Amenorrhö)
- **Hypothermie**
- **Achlorhydrie** und **Diarrhöen** im Terminalstadium
- **Labor** ⇒ leichte Anämie, Immundefizienz, Plasmawerte der Fettsäuren ↑, Plasmainsulin ↓, Harnstoffproduktion ↓

Therapie

- Nahrungszufuhr mittels **Magensonde** bis 5.000 kcal/d
  Wichtig ⇒ Sonde spätestens alle zwei Wochen erneuern, da spröde gewordenes Material Druckbeschwerden bereiten kann

- **angestrebte Gewichtszunahme** ⇒ wöchentlich 1 bis 1,5 kg
  Größere Gewichtssteigerungen deuten auf eine vermehrte Wasserretention durch Proteinmangel hin. Auch Elektrolytstörungen sind zu behandeln.

Anorexia nervosa

Siehe Seite 780 ff.

Amyloide Degeneration

Amyloidosen

Amyloid ist ein von mesenchymalen Zellen gebildetes Glykoprotein, das **interzellulär** im Bindegewebe abgelagert wird. Eine **periretikuläre** lässt sich von einer **kollagenen Form** der Ablagerung unterscheiden.

- **Amyloidosen** können **generalisiert oder an einzelnen Organen** (Herz, Lunge, Leber, Milz, Nieren, Nebennieren, Lymphknoten) als **erworbene, erbliche** oder **idiopathische** Krankheiten auftreten.
- Die **Prognose** der **generalisierten Amyloidose** ist **schlecht**. Meist sterben die Patienten infolge Nieren- und Herzinsuffizienz etwa 2–5 Jahre nach der Diagnosestellung.

Die **sekundäre Amyloidose** kann bei rheumatoider Arthritis, Tuberkulose, Osteomyelitis, Vaskulitis und periodisch fieberhaften Erkrankungen auftreten.

- **Pathogenetisch** wird u. a. eine **Verminderung von T-Supressorzellen bei** gleichzeitiger **B-Zellüberaktivität** angenommen, die zu Plasmazelldyskrasien führt (⇒ Produktion amyloidogener Leichtketten und Ablagerung).
- **Serumamyloid** (Vorläuferprotein von Amyloid-Protein A) kann dabei als Modulator der B-Zellantwort produziert und infolge eines Stoffwechseldefekts im Gewebe abgelagert werden.

Die **Diagnosestellung** erfolgt durch **Biopsie** mit licht- und polarisationsoptischem Nachweis von Amyloid am Kongorot-gefärbten Gewebeschnitt. Die **autosomal-dominant vererbten Amyloidosen** können bereits **in utero** mit Hilfe von **RFLP** und **PCR** diagnostiziert werden.

Zerebrale Amyloidosen

- Beim **autosomal-dominant** vererbbaren **Morbus Alzheimer** kann als pathogenetisches Agens das **Amyloid Beta-A_4-Protein** insbesondere in der Hippokampusregion gefunden werden. Das Amyloid **Beta-A_4-Protein** gilt als atypisches Spaltprodukt des Amyloid-Precursor-Proteins (APP), das im Bereich von Nervenzellmembranen anzutreffen ist.
- Amyloidose bei **autosomal-dominant erblicher familiärer Polyneuropathie**, Punktmutationen des Transthyretins (sehr selten des Apolipoproteins AI oder von Gelsolin)
- Amyloidose bei Cystatin-C-bedingter hereditärer **isländischer Apoplexie**
- **infektiöse Amyloidosen** bei Scrapie/Prion-Krankheiten

Weitere Amyloidosen

- **kardiale Vorhofamyloidose** vom ANP-Typ
- **kardiovaskuläre** Greisenamyloidose vom Transthyretintyp
- senile **Inselamyloidose** vom IAPP-Typ bei Typ-II-Diabetes mellitus
- **kutane** Amyloidosen

AA-Amyloidose („reaktive Amyloid A-Amyloidose“)

- Sie tritt meist als Folge von **chronischen Entzündungen** (M. Crohn, Colitis ulcerosa, Osteomyelitis, juvenile **rheumatoide Arthritis, Bronchiektasen** u. a.) oder bei **Malignomen** auf.

- Im weiteren Verlauf führt der **Nierenbefall** zum **Nierenversagen,** das zunächst mit Dialyse überbrückt und anschließend durch eine **Nierentransplantation** behoben werden kann.
- Die frühzeitig einsetzende **Therapie der Grundkrankheit** kann die Prognose dieser Amyloidose wesentlich bessern.

AL-Amyloidose („Leichtketten-Amyloidose")

- Sie tritt in seltenen Fällen im Rahmen von **monoklonalen Plasmazelldyskrasien** auf, bei denen Plasmazellen ein monoklonale **Immunglobulin-Leichtketten** produzieren.
- **Lokale Amyloidablagerungen** können sich als knotige Ablagerungen an den **Stimmbändern**, im tracheobronchialen Gewebe oder in **Ureter** oder **Urethra** manifestieren.
- **Systemische AL-Amyloidosen** haben auf Grund des **Multiorganbefalls** eine **mittlere Überlebensrate** von nur **10–14 Monaten**, die durch **antineoplastische Therapie** kaum verlängert werden kann. In seltenen Fällen kommt es zur spontanen Rückbildung der Amyloidose.
- AL-Amyloidosen führen oft zu **schweren Gerinnungsstörungen** mit **Faktorenmangel** (**VII, IX** oder **X**) oder Erhöhung von tPA.

AB-Amyloidose („β_2-Mikroglobulin-Amyloidose")

- Artikuloossäre und **renale Amyloidablagerungen** vom **β_2-Mikroglobulin-Typ** treten insbesondere beim **Nierenversagen** und bei **Dialysebehandlung** auf.
- Einlagerung von Amyloid in **Synovialmembranen** und **Gelenkkapseln** ⇒ schmerzhafte Bewegungseinschränkungen
- **Karpaltunnelsyndrom**, zystische Knochenarrosionen und pathologische Frakturen **durch Amyloidome**
- **Therapiemaßnahmen** ⇒ Einsatz biokompatibler Highfluxmembranen zur Dialyse, **Nierentransplantation**

Hereditäre Amyloidosen

- Hierzu gehören die **Transthyretin (TTR)-assoziierte Amyloidose** (bevorzugtes Auftreten in Schweden, Japan, Portugal, USA) und die **Gelsolin-assoziierte Amyloidose** (bevorzugtes Auftreten in Finnland).
- Das autosomal-rezessiv erbliche „**familiäre Mittelmeerfieber**" lässt sich mit einer **Colchizindauerbehandlung** therapieren.

6 Niere, Harnwege, Wasser- und Elektrolythaushalt

6.1 Allgemeines

Normale, beschwerdefreie Miktion ⇒ **4–6mal täglich** (**Harnmenge**: 500 bis 2.000 ml/d)

Allgemeine Symptomatik

Dysurie, Pollakisurie, Polyurie, Oligurie, Anurie

Definition von Miktions- und Diuresestörungen
- **Dysurie** ⇒ **schmerzhafter Harndrang**, erschwertes Wasserlassen
- **Pollakisurie** ⇒ Drang zu häufigem Wasserlassen **ohne** vermehrte Ausscheidung
- **Algurie** ⇒ **schmerzhaftes Wasserlassen**
- **Strangurie** ⇒ krampfartige Blasenschmerzen (**Blasentenesmen**), verbunden mit Harndrang, der nur zur Entleerung weniger Harntröpfchen führt
- **Polyurie** ⇒ Harnvolumen **> 2.000** ml/d
- **Oligurie** ⇒ Harnvolumen **< 100–500** ml/d
- **Anurie** ⇒ Harnvolumen **< 100** ml/d

Pathogenetische Faktoren von Miktionsstörungen
- **Dysurie**, **Algurie** und ggf. auch **Strangurie** bei **Irritation** oder **Entzündung** in Blasenhals, Blase (**Zystitis**) oder Urethra (**Urethritis**), meist als Folge einer bakteriellen Infektion
- **Pollakisurie** bei Zystitis, Urethritis, Fremdkörpern, Steinen, Tumoren, aber auch funktionell; Schädigung der Blasenschleimhaut mit Infiltration und **Ödem** ⇒ mäßige Dehnung der Blase und Verlust der Blasenelastizität ⇒ **imperativer Harndrang**
- **Pneumaturie** (Auftreten von Gasbläschen im Urin) bei Fistel zwischen Harntrakt und Darm oder vesikovaginaler Fistelbildung als Komplikation bei Divertikulitis, Abszessen, Kolonkarzinomen oder bei Gasbildung durch Bakterien
- **verzögerte Miktion** und terminales „**Harnträufeln**" bei **infravesikalen Obstruktionen** durch Prostatahyperplasie, Urethrastriktur, Meatusstenose oder bei neurogener Detrusorschwäche
- **Harninkontinenz** (unwillkürlicher Urinabgang) bei Blasenekstrophie, Epispadie, vesikovaginalen Fisteln, ektopischen Harnleiteröffnungen, kongenitalen oder erworbenen neurogenen Blasenstörungen (periphere Nervenerkrankung, Schlaganfall, Demenz) sowie nach Verletzungen
- **Stressinkontinenz** (Husten, Lachen, Laufen oder Heben) tritt meist bei Frauen mit Dehnung der Beckenbodenmuskulatur auf. Oft besteht eine **Zystozele**.
- **Dranginkontinenz** bei Zystitis, Urethritis, Tumoren, postoperativ, aber auch funktionell
- **Überlaufinkontinenz** (**intravesikaler Druck > Auslasswiderstand**) bei Blasenausgangsenge oder atonischer Blase. Bei **Überlaufinkontinenz** sind **Restharnmengen** nachweisbar.

Pathogenetische Faktoren von Diuresestörungen
- **Polyurie** bei Störungen der renalen Konzentrationsfähigkeit (Nierenerkrankungen, Diabetes insipidus renalis, osmotische Diurese (Diabetes mellitus), ADH-Mangel, psychogene Polydipsie)
- **Oligurie** bei verminderter renaler Perfusion (prärenale Ursache), Harnleiter- oder Blasenauslassenge (postrenale Ursache) oder im Rahmen einer primären Niereninsuffizienz
- **Anurie** bei **akutem Nierenversagen**, im Endstadium einer chronischen Niereninsuffizienz oder bei Harnwegsobstruktion

Hyposthenurie, Isosthenurie, Asthenurie

Harnkonzentrierung
- Bei **Zunahme der Nierenmarkdurchblutung** werden osmotisch wirksame Teilchen vermehrt aus dem Mark herausgeschwemmt, und die **Konzentrierfähigkeit der Niere nimmt ab**. Diese **Mehrdurchblutung** des **Nierenmarks** tritt pathologisch u. a. bei Pyelonephritis, Anämie und Hyperthyreose auf.

- Das **Hyperkalzämie-Syndrom** führt an der Niere zur **hyposthenurischen Polyurie,** die von **Dehydratation**, Oligurie und Azotämie gefolgt ist.
- Auch ein zu **geringes Angebot** an **Kalium** (⇒ **hypokaliämische Nephropathie**), **Natrium** und **Harnstoff** kann durch **Verminderung der GFR** über eine **Abnahme der Markhypertonizität** zur **Abnahme der Konzentrierfähigkeit der Nieren** führen.

Syndrome der gestörten Harnkonzentrierung

Der Grad der Einschränkung des maximalen renalen Konzentriervermögens wird im **Durstversuch** bestimmt.

Hyposthenurie ⇒ Die Niere kann den Harn weder konzentrieren noch bei genügender Flüssigkeitszufuhr verdünnen.
- spezifisches **Harngewicht <1,025 g/cm^2, maximale Harnosmolalität <850 mosmol/kg/H_2O**

Isosthenurie ⇒ Es besteht annäherndes Gleichbleiben der Harnkonzentrierung.
- spezifisches **Harngewicht um 1,010 g/cm^2**, **maximale Harnosmolalität** von **300 mosmol/kg/H_2O**
- Während gesunde Nieren für die Ausscheidung von **900 mosmol/d** etwa **750 ml Harn** produzieren, brauchen insuffiziente Nieren unter **Isosthenurie** etwa **3 Liter Urin** dazu.

Asthenurie ⇒ Die Harnkonzentrierung ist vollkommen aufgehoben.
- spezifisches **Harngewicht um 1,001 g/cm^2**, **maximale Harnosmolalität** von **50 mosmol/kg/H_2O**
- Asthenurie findet man beim Diabetes insipidus infolge fehlender ADH-Wirkung mit konsekutiver Polyurie und Polydipsie.

Vermehrung und Einschränkung der GFR

Hyperfiltration
- Als Hyperfiltration wird die **Zunahme der gesamten GFR** bei extrarenal bedingten Funktionsänderungen bezeichnet.
- **Ursachen** ⇒ u. a. Hypervolämie, akuter arterieller Blutdruckanstieg, Fieber

Einschränkung der glomerulären Filtrationsrate
- **Ursachen** ⇒ **Abnahme der Filtrationsfläche**, der **Permeabilität** bzw. der glomerulären **Durchblutung**

Strukturelle Störungen

Entzündlich proliferierende Prozesse an den Mesangiumzellen mit **interkapillären hyalinen Ablagerungen** oder **Endothelproliferation im Bereich der Kapillarlumina** führen zu einer **Abnahme der Filtrationsfläche** mit Einschränkung der GFR.
Zu den **strukturellen Veränderungen** gehören:
- **Veränderung der Basalmembran** durch primär **glomeruläre Nierenerkrankungen** wie Glomerulonephritis, Amyloidose, Glomerulosklerose infolge eines Diabetes mellitus und Kollagenosen
- **Veränderung der Basalmembran** durch Übergriff einer Pyelonephritis auf die Glomerula
- **Parenchymausfall** nach Nierenarterieninfarkt

Funktionelle Störungen

Durch **Senkung des intrakapillären hydrostatischen Filtrationsdrucks** bzw. **Erhöhung des hydrostatischen Drucks im Bowman-Kapselraum** kann die intraglomeruläre Autoregulation der GFR überfordert werden. Es resultiert eine **verminderte GFR**.
Zu den **funktionellen Störungen** gehören:
- akutes **Nierenversagen**
- **Hypovolämie** ⇒ hydrostatischer Druck ↓ bei NNR-Insuffizienz, Blutverlust, Na^+ und H_2O-Verlust
- **Hypotonie** ⇒ hydrostatischer Druck ↓ bei Kreislaufinsuffizienz, Schock
- **Harnwegsobstruktion** ⇒ Rückstau ⇒ Kapseldruck ↓ ⇒ effektiver Filtrationsdruck ↓

- Elektrolyt- und **Albuminverluste** ⇒ hydrostatischer bzw. onkotischer Druck↓
- **Macula-densa-Mechanismus**: akute Senkung des Plasmavolumens ⇒ Anregung der Granulazellen ⇒ Renin↑ ⇒ Angiotensin II↑ ⇒ arterioläre Konstriktion ⇒ GFR↓

Störungen der Zusammensetzung des Glomerulumfiltrats

Die **glomeruläre Kapillarwand** selektiert Moleküle nach Größe, Form und Ladung.

Die **Selektion nach molekularer Größe** erfolgt in der **Lamina densa der Basalmembran**, die als „**Porenfilter**" wirkt.

- Ein die ganze Kapillarwand umfassendes **System negativer Ladungsträger** („**glomeruläres Polyanion**") ist in der **Lamina rara interna** und **externa** der Basalmembran lokalisiert.
- Negativ geladene **Heparansulfat-Proteoglykane hindern große Eiweißmoleküle** (z.B. Albumin) an der Permeation, obwohl diese auf Grund ihrer Molekülgröße das Filter noch passieren könnten.
- Ein **Ausfall dieses Polyanions** bei pathologischen Veränderungen der glomerulären Kapillarwand führt daher zur **Proteinurie**.

Die fraktionelle **Clearance von Makromolekülen** ist darüber hinaus auch von **hämodynamischen Faktoren** (z.B. glomeruläre Durchblutung, Strömungsgeschwindigkeit, onkotischer Druck und Transmembrandruck) abhängig.

- Die **Abnahme der glomerulären Durchblutung** und die **Verminderung des transmembranösen Drucks** erhöhen ebenso wie Schäden der Basalmembran die fraktionelle Clearance von Makromolekülen. Das **filtrierte Eiweiß** führt in den Tubuli zur Bildung von **hyalinen Zylindern**.
- Eine **erhöhte Gefäßpermeabilität** bedingt den Durchtritt von **Erythrozyten**, so dass eine **Mikro- bzw. Makrohämaturie** entsteht.

Hämaturie, Leukozyturie, Zylindrurie

Hämaturie

(Blut im Urin) färbt den Urin rot bis braun, abhängig von der Menge des vorhandenen Blutes und der Azidität des Urins

- **Mikrohämaturie** (**>5 intakte Erythrozyten/ml** Harn, **nicht sichtbar**) ⇒ mikroskopische Untersuchung oder chemische Analyse
- **Makrohämaturie** (sichtbar ab 0,2 ml Blut auf 500 ml Harn)
- Hämaturie zu **Beginn der Miktion** ⇒ Harnröhre; am **Ende der Miktion** ⇒ Blase
- **schmerzlose, asymptomatische Hämaturie** bei Erkrankungen der Niere, Blase (z.B. Urolithiasis) oder Prostata ⇒ **immer Tumor ausschließen**!
- **Erythrozytenzylinder** und dysmorphe Erythrozyten (Akanthozyten) ⇒ pathognomonisch für **Glomerulonephritis**
- **intakte, normal geformte Erythrozyten** bei **postrenalem Ursprung**
- **Hämaturie + Nierenkoliken** bei Nieren- oder Ureterstein, auch durch Koagel bei Nierenblutung
- **Hämaturie + Dysurie** bei Blaseninfektionen oder -steinen

Abb. 6.1

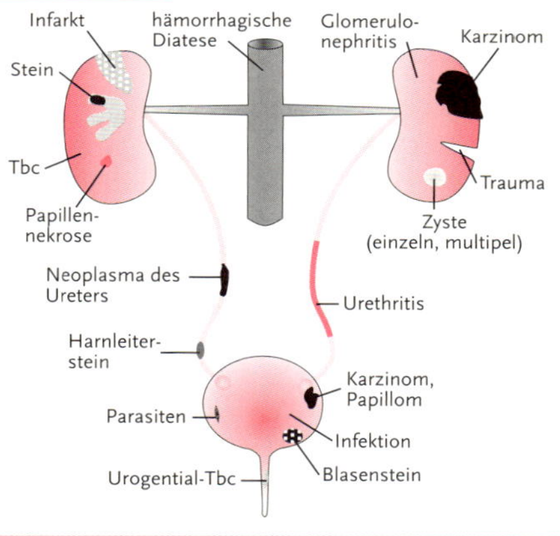

Ursachen der Hämaturie

Differentialdiagnostische Abgrenzung

- **Hämoglobinurie** ⇒ roter **Blutfarbstoff** im Harn bei **intravasaler Hämolyse**
- **Myoglobinurie** ⇒ **Myoglobin** im **Harn** bei Muskeltraumen (Crush-Syndrom)
- **Kontamination des Harns** mit Blut bei **Hämatospermie** oder durch **Menstrualblut**
- „**roter Harn**" bei **Porphyrinurie**, durch **Medikamente** (Sulfonamide, Rifampizin) oder **Nahrungsbestandteile** (z.B. rote Rüben)

Leukozyturie
- **Leukozyturie**: >10 Leukozyten/ml oder >5 Leukozyten/Blickfeld
- **Pyurie**, wenn Urin durch Leukozyten gelblich getrübt ist

Ätiologie
- **Leukozyturie** bei **Harnwegsinfektionen**, Infektsteinen
- **Leukozytenzylinder** (renaler Ursprung) u. a. bei **Pyelonephritis**
- **Leukozyturie** bei **sterilem Harn** ⇒ anbehandelte Harnwegsinfekte, Gonorrhö, Urethritis, **Urogenital-Tbc** („Margeritenform" der Nierenkelche, kultureller Nachweis), Reiter-Syndrom, interstitielle Nephritis bei Analgetikanephropathie, Kollagenosen u. a.

Zylinder (immer renale Herkunft)

- **hyaline Zylinder** vermehrt bei stark fieberhaften Infekten, Herzinsuffizienz, Ikterus, Proteinurie, aber auch nach körperlicher Anstrengung
- **Erythrozytenzylinder** nach schwerer körperlicher Anstrengung, bei renaler Hämaturie, pathognomonisch für Glomerulonephritis
- **Leukozytenzylinder** u. a. bei Pyelonephritis (>80% d. F.)
- **Epithelzylinder** durch Verschmelzung abgeschilferter Tubulusepithelien bei pathologischen Veränderungen distaler Tubulusabschnitte, Pyelonephritis, Glomerulonephritis, akuter tubulärer Insuffizienz
- **granulierte Zylinder** bei degenerativen Nierenerkrankungen
- **Wachszylinder** bei fortgeschrittenen Nephropathien und amyloidem Befall der Niere
- **Fettzylinder** bei schwerer Proteinurie und nephrotischem Syndrom
- **Külz-Komazylinder** beim Coma diabeticum
- **Pseudozylinder**
  - zylindroide Uratzylinder (keine wesentliche klinische Bedeutung)
  - Harnsäurezylinder bei Harnsäureinfarkt der Niere
  - Bakterienzylinder bei Pyelonephritis
  - Fibrinzylinder bei Nierenblutungen

Abb. 6.2

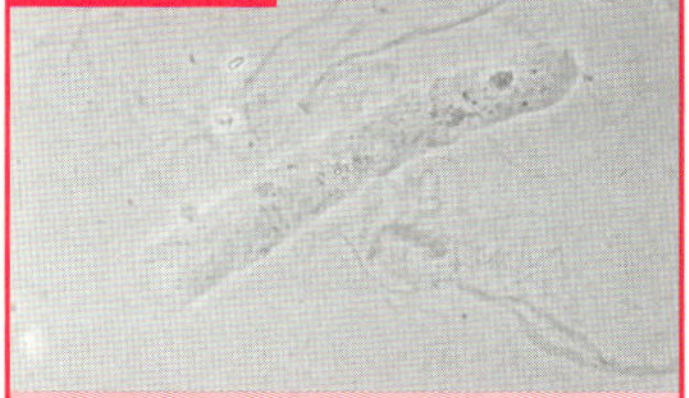

Hyaliner Zylinder (aus Haber, 1981)

Proteinurie

Die gesunde **Basalmembran** der glomerulären Kapillarschlingen der Niere **verhindert** den **Übertritt** von **hochmolekularen Proteinen** in den **Harn**.
- Durch molekulargewichtabhängige **tubuläre Rückresorption** ist die **tägliche Proteinausscheidung** im Harn jedoch begrenzt (**<150 mg/d**).
- Als **Proteinurie** bezeichnet man eine **Eiweißausscheidung im Urin von mehr als 150 mg/d**.

Einteilung der **Proteinurie** nach der **Harneiweißelektrophorese**

Bei einer **selektiven Proteinurie** wird gegenüber einer **unselektiven Proteinurie** ein geringerer Anteil an Proteinen größerer relativer Molekülmasse ausgeschieden.

I. Unselektive glomeruläre Proteinurie
- Molekulargewichtsspektrum von **Immunglobulinen** (350.000) bis **Transferrin** (600.000); großer Anteil von hochmolekularen Proteinen

II. Glomeruläre Proteinurie mittlerer Selektivität
- wie I. mit geringen Anteilen hochmolekularer Proteine

III. Hochselektiv-glomeruläre Proteinurie
- **Albumin**- und **Transferrinausscheidung**

IV. Rein tubuläre Proteinurie
- hoher Anteil **niedermolekularer Proteine** bis 10.000 mit geringem Albuminanteil; keine hochmolekularen Proteine

V. Gemischt glomerulär-tubuläre Proteinurie
- niedermolekulare Proteine bis 10.000 mit deutlichem **Albuminanteil**; hochmolekulare Anteile können vorhanden sein

Formen der Proteinurie

Tubuläre Proteinurie
- Die **tubuläre Proteinurie** ist durch **Störungen der tubulären Rückresorption** der normalerweise glomerulär filtrierten niedermolekularen Plasmaproteine bedingt. Charakteristischerweise fehlen den geringen Eiweißmengen (<2 g täglich) die Albumine.
- Diese Störung findet sich vor allem bei der renal-tubulären Azidose, der Zystinose und beim Fanconi-Syndrom.

Glomeruläre Proteinurie
- Die **glomeruläre Proteinurie** wird durch eine erhöhte Durchlässigkeit der Glomerulumkapillaren für Proteine bedingt. Starke **pathologische Veränderungen** der **Glomerula** vermindern deren Selektivität, so dass der Anteil der Globuline an den ausgeschiedenen Proteinen steigt.
- Ursächlich kommen Zysten, Pyelonephritiden, Obstruktion der Harnwege sowie arteriosklerotische Läsionen in Betracht.

Präglomeruläre Proteinurie
- Bei der **orthostatischen Proteinurie** verschwindet die Eiweißausscheidung im Urin nach längerem konsequentem Liegen. Sie ist vermutlich durch einen erhöhten Druck in der V. cava inferior bedingt.
- Bei der **Marschhämoglobinurie** kommt es infolge besonderer Disposition der Patienten zur Traumatisierung von Erythrozyten in den Fußsohlen mit nachfolgender Hämoglobinurie. Auch **unter Arbeit** ist eine hypoxisch bedingte Permeabilitätserhöhung Ursache einer geringgradigen Proteinurie.
- Die **Bence-Jones-Proteinurie** tritt bei etwa 50 % aller Plasmozytome auf und scheint für die Entstehung der Myelomniere, einer progredienten Niereninsuffizienz der **Plasmozytompatienten**, von Bedeutung zu sein. **Bence-Jones-Proteine** lassen sich dank ihres geringen Molekulargewichts und der damit verbundenen hohen renalen Clearance leicht im Urin nachweisen. Es handelt sich dabei meistens um die leichten Ketten eines IgG, die glomerulär filtriert werden.

Funktionelle Proteinurien
- In der Schwangerschaft, bei Fieber, schwerem Schock, bei einer Nierenvenenthrombose und bei **kardialer Stauung** (⇒ Stauungsniere) kann eine **funktionelle Proteinurie** auftreten.

Postrenale Proteinurie
- Bei **entzündlichen Erkrankungen** der ableitenden Harnwege können **Immunglobuline** in den Harn sezerniert werden. Auch **Zellabstoßung, Blut-** und **Lymphübertritt** können dabei zur postrenalen Proteinbeimengung führen.

Differentialdiagnostik der Proteinurie

Teststreifen ⇒ Nachweisgrenze bei 20 mg/100 ml

Quantitative Proteinbestimmung im 24 h Sammelurin, ggf. Elektrophorese des Urins:
- **Proteinausscheidung <5 g/d** ⇒ u. a. bei Fieber, orthostatischer Proteinurie, diabetischer und hypertensiver Nephropathie, Nephrosklerose, interstitieller Nephritis, Glomerulonephritis
- **Proteinausscheidung >5 g/d** ⇒ u. a. bei nephrotischem Syndrom**, Amyloidose,** Plasmozytom, EPH-Gestose, system. Lupus erythematodes; **Beachte**: Auch bei schwerer Proteinurie kann der Urin klar sein!

Bakteriurie

Definition
- Ausscheidung von **Bakterien im Harn** (Keimzahlen **>10^5/ml**) ⇒ **opaleszenter Harn** (Trübung nimmt beim Stehenlassen zu)

Nachweis
- **Harngewinnung** durch **Mittelstrahlurin** als Screeningtest; Nachteil ⇒ oft kontaminiert
- **Harngewinnung** durch **suprapubische Blasenpunktion** ⇒ Keimnachweis als pathologisch zu bewerten
  - **Schnelltest** mit **Teststreifen** (bakterielle **Nitratreduktion** zu Nitrit ⇒ Farbreaktion)
    Beachte: Ein negativer **Teststreifen**-Befund schließt **Bakterien im Harn nicht** aus!
  - **Urikult** ⇒ semiquantitative Bestimmung der Bakterienzahl
  - **Urinsediment** ⇒ Form und Färbbarkeit geben Hinweis auf die Spezies
  - **Keimzählung** und -**differenzierung** durch **Urinkultur** (Anzüchtung und anschließende Resistenzprüfung)

Allgemeine Diagnostik

Serologische Diagnostik

Harnstoff
Der **Serumharnstoffwert** (Endprodukt des Eiweißmetabolismus) ist abhängig u.a. von Proteinzufuhr, Katabolismus (z.B. Fieber) und Diurese.
- **Normalwert <50 mg/dl**; Zunahme, wenn GFR <25 %

Der **Serumharnstoff** ist **als** einzelner **Messwert** für die Nierenfunktion auf Grund von Schwankungen im Metabolismus **und** in der Ausscheidung **ungeeignet!**

Kreatinin
Das **Serumkreatinin** ist u. a. abhängig von Muskelläsionen, Muskelmasse, Bilirubinkonzentration (kleine Muskelmasse, Hyperbilirubinämie ⇒ niedrige Werte) und Diurese.
- Der **Serumkreatininwert** reagiert im Stadium der vollen Kompensation erst, wenn die **Nierenfunktion um etwa 50 % eingeschränkt** ist (vorher sog. „**kreatininblinder Bereich**")!
- **Normalwert 0,6–1,0 mg/dl**; Zunahme, wenn GFR <50 %

Abb. 6.3

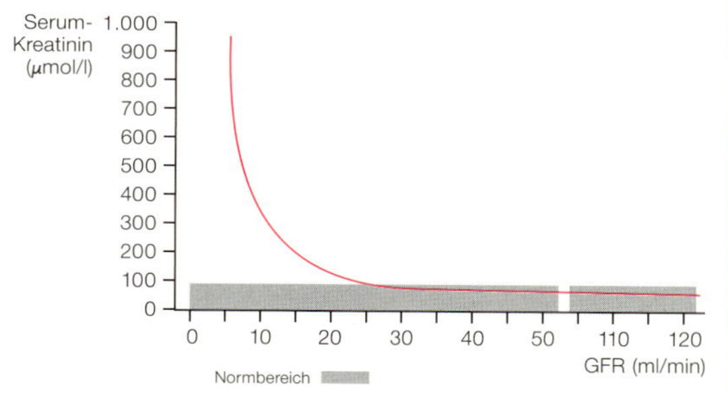

Kreatininclearance

Endogene Kreatininclearance
- Die **endogene Kreatininclearance** variiert umgekehrt zur GFR.
- **Normalwert** für **Männer** 140–200 l/d (70 ± 14 ml/min/m^2), für **Frauen** 120–180 l/d (60 ± 10 ml/min/m^2)

Durchführung: Entnahme von 1 ml Blut zur Kreatininbestimmung. 24h-Urin bei genügender Flüssigkeitszufuhr (2 l/d) zur Kreatininbestimmung sammeln
Formel: Urinkreatinin × Urinminutenvolumen (ml/min) **geteilt durch** Serumkreatinin

Die Kreatininclearance ist nicht **zur Beurteilung** einer chronischen **Nierenschädigung im Frühstadium geeignet**, da **intakte Glomerula hypertrophieren** und den Funktionsverlust der geschädigten ausgleichen.

Bei einem **Serumkreatinin >2,0 mg/dl** wird die Clearancebestimmung unnötig, da bei stark eingeschränkter Filtration das Serumkreatinin besser mit der GFR korreliert.

Die Messung des **renalen Plasmaflusses** (**PAH-Clearance**) ist gegenüber der GFR-Bestimmung durch die **Kreatinin**- bzw. **Inulinclearance** (methodisch aufwendig) schwieriger durchzuführen und erbringt keine wesentlichen zusätzlichen diagnostischen Informationen.

Ultraschall-Diagnostik

- **Sonographie** ⇒ **Primäruntersuchung** bei Nierenerkrankungen, Nierentrauma, Harnabflußstörungen, zur Überwachung von Transplantatnieren und zur gezielten Nierenbiopsie

Abb. 6.4

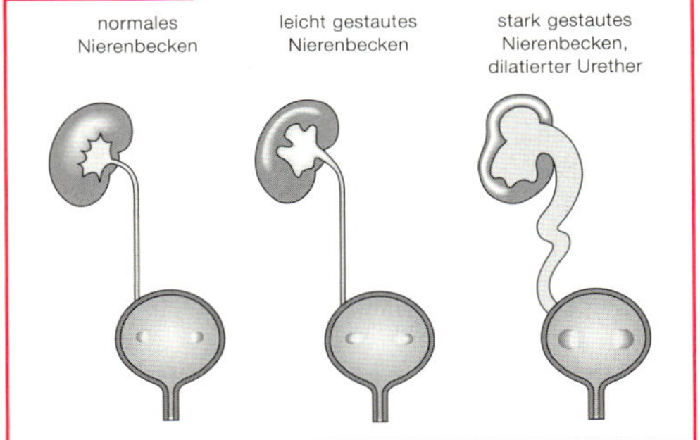

Stadien des vesikoureteralen Reflux

Radiologische Diagnostik

- **Abdomen-Übersicht** ⇒ Lage der Nieren, kalkhaltige Steine, Nephrokalzinose, Psoasrandschatten unscharf bei perirenalem Abszess
- **i. v.-Pyelogramm** (Ausscheidungsurogramm)
  Durchführung:
  Leeraufnahme, **Kontrastmittelgabe**, dann Aufnahmen nach 10, 20 Minuten und nach Miktion (vesikoureteraler Reflux?)
  ⇒ **Beurteilung von** Lage, Form, Kontur, Durchblutung und Ausscheidungsfähigkeit der Nieren; Steine, Ruptur, Ureterstenosen, Aufstau
- **Miktionszystourogramm** (MCU): Blase wird mit Kontrastmittel über einen Katheter gefüllt. Aufnahmen während der Miktion v. a. bei Stressinkontinenz, Verdacht auf Obstruktion
- **Nierensequenzszintigraphie** zur **seitengetrennten Clearancebestimmung** (bevorzugt mit Jod^{123}-Hippuran oder $Technetium^{99}$-Verbindungen)
- **digitale Subtraktionsangiographie** (DSA) bei Veränderungen im Bereich der größeren Nierengefäße (z. B. Nierenarterienstenose) oder Karzinomen (Darstellung der Tumorgefäße)
- **Angiographie** und **selektive Renovasographie** beim renovaskulären Hypertonus, raumfordernden Prozessen, Traumen oder auch zur perkutanen, transluminalen Dilatation von Nierenarterienstenosen und zur Embolisation von Nierentumoren (**therapeutische Indikation**)
- **Nierenphlebographie** bei Verdacht auf Nierenvenenthrombose und bei Nierenhypoplasie
- **Abdomen-CT** zum Nachweis von **retroperitonealen** und **pararenalen** Tumoren und Metastasen, zum **Staging** und zur **Verlaufskontrolle** von Nieren-, Blasen- und Prostatatumoren, bei Hydronephrose sowie perirenalen und pararenalen Prozessen

Invasive Diagnostik

Nierenbiopsie (stationär, Nachbeobachtungszeit von 24 Stunden)

Indikationen

- **nephrotisches Syndrom** (Ursache, therapeutische Konsequenz)
- **unklare** chronische Niereninsuffizienz
- **rasche Funktionsverschlechterungen** bei
  - perakuter Glomerulonephritis (u. a. Goodpasture-Syndrom, Systemerkrankungen)
  - Exazerbation einer chronischen Glomerulonephritis
  - unklarem akuten Nierenversagen
- **chronische Glomerulonephritis** (insbesondere im Rahmen von Systemerkrankungen)
- **Transplantatniere**

Kontraindikationen

- hämorrhagische Diathese, singuläre Niere, Tumoren, Zystennieren, Hydro- und Pyonephrose, ausgeprägte Nephrokalzinose, Aneurysma der Arteria renalis, Nierenabszess, Schrumpfniere

Urin-Diagnostik

Sedimentuntersuchung (Normalbefund)

- **Zylinder** ⇒ hyaline (vereinzelt)
  keine granulierten, Wachs-, Erythrozyten- oder Leukozytenzylinder
- Leukozyten ⇒ Männer 0–2/Gesichtsfeld; Frauen 0–5/Gesichtsfeld
- Erythrozyten ⇒ 0–2/Gesichtsfeld
- **keine** Epithelien, Fettkörper
- **keine** Bakterien bei steriler Punktion

Quantitative Analysen (24-h-**Normalbefund**)

- Volumen ⇒ 750–1.500 ml
- spezifisches Gewicht ⇒ 1.003–1.035 g/l
- Osmolalität ⇒ 800–1.400 mosmol/kg
- Restharnmenge ⇒ wenige ml (>100 ml ⇒ urologische Abklärung)

- Natrium ⇒ 60–160 mmol
- Kalium ⇒ 20–120 mmol
- Chlorid ⇒ 30–135 mmol
- Kalzium ⇒ <3,8 mmol
- Phosphat ⇒ 3–16 mmol
- Harnsäure ⇒ 10–45 mg/dl
- **Proteine** ⇒ <100 mg/24 h
- **Albumin** ⇒ <30 mg/24 h
- Glukose ⇒ <30 mg/dl

Abb. 6.5

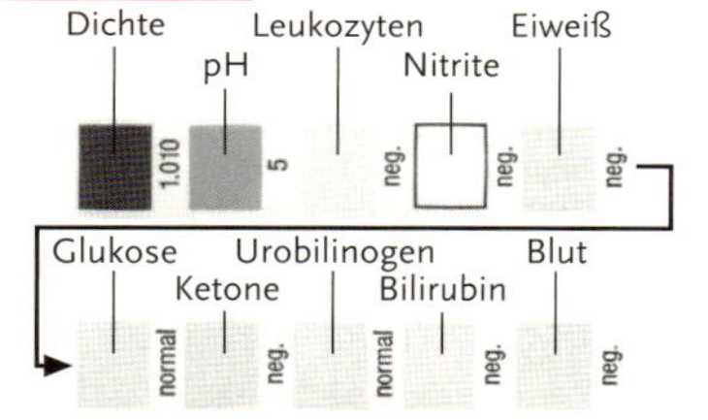

Stick-Diagnostik

Abb. 6.6

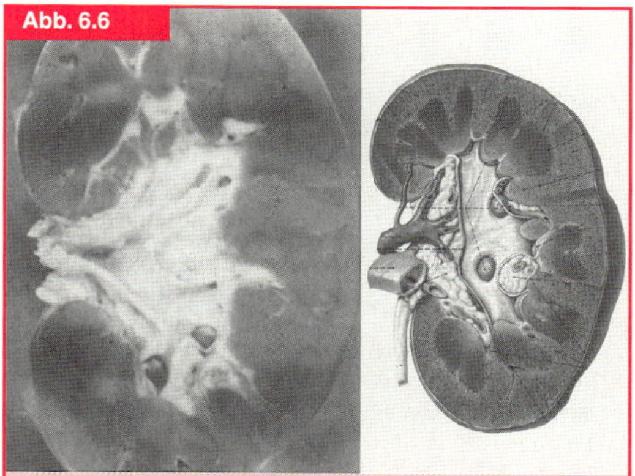

Anatomie der Niere (aus Lippert, 1999)

Tab. 6.1 Diagnostik: Leitsymptome bei Nierenerkrankungen

	Pyelonephritis	Glomerulonephritis	Tumor oder Stein	akutes Nierenversagen	chronische Niereninsuffizienz
Miktion	♦		(♦)		
Oligo-/Anurie				♦	(♦)
Polyurie				(♦)	♦
Proteinurie	(♦)	♦			♦
Hämaturie		(♦)	♦		
Leukozyturie	♦				
Bakteriurie	♦				
Fieber	♦				
Schmerzen	♦		♦		
Ödeme		♦			(♦)
Hypertonus	♦	♦			♦
Blässe					♦

6.2 Erkrankungen

Niereninsuffizienz

Niereninsuffizienz bezeichnet eine **Einschränkung des Glomerulumfiltrats** mit **Zunahme harnpflichtiger Substanzen im Serum**, die **akut** als **Nierenversagen** und **chronisch** (irreversibel) **bei Nephropathie mit fortschreitendem Parenchymuntergang** auftreten kann.

- Funktionelle Grundlage der chronischen Niereninsuffizienz ist eine **progressive Abnahme des Glomerulumfiltrats** durch **Abnahme der Zahl funktionstüchtiger Nephrone** als Folge einer Erkrankung des Nierenparenchyms. Nicht alle Nephrone sind von diesen Veränderungen gleich schwer betroffen!
- Die **effektive Plasmadurchströmung**, die **GFR**, das **Konzentriervermögen** sowie das **Transportmaximum** für sezernierte und resorbierte Substanzen sind eingeschränkt. Es kommt zur **Retention von Stickstoffverbindungen** (=**Azotämie**).
- Mit zunehmender Niereninsuffizienz resultiert eine „**Harnvergiftung**" mit systemischen Manifestationen (**Urämie**).

Chronische Niereninsuffizienz

Ätiologie

Alle **chronischen Nierenerkrankungen** können zu einer Niereninsuffizienz führen.

- **Krankheitsursachen** ⇒ **chronische** und **rapid-progressive Glomerulonephritis** (bis zu 30 %), **diabetische Nephropathie** (etwa 10 %), **interstitielle Nephritis** und chronische **Pyelonephritis, Zystennieren,** wie Vaskulitiden der SLE sowie **arterielle Hypertonie** (< 15 %)

Stadien

Stadium der **vollen Kompensation**

- Glomeruläre Filtration eingeschränkt (bis zu 50 ml/min). Inulin- und Kreatininclearance sowie PAH-Clearance sind deutlich vermindert, aber die Retentionswerte nicht erhöht (Kreatinin u. Harnstoff o.B.)

Stadium der **kompensierten Retention** (**Kreatinin** <6 mg/dl, **Harnstoff** 50 bis 150 mg/dl)

- Retentionswerte (Harnstoff, Kreatinin) meist ständig erhöht ⇒ **Azotämie** ⇒ endogen-osmotische Diurese mit Natriumverlust (⇒ Nykturie) **ohne typische Urämiesymptomatik**

Stadium der **dekompensierten Retention** (**Kreatinin** >8 mg/dl, **Harnstoff** 150 bis 300 mg/dl)

- Glomeruläre Filtration erheblich eingeschränkt (≤ 25 ml/min); trotz maximaler Diurese intakter Nephren **Organsymptome** (Osteopathie, Gastritis, Anämie, Elektrolytstörungen)

Terminalstadium (**Kreatinin** > 10 mg/dl, **Harnstoff** > 300 mg/dl)

- Trotz Therapie besteht ein Fortschreiten der **Urämie** ⇒ **Somnolenz**, Koma. Therapeutisch kommen nur noch **Dialyse** bzw. **Transplantation** in Frage.

Pathophysiologie

- Die **Retentionswerte** im Blut steigen erst an, wenn **mehr als 60 %** des funktionstüchtigen Nierengewebes ausgefallen sind (**Glomerulumfiltrat <50 ml/min**).
- Die **abnehmende Zahl der Nephrone** bedingt für das Einzelnephron ein Überangebot von gelösten Stoffen mit zunehmender **Schädigung der Vasa recta** und der **Henle-Schleife** ⇒ **osmotische Diurese** mit **Polyurie**, **Nykturie** und **Polydipsie**.
- Während gesunde Nieren die täglich anfallenden osmotischen Bestandteile (etwa 900 mosmol/d) auf 750 ml Harn konzentrieren können, benötigen **insuffiziente Nieren** bei **Isosthenurie** etwa 3 l Urin/d.
- Besteht ein **weiterer Anstieg der Retentionswerte im Plasma**, spricht man von **dekompensierter Retention**. Flüssigkeitsretention mit Rückgang der Diurese bei zunehmender **Azotämie** kennzeichnet das **Terminalstadium** der Niereninsuffizienz. Es ist von **Azidose** und **Elektrolytstörungen** begleitet.
- Die chronische Niereninsuffizienz bewirkt durch **Ausfall der exkretorischen** und **inkretorischen Funktion** der Niere eine Vielzahl von Stoffwechselstörungen, die nahezu jedes Organ in Mitleidenschaft ziehen.

Diagnostik

Harnstoff, Kreatinin

Serumharnstoff und **-kreatinin** sind in der Anfangsphase oft kaum erhöht und steigen erst terminal deutlich an.

Kalium

Die **Kaliumwerte** bleiben meist **bis zu** einem **Serumkreatininwert** von **5 mg/dl** normal.

Hyperkaliämische Zustände bei

- Zunahme der **Azidose** (⇒ Freisetzung von Zellkalium)
- erheblichem **Natriummangel** (⇒ K^+-Retention)
- Gabe von **kaliumsparenden** Diuretika (Amilorid, Triamteren; **Aldosteronantagonisten kontraindiziert**!)
- **reichlicher Zufuhr von Obst**

Natrium

- Bei der chronischen Niereninsuffizienz nimmt die Natriumreabsorption bis auf 60 % ab. Starke **Natriumverluste** treten vor allem bei **tubulären Funktionsstörungen** (z. B. Pyelonephritis) im Sinne einer **Salzverlustniere** auf.

Magnesium

- Bei der chronischen Niereninsuffizienz kann in seltenen Fällen auch eine klinisch bedeutsame **Hypermagnesiämie** mit Muskelschwäche, Hyporeflexie, Obstipation und Blasenatonie auftreten.

Kalzium und **Phosphat** (Siehe auch Seite 457 ff.)

- **Verminderte Serumkalziumwerte** sind auf eine Störung des Vitamin-D-Stoffwechsels des chronisch nierenkranken Patienten zurückzuführen. Es besteht ein **sekundärer Hyperparathyreoidismus**. Trotz erheblich **vermindertem Serumkalzium** kommt es zu keiner Tetanie, da die metabolische **Azidose** mit einer **Zunahme des ionisierten Kalziums** einhergeht.
- Die **vermehrte Parathormonwirkung** fördert die Phosphatausscheidung, was den späten Anstieg des Phosphatspiegels (erst wenn die GFR nur noch ein Drittel der Norm beträgt) erklärt.

Metabolische Azidose

- Die **verminderte Wasserstoffionenausscheidung** auf Grund reduzierter Natriumrückresorption und die mit der Verminderung der GFR **abnehmende Ammoniakproduktion** der restlichen Nephrone begünstigen das Entstehen einer metabolischen Azidose.
- Ferner ist die **Rückresorptionskapazität für** das im proximalen Tubulus filtrierte **Bikarbonat eingeschränkt**.

Urämie

Symptomatik

Häufige Symptome ⇒ **Schwäche**, **Mangelernährung** (Frühsymptom), **Hypertonie**, **Ödeme** (Hypervolämie), **Foetor** uraemicus, **gelbbraune Haut** („Café-au-Lait-Farbe“ ⇒ „urämischer Reif“, wenn Harnstoff aus dem Schweiß kristallisiert), **therapierefraktärer Pruritus,** zunehmende **Ateminsuffizienz**

Allgemeinmanifestationen

Magen-Darm-Trakt

- Es kommt zur **urämischen Gastroenteritis** mit Erbrechen und Durchfällen (⇒ Exsikkose), die durch neurogene Mechanismen sowie Auswirkungen im Überschuss ausgeschiedener toxischer Metabolite bedingt ist.
- **Ulkusbildung** kann dabei zu **intestinalen Blutungen** führen. Anorexie, Erbrechen und Übelkeit begünstigen Störungen des Salz- und Säure-Basen-Haushalts.

Herz-Kreislauf-System

- Bei **akuter Urämie** beobachtet man in 33 % der Fälle eine **urämische Perikarditis** (⇒ Perikarderguss) und **Hyperzirkulationssyndrome** mit **Tachykardien**.
- Meist besteht eine **arterielle Hypertension** (⇒ Linksherzhypertrophie).

Lunge

- Häufig finden sich im **Endstadium der Urämie** ⇒ **Stauungspneumonie**, **urämische Pleuritis** und Lungenödem bzw. „**Wasserlunge**“ mit Exsudatbildung (Röntgen: Schmetterlingshilus, später interstitielle Infiltrate).

Enzephalo- und **Neuropathie**

- Bei Patienten mit **urämischem Syndrom** kommt es zur **Konzentrationsschwäche** (⇒ Somnolenz bis Koma) und **psychischen Veränderungen**.
- Aufgrund der Azidose wird durch **kompensatorische Hyperventilation** eine **Hypokapnie** bedingt, die die zerebrale Sauerstoffversorgung des urämischen Patienten erschwert. **Tonisch-klonische Krampfanfälle** können auftreten.
- Die begleitende **periphere Polyneuropathie** kann sowohl von einer Muskelschwäche (bis zur Areflexie und Paraparese) der unteren Extremitäten als auch von Reflexsteigerung, Muskelzuckungen, Muskelfibrillieren und einem **„Restless-leg-Syndrom"** begleitet sein.

Stoffwechsel und **endokrines System**

- Wenn das Glomerulumfiltrat unter 40 ml/min absinkt, stellt sich eine **katabole Stoffwechsellage** ein. Größere renale Verluste thyroxinbindender Bluteiweiße können zu einem Abfall des eiweißgebundenen Plasma-Iods mit Abnehmen der **Schilddrüsenfunktion** führen.
- Auch kann ein **Hyperinsulinismus** mit **peripherer Insulinresistenz** (Diabetes mellitus Typ II) vorliegen.
- Ferner sind **urämische Störungen der Gonadenfunktion** im Sinne eines **hypogonadotropen Hypogonadismus** bekannt, die allerdings nach Hämodialyse und Transplantation reversibel scheinen.

Renale Anämie

Eine **normochrome normozytäre Anämie** tritt bei nahezu jeder Niereninsuffizienz auf, wenn das Glomerulumfiltrat unter 40 ml/min abgesunken ist. Das Hämoglobin des Urämikers schwankt zwischen 40 und 60 % der Norm. Therapeutisches Ziel ist ein Hb von 10–12 g/dl.

Ätiologie

- **Verdünnung** durch vermehrtes Plasmavolumen
- Es besteht eine **gesteigerte Hämolyse** infolge **urämischer Azidose** oder retinierter harnpflichtiger Substanzen, die direkt oder indirekt den **Erythrozytenstoffwechsel** behindern. Die Hexokinase in den Erythrozyten ist dabei in Abhängigkeit vom pH-Wert gehemmt.
- **renale Mikroangiopathie** ⇒ mechanische Schädigung ⇒ **Fragmentozyten, Schistozyten**
- Die **verminderte Regenerationsrate des Knochenmarks** beruht z. T. auf toxisch-metabolischen Faktoren und im wesentlichen auf der **verminderten Bildung von Erythropoetin** (EPO), das beim Erwachsenen zu etwa 90 % in der Niere gebildet wird (nur etwa 10 % werden in der Leber produziert). Auch eine **Erythropoetinresistenz** wird beschrieben. Dies führt zur **Knochenmarksinsuffizienz**, die durch eine gleichzeitig bestehende **Hämolyse** verstärkt wird.
- **Thrombopenie und Thrombozytopathie** können terminal zur **hämorrhagischen Diathese** führen. Man erklärt sie teils durch eine intestinale Ulkusbildung, andererseits aber auch durch eine Störung der Blutgerinnung, die durch **abnorme Freisetzung des Plättchenfaktors III** verursacht wird.
- Zur ausgeprägten **Leukozytose** mit Linksverschiebung kommt es im **Coma uraemicum** und bei der hämorrhagischen Diathese. Ihr liegen v. a. nichtinfektiöse Prozesse zugrunde.

Therapie

- **rekombinantes Erythropoetin** (z. B. Erypo 4000®, Cilag; Recormon®, Boehringer Mannheim ⇒ 40 Einheiten/kg KG 3-mal pro Woche **bis Hämoglobinwert 10 g/100 ml**), ggf. Eisensubstitution
- ggf. Nierentransplantation

Renale Osteopathie

(Siehe auch Seite 463 ff.)

Jahrelange **negative Kalziumbilanz**, **Osteoporose** und **Osteomalazie** (Vitamin-D-Mangel) führen zur **renalen Osteopathie**. Auch atypische, toxisch wirkende Parathormonpeptide und Parathormonrezeptorantikörper können nachweisbar sein.

Skelett-Manifestationen

(Typ I: Fibroosteoklasie; Typ II: Osteoidose; Typ III: Fibroosteoklasie und Osteoidose)

- **Fibroosteoklasie** (vermehrter Skelettumbau mit erhöhter osteoklastärer Resorption)
- **Osteomalazie** bzw. **Osteoidose** (fehlende Mineralisation des Osteoids)
- **Osteopenie** (Reduktion der kortikalen und spongiösen Knochenmasse)
- **Osteosklerose** (Vermehrung der periostalen und spongiösen Knochenmasse) in der prädialytischen Phase
- **adyname Knochenerkrankung** („adynamic bone disease") mit Aluminiumablagerung am Osteoidsaum nach Einnahme aluminiumhaltiger Phosphatbinder oder eines hohen Aluminiumgehalts des Dialysats
- **β-2-Mikroglobulin-Amyloidose** mit destruierender Arthropathie, Spondarthropathie sowie Karpaltunnel-Syndrom gehäuft nach über 5jähriger Dialysedauer

Spezielle therapeutische Maßnahmen

Beim Nierenkranken wird eine möglichst normale Knochenmasse (**trabekuläre Knochenmasse > 120 mg/ml**) angestrebt. Als **therapeutischer Interventionsbereich** gilt eine Knochenmasse unterhalb von 80–90 mg/ml.

- **bei intaktem Parathormon** mit **ansteigender Tendenz** oder **permanent erhöhtem Wert** ⇒ 1,25-Dihydroxycholecalciferol (z. B. Rocaltrol®) 0,125-0,25 µg täglich; **alternativ** Gabe von **Alfacalcidol** (Prodrug für 1-α-25-Dihydroxycholecalciferol mit schneller hepatischer 25-Hydroxylierung).
- bei **Vitamin-D-Resistenz** ⇒ Vitamin-D-Therapie absetzen, Entleerung der Gesamtkörperkalziumspeicher (durch Dialyse oder Desferrioxamin) zur Reaktivierung der Nebenschilddrüsenfunktion
- **Normalisierung des Serumphosphatspiegels** durch Meiden phosphatreicher Nahrung (Käse, Fleisch, Milch, Wurst) und Therapie mit Phosphatbindern (z.B. Kalziumkarbonat, Kalziumglukonat; alternativ ggf. Sevelamer (Renagel®)).

Renaler Bluthochdruck

(Siehe auch Seite 85 ff.)

- Häufige Folge der **chronischen Niereninsuffizienz** ist die **arterielle Hypertension**.
- Ursächlich bestehen Gefäß- oder Parenchymprozesse in der Niere (⇒ **RAAS aktiviert**) sowie eine Elektrolyt- und Wasserstoffwechselstörung mit **Hyperhydratation** (⇒Volumenhochdruck).
- Viele **Patienten mit renaler Hypertonie** sind durch Erythropoetinmangel (⇒ **renale Anämie**) **auffallend blaß**.
- Es besteht eine enge Beziehung zwischen der Höhe des Blutdrucks, der Progression der Proteinurie sowie der Abnahme der glomerulären Filtrationsrate. Daher ist der **anzustrebende Blutdruckwert bei renoparenchymaler Hypertonie** mit **<130/80 mmHg** und bei Vorliegen einer **Proteinurie <125/75 mmHg** definiert.

Therapie der renalen Hypertonie

- Kalium- und Kochsalzrestriktion, Gewichtsreduktion, **Pharmakotherapie**
- **Hämodialyse** ⇒ **Besserung** der **Hypertension** bei **Hypervolämie**
- **saluretische Medikation** mit stark wirksamen Präparaten wie **Torasemid** (z. B. Unat®), **Furosemid** (z. B. Lasix®) oder **Etacrynsäure** (z. B. Hydromedin®) **bei Abnahme des Harnvolumens** und gleichzeitigem **Anstieg der Retentionswerte**

Trinkmenge = Urinvolumen des Vortags + 500 ml, wenn Diurese↓ und Retentionswerte↑

- **ACE-Hemmer** bis zu einem Kreatininwert < 2 mg/dl. **Kontraindikation** ⇒ Nierenarterienstenosen, Einzelniere. **Beachte** ⇒ Verschlechterung der Nierenfunktion möglich!
- Bei unzureichender Blutdrucksenkung: **Kombinationstherapie** von ACE-Hemmern bzw. Angiotensin II-Antagonisten mit Diuretikum und/oder β-Blocker oder weiteren Antihypertensiva (s. dort) **bis Normotonie erreicht** wird.
- Die **Hochdrucktherapie bei Niereninsuffizienz** sollte mit **langsam ansteigender Dosierung** begonnen werden, da die meisten Antihypertonika bei eingeschränkter Nierenfunktion verlangsamt ausgeschieden werden. Eine **Reduktion der Medikamentendosis**, wie bei der Digitalisierung von Niereninsuffizienten üblich, ist allerdings **nicht erforderlich**.

Allgemeine therapeutische Maßnahmen bei chronischer Niereninsuffizienz

Diät

- **nur** bei **Ödemen** oder arterieller **Hypertonie** ⇒ **kochsalzarme** Diät
- bei **Rückgang der Diurese** ⇒ **Kochsalzzufuhr** bei **Hyponatriämie**
- **Bilanzierung** der **Kalorienzufuhr** (ca. 35–40 kcal/kg KG/d) und **Einschränkung** der **Eiweißaufnahme** auf 0,8–1 g/kg KG/d, bei diabetischer Nephropathie auf 0,4–0,6 kg KG/d
  Ziel ⇒ endogenen Proteinkatabolismus durch ausreichende Kohlenhydrat- und Fettzufuhr minimieren (Ketoseneigung ↓), weiteren Anstieg des Serumharnstoffs verhindern
- **keine eiweißreduzierte Diät bei** nephrotischem Syndrom, diabetischer Nephropathie, Manifestation urämischer Symptome (Gastroenteritis, Perikarditis), GFR <5–10 ml/min oder Zeichen der Malnutrition
- bei **Hyperkaliämie**: kaliumarme Kost, ggf, Ionenaustauscher

Hyperphosphatämie

- bilanzierte Zufuhr von Phosphat (Ernährungsberatung)
- Kalziumkarbonat (2–20 g/d) oder aluminiumhaltige Phosphatbinder per os

Metabolische Azidose

- Natriumhydrogenkarbonat (1–2 g/d) per os

Pruritus-Behandlung

- Dimetindenmaleat (z. B. Fenistil®, 2–3 mg/d)
- selektive UV-Phototherapie

Nausea (bei Serumkreatininwerten >5 mg/dl bzw. Harnstoff-N-Werten >75 mg/dl)

- diätetische **Eiweißrestriktion** unter Kontrolle des Ernährungszustands
- **Metoclopramid** (z. B. Paspertin®) 2–3-mal 10 mg/d, **Triflupromazin** (z. B. Psyquil®) 3-mal 10–25 mg per os oder 1–3-mal 70 mg/d rektal oder **Dimenhydrinat** (z. B. Vomex A®)

Schmerzzustände

- bei **leichteren** Schmerzzuständen ⇒ **Acetylsalicylsäure** (z. B. Aspirin® oder Colfarit®) jedoch **nicht bei** hämorrhagischer Diathese, Magen- und Darmulzera
- bei **schweren** Schmerzzuständen ⇒ **kurzfristig Tilidin** (z. B. Valoron® N) oder **Pentazocin** (z. B. Fortral®), ggf. in Kombination mit Amitriptylin (z. B. Tryptizol®, Saroten®) oder Doxepin (z. B. Aponal®)
- **nicht geeignet** ⇒ Phenacetin, nichtsteroidale Antiphlogistika (⇒ Ulkusbildung bei urämischer Gastritis, Verschlechterung der Nierenfunktion), Indometacin (⇒ Verminderung der GFR)!

Herzinsuffizienz

- Blutdruckeinstellung (s. dort), Digitoxin in üblicher oder Digoxin in einer der Nierenfunktion angepassten Dosis

Hyperurikämie

- Harnsäurewerte bis 10 mg/dl **ohne Symptomatik** ⇒ keine Therapie

Sekundäre Gicht mit **Beschwerden**

- Serumkreatininwert **von ≤ 3 mg/dl** ⇒ Allopurinol (z. B. Zyloric®, Urosin®) in einer Tagesdosis bis zu 300 mg oder Benzbromaron (z. B. Uricovac®) in einer Dosis von 100 mg/d
- **Serumkreatininwerte >3 mg/dl** ⇒ Allopurinol in der geringsten wirksamen Dosis (100–200 mg/d)

Sekundäre Hypertriglyzeridämie (VLDL und Triglyzeride ↑)

- **Bezafibrat** (z. B. Cedur®) im Stadium der kompensierten Niereninsuffizienz (Kreatinin <6 mg/dl) in reduzierter Dosis (z. B. 200 mg/d)
- bei ausgeprägter **LDL-Cholesterinerhöhung** im Stadium der kompensierten Niereninsuffizienz ⇒ Lovastatin (z. B. Mevinacor®), Simvastatin (z. B. Denan®, Zocor®), Pravastatin (z. B. Pravasin®)

Gerinnungsstörung

- Infusion von **Desmopressin** (z. B. Minirin®, 0,3 bis 0,4 µg/kg KG als Infusion in 30–60 min) ⇒ **passagere Besserung** der Gerinnungssituation
- **Dialysebehandlung**, Infusion von Faktor-VIII-Kryopräzipitat

Indikationen zur Dialysetherapie (vor dem Auftreten urämischer Symptome)
- **Serumkreatinin** >8–12 mg/dl, Dialyse einleiten, wenn GFR <10 ml/min/1,73 m²
- **urämische Perikarditis**, zerebrale **Krampfanfälle**, **Blutungsneigung**, nicht beeinflussbarer Pruritus
- **therapieresistente Hyperkaliämie**, **Überwässerungszustände** (interstitielles Lungenödem), arterielle **Hypertonie** mit bedrohlichen Blutdruckwerten
- erhebliche **urämische Polyneuropathie** oder renale Anämie
- **diabetische Nephropathie** mit Kreatininwerten **>8 mg/dl**

Prognose
- **10-Jahres-Überlebensrate ⇒ 50 %**

Akutes Nierenversagen

Definition
Das **akute Nierenversagen** bezeichnet einen **akut eintretenden reversiblen Ausfall der Nierenfunktion**, der meist durch eine nierenunabhängige Erkrankung bedingt ist. Die **GFR** ist **herabgesetzt**. In den meisten Fällen (nicht immer!) besteht das **Leitsymptom** einer **isosthenurischen Oligo-** bis **Anurie**.
Das Versiegen der Harnsekretion führt zur **Azotämie** bis **Urämie**. Isosthenurie bezeichnet den Verlust des Harnkonzentrierungsvermögens, Azotämie den Anstieg der Retentionsstoffe Harnstoff, Kreatinin und Harnsäure.

Ätiologie
Ursachen des prärenalen ANV (bis 80 % d. F.)
- **Hypovolämie** nach Blut- und Flüssigkeitsverlusten
- **Herzinsuffizienz** mit Blutdruckabfall (Schock)
- **Vasodilatation** (Antihypertensiva, Sepsis, anaphylaktische Reaktion)
- permissiver Einfluss: Prostaglandinsynthese-Hemmung ⇒ Nierendurchblutung↓ ⇒ GFR↓

Ursachen des renalen ANV
- **vaskulär** (maligne Hypertonie, Vaskulitis, Nierenvenenthrombose, Aortenaneurysma, Nierenrindennekrose, renalarterieller Verschluss)
- **glomerulär** (Glomerulonephritis)
- **interstitiell** (interstitielle Nephritis, Pyelonephritis, Medikamente, Hyperkalzämie, Hyperurikämie)
- **tubulär** (Tubulusnekrose, Hämolyse (z. B. **hämolytisch-urämisches Syndrom**), Rhabdomyolyse, Crush-Syndrom, Medikamente, Röntgenkontrastmittel, Schwermetalle, organische Lösungsmittel, **tubuläre Abflussbehinderung** bei **multiplem Myelom** oder durch **Oxalate** bei Glykolintoxikation)
- Varia (**nephrotoxische Genese** (10–20 % d. F.), septischer Abort, Eklampsie, **hepatorenales Syndrom** und immunologische Ursachen)

Ursachen des postrenalen ANV
- **obstruktive Uropathie** durch **Abflusshindernisse** (Tumor, Stein, Striktur, Prostatahypertrophie), retroperitoneale Krankheiten, Fremdkörper, Hypo-/Epispadie, Meatusstenose, Urethraklappen
- neurogene **Blasenentleerungsstörung**

Exkurs: Hämolytisch-urämisches Syndrom
- Das sog. **Gasser-Syndrom** tritt bevorzugt im Anschluss an eine Infektion mit Entero- oder Pneumokokken oder bei Kollagenosen auf. Eine (infektiös-toxische) **Mikroangiopathie** der Nierengefäße und glomeruläre Veränderungen führen zu einer nichtimmunologisch bedingten **Hämolyse** (⇒ **Anämie**), die von **Thrombozytopenie** und einer **Zunahme der Retentionswerte** (⇒ **Urämie**) begleitet ist.
- Im Erwachsenenalter kann neben einem **akuten Nierenversagen** auch eine **maligne Hypertonie** (⇒ **Hochdruckenzephalopathie**) und **Nephrosklerose** resultieren. Bei progredienter Verschlechterung der Nierenfunktion ⇒ frühzeitiger Beginn einer Peritoneal- oder Hämodialysebehandlung

Verlauf

Stadien des akuten Nierenversagens

I. Schädigung der Niere durch Schock, Nephrotoxine

II. Oligo-/Anurie (bis zu 10 Wochen)
- **Überwässerung** ⇒ Hypertonie ⇒ Linksherzinsuffizienz ⇒ **Lungenödem**, Hirnödem
- **Hyperkaliämie** (Gefahr der Asystolie), **metabolische Azidose** und **Urämie**

III. Polyurie (bis zu einer Woche)
- **Dehydratation** ⇒ Exsikkose, Verlust von Kalium und Natrium

IV. Restitution (mehrere Monate) bis zu **normaler Diurese**

Pathogenese

Schockniere

Schock ⇒ Vasokonstriktion, Fibrinthromben ⇒ renale Ischämie ⇒ RAAS-System aktiviert ⇒ Vas afferens kontrahiert ⇒ GFR↓ ⇒ Oligo-/Anurie ⇒ Heilung ⇒ Polyurie (Regeneration) ⇒ Normurie

Abb. 6.7

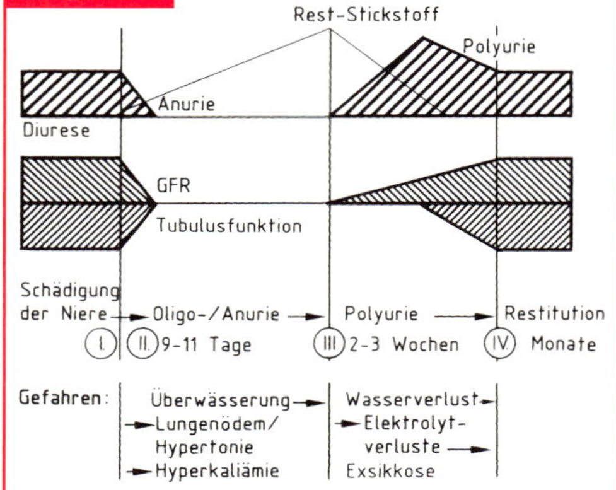

Stadien des akuten Nierenversagens (aus Lohr/Bös 1998)

Theorien zur Pathogenese
- **Obstruktionstheorie**: Tubulusausgüsse (Zylinder), Zellschwellung und/oder Kompression der Tubuli von außen (interstitielles Ödem, Infiltrate) ⇒ **Tubulusobstruktion**
- **Macula-densa-Theorie:** Die tubuläre Resorptionskapazität für Na^+- und Cl^--Ionen nimmt durch Schädigung des Tubulusepithels ab ⇒ Renin-Angiotensin-System aktiviert ⇒ Abnahme der glomerulären Durchblutung und der GFR.
- **Back-flow-Theorie:** Über das geschädigte Tubulusepithel kommt es zu einer passiven Rückdiffusion des Filtrats in die peritubuläre Zirkulation.

Diagnostik
- **Anamnese** (Medikamentenanamnese!) und **klinischer Befund** einschl. **EKG**
- **Thorax**-Röntgenbild (Fluid lung?), **Ultraschalluntersuchung**, ggf. CT, retrograde Pyelographie
- **Labor** ⇒ Blutbild, Blutsenkung, Elektrolyte und harnpflichtige Substanzen im Serum, Gerinnungsanalyse, Blutgasanalyse, Komplement, antizytoplasmatische Antikörper, Antikörper gegen glomeruläre Basalmembranen, **Harnstatus**, ggf. Harnkultur
- Urin-Na^+ <20 mval/l (V.a. prärenales ANV), Urin-Na^+ >40 mval/l (V.a. renales ANV)
- ggf. **Nierenbiopsie**

Klinik
- In der **oligo-/anurischen Phase** des ANV führt die Herabsetzung der GFR zur **Retentionshyperkaliämie**. Diese ist umso ausgeprägter, je intensiver die **metabolische Azidose** und die Diureseeinschränkung ist. Es kann zum Herzstillstand durch **Rhythmusstörungen** kommen.
- Auch **bakterielle Infektionen** können als bedrohliche Komplikation auftreten.
- Die bestehende **Azotämie** (Retention von stickstoffhaltigen Abbauprodukten) als Symptom der Urämie führt zu **zerebralen Ausfallserscheinungen, Erbrechen, Durchfall, Juckreiz**, bis zum **urämischen Koma**. Die **Hypervolämie** kann zum **interstitiellen** und **alveolären Lungenödem** mit Linksherzinsuffizienz führen.

- In der **polyurischen Phase** des ANV kommt es zum Bild der isotonen bzw. **hypotonen Dehydratation** mit massivem **Elektrolytverlust**. Als Folge davon treten Obstipation, Somnolenz, Hypotonie und Tachykardie auf.

Therapie

- Behandlung der **Grundkrankheit** (z. B. Steigerung des Herzzeitvolumens, Noxenkarenz)
- Volumensubstitution bei prärenalem ANV
- **sorgfältig bilanzierte Flüssigkeitszufuhr** ⇒ **Infusion von Elektrolytlösungen** nach renaler und extrarenaler **Ausscheidung + 600–800 ml/24 h** (Perspiratio insensibilis), hyperkalorische Ernährung
- bei **Azidose** ⇒ Bikarbonatgabe entsprechend dem Bedarf
- bei **abnehmender Diurese** ⇒ Furosemid (z. B. Fusid® Injektionslösung, Lasix® 250 mg Injektionslösung) 250–1.000 mg/d in 4–6 Einzeldosen oder Torasemid (Unat® bis 200 mg/d)
- bei **Hyperkaliämie** (Kalium > 6,0 mmol/l) ⇒ Ionenaustauscher (z. B. Sorbisterit® 20–60 g/24 d oral oder rektal) ggf. zusätzlich Glukoselösung mit Alt-Insulin (Verhältnis ca. 1 IE/2–4 g Glukose)
- begleitende **Hyperurikämie** ⇒ **Urinalkalisierung** (Natriumbikarbonat), Allopurinol (300 mg initial)
- **Indikation zur Dialysebehandlung** bei
  Kreatinin **10–12 mg/dl**, Harnstoff > **150 mg/dl**, **Serumkalium** ≥ **6,5** mmol/l, Zunahme der Azidose (**Bikarbonat ≤ 15 mmol/l**), **Oligoanurie < 300 ml/d**, täglichem **Harnstoffanstieg > 60 mg/dl** sowie klinischen Zeichen (z. B. urämische Perikarditis, Lungenödem), GFR < 10 ml/min/1,73 m^2

Prognose

- Die Prognose des **nichtoligurischen Nierenversagens** ist besser als bei Oligurie.
- abhängig von der Grunderkrankung
- **prognostisch ungünstig** bei Sepsis, Polytrauma, Multiorganversagen (infaust)
- bei prärenalem ANV oft **günstig**
- Tubulusschäden können vollständig reversibel sein.

Glomerulonephritiden

- Als **primäre Glomerulonephritis** werden **akute**, **rapid-progressive** oder **chronische bilateral entzündliche**, **nichteitrige, diffuse** oder **herdförmige Nierenerkrankungen** bezeichnet, die primär die Glomeruli ohne Zeichen einer Systemerkrankung betreffen.
- **Sekundäre Glomerulonephritiden** treten als renale Beteiligung bei unterschiedlichen Systemerkrankungen wie Kollagenosen, Vaskulitiden, Endokarditis lenta u. a. auf.

Differentialdiagnostisch abzugrenzen sind die **nicht entzündlichen Glomerulopathien** wie die Amyloidose, diabetische Glomerulosklerose u. a.

Die **Glomerulonephritis** tritt im Vergleich zur Pyelonephritis nur selten auf, ist jedoch die **häufigste Ursache der chronischen Niereninsuffizienz**.

Unterteilung nach den **führenden klinischen Symptomen**

I. **Hämaturie** und **leichte Proteinurie** bei sonst unkompliziertem Verlauf
- **endokapilläre** diffus proliferative Glomerulonephritis
- **mesangioproliferative** Glomerulonephritis
- **IGA-Glomerulonephritis** mit mesangialer Ablagerung von IgA(⇒ rez. **Mikro -/ Makrohämaturie**)

II. Entwicklung eines **nephrotischen Syndroms**
- **minimal proliferierende interkapilläre** (MPI)-Glomerulonephritis mit nephrotischem Syndrom (Minimal-change-Glomerulonephritis)
- **fokal-segmental-sklerosierende** Glomerulonephritis

- **membranöse** bzw. **perimembranöse** Glomerulonephritis (= häufigste Ursache des nephrotischen Syndroms im Erwachsenenalter)
- **membranoproliferative** Glomerulonephritis

III. Oligurie und **akute Niereninsuffizienz**, die durch eine **rasche Progredienz** gekennzeichnet ist
- **rapid-progressive Glomerulonephritis**

Verlaufsformen
- **akutes Glomerulonephritis-Syndrom**
- **Mono- oder oligosymptomatisches Glomerulonephritis-Syndrom** mit **Erythrozyturie** bei nur geringer oder fehlender Proteinurie und normaler Nierenfunktion. Nur selten besteht ein Übergang zur chronisch-progredienten Glomerulonephritis oder zu einem akuten Glomerulonephritis-Syndrom.
- **chronisch-progredientes Glomerulonephritis-Syndrom** mit **Erythrozyturie, Proteinurie,** meist auch **Hypertonie** sowie langsam fortschreitender Niereninsuffizienz

Akute Glomerulonephritis

Ätiologie, Pathogenese

Die **akute postinfektiöse Glomerulonephritis** (syn. „**endokapilläre diffusproliferative**", „**endothelio-mesangiale**" oder **Poststreptokokken-Glomerulonephritis**) ist Folge der Reaktion des Körpers auf eine **extrarenale Infektion**.
- Am häufigsten tritt sie **nach Streptokokkeninfekten** auf und wird durch intrarenal **abgelagerte Immunkomplexe** unter Komplementverbrauch **induziert** (Immunkomplexnephritis).
- Außer Streptokokken können auch **andere Erreger** (u.a. Staphylokokken, Pneumokokken, Leptospiren, Typhuserreger, Treponema pallidum, Toxoplasma gondii, Plasmodien, Mumps-, Masern-, Varizellen-, ECHO-, Coxsackie-, Hepatitis-, Epstein-Barr-Viren) eine **akute Glomerulonephritis** verursachen. Der Krankheitsverlauf gleicht dabei meist der Poststreptokokkennephritis.

Abb. 6.8

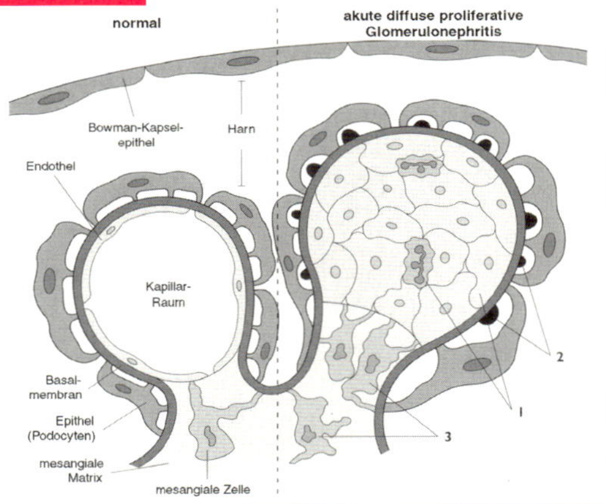

Akute postinfektiöse Glomerulonephritis (aus Stevens/Lowe 1995)

Biopsiebefunde
- **lichtmikroskopisch** ⇒ akute **diffuse endokapilläre** und **mesangiale Proliferation** (3); vermehrt Granulo- und Monozyten in der Lichtung der Glomerulumkapillaren (1)
- **fluoreszenzmikroskopisch** ⇒ Nachweis von **Immunglobulinen** und Komplementfaktor C_3 in Mesangium und Kapillarbereich
- **elektronenmikroskopisch** ⇒ herdförmige Ablagerungen elektronendichter Komplexe aus Antigen und Antikörper an den Außenflächen der Basalmembran bilden sog. Höcker („**humps**") (2).

Symptomatik
Anamnestischer Hinweis auf **Streptokokkenätiologie** ⇒ 1–3 Wochen zurückliegende Angina tonsillaris oder Pyodermie, anschließend meist symptomfreies Intervall

Klinische Befunde

- **Leitsymptom** ⇒ **Mikro-** oder **Makrohämaturie** und **nichtselektive** Proteinurie sind nicht obligat.
- „grippale Symptomatik" mit subfebriler Temperatur (bis zu 50% d.F. ohne Symptomatik)
- **Hypertonie** durch Salz- und Wasserretention
- **Ödembildung** insbesondere im Bereich von **Gesicht** (z.B. Augenlider) und Händen
- **Flankenklopfschmerz** durch **Nierenkapselspannung** (sonographisch vergrößerte Nieren)
- selten hypertensive Krisen, **Enzephalopathie**

Labor

- **ASL-Titer >300 IE** (50% d.F.), ggf. positiver Rachenabstrich
- Anti-DNAse-B-Titer ↑ (90% d.F.), C_3↓
- geringe BSG-Beschleunigung; Kreatinin und Harnstoff mäßig erhöht
- Urin ⇒ **Erythrozytenzylinder**, Akanthozyten (dysmorphe Erythrozyten)

Therapie

- **Bettruhe**, solange Aktivität des glomerulären Prozesses andauert (Laborkontrolle)
- **Antibiotika** bei positivem Erregernachweis
- **Schleifendiuretika** bei **nephrotischen Ödemen**
- ggf. Behandlung einer **Niereninsuffizienz** (siehe dort)
- ggf. **antihypertensive Therapie**

Beachte

- **Steroidbehandlung** oder Immunsuppressiva sind **ineffektiv**.
- **Nichtsteroidale Antiphlogistika** ⇒ weitere Senkung des Glomerulumfiltrats ⇒ Neigung zur Wasserretention ↑, ungesicherte Wirkung

Prognose der Poststreptokokken- Glomerulonephritis

- **Erwachsene** ⇒ überwiegend **günstig**, obwohl Mikrohämaturie und Proteinurie in 30% d.F. über 2 Jahre fortbestehen
- im **Kindesalter** ⇒ <10% d.F. ⇒ Übergang in chronische Krankheitsstadien

Rapid-progressive Glomerulonephritis

Die **rapid-progressive Glomerulonephritis führt innerhalb von 6 Monaten zur terminalen Niereninsuffizienz**.
Sie kann **idiopathisch, postinfektiös** oder als **renale Manifestation einer Vaskulitis** auftreten.

Biopsiebefunde

- **Lichtmikroskopisch** besteht eine **extrakapilläre halbmondartige Epithelproliferationen** im **Bowman-Kapselraum**, die die Glomeruli teilweise oder vollständig komprimiert.
- Mehr als die Hälfte der Glomeruli ist betroffen.

Immunfluoreszenzoptisch lassen sich **3 Formen** unterscheiden:

- **Antibasalmembran-Antikörper-Nephritis** (etwa 10% d.F.)
- **Immunkomplexnephritis** (etwa 40% d.F.)
- **Vaskulitis** (etwa 50% d.F.) mit **ANCA** (antineutrophile cytoplasmatische Antikörper)
  - pANCA ⇒ **ANCA** mit **perinukleärem** Fluoreszenzmuster ⇒ Panarteriitis nodosa
  - cANCA ⇒ **ANCA** mit **centralem** Fluoreszenzmuster ⇒ Wegener-Granulomatose

Symptomatik

Klinische Befunde

- zunehmende **Hämaturie** und **erhebliche Proteinurie** (meist **>3 g/d**)
- zunehmende **Anämie** ⇒ Blässe

- oft **Hypertonie** durch Salz- und Wasserretention
- Lungenblutung bei Goodpasture-Syndrom

Labor

- rasch **ansteigende Retentionswerte** mit **Azotämie**
- **starke** BSG-Beschleunigung
- zirkulierende **Antibasalmembran-Antikörperkomplexe** bzw. **Immunkomplexe**

Die übrigen Befunde entsprechen der akuten Glomerulonephritis sowie der Grunderkrankung.

Therapie

- Cyclophosphamid 2–3 mg/kg KG/d und Methylprednisolon initial 10–15 mg/kg KG/d über 3 Tage, anschließend 1 mg/kg KG/d
- langsames Ausschleichen der Steroide und Immunsuppressiva bei Besserung der Nierenfunktion
- zusätzlich Plasmapherese (auch noch bei Glomerulumfiltrat **<5 ml/min** effektiv)

Prognose

- **Remissionsrate** bis zu 50 % auch bei idiopathischer rapid-progressiver Glomerulonephritis
- Die Prognose des **Goodpasture-Syndroms** ist ungünstig.

Sonderform: Goodpasture-Syndrom

Siehe Seite 558

Glomerulonephritiden im Rahmen systemischer Erkrankungen

- Beim **Lupus erythematodes disseminatus**, einer Systemerkrankung der Haut und des Gefäßbindegewebes zahlreicher Organe mit Vaskulitis und Perivaskulitis kleiner Arterien und Arteriolen, kommt es in über 70 % der Fälle zu einer **Glomerulonephritis** mit unterschiedlicher Histologie.
  In etwa 10 % der Fälle resultiert ein **nephrotisches Syndrom** mit Ausbildung einer terminalen Niereninsuffizienz. Bei einem Teil der Patienten finden sich Ablagerungen von Eiweißpräzipitaten zwischen Endothel und Basalmembran, was zu einer hyalinen Verdickung der Kapillarschlingen (Drahtschlingenphänomen) führt. Die **Ablagerung von Immunkomplexen**, die **aus DNS, Anti-DNS, Komplement** und **Fibrin** bestehen, lässt sich auch im Bereich der Glomerulumkapillaren nachweisen.
- Bei der **Endokarditis lenta**, die meist durch Streptococcus viridans verursacht wird, besteht fast immer eine **glomeruläre Herdnephritis** mit Hämaturie und Proteinurie. Selten kann auch eine akute diffuse Glomerulonephritis im weiteren Krankheitsverlauf auftreten.
- Im Rahmen der **Panarteriitis nodosa** mit Befall **kleiner Gefäße** kann eine fokal-segmental proliferative Glomerulonephritis oder eine **rapid-progressive Glomerulonephritis** auftreten.
- Bei der **Wegener-Granulomatose**, einer **nekrotisierenden Vaskulitis**, die hauptsächlich den Respirationstrakt und die Lunge betrifft, sind in 80 % der Fälle auch die Nieren beteiligt. Die Gefäßveränderungen entsprechen dabei denen der Panarteriitis nodosa.
- Bei der **Hypersensitivitätsangitis** (Purpura-Schönlein-Henoch) besteht eine **IgA-Nephritis**, die mit extrakapillärer Proliferation einhergeht und als rapid-progressive Form verlaufen kann. Etwa 40 % der Patienten weisen eine Nierenbeteiligung mit Hämaturie und Proteinurie auf.

Chronische Glomerulonephritis

Die **chronische Glomerulonephritis** bezeichnet die chronische Verlaufsform **unterschiedlicher Glomerulopathien** im Sinne jahrelanger **Latenz** oder **rezidivierendem** Verlauf.
Dabei kann der **akute Schub** einer chronischen **Glomerulonephritis** der akuten Form der **Glomerulonephritis** gleichen. Die Ausheilung ist bei einzelnen Formen auch nach langdauerndem Verlauf möglich.

Minimal-proliferierende Glomerulonephritis

(syn. Lipoidnephrose, Minimal-changes nephritis)

- **lichtmikroskopisch** weitgehend unauffälliger Befund
- **elektronenmikroskopisch** ⇒ Veränderungen der Epithelzellen mit Verschmelzung der Podozytenfortsätze
- **Kinder** erkranken **häufiger** (⇒ häufigste Ursache des nephrotischen Syndroms im **Kindesalter**) **als Erwachsene**.
- **Symptomatik** ⇒ periphere Ödeme und Gewichtszunahme, BSG↑, **selektive Proteinurie**, GFR kann normal oder erhöht sein, Hyperlipidämie
- alternierende **Steroidtherapie** (100 mg/d Prednison, nach 4 Wochen Reduktion um 25 mg alle 3 Wochen), bei Erwachsenen mit **Steroidresistenz** Therapieversuch mit ASS (325 mg/d) oder Dipyridamol, sonst Cyclophosphamid (z. B. Endoxan®) oder Chlorambucil (z. B. Leukeran®)
- **Vollremissionen** bei Kindern in 90–95 % d. F., bei Erwachsenen in 50–80 % d. F.; **Spontanremissionen** kommen vor.

Abb. 6.9

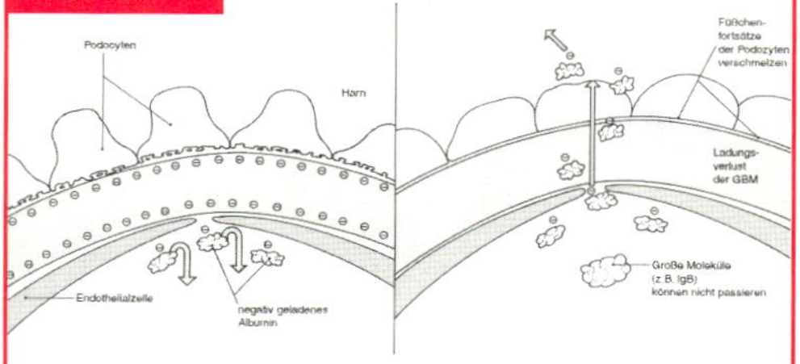

Proteinurie bei „Minimal-changes"-Nephritis (aus Williams et al. 1991)

Fokal- und segmental-sklerosierende Glomerulonephritis

- **Lichtmikroskopisch** ⇒ **fokale** hyaline **Sklerosierung einzelner Kapillarsegmente** mit vermehrter mesangialer Matrix. Ablagerungen von IgM, C_3, selten IgA und IgG, in der Mesangialregion der betroffenen Glomeruli
- **Symptomatik** ⇒ **nephrotisches Syndrom** und **Hypertonus**
- **Therapie** ⇒ Prednison 10 mg/d; Cyclophosphamid (z. B. Endoxan®) 50 mg/d; Dipyridamol (z. B. Persantin®) 300 mg/d
- Die Erkrankung bevorzugt das Jugendalter, die **medikamentöse Therapie** bleibt bei mehr als 40 % der Fälle ohne gesicherten Effekt.

(Epi- bzw. Peri-) Membranöse Glomerulonephritis (membranous glomerulonephritis)

- **lichtmikroskopisch** ⇒ **Immunkomplexablagerungen** an der Außenseite der **Basalmembran** (⇒ zahnradartiges Aussehen), **elektronenmikroskopisch** ⇒ Veränderungen der Epithelzellen mit Verschmelzung und Deformierung der Podozytenfortsätze
- **immunhistologisch** ⇒ granuläre Niederschläge hauptsächlich von IgG an der Außenseite der Basalmembran, später inkorporiert; C_3, IgA und IgM seltener nachweisbar
- **Ätiologie** ⇒ **infektiös** (Hepatitis, Leptospirose, Malaria), **toxisch** (Quecksilber, Schwermetalle), bei **Systemerkrankungen** (z. B. rheumatoide Arthritis, Sklerodermie, systemischer Lupus erythematodes), **malignen** Erkrankungen und **idiopathischen** Formen
- **Symptomatik** ⇒ **periphere Ödeme, Hypertonus** (⇒ **häufigste** Ursache des **nephrotischen Syndroms** im **Erwachsenenalter!**)
- **Therapie** bei schwerem nephrotischen Syndrom ⇒ alternierende Therapie mit Prednisolon und Chlorambucil (z. B. Leukeran®) im monatlichen Wechsel über ein halbes Jahr oder hochdosierte Steroidtherapie (100–200 mg/48 h)
- **Spontanremissionen** bei Erwachsenen in bis zu 30 % der Fälle

Abb. 6.10

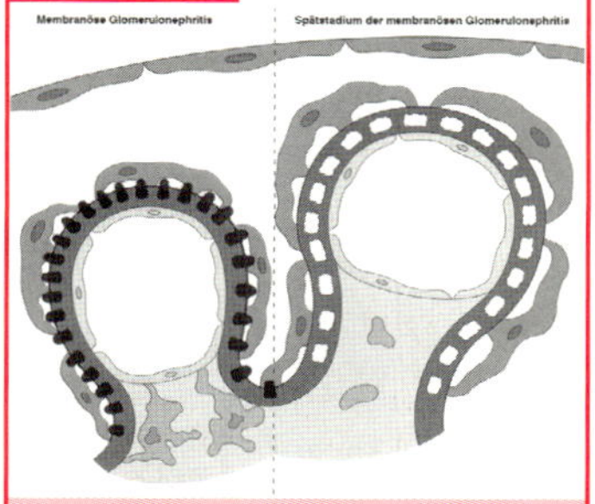

Membranöse Glomerulonephritis (aus Stevens/Lowe 1995)

Membranoproliferative Glomerulonephritis (mesangiocapillary glomerulonephritis)

- **lichtmikroskopisch** ⇒ ausgeprägte mesangiale Proliferation; **Basalmembranverdickung** und **-destruktion** (verdoppelt bzw. gespalten)
- **immunhistologisch** ⇒ granuläre Niederschläge hauptsächlich von IgG und C_3, weniger ausgeprägt auch C_1, C_2, IgA und IgM
- **Ätiologie** ⇒ unklar, u.a. bei Hepatitisinfektion, chronisch-lymphatischer Leukämie
- **Symptomatik** ⇒ **Hämaturie**, nephrotisches Syndrom, oft Hypertonus
- **Therapie** ⇒ bei Kindern und Jugendlichen ⇒ abwartende Haltung; bei schwerem nephrotischen Syndrom Versuch einer **Langzeittherapie** mit Indometacin (1,5 mg/kg/d) und Cyclophosphamid (50 mg/d)
- **Prognose** ungünstig (bei Kindern besser) durch stetige **Progredienz**. Nur in 5 % der Fälle sind komplette Remissionen zu erwarten.

Abb. 6.11

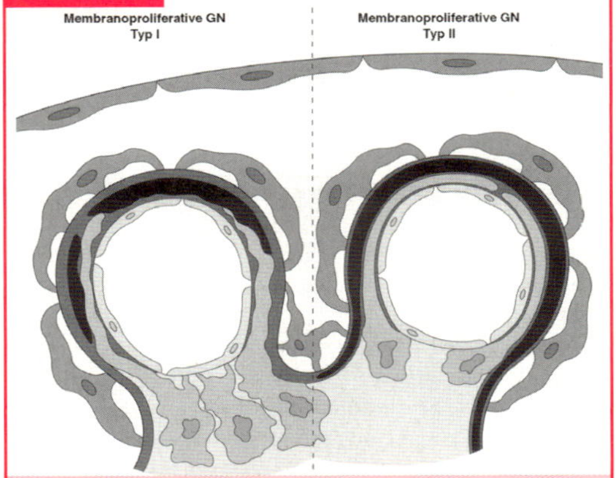

Membranoproliferative Glomerulonephritis (aus Stevens/Lowe 1995)

IgA-Nephropathie (Berger´s disease)

- Die Erkrankung ist **nur immunhistologisch** als einheitliche Verlaufsform **abgrenzbar**. Sie ist die häufigste Form der Glomerulonephritis im Erwachsenenalter. Die Ablagerung von IgA und Komplement führt im Mesangium zu einer **mesangioproliferativen Glomerulonephritis**.
- Im **Mesangium** finden sich dichte Niederschläge von **IgA**, gel. begleitet von IgG, IgM und Komplementfaktoren.
- **häufigster Befund** ⇒ (rezidivierende) **Mikro-** oder **Makrohämaturie**
- **Prognose** abhängig von Morphologie, Hypertonie oder stärkerer Proteinurie bei nephrotischem Syndrom
- **Pharmakotherapie** meist nicht erforderlich. ACE-Hemmer bei Hypertonie; Steroide und Immunsuppressiva ohne sicher nachweisbaren Effekt

Abb. 6.12

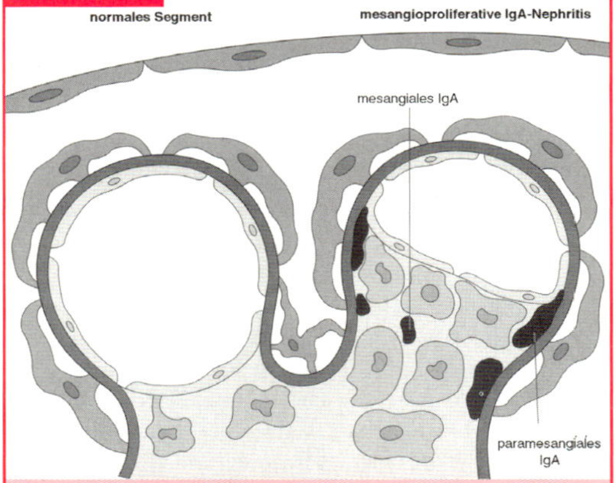

Mesangioproliferative IgA-Nephropathie (aus Stevens/Lowe 1995)

Fibrilläre und Fibronektin-Glomerulonephritis

- **lichtmikroskopisch** ⇒ membranoproliferative Muster, Halbmondbildung, mesangiale Hyperzellularität und Matrixexpansion
- **immunhistologisch** ⇒ IgG_4, C_3 sowie Kappa- und Lamda-Ketten-Ablagerung in den Glomeruli; Fibrillenablagerung im Mesangium und entlang der Kapillarschlingen

- **Ätiologie** ⇒ Fibronektin-GN vermutl. hereditär; fibrilläre GN oft mit CLL oder Zell-Lymphomen assoziiert
- **Symptomatik** ⇒ starke Proteinurie, Mikrohämaturie und Hypertonie
- **Prognose** ⇒ ungünstig, keine spez. Therapie möglich

Therapeutische Überlegungen bei chronischer Glomerulonephritis

- Bei langsamer Progredienz der Niereninsuffizienz mit Kreatininwerten >3 mg/dl ist eine Pharmakotherapie mit Immunsuppressiva, Steroiden, Antiphlogistika oder Antikoagulanzien ohne therapeutischen Effekt.
- Die Therapie der Niereninsuffizienz (siehe dort) richtet sich nach dem Grad der Retention.

Nephrotisches Syndrom

Definition

Das **nephrotische Syndrom** ist klinisch durch **4 Befunde** charakterisiert:
Proteinurie, Hypoproteinämie, Ödem, Hyperlipidämie

Ätiologie

- Glomerulonephritiden, minimal-proliferierende Glomerulonephritis (Lipoidnephrose), Kollagenosen, Amyloidosen, diabetische Nephropathie
- Zirkulationsstörung (z. B. Nierenvenenthrombose)
- Infektionen (u. a. Malaria, Lues)
- Pharmaka (u. a. Penicillamin, Hg-Verbindungen, Gold, Antiepileptika vom Oxazolidintyp)
- Plasmozytom (Bence-Jones-Proteinurie)

Pathogenese

Pathogenetische Faktoren der Proteinurie

- venöse Stauung
- Änderung der Zusammensetzung des Serumeiweißes
- abnorme Durchlässigkeit der Glomerulummembran

Bei langdauernder Ausscheidung von **täglich > 3–3,5 g Eiweiß** entwickelt sich stets ein nephrotisches Syndrom.

Befunde

- Beim **nephrotischen Syndrom** besteht eine **Schädigung im Bereich der Glomerula**, sekundär finden sich auch pathologische Veränderungen an den Tubuli.
- Die **starke Proteinurie** (**>5 g/d**) geht mit einer **Dysproteinämie** einher. Kleinmolekulare Eiweiße wie Albumin, α_1-Globuline und IgG (**Hypogammaglobulinämie** ⇒ Infektanfälligkeit↑) werden stärker ausgeschieden als großmolekulare α_2- und β-Globuline.
- Durch die Ausscheidung von Gerinnungsfaktoren (⇒ Mangel an **Antithrombin III**) sowie eine **reaktive Zunahme** der Faktoren **I, V, VII und X** können **thrombembolische Komplikationen** als Folge der **Hyperkoagulabilität** auftreten.
- Wenn das **Serumalbumin unter 20–25 g/l** fällt, kommt es zur Bildung von **hypoalbuminämischen Ödemen**. Da Albumin den kolloidosmotischen Druck wesentlich mitbedingt, führt sein Verlust zum Abfluss von Flüssigkeit und Salzen in den interstitiellen Raum.

Abb. 6.13

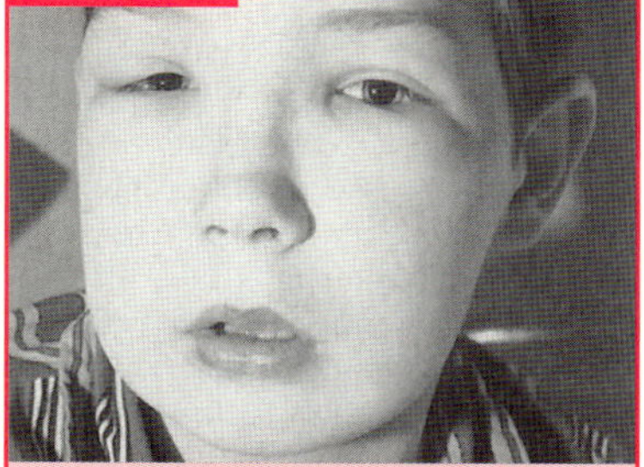

Lidödem beim nephrotischen Syndrom (IMPP-Prüfungsabbildung)

Abb. 6.14

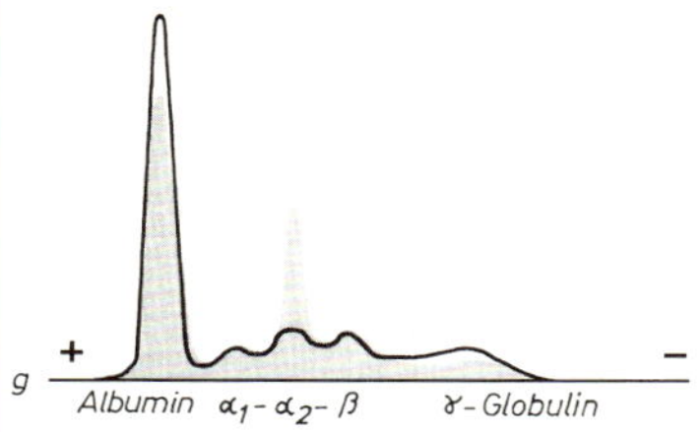

Elektrophorese bei nephrotischem Syndrom (aus Stobbe/Baumann 1995)

- Die daraus resultierende **Hypovolämie** löst einen **sekundären Hyperaldosteronismus** aus, der durch Salz- und Wasserretention die **Ödembildung** weiter begünstigt. Meist kommt es hierdurch gleichzeitig zu einem Kaliumverlust über die Niere. Der Volumenmangel **stimuliert** auch die **ADH-Inkretion**.

- Durch den **Albuminmangel** wird die Synthese von Prä-β- und β-Lipoproteinen gesteigert. Folge ist eine **Hyperlipoproteinämie vom Typ II** und die damit verbundene Hyperlipidämie. Möglicherweise besteht zusätzlich ein **renaler Verlust von Lipoproteinlipasen**, der den peripheren Abbau von Lipoproteinen verzögert und damit das Entstehen der Hyperlipidämie begünstigt. Auch soll vermehrt Cholesterin aus Muskeln und inneren Organen mobilisiert werden.

Diagnostik

- **Labor** ⇒ **Albumin** und **γ-Globuline**↓, rel. Zunahme von α_2 und β-Globulinen, tyroxinbindendes Globulin im Plasma ↓, AT III↓, HDL↓, Cholesterin und Triglyzeride↑, Retentionsparameter↑

- **Weitere Diagnostik** ⇒ Sonographie, **Nierenbiopsie**, Differentialprotein-Clearance

Abb. 6.15

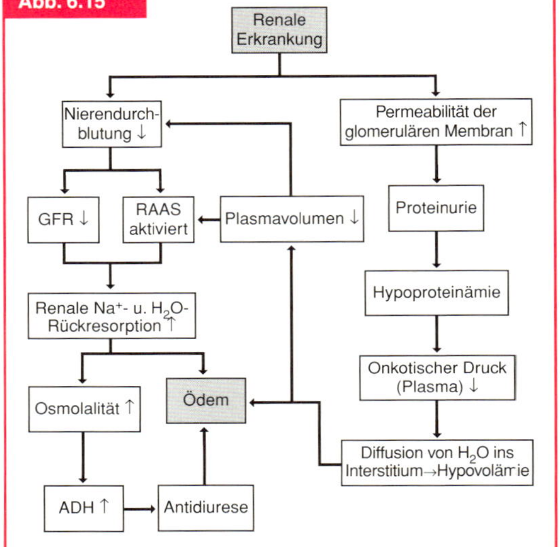

Nephrotisches Syndrom: Ödempathogenese (aus Lohr/Bös 1998)

Therapie

- Behandlung der **Grundkrankheit** (Immunsuppressiva bei „Minimal-changes"- und Lupusnephritis sowie Vaskulitiden wirksam)

Symptomatische Therapie

Diät

- **kochsalz-** und **fettarme** Kost
- bei **Anorexie** parenterale Ernährung

Ödemausschwemmung

- Reduktion der Natriumzufuhr in der Nahrung
- **Diuretikatherapie** ⇒ Thiazide in Kombination mit Aldosteronantagonisten wie Spironolacton (z.B. Osyrol®, Aldactone®), langsam einschleichende Dosierung
- bei **Komplikationen** (Pleura- oder Perikarderguss, Lungenödem) ⇒ Schleifendiuretika kombiniert mit kaliumsparenden Diuretika
- **Hyperlipidämie** ⇒ u.a. **Clofibrat wirksam,** auch bei unverändert niedrigem Serumalbumin
- **Thromboseneigung** ⇒ Prophylaxe mit Antikoagulanzien wird nicht empfohlen.
- **Hypertonie** ⇒ ACE-Hemmer u.a. bei diabetischer Nephropathie initial indiziert, bei fortgeschrittener Niereninsuffizienz (Kreatinin >2 mg/dl) jedoch relativ kontraindiziert

Prognose

Sie ist abhängig von der Grundkrankheit.

Harnwegsinfektionen

Die **Harnwegsinfektion** wird definiert als das Vorkommen von pathogenen Mikroorganismen im Harntrakt unter- oder oberhalb des Blasensphinkters.

- Als **signifikante Bakteriurie** gilt eine Keimzahl von $\geq 10^5$ pro ml/Urin im Mittelstrahlurin.
- Im **Blasenpunktionsurin** ist jeder Keimnachweis als pathologischer Befund einzustufen.

Prädisponierende Faktoren

- **Harnabflussstörungen** (z.B. Harnwegsobstruktionen (angeboren und erworben), Nephrolithiasis, Blasenfunktionsstörungen, **vesikoureteraler Reflux**)
- immunsuppressive Therapie, **Abwehrschwäche**
- **Stoffwechselstörungen** (Diabetes mellitus)
- **Gravidität**
- instrumentelle Eingriffe

Die **meisten Harnwegsinfektionen** werden von einem einzigen Erreger durch **aszendierende Infektionen** hervorgerufen (selten lymphogener oder hämatogener Ursprung).

- Häufigster **Erreger** ist **E. coli**, danach folgen weitere **gramnegative Bakterien** wie Klebsiellen, Enterobacter aerogenes und Proteus species. Seltener finden sich **grampositive Kokken** wie Enterococcus faecalis, Staphylococcus epidermidis und Staphylococcus albus.
- **Komplizierte Harnwegsinfektionen** werden durch Pseudomonas, Providencia, Serratia und Morganella verursacht.
- **Weitere Erreger** ⇒ Protozoen (**Trichomonaden**), Pilze (Candida, Blastomyces, Coccidioides immitis), säurefeste Stäbchen (Mycobacterium tuberculosis), **Chlamydia** trachomatis, **Ureaplasmen** und Viren der Herpesgruppe

Asymptomatische Bakteriurie

Das Auftreten von **Keimen im Urin** bei normalem Sedimentbefund **ohne weitere Symptomatik** tritt bei bis zu 4% der Mädchen und bis zu 10% der älteren Frauen auf.

- Es besteht **keine Behandlungsindikation**, wenn prädisponierende Erkrankungsfaktoren fehlen.
- **asymptomatische Bakteriurie** in der **Schwangerschaft** ⇒ Frühgeburtsrate und Pyelonephritis-Risiko ↑ ⇒ 2 Wochen Cotrimoxazol oder Ampicillin bzw. Amoxicillin

Zystitis

Definition

Zystitis bezeichnet die **Entzündung der Harnblase**. Nur **selten** ist eine **Keimaszension** mit konsekutiver Nierenschädigung zu befürchten.

Symptomatik

- Brennen in der Harnblase, Dysurie, Algurie, Pollakisurie, **Mikro- oder Makrohämaturie**, gel. auch Tenesmen beim Urinieren, suprapubische Schmerzen

Therapie

- **Einmalbehandlung** (**hochdosiert** ⇒ single-dose-treatment) oder **Kurzzeitbehandlung** (Ein- oder 3-Tages-Behandlung). In einzelnen Studien war eine 3-Tages-Behandlung der Einmalbehandlung geringfügig überlegen.
- **geeignete Antibiotika** ⇒ z.B. 100 mg Trimethoprim oder Nitrofurantoin oder Fluorchinolon der Gruppe I oder II für 1 Tag (z.B. Norfloxacin) 2 Tbl./d).

Akute bakterielle interstitielle Nephritis (akute Pyelonephritis)

Definiton, Ätiologie

Die **Pyelonephritis** ist eine infektiöse Erkrankung der Niere mit **Nierenbecken-** und **Parenchymbefall, in deren Folge** kleine, über Nierenrinde und -mark verstreute, Abszesse auftreten können.

Die **Erkrankung** betrifft **Frauen** häufiger als Männer. Es gelten die bereits zuvor erwähnten **prädisponierenden** Faktoren.

Pyelonephritiden können zu systemischer Ausbreitung (**Sepsis**) und zu chronischem Nierenversagen führen.

Klinik

Symptome und **Befunde**

- **Fieber** (Schüttelfrost)
- **Dysurie**, Pollakisurie
- Rücken- bzw. **Flankenschmerzen** (Kapselspannung durch stark geschwollene Niere(n))
- Druck- und **Klopfschmerzhaftigkeit** der oder des **Nierenlager(s)**
- gel. auch Abwehrspanung, Nausea

Labor

- BSG ↑, Leukozytose
- Leukozyturie, Hämaturie, Leukozytenzylinder im Urin, Bakteriurie (>100.000 Bakterien pro ml im frisch gelassenen Mittelstrahlurin), mäßiggradige Proteinurie (<3 g/d)

Beachte ⇒ Wegen der **Gefahr einer Sepsis** ist stets ein **Keimnachweis** im Blut (bei Temperaturanstieg) und Urin (**Urinkultur**) anzustreben.

Therapie

- **Krankenhauseinweisung** bei **septischer Exazerbation** oder bei zugrunde liegenden **urologischen Erkrankungen**
- **ambulante Therapie** (Bettruhe) ⇒ **initial Cotrimoxazol,** Ciprofloxacin, Oralcephalosporine, Gyrasehemmer oder **bis zur** gezielten, **erregerspezifischen Antibiose**
- **Behandlungsdauer** ⇒ **14 Tage** (5 Tage später ⇒ bakteriologische Harnuntersuchung)

Bei **Ausbleiben des Therapieeffekts** muss eine **Harnwegsobstruktion**, **bakterielle Metastasierung** oder ein **perinephritischer Abszess** diagnostisch ausgeschlossen werden.

Chronische bakterielle interstitielle Nephritis (chronische Pyelonephritis)

Wichtig: Risikofaktoren diagnostisch ausschließen, Erregernachweis!

Pathophysiologie

Im Rahmen der chronischen Pyelonephritis resultiert ein **herabgesetztes Konzentrationsvermögen der Niere**. Es besteht eine Schädigung des Nierenmarks mit

- **Störung des Natriumaustauschs** ⇒ **endogene osmotische Diurese**
- **ADH-Refraktärität** des distalen Tubulus
- **Abnahme der Markhypertonizität** infolge entzündlicher Hyperämie

Symptomatik

- wechselnde Intensität, Phasen der Exazerbation mit Beschwerden
- **symptomatisches Infektrezidiv** ⇒ Kopfschmerzen, Abgeschlagenheit, Gewichtsabnahme, dumpfe Flanken- bzw. Rückenschmerzen, Miktionsbeschwerden, ggf. auch Blässe, arterieller **Hypertonus** mit Kopfschmerzen, Nausea

Abb. 6.16

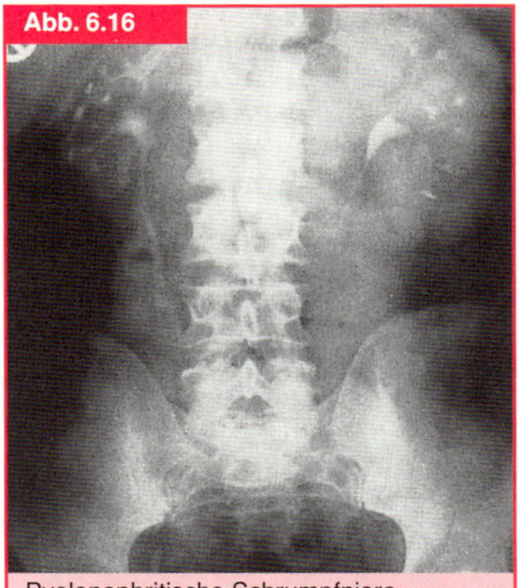

Pyelonephritische Schrumpfniere (IMPP-Prüfungsabbildung)

Diagnostik

- **Labor** ⇒ BSG ↑, CRP ↑, intermittierende oder persistierende **Leukozyturie**, **Leukozytenzylinder**, **Bakteriurie**, meist eine leichte **Proteinurie** verbunden mit Nierenfunktionseinschränkung
- **sonographischer Befund** bei chronischer Pyelonephritis ⇒ grobe Narben im Nierenparenchym bei einseitig verkleinerter Niere
- **Ausscheidungsurogramm** ⇒ enge zum Teil narbig verzogene Kelchhälse, Verplumpung der Nierenkelche, Verschmälerung des Nierenparenchyms

Therapie

- **Infektrezidiv** ⇒ Behandlung wie bei der akuten bakteriellen Pyelonephritis, Dauer: **2 Wochen**
- ggf. Ansäuerung des Urins auf einen pH-Wert <5,5 (z.B. Cystinol Mono®)
- ggf. **Nierenfunktionseinschränkungen beachten!**

Prognose

- Heilung ist nur bei 10% der Fälle zu erzielen.

Akute abakterielle interstitielle Nephritis

Pathogenese

Parainfektiöse interstitielle Nephritis ⇒ u.a. **im Gefolge von** Streptokokkeninfektion (z.B. Scharlach-Frühnephritis), Leptospirose, Lepromatose, Toxoplasmose, Mononukleose, Masern

- Mögliche **Pathomechanismen** ⇒ interstitielle Ansammlung von bakteriellen oder viralen Antigenen, lokale Antikörperbildung durch Plasmazellen oder Lymphozyten (mononukleäre Infiltrate im Niereninterstitium), ggf. zusätzliche Bildung von Anti-Tubulusbasalmembran-Antikörpern

Medikamentös ausgelöste interstitielle Nephritis (oft **Exanthem** und **Eosinophilie** im peripheren Blut) ⇒ u.a. **durch Antibiotika**, insbesondere Penicillin, Ampicillin, Rifampicin, β-Laktamantibiotika (z.B. Methicillin), Sulfonamide (auch Sulfonamiddiuretika), **nichtsteroidale Antiphlogistika** und **Antiepileptika**

Immunhistologische Befunde:

- **Antibiotikainduzierte Nephritis** ⇒ T-Lymphozyten, Monozyten und Makrophagen im Niereninterstitium (Hypersensitivitätsreaktionen vom verzögerten Typ)
- **nichtsteroidale Antiphlogistika** ⇒ zytotoxische T-Zellen im Niereninterstitium

Symptomatik

- Arthralgien, Flankenschmerzen
- ggf. Exanthem, febrile Temperaturen
- Proteinurie, Hämaturie, Eosinophilie, IgE ↑

Therapie

- Beseitigung des infektiösen Agens, Noxenkarenz
- ggf. Glukokortikoide (z.B. 100–250 mg Prednisolon/d) über mehrere Tage
- bei akutem Nierenversagen ⇒ Dialysebehandlung

Oft kommt es bereits nach **Ursachenbeseitigung** innerhalb weniger Tage zur Besserung des Krankheitsbildes.

Chronische abakterielle interstitielle Nephritis (arzneimittelinduzierte Nephropathie)

Als **arzneimittelinduzierte Nephropathie** wird eine meist durch langfristige Einnahme analgetischer Mischpräparate (sog. Analgetika-Nephropathie) hervorgerufene **fortschreitende interstitielle Fibrose der Nieren** bezeichnet, die zu einer terminalen Niereninsuffizienz führen kann.

- **Ursachen** ⇒ **Analgetika** (z.B. Salicylat-Paracetamol-Koffein-Kombination), Nitrosoharnstoffe (z.B. BCNU = Carmustin), Cisplatin, Lithium u.a.

Das bekannteste Beispiel ist die sog. **Phenacetinnephritis**. Oft sind chronische Kopfschmerzen Ursache des Analgetikamissbrauchs.

Pathogenese
- Einnahme **erheblicher Phenacetinmengen** (kumulativ > 500 g) vor allem in Kombination mit Acetylsalicylsäure bzw. nichtsteroidalen Antiphlogistika ⇒ **fortschreitende interstitielle Fibrose,** Atrophie der Tubuli, Kapillarsklerose und **Papillennekrose**

Abb. 6.17

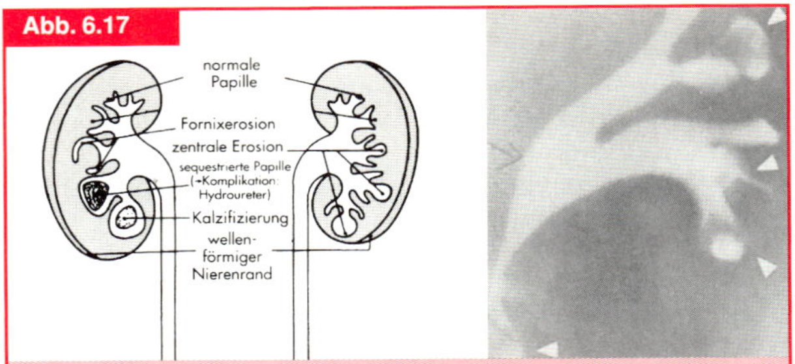

Papillennekrose bei Phenacetinniere (mit freundl. Genehmigung Prof. Namra, New-Castle, Australien)

Symptomatik
- anfangs weitgehend symptomloser Verlauf
- **braune Pigmentierung** von **Stirn** und **Schläfen**, dunkel verfärbte Nekrosen der Markpapillen durch Lipofuszineinlagerung
- **mangelnde Konzentrierfähigkeit der Niere** durch Tubulusschaden ⇒ **Isosthenurie**
- bezogen auf den Grad der Niereninsuffizienz **stark ausgeprägte** normochrome **Anämie**
- **Mikrohämaturie, Azotämie,** frühzeitig eintretende renal-tubuläre Azidose, tubuläre Proteinurie
- **gehäuftes Auftreten** von **bakteriellen Infektionen des Nierenparenchyms** (⇒ **Pyelonephritis**), **Hypertonie** und **Urothelkarzinomen**

Differentialdiagnostik

Abgrenzung von anderen Nephropathien
- sonographischer und radiologischer **Nachweis verkalkter Papillennekrosen** und **medullärer Kalzifikationen** sowie typischer histologischer Befund

Therapie
- Noxenkarenz
- antibiotische Behandlung bei Pyelonephritis
- Behandlung der Niereninsuffizienz (s. dort, ggf. Hypertonie-Behandlung)

Obstruktive Uropathien

Pathophysiologie

Wird der Harnfluss zwischen Niereninfundibulum und Ostium urethrae externum unterbrochen, resultiert **Harnstase** mit gesteigertem intraluminalen Druck und **Ektasie der Harnwege** (rückbildungsfähige Erweiterung). Die daraus folgende **Dilatation des Nierenbeckens**, des Infundibulums und der Kelche über die normale Kapazität von **3–10 ml** hinaus, bezeichnet man als **Hydronephrose** (irreversibler Endzustand der Harnstauungsniere).

Formen
- **primäre Hydronephrose ohne Ureterdilatation** bei Obstruktion am ureteropelvinen Übergang
- **sekundäre Hydronephrose** bei Obstruktion **distal** vom ureteropelvinen Übergang oder bei vesikoureteralem Reflux

Folgen
- Druckatrophie des Nierenparenchyms ⇒ progredienter Verlust der Nierenfunktion

Symptomatik
- **akute Hydronephrose** (z.B. Steinverschluss) ⇒ kolikartige Schmerzen
- **chronisch-progressive Hydronephrose** (z.B. Tumorwachstum, Retroperitonealfibrose, Prostatahyperplasie) ⇒ asymptomatisch oder dumpfe Flankenschmerzen
- **Stase** ⇒ **Nephrolithiasis**, **meist Harninfektion** mit Pyurie, Fieber, gel. auch Hämaturie, Azotämie

Therapie

- chirurgische Beseitigung von Stase oder Reflux, Infektionsbehandlung

Abb. 6.18

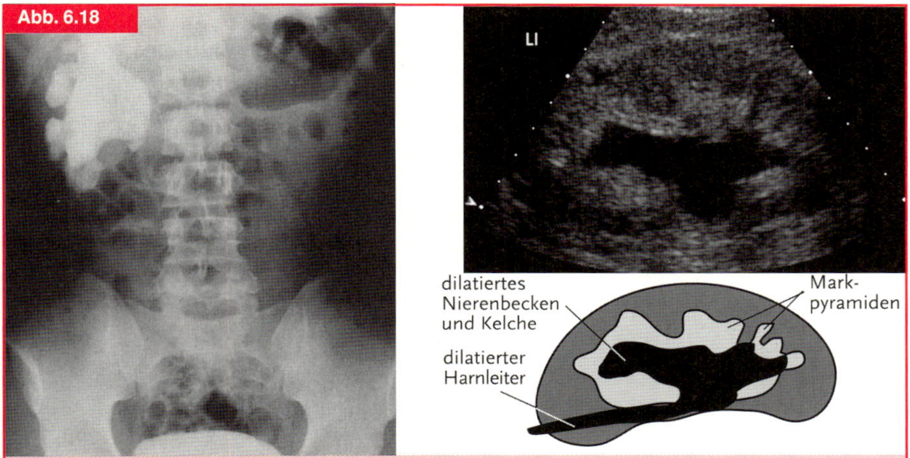

Befund der Niere bei Harnwegsobstruktion sonographisch und im Kontrastmittelpyelogramm (Sono: mit freundl. Genehmigung Dr. Bönhof, DKD Wiesbaden; Röntgen: IMPP-Prüfungsabbildung)

Nephrolithiasis, Urolithiasis

- Die **Nephrolithiasis** (**Urolithiasis**) betrifft Männer häufiger als Frauen (etwa 2:1).
- **Nierensteine** sind die durch eine kolloidale Gerüstsubstanz verbundene Konkretion von Harnkristallen.
- Man unterscheidet **anorganische**, **organische** und **Tripelphosphatsteine** von **Matrixsteinen**, die aus einem Eiweiß- oder Fibringerüst zusammengesetzt sind.
- Die am häufigsten auftretenden Konkremente sind **kalziumhaltige anorganische** Steine (>80 %). **Oxalat** ist in etwa 60 % der Steine nachzuweisen. Seltener sind **Uratsteine** (etwa 15 %), Struvite (<5 %) und Zystinsteine.

Ätiologie, Pathophysiologie

Pathomechanismen der Harnsteinbildung

- **Inhibitorenmangel** (saure Mukopolysaccharide, Diphosphonate, Pyrophosphate bilden lösliche Komplexe mit lithogenen Substanzen)
- **Epitaxie** (Kristallabscheidung einer Kristallart auf einem gleichartigen anderen Kristall)
- **Übersättigung** ⇒ z. B. Hyperurikosurie, Oxalose, Hyperphosphaturie, Zystinurie, Xanthinurie, Glyzinurie
- **Kristallisation** (gleichzeitige Ausscheidung von Kristallen und organischer Substanz)
- **Adsorption von Kalzium** u. a. Ionen durch organische Matrixsubstanzen
- „**Infektsteine**" insbesondere bei Harnstau (**ureasebildende Bakterien** können Harnstoff in Ammoniak und CO_2 spalten. Aus dem anschließend entstehenden **Ammoniumkarbonat** wird **Ammonium-Magnesium-Phosphat** gebildet, das unlöslich ist.)

Abb. 6.19

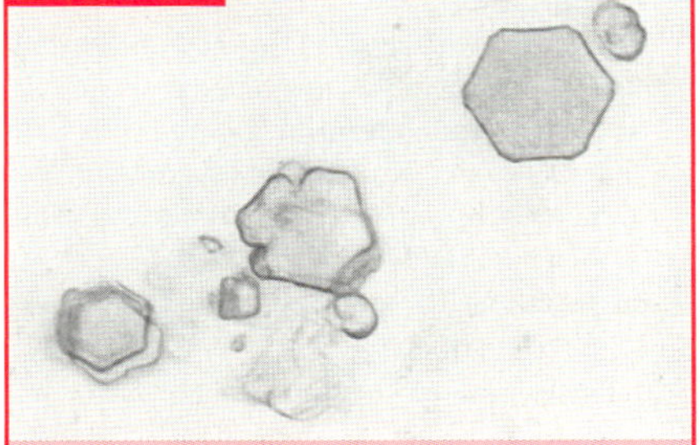

Zystinkristalle im Urin (aus Haber, 1981)

Pathogenetische Faktoren

- **morphologische Nierenschäden** (z. B. bei Diabetes mellitus, Hypertonus, Papillennekrosen bei Analgetikanephropathie), **gestörte Urodynamik** (z. B. Ureterstriktur) und der **Urin-pH-Wert** (≤ 5,5 und ≥ 7,0)
- **Hyperkalzurie** u. a. bei **Hyperparathyreoidismus**, Vitamin-D-Intoxikation, Inaktivitätsosteoporose, osteolytischen Knochenmetastasen, Plasmozytom, Sarkoidose, Morbus Paget, renal-tubulärer Azidose Typ I und Milch-Alkali-Syndrom
- Die **Hyperurikosurie** kann primär bei den entsprechenden Enzymdefekten und sekundär bei einem **Überangebot von Purinen** (z. B. Nahrungsangebot, Zerfall von Tumorgewebe, Alkoholabusus, Polycythaemia vera) auftreten. Abhängig vom **Urin-pH-Wert** kann die **Bildung von Harnsäuresteinen** auch bei sonst gesunden Personen beobachtet werden.
- Ist der **Abbau von Glyoxylsäure** zu **Glykolsäure** infolge eines enzymatischen Defektes **gestört**, kann es zur vermehrten Bildung endogener **Oxalsäure** kommen.

Abb. 6.20

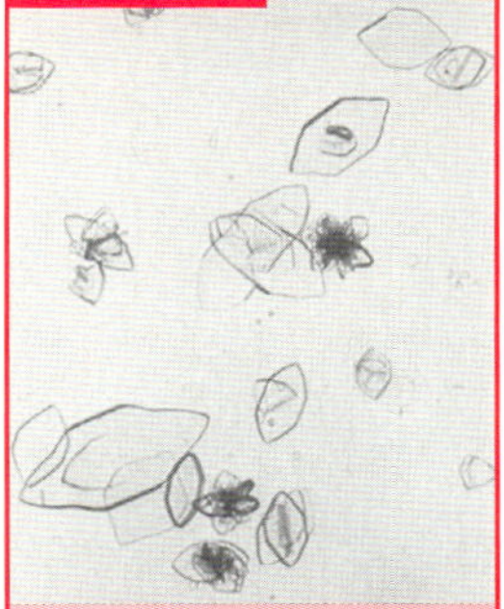

Harnsäurekristalle im Urin (aus Haber, 1981)

- Auch Enzymdefekte, die den Abbau von **Glyzin** betreffen, können zu einer **Steigerung der Oxalatsynthese** (⇒ **Glyzinämie**) mit Ablagerung von Kalziumoxalat im Nierenparenchym und Nephrolithiasis führen. Die Lebenserwartung der Kinder ist durch Entwicklungsstörungen des Zentralnervensystems, Herzrhythmusstörungen (myokardiale Oxalatablagerung) und akutes Nierenversagen reduziert.
  - **Enzymdefekt** der 2-Hydroxy-3-Oxodipat-Carboxylase ⇒ **Oxalosis Typ I** (primäre Hyperoxalurie)
  - **Enzymdefekt** der Glyoxylatreduktase ⇒ **Oxalosis Typ II**
  - **Enzymdefekt** der Serin-Hydroxymethyltransferase ⇒ **Glyzinosis**
  - **Enzymdefekt** der Glyzinoxydase ⇒ **Glyzinämie** mit **Hypooxalurie**

Abb. 6.21

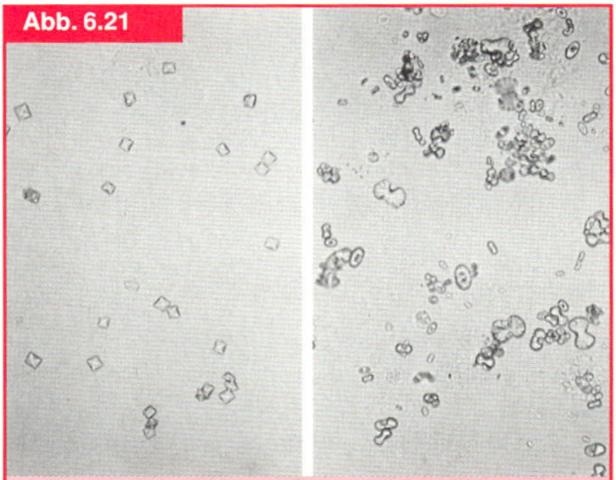

Oxalsäurekristalle im Urin (aus Haber, 1981)

- Eine **Hyperoxalurie** kann auch bei übermäßiger **Vitamin-C-Zufuhr** und **vermehrter enteraler Oxalataufnahme** durch Nahrungsangebot oder **Enteropathien** resultieren.
- Die **Zystinurie** entsteht durch eine Störung des **tubulären** und **intestinalen Zystintransports** und führt zur Bildung von **Zystinsteinen** im **Nierenbecken**.

Die **Harnleiterkolik** entsteht durch steinbedingte **dynamische** und **mechanische Abflussbehinderung**. Die Patienten sind durch eine **Urosepsis** gefährdet.

Symptomatik

- Meist besteht ein quälender, **intermittierender Schmerz**, der hauptsächlich an der Flanke und im Nierenlager (Nephralgie) beginnt und entlang dem Ureterverlauf in das Abdomen ausstrahlt.
- Je nach **Steinlokalisation** kommt es zur **Schmerzprojektion** in den **Unterleib** und die Oberschenkelinnenseite oder den **Rücken** (oberes Harnleiterdrittel).
- weitere **Symptome** ⇒ **Blasentenesmen**, **Nausea**, Vomitus, **reflektorischer Subileus** mit geblähtem Abdomen und Stuhlverhaltung
- Schüttelfrost, Fieber, **Hämaturie** und **Pollakisurie** treten insbesondere dann auf, wenn das Konkrement den Ureter passiert.

Diagnostik

- **Sonographie** ⇒ Steinschatten bis zu einer Größe von 2–3 mm, Stauung, Verlaufskontrolle

- **Urographie** oder **MR-Urographie** (bei Kontrastmittelunverträglichkeit) ⇒ schattengebende, kalkdichte oder nichtschattengebende Konkremente bzw. Kontrastmittelaussparungen, Grad der Obstruktion feststellbar
- **Blut** ⇒ Stoffwechseluntersuchung (z. B. Hyperparathyreoidismus)
- **Harnuntersuchung** mit Bilanzierung auf lithogene Faktoren, und **quantitative, physikalische Harnsteinanalyse** (Röntgendiffraktion, Infrarotspektroskopie, Polarisationsmikroskopie)

Differentialdiagnose bei kolikartigem Flankenschmerz

- **Tumoren** im Bereich der Nieren und ableitenden Harnwege (⇒ Sonographie)
- **Blutgerinnsel** im Ureter (⇒ Sonographie)
- **Papillennekrose** (⇒ Papillendefekt in der Urographie)
- **Nierenvenenthrombose** ⇒ Proteinurie (**Farbdopplersonographie**)
- **Niereninfarkt** ⇒ Proteinurie, Hämaturie, LDH↑ (**Farbdopplersonographie**)

Abb. 6.22

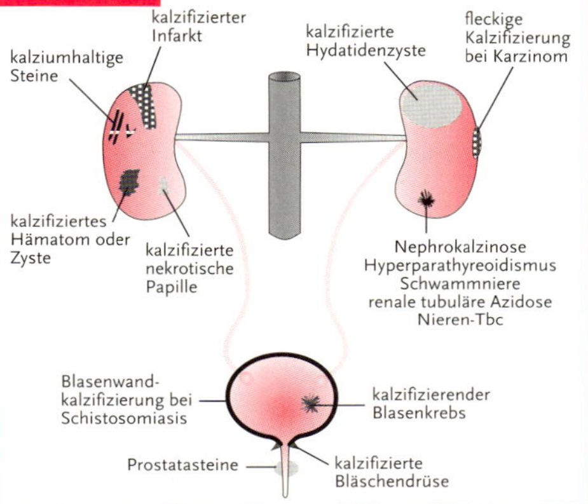

Differentialdiagnosen bei Verkalkung im Urogenitaltrakt

Extrarenale Erkrankungen, die mit Flankenschmerz einhergehen können

- **Appendizitis** (**Appendizitiszeichen** ⇒ Druckschmerz am **McBurney**- bzw. **Lanz-Punkt**, Schmerzen in der Appendixgegend bei Heben des rechten Beines, **Blumberg-Zeichen** (Finger langsam in die Bauchdecke drücken und plötzlich zurückziehen ⇒ Schmerz in der Ileozökalgegend), **Rovsing-Zeichen** (Massieren der linken Bauchseite mit der flachen Hand von unten nach oben ⇒ Spannungsschmerz in der Appendixgegend)
- **Divertikulitis** (oft linksseitig ausgeprägte Symptomatik, Anamnese)
- **Ileus**, Gallenkolik (⇒ Abdomenübersicht, Sonographie)
- **Pankreatitis** (Amylase und Lipase↑)
- **stielgedrehte Ovarialzyste**, Adnexitis (⇒ Sonographie)
- **vertebragenes LWS-Syndrom** (Anamnese, bewegungsabhängiger Schmerz)

Verkalkung im **Röntgenbefund**

- Die meisten **Harnsteine** sind röntgenologisch nachweisbar.
- **Strahlendurchlässig** sind nur reine Harnsäuresteine, Xanthinsteine und einzelne „Matrixsteine".
- **Pyramidenförmige Kalziumablagerungen** im **Nierenparenchym** treten bei einer **Nephrokalzinose** auf (⇒ Verdacht auf tubuläre Azidose, Hyperparathyreoidismus, Sarkoidose, oder Burnett-Syndrom).

Therapie

- **Spasmolyse** ⇒ Druckentlastung ⇒ Wiederherstellung der zum Steintransport notwendigen Peristaltik (z. B. **Spasmo-Cibalgin®**, Buscopan®)
- **Analgetikum** ⇒ Acetylsalicylsäure (z. B. Aspisol 0,5 bis 1 g i. v.), COX-2-Hemmer, Tramadol (100 mg i.v.) oder Pentazocin (z. B. Fortral®)
  Cave: Morphinderivate ⇒ Tonussteigerung am Blasenschließmuskel ⇒ unbemerkter Harnverhalt! ASS-Gabe nicht vor beabsichtigter ESWL!
- **anschließend Kombinationspräparate** aus Spasmolytikum und Analgetikum, **um** die kolikbedingten **viszeroviszeralen Reflexe und Blasentenesmen zu vermindern** (z. B. Baralgin® comp., Spasmo-Cibalgin® comp., Buscopan® comp.)
- **Flüssigkeitszufuhr** von 2–3 l über den Tag verteilt
- instrumentelle bzw. chirurgische Intervention zur **Entlastung der Niere** bei drohender Urosepsis

Harnsäuresteine

- **medikamentöse Litholyse** bei reinen **Harnsäuresteinen** in etwa 90 % der Fälle erfolgreich
- **Neutralisierung des Harns** durch (z. B. Uralyt-U®, Blemaren® N Brausetabl.)
- **Senkung der Harnsäurekonzentration** im Serum mit Allopurinol (z. B. Zyloric®, Dabroson®)
- **Harndilution** vermindert die relative Konzentration der Harnsäure im Urin.
- **Oxalatsteine** sind weder durch orale noch durch instrumentelle Chemolitholyse auflösbar!

Schlingenextraktion bei

- Stein im unteren Harnleiterdrittel
- progredienter Harnstauung unter konservativer Steinaustreibungstherapie
- erfolgloser Steinaustreibungstherapie nach maximal 2–3 Wochen

Abb. 6.23

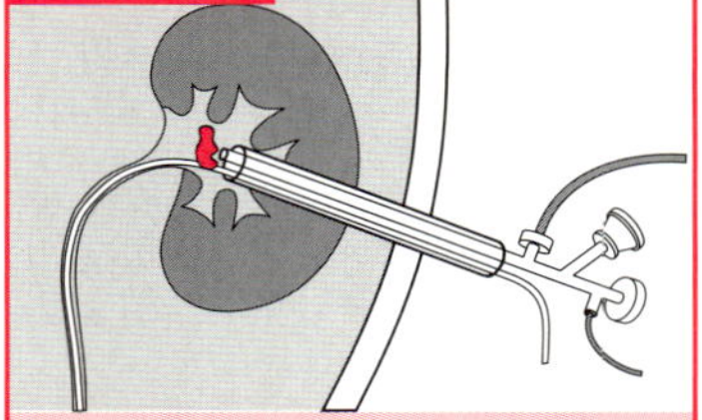

Perkutane Nephrolitholapaxie

Perkutane Nierensteinentfernung (Nephrolitholapaxie)

- bei Nieren- und Kelchsteinen möglich

Indikation zur Lithotrypsie

- **Harnleitersteine**
- **Nierenbecken-** und **Nierenkelchsteine** und **partielle Ausgusssteine**
- Die **ESWL** ist ein Basisverfahren zur Therapie von Nierensteinen mit einem Durchmesser von < 2 cm und für multiple Steine mit einem Gesamtvolumen von < 5 cm^3. Die Behandlung erzielt eine **Steinfreiheit in 80–90 % der Fälle**.
- Größere Steinreste oder eine Harnstauung machen abhängig von der Lokalisation zusätzliche Maßnahmen wie das Legen eines Doppel-J-Ureterkatheters oder eine **perkutane Nephrolitholapaxie** erforderlich, deren Indikation bei großen Nierenbeckensteinen besteht, die gleichzeitig in die unteren und mittleren Kelchgruppen reichen. Eine weitere Indikation für die perkutane Nephrolithotomie-Monotherapie sind **Zystinsteine**, da sich diese durch die extrakorporale Stoßwellenlithotripsie nur schlecht fragmentieren lassen.
- Die **operative Steinentfernung** ist nur noch in Einzelfällen bei gleichzeitiger Abflussbehinderung (z.B. subpelviner Harnleiterabgangsstenose), extremer Adipositas oder Hauptsteinmasse in multiplen verzweigten Kelchen erforderlich und betrifft derzeit weniger als 1 % aller Steinträger.

Prophylaxe

- **Steigerung der Diurese** durch Nieren- und Früchtetees
- **ausgewogene Flüssigkeitsbilanzierung** ⇒ Bestimmung des Harnvolumens mit Urometer (z. B. Zylometer®), Teststreifen zur Messung des spezifischen Gewichts des Urins (angestrebt ≤ 1,015 g/cm^3)

Reine **Harnsäuresteine**

- **Erhöhung des Urin-pH** (Alkalisieren)⇒ auf Werte zwischen 6,2 und 6,8 einstellen (z. B. Uralyt-U® oder Blemaren® N Brausetabl.)
- **Senkung der Harnsäurekonzentration** im Serum durch Allopurinol

Zystinsteine

- **Erhöhung des Urin-pH** (Alkalisieren)⇒ auf Werte zwischen 6,8 und 7,4 einstellen (z. B. Uralyt-U® oder Blemaren® N Brausetabl.)
- **Senkung der Zystinausscheidung** durch Thiopronin (z. B. Mercaptopropionylglycin®)

Kalziumhaltige Steine

- Milchprodukte meiden
- **Thiazid-Diuretika** vermindern bei renaler Hyperkalziurie die Urinkalzium-Exkretion und die Übersättigung mit Kalziumoxalat
- Kalziumbindung im Darm

Hyperoxalurie (Oxalat im Harn >40 mg/d)

- oxalathaltige Nahrungsmittel meiden (z. B. Rhabarber, Spinat, Kakao, Nüsse, Pfeffer und Tee)

Magnesium-Ammonium-Phosphat-Steine

- **Urin-pH-Wert** auf **5,8–6,2 senken** mit L-Methionin (z.B. Acimethin®), harnsäuernd wirkt auch Johannisbeersaft
- **Harninfektbehandlung** (z.B. Proteus mirabilis, Pseudomonas, Providencia oder Klebsiellen)

Gefäßerkrankungen der Niere

Nierenarterienstenose

Pathogenese renovaskulärer Stenosen

- Meist tritt die **Nierenarterienstenose** als Manifestation einer allgemeinen **Arteriosklerose** bei Patienten über dem 50. Lebensjahr auf (70% d.F.).
- Die **fibromuskuläre** Dysplasie (20% d.F.) führt bevorzugt bei jüngeren Patienten (w >m) zur Nierenarterienstenose. Seltene Ursachen sind **Traumen**, **Embolisation** der A. renalis und die Kompression des Nierenstiels durch **Aneurysmen** oder **Tumoren**.
- Im Verlauf einer **Nierenarterienstenose** kommt es über **vermehrte Reninbildung** zur **gesteigerten Aldosteronproduktion** mit den Befunden einer **Hypokaliämie** und metabolischen **Alkalose** im Blut.
- **Hypokaliämie bei diastolisch ausgeprägter Hypertonie** muss daher stets den Verdacht auf eine Nierenarterienstenose lenken. Auch ein **schnelles Fortschreiten** der Hypertonie spricht für eine Erkrankung der Nierengefäße.

Abb. 6.24

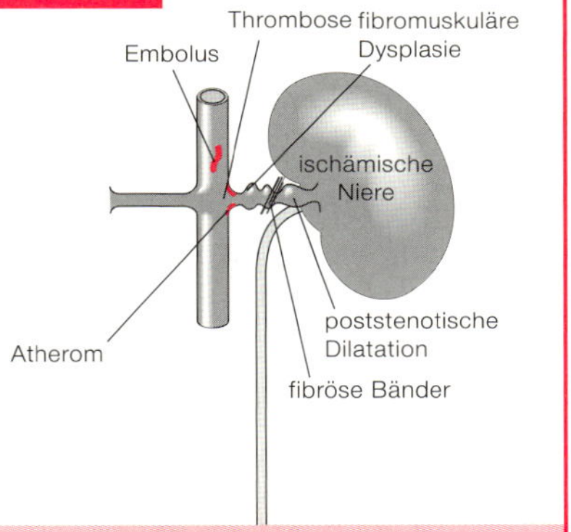

Ursachen der Nierenarterienstenose

Diagnostik

- **Auskultation** ⇒ **systolisch-diastolisches Geräusch** im Epigastrium, das in die Flanken fortgeleitet wird (fehlt bei 50% der Patienten!)
- **Farbdopplersonographie** der **A. renalis** (Strömungsbeschleunigung im Stenosebereich)
- **sonographischer Befund bei unilateraler Nierenarterienstenose** ⇒ einseitig kleine Niere mit glatter Begrenzung, normale kontralaterale Niere (**Längendifferenz** >1,5–2 cm)
- **angiographische Darstellung** der Nierenarterienstenose (**Renovasographie**) bzw. intraarterielle **digitale Subtraktionsangiographie**
- **Nierensequenzszintigraphie** mit seitengetrennter Clearance ⇒ **GFR** der betroffenen Niere↓. Dieser Befund wird durch die Gabe von ACE-Hemmern (Captopril-Test) verstärkt, wobei zusätzlich auch der Reninspiegel ansteigt (>180 mU/ml).
- **Frühurogramm** ⇒ Bei hämodynamisch wirksamer **Nierenarterienstenose rechts** wird die Kontrastmittelanfärbung links gegenüber rechts zeitlich früher erkennbar.
- **Seitengetrennte Reninbestimmung** in den Nierenvenen ⇒ Bei der funktionell wirksamen **einseitigen Nierenarterienstenose** ist die **Reninkonzentration im Nierenvenenblut der betroffenen Niere erhöht**.

Tab. 6.2 Befunde bei gesunder Niere und bei Nierenarterienstenose im frühen Stadium

Normale Niere	Ischämische Niere
Renin ↓ sofortige Kontrastmittelausscheidung im Frühurogramm **Harn:** Na^+-Verlust großes Volumen	Renin ↑ verzögerte Kontrastmittelausscheidung im Frühurogramm **Harn:** geringer Na^+-Gehalt geringes Volumen

- Die **Natriumkonzentration im Urin der** von einer Nierenarterienstenose **betroffenen Niere** ist **niedriger** als im Urin der nicht betroffenen Niere.

Therapie

- **perkutane transluminale Angioplastie** (bei arteriosklerotischen Nierenarterien >30 % Reokklusion)
- **gefäßchirurgischer Eingriff** ⇒ Desobliteration oder Resektion der Stenose, Streifenplastiken, Interpositionen autologer Arterien oder Venen **bei fibromuskulärer Stenose**; ggf. Nephrektomie
- **medikamentöse Therapie** ⇒ **Kalziumantagonisten** (u.a. Nitrendipin; z.B. Bayotensin®), **β-Rezeptorenblocker**

Hereditäre Nierenerkrankungen

Polyzystische Degenerationen (Zystennieren; syn. polyzystische Nephropathie [PN]; polycystic kidney disease [PKD])

Pathogenese

hereditäre Nierenerkrankung mit **multiplen beidseitigen Zystenbildungen** ⇒ Vergrößerung der Niere ⇒ Kompression und Abnahme des funktionstüchtigen Nierengewebes

- Mittels rekombinanter DNA-Analyse wurde bei **Familien mit autosomal dominant vererbbarer polyzystischer Nierenerkrankung** (ADPN) eine Genmutation **(PKD Typ 1)** auf dem kurzen Arm (p) des Chromosoms 16 lokalisiert (16p13,3: polycystic breakpoint gene; charakterisiert durch Defekte des sog. Polyzystin-I). Die übrigen Familien (**PKD Typ 2**) weisen einen Gendefekt des integralen Membranproteins auf Chromosom 4 (4q21-q23) auf.
- Das Gen für die **autosomal rezessive polyzystische Nierenkrankung** (ARPN) befindet sich auf dem 6. Chromosom (6p21-cen).

Formen

- **autosomal-dominante polyzystische Nierendegeneration** (ADPN) ⇒ symptomatische Manifestation im Erwachsenenalter (Mehrzahl der Fälle)
- **autosomal-rezessive** (infantile) **polyzystische Nierendegeneration** (ARPN) oft kombiniert mit **kongenitaler Leberfibrose** und **Lungenhypoplasie** ⇒ bereits im **Neugeborenen**- und **Kindesalter** ⇒ respiratorische Insuffizienz, Nierenversagen, Exitus letalis

Symptomatik

Autosomal-dominante polyzystische Nierendegeneration

- **Anfangsstadium** häufig **asymptomatisch**, aber sonographisch diagnostizierbar
- meist um das 30.– 40. Lebensjahr ⇒ Lendenschmerzen, **Makrohämaturie** (plötzlich verstärkt bei hämorrhagischer Ruptur einer Zyste), Proteinurie, Harnwegsinfektionen (⇒ cave Nierenabszess), Koliken (wie bei einer Nephrolithiasis) ⇒ **progrediente Niereninsuffizienz** mit progressiver Azotämie ⇒ Urämie (5.–6. Lebensdekade)
- **Leberzysten** und **intrakranielle Aneurysmen** bei etwa 45 % der Patienten
- etwa 15 % der Patienten ⇒ **subarachnoidale Blutung**
- häufig **Hypertonie** (>50 % d.F.), Polyglobulie (Erythropoetin↑) und **Nephrolithiasis**
- Nieren **vergrößert** palpabel

Diagnostik

- **renale** und **hepatische Sonographie** und **CT** ⇒ sog. **„Mottenfraß“** durch Verdrängung des funktionstüchtigen Nierengewebes bereits im frühen Erkrankungsstadium
- **intravenöse Urographie** ⇒ große Nieren mit unregelmäßigen Konturen; **Kelche**, Infundibula und Becken **deformiert** („spinnenartiges“ Bild)
- **genetische Diagnostik**

Prognose

- **50 % der Patienten** entwickeln eine **Urämie innerhalb von 10 Jahren** nach Auftreten der ersten Symptome.
- **10 % der Patienten** sterben an intrakranieller Blutung.

Therapie

Die **Behandlung von Harnwegsinfektionen** und **sekundärer Hypertension** verlängert das Leben signifikant. Urämiebehandlung wie bei anderen Nierenerkrankungen

Alport-Syndrom

Das **Alport-Syndrom** ist eine **genetisch determinierte Störung**, die durch Hämaturie, **Nierenfunktionsstörung**, **Innenohrschwerhörigkeit** und Augenschäden charakterisiert ist. In 80% der Familien ist der Erbgang x-chromosomal, in 20% autosomal-dominant oder autosomal-rezessiv.

Symptomatik und Diagnostik

- Frauen bleiben meistens asymptomatisch, während **Männer** im Alter zwischen 20 und 30 Jahren eine progrediente **Niereninsuffizienz** aufweisen. Zu den **nichtrenalen Manifestationen** zählen auch die Polyneuropathie und Thrombozytopenie.

Histologischer Befund

- **pathologisch veränderte Kollagenstränge** ⇒ Verdickung und Verschmälerung der glomerulären Basalmembran mit Mehrschichtigkeit der Lamina densa

Therapie

- Glomeruläre Veränderungen bei hereditären Nierenerkrankungen sind einer Therapie nicht zugänglich.
- Beim Auftreten einer Urämie erfolgen dieselben Maßnahmen wie bei anderen Nierenerkrankungen.

Fehlbildungen

Nierenzysten

Nierenzysten sind **erworbene**, **flüssigkeitsgefüllte Hohlräume**, die einzeln oder multipel auftreten.

- Meist sind sie **symptomlos**, werden zufällig im Rahmen einer **sonographischen** Untersuchung entdeckt und haben **keine weitere therapeutische Konsequenz**.

Differentialdiagnosen

- **polyzystische Degeneration** (autosomal-dominante und -rezessive Formen)
- **zystische renale Dysplasie** (**multizystisch**, fokal und segmental)
- **kortikale Zysten** (solitär und multipel, diffus glomerulär und mikrozystisch)
- **medulläre zystische Störungen** (z. B. Markschwammniere)

Abb. 6.25 + 6.26

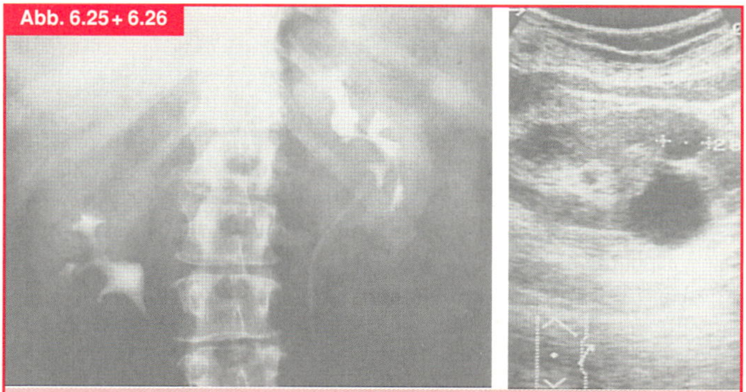

Impression und Verlagerung des Nierenbeckens (li. Niere) durch Nierenzyste (IMPP-Prüfungsabbildung)

- **Zysten** bei **hereditären Störungen** (u. a. Meckel-Syndrom, zerebrohepatorenales (Zellweger-)Syndrom), Morbus Hippel-Lindau
- **sekundäre Zysten** (entzündlich, neoplastisch, extraparenchymal)

Differentialdiagnostische Abgrenzung zu Tumoren
- **Arteriographie** ⇒ Malignome sind häufig reich vaskularisiert.
- **Sonographie** ⇒ **scharf abgrenzbare** Raumforderung **ohne Binnenechos** im Unterschied zum zystisch wuchernden Malignom
- **Ausscheidungsurographie** ⇒ „Fehlen" von Kelchen bei Tumoren

Markschwammniere

Die **Markschwammniere** ist eine tubuläre Ektasie oder Dysplasie, die zur kongenitalen zystischen Dilatation der Sammelrohre führt.

Abb. 6.27

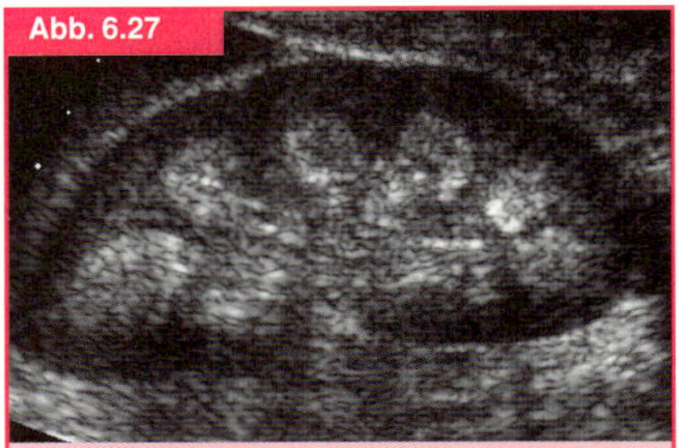

Markschwammniere (mit freundl. Genehmigung Dr. Bönhof, DKD Wiesbaden)

Symptomatik und Diagnostik
- meist **asymptomatischer Verlauf**, wenn nicht **Steinkoliken** (am häufigsten), **Hämaturie**, Harnstauung und **Infektionen** dazukommen
- **Nephrokalzinose** bei > 50 % der betroffenen Nieren
- Oft ist eine renale tubuläre Azidose (Typ II) vorhanden.
- **Urographie** ⇒ pyramidenförmige, kontrastmittelgefüllte Hohlräume ⇒ sog. „Nelkenstrauß"
- **Abdomenübersicht** ⇒ stecknadelkopfgroße Verkalkungen um die Nierenkelche
- **Sonographie** ⇒ typisches Bild der stärker echoreichen Markpyramiden in polygonaler Form

Differentialdiagnosen
- Zystenniere, Papillarnekrose, pyelonephritische Zysten, Tuberkulose und andere Ursachen einer Nephrokalzinose

Therapie
- nur bei auftretenden Komplikationen

Hufeisenniere

Die **Hufeisenniere** ist die häufigste **Verschmelzungsanomalie** der Niere (Nieren sind an den korrespondierenden Polen über einen Parenchymisthmus über die Mittellinie hinweg verbunden).
- Da die Ureter über dem Isthmus verlaufen, kann eine **sekundäre Obstruktion** auftreten (Komplikation ⇒ Hydronephrose).
- **Therapie** ⇒ chirurgische Resektion des Isthmus **nur selten** erforderlich

Doppelseitiges oder einseitiges Fehlen der Nierenanlage

- Die **bilaterale Nierenagenesie** (Potter-Syndrom) ist eine tödliche Erkrankung.
- Die **einseitige Nierenagenesie** bedingt eine sowohl hyperplastische als auch hypertrophe **Solitärniere** mit meist **normaler Nierenfunktion**.

Nierentumoren

Maligne Tumoren des Nierenparenchyms sind **Nierensarkome** (etwa 3,5 %), **Nephroblastome** („Wilms-Tumor" im Kindesalter etwa 5 %) und **Nierenkarzinome** (90 %).

Nierenzellkarzinom

Das **Nierenzellkarzinom** (syn. Grawitz-Tumor) wird als **maligne Entartung** der **reifen Tubulusepithelzelle** definiert. Männer sind etwa 1,5-mal häufiger betroffen als Frauen. Das durchschnittliche Prädilektionsalter liegt um das 60. Lebensjahr. Subtypen des Nierenzellkarzinoms treten im Rahmen des Hippel-Lindau-Syndroms als Folge einer Chromosomenmutation (VHL, 3p26) auf. Einige Studien weisen auf den Einfluss des Zigarettenrauchens als Risikofaktor hin.

Abb. 6.28

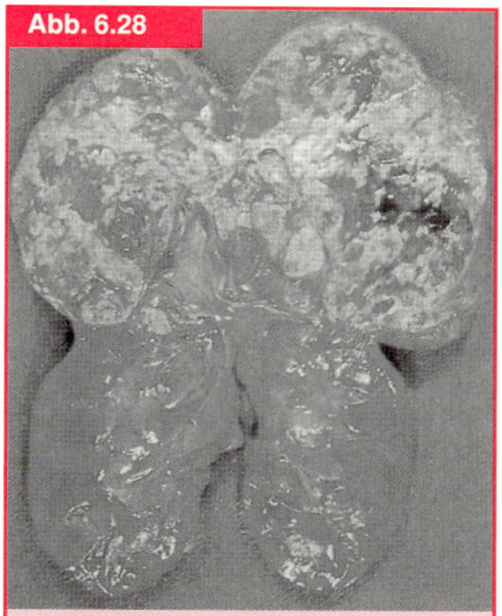

Nierenzellkarzinom (IMPP-Prüfungsabbildung)

Symptomatik

- anfangs asymptomatischer Verlauf
- **Leitsymptom** ⇒ Mikro-/Makrohämaturie (65 % d. F.)
- palpabler Tumor (35 % d. F.)
- **Flankenschmerz**, **unklares Fieber**, progredienter **Gewichtsverlust**, BSG↑
- **Nierenkolik** bei **Abgang eines Blutkoagels**
- häufig **linksseitige Varikozele** bei Beteiligung der linken V. renalis ⇒ entleert sich im Liegen nicht oder nur geringfügig!
- **Stauffer-Syndrom** ⇒ paraneoplastisches **Leberdysfunktionssyndrom** mit Hepatomegalie, Dysproteinämie (Hypalbuminämie), Prothrombinzeit und alkalische Phosphatase↑
- **paraneoplastisches Syndrom** mit ektoper Hormonproduktion
  - PTH related peptide↑ ⇒ Hyperkalzämie
  - Renin↑ ⇒ hyperreninämische **Hypertonie**
  - Erythropoetin↑ ⇒ Polyglobulie
  - Östrogene↑⇒ Gynäkomastie
  - Glukokortikoide↑⇒ Cushing-Syndrom

Diagnostik

Die **klinische Diagnostik** orientiert sich an der TNM-Klassifikation maligner Tumoren der UICC (Unio internationalis contra cancrum).

TNM-Klassifikation

T_1 ⇒ Tumor **<2,5 cm innerhalb** der Nierenkapsel
T_2 ⇒ Tumor **>2,5 cm innerhalb** der Nierenkapsel
T_3 ⇒ **Tumorinfiltration** des perirenalen Gewebes (Nebennieren, Fettgewebe), **nicht jenseits** der Gerota-Faszie (**T_{3a}**) oder mit Infiltration der V. renalis bzw. V. cava inf. (**T_{3b}**)
T_4 ⇒ Tumor **mit über** die Gerota-Faszie **hinausgehender Infiltration**

Unterscheidung nach dem **histologischen Malignitätsgrad** („Grading“) ⇒ gut, mäßig, schlecht differenziert oder undifferenziert (G_1, G_2, $G_{3\text{-}4}$)

Abb. 6.29

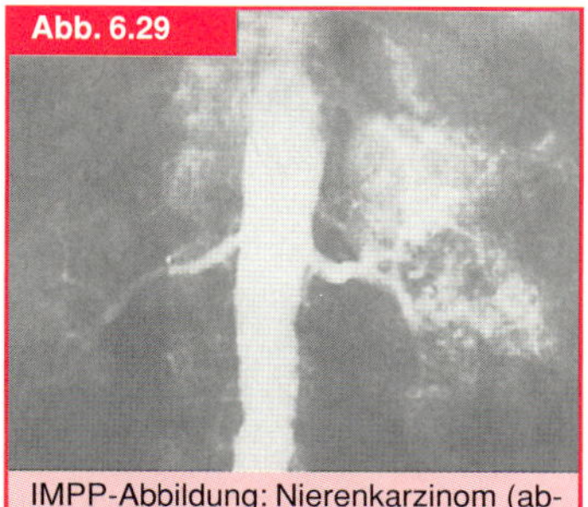

IMPP-Abbildung: Nierenkarzinom (abdominelle Übersichtsangiographie)

- Es kommt zur frühen **hämatogenen Metastasierung** ⇒ Lunge, Skelett, Leber, Gehirn.
- **Metastasen** in den **regionären Lymphknoten** bilden sich meist erst im Stadium T_3.
- **Metastasensuche** ⇒ Röntgenaufnahme des Thorax in 2 Ebenen, **Lebersonographie**, **Knochenszintigramm** (nicht bei asymptomatischen Patienten)
- **Sonographie** ⇒ vermehrte, unregelmäßige Echogenität des suspekten Areals, Aufhebung der glatten Nierenkontur; **farb-**

kodierte Duplexsonographie zur Beurteilung einer Tumorinvasion in die Nierenvene bzw. Vena cava.
- **Ausscheidungsurographie** ⇒ Verdrängung des Nierenhohlsystems bzw. Aufhebung der Nierenkontur.
- **Labordiagnostik** ⇒ BSG ↑, Anämie, Hyperkalzämie, Erhöhung der alkalischen Phosphatase beim Vorliegen von Knochenmetastasen.
- **Computertomographie** bzw. **Kernspintomographie** ⇒ Tumorausbreitung und Veneninfiltration
- **Farbdoppler-Sonographie, Angio-CT** bzw. **Arteriographie**, ggf. auch **synchrone Kavographie** bei rechtsseitigen Tumoren ⇒ Beteiligung, Verdrängung, Thrombus, Verschluss der V. cava

Differentialdiagnosen

Bei einem **urographisch** nachgewiesenen **raumfordernden Prozess im Bereich der Niere** kommen differentialdiagnostisch u. a. in Betracht:
- **Nieren- oder Nierenbeckentumor**, extrarenaler Tumor, **Nierenzyste**, polyzystische Degeneration, **Uratstein**, Oxalatstein (schattengebend), Urotuberkulose

Therapie

Das Nierenzellkarzinom ist **nicht radiotherapie**- und **chemotherapiesensibel!**
- **ultraradikale Tumornephrektomie +** Entfernung der **ipsilateralen Nebenniere**, **Fettkapsel, Gerota-Faszie** sowie **Lymphadenektomie** bei T_3-Tumoren im Oberpolbereich
- ggf. **partielle Nephrektomie im** Stadium T_{1-2}, N_0, M_0 mit peripherer Nierenpollokalisation
- ggf. auch operative Entfernung von „Solitärmetastasen“; Radiatio bei Knochenmetastasen
- **Zytokintherapie** mit kombinierter Gabe von **Interleukin-2** (subkutan), alpha-Interferon (subkutan) und 5-Fluorouracil (i.v.). ⇒ Teilremissionen bei einem kleinen Teil der Patienten
- bei **inoperablen Patienten** mit **schwerer Hämaturie** durch **Arrosion von Gefäßen** ⇒ Okklusion der tumorversorgenden Nierenarterie

Prognose

- bei Venen- und Lymphknotenbefall ⇒ **5-Jahres-Überlebensrate** von etwa 35 %

Metabolische Nierenerkrankungen

Diabetische Nephropathie

Zur **Pathogenese** und **Symptomatik**: Siehe Seite 478 ff.

Therapie

- Stoffwechseleinstellung, Senkung eines erhöhten Blutdrucks und Vermeidung von Harnwegsinfekten
- bei **terminaler Niereninsuffizienz** ⇒ Prognose durch **Hämodialyse** und **Nierentransplantation** verbessert
- bei **Kreatininwerten > 4 mg/dl** und **rascher Verschlechterung** der Nierenfunktion ⇒ Kontakt mit Nierenzentrum zur **Dialysetherapie** (indiziert ab 7–8 mg/dl) aufnehmen

Uratnephropathie

Nierenbeteiligung bei Uratnephropathie
- erhöhter Serumharnsäurespiegel ⇒ **Ausfällung von Natriumurat** im **Nierenmark** (Tubuli, Sammelrohre, Interstitium), interstitielle abakterielle Nephritis, **Glomerulosklerose**
- **Hyperazidogenese** bei vermehrter Harnsäureproduktion ⇒ **Harnsäuresteinbildung** ⇒ **akute hyperurikämische Nephropathie** bei **Tubulusobstruktion** durch Harnsäure (Harnsäure-Kreatinin-Quotient im Harn > 1)
- **sekundäre,** chronische **Pyelonephritis** als Folge von Harnstase mit intra- und extratubulären Natriumuratablagerungen

Diagnostik

- Messung der **Harnsäurewerte im Serum** sowie der täglichen **Harnsäureausscheidung** im Harn nach purinfreier Kost (**pathologisch > 600 mg/d**), Bestimmung des **Harn-pH**
- Überprüfung der **Nierenfunktion** ⇒ anfangs **renale Konzentrationsleistung** ↓, später GFR ↓

Therapie

- **Senkung des Serumharnsäurespiegels** durch **Xanthinoxidasehemmer** (Urikostatika) bzw. urikosurisch wirkende Substanzen.

Harnsäure-Nephrolithiasis

Gabe von Hexakalium-Hexanatrium-Pentacitrat-Hydrat-Komplex (z. B. Uralyt-U®)

- **Harn-pH** auf Werte von **6,0–6,5** einstellen ⇒ kann Harnsäuresteine auflösen (nicht Mischsteine, Phosphatsteine)
- **nicht bei** Niereninsuffizienz (drohende Hyperkaliämie) oder massivem Harnwegsinfekt einsetzen

Behandlung der akuten Harnsäurenephropathie

- **Plasmavolumenexpansion** (isotone Kochsalz- oder Kristalloidlösungen), danach **intravenöse Gabe von Schleifendiuretika**
- **Hämodialyse** bei Oligo-/Anurie

Hypokaliämische Nephropathie

Bei länger andauerndem **schwerem Kaliumdefizit** kann eine Vakuolisierung des proximalen Tubulusepithels und eine interstitielle Fibrose der Niere resultieren.

Ätiologie

- **renale Kaliumverluste** u. a. bei Diuretikaabusus, Mineralokortikoid-Exzess oder Bartter-Syndrom
- **intestinale Störungen** u. a. bei Laxanzienabusus, Erbrechen und Diarrhö

Nierenfunktion

- **Abnahme der Konzentrationsleistung** (⇒ Polyurie mit Isosthenurie, Polydipsie) und ggf. auch der **glomerulären Filtrationsrate**; **Natriumretention** (⇒ Ödeme)

Diagnostik

- Bestimmung der **renalen Kaliumausscheidung** (**Harn-K^+** <20 mmol/d **bei enteralem Verlust**) und des **Säure-Basen-Status** (bei Azidose besteht im Rahmen einer Hypokaliämie ein größeres Kaliumdefizit)
- **Nierenfunktionsdiagnostik**

Therapie

- **Kaliumchlorid** (z. B. KCl-retard Zyma®, Kalinor retard®, Kalium-Duriles®)
- begleitende metabolische Azidose ⇒ Zufuhr von Kaliumbikarbonat
- Diät, Therapie der Grunderkrankung

Hyperkalzämische Nephropathie

Pathogenese

Persistierende Hyperkalzämie führt zu degenerativen Veränderungen und zur Ablagerung von **Kalziumphosphatpräzipitaten** im Bereich der Henle-Schleife und der Sammelrohre, zu **interstitieller Verkalkung** und pyelonephritischen Veränderungen.

Folgen

- **renale Konzentrations- und Verdünnungskapazität**↓ ⇒ Harnausscheidungsmenge↑ mit verringertem spezifischen Gewicht ⇒ **ADH-resistente Polyurie** mit **Polydipsie**, bei der eine Dehydratation zur prärenalen Niereninsuffizienz führen kann.
- **Natriurese** und **Kaliurese** sowie renale **Chloridausscheidung**↑

Abb. 6.30

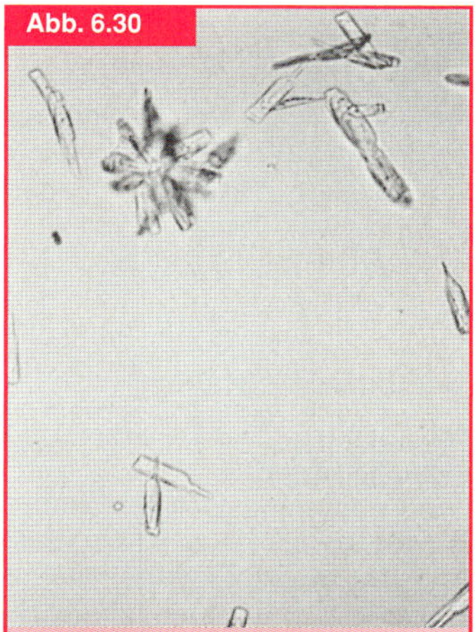

Kalziumphosphatkristalle im Urin (aus Haber, 1981)

- progrediente Abnahme der glomerulären Filtrationsrate
- Bei **alkalischem Harn-pH-Wert** wird das Entstehen einer **Nephrokalzinose** begünstigt. Ausgedehnte intrarenale Kalziumniederschläge führen zur **chronisch-progredienten Niereninsuffizienz**.

Diagnostik

- metabolische **Azidose** (proximale renaltubuläre Azidose, Hyperparathyreoidismus) oder **Alkalose** bei anderen Grunderkrankungen
- Abklärung einer Hyperkalzämie ⇒ Siehe auch Seite 463 ff.

Therapie

- **Therapie** der Grunderkrankung
- Notfalltherapie mit Dialyseverfahren

Nephropathien bei Systemerkrankungen

Bei **Kollagenosen** besteht oft eine **Nierenbeteiligung**, die die Gesamtprognose beeinflusst.

- Die **Niereninsuffizienz** bei Lupus erythematodes, Panarteriitis nodosa, Wegener-Granulomatose und Sklerodermie kann eine **Dauerdialysebehandlung** erfordern.
- Eine **immunsuppressive Medikation** muss in der Dosis **der Nierenfunktion angepaßt werden** und hängt bei Dialysepflichtigkeit von der Aktivität der Erkrankung ab.

Systemischer Lupus erythematodes

Immunkomplexe ⇒ glomeruläre Herdnephritis ⇒ nephrotisches Syndrom ⇒ Niereninsuffizienz

- **Diagnostik** ⇒ persistierende **Proteinurie** >0,5 g/d oder **Zylindrurie; Immunfluoreszenzmikroskopie** ⇒ **ANA** (Anti-DNA-Antikörper), **Anti-dsDNA-AK**
- **Therapie** ⇒ Gabe von Kortikoiden, Antiphlogistika und Immunsuppressiva

Panarteriitis nodosa

70 % der Fälle mit **renaler Beteiligung ⇒ glomeruläre Immunkomplexnephritis ⇒ Hypertonie und Niereninsuffizienz**

- **Diagnostik** ⇒ Nierenbiopsie, oft Eosinophilie, in der Hälfte der Fälle positives HBsAg
- **Therapie** ⇒ Steroide und Immunsuppressiva, Plasmapherese

Wegener-Granulomatose

Vaskulitisbedingte Granulombildungen in der Niere, **nekrotisierende Glomerulonephritis** ⇒ Hämaturie, Proteinurie, Hypertonie und Niereninsuffizienz

- **Diagnose** ⇒ **ANCA** (Anti-Neutrophile Cytoplasmatic Antibodies)
- **Therapie** ⇒ **Cyclophosphamid** unter Mesna-Schutz (1g i.v. alle 4 Wochen), **zusätzlich Prednison-Gabe** (100 mg p.o.), Reduzierung nach klinischen Laborwerten; bei pulmonalen Superinfektionen Antibiotikatherapie

Goodpasture-Syndrom

Anti-Glomerulobasalmembran-Antikörper ⇒ **rapid-progressive** betont extrakapilläre, proliferative **Glomerulonephritis**

Das **Goodpasture-Syndrom** betrifft meist **junge Männer**, die bei typischem Befund eine schwere **Hämoptyse**, **Dyspnoe** und ein rasch **progredientes Nierenversagen** zeigen. Das **Röntgenthoraxbild** zeigt zunehmende, wechselnde, asymmetrische, bilaterale weiche Verschattungen.

Beim **Goodpasture-Syndrom** besteht zunächst eine fokal-segmental proliferative Glomerulonephritis mit Nekrotisierung und Übergreifen auf den Extrakapillarraum. Es resultiert eine **rapid-progressive** betont extrakapilläre, proliferative **Glomerulonephritis** (Halbmondnephritis), bei der eine **Kreuzreaktivität** zwischen **Autoantikörpern** gegen **pulmonale Basalmembranen** und **glomeruläre Basalmembranen** besteht, was zu einer **schweren**, nicht selten tödlich endenden **Hämoptoe** führt.

Klinische Befunde
- zunehmende **Hämaturie** und **erhebliche Proteinurie** (meist **>3 g/d**)
- zunehmende **Anämie** ⇒ Blässe
- oft **Hypertonie** durch Salz- und Wasserretention
- **Lungenblutung bei** Lungenbeteiligung

Labor
- rasch **ansteigende Retentionswerte mit Azotämie**
- **starke** BSG-Beschleunigung
- zirkulierende **Antibasalmembran-Antikörperkomplexe** bzw. **Immunkomplexe**
- glomeruläre und antialveoläre **Antibasalmembran-Antikörperkomplexe in der Biopsie**

Therapie
- **Azathioprin** oder **Cyclophosphamid** 1 mg/kg KG und **alternierende Steroidtherapie** mit 60–120 mg **Prednisolon** alle 48 Stunden. Therapie über etwa einen Monat durchführen
- langsames Ausschleichen der Steroide und Immunsuppressiva bei Besserung der Nierenfunktion
- **Plasmapherese** auch noch bei Glomerulumfiltrat <5 ml/min effektiv

Progressive Sklerodermie

- **multiple Niereninfarkte** ⇒ nephrogene Hypertonie
- **Diagnostik** durch **Immunfloureszenzmikroskopie** ⇒ **ANA** (Anti-DNA-Antikörper in 95 % d. F.)
- **Therapie** ⇒ symptomatisch

Weitere Angaben zu Befunden, Therapie und **Komplikationen** werden unter dem jeweiligen Krankheitsbild abgehandelt.

Myelomnephropathie

Die **Myelomnephropathie** bezeichnet **glomeruläre** und **tubuläre** Veränderungen sowie eine **parenchymatöse Kalzifizierung** beim Plasmozytom.
- Beim **Plasmozytom** kann eine **akute Niereninsuffizienz** im Rahmen des **Hyperviskositätssyndroms** auftreten, aber auch durch die Applikation **hyperosmolarer**, **jodhaltiger Kontrastmittel** ausgelöst werden.

Therapie
- **Plasmapheresebehandlung** ⇒ schnelle Viskositätskorrektur und Entfernung von potentiell nephrotoxischen Proteinen
- frühzeitige **Hämodialyse** bei Hyperkalzämie-Symptomatik und zur Elimination des Kontrastmittels

Renale Amyloidose

Jede Form der **Amyloidose** kann sich **unter dem klinischen Bild einer Glomerulonephritis** manifestieren.

Symptome
- nephrotisches Syndrom, akute bzw. chronische Niereninsuffizienz mit und ohne Hypertonie

Diagnostik
- Erythro-, Leukozyturie, Proteinurie
- klinischer Befund + Biopsie (Rektumschleimhaut, Leber, Nieren, Haut, Muskel)

Therapie

- bei akuter Niereninsuffizienz ⇒ Hämodialyse, Hämofiltration oder Hämodiafiltration
- Behandlung der auslösenden **Primärerkrankung** bei **sekundärer** Amyloidose

Nierenfunktionsstörungen bei Leberinsuffizienz

Hepatorenales Syndrom

Definition

Die bei **Leberzellinsuffizienz** auftretende potentiell **reversible Nierenfunktionsstörung** mit partiellen Leistungseinbußen (gestörte Natriumausscheidung, renal-tubuläre Azidose) bis zum Nierenversagen wird als **hepatorenales Syndrom** bezeichnet.

Pathogenese, Symptomatik

- Die Koinzidenz von **Leber- und Niereninsuffizienz** tritt besonders häufig bei fortgeschrittener **Leberzirrhose**, Gallenwegserkrankungen, akuter Hepatitis und Leberdystrophie auf.
- Bei der **Leberzirrhose** besteht im **präazotämischen Stadium** zunächst eine **positive Wasserbilanz**, eine Abnahme der Natriumausscheidung und eine Verdünnungshyponatriämie.
- Aszites und Ödemen folgen eine **progrediente Azotämie**, Hyponatriämie (<120 mval/l) und oligurische Niereninsuffizienz.

Diagnostik

- regelmäßige Kontrolle der **harnpflichtigen Substanzen** im Blut, des **Elektrolythaushaltes** (Natrium im Serum und Urin, Kalium im Serum) und des **Säure-Basen-Haushaltes**

Therapie

- gemeinsame Behandlung der Leber- und Niereninsuffizienz
- Bilanzierung des Wasser- und Elektrolythaushaltes
- Hämodialysebehandlung
- Prävention der Endotoxinämie (siehe unter Leberinsuffizienz)

Prognose

- Die Prognose des hepatorenalen Syndroms ist dabei fast immer **infaust**, auch wenn die Patienten zwar nur **im**, jedoch nicht am **Nierenversagen** sterben. Therapieerfolge sind nur bei akuter Leberinsuffizienz möglich.

Schwangerschaftsnephropathie

Nephropathien in der Schwangerschaft

- erstmalige Nierenerkrankung in der Schwangerschaft
- präexistente Nierenerkrankung
- graviditätsspezifische Nierenerkrankung

Bei den beiden erstgenannten Nephropathien ist eine **anhaltende Verschlechterung** des Krankheitsprozesses durch die Schwangerschaft **nicht zu erwarten**.

Häufigkeit

- Die **akute Pyelonephritis** ist die häufigste Nierenerkrankung in der Gravidität. Bei einer signifikanten **Bakteriurie (>100.000 Keime/ml)** wird die **Indikation zur antibiotischen Behandlung** gestellt. **Ampicilline** werden dabei als Primärtherapeutika bevorzugt.

- **Selten** tritt eine akute **Glomerulonephritis** oder ein **nephrotisches Syndrom** in der Gravidität auf.
- Häufiger kommt es zum **akuten Nierenversagen** durch vorzeitige Lösung der Plazenta oder atonische Blutung (1:2.500 Geburten).

EPH-Gestose

Definition

(syn. schwangerschaftsinduzierte Hypertonie, SIH; Präeklampsie)
Die EPH-Gestose ist eine schwangerschaftsspezifische Erkrankung, die klassischerweise anhand der Symptome **H**ypertonie (**H**), **P**roteinurie (**P**), **Ö**deme (**E**) diagnostiziert wird. Die Ätiologie ist unbekannt.

Formen (WHO)

- **essentielle Hypertonie** (essentielle Hypertonie, die in der Schwangerschaft erstmalig diagnostiziert wird)
- **Gestationshypertonie** (einmalige RR-Erhöhung in der Schwangerschaft ohne fetale Gefährdung)
- **Präeklampsie**
- **Pfropfgestose**

Präeklampsie und Pfropfgestose gehen mit einer erheblichen fetalen Gefährdung einher.

Risikogruppen

- sehr junge Erstgebärende
- Frauen mit vorbestehender Hypertonie und/oder Nephropathie (⇒ Pfropfgestose)
- Frauen mit Kollagenosen, SLE
- familiäre Häufung

Pathophysiologie

Schädigung von Endothelzellen und Veränderungen im Prostazyklinstoffwechsel führen zu einem **erhöhten Vasotonus** ⇒ Zunahme des totalen peripheren Widerstandes ⇒ pathologische Veränderungen in verschiedenen Organsystemen ⇒ u. a. gesteigerte Permeabilität der renalen Glomerula, Kapillaren und Tubuli.

Symptome

Präeklampsie (WHO)

- RR >**140/80** nach der 20. SSW
- Proteinurie >**0,3 g/d**

Pfropfgestose

- **Auftreten von charakteristischen Gestosesymptomen** (Proteinurie oder plötzlicher Anstieg von Blutdruck und Eiweißausscheidung im Urin) **bei Schwangeren mit chronischer Hypertonie.**
- Anstieg des RR systolisch über 30 mm Hg vom Ausgangswert und diastolisch über 15 mm Hg

Zeichen der schweren Gestose

- Blutdruckanstieg **>170/110 mm Hg**
- **Zephalgie**, Skotome, ggf. Hyperreflexie, Klonus
- **Oligurie**, Lungenödem

Das **HELLP-Syndrom** ist ein **Symptomenkomplex** aus Zeichen der **Hämolyse** (H), **erhöhten Leberenzymwerten** (elevated liver enzymes = EL) und **Thrombozytopenie** (low platelet count = LP). Es tritt als seltene, schwerwiegende Komplikation der Präeklampsie auf.

Therapie
- **Hypertoniebehandlung in der Schwangerschaft** ⇒ Siehe Seite 85 ff.
- bei **Präeklampsie** ⇒ Gabe von **Dihydralazin,** alternativ **Urapidil** über **Perfusor**
- bei **hypertensiver Krise** ⇒ **Dihydralazinperfusor + Magnesium i. v. 1mg/h**
- Therapie der Nierenerkrankung wie außerhalb der Schwangerschaft
- bei **vorbestehender Nierenerkrankung** ⇒ wegen **erhöhten kindlichen Risikos** (Plazentainsuffizienz) ⇒ in der 36.–38. Woche Weheneinleitung oder Sectio
- bei akutem **anurischen Nierenversagen** ⇒ Dialyse, **Geburt** unabhängig vom Entwicklungsstatus **konservativ einleiten** (Blasensprengung, Oxytocintropf), **Sectio vermeiden!**
- bei **HELLP-Syndrom** ⇒ frühestmögliche **Sectio caesarea**

Nierentuberkulose

Die oft erst nach jahrzehntelanger ruhender Infektion auftretende chronisch verlaufende, destruierende **Nierentuberkulose** ist Folge einer post-primären hämatogenen Streuung von M. tuberculosis in das rindennahe Parenchym. Sie führt unbehandelt zur **Niereninsuffizienz**.

Abb. 6.31

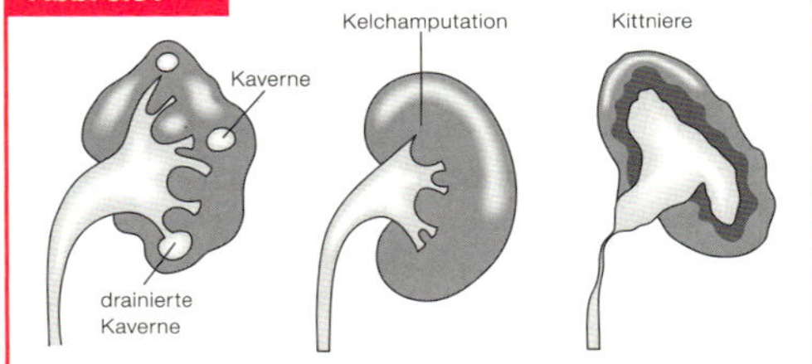

Folgen der Nierentuberkulose

- Die **Nierentuberkulose** kann zu renalen **Kavernen** und **Deformierung der Nierenstruktur** (ulcerocavernöses Spätstadium) führen oder eine **chronische Pyelonephritis** bzw. **Ausbreitung in das Perinephrium** zur Folge haben.
- Durch Streuung von Erregern in die ableitenden Harnwege kommt es zur Ausbreitung in Prostata, Nebenhoden bzw. Uterus, Tuben oder Adnexe („**Urogenital-Tbc**“).
- **Symptomatik** ⇒ Pollakisurie, Dysurie; **Folgeerkrankungen** ⇒ Prostatitis, Epididymitis bzw. Salpingitis, Endometritis und Adnexitis
- **Befunde** ⇒ **sterile Leukozyturie** (Leukozyturie ohne begleitende Bakteriurie), gel. auch Hämaturie
- **Diagnostik** ⇒ **Urinkultur**, Genprobentechnik
- **Therapie** ⇒ Antituberkulostatika

Tubuläre Syndrome

Nephrogener Diabetes insipidus

Der **Diabetes insipidus** renalis ist auf eine x-chromosomal-rezessiv vererbte Resistenz des Sammelrohrepithels gegenüber Vasopressin zurückzuführen.
- **Symptomatik** ⇒ Polyurie, Polydipsie und Ausscheidung eines hypotonen Urins
- **Therapie**
  - salzarme Kost
  - **mittellang wirkende Thiazide** (z. B. **Hydrochlorothiazid** 25–100 mg/d) ⇒ Induktion eines Volumen- und Natriummangels ⇒ Natrium- und Wasserresorption in proximalen Tubulusabschnitten ↑
  - **Kaliumsubstitution** (Kaliumchlorid 30–60 mmol/d)

Renale Glukosurie

- **Ursache** der **autosomal-rezessiv** vererbten **renalen Glukosurie** ist ein Defekt, der den Bürstensaum oder den Zellstoffwechsel der proximalen Tubuluszelle betrifft.
- Es besteht eine **Glukosurie** infolge **Herabsetzung der Rückresorptionskapazität** der Tubuli für Glukose. Die Störung der tubulären Resorption von Glukose kann symptomlos bleiben oder in seltenen Fällen auch mit Hypoglykämiesymptomatik einhergehen.
- **Therapie** ⇒ Kohlenhydratzufuhr in zahlreichen kleinen Mahlzeiten

Renaler Phosphatdiabetes

- Beim **renalen Phosphatdiabetes** besteht eine **X-chromosomal**, z. T. auch **autosomal vererbte verminderte tubuläre Phosphatresorption**. Die bei dieser Erkrankung gleichzeitig **verminderte intestinale Resorption** von **Phosphat** und **Kalzium** führt zur **Hypophosphatämie** und **Osteomalazie** („Vitamin-D-resistente" Rachitis).
- **Therapie** ⇒ **Phosphatsubstitution** (1–2 g/d); **Cholecalciferol** (Vitamin D_3 0,5–25 mg/d) oder 1,25-Dihydroxy-Vitamin D_3

Hyperaminoazidurie (Beispiele)

Zystinurie

- Bei dieser autosomal-rezessiv vererbten Störung ist die proximale tubuläre **Rückresorptionskapazität** für die dibasischen **Diaminosäuren Zystin, Lysin** und **Arginin herabgesetzt**, woraus Steinbildung bei 3 % der Patienten resultiert. Gleichzeitig bestehen Störungen der enteralen Resorption.
- **Therapie** ⇒ **reichliche Flüssigkeitszufuhr** (3 l/d), **Alkalisierung des Urins** auf einen pH-Wert von mindestens 7,5; ggf. Gabe von **D-Penicillamin** (z. B. Metalcaptase®)

Hartnup-Erkrankung

- Bei der Hartnup-Erkrankung besteht ein **autosomal-rezessiv vererbter proximal-tubulärer Transportdefekt**, der zur vermehrten Ausscheidung **neutraler Aminosäuren** führt.
- **Symptomatik** ⇒ **Pellagra**, anfallsweise zerebellare Ataxie
- **Therapie** ⇒ **reichliche Flüssigkeitszufuhr** bei zerebellaren Anfällen, Vermeiden übermäßiger Sonnenlichtexposition; Nicotinamid bei Pellagra, Alkalisieren des Urins, Darmsterilisation mit Neomycin

Fanconi-Syndrom

- Es besteht eine renale **Glukosurie**, generalisierte **Aminoazidurie** sowie **Hyperphosphaturie** infolge **kombinierter Rückresorptionsstörung** für **Glukose, Aminosäuren und Phosphat**. In typischen Fällen kann auch die Clearance für Harnsäure und Bikarbonat erhöht sein.
- Der idiopathischen Form liegt ein **autosomal-rezessiv vererbter generalisierter Transportdefekt** im proximalen Tubulus zugrunde.
- Es resultieren **Hypokaliämie**, **Polyurie**, Hypovolämie, **Knochen- und Wachstumsstörungen**.

Eine **symptomatische Form** kann bei Stoffwechselkrankheiten (z. B. Zystinose, Galaktosämie, Morbus Wilson), Vergiftungen (z. B. Quecksilber, Blei, Lysol) und Störungen des Eiweißstoffwechsels (z. B. Myelom, Tumoren, nephrotisches Syndrom) auftreten.

Renale tubuläre Azidose

- **Typ I** ⇒ Bei der klassischen **distalen tubulären Azidose** besteht eine verminderte Ammoniak- und Wasserstoffionensekretion mit hyperchlorämischer metabolischer Azidose, Hypokaliämie, Hypovolämie, **Hyperkalzurie, Nephrokalzinose** und **gestörtem Knochenstoffwechsel**.
- **Typ II** ⇒ Bei der **proximalen tubulären Azidose** besteht eine Anomalie der Bikarbonat-Rückresorption mit renalem Bikarbonatverlust. Es resultiert eine hyperchlorämische Azidose mit Hypokaliämie **ohne Störungen des Knochenstoffwechsels**.
- **Therapie** der metabolischen Azidose ⇒ **Bikarbonatsubstitution** und Kaliumsubstitution

Salzverlust-Syndrom

Kalium-verlierende Nephropathie

- **Renale Kaliumverluste** weisen u.a. auf einen Mineralkortikoidüberschuss hin (Morbus Cushing, Morbus Conn). Auch bei Pyelonephritiden, Zystinose, beim Bartter-Syndrom und der renalen tubulären Azidose kommt es zu einer erhöhten **renalen Kaliumausscheidung**.
- **Sekundäre Natrium- bzw. Kaliumverluste** treten u.a. beim Fanconi-Syndrom (angeboren und erworben), bei distaler renaler tubulärer Azidose, chronischer Pyelonephritis, Nephronophthise und Zystennieren auf.
- **Therapie** ⇒ Elektrolytsubstitution

Abb. 6.32

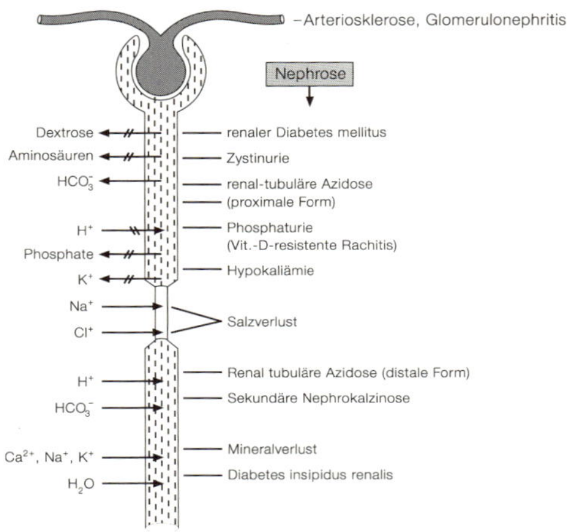

Störungen der renal-tubulären Funktion (aus Lohr/Bös 1998)

Nephrokalzinosen

- Zu den **tubulären Syndromen** werden auch die **Nephrokalzinosen** gezählt. Man unterscheidet dabei **primäre** (Verkalkung intakten Gewebes) von **sekundären** (Verkalkung geschädigten, nekrotischen Gewebes) Nephrokalzinosen.
- **Primäre Nephrokalzinosen** entstehen auf Grund einer **erhöhten Kalziumausscheidung** mit dem Urin, wie sie z.B. bei Hyperparathyreoidismus, beim Morbus Boeck, bei Vitamin-D-Intoxikation, tubulärer Azidose, Oxalose und beim Milch-Alkali-Syndrom auftreten.

6.3 Dialyseverfahren

Dialyse

Indikation zur Dialysetherapie

- GFR (Kreatinin-Clearance) < 10 ml/min/1,73 m^2, klinische **Urämiesymptome**, **Serumharnstoff** > 200 mg/dl, **Hyperkaliämie** >6,5 mmol/l, metabolische **Azidose** (Bikarbonat <10 mmol/l)
- bei **Diabetikern** Serumharnstoff >160 mg/dl und Bikarbonat <14 mmol/l

Hämodialyse

Hämodialyse ⇒ extrakorporale Elimination harnpflichtiger Substanzen über eine **semipermeable Membran** durch **freie Diffusion**

Prinzip der diffusiblen Elimination („Dialyse")

- Auf der einen Seite der **Membran** fließt das **Blut** des Patienten, auf der anderen Seite im **Gegenstromprinzip** eine **isotonische Elektrolytlösung ⇒ harnpflichtige Substanzen** diffundieren über das **Konzentrationsgefälle** in die **Elektrolytlösung.**

Abb. 6.33

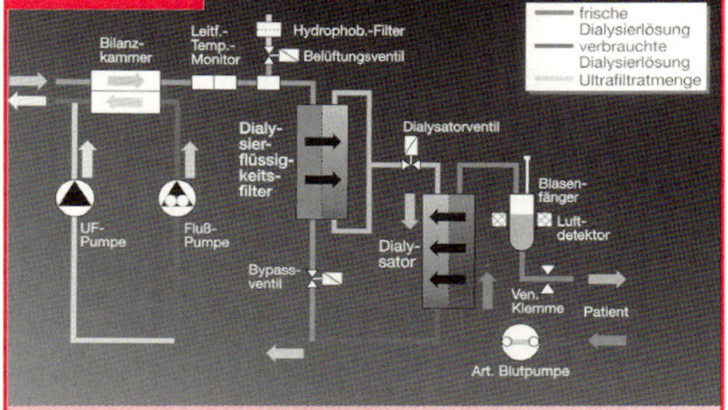

Hämodialyse (mit freundlicher Genehmigung von Fresenius Medical Care Deutschland, Bad Homburg v.d.H.)

Die Dialyse erfolgt meistens **3-mal wöchentlich** für **3–5 Stunden** über einen **venös-arteriellen Dauershunt** zwischen **A. radialis** und einer **Unterarmvene**.

- **Heparinisierung** ist **erforderlich**, um eine extrakorporale Blutgerinnung zu verhindern.
- Membranen mit **hochselektiver Durchlässigkeit** und **Dialysate** auf **Bikarbonatbasis** ermöglichen eine **kürzere Dialysezeit** (2 h).

Kontraindikationen ⇒ **Hypotension** (relativ) und **akute Blutung**

Das **Membranmaterial** besteht aus **Zellulosemodifikationen**, **Polykarbonat** oder bei **„High-flux"-Dialysatoren** mit **erhöhter** Clearance für **höhermolekulare Substanzen**, wie **β_2-Mikroglobulin,** aus **Polyacrylnitril**, Polysulfon oder Polyamid.

Abb. 6.34

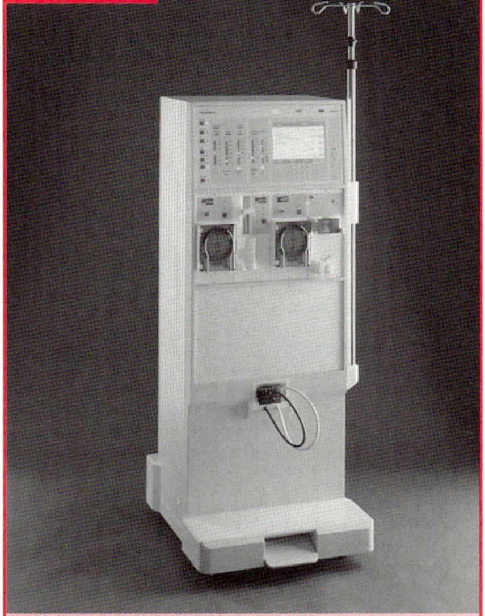

Hämodialysegerät (mit freundlicher Genehmigung von Fresenius Medical Care Deutschland, Bad Homburg v.d.H.)

Hämofiltration

Prinzip der konvektiven Elimination („**Ultrafiltration**")

- Über den **hydrostatischen Druck** gelangen harnpflichtige Stoffe durch die **Filtermembran konvektiv** (durch molare Strömung mitgeführt) aus dem **heparinisierten Blut** in das Filtratkompartiment.
- Diese „**Ultrafiltration**" wird durchgeführt, indem ein **negativer Druck auf der Spülungsseite** der Membran erzeugt wird. Der beim Filtrationsvorgang entstandene **Flüssigkeitsverlust** wird durch Infusion isotonischer Flüssigkeiten (automatisch gesteuert) ersetzt.

- **Kanüliert** werden die **A.** und **V. femoralis**.
- Der **schonende Volumenentzug** bei der Hämofiltration **ist insbesondere** für **ältere Patienten**, mit **zerebro- oder kardiovaskulären Komplikationen** oder Patienten mit **ausgeprägter Hypotonie** günstig.
- **kontinuierliche arteriovenöse Hämofiltration** zum Flüssigkeitsentzug und zur Entgiftung bei Intensivpatienten

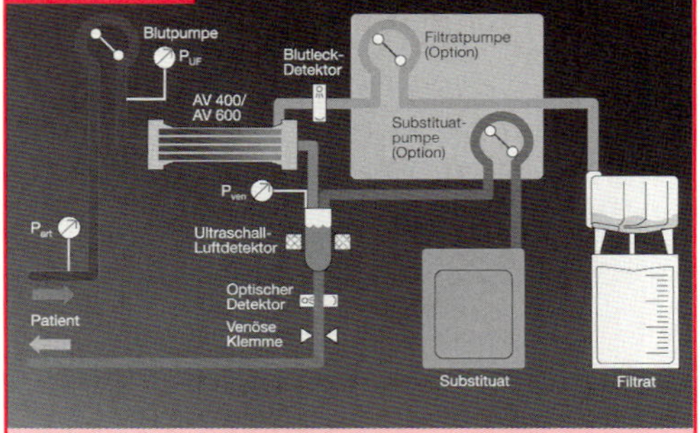

Abb. 6.35 Hämofiltration (mit freundlicher Genehmigung von Fresenius Medical Care Deutschland, Bad Homburg v.d.H.)

Peritonealdialyse

- **Dialysemembran** ist die vaskularisierte Fläche des **Peritoneums**.
- Durch **Infusion** von Pufferlösungen oder Glukoselösungen **unterschiedlicher Osmolarität in den Bauchraum wird ein** osmotischer Gradient hergestellt, der zum **Übertritt harnpflichtiger Substanzen** vom Blut **in die Peritonealflüssigkeit** führt. Die Schadstoffelimination erfolgt durch **Flüssigkeitswechsel**.
- **Vorteil** ⇒ keine Heparinisierung erforderlich! **Nachteil** ⇒ Peritonitisgefahr
- **Kleinmolekulare Substanzen** wie Harnstoff oder Kreatinin werden weniger gut, größere Moleküle dagegen besser ausgeschieden ⇒ **Eiweißverlust** 8–10 g/d ⇒ tägliche Eiweißzufuhr 1,2–1,5 g/kg KG.
- Die **Peritonealdialysebehandlung** dauert, verglichen mit der Hämodialyse, **bis zu 4mal länger**, um die gleiche Effizienz zu erreichen.

Chronische Peritonealdialyse

- **intermittierende Peritonealdialyse** (IPD) ⇒ erfordert 3mal pro Woche einen 8–12-stündigen stationären Krankenhausaufenthalt
- **kontinuierliche ambulante Peritonealdialyse** (CAPD) ⇒ Heimdialyse ⇒ 3–5-mal täglich werden 1,5–2 l Dialysat unter sterilen Bedingungen in die Bauchhöhle instilliert und nach einer Verweilzeit von 4–8 Stunden abgelassen.
- **kontinuierliche zyklische Peritonealdialyse** (CCPD) ⇒ Behandlung nachts als apparative Heimdialyse

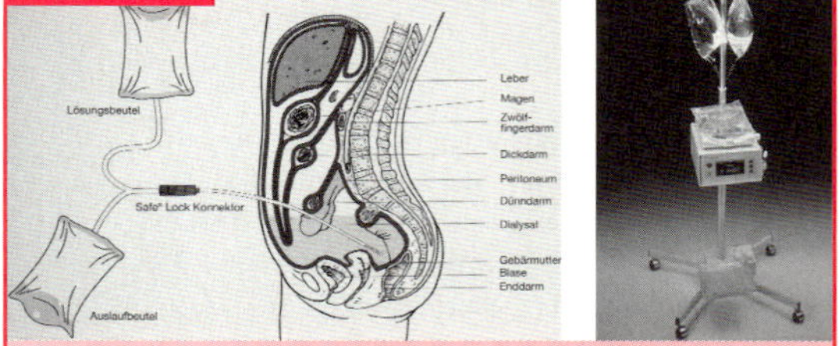

Abb. 6.36 Peritonealdialyse (mit freundlicher Genehmigung von Fresenius Medical Care Deutschland, Bad Homburg v.d.H.)

Patienten, die auf eine Dauerdialyse angewiesen sind, sollten durch eine Kooperation zwischen **Nephrologen**, speziell ausgebildetem **Pflegepersonal**, **Diätassistenten**, **Sozialarbeitern** und ggf. auch **Psychiatern** betreut werden.

Adjuvante Maßnahmen bei Dialysetherapie

- **Vitaminmangel** ⇒ **Substitution wasserlöslicher Vitamine** ⇒ B-Komplex, Folsäure, Vitamin C
- **Eisenverlust** im Restblut nach der Hämodialysepassage ⇒ **Eisensulfat** (450–600 mg/d) jedoch **nicht** bei **„Eisenüberladungs-Syndrom"** infolge vorausgegangener Transfusionstherapie!
- **Hyperphosphatämie** ⇒ **Kalziumkarbonat** als **oraler Phosphatbinder**
- **Erythropoetin** (r-HuEPO) bei jeder Hämodialyse

- **Calcitriol** bei Patienten mit Hypokalzämie
- ggf. antihypertensive Medikation (20% d.F.)
- **Obstipation** ⇒ Laxanzien

Komplikationen bei Hämodialyse

- **Dysäquilibriumsyndrom** durch **Entzug osmotisch wirksamer Substanzen** ⇒ Hirnödem, zerebrale Anfälle, Ruhelosigkeit, **Muskelkrämpfe**
- **Fieber** durch Bakteriämie, Pyrogene, Peritonitis oder überhitzte Dialysate, ggf. auch **Anaphylaxie**
- **Shunt-Thrombose** (⇒ Verschluss), arterielles **Steal-Syndrom** distal der Shunt-Anastomose
- **Hypotonie** bei zu starker Ultrafiltration (⇒Volumenmangel), **Herzarrhythmien**, **Luftembolie**, perikardiale Tamponade
- **Blutungen** durch Heparinisierung (gastrointestinal, intrakranial, retroperitoneal oder intraokulär)
- **Hämolyse** ⇒ Eisen- und Folsäuremangel
- **metabolische Störungen** (Azidose, Hypo- und Hypernatriämie, Hypo- und Hyperkaliämie, Hyperkalzämie, Hypermagnesiämie), Kalorien-Eiweiß-Malnutrition
- **Überwässerung** oft initial bei Diabetikern
- **Karpaltunnelsyndrom** durch Ablagerung von Amyloid

Hämoperfusion

Das Blut wird über einen **Gefäßzugang** (V. femoralis, V. subclavia oder V. jugularis interna) **extrakorporal** durch eine mit **Adsorbenzien** (Aktivkohle, Ionenaustauschharze) gefüllte **Hämoperfusionskapsel** geleitet.

- Dies ermöglicht die rasche **Elimination toxischer Substanzen** (z.B. organische Lösungsmittel, Insektizide, Pilzgifte) aus dem Blut, deren Entfernung mit Hämodialyse nicht möglich ist.
- **Nachteil ⇒ großer Heparinbedarf**
- **Komplikationen ⇒ Thrombozytopenie** durch mechanische Alteration

Plasmapheresebehandlung entfernt pathologische Proteine (u.a. zirkulierende Immunkomplexe, Antikörper, Paraproteine), Fette, Cholesterin und proteingebundene Toxine aus dem Patientenplasma.

6.4 Nierentransplantation

Durch die **Nierentransplantation** entfällt für den dialysepflichtigen Patienten das Hepatitisrisiko, die urämische Osteo- und Neuropathie, Flüssigkeitsrestriktion und diätetische Beschränkungen.

Die **Indikation zur Nierentransplantation** besteht bei chronisch-terminalem Nierenversagen und Dialysepflichtigkeit, wenn eine internistische und urologische Eignung des Patienten gegeben ist.

Kontraindikation zur Nierentransplantation
- akute und aktive Infektionen, nicht sanierbare chronische Entzündungen
- metastasierende Malignome
- therapierefraktäre Herzinsuffizienz, schwere chronische respiratorische Insuffizienz, fortgeschrittene Leberinsuffizienz
- unkontrollierter Alkohol-, Drogen- und Tablettenabusus
- schwere generalisierte Angiosklerose, Z.n. Beckenvenenthrombose mit partiellen Gefäßverschlüssen
- aktiver Verlauf einer entzündlichen Nierenerkrankung (systemischer Lupus erythematodes, Goodpasture-Syndrom, Wegener'sche Granulomatose, rapid progressive Glomerulonephritis, aktive Anti-GBM-AK-GN mit Antikörpernachweis); Anmeldung zur Nierentransplantation ist möglich, wenn die Erkrankung inaktiv ist.
- schwere, nicht sanierbare angeborene Missbildungen der ableitenden Harnwege
- akute intermittierende Porphyrie, progressive generalisierte Amyloidose (kardiale Beteiligung)
- Adipositas mit BMI > 35 kg/m², Noncompliance

Immunsuppresive Therapie

Zur **Unterdrückung der Abstoßungsreaktion** kann die **Zahl der Lymphozyten** durch zytotoxisch wirkende Immunsuppressiva (Azathioprin) **vermindert** werden oder **deren Aktivierung gehemmt** werden (Ciclosporin).

- Die **Ergebnisse nach Leichennierentransplantationen** konnten bei Anwendung von **Ciclosporin** im Durchschnitt um 20% verbessert werden (⇒ 1-Jahres-Transplantatüberlebenszeit etwa 80%).
- **Ciclosporin** (anfangs 6–12 mg/kg KG/d; Erhaltungsdosis 2–6 mg p.o./kg KG/d) kann als Monotherapie oder in Kombination mit **Steroiden**, **Azathioprin** (z.B. Imurek®) und **Antilymphozytenglobulin** verabreicht werden.
- **Prednison** wird anfangs hoch dosiert (100 mg/d) und bei günstigem postoperativen Verlauf innerhalb von 4–6 Monaten auf etwa 10 mg/d reduziert.
- **Azathioprin** kann zu einem Abfall der Leuko- und Thrombozyten führen.

Komplikationen nach Nierentransplantation

Abstoßung (hyperakut, akzeleriert, akut, chronisch) bei unbeherrschbarer Immunantwort des Empfängers gegen die Transplantationsantigene des Spenderorganes
- **Therapie** ⇒ vorübergehende Erhöhung der immunsuppressiven Therapie, ggf. Transplantatentfernung

Ischämischer Nierenschaden bei protrahiertem Schock des Spenders oder durch zu lange warme Ischämiezeit bei Organentnahme
- **Therapie** ⇒ Dialyse, da meist reversibel

Thrombosen in Arterie oder Vene im Anastomosenbereich
- **Therapie** ⇒ operative Revision

Rekurrierende Erkrankung im Transplantat (z.B. Glomerulonephritis)

Nebenwirkungen der immunsuppressiven Therapie

- **Infektionen** durch Immunsuppression (⇒ Bakterien, Viren, Pilze)
- **Malignome** (immunologische Tumorabwehr ↓)
- **Cushing-Syndrom** mit Steroiddiabetes und Osteoporose durch langdauernde, hochdosierte Kortisonapplikation

6.5 Renale arterielle Hypertonie

Siehe Seite 85 ff.

Urinstatus, Serum-Elektrolyte, Reninbestimmung im venösen Blut, **Nierensonographie** und die Bestimmung der **Nierenfunktionsparameter** geben Hinweise auf eine **renale Genese** der Hypertonie.

- Bei fixierten diastolischen Blutdruckwerten >105 mm Hg kann der **Ausschluss einer renovaskulären Hypertonie** durch eine **Doppler-Sonographie**, **intravenöse Pyelographie**, **digitale Subtraktionsangiographie** der Nierenarterien oder **Jod-Hippuran-Clearance** erfolgen.

Der Hochdruck bei renal-parenchymatösen Erkrankungen (z. B. Glomerulonephritis oder Pyelonephritis) ist **überwiegend** durch eine **Salz- und Wasserretention** bedingt (Volumenhochdruck).

Therapie

- Da die Höhe des Blutdrucks bei diesen Patienten mit der Zunahme des austauschbaren Natriumpools korreliert, ist eine **saluretische Therapie** indiziert.
- Hierzu werden **Schleifendiuretika** wie Furosemid (z. B. Lasix®) oder Etacrynsäure (z. B. Hydromedin®) eingesetzt, die bei **mittelschwerer** und **schwerer Hypertonie** mit **AT_1-Blockern**, **ACE-Hemmern**, **β-Rezeptorenblockern** oder **Kalziumantagonisten** kombiniert werden, wobei die Kontraindikationen des jeweiligen Präparats bei der Auswahl zu berücksichtigen sind.

Abb. 6.37

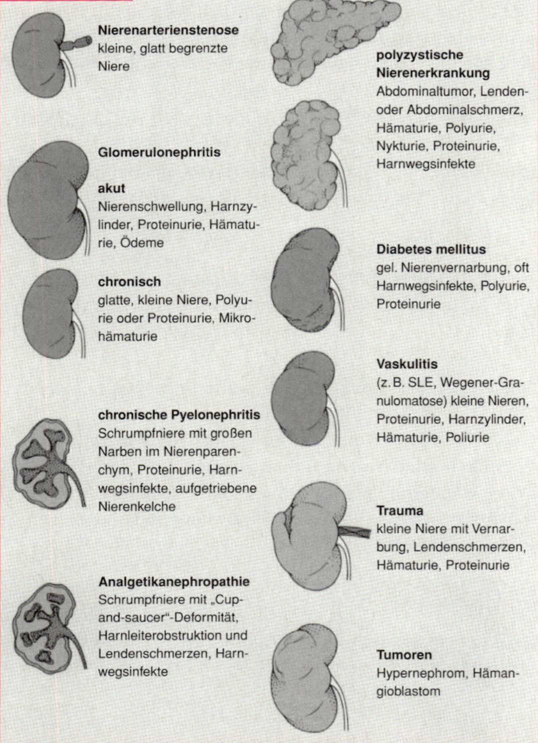

Nierenerkrankungen mit sekundärer Hypertonie, sonographische Erscheinungsbilder (aus Swales/de Bono 1993)

6.6 Störungen des Wasserhaushalts

Allgemeines

Regulation des Wasser- und **Natriumhaushalts**

- **Zelluläre Dehydratation** bedingt einen **gesteigerten zellulären Einstrom von Elektrolyten** und die **intrazelluläre Freisetzung** von **Osmolyten** (⇒ regulative Zunahme des Zellvolumens).

Renin-Angiotensin-System (RAAS)

- Werden die **Granulosazellen** des juxtaglomerulären Apparates der Niere durch **Natriummangel**, **Hypovolämie** oder **Hypotonie** erregt, wird als Folge die Protease **Renin** ausgeschüttet. Sie wandelt **Angiotensinogen** zum Dekapeptid **Angiotensin I** um, was dann durch **Convertingenzym** (= Kininase II) zum Oktapeptid **Angiotensin II** gespalten wird. **Angiotensin II** setzt **Aldosteron** frei ⇒ **Natriumrückresorption** ↑ (Plasmaosmolalität ↑).

ADH-Ausschüttung

- Eine **Zunahme der Plasmaosmolarität** und/oder **Volumenmangel** führen zu **Durstgefühl** (⇒ **Trinkmenge** ↑) und zur **vermehrten ADH-Ausschüttung** aus dem Hypophysenhinterlappen mit nachfolgender **Zunahme** der **Wasserrückresorption** im **distalen Tubulus** (= **Antidiurese**).

Atriales natriuretisches Peptid

- Das **atriale natriuretische Peptid** (syn. ANP, Atriopeptin) wird bei einer Zunahme des extrazellulären Volumens von Zellen des rechten Vorhofs sezerniert und führt durch **Hemmung der ADH- und Reninsekretion** zu einer **vermehrten Natrium- und Wasserausscheidung**. Atriopeptin bewirkt durch direkten Angriff an der glatten Gefäßmuskulatur in der Niere eine **Zunahme der GFR**.

Das **Körperwasser verteilt sich** im gesunden Organismus zu etwa **zwei Drittel intrazellulär** und zu **einem Drittel extrazellulär**.
Dabei umfasst die **extrazelluläre Flüssigkeit** die **interstitielle** und die **intravasale** Flüssigkeit. **Transzelluläre Flüssigkeit** entsteht durch Sekretion innerhalb eines Hohlraumes (z.B. Gastrointestinaltrakt, Pleuraraum u.a.).

Die physiologische Osmolalität (Isotonie) wird hauptsächlich durch Natriumionen bestimmt. Aber auch Nichtelektrolyte, wie Glukose und Harnstoff, können die Osmolalität deutlich steigern.

- **Osmolalität = 2 × (Na^+ + K^+) + Glukose + Harnstoff**; Angaben in mmol/kg

Die **Parameter zur Beurteilung des Flüssigkeitshaushaltes beziehen sich** definitionsgemäß **auf** den **Extrazellulärraum** (EZR).

- Man unterscheidet hierbei die **Hyperhydratation** von der **Dehydratation** und unterteilt weiter in eine **hypertone, isotone** und **hypotone Natriumkonzentration** des EZR.
- Das Abweichen der **Plasmanatriumkonzentration** vom physiologischen Wert (132–148 mmol/l) führt zu einem **relativen Wasserdefizit** im Fall einer **Hypernatriämie** oder einem **relativen Wasserüberschuss** im Fall einer **Hyponatriämie**.

Flüssigkeitsbedarf

- **tägliche Flüssigkeitsaufnahme/-bildung** beim **gesunden Erwachsenen** ⇒ etwa **20–40 ml/kg KG**
- **Zunahme dieses Bedarfs** um etwa **10–12 % pro °C Fieber**
- täglicher **Flüssigkeitsverlust über Lunge** und **Haut** (= Perspiratio insensibilis ⇒ 900 ml) sowie **Darm** (100 ml) nach Abzug des Oxidationswassers (300 ml/d) ⇒ etwa **700 ml/d**
- bei **kataboler** Stoffwechsellage ⇒ Abbau von 1 kg Körpergewebe ≅ 1000 ml Oxidationswasser
- **Abschätzung von Flüssigkeitsverlust** nach der **Formel** ⇒ **0,6 × kg KG × (Na^+_{ist}/Na^+_{soll}–1)**

Abb. 6.38

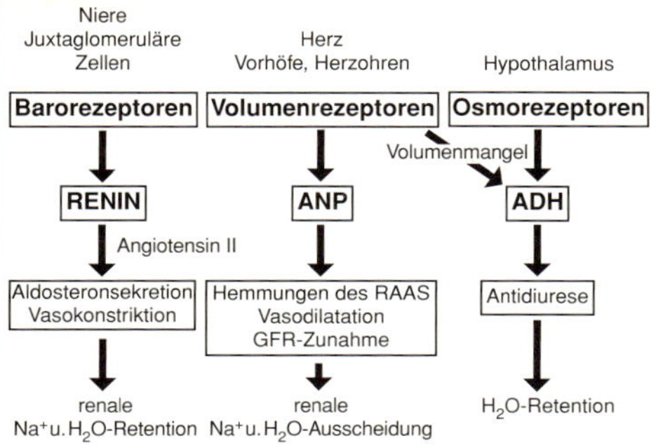

Volumen- und Osmoregulation (aus Lohr/Bös 1998)

Abb. 6.39

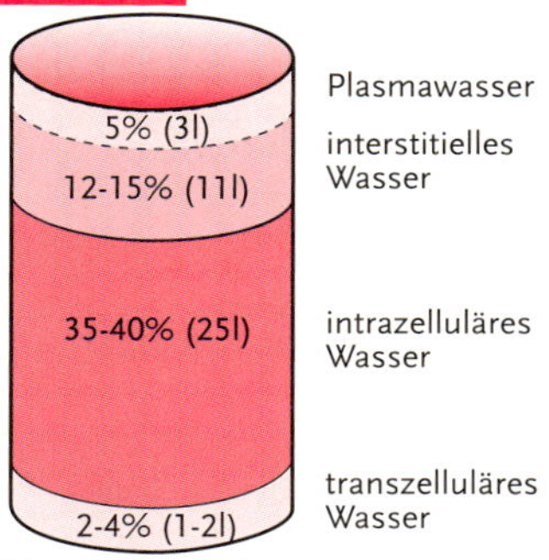

Flüssigkeitsräume des menschl. Körpers

Reiner Wasserüberschuss

Pathogenese

Reiner Wasserüberschuss besteht bei unverhältnismäßig **hoher Zufuhr** oder **Retention von nicht osmotisch gebundenem Wasser**. Es resultiert eine **Hypoosmolalität** (<270 mosm/l) und **Hyponatriämie** (<135 mmol/l).

Ätiologie

Wasserüberschuss kann bei vielen schweren akuten und chronischen Erkrankungen auftreten.

- **exzessive Wasserzufuhr** u.a. bei Psychosen, Überinfusion, Intestinalspülungen mit elektrolytfreien Lösungen
- inadäquat erhöhte ADH-Sekretion (SIADH) u.a. bei kleinzelligem Bronchialkarzinom, entzündlichen oder neoplastischen Erkrankungen des zentralen Nervensystems, Guillain-Barré-Syndrom, Schädel-Hirn-Trauma, Apoplexie, akuter intermittierender Porphyrie, Überdruckbeatmung (PEEP), durch Medikamente (u.a. trizyklische Antidepressiva, Neuroleptika, Cyclophosphamid, Vincristin, Morphin, Nikotin)
- **renale Verdünnungsstörungen** u.a. bei Niereninsuffizienz

Symptomatik

Eine **Volumenzunahme des Körperwassers** ist nur bei gleichzeitiger Störung des Natriummetabolismus zu erkennen, da sie hauptsächlich (zwei Drittel) intrazellulär erfolgt.

- **Wasserüberschuss** ⇒ Gewicht ↑, Hautturgor ↑, Halsvenenfüllung ↑, Blutdruck oft ↑, Tachykardie, ggf. Herzinsuffizienz (3. Herzton) und interstitielles Lungenödem mit Dyspnoe
- **zerebrale Symptomatik** durch Hirnödem, Hirnherniation und Demyelinisierung ⇒ Schwächegefühl, Appetitlosigkeit, Nausea, Vomitus, Verwirrungszustände, Krampfanfälle bis zur Apathie

Diagnostik

- Hyperhydratation ⇒ **Hämatokrit** ↓, Hb ↓, Gesamtprotein ↑
- Bestimmung der **Elektrolyte** (Na^+, K^+, Cl^-) in **Serum** und **Harn** ⇒ **rel. Hyponatriämie**
- Bestimmung der **effektiven Plasmaosmolalität** (**Normwerte**: **24h-Urin** ⇒ **800–900 mosmol/kg Wasser**; **Serum** ⇒ **275–295 mosmol/kg Wasser**)
- **Plasmaosmolalität** bei Wasserintoxikation ⇒ **<240 mosmol/kg**
- **ZVD** ↑

Therapie

- **Beseitigung des Grundleidens** (z.B. bei paraneoplastischem Syndrom, exogene exzessive Wasseraufnahme bei Polydipsie)
- **Flüssigkeitsrestriktion** auf 800–1000 ml/d (50% des Erhaltungsbedarfs)

- **Schleifendiuretika** wie Furosemid per os oder (40 mg i.v.) bei gleichzeitiger **NaCl-Substitution** (3–6 g = 50–100 mmol/d); ggf. renalen Kaliumverlust substituieren
- bei eingeschränkter Nierenfunktion ⇒ Hämo- oder Peritonealdialyse

Reines Wasserdefizit

Pathogenese

Reines Wasserdefizit besteht bei reinem **Mangel an Wasser** infolge **unzureichender Zufuhr** oder **erhöhtem** renalen, gastrointestinalen, perkutanen oder pulmonalen **Wasserverlust**.
Der **Natriumhaushalt** ist anfangs normal.

Ätiologie

- **renaler Wasserverlust** bei Diabetes insipidus centralis et renalis, bei inadäquater Wasserzufuhr, osmotischer Diurese (Glukose, Mannit, Sorbit), in der polyurischen Phase des akuten Nierenversagens, bei fortgeschrittener Niereninsuffizienz
- **unzureichende Wasserzufuhr** bei gestörter Bewußtseinslage, bei starker Diarrhö und unstillbarem Erbrechen, durch Sonden und Drainagen oder bei starken Schweißverlusten (Fieber) mit unzureichender Substitution, zentralen Störungen des Durstempfindens

Symptomatik

- **Durstgefühl**, das bei älteren Patienten und fehlender Hypernatriämie weniger ausgeprägt sein kann
- **trockene Mundschleimhaut** und Axillarregion, **Hautturgor**↓, Gewicht↓, Halsvenenfüllung↓, Blutdruck oft↓, Tachykardie, Körpertemperatur leicht↑
- **zerebrale Symptomatik** ⇒ Bewusstseinstrübung bis zum Koma, ggf. Krampfneigung

Diagnostik

- Dehydratation ⇒ **Gesamtprotein**↑; erst bei extremer Dehydratation nimmt auch der Hämatokrit zu.
- **Elektrolyte** (Na^+, K^+, Cl^-) im **Serum**↑ (**Hypernatriämie > 150 mmol/l**↑)
- bei **extrarenalem Verlust** ⇒ Harnminutenvolumen↓ , **hypertoner Urin > 900–1000 mosm/l**
- bei **renaler Ursache** oder bei Diabetes insipidus ⇒ Harnminutenvolumen↑, Urin ⇒ **50–300 mosm/l**
- **ZVD**↓

Therapie

- **wacher Patient** ⇒ **orale Rehydratation** mit **Tee** oder **mineralarmem** Wasser
- **bewußtloser Patient** ⇒ intravenöse Flüssigkeitssubstitution mit isotoner Glukose- oder 0,45 %iger Kochsalzlösung ⇒ nicht mehr als 8–10 ml/min!
- **Behandlung des Grundleidens**

Klinische Kriterien zur Beurteilung des Flüssigkeitsdefizits
- bei **Durst** ⇒ 2 % des Körpergewichtes (1,5 l)
- bei **Oligurie** ⇒ 3 % (>2 l)
- bei **zerebralen Symptomen** ⇒ 5–7 % (3,5–5,0 l)

Das **Flüssigkeitsdefizit** lässt sich annähernd auch aus dem **Anstieg der Serumnatriumkonzentration** errechnen:

$$\textbf{Wasserdefizit} \text{ in Liter} = \left[\frac{Na}{140} - 1\right] \times GKW$$

Na = **aktuelle Serumnatriumkonzentration**; GKW = **Körperwasser in Liter** = 0,6 × KG; KG = **Körpergewicht in kg vor der Dehydratation**

Eine **zu schnelle Rehydratation** kann zum **Hirnödem** und bei präexistenter Herzinsuffizienz zur **Lungenstauung** führen ⇒ Kontrolle von ZVD, Serumosmolalität und Serumnatriumkonzentration.

6.7 Störungen des Natrium- und Wasserhaushalts

Normonatriämie

Isotone Dehydratation

Pathophysiologie

Die **akute isotone Dehydratation** betrifft nur den Extrazellularraum (⇒ **Volumen EZF**↓).
Es besteht eine **Hypovolämie** bei konstanter Osmolalität.

Abb. 6.40

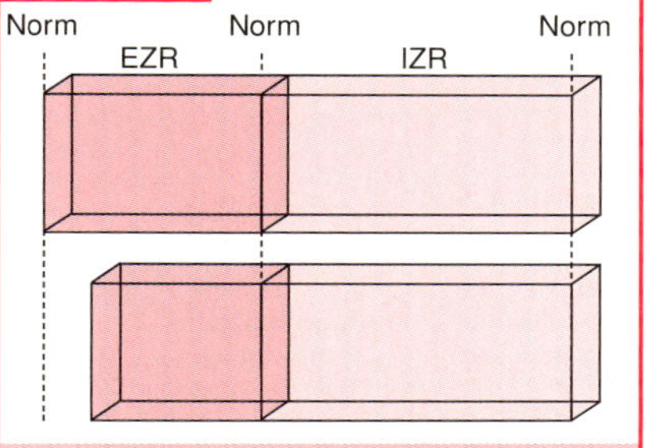

Isotone Dehydratation

Ätiologie

- **Renale Verluste**: Diabetes mellitus (⇒ osmotische Diurese), polyurische Phase des akuten Nierenversagens, chronische Niereninsuffizienz, sekundär bei **Medikation** mit Saluretika, Lithium, Dichlormethyltetracyclin
- **Enterale Verluste**: Diarrhö, Vomitus, Fisteln
- **Ileus, Peritonitis, Pankreatitis** (⇒ Flüssigkeitsverlust in Hohlräume)
- **Verbrennungen**, Verlust von Wundsekreten, **Aszitesdrainage**, Pleuraerguss

Symptomatik

Durst (kann fehlen), trockene Haut, **Symptome der Hypovolämie** mit **Oligurie** und Apathie. Da harnpflichtige Substanzen nur unzureichend ausgeschieden werden, besteht die **Gefahr einer Urämie**.

Therapie

Siehe Seite 572 ff.

Isotone Hyperhydratation

Pathophysiologie

Die **isotone Hyperhydratation** betrifft nur den Extrazellularraum (⇒ **Volumen EZF**↑).
Es besteht eine **Hypervolämie** mit Ausweitung des Interstitiums ohne Änderung der Plasmaosmolalität.

Abb. 6.41

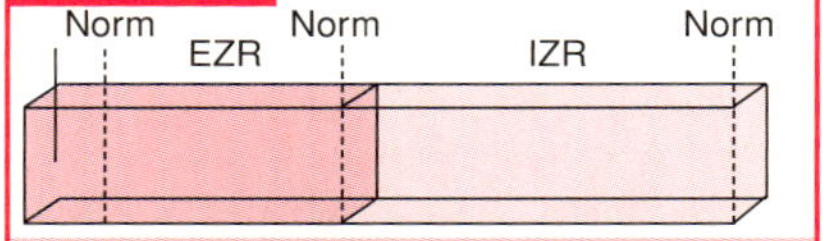

Isotone Hyperhydratation

Ätiologie

- **übermäßige Zufuhr** (Infusion) isotoner Elektrolytlösungen, insbesondere bei eingeschränkter Nierenfunktion oder bei komatösen Patienten
- **Ausscheidungsstörungen** bei akutem Nierenversagen oder chronischer Niereninsuffizienz ⇒ Na^+- und H_2O-Retention zu gleichen Teilen
- **Transportstörungen** wie Herzinsuffizienz ⇒ hydrostatischer Druck↑
- **Hypoproteinämie** (Albumin <2,5 g%) bei nephrotischem Syndrom, Hunger und Lebererkrankungen ⇒ kolloidosmotischer Druck↓
- **Regulationsstörungen** durch Mineralokortikoidmedikation, sekundären Hyperaldosteronismus, Cushing-Syndrom, nichtsteroidale Antirheumatika

Symptomatik

- Durch **Erweiterung des Extrazellulärvolumens** treten Ödeme mit entsprechender Gewichtszunahme, Pleuraergüssen und Aszitesbildung auf.

Diagnostik

Im Blut sinken **Hämatokrit**, **Hämoglobin** und **Serumalbumin** in unterschiedlichem Maß, je nachdem, ob die extrazelluläre Volumenvermehrung besonders den Intravasalraum (Herzinsuffizienz) oder mehr das Interstitium (nephrotisches Syndrom) betrifft.

Therapie

Siehe Seite 571 ff.

Hyponatriämie

Hypotone Dehydratation

Pathophysiologie

Es besteht ein **Natriummangel** mit relativem Überschuss an freiem Wasser.
Der osmotische Gradient zwischen IZR und EZR bedingt **Wassereinstrom ins Zellinnere** und somit eine **intrazelluläre Volumenzunahme**.
Das **Extrazellulärvolumen (EZV) nimmt ab**, und über Volumenrezeptoren wird die ADH-Inkretion stimuliert.
Hyponatriämie und Hypoosmolalität resultieren, falls die Zufuhr freien Wassers gegeben ist.

Abb. 6.42

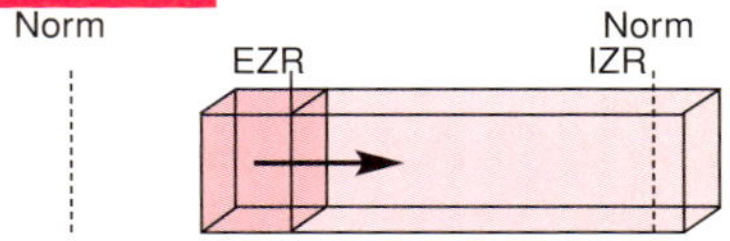

Hypotone Dehydratation

Ätiologie

- **Na^+-Mangel** durch ungenügende Zufuhr
- **enteraler Na^+-Verlust** bei Diarrhö, Fisteln, villösen Dickdarmadenomen
- **renaler Na^+-Verlust** bei exzessiver **Diuretikamedikation**, NNR-Insuffizienz (Addison-Syndrom), Aldosteronmangel und chronischer Niereninsuffizienz, Salzverlustniere
- alleinige Wasserzufuhr bei starkem Schwitzen oder chronischer Diarrhö

Symptomatik

- **Reduktion des Herzminutenvolumens** ⇒ **Kreislaufsymptomatik** mit Hypotension
- Kopfschmerz, Benommenheit, zerebrale Krämpfe
- Oft besteht **kein** Durstgefühl.

Diagnostik

- **Hämatokrit, Hb** und **Albumin** ↑ **(Hämokonzentration), MCV** ↑
- **Natriumkonzentration im Urin**:
  < 10 mmol/l (eher **extrarenaler Verlust**)
  > 20 mmol/l (eher **renaler Verlust**)
- **Natriumdefizit** (mmol)
  $\cong (140 - Na^+_{ist}) \times 0{,}6 \times KG$
  (Na = aktuelle Natriumkonzentration, KG = Körpergewicht in kg vor dem Verlust)

Abb. 6.43

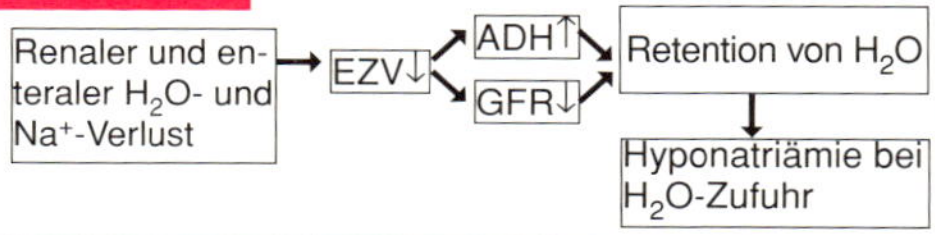

Pathomechanismen der hypotonen Dehydratation (aus Lohr/Bös 1998)

Therapie

- **kausale Therapie** (z.B. Substitutionstherapie eines M. Addison)
- **Natriumsubstitution** nach dem Ausmaß des Verlustes (oral bzw. parenteral)
- **Volumensubstitution** ⇒ Infusionsmenge in ml **isotoner Lösung** $\cong$ (**Hkt$_{IST}$** (%) − **40**) × **2** × **kg KG**, ggf. mit **Zusatz** von hypertoner (3–5,85 % = 1molarer) Kochsalzlösung
- bei **starkem Volumenmangel** (> 3–5 l) ⇒ isotone Vollelektrolytlösungen

Beachte

- Bei **starker Hyponatriämie** kommt es nach Beginn der Natriumsubstitution zu einer **stärkeren Wasserdiurese**.
- Bei bereits **länger anhaltendem Natrium- und Wasserverlust** muss das Defizit **langsam** (über 2–3 Tage) ausgeglichen werden, da sonst ein **Dysäquilibriumsyndrom** mit **Hirnödem** resultiert.

- Bei **größeren Substitutionsvolumina** sollte ⅓ des Natriumbedarfs als $\mathbf{NaHCO_3^-}$ verabreicht werden, um eine Hyperchlorämie mit reaktivem Abfall der Bikarbonatkonzentration zu vermeiden.
- Rasche **Flüssigkeitszufuhr** kann zur **kardialen Dekompensation** führen.
- Bei **Oligurie** (unter 500 ml/d) dürfen **keine kaliumhaltigen Lösungen** verwandt werden.
- Vasopressorische Substanzen können bei schwerer Hypovolämie erst wirken, wenn das extrazelluläre Volumen zum Teil wiederaufgefüllt ist!

Hypotone Hyperhydratation

Pathophysiologie

Bei **Wasserüberschuss** sind die **Volumina beider Räume (IZR und EZR) erhöht** und deren osmotischer Druck vermindert. Voraussetzung ist meist eine **eingeschränkte Dilutionsfähigkeit** der Niere.

Abb. 6.44

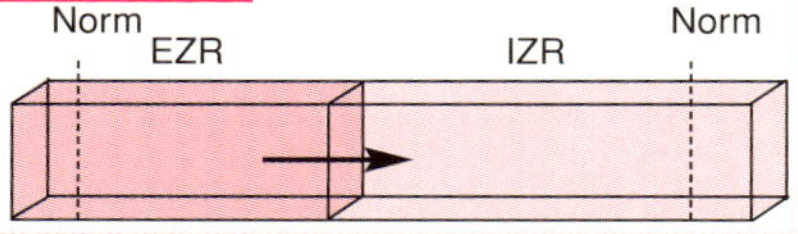

Hypotone Hyperhydratation

Ätiologie

- **ADH-Hyperinkretion** beim **Syndrom der inadäquaten ADH-Sekretion** (syn. SIADH, Schwartz-Bartter-Syndrom ⇒ **keine Ödeme**!), u. a. bei paraneoplastischer ADH-Inkretion
- schwere **Herzinsuffizienz** (**ADH** ↑)
- erhebliche Wasserzufuhr bei **Niereninsuffizienz**
- **iatrogen** nach Magenspülung, Infusionen
- **Beinahe-Ertrinken** im **Süßwasser**, **TURP-Syndrom** (Einschwemmung elektrolytfreier Spülflüssigkeit bei transurethraler Prostataresektion)
- Störung des NaCl-Transports in der Henle-Schleife (Sick-cell-Syndrom)

Symptomatik

- **Fluid lung** und Lungenödem ⇒ zunehmende Dyspnoe
- **Herzinsuffizienz** ⇒ Blässe, Tachykardie, gestaute Venen an Hals und Zungengrund
- **Hirnödem** ⇒ Kopfschmerz, Nausea, Vomitus, zerebrale Krämpfe, Koma

Diagnostik

- Hb und Albumin ↓, der Hämatokrit sinkt durch Hämodilution, MCV ↑

Therapie

- **kausale Therapie**
- **Natriumsubstitution** nach dem Ausmaß des Verlustes (oral bzw. parenteral)

Siehe auch Seite 571 ff.

Hypernatriämie

Hypertone Dehydratation

Pathophysiologie

Die **hypertone Dehydratation** führt zur Hyperosmolarität des Extrazellulärraums. Infolge des osmotischen Gradienten besteht **intrazellulärer Wassermangel** mit geringgradiger Hypovolämie.

Abb. 6.45

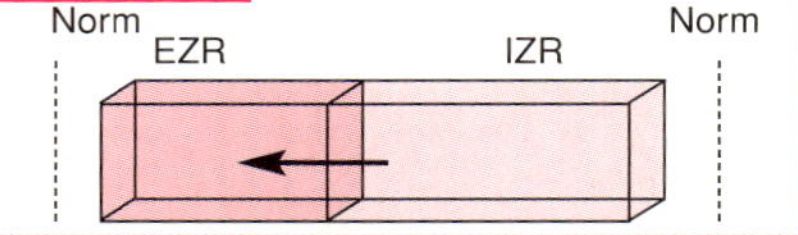

Hypertone Dehydratation

Ätiologie

- mangelnde Zufuhr von freiem Wasser
- **Verlust von elektrolytfreiem Wasser** durch Intestinaltrakt, Niere, Haut und Lunge sowie bei Fieber und Schwitzen

- **Läsion des III. Ventrikels** (Hirntumor, Enzephalitis, Meningitis) ⇒ Durstempfinden↓
- **Diabetes insipidus centralis** et **renalis**
- osmotische Diurese bei **dekompensiertem Diabetes mellitus**

Symptomatik

- starker **Durst**, trockene Haut und Schleimhäute, **Oligurie**
- Kreislauf bleibt relativ lange stabil

Zerebrale Symptomatik durch Flüssigkeitsentzug aus dem Gehirn

- bei **leichter Hypernatriämie** (145 bis 155 mmol/l) ⇒ Lethargie und Apathie
- bei **schwerer Hypernatriämie** (>175 mmol/l) ⇒ fokale und generalisierte Krampfanfälle, Hyperpyrexie und Hyperpnoe

Diagnostik

- Hämatokrit, Hb und Albumin↑ (Hämokonzentration), MCV↓ (Volumenverlust der Erythrozyten), Serum-Na^+↑, spezifisches Harngewicht↑ bei normaler Nierenfunktion

Therapie

- **Behandlung des Grundleidens** (z.B. Diabetes insipidus)
- **Kontinuierliche Infusion** von 5%iger **Glukoselösung** (z.B. 2l/8h) senkt die osmolale Konzentration im Extrazellulärraum durch Zufuhr von freiem Wasser.
- **ein Drittel des Volumenersatzes** als **isotonische, isoionische Elektrolytflüssigkeit** zuführen!
- beim **Syndrom der inadäquaten ADH-Sekretion** ⇒ Abschwächung der Wirkung von ADH an den Sammelrohren der Niere durch Lithiumsalze
- **Beachte**
  - Eine **zu schnelle Rehydratation** kann zum **Hirnödem** führen**!**
  - Kontrolle von Na^+ und K^+ im Serum!

Hypertone Hyperhydratation

Pathophysiologie

Die **hypertone Hyperhydratation** führt zur **Flüssigkeitsverschiebung** vom Intrazellularraum **in den EZR**, so dass dort eine Hypervolämie entsteht.

Abb. 6.46

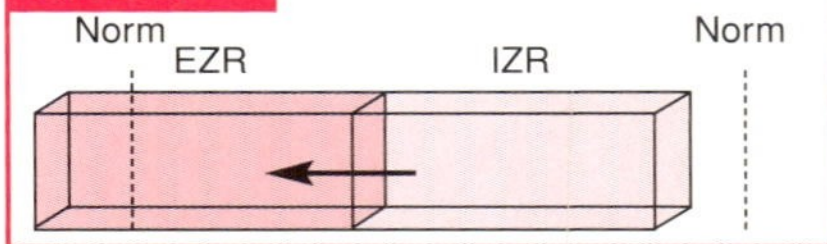

Hypertone Hyperhydratation

Ätiologie

- exzessive **Na^+-Zufuhr** (z.B. Infusionstherapie, Trinken von Meerwasser bei Schiffbrüchigen)
- Hyperaldosteronismus, Steroidmedikation
- Niereninsuffizienz

Symptomatik

- **erhöhtes EZV und Hypernatriämie** ⇒ **Hypertonie** ⇒ Herzinsuffizienz mit der Gefahr eines Lungenödems
- **Verlagerung von Wasser in den EZR** ⇒ **Volumenabnahme der Hirnzellen** ⇒ zerebrale Symptomatik

Diagnostik

- Hb und Albumin↓. Der **Hämatokrit sinkt** durch Hämodilution, MCV↓ (Volumenverlust der Erythrozyten).

Therapie

- **Schleifendiuretika** wie **Furosemid** (40mg i.v.) bei gleichzeitiger **Gabe von elektrolytfreiem Wasser**; ggf. renalen Kaliumverlust substituieren
- **kochsalzarme Kost**, Ein- und Ausfuhrkontrolle

Therapeutische Überlegungen

- Bei **leichten Formen** der **Hypervolämie** sollte primär eine **langsame Entwässerung** durch **Flüssigkeitsrestriktion** mit Schleifendiuretika **per os** unter **Überwachung** von **Ein-**und **Ausfuhr** erfolgen.
- **Leichte Formen** des **extrazellulären Volumenmangels** können durch **orale Zufuhr** einer **zuckerhaltigen Kochsalzlösung** behandelt werden, wobei Glukose auch die Resorption von Natrium im Darmtrakt verbessert.
- Bei **hypertonem Volumenmangel** besteht ein **Bedarf an frei verfügbarem Wasser**. Da größere Mengen **elektrolytfreier Kohlenhydratlösungen** (z. B. Glukose) die Osmolalität des EZR entgleisen lassen können, sollte mindestens **ein Drittel des Flüssigkeitsdefizits** durch isotonische bzw. isoionische Elektrolytflüssigkeit ausgeglichen werden.
- Die **Korrektur** einer **hypotonen Dehydratation** mit gegenüber dem Plasma **hypertonen Elektrolytlösungen** bzw. einer **hypertonen Dehydratation** mit gegenüber dem Plasma **hypotonen Elektrolytlösungen** muss langsam erfolgen, da sonst die Gefahr der Entwicklung eines Hirnödems besteht.

6.8 Kalium

Allgemeines

Etwa 98 % der Kaliumionen des Körpers befinden sich in den Zellen. Als **Hauptkation des IZR** beeinflusst Kalium die Aktivität von Enzymen, die intrazelluläre Osmolalität und nimmt auch an der Proteinsynthese teil. **Normale Serumkaliumwerte** von **3,5–5,5 mmol/l** sind für die physiologische Funktion des Herzens und die neuromuskuläre Übertragung Voraussetzung.

Der **Kaliumhaushalt** wird beeinflusst **durch**
- Aldosteron, Katecholamine und **Insulin** ⇒ **Kaliumaufnahme** in die **Zellen** ↑
- **Osmolalität im EZR** ⇒ Nimmt bei diabetischer Hyperglykämie die extrazelluläre Osmolalität zu, strömen Kalium- und Wasserstoffionen aus den Zellen.
- **Säure-Basen-Haushalt**
  - Bei einer **Azidose** im Extrazellulärraum (EZR) strömen Wasserstoffionen entlang dem Konzentrationsgradienten in die Zelle. Um die Elektroneutralität wieder herzustellen, treten dafür Kaliumionen in den EZR über. Eine **Azidose im Extrazellulärraum** führt daher zur **Hyperkaliämie im Extrazellulärraum**.
  - Bei einer **Alkalose** im Extrazellulärraum (EZR) bewegen sich Wasserstoffionen entlang dem Konzentrationsgradienten in den EZR und verlassen die Zellen. Um die Elektroneutralität aufrechtzuerhalten, strömen Kaliumionen in die Zellen, und es resultiert somit eine **Hypokaliämie im EZR**.

Beachte
Änderung **des Blut-pH um 0,1** ⇒ gegensinnige Änderung des **K^+-Werts** um ≈ **0,4–0,5 mmol/l**

Abb. 6.47

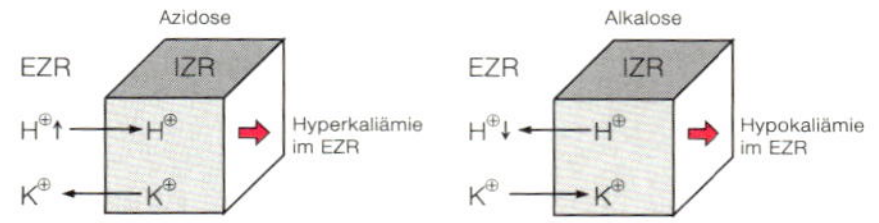

Umverteilung von Kalium bei Azidose und Alkalose

Renale Regulation
- **akute Azidose** ⇒ distale tubuläre Kaliumsekretion ↓, während sie bei einer **akuten Alkalose** zunimmt
- **Hypokaliämie** ⇒ distale tubuläre Kaliumsekretion wird teilweise durch die vermehrte Sekretion von Wasserstoffionen ersetzt ⇒ **metabolische Alkalose** kann durch Kaliummangel verstärkt werden.
- **Hyperkaliämie** ⇒ Sekretion von Wasserstoffionen nimmt gegenüber der tubulären Kaliumsekretion ab.

Physiologische K^+-Ausscheidung ⇒ **>90 % renal** und **<10 % intestinal** (höher bei Hyperkaliämie)

Hyperkaliämie

Definition: Kaliumkonzentration im Serum **>5,5 mmol/l**

Pathogenese, Ätiologie

- **Vermehrte Kaliumzufuhr** bei höhergradiger **Niereninsuffizienz** oder falsch bilanzierter Infusionstherapie (Mehrzufuhr von Kalium per os führt bei intakter Nierenfunktion in der Regel zu keiner Hyperkaliämie.)
- **Verminderte renale Ausscheidung** bei Gabe von kaliumsparenden **Diuretika** (z. B. Amilorid, Triamteren, Spironolacton, ACE-Hemmer) und **akuter** sowie **terminaler Niereninsuffizienz**. Schon reichlicher Obstgenuss kann bei fortgeschrittener Niereninsuffizienz lebensgefährlich sein.
- **Hypoaldosteronismus**: Aldosteronmangel bei **NNR-Insuffizienz** (Morbus Addison) oder **hyporeninämischem Hypoaldosteronismus** führt zur verminderten Natriumrückresorption in den distalen Tubuli der Niere, was infolge des verminderten Austauschs von Kalium gegen Natrium zur Hyperkaliämie führen kann.

- **Verteilungsstörungen**: Bei **Azidose** (z.B. Coma diabeticum) tritt Kalium im Austausch gegen Wasserstoffionen aus den Zellen, um den pH-Wert im EZR zu normalisieren. Eine **Verteilungshyperkaliämie** kann auch bei einer schweren **Digitalisintoxikation** (⇒ Blockierung der Na^+/K^+–ATPase) auftreten.
- **Freisetzung von Kalium bei Zellschäden**: Hämolyse, Rhabdomyolyse, Weichteilverletzung, Crush-Syndrom, Pankreasnekrose, Proteinhyperkatabolismus, Verbrennung, zytostatische Behandlung von Malignomen und nach **Reperfusion ischämischer Extremitäten ⇒ Tourniquet-Syndrom**
- familiäre, **episodische Hyperkaliämie**
- **Pseudohyperkaliämie** durch starke, längerdauernde venöse Stauung bei der Blutentnahme, Schütteln oder langes Stehenlassen des Probenröhrchens, bei extremer Leuko- oder Thrombozytose mit Kaliumfreisetzung in der Blutprobe ⇒ Serumkalium↑

Symptomatik

- **akute Hyperkaliämie** ⇒ kurzfristige Zunahme der neuromuskulären Erregbarkeit
- **leichte Hyperkaliämie** (>6 mmol/l) ⇒ Schwäche der Muskulatur, **Adynamie**, **Parästhesien** in den unteren **Extremitäten** und im **perioralen Bereich**, Störungen der Tiefensensibilität sowie **schlaffe Lähmungen** und ein „Gefühl der zweiten Haut"
- **schwere Hyperkaliämie** (>7,5 mmol/l) ⇒ aufsteigende Lähmungen und schließlich eine Quadriplegie
- **Cor ⇒ Kontraktionskraft**↓, zunehmende **Bradykardie**, **Herzrhythmusstörungen**

Diagnostik

Labor

- Serumelektrolyte, Säure-Basen-Status (BGA)

Typischer EKG-Befund

- **leichte Hyperkaliämie** (>6 mmol/l) ⇒ Verlängerung der AV-Überleitungszeit, **zeltförmig hohe, spitze T-Wellen** („Kirchturm-T") vor allem in den präkordialen Ableitungen
- **schwere Hyperkaliämie** (>7,5 mmol/l) ⇒ **schenkelblockartige Verbreiterung von QRS** durch Senkung der Reizschwelle des Aktionspotentials, Abflachung der P und R-Zacke, Verbreiterung der T-Welle
- **exzessive Hyperkaliämie** (>9–20 mval/l) **Arrhythmien**, **Kammerflimmern** bis zum **Herzstillstand** in der **Diastole**

Abb. 6.48

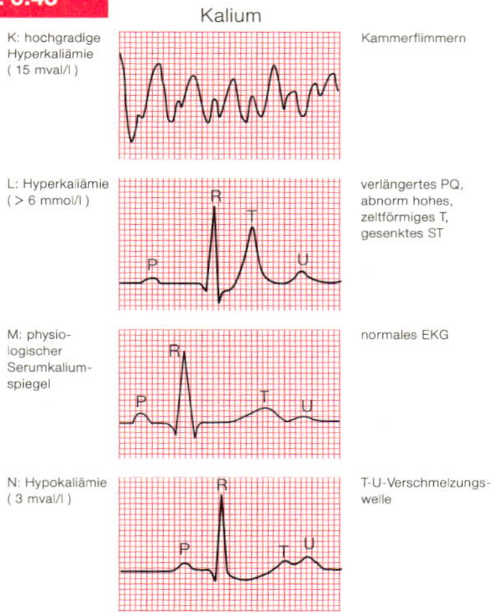

EKG bei Hyperkaliämie und Hypokaliämie

Therapie

Chronische Hyperkaliämie

- **kausal** ⇒ Ursachen beseitigen
- **Einschränkung der Kaliumzufuhr** durch **diätetische Maßnahmen** ⇒ Restriktion von Protein, Obst (Bananen, Säfte) und Gemüsen
- **Ausgleich** der Azidose und Korrektur des Missverhältnisses zwischen intra- und extrazellulärer Kaliumkonzentration
- **Extrarenale Kaliumelimination** über den Darm durch **orale** oder **rektale** Applikation (Klysma) von **Kationen-Austauscherharzen** (z.B. Natriumpolystyrol-Sulfonat Resonium A® oder Calcium-Resonium® bei **Niereninsuffizienz**) ⇒ im Darm werden **Kaliumionen** mit höherer Affinität als Natriumionen **an anionische Reste** (Carboxylate, Sulfonate) **gebunden** ⇒ **Verminderung der intestinalen Kaliumrückresorption**
- ggf. **Schleifendiuretika** (⇒ Kaliumverlust), wenn sich die Diurese steigern lässt

Akute symptomatische **Hyperkaliämie** (K^+ **>6,5 mmol/l**)

Angestrebt wird eine rasche Senkung der Kaliumkonzentration auf Werte **<6 mmol/l.**

Glukose-Insulin-Therapie (nach 30 min wirksam)

- Infusion von einer **Glukoselösung** (**200–500 ml 40 %ige Glukose** über 4–6 Stunden) mit Zusatz von **1 IE Altinsulin pro 2 g infundierte Glukose** ⇒ Kaliumspiegel ↓
- **Wirkungsweise**: Unter Insulinwirkung ist die Kalium- und Glukoseaufnahme in die Zellen gesteigert; dort Bildung von Glykogen unter intrazellulärer Bindung von K^+.
- **Wirkung** ⇒ **rasch** und mehrere Stunden **anhaltend**

oder (nach 5–10 min wirksam)

Alkalisierung mit **Bikarbonat** ⇒ **Kaliumaufnahme** in die **Zelle** ↑

- Infusion von 40–100 ml einer 8,4 %igen Natriumbikarbonatlösung über mehrere Stunden

Schnelle Korrektur in dringenden **Notfällen** (nach 1–5 min wirksam)

- **Kalziumglukonat** 5–10 % ⇒ 10–20 ml i. v. **unter EKG-Kontrolle**, ggf. Wiederholung nach 5 Minuten (funktionell kaliumantagonistischer Effekt am Myokard)

bei Kontraindikation für Kalzium:

- 20–30 ml einer 5 %igen **NaCl-Lösung** über **zentralen Zugang** unter EKG-Kontrolle

Sonderfälle

- **Hyperkaliämie bei Addison-Krise** ⇒ Gluko- und Mineralokortikoide
- **familiäre hyperkaliämische Paralyse** ⇒ Carboanhydrasehemmer (z. B. Diamox®)

Ist mit diesen Maßnahmen keine Normalisierung des Kaliumbestandes zu erzielen, dann ist, insbesondere wenn zusätzlich die Wasserausscheidung im Rahmen einer **Niereninsuffizienz** schwer gestört ist, die **Indikation zur Hämo- oder Peritonealdialyse** gegeben.

Hypokaliämie

Definition: Kaliumkonzentration im Serum **<3,5 mmol/l**

Pathogenese, Ätiologie

Drei Ursachen kommen in Betracht:

I. unzureichende Kaliumzufuhr (<40 mval/d) bei Anorexia nervosa, chronischem Alkoholismus, reiner Kohlenhydratdiät und rezidivierendem Vomitus

II. Verteilungsstörungen (gestörte Transmineralisation)

- **Alkalose**, Hyperinsulinämie, familiäre hypokaliämische periodische Lähmung

III. Vermehrter Kaliumverlust

- **renale Genese**: Schleifendiuretika, Thiaziddiuretika, Nierenerkrankung mit Kaliumverlust (z. B. potassium-loosing nephritis, chronisch interstitielle Nephritis, Nephrokalzinose), Bartter-Syndrom, Nierenarterienstenose (⇒ Aldosteron ↑)
- **hormonelle Genese**: Therapie mit Gluko- oder Mineralokortikoiden, Hyperkortikolismus, primärer und sekundärer Hyperaldosteronismus, Lakritzenabusus, Überfunktion der Nebennierenrinde ⇒ Mineralokortikoidexzess ⇒ distale tubuläre Kaliumexkretion ↑, 17-Hydroxylasemangel
- **intestinale Genese**: Vomitus, Diarrhö, kaliumhaltige Mukorrhö bei villösem Adenom, Fisteln, Malabsorptionssyndrome, Laxanzienabusus oder Gabe von kalziumbeladenen Ionenaustauschern

Hypokaliämie beim Bartter-Syndrom

- Als **Bartter-Syndrom** wird eine autosomal-rezessiv vererbte, **chronische idiopathische Hypokaliämie** (<2,5 mmol/l) bezeichnet, bei der eine **Verminderung der NaCl-Rückresorption** im proximalen Tubulus und im aufsteigenden Schenkel der Henle-Schleife besteht, die auf einem **Defekt des $Na^+2Cl^-K^-$-Kotransporters**, der im aufsteigenden Schenkel der Henle-Schleife lokalisiert ist, beruht.
- Es resultiert eine **verminderte Na^+-Resorption im proximalen Tubulus mit** einer **vermehrten Anflutung von Natriumionen in den distalen Tubuli**. Dies ist der Stimulus für eine **Zunahme der Natriumresorption im distalen Tubulus**, die von einer **vermehrten Kaliumsekretion** gefolgt ist.

- Dieser Mechanismus führt auch zum **Pseudo-Bartter-Syndrom**, das bei der chronischen Einnahme von nicht kaliumsparenden Diuretika (z. B. Furosemid) auftreten kann. Trotz erhöhter Plasmareninaktivität und vermehrter Aldosteronproduktion besteht ein normaler Blutdruck, der auch auf Angiotensin-II-Infusion nicht anspricht.

Symptomatik

Eine **chronisch andauernde mäßig ausgeprägte Hypokaliämie** verursacht meist nur **Müdigkeit** und Muskelschwäche der unteren Extremitäten.

Da das Membranpotential **bei akuter Hypokaliämie** zunehmend negativ wird (< –95 mV), nimmt der zur Depolarisation notwendige Reiz zu und die Erregbarkeit des neuromuskulären Gewebes ab.

Je nach **Ausprägung der Hypokaliämie** resultieren:

- **Adynamie** ⇒ Paresen; **Obstipation** ⇒ paralytischer Ileus; Abschwächung bis Fehlen von Reflexen
- **Hypokaliämie <2 mmol/l** ⇒ Hyperpolarisationsblock mit **aufsteigender Lähmung** bis zur respiratorischen Insuffizienz
- **Stoffwechsel** ⇒ **hypokaliämische Alkalose** (Ausnahme: renale tubuläre Azidose), gestörte Glukosetoleranz (Insulinsekretion der β-Zellen des Pankreas ↓)
- **Niere** ⇒ Einschränkung der maximalen Urinkonzentrationsfähigkeit ⇒ ggf. **Polyurie**

Abb. 6.49

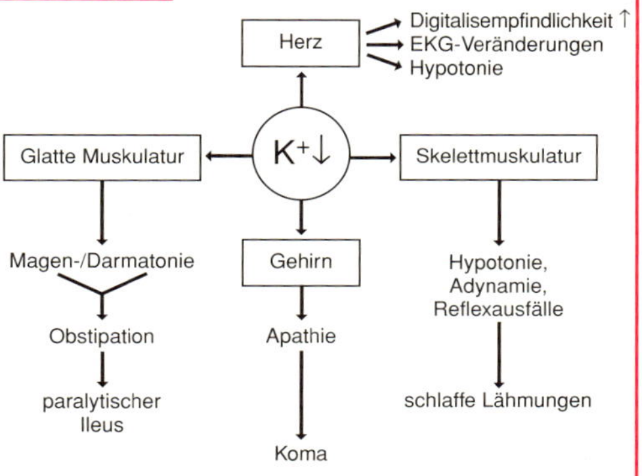

Auswirkungen des Kaliummangels (aus Lohr/Bös 1998)

Diagnostik

EKG ⇒ T-Abflachung, ST-Senkung, U-Welle, Extrasystolen

Merke:

Kalium (engl. pottassium) ⇒ **no pott** (assium), **no „t"**(ea), **but U** (wave)

- Die erste Veränderung im EKG sind **breite U-Wellen**, besonders in den mittleren präkordialen Ableitungen.
- Mit weiterer Abnahme des Serumkaliumwertes kann die **T-Welle** in den meisten Ableitungen **abgeflacht oder negativ** werden.
- Gesenkte ST-Strecken werden nahezu immer registriert.
- Die **U-Welle verschmilzt** oft **mit der T-Welle** zu einer einzigen breiten Welle. Als Folge erscheint das QT-Invervall nunmehr verlängert (in Wirklichkeit handelt es sich ja um ein **QU-Intervall**).
- **Herzrhythmusstörungen** durch ektope Reizbildung ⇒ supra- und ventrikuläre Extrasystolen
- Die **Digitalistoleranz** ist bei **Kaliummangel** herabgesetzt.

Labor

- Serumelektrolyte, Säure-Basen-Status (BGA)

Zur **Diagnosestellung** ⇒ zusätzlich **Kalium im Harn** bestimmen!

- **K^+ >20 mval/l** ⇒ renaler Verlust,
- **K^+ <20 mval/l** ⇒ extrarenaler Verlust wahrscheinlich

Therapie

Bei leichten Hypokaliämien versucht man zuerst, den Kaliumspiegel **diätetisch** durch **kaliumreiche Kost** wie Bananen, Aprikosen, Dörrobst und Gemüse auszugleichen. Die Ursachen eines Kaliummangels müssen beseitigt werden.

Bei **anhaltenden Kaliummangelzuständen** wird **Kalium in Salzform** oral verabreicht:

- **Kaliumchlorid** (z. B. Rekawan® Granulat, Kalinor® Retardkapseln) **mit viel Flüssigkeit** verabreichen (⇒Magenverträglichkeit↑) ⇒ Korrektur von Hypokaliämie und metabolischer Alkalose
- **Kaliumsalze organischer Säuren** und **Kaliumbikarbonat** (z. B. Kalinor®-Brausetabletten) bei Kaliummangel **mit metabolischer Azidose**
- Vorsicht bei **vorbestehender Niereninsuffizienz** oder **Magen-** und **Darmulzera**!
- ggf. **antikaliuretische** Diuretika

Parenterale Kaliumsubstitution bei hochgradigem Kaliummangel oder Resorptionsstörung

- Hypovolämie vorher beseitigen
- **Kaliumchloridlösungen** (1molar) als Zusatz zur Infusionslösung (max. 3 mmol Kalium/kg KG)
- **K^+-Konzentration** bei peripherer Infusion <40 mmol/l, sonst **Venenwandreizung! Infusionsgeschwindigkeit** ⇒ 10 bis 20 mmol/h
- bei Lähmungserscheinungen und EKG-Veränderungen ⇒ **K^+-Applikation** über **ZVK** mit einer Infusionsgeschwindigkeit bis zu 40 mmol/h
- **Kaliumsalze organischer Säuren** und **Kaliumbikarbonatkonzentrate** (z. B. Kaliumlaktat-, Kalium-L-Malat-, Kaliumphosphat- oder Kaliumbikarbonatlösung) zur **simultanen Therapie** von **Azidose** bzw. Phosphatmangel
- regelmäßige Kontrollen von **Serumkaliumkonzentration** und **EKG**

6.9 Kalzium und Phosphat

Siehe Seite 457 ff.

EKG-Veränderungen bei **Hyperkalzämie** und **Hypokalzämie**

Störungen des **Serumkalziumspiegels** beeinflussen vor allem das **QT-Intervall**.

Bei **Hyperkalzämie** ist das QT-Intervall verkürzt, bei **Hypokalzämie** ist es verlängert.

In beiden Fällen ist die QT-Veränderung im wesentlichen durch eine **Veränderung der ST-Streckenlänge** verursacht und nicht durch eine Verbreiterung der T-Welle. Die **T-Welle** ist in der Regel **unverändert**.

Abb. 6.50

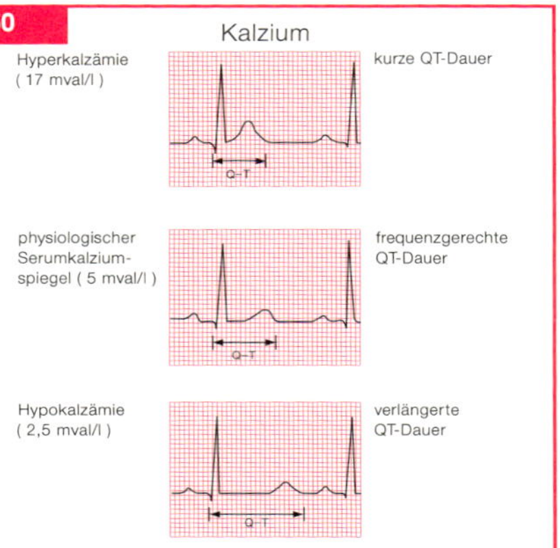

EKG bei Hyperkalzämie und Hypokalzämie

6.10 Magnesium

Der Körper des erwachsenen Menschen enthält etwa 25 g Magnesium (überwiegend intrazellulär).
- 1 % im Extrazellulärraum und Plasma
- 60 % im Knochen
- 40 % in parenchymatösen Organen, davon die Hälfte in der Skelettmuskulatur

Hypomagnesiämie

Definition: **Magnesiumkonzentration** im Serum **<0,7 mmol/l**

Pathogenese
- **idiopathische** Hypomagnesiämie
- **verminderte Zufuhr** u. a. bei Malabsorptionssyndrom, Alkoholismus
- **renale Verluste** bei Polyurie (osmotische Diurese), Diuretikatherapie, Hyperaldosteronismus, Hyper- und Hypoparathyreoidismus, Aminoglykosidtherapie, renaler tubulärer Azidose
- **gastrointestinale Erkrankungen** u. a. bei Dünndarm-Gallenfisteln, Diarrhö, akuter Pankreatitis

Symptomatik
- **neuromuskuläre Symptome** ⇒ Schwäche, Faszikulationen, Tremor, Wadenkrämpfe bis zu tetanischen Anfällen, auch Darmspasmen
- **zentralnervöse Symptome** ⇒ Lethargie, Depressionen, hirnorganisches Psychosyndrom („HOPS“) bis zum Delirium
- **kardiale Symptome** ⇒ vorwiegend tachykarde ventrikuläre Herzrhythmusstörungen (Torsade-de-pointes-Tachykardie), erhöhte Digitalisempfindlichkeit

Diagnostik
- ggf. **Magnesiumbelastungstest** ⇒ Infusion von Magnesium und Nachweis im Urin
- **Serumelektrolytbestimmung**

Therapie
- **kausal** ⇒ Ursachen beseitigen
- **diätetische Maßnahmen** ⇒ höchster Magnesiumgehalt in grünen Blattpflanzen und Nüssen
- **orale Magnesiumsubstitution** durch Magnesiumsalze (z. B. Tromcardin®, Cardio-Longoral®, Bascardial®, Coroverlan®, Movicard®) 10–25 mmol/d
- **Beachte**: Tagesdosen <4 mmol Magnesium sind ineffektiv.
- **parenterale Magnesiumsubstitution** als Sulfat, D-, L-Aspartat, Chlorid und Oxid zur **intramuskulären** oder **langsamen intravenösen Applikation**

Hypermagnesiämie

Definition: **Magnesiumkonzentration** im Serum **>1,1 mmol/l**

Pathogenese
- fortgeschrittenes **Nierenversagen** bzw. **chronische Nebenniereninsuffizienz** ⇒ leichte Erhöhung der Magnesiumkonzentration
- **toxische** Mg^{2+}-Konzentrationen erst bei zusätzlicher Anwendung von **magnesiumhaltigen Antazida** oder **Einläufen**

Symptomatik

- Plasmakonzentrationen **bis zu 2,5 mmol/l** ⇒ Nausea und Blutdruckabfall
- Plasmakonzentrationen **3–5 mmol/l** ⇒ Muskeleigenreflexe abgeschwächt, später schlaffe Quadriplegie, kardiale Arrhythmien
- Plasmakonzentrationen **>5 mmol/l** ⇒ zunehmende Somnolenz bis zum Koma
- Konzentrationen **>7,5 mmol/l** ⇒ Herzstillstand

Therapie

- **Kalzium 2,5–5 mmol i. v.** (= direkter Magnesiumantagonist)
- **Glukose-Insulin**-Infusionen (zelluläre Aufnahme von Magnesium ↑)
- **Schleifendiuretika** ⇒ renale Magnesiumelimination ↑
- bei terminaler Niereninsuffizienz ⇒ **Hämodialyse**

6.11 Säure-Basen-Haushalt

Dynamik und Regulation

Die **physiologische Wasserstoffionenkonzentration** der **Extrazellulärflüssigkeit** entspricht einem **pH-Wert** zwischen **7,36 und 7,44**. Sie wird durch **4 Regulationsvorgänge** aufrechterhalten:

1. **extrazelluläre** und **intrazelluläre Pufferung**
2. **pulmonale Elimination von CO_2**
3. **renale Elimination von Wasserstoffionen**
4. **hepatische pH-Wert-Stabilisation**

Extrazelluläre und intrazelluläre Pufferung

- **Extrazelluläre Pufferung** ist durch das **CO_2-Bikarbonat-System**, sekundäres **Phosphat** und **Plasmaproteine** möglich.
- **Intrazelluläre Pufferung** erfolgt durch **Hämoglobin, Zellproteine** sowie **primäres** und **sekundäres Phosphat**.

Pulmonale Elimination von CO_2

Das **CO_2-Bikarbonat-System** kann nicht nur (wie andere Puffer) Wasserstoffionen abpuffern, sondern auch die Konzentration der beiden Pufferkomponenten weitgehend unabhängig voneinander verändern.

$$CO_2 + H_2O \leftrightarrow H_2CO_3 \leftrightarrow HCO_3^- + H^+$$

- Beim **Anstieg der Konzentration freier Wasserstoffionen** verschiebt sich das Reaktionsgleichgewicht nach links. Es entsteht **H_2CO_3**, während die **HCO_3^--Konzentration** abnimmt.
- Die **Kohlensäure** zerfällt rasch in Wasser und **Kohlendioxid**, das schnell unter gleichzeitiger Stimulation des Atemzentrums **abgeatmet** werden kann.

Renale Elimination von Wasserstoffionen

- Das **Tubulussystem der Niere** ist in der Lage, Wasserstoffionen (als titrierbare Säure, als NH_4^+ und in freier Form) auszuscheiden und **filtriertes Bikarbonat** zu **reabsorbieren**.
- In der **Tubuluszelle** wird unter Einfluss des Enzyms **Karboanhydrase** aus den Bestandteilen **CO_2** und **H_2O**, **H_2CO_3** gebildet, dessen **H^+-Ion** in das Lumen sezerniert wird. Um die überschüssigen Wasserstoffionen zu neutralisieren, gibt es im **Tubuluslumen zwei Puffersysteme**:

1. **Phosphatpuffer**
2. **Ammoniumpuffer**: Durch dieses System werden etwa zwei Drittel aller anfallenden Wasserstoffionen eliminiert. **NH_3** wird im Tubulus durch Aufnahme eines Wasserstoffions zu **NH_4^+** (Ammoniumion), das **ausgeschieden** wird.

Hepatische pH-Wertstabilisation

- **Metabolische Azidose** ⇒ Harnstoffsynthese sinkt, Bikarbonat wird eingespart, hepatische Glutaminsyntheserate steigt ⇒ renale Ammoniumionenausscheidung nimmt zu.
- **Metabolische Alkalose** ⇒ Harnstoffsynthese nimmt zu, Bikarbonat wird verbraucht, hepatische Glutaminsynthese nimmt ab ⇒ renale Ammoniumausscheidung nimmt ab.

Abb. 6.51

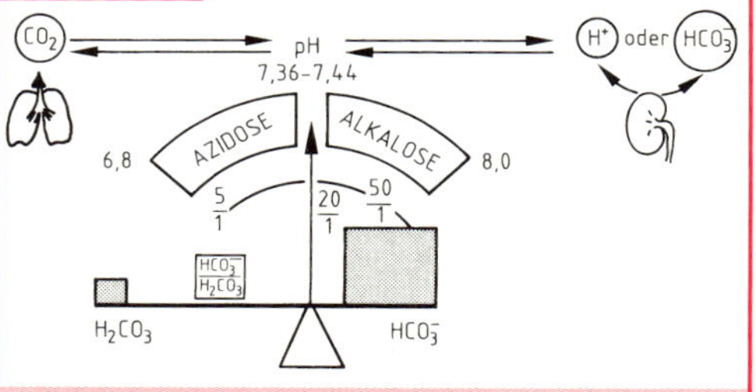

Säure-Basen-Haushalt (aus Lohr/Bös 1998)

Respiratorische Störungen beruhen auf einer gestörten CO_2-Abatmung, **metabolische** auf einer inadäquaten Produktion und/oder renalen Elimination nicht flüchtiger Säuren.

Normales **Verhältnis von Kohlensäure zu Bikarbonat** ⇒ etwa **1:20**

Azidose bei Zunahme der Säure bzw. Abnahme des Bikarbonats

Alkalose bei Abnahme der Säure bzw. Zunahme des Bikarbonats

Kompensationsmechanismen bei Störungen des Säure-Basen-Haushalts

Metabolische Azidose

- **Hyperventilation** im Sinne einer vertieften Kussmaul-Atmung und dadurch vermehrte Abatmung von CO_2
- NH_3 wird im Tubulus durch Aufnahme eines Wasserstoffions zum Ammoniumion (⇒ NH_4^+), das renal eliminiert wird, vermehrte Bikarbonatrückresorption.
- Verminderung der hepatischen Harnstoffsynthese

Metabolische Alkalose

- Hypoventilation (flache Atmung) führt zu einem Anstieg des CO_2-Drucks.
- Verminderung der renalen Wasserstoffionenelimination und Zunahme der Bikarbonatausscheidung
- Steigerung der Harnstoffsynthese und Verminderung der Glutaminsynthese

Respiratorische Azidose

- Zunahme der tubulären Bikarbonatrückresorption und damit Anstieg der Bikarbonatkonzentration
- Verstärkung der Wasserstoffionenausscheidung ($H_2PO_4^-$)

Respiratorische Alkalose

- Verminderung der renalen Bikarbonatrückresorption und damit erhöhte Bikarbonatausscheidung
- Verminderung der Wasserstoffionenelimination

Beachte

- Sowohl eine **respiratorische Alkalose** zeigt **Hyperventilation** (=**Ursache**) als auch eine **metabolische Azidose** (**kompensatorisch**), wobei die Hyperventilation bei respiratorischer Alkalose in der Mehrzahl der Fälle aus voller Gesundheit heraus auftritt.
- Bei der **respiratorischen Alkalose** kann die renale **Kompensation** zu einem normalen pH-Wert führen, während bei der **metabolischen Azidose** der pH-Wert im Rahmen der Kompensation nicht den Normalwert von 7,40 erreicht, sondern darunter bleibt.

Normwerte

- **pH der extrazellulären Flüssigkeit** ⇒ 7,36 -7,44
- **H^+-Ionenkonzentration** ⇒ 44 -36 mmol/l

- **Bikarbonatkonzentration** ⇒ 21 bis 26 mmol/l
- **Base excess (BE)** ⇒ 0 ± 2 mmol/l
- **pCO_2** ⇒ 38–42 mm Hg
- **pO_2** ⇒ 85–95 mm Hg

Begriffe

- **Base excess** ⇒ Differenz der nachweisbaren Pufferbasen gegenüber dem normalen Pufferbasengehalt
- **Gesamtpufferbasen** ⇒ anionische Gruppen der Plasmapuffer (etwa 48 mmol/l)

Tab. 6.3 Störungen des Säure-Basen-Haushalts mit Kompensation

Störung	Ursache	pH	pCO_2	Standard-bikarbonat	BE
Respiratorische AZIDOSE	Hypoventilation bei restriktiven und obstruktiven Atemstörungen	↓ =	↑ ↑	normal ↑	±0
Respiratorische ALKALOSE	Hyperventilation Diffusionsstörungen	↑ =	↓ ↓	normal ↓	±0
Metabolische AZIDOSE	Additions-, Retentions-, Subtraktionsazidose	↓ =	normal ↓	↓ ↓	–
Metabolische ALKALOSE	Verlust saurer Valenzen, Bikarbonatzufuhr	↑ =	normal ↑	↑ ↑	+

↑ : erhöht, ↓ : erniedrigt, = : im Normbereich, Kompensation darunter

- **Anionenlücke**:
  Formel: **Plasma-Na^+– (Plasma-Cl^- + Plasma-HCO_3^-)**
  Der Normbereich beträgt 10–14 mmol/l.
  - **Bei Additionsazidosen nehmen** Phosphat, Sulfat und andere **organische Anionen zu**, die das verbrauchte Bikarbonat ersetzen ⇒ die Anionenlücke ist vergrößert.
  - **vergrößerte Anionenlücke** bei Ketoazidose, Laktatazidose, Intoxikationen, Nierenversagen
  - **keine vergrößerte Anionenlücke** bei Alkaliverlusten (z.B. renale tubuläre Azidose, Uretersigmoidostomie, Diarrhö)
  - Bei **Niereninsuffizienz** nimmt die Anionenlücke parallel zur Kreatininerhöhung zu (Retention von Sulfaten und Phosphaten, Bikarbonatsynthese↓) ⇒ Anionenlücke = 11,5 + 0,5 × Kreatinin (mg/dl).

Metabolische Azidose

Blutgasanalyse
- **pH-Wert <7,36**
- **Standardbikabonat <21 mmol/l**
- **Basenabweichung ≤-2 mmol/l**

Pathogenese, Ätiologie

1. Additionsazidose
- **Ketoazidose** bei Diabetes mellitus (Ketonkörper↑), **Hypermetabolismus** (Hunger, Fieber) und exogener **Intoxikation** (Salizylate, Äthylenglykol)
- **Laktatazidose** bei **Beeinträchtigung des aeroben Stoffwechsels** z.B. im Schock, Hypoxie durch Pharmaka (Phenformin, Isonikotinsäurehydrazid, chronischer Alkoholismus) oder beim **Leberversagen** (**Beachte**: Bei **Leberinsuffizienz** entwickelt sich eine metabolische und respiratorische Alkalose, der **erst im Terminalstadium** eine **metabolische Azidose** folgt.)

2. Retentionsazidose
- **distale tubuläre Azidose** (Typ I) ⇒ **verminderte Ausscheidung von Wasserstoffionen**
- Bei der **chronischen Nebennierenrindeninsuffizienz** ist die tubuläre Wasserstoffionenelimination in Form von titrierbarer Azidität und Ammoniumionen herabgesetzt.

- In der **Spätphase** der **Niereninsuffizienz** besteht eine **verminderte NH_4^+ -Abgabe**, die mit einer **Abnahme der HCO_3^--Synthese** verbunden ist.

3. Subtraktionsazidose
- **intestinale Azidose** bei Diarrhö und Gallen-, Pankreas-, Dünndarmfisteln infolge Verlusts bikarbonatreicher Sekrete
- **renale Bikarbonatverluste** durch **verminderte Rückresorption** bei **proximaler tubulärer Azidose** (Typ II) oder Karboanhydrasehemmung
- **Basendilution** und starkes **Chloridangebot** als Folge übermäßiger NaCl-Infusionen

Symptomatik
- Die **Atmung** ist bei der **diabetischen Ketoazidose** im Sinne der Kompensation **vertieft** (Kussmaul-Atmung), während sie bei einer **renal bedingten Azidose** eher **flach** und **beschleunigt** ist.
- Die Patienten zeigen als Folge der **peripheren Vasodilatation** eine **warme**, **gerötete Haut**, später auch **Blutdruckabfall** und Schocksymptomatik.
- Wenn der pH-Wert im **Liquor** unter 7,24 absinkt, treten **Nausea**, **Vomitus** und **Koma** durch Beeinträchtigung neurologischer Funktionen auf.

Diagnostik
Labor

Bikarbonatkonzentration, **pH-Wert** und **pCO_2** ↓ (Versuch der respiratorischen Kompensation)
- **Azidose durch Basenverlust** ⇒ Chloridkonzentration > 110 mmol/l
- **Additionsazidose** und **urämische Azidose** ⇒ Chloridkonzentration normal
  Während bei **Additionsazidose** und **urämischer Azidose** die Anionenlücke größer wird, bleibt sie bei **HCO_3^-–Verlustazidosen** durch eine **verstärkte renale Chloridresorption** normal.

Therapie

Berechnung des **Bikarbonatbedarfs**:

Basenbedarf in **mmol = negativer BE × 0,3 × kg Körpergewicht**

- Behandlung der **Grunderkrankung** bzw. Krankheitsursache
- **akute Azidosen** mit einem **pH <7,2** bzw. **Bikarbonat <15 mmol/l ⇒ sofort behandeln!**
- **langsame Infusion** isotoner $NaHCO_3$-Lösung (<250 ml/h) über einen zentralen Venenkatheter
  angestrebte Bikarbonatkonzentration ⇒ 17 mmol/l
- bei **intakter Nierenfunktion** und dem **Vorliegen einer Herzinsuffizienz ⇒ Kaliumbikarbonat** (z. B. Kaliumbikarbonat salvia)
- **Laktatazidose** (oft therapierefraktär) ⇒ Peritoneal- oder Hämodialyse

Therapie der Azidose bei chronischer Niereninsuffizienz
- dauernde **Alkalisubstitution** (z. B. Sohl-Lösung)
- bei **Kaliummangel** (z. B. **distale tubuläre Azidose**) ⇒ Hexa**kalium**-Hexa**natrium**-Pentacitrat-Komplex (Uralyt U®) 4–5 × 2,5 g/d
- bei Tendenz zu **Hyperkaliämie** und **Kalziummangel** ⇒ Hexa**calcium**-Hexa**natrium**-Heptacitrat-Hydrat-Komplex (**Acetolyt**®) anfangs täglich 10 g, Erhaltungstherapie 5 g/d

Beachte
- **rasche Korrektur einer Azidose** ⇒ **Hypokaliämie** und **Tetanie**
- **Überkorrektur** ⇒ **Alkalose** (schwerer beeinflussbar als metabolische Azidose)
- **Natriumbikarbonat** ⇒ Lungenödem und Hypertonus

Therapeutische Überlegungen

- Therapeutisches Ziel der Akutbehandlung ist die **Senkung der Wasserstoffionenkonzentration** durch Zufuhr von Verbindungen, die Protonen aufnehmen können (Protonenakzeptoren). **Natriumhydrogenkarbonat** kann hierzu als **isotone $NaHCO_3$-Lösung** verabreicht werden.
- Durch die Zufuhr von **Natriumhydrogenkarbonat** wird u.a. CO_2 vermehrt gebildet, das abgeatmet wird. Bei eingeschränkter Atemfunktion kann daher eine **drastische Zunahme des pCO_2** mit Verstärkung der **intrazellulären Azidose** resultieren.
- Eine zu **schnelle Infusion von Natriumhydrogenkarbonat** führt zu einer Abnahme der Kaliumkonzentration im Blut, da vermehrt Wasserstoffionen im Austausch gegen Kaliumionen an das Blut abgegeben werden. Man muss daher beachten, dass durch die Behandlung einer Azidose eine **Hypokaliämie** auftreten kann.
- Nur bei einer länger andauernden oder stark ausgeprägten metabolischen Azidose ist eine alkalisierende Therapie indiziert!

Respiratorische Azidose

Blutgasanalyse
- **pH-Wert <7,36**
- **Standardbikarbonat normal oder ↑**
- **pCO_2 >45 mm Hg**

Pathogenese, Ätiologie

Jeder **pCO_2-Anstieg** führt zu einer **Zunahme** der **arteriellen Wasserstoffionenkonzentration**.

- **Ursache** einer **respiratorischen Azidose** ist die **alveoläre Hypoventilation** infolge pulmonaler Verteilungsstörungen, obstruktiver oder restriktiver Ventilationsstörungen, obstruktiven Emphysems, Asthma bronchiale, Obstruktion der Luftwege, Pneumothorax, Myasthenia gravis, Lungenödem sowie Hemmung des Atemzentrums z.B. durch Morphin und Barbiturate.
- In diesen Fällen wird zu **wenig CO_2 abgeatmet**. Demzufolge nehmen der CO_2-Partialdruck und die H_2CO_3-Konzentration im Blut zu. Im Stadium der Dekompensation kann der Blut-pH-Wert unter 7,36 fallen. Infolge **renaler Kompensation** durch erhöhte tubuläre Bikarbonatrückresorption kommt es zu einem **reaktiven Anstieg der Bikarbonatkonzentration**. Der **O_2-Partialdruck** ist im Blut vermindert.

Symptomatik

- erschwerte Atmung mit Hypoventilation, Schwäche und Desorientiertheit bis zum Koma

Allgemeine Rückwirkungen auf den Organismus bei Azidose
- Durch Wechsel von Kaliumionen vom IZR in den EZR kommt es zur **Hyperkaliämie**, die mit Beseitigung der Azidose verschwindet.
- Die **Reaktivität der Gefäßmuskulatur** auf Pressorsubstanzen wie Noradrenalin ist unter Azidosebedingungen vermindert. Dies gilt auch für die Hirngefäße. Der Lungengefäßwiderstand nimmt dagegen zu. Gleichzeitig besteht eine **negativ inotrope Wirkung** und die Aktivität des Sinusknotens ist vermindert.
- Orientierungsstörungen, Somnolenz und **Koma** können auftreten.
- Starke Azidose kann zur **Minderdurchblutung der Niere** führen. Es wird ein saurer Harn ausgeschieden.
- **Hyperglykämie**, da mit Absinken des Blut-pH Glykolyse und Laktatproduktion abnehmen und die Glukoneogenese zunimmt
- Die Sauerstoffabgabe ins Gewebe ist gesteigert.

Metabolische Alkalose

Blutgasanalyse
- **pH-Wert >7,44**
- **Standardbikabonat >25 mmol/l**
- **Basenabweichung ≥ +2 mmol/l**

Pathogenese

Alkalosen treten **seltener** als Azidosen auf, da die **Ausscheidungskapazität** für HCO_3^- größer ist als für H^+-Ionen. Die **metabolische Alkalose** ist auf eine **Zunahme des Plasmabikarbonats** zurückzuführen.

Dieser **HCO_3^--Anstieg** kann bedingt sein durch
- **Subtraktionsalkalose** ⇒ renaler oder gastrointestinaler **Wasserstoffionenverlust**
- **Additionsalkalose** ⇒ **Zufuhr von Plasmabikarbonat** oder Substanzen, die im Organismus zu Plasmabikarbonat umgewandelt werden können
- stärkeren **Verlust von Chloridionen** als HCO_3^--Ionen

Ätiologie

- **Vomitus** und **Magenabsaugung** führen zur **hypochlorämischen** metabolischen Alkalose, da saure Valenzen (⇒ HCl) verlorengehen.
- **Chloridmangel** führt durch „**paradoxe Azidurie**" zu vermehrtem renalen Verlust saurer Valenzen und begünstigt auf diese Weise die Entwicklung einer metabolischen Alkalose.
- Ist die Alkalose durch **Chloridverarmung des Organismus** bedingt, liegt meist eine **Vorbehandlung der Patienten mit Diuretika** vor. In solchen Fällen ist die klinische Situation leicht zu erkennen und zu korrigieren.
- **Kaliumverlust** infolge **Überfunktion der Nebennierenrinde** oder die **Therapie mit Nebennierenrindenhormonen**, sowie **Diuretika- und Laxanzienabusus** können infolge zellulären Austauschprozesses zur **hypokaliämischen Alkalose** führen. Durch den **Kaliummangel** stehen für den tubulären Austauschvorgang nur noch **Wasserstoffionen** zur Verfügung, die gegen Natrium **verstärkt ausgeschieden** werden, was zu einer weiteren Verstärkung der alkalotischen Stoffwechsellage führt.
- **Alkalitherapie** beim Ulkus oder übermäßige **Zufuhr von Bikarbonat** bei der Behandlung einer metabolischen Azidose können ebenfalls zur metabolischen Alkalose führen.
- Bei **chronischen Lebererkrankungen** besteht durch den infolge **reduzierter Harnstoffsynthese verminderten Verbrauch von Bikarbonat** eine Neigung zur metabolischen Alkalose. Die hepatische Glutaminsyntheserate und die renale Ammoniumausscheidung nehmen zu.

Symptomatik

Leichte metabolische Alkalosen verursachen kaum Symptome.
- **H^+-Ionenkonzentration**↓ ⇒ **ionisiertes Kalzium**↓ ⇒ neuromuskuläre Erregbarkeit↑ ⇒ gesteigerte Reflexe bis zur **Tetanie,** Parästhesien (perioral, Extremitäten)
- **Kompensatorisch** kann die **Atmung flach** bzw. vermindert sein.
- **dekompensierte Alkalose** (pH >7,55) ⇒ **Tachykardie**, supraventrikuläre oder AV-Knoten-Extrasystolen, gelegentlich auch Hypokaliämiezeichen
- **Hypotension** durch Abnahme des peripheren Gefäßwiderstands

Diagnostik

- Die metabolische Alkalose ist charakterisiert durch **Anstieg des Plasmabikarbonats**, Anstieg des pH-Werts bei **Dekompensation** und bei **Kompensation** durch einen reaktiven Anstieg des pCO_2.
- **chloridsensible** Form ⇒ Chloridausscheidung im 24-h-Urin **<10 mmol/l** ⇒ Korrektur durch NaCl-Gabe
- **chloridresistente** Form ⇒ Chloridausscheidung im 24-h-Urin **>20 mmol/l** bei Mineralkortikoidüberschuss
- **Differentialdiagnostisch** kommen auch **gemischte Störungen** mit respiratorischer und metabolischer Komponente in Betracht.

Therapie

Volumensubstitution

- bei **Chloridmangelalkalosen** ⇒ Infusion isotoner (0,9 %iger) NaCl-Lösung ⇒ RAAS ↑, renaler Austausch von Bikarbonat gegen Chlorid

Kaliumchloridsubstitution

- bei **hypokaliämischer Alkalose** ⇒ zusätzlich **Kaliumchlorid** per os oder intravenös
- bei **renalem Kaliumverlust** durch **Aldosteronismus** ⇒ Spironolacton (z. B. Aldactone®, Osyrol®) oder antikaliuretisch wirkende Substanzen (Amilorid, Triamteren)

Direkte Säuresubstitution

- nur bei akuter, **schwerer Alkalose** ⇒ Infusion von L-Lysinhydrochlorid oder L-Argininhydrochlorid

Respiratorische Alkalose

Blutgasanalyse

- **pH-Wert >7,44**
- **Standardbikabonat ↓**
- **p_aCO_2 <35 mm Hg**

Pathogenese

Der **respiratorischen Alkalose** liegt eine Hyperventilation mit gesteigerter CO_2-Abgabe zugrunde. Es kommt zum Anstieg des pH, zum Abfall des CO_2-Partialdrucks und zum Abfall des Plasmabikarbonats.

Ätiologie

Sowohl psychische, als auch organische Ursachen (z. B. Schädel-Hirn-Trauma, Anämie, Herzinsuffizienz) können zur **Hyperventilation** führen.

- Überwiegend tritt die **psychogene Hyperventilation** bei Frauen auf. Als pathogenetischer Faktor kommt die Stimulation des Atemzentrums durch Progesteron in Betracht.
- **Hypoxie** (z. B. alveoläre Ventilationsstörung, Höhenaufenthalt), Fieber, Herzinsuffizienz
- **schwere Anämie**
- **toxisch, medikamentös** (ASS, Sulfonamide, Sepsis)
- **Zerebrale Störungen**, Enzephalitis, Meningitis, Hirndrucksteigerung (auch Enzephalopathie bei dekompensiertem Leberschaden!) können mit Hyperventilation einhergehen.
- Auch bei **kontrollierter Hyperventilation in der Narkose** und bei Diffusionsstörungen der Lunge kann eine alveoläre Hyperventilation auftreten.
- Erkrankungen mit **erhöhtem Energieumsatz** (Thyreotoxikose, Fieber)

Symptomatik

- Bei den Patienten kommt es zu tiefen, **raschen Atemzügen** und infolge **respiratorischer Alkalose** zu **tetanischen** Anfällen. Diese werden durch eine verstärkte Bindung des freien Kalziums an die Plasmaproteine und den damit verbundenen **relativen Kalziummangel** ausgelöst.
- Da **Kalzium** normalerweise auf die **neuromuskuläre Erregbarkeit dämpfend** wirkt, treten nun erhöhte Reizbarkeit, Schwindel und Sehstörungen auf. Bei starkem **pCO_2-Abfall** kann es zur **zerebralen Vasokonstriktion** kommen, die das Zustandsbild weiter verschlechtert.

Allgemeine Rückwirkungen auf den Organismus bei Alkalose

- Der Anteil des ionisierten Ca^{2+} wird verstärkt an Plasmaprotein gebunden (⇒ **normokalzämische Tetanie**).
- Durch Transmineralisation und tubuläre Sekretion von Kalium kommt es zur **Hypokaliämie** (⇒ Arrhythmien).
- Der **pH-Wert des Urins** ist meist alkalisch, da die Wasserstoffionensekretion vermindert ist und als Folge vermehrt Bikarbonat ausgeschieden wird.
- Bei einer durch **Kaliumverlust** (extrarenal) bedingten metabolischen Alkalose scheidet die Niere, um Kalium einzusparen, allerdings einen leicht sauren Urin aus (**paradoxe Azidurie**).
- Die Sauerstoffabgabe ins Gewebe ist erschwert.

7 Bewegungsapparat

7.1 Entzündliche Gelenkerkrankungen

Rheumatoide Arthritis (chronische Polyarthritis)

Die **rheumatoide Arthritis**, früher auch chronische Polyarthritis genannt, ist eine **entzündlich-systemische Bindegewebserkrankung** mit Hauptmanifestation an den Gelenken, die durch Arthritis, Synovialitis, Bursitis und Tendovaginitis charakterisiert ist, mit allgemeinen Krankheitszeichen einhergeht und auch zu **extraartikulären Organmanifestationen** führen kann.

- Die Erkrankung verläuft **meist schubweise** oder **progredient** und verursacht schwere Gelenkzerstörungen und damit hochgradige Behinderungen.
- **Epidemiologische Untersuchungen** zeigen, dass die rheumatoide Arthritis bei allen Völkern vorkommt, wobei **Frauen stets häufiger betroffen** sind **als Männer** (3:1).
- Das **Hauptmanifestationsalter** liegt zwischen dem 35. und 45. Lebensjahr.

Pathogenese

- Die **autodestruktive Immunreaktion** wird auf eine **genetisch bedingte Disposition** zurückgeführt, da homologe Aminosäurensequenzen in der dritten Region der DR-β-Kette **bei empfänglichen Individuen** (z. B. DR 4/Dw14) nachweisbar sind.
- **Mikrobielle** und **virale Antigene,** eine **Erreger**- bzw. **Erregerantigenpersistenz** werden ebenso wie **Autoantigene** als **pathogenetische Faktoren** diskutiert.

Pathomechanismen

- Es besteht eine **Infiltration der Gelenkschleimhaut** mit **autoreaktiven T-Lymphozyten**, B-Lymphozyten, Plasmazellen, Makrophagen und Granulozyten bzw. Phagozyten (Granulozyten in der Gelenkflüssigkeit mit phagozytierten Immunkomplexen und korpuskulären Bestandteilen).
- **T-Lymphozyten** sezernieren **Zytokine** (z. B. **Interleukin** I, II und VI, **Tumornekrosefaktor α** u. a.), die in Verbindung mit anderen **Entzündungsmediatoren** (Prostaglandine, Leukotriene) zu einer Freisetzung von Sauerstoffradikalen führen und die **Proteoglykansynthese hemmen**.
- Als wichtigste Zytokine bei der Entstehung der rheumatoiden Arthritis gelten **Tumornekrosefaktor-α** (TNF-α) und **Interleukin-1** (IL-1), das u.a. Osteoklasten aktiviert. Unter Wirkung dieser Zytokine entsteht aus der Synoviamembran ein sog. **Pannus** (hyperplastisches, synoviales Gewebe).
- **Knorpelaggressive Enzyme** wie die **Proteasen** Katepsin G, Elastase und Kollagenase und Glykosidasen (Sulfatasen, β-Glukuronidase) führen zu einer **Zerstörung des Gelenkknorpels und** der **angrenzenden Knochengewebe**.
- Das **makromolekulare Hyaloronat** der Synovialflüssigkeit, das unter physiologischen Bedingungen als Gleitmittel wirkt, wird **durch Sauerstoffradikale depolymerisiert**.

Symptomatik, Diagnostik

Kriterien für die Diagnose der **rheumatoiden Arthritis** (**American Rheumatism Association**, 1987)

(1)	**Morgensteifigkeit** der Gelenke von **mehr als einer Stunde Dauer**	>6 Wochen
(2)	**Schwellung** oder **Ergussbildung** an **mindestens 3 Gelenken**	>6 Wochen
(3)	Schwellung von **Hand**- oder **Fingergrund**- und **Fingermittelgelenken**	>6 Wochen
(4)	**symmetrisches Gelenkbefallsmuster** (beidseits gleiche Gelenkregion)	>6 Wochen
(5)	**positiver Rheumafaktor** im Serum	
(6)	**subkutane Rheumaknoten** (gelenknahe Streckseiten, Knochenvorsprünge)	
(7)	**Röntgenveränderungen** (gelenknahe Osteoporose und/oder Erosionen)	

Wenn **mindestens 4 dieser Symptome** nachweisbar sind, besteht eine **rheumatoide Arthritis**.

Rheumafaktoren sind **Autoantikörper** (meist IgM), die sich gegen den Fc-Bereich von Immunglobulinen richten. Sie sind bei der **rheumatoiden Arthritis** in bis zu 80% der Fälle nachweisbar (bei Kollagenosen und anderen Erkrankungen in unterschiedlicher Häufigkeit), treten jedoch auch in der gesunden Bevölkerung mit zunehmendem Lebensalter vermehrt auf (>5%).

- **Klinisches Bild** und **typische Röntgenveränderungen** erlauben auch bei negativen Rheumafaktoren die Diagnose einer rheumatoiden Arthritis.
- Das frühzeitige Auftreten hoher Rheumafaktoren ist für die rheumatoide Arthritis ein prognostisch ungünstiges Zeichen. Negative Rheumafaktoren gehen mit weniger destruierenden Verläufen einher.

Krankheitsverläufe
- **akuter Beginn und nach mehreren Jahren erneuter Schub**
- **über Jahre wechselnde Stärke** der Symptome **mit** oder **ohne** zwischenzeitliche **Remission**
- **langsam** oder **schnell progredienter Verlauf**

Abb. 7.1

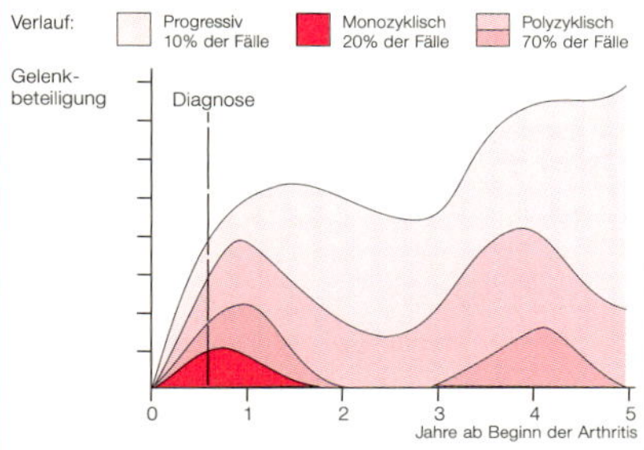

Verlaufsformen der rheumatoiden Arthritis

Unspezifische Allgemeinsymptome
- Beginn schleichend ⇒ geistige Ermüdbarkeit, körperliche Abgeschlagenheit, gel. Gewichtsverlust
- **Hyperhidrosis palmaris**, **Cutis marmorata**
- Parästhesien und **Durchblutungsstörungen einzelner Finger**, Akrozyanose
- gel. subfebrile Temperaturen

Symptome und Befunde bei der rheumatoiden Arthritis
- **anamnestisch rezidivierendes Karpaltunnelsyndrom** (**Tendosynovitis** ⇒ Kompression des N. medianus), flüchtige Temporomandibulararthralgien
- **Morgensteifigkeit** der Finger- und Handgelenke, **monoarthritischer Beginn** (20% d.F.; z.B. spontane, mehrere Wochen anhaltende einseitige Kniegelenksschwellung)
- sog. „**Begrüßungsschmerz**" beim Händedruck (Druckschmerzhaftigkeit der Finger- bzw. Zehengrundgelenke bei lateraler Kompression = **positives Gaensslen-Zeichen**)
- **juxtaartikuläre subkutane Knoten** v.a. im Bereich der Streckseiten und Sehnen, **rezidivierende Gelenkergüsse**
- **rezidivierende Tendovaginitis** ⇒ peritendinöse Schwellung und **Spontanrupturen** der Fingerstrecksehnen ⇒ z.B. **knopflochartiger Defekt** der **Fingerstrecksehne** über dem beugekontrakten Mittelgelenk (⇒ **Knopflochdeformität**)

Befallsmuster
- **bilateral-symmetrische Synovialitis**, **Arthritis** der Finger- bzw. Zehen**grundgelenke** und **proximalen Interphalangealgelenke** (**ohne Beteiligung** der distalen **Endgelenke** Digiti **II-V !**)
- **zentripetale** (zur Körpermitte gerichtete) **Ausbreitung** mit meist erst nach Jahren auftretender Beteiligung größerer Gelenke (Ellenbogen-, ⇒ Schultergelenk bzw. Sprung-, ⇒ Knie-, ⇒ Hüftgelenk)

Abb. 7.2

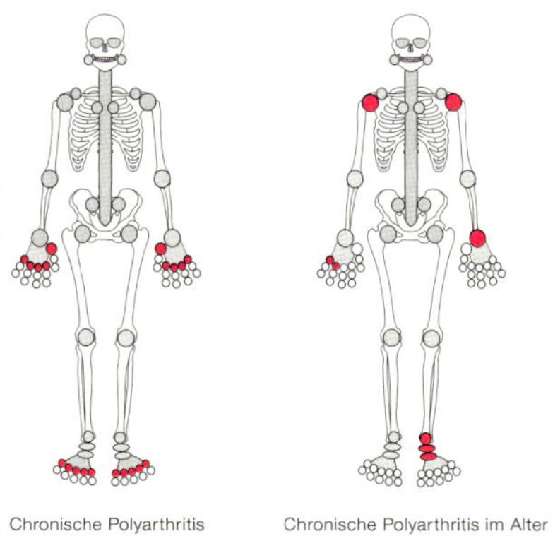

Gelenktopologie bei rheumatoider Arthritis

Funktionelles Spätsyndrom
- Überstreckung der Mittelgelenke und Beugung der Endgelenke (⇒ **Schwanenhalsdeformität**)
- **ulnare Deviation** der Finger, **Ankylose** (Gelenkspalt aufgehoben, Versteifung der Gelenke), Atrophie der Musculi interossei des Handrückens
- **Schlottergelenke**, weil aggressive Granulationen die Kapsel überdehnen und die Gelenkenden destruieren
- **Zervikalarthritis** ⇒ Nacken- und Schläfenschmerzen, **Instabilität** zwischen Atlas und Axis

durch **entzündlich-destruktive** Zerstörung des Dens axis und des Lig. transversum atlantis ⇒ Dislokation ⇒ Querschnittssyndrom möglich
- Arthritis des **Krikoarytenoidgelenks** ⇒ Heiserkeit

Viszerale und extraartikuläre Erscheinungen der rheumatoiden Arthritis (selten)
- **Herz** ⇒ rheumatoide Perikarditis mit Perikardergussbildung, selten interstitielle Myokarditis
- **Gefäße** ⇒ Vaskulitis, Koronariitis
- **Nervensystem** ⇒ Parästhesien, Neuropathien durch **Vaskulitis der Vasa nervorum**
- **Skelettmuskulatur** ⇒ noduläre Myositis, Muskelatrophie
- **Lunge** ⇒ Pleuritis, Lungenfibrose
- **Niere** ⇒ interstitielle Entzündungen, Papillennekrosen, **Amyloidose**
- **Auge** ⇒ rheumatische Episkleritis

Sonderformen
- **Sicca-Syndrom ⇒ rheumatoide Arthritis + Keratokonjunktivitis sicca + Xerophthalmie + Xerostomie**, Dysphagie
- **Caplan-Syndrom ⇒ Pneumokoniose** (Silikose) + **rheumatoide Arthritis**
- **Felty-Syndrom ⇒ progredient-destruierende Verlaufsform** der **rheumatoiden Arthritis** im Erwachsenenalter mit **Splenomegalie + Lymphknotenschwellung + neutrophiler Leukopenie**
- **„Late onset rheumatid arthritis"** nach dem 60. Lj.; **Mono-** oder **Oligoarthritis großer Gelenke**, oft aggressiver Verlauf mit ausgeprägten **Allgemeinsymptomen** und Muskelatrophie

Juvenile chronische Arthritis (<16. Lj.):
- **polyartikulär** ⇒ seropositive oder seronegative Form
- **oligoartikulär** (RF negativ) **mit frühem (Typ I)** oder **spätem (Typ II**, HLA-B27-positiv) **Beginn**
- **Still-Syndrom ⇒ systemische Verlaufsform** der **juvenilen rheumatoiden Arthritis** mit **Fieber**, **Exanthem**, **Splenomegalie**, generalisierter **Adenopathie**, **Serositis** und neutrophiler **Leukozytose, BSG↑, RF negativ**

Diagnostik
- Beurteilung der **Gelenkfunktion** (z. B. Neutral-Null-Methode, Griffstärke, Schürzen- und Nackengriff)
- Objektivierung **extraartikulärer Organmanifestation** (z. B. Episkleritis, Polyneuropathie)

Laborbefunde
- **Blutsenkungsgeschwindigkeit**↑, **C-reaktives Protein** (CRP = Parameter für system. Entzündungsaktivität)↑
- positiver **Rheumafaktor** (bis zu 80% d. F.)
- **Anti-CCP**↑ (cyclic citrullinated peptide); AK mit hoher Spezifität (>95 %)
- **α_2-Globuline**↑ (Akutphase), **γ-Globuline**↑ (chronischer Entzündungsprozess)
- zirkulierende **Immunkomplexe** (50% d. F.), antinukleäre Antikörper (ANA <40% d. F.)
- hypochrome, mikrozytäre **Anämie ⇒ Hb und Serumeisen**↓

Abb. 7.4

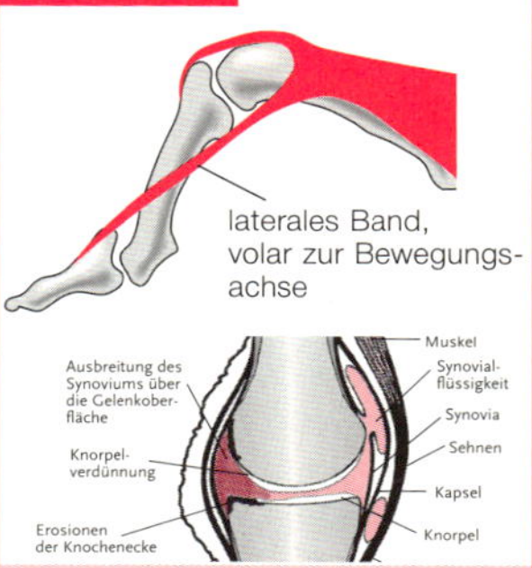

Knopflochdeformität/ Schwanenhalsdeformität

Abb. 7.3

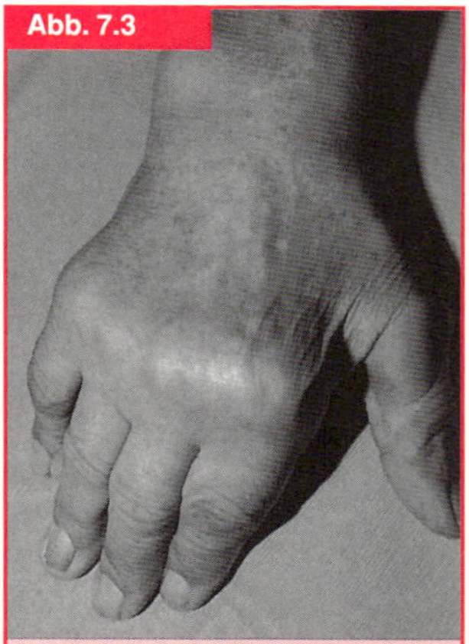

Tendosynovitis der Strecksehnen, Schwellung der Fingergrundgelenke und Knopflochdeformität bei rheumatoider Arthritis (IMPP-Prüfungsabbildung)

- **Kupferkonzentration** im Serum ↑
- ggf. leicht- bis mäßiggradige Leukozytose und Thrombozytose

Röntgenologische Veränderungen
- meist initialer Befall der Fingergrundgelenke und der Handwurzelgelenke ⇒ **Ulnardeviation der Finger**
- **gelenknahe Osteoporose**, Knochenrandusuren (nicht im Bereich der distalen Interphalangealgelenke)
- **Erosionen** und **subchondrale Zystenbildung** (innerhalb der ersten 3–6 Monate ⇒ **früherosiver Verlauf** mit ungünstiger Prognose)
- zunehmende **Gelenkspaltverschmälerung**, später **knöcherne Ankylose**
- **Zervikalarthritis** mit **Verdacht auf** atlantodentale Dislokation oder **Myelokompression** ⇒ **Indikation zur Computertomographie** bzw. **Kernspintomographie**

Abb. 7.5

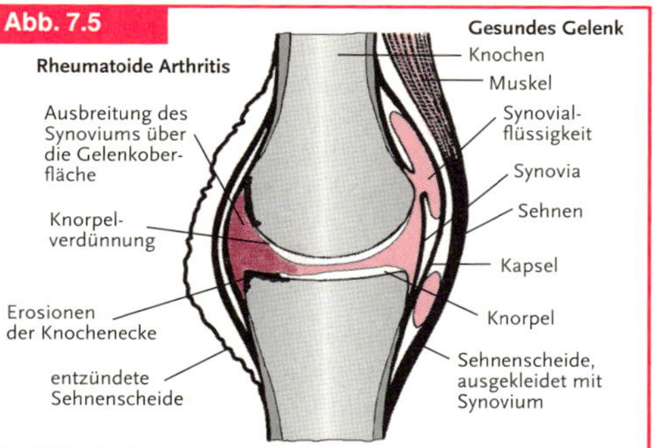

Querschnitt eines gesunden und eines an rheumatoider Arthritis erkrankten Gelenks

Sonographie
- Beurteilung von **Tendosynovialitis**, **Gelenkerguss**, **Synovialzysten** (am Kniegelenk ⇒ Hernie der Kniegelenkskapsel = Bakerzyste)
- auch **therapeutische Relevanz** ⇒ z. B. **Yttrium-Synoviorthese** bei **geringer Synovialisproliferation** möglich, **Synovektomie** bei **dickem Pannus**

Synoviapunktat ⇒ hohe Zellzahl ohne Bakterien

Therapie

Für die Therapie der rheumatoiden Arthritis gilt:
- **Frühzeitige Diagnosesicherung** und Einleitung der Behandlungsmaßnahmen!
- Spätestens 6 Monate nach Symptombeginn muss eine effektive Therapie mit **langwirksamen Antirheumatika** (LWAR) ggf. auch kombiniert mit niedrig dosierten Glukokortikosteroiden (bis 5 mg/d) eingeleitet werden, da sich die gelenkdestruierenden Entzündungsprozesse hauptsächlich in den ersten beiden Krankheitsjahren manifestieren. Zu diesen **Basistherapeutika** zählen remissionsinduzierende Substanzen wie Methotrexat, Sulfasalazin oder Gold.
- Bei **Therapie-Versagen**: Basistherapeutika-Wechsel oder Basistherapeutika-Kombination, ggf. Einsatz von TNF-Hemmstoffen.
- Zur symptomatischen Besserung bei aktiven Synovitiden können nichtsteroidale Antiphlogistika und Salicylate eingesetzt werden. Sie beeinflussen jedoch den Langzeitverlauf der Erkrankung nicht.

Nichtsteroidale Antirheumatika

Nichtsteroidale Antirheumatika (NSAR) sind rasch wirkende Pharmaka mit **antiphlogistischer**, **analgetischer** und zumeist auch antipyretischer Wirkung. Hierzu zählen **Salizylate**, **Arylessigsäure-Derivate** (z. B. Diclofenac, Indometazin), **Pyrazolidine** (z. B. Oxyphenbutazon, Phenylbutazon), **Azapropazon**, **Arylpropionsäure-Derivate** (z. B. Ibuprofen, Naproxen, Ketoprofen), **Anthranilsäure-Derivate** (z. B. Mefenaminsäure, Nifluminsäure) und **Oxicame** (Piroxicam, Tenoxicam).

NSAR wirken hauptsächlich durch **Hemmung des Cyclooxygenase-Enzymsystems** (Prostaglandinsynthese). Das Cyclooxygenase-Enzym **Cox II** wird vermehrt von aktivierten Entzündungszellen exprimiert, während **Cox I** u. a. protektiv wirksame Prostaglandine in Magenschleimhaut und Nieren produziert. Neuere Wirkstoffe sollen eine **selektive Cyclooxygenase-II-Hemmung** erzielen und hierdurch seltener zu Magenulzera und Nierenfunktionsstörungen führen. **Celecoxib, Etoricoxib**, **Valdecoxib** und **Parecoxib** werden als **Coxibe** bezeichnet und weisen bei gleicher Wirksamkeit in äquipotenten Dosen ein signifikant selteneres Auftreten klinisch bedeutsamer Ulkuskomplikationen auf. Ihre Wirksamkeit bei rheumatoider Arthritis wird gegenüber konventionellen NSAR als vergleichbar angesehen. Allerdings ist bei deren Verordnung auf Anwendungsbeschränkungen und Sicherheitshinweise vom Bundesinstitut für Arzneimittel und Medizinprodukte, dem Institut für Qualität und Wirtschaftlichkeit im Gesundheitswesen und der Arzneimittelkommission der deutschen Ärzteschaft zu achten. Grund dafür ist die Marktrücknahme von Rofecoxib (Vioxx®), für das es in einer Studie Hinweise auf mögliche kardiovaskuläre Nebenwirkungen gab.

Nichtsteroidale Antirheumatika sind **bei aktiven Synovialitiden symptomatisch** wirksam.

- bei **starken Beschwerden** ⇒ **Diclofenac** (z. B. Voltaren® 50–200 mg/d) oder **Indometacin** (z. B. Amuno® 100–200 mg/d)
- bei **milder Symptomatik** ⇒ **Ibuprofen** (z. B. Brufen®, Ibuprofen Klinge® 400–1.600 mg/d)

Abb. 7.6

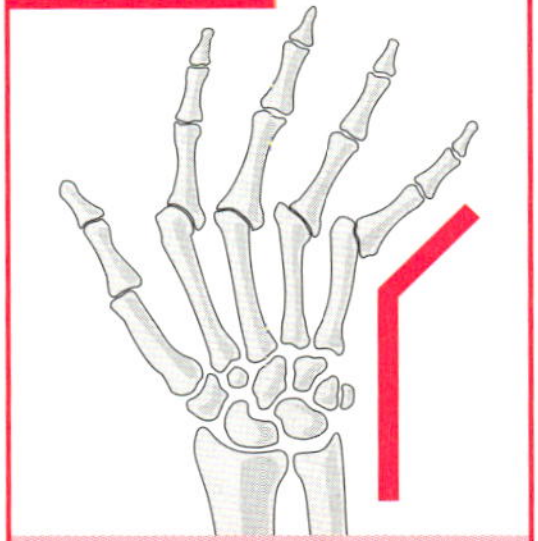

Bajonettstellung der Finger bei rheumatoider Arthritis

Beachte

- **NSAR absetzen**, wenn Steroide (>10 mg/d) verabreicht werden (⇒ **Ulkusrisiko** ↑)
- **NSAR** können in geringstmöglicher Dosierung mit **Basistherapeutika** kombiniert werden.
- **Arzneimittelinteraktion** betreffen insbesondere Pharmaka mit hoher Eiweißbindung (z. B. Marcumar® u. a.).
- **Laborchemische Kontrollen** (Leber, Niere, Blutbild) sind im Rahmen einer Langzeittherapie erforderlich.

Glukokortikoide

- hochdosierte **Stoßtherapie** im **akuten Krankheitsschub** mit **starker Entzündungsaktivität** oder bei **viszeralen Komplikationen** (250–500 mg Methylprednisolon i. v. an drei aufeinander folgenden Tagen oder drei Tagen einer Woche mit je einem Tag Pause)
- **bis zum Wirkungseintritt** einer neu angesetzten **Basistherapie** mit langfristig wirkenden Antirheumatika
- **längerfristige niedrigdosierte Therapie** (2,5–7,5 mg Prednisolonäquivalent/d), wenn Basistherapie nicht ausreichend wirksam ist
- **intraartikuläre Glukokortikoidtherapie** mit Triamcinolon-Hexacetonid (z. B. Lederlon® je Gelenk höchstens 2-mal im Jahr) bei oligoartikulärem bzw. monartikulärem Befall

Beachte ⇒ **langsame Reduktion der Steroiddosis** unter Berücksichtigung der lokalen und der systemischen Entzündungsaktivität (BKS, CRP)

Langfristig wirksame Antirheumatika

Langwirksame Antirheumatika (LWAR) sind krankheitsmodifizierende Medikamente (**DMARD´s**), die mit dem Ziel gegeben werden, eine Remission der Erkrankung einzuleiten. Sie werden deshalb auch als **remissionsinduzierende Substanzen** bezeichnet (RIDs, remission inducing drugs).

- **Krankheitsmodifizierende Medikamente** (**DMARD**´s, disease modifying antirheumatic drugs) werden bislang auch als „**Basistherapeutika**" bezeichnet.
- **Krankheitskontrollierende Medikamente** (**DCARD**´s, disease controlling antirheumatic drugs) sind eine neue Medikamentenklasse zur Behandlung rheumatischer Erkrankungen, die in der Lage ist, die Krankheitsaktivität vollständig zu kontrollieren und das Fortschreiten der Erkrankung zu terminieren. Als erstes DCARD wurde am 15. Februar 2001 der TNF-α-Blocker **Etanercept** (Enbrel®) von der FDA (Food and Drug Administration) zur Behandlung der rheumatoiden Arthritis zugelassen.
- **Indikation** (>90 % d. Pat.) ⇒ progredientes Krankheitsbild mit lokaler (z. B. akute Synovialitis) und systemischer Entzündungsaktivität, erosiv-destruierendem Verlauf, kontinuierlichem Glukokortikoidbedarf, viszeralen Komplikationen

Geringe Entzündungsaktivität (<6 Gelenke)

- **Chloroquin** (z.B. Resochin® initial 500 mg/d über 2 Wo., dann Dauertherapie mit 250 mg/d) oder Hydroxychloroquin (z.B. Quensyl® initial 600 mg/d über 2 Wo., dann Dauertherapie mit 400 mg/d) ⇒ **Wirkungseintritt** nach 4 bis 6 Monaten
- **Sulfasalazin** (z.B. Azulfidine® RA initial 500 mg/d, Langzeitdosis 2 g/d) ⇒ **Wirkungseintritt** nach 2 bis 4 Monaten
- **Goldsalze** wie **Auranofin** (z.B. Ridaura® 6 mg/d) ⇒ **Wirkungseintritt** nach 4 bis 6 Monaten

Hohe Entzündungsaktivität (>6 Gelenke, BSG >30 mm/h)

- **Methotrexat** (z.B. Methotrexat „Lederle"®, Methotrexat medac®; 5 bis 25 mg einmal wöchentlich) ⇒ **Wirkungseintritt** nach 4 bis 8 Wochen
- **intramuskuläres Gold** (z.B. Aureotan®, Tauredon® nach unterschiedlichen Aufsättigungsschemata) ⇒ **Wirkungseintritt** nach 2 bis 4 Monaten

Therapieresistente Polyarthritis mit **hoher systemischer Entzündungsaktivität**

- **Azathioprin** (z.B. Imurek® 150 mg/d) ⇒ **Wirkungseintritt** nach 2–3 Monaten
- **Cyclophosphamid** (z.B. Endoxan® 1,5–2 mg/kg KG/d) bei **Vaskulitiden** oder **viszeralem Befall** ⇒ **Wirkungseintritt** nach 4–8 Wochen
- ggf. **Cyclosporin** (z.B. Sandimmun® 3,5 bis 5 mg/kg KG/d)
- **Leflunomid** (Arava®) ist ein Isoxazolderivat, das die Synthese des Pyrimidins in aktivierten T-Lymphozyten hemmt. Es bewirkt eine Blockade der klonalen Expansion der Lymphozyten in der G1/S-Phase und zeigt immunsuppressive und entzündungshemmende Wirkung. Eine Leflunomid-MTX-Kombinationstherapie wird derzeit wissenschaftlich untersucht.

Hinweis

- Zu den **Basistherapeutika** bei schwer verlaufender, erosiver chronischer Polyarthritis zählt auch **D-Penicillamin**, das im Vergleich zu Methotrexat jedoch häufiger zu Nebenwirkungen führt und bei dieser Indikation nicht besser wirksam ist.
- **Kombinationstherapie** ⇒ **Antimalariapräparate** können mit **zytotoxischen Substanzen** (Methotrexat, Cyclophosphamid) erfolgversprechend kombiniert werden. Weitere Kombinationen lassen sich bezüglich der Effizienz derzeit noch nicht sicher beurteilen.

Weitere Therapieverfahren

- **chemische Synoviorthese** mit Natriummorrhuat (z.B. Varicocid®) bei radiologisch nichterodierten Gelenken
- **Radiosynoviorthese** bei Patienten >40. Lj. und **geringer Synovialisproliferation**
- **Vitamin E** 1.000 mg/d als Therapieergänzung
- **Therapie mit Anti-Zytokin-**(z.B. Anti TNFa), **Anti-ICAM-**, **Anti-LFA-1-** oder **Anti-CD$_4$-Antikörpern** ⇒ therapeutischer Effekt über einige Wochen, längerfristige Erfahrungen liegen noch nicht vor.
- Bei Versagen konventioneller Basistherapeutika können von Rheumatologen einzusetzende **Tumornekrosefaktor-Hemmstoffe** zur Remissionsinduktion Anwendung finden. Zugelassen wurde bisher der monoklonale TNF-Antikörper **Infliximab** (Remicade®), der nur in Kombination mit niedrig dosiertem MTX (verhindert die Bildung von antimurinen Antikörpern) eingesetzt werden darf sowie das rekombinante TNF-Rezeptor-Fusionsprotein **Etanercept** (Enbrel®).
- Ein weiterer neuer Therapieansatz ist der Einsatz des rekombinanten **IL-1-Rezeptorantagonisten Anakinra** (Kineret®). Der injizierbare Wirkstoff ist bei Patienten mit **rheumatoider Arthritis** als Zusatzmedikation zu Methotrexat zugelassen, wenn diese auf eine Therapie mit Methotrexat nicht hinreichend ansprechen.

Therapeutische Überlegungen

- Wenn die Aktivität der Erkrankung nachlässt oder bei fehlender Erosivität kann eine **Therapie mit Antimalariapräparaten** oder **Sulfasalazin** ausreichend wirksam sein.

- **Methotrexat** ist bei Erkrankungen mit hoher Aktivität und starker Destruktionstendenz in **Langzeituntersuchungen** den intramuskulär applizierten Goldsalzen an **Verträglichkeit überlegen**.
- **Zytostatika** sind wegen **möglicher Kanzerogenität** nur bei zwingender Indikation (z.B. bedrohliche extraartikuläre Organmanifestationen) unter Berücksichtigung des Patientenalters einzusetzen, wobei Azathioprin ein geringeres Risiko als das Alkylans Cyclophosphamid aufweist.

Antirheumatische Therapie in der Schwangerschaft

- **Nichtsteroidale Antirheumatika** hemmen die Prostaglandinsynthese und sind deshalb **im letzten Drittel der Schwangerschaft relativ kontraindiziert**. Spätestens in diesem Zeitraum sind Salizylate und Glukokortikoide vorzuziehen.
- **Chloroquin** (⇒ Frühaborte) und **D-Penicillamin** (⇒ **Cutis laxa** bei intrauterin exponierten Kindern) sind in der gesamten Schwangerschaft **kontraindiziert**.
- **Phenylbutazon** gilt zwar beim akuten Gichtanfall in der Schwangerschaft als Mittel der Wahl, ist jedoch für eine **langfristige Gabe in der Schwangerschaft kontraindiziert**.
- **Goldverbindungen** sind wegen bislang geringer Fallzahlen in **der Schwangerschaft relativ kontraindiziert.**

Physikalisch-therapeutische Maßnahmen

- **Lagerung** in funktionell günstiger Stellung, selektive Entlastung der betroffenen Gelenke
- **lokale Kryotherapie** (⇒ analgetisch und antiphlogistisch), feuchtkühle Umschläge
- **Bewegungstherapie** (u.a. im Thermalbad) unter Anleitung
- tägliches isometrisches Muskeltraining
- **Krankengymnastik** mit aktiven und passiven Bewegungsübungen unter Zug
- gezielte Elektrotherapie

Kontraindiziert ist die absolute Ruhigstellung der betroffenen Gelenke über mehrere Wochen!

Orthopädisch-rheumachirurgische Maßnahmen

- arthroskopische **Synovektomie**
- **Gelenkersatz** bei starker Destruktion und hochgradigem Funktionsdefizit

Rehabilitation

Psychosoziale Betreuungsmaßnahmen

- Arbeitsplatzsicherung, ggf. Umschulung
- ggf. Antrag auf Minderung der Erwerbsfähigkeit (MDE)
- Versorgungssituation (z.B. Sozialstation, Heimplatz)
- Rehabilitationsmaßnahmen (z.B. Tagesklinik, Reha-Klinik)
- Hilfsmittelversorgung (z.B. Toilettensitzerhöhung, Greifhilfen)

Krankengymnastik und physikalische Therapie

- regelmäßige Krankengymnastik, Wirbelsäulengymnastik, Stabilisierungsübungen und Haltungsschule, Lagerung entzündlicher Gelenke
- **analgetisch wirksame Reizstromtherapie**
- **orthopädische Schuhversorgung** bei Vorfußdeformität
- **isometrische Übungen** zur Muskelstärkung, Kontrakturprophylaxe
- **Kryotherapie**, milde Wärmeapplikationen nur im Bereich von Muskelverspannungen

Ergotherapie

- **Gelenkschutzberatung** bei beginnenden Deformitäten
- ggf. Schienenversorgung (Arbeitsschienen, Lagerungsschienen)

HLA-B-27-assoziierte Spondylitiden

Spondylitis ankylosans

Die **Spondylitis ankylosans** (syn. M. Bechterew, Spondylitis ankylopoetica) ist eine **chronisch-entzündliche** Erkrankung mit **destruierenden** und **produktiv ankylosierenden Veränderungen am Achsenskelett**, die oft von peripheren **Arthritiden**, einer **Enthesitis** und **Organmanifestationen** begleitet ist. Von der Spondylitis ankylosans sind bevorzugt junge Männer (10 m : 1w) betroffen.

Ätiologie

- Es besteht eine **multifaktorielle Genese** bei **genetischer Disposition** (familiäre Häufung und Assoziation mit dem HLA-B-27 (bis zu 95 % d.F.)).
- Auslösende Infektionen (u.a. durch Klebsiellen, Yersinien, Shigellen) werden diskutiert.
- **Beachte** ⇒ Etwa **8 %** unserer Bevölkerung sind **HLA-B-27-positiv** (mehr als 90 % der **HLA-B-27-Positiven** bleiben gesund!).

Symptomatik und Diagnostik

Verlauf und Schmerztyp

- **Erkrankungsbeginn** im 15–30. Lebensjahr ⇒ **Lendenwirbelsäulen-**, („**Kreuzschmerzen**") und/oder **Gesäßschmerzen**, die länger als 3 Monate anhalten und in den dorsalen Oberschenkel ausstrahlen können („Ischiasschmerz") durch **Sakroiliitis**
- Übergang der Symptome in den **Brustwirbelbereich** ⇒ BWS-, Sternum-, Rücken- und Nackenschmerzen durch **Spondylitis** und **sternale Synchondritis**, Morgensteifigkeit der Wirbelsäule (> 1 h)
- Diese **Symptomatik** nimmt in den frühen Morgenstunden zu und bessert sich bei Bewegung.
- **variable Schmerzsyndrome** (poly- bzw. monoarthritische Symptome (30 % d. Pat.) der Knie-, Hüft-, Schulter-, Hand- und Fußgelenke durch **Monarthritis**, **asymmetrische Oligoarthritiden an den großen Gelenken** der unteren Extremitäten, gelegentlich auch **Polyarthritis**
- **Enthesitis** = Entzündungsprozess mit resorptiven und hyperostotischen Veränderungen (⇒Verknöcherung der Sehnenansätze) an bestimmten Sehnenansätzen (z.B. Periostitis des Kalkaneus) ⇒ **Schmerzhaftigkeit** der Sehnenansätze ⇒ z.B. **Kalkaneodynie** (**Fersenschmerzen** und -schwellungen) ⇒ eingeschränkte Gehfähigkeit
- **Nach Jahrzehnten** kommt es zur **Bewegungseinschränkung** und **Versteifung der Wirbelsäule** (zum Teil Kyphose) bis zur **Ankylose** (fehlt bei Abortivformen).
- **rapid progressiver Verlauf** ⇒ Innerhalb von 10 Jahren wird das Spätstadium erreicht (**5 %** d.F.), oft bei juveniler Manifestation mit Gelenk- und Organmanifestationen.

Abb. 7.7

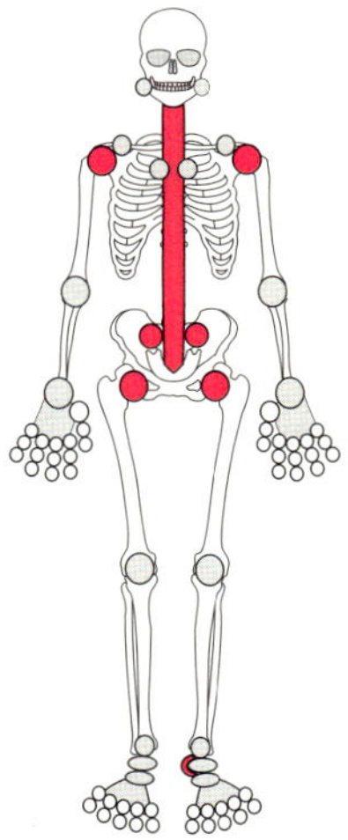

Skelettale Manifestationen bei Spondylitis ankylosans

Mögliche Organmanifestationen

- schmerzhafte **Iritis** oder **Iridozyklitis** mit Lichtscheu (bis zu 25 % d.F.)
- **Herzbeteiligung** mit **Aorteninsuffizienz** oder AV-Blockierungen
- **Lungenmanifestationen** (zystische Oberlappenfibrose)
- **neurologische Komplikationen** (Cauda-equina-Syndrom, Paresen durch Spondylodiszitis oder atlanto-axiale Dislokation)
- **sekundäre Amyloidose** (< 8 % d.F.) ⇒ **Niereninsuffizienz** (1 % d.F.)

Röntgenbefunde der Spondylitis ankylosans
Stadium 0

- **Initialstadium ohne** sichere Röntgenbefunde

Stadium I

- beginnende Versteifung der Wirbelsäule
- **Sakroiliitis** im **Röntgenbild** (unscharf begrenzte Gelenkstruktur mit gelenknaher Sklerosierung ⇒ zunehmende Verminderung des Gelenkspalts)

Stadium II

- irreversible Versteifung in einem Abschnitt der Wirbelsäule
- **Röntgen**: Anulusverknöcherung im LWS-Bereich oder im thorakolumbalen Übergang, Intervertebralgelenkveränderungen (⇒ **Syndesmophyten**); **fortschreitende Sakroiliitis**

Stadium III

- fortgeschrittene Versteifung von Wirbelsäule und Thorax (**Verknöcherung der Rippenwirbelgelenke** mit Einschränkung der Thoraxentfaltung bei tiefer Inspiration)
- **Röntgen**: **Anulusverknöcherungen in 2 Hauptabschnitten der Wirbelsäule** (meist LWS und BWS), **Sakroiliakalankylose**, Verknöcherung der Rippenwirbelgelenke, gelegentlich auch Intervertebralgelenkverknöcherung

Stadium IV

- **Endstadium** mit **Ankylosierung der gesamten Wirbelsäule** und des **Thorax**, oft Versteifung stammnaher Gelenke
- **Röntgen**: **Bandscheibenrandverknöcherung** (fakultativ auch der kleinen Gelenke) in allen Abschnitten der Wirbelsäule („**Bambusstab**"). Totale Verknöcherung der Sakroiliakalgelenke

Abb. 7.8

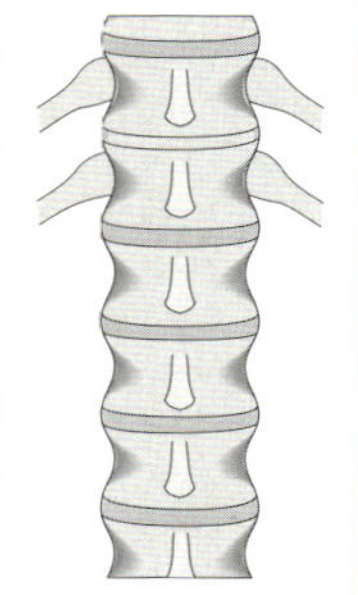

Bambusstab-Wirbelsäule

Klinische Befunde

- **Schober-Zeichen** (⇒ **LWS-Beweglichkeit**↓), Ott-Zeichen (BWS)
  Am stehenden Patienten wird über den Dornfortsätzen der LWS eine Strecke von 10 cm markiert, an der BWS eine Strecke von 30 cm. Anschließend wird die markierte Strecke von LWS und BWS in maximaler Vorwärtsneigung gemessen (**normal** ist eine **Verlängerung der Strecke** an der LWS ≥ 4,5 cm, an der BWS ≥ 3 cm).
- **positives Mennel-Zeichen** ⇒ **Schmerzen im Iliosakralgelenk**, ausgelöst – in Rückenlage – durch senkrechten Druck auf beide Darmbeine oder in Bauchlage, indem ein Oberschenkel ruckartig mit einer Hand nach dorsal bewegt wird, wobei die andere Hand das Becken festhält (**Frühsymptom**)
- **Forestier-Zeichen** oder **Flèche-Maß** zur Bestimmung der **Lordosierbarkeit** der Halswirbelsäule ⇒ Anlehnung eines aufrecht stehenden Patienten an eine Wand bei wandanliegendem Gesäß und Rücken ergibt normalerweise einen **Abstand zwischen Wand und Hinterhaupt** von 0 bis 5 cm (bei **Spondylitis ankylosans** > 10 cm).
- **verminderte Thoraxexkursion** (Atembreite < 2,5 cm) bei **Thoraxbeteiligung**
- ggf. **Herzinsuffizienzzeichen** als Folge einer Karditis, ggf. Reizleitungsstörungen (EKG)
- ggf. **Niereninsuffizienz** als Folge einer Amyloidose (⇒ Rektumschleimhautbiopsie)
- ggf. **Cauda-equina-Syndrom** mit Schmerzen und Schwäche in den Beinen, „Reithosenanästhesie"

Abb. 7.9a

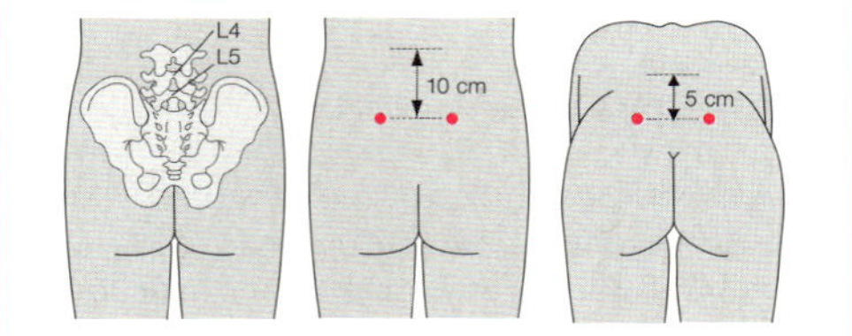

Schober-Test

- **Laborwerte** im Schub ⇒ BSG ↑, **C-reaktives Protein (Verlaufskontrolle)** ↑, IgA und α_1-, α_2- und Gammaglobuline ↑

Abb. 7.9b

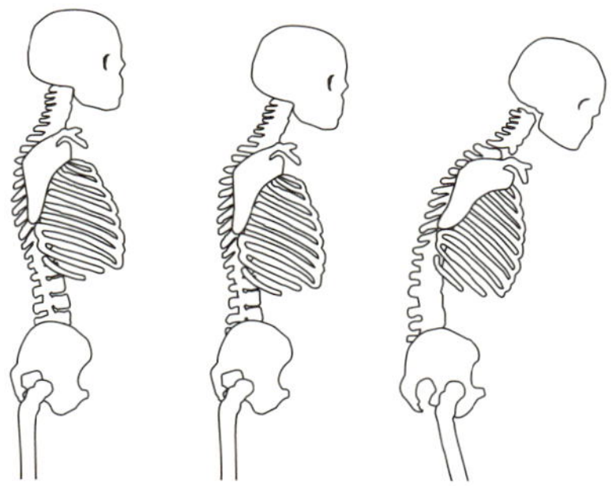

Bewegungseinschränkung bei fortgeschrittener Spondylitis ankylosans

Therapie

- **stationäre Therapie** bei schweren Schüben und Organmanifestationen
- **nichtsteroidale Antirheumatika (NASR)** bei entzündungsbedingten Schmerzen (z. B. Diclofenac 100 mg/d)
- **Sulfasalazin** (z. B. Azulfidine® 2–3-mal 2 Drg./d) oder Methotrexat bei hoher Aktivität, rascher Progredienz und peripherer Arthritis
- **Glukokortikoide** (z. B. Prednisolon 30 bis 100 mg/d per os initial) bei **ausgedehntem Gelenkbefall** und **Organmanifestationen** wie **Iritis/Iridozyklitis** und **Karditis** und bei fortgeschrittener **atlantoaxialer Dislokation** mit ausgeprägter Synoviaproliferation
- **lokale medikamentöse Therapie** (z. B. Triamcinolonhexacetonid, z. B. Ledelon®), **Synoviorthese** oder **Synovektomie** bei nicht beherrschbarer Synoviaproliferation
- **Insertionstendopathien** ⇒ **Iontophorese** mit NSAR und Injektion von Lokalanästhetika oder Glukokortikoidpräparaten
- **therapieresistente Enthesitis** ⇒ Röntgenbestrahlung
- **Aufrichtungsoperationen** bei schwerer Kyphose
- **floride Spondylodiszitis mit Instabilität des Wirbelsäulensegmentes** ⇒ Immobilisation für ca. 6 Wochen, ggf. **operative Stabilisation**
- **Cauda-equina-Syndrom** ⇒ operative Intervention

Krankengymnastik und physikalische Therapie

- **aktive Bewegungstherapie**, **Atemgymnastik** zur maximalen Mobilisierung des Thorax, gebeugte Haltung vermeiden, Schlafen möglichst in Bauchlage
- **lokale Kryotherapie** im Bereich gereizter Gelenke (sakroiliakal, peripher)
- Wärmeanwendung (z. B. Thermalbewegungsbäder) bei **geringer** Entzündungsaktivität

Prognose

- Der **Krankheitsverlauf** ist **variabel**. Die Erkrankung kann auch jederzeit zum Stillstand kommen. Bis zu 20 % der Fälle verlaufen progredient.
- Etwa 80 % der Patienten bleiben mit eingeschränkter Beweglichkeit erwerbsfähig.

Sozialmedizinische Maßnahmen

- Bei der **Berufswahl** sind Tätigkeiten mit variabler Körperhaltung anzustreben und der Arbeitsplatz nach ergotherapeutischen Gesichtspunkten auszuwählen.
- Ein **Kinderwunsch** ist weder aus genetischen noch aus biologischen Gründen abzulehnen.
- Die **Rehabilitation** sollte eine **Minderung der Erwerbsfähigkeit abwenden** oder eine **positive Erfolgserwartung** hinsichtlich der **Krankheitsbeeinflussung** erkennen lassen.
- Auch die **Anschlussheilbehandlung** (AHB), die bis zu 14 Tage nach der Entlassung aus dem Akutkrankenhaus begonnen wird, soll der Minderung der Erwerbsfähigkeit entgegenwirken.
- Eine **frühzeitig einsetzende Behandlung** sowie regelmäßige **Heilverfahren** in speziellen Rheumakliniken können den Krankheitsverlauf langfristig günstig beeinflussen.

Arthritis psoriatica

Im Rahmen einer **Psoriasis** kann sich eine **asymmetrische Oligoarthritis (Arthritis psoriatica)** entwickeln. Obwohl sich der **Psoriasis** genetische Marker wie HLA-B 16, -B 17 und -Cw 6 zuordnen lassen, gilt dies jedoch nur für etwa 50% der Fälle von Spondylitis psoriatica bzw. der Arthritis psoriatica.

Abb. 7.10

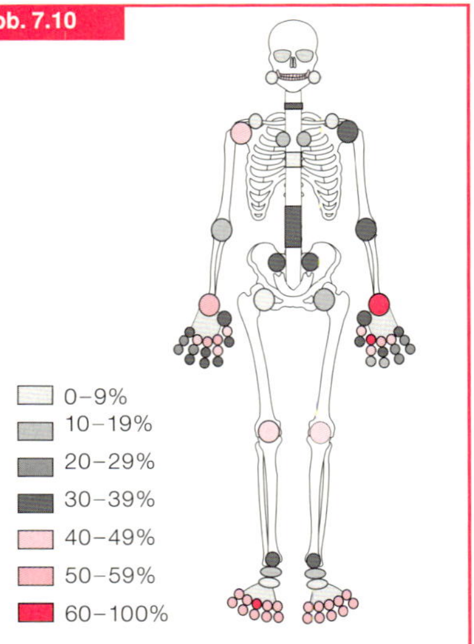

Gelenktopologie bei Arthritis psoriatica

Symptomatik und Diagnostik

Befallsmuster

- meist **asymmetrischer Gelenkbefall** ⇒ **Finger- und Zehengelenkbefall im Strahl** (Daktylitis ⇒ „Wurstfinger"), **Finger- und Zehenendgelenkbefall** (transversal)
- **Spondylitis psoriatica** ⇒ iliosakrale **Arthritis**, Spondylitis (klinisch meist milder Verlauf, nur langsam progredient)

Klinische Befunde

- **Effloreszenz am Nagel** (Tüpfelnägel, Krümelnägel, weiße Nagelflecken (Leukonychie), Onycholyse), **an der Haut** (u.a. auch im Anal- und Haarbodenbereich)
- selten Iritis
- **Laborwerte** ⇒ BSG und C-reaktives Protein oft normal, gel. Hyperurikämie (etwa 20% d.F.)
- **Röntgen** ⇒ **Knochenproliferation** neben **Erosionen** und **Osteolysen**, „pencil in cup joint" (**Teleskopfinger**), Kolbenphalangen, Protuberanzen, unilaterale Sakroiliitis, Synchrondritis, Enthesiopathien, Parasyndesmophyten, paravertebrale Ossifikationen
- ggf. **szintigraphische Untersuchung** ⇒ Gelenkbefallsmuster, Diagnostik subklinischer Arthritiden

Therapie

- **nichtsteroidale Antiphlogistika** (NSA) wie Acemetacin (z.B. Rantudil®), Naproxen (z.B. Proxen®)
- **intraartikuläre Glukokortikoidinjektion** z.B. mit Triamcinolonhexacetonid (z.B. Lederlon®) bei mon-, und oligoartikulären Arthritiden
- **Langwirksame Antirheumatika**: **Methotrexat** (z.B. Lantarel®) wirkt auch auf die Hauteffloreszenzen; **Sulfasalazin** (z.B. Azulfidine®); intramuskulär verabreichtes **Gold** (Tauredon®); **Etanercept** (Enbrel®) und Ciclosporin in schweren Fällen.
- Die Studienergebnisse (TOPAS-Studie) belegen eine gute Wirksamkeit von Leflunomid (Arava®) bei der Psoriasis-Arthritis.
- **Synoviorthese** bei therapieresistenten chronisch-rezidivierenden Synovialitiden eines Gelenks oder bei **Arthritis mutilans**

Beachte

- Eine **Arthritis psoriatica** kann **vor**, **während** oder **nach** der **Hautsymptomatik** auftreten!
- Auch symmetrischer Befall der Fingergelenke ist möglich (atypisch!).

Abb. 7.11

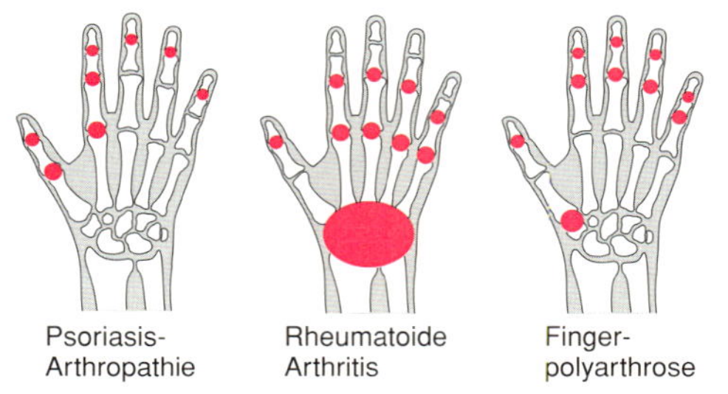

Gelenkerkrankungen im Handbereich

- Die Therapie der **Arthritis psoriatica** muss **Spontanverläufe** (Remissionen) und Sonderformen (z.B. **Arthritis mutilans**) berücksichtigen.
- Die **erfolgreiche Behandlung** der **Psoriasis** führt nur selten auch zu einer Besserung der Arthritis.

Prognose

- Die **Prognose der Arthritis psoriatica** ist in der Regel günstiger als die der chronischen Polyarthritis, da sie bei nahezu fehlender systemischer Aktivität **spontan remissionsreicher** ist. Allerdings resultieren in bis **zu 25 % der Fälle destruierende Veränderungen**.

Intestinale Arthropathien

- Eine **periphere Arthritis** tritt bei Patienten mit einer **Colitis ulcerosa** (bis zu 15 % d.F.) und **M. Crohn** (20 % d.F.) auf. Bis zu 20 % dieser intestinal Erkrankten entwickeln eine **Sakroiliitis**, aber nur bis zu 6 % das Vollbild einer Spondylitis ankylosans.
- **M. Whipple** (Lipodystrophia intestinalis) ⇒ Arthralgien (90 % d.F.), isolierte Sakroiliitis (60 % d.F.), Spondylitis ankylosans (etwa 6 % d.F.)

Eine **Autoimmunpathogenese** wird ebenso wie die Auseinandersetzung mit bakteriellen Antigenen als ätiologischer Faktor diskutiert.

Symptomatik und Diagnostik

Befallsmuster (Tage bis Wochen)

- akut auftretende **asymmetrische Mon-/ Oligoarthritis** mit wanderndem Charakter
- **Sakroiliitis** (meist asymptomatisch)
- **Enthesiopathie** ⇒ u.a. Fersenschmerzen/-schwellungen

Laborbefunde ⇒ BSG, CRP oft ↑, HLA-B 27 in bis zu 50 % der Fälle positiv; bei **M. Whipple** ⇒ Nachweis von bakterienähnlichen Strukturen in PAS-positiven Makrophagen der Darmwand

Therapie

- Wegen der **hohen Spontanheilungsrate** (>75 %) dieser Arthritiden sind vorrangig **physikalische Maßnahmen, Krankengymnastik**, peripher wirksame **Analgetika** wie Paracetamol und **nichtsteroidale Antirheumatika** (z.B. Diclofenac bis 150 mg/d) indiziert.
- Durch die **Therapie der Darmerkrankung** (siehe dort) lässt sich vor allem die **Arthritis**, weniger die Spondylitis beeinflussen. Dabei sollte **Sulfasalazin** (z.B. Azulfidine®) eingesetzt werden, da der Sulfapyridinanteil auch gegen die Arthritis wirksam ist. Die Indikation zur oralen **Glukokortikoidstoßtherapie** richtet sich primär nach gastroenterologischen Kriterien.
- **M. Whipple** ⇒ zusätzlich antibiotische Therapie u.a. mit Tetrazyklinen (z.B. Doxycyclin® 200 mg/d)

Beachte

- **Proktokolektomie** führt bei der **Colitis ulcerosa** meist zum **Verschwinden der Arthritis**, hat jedoch beim **M. Crohn** keinen wesentlichen Einfluss auf die rheumatologischen Symptome.
- **Arthritiden** treten vereinzelt auch bei **pseudomembranöser Kolitis** nach Antibiotikatherapie und bei **unbehandelter Zöliakie** auf.

Infektiös reaktive Arthritiden

Reaktive Arthritiden

- **postenteritisch** (u.a. Yersinia enterocolitica, Yersinia pseudotuberculosis, Brucellen, Shigellen, Salmonellen, Campylobakter jejuni)
- **nach Urogenitalinfektion** (u.a. Chlamydia trachomatis, Ureaplasma urealyticum)
- **nach anderen Infektionen** (Streptokokkenangina (⇒ rheumat. Fieber), Borrelieninfektion)

Rheumatisches Fieber

Verlauf

- **Infektion** mit **β-hämolysierenden Streptokokken** (Typ A) ⇒ nach einer **Latenzperiode von 10–20 Tagen** ⇒ **postinfektiöse** (Bildung kreuzreagierender Antikörper) **Zweiterkrankung** ⇒ **rheumatisches Fieber** mit von Gelenk zu Gelenk „springender" **akuter Polyarthritis**
- rheumatische **Karditis** bestimmt die **Prognose** (⇒ Klappenfehler)
- Meist klingt die Arthritis nach etwa 4 Wochen folgenlos ab.
- Herz-, Nieren- und Nervenbeteiligung möglich

Abb. 7.12

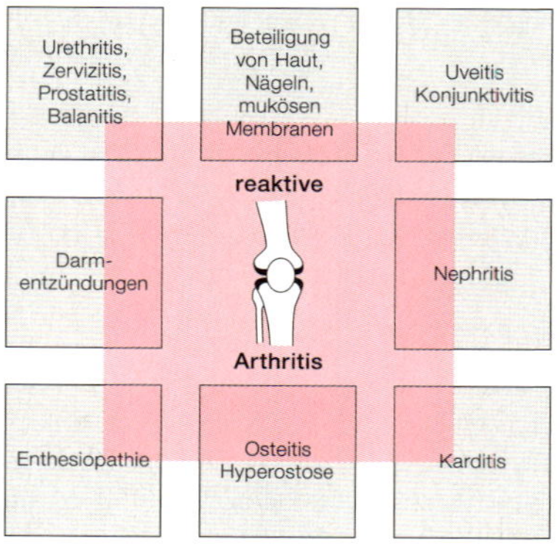

Klinische Manifestationen der reaktiven Arthritis

Symptomatik und Diagnostik

Spezieller klinischer Befund

- bevorzugter Befall mittelgroßer Gelenke (Knie-, Sprung-, Ellbogen- und Handgelenke)
- **betroffene Gelenke** ⇒ deutlich **überwärmt**, oft **gerötet** mit **hochgradigem Druck- und Bewegungsschmerz**
- **kein** Wirbelsäulenbefall
- bei Nierenbeteiligung ⇒ Proteinurie

Symptome I. Ordnung (Hauptkriterien n. Jones)

- **migratorische Polyarthritis** (80 % der Patienten)
- **Pankarditis** (bis zu 50 % der Patienten)
- **Hautmanifestationen** ⇒ **Erythema anulare** (Erythema marginatum), **subkutane Knoten**
- **neurologische Manifestation** ⇒ **Chorea minor** (⇒ rasche, unwillkürlich-ziellose Bewegungen)

Symptome II. Ordnung (Nebenkriterien n. Jones)

- Fieber, Arthralgien
- PQ-Zeit verlängert
- anamnestischer Hinweis auf früheres rheumatisches Fieber
- BSG und CRP ↑, Leukozytose

Rheumatisches Fieber wahrscheinlich bei Nachweis von

- **vorausgegangenem Streptokokkeninfekt** (Titerverlauf des Antistreptolysintiters, Suchtests gegen Streptokokkenantikörper (Streptokinase, Streptokokken-DNAase B, Hyaluronidase))
- **2 Hauptkriterien** oder **1 Haupt- und 1 Nebenkriterium**

Beachte

Eine vorangegangene Streptokokkeninfektion bleibt in bis zu zwei Dritteln der Fälle klinisch unbemerkt.

Therapie

- Ruhigstellung, Kontrakturprophylaxe, Krankengymnastik
- **antiinflammatorische Behandlung** mit **Acetylsalicylsäure** (2–3 g/d) oder **Kortikosteroiden**
- **Antibiotikatherapie** mit Benzylpenicillin (Penicillin G) i. v. bis zu 5 Mio. E/d für mindestens 10 Tage; **bei Penicillinallergie** Erythromycin (z. B. Erythrocin®), 20–25 mg/kg KG/d für 10 Tage
- **Rezidivprophylaxe** über **mindestens 5 Jahre** (z. B. 1,2 Mio. E Benzathin-Benzylpenicillin (z. B. Tardocillin®) alle 2–3 Wochen i. m.)
- **Expositionsprophylaxe**

Lyme-Arthritis

Die **Lyme-Arthritis** tritt als **Spätmanifestation** einer **Borrelieninfektion** auf. Die Übertragung erfolgt durch einen **Biß** von **Zecken**, die mit **Borrelia burgdorferi** infiziert sind.
Verlauf

Stadium I (Tage bis Wochen)
- Allgemeinsymptome, **Lymphangiosis benigna cutis**
- krankheitstypisches **Erythema chronicum migrans**

Stadium II (Wochen bis Monate nach der Infektion)
- **neurologische Manifestationen** ⇒ Bannwarth-Syndrom (chronisch-lymphozytäre Meningitis, Radikuloneuritis, kraniale Neuritis)
- **Herzbeteiligung** ⇒ Karditis
- **Augenbeteiligung** ⇒ Iritis, Uveitis
- **migratorische Arthritis**

Stadium III (Monate bis Jahre nach der Infektion)
- **oligoartikuläre, asymmetrische Arthritis**, meist ohne Achsenskelettbeteiligung, gel. auch schmerzlose Gonarthritis
- **neurologische Spätmanifestationen** (Neuroborreliose)
- **chronische Hautveränderungen** ⇒ Akrodermatitis chronica atrophicans

Diagnostik
- Nachweis **erregerspezifischer Serumantikörper** (z. B. IgM-, IgG-Antikörper) im Western-Blot

Therapie
- **Ceftriaxon** (z. B. Rocephin® 2–4 g/d über 4 Wochen) in frühen Stadien auch Doxycyclin 200 mg/d oder Penicillin G (20 Mio. E/d) über 4 Wochen

Prognose
- Die Arthropathie zeigt in etwa 80 % der Fälle einen gutartigen Verlauf.
- Ein Teil der Fälle von **Lyme-Arthritis** erreichen auch unter der o.g. Therapie **keine Remission**, was darauf hinweist, dass die „**Spätarthritis**" durch immunologische Reaktionen aufrechterhalten wird.

Reiter-Syndrom

Das **Reiter-Syndrom** (syn. Polyarthritis urethrica, urethro-konjunktivo-synoviales Syndrom) bezeichnet eine mit uncharakteristischen Allgemeinbeschwerden beginnende Krankheit, die durch **drei** Hauptsymptome: **Konjunktivitis**, **Polyarthritis** und **unspezifische Urethritis** gekennzeichnet ist.

Prädisposition ⇒ Die Kranken sind meist HLA-B-27-positiv.

Symptomatik
- **Harnwegsmanifestation** ⇒ **Urethritis** (>75 % d. F.) mit Dysurie und Harnröhrenausfluß, nicht selten Gonokokkenmischinfektion, Prostatitis (80 % d. F.), Zystitis, Vesikulitis
- **Haut- und Schleimhautaffektionen** ⇒ Balanitis circinata, **Keratoderma blenorrhagicum** (bis zu 15 % d. F.), subunguale **Keratose**, Onycholysis
- **periphere asymmetrische Arthritis** mit bevorzugtem Befall der unteren Extremität(en) und Beteiligung des Kreuz-/Darmbeingelenks (**Sakroiliitis**)
- **Augenbeteiligung** ⇒ Konjunktivitis (>90 % d. F.), Iridozyklitis, Ophthalmitis, Keratitis
- **Myokardbeteiligung** ⇒ (6–7 % d. F.) Mesaortitis, Aorteninsuffizienz, Myokarditis

- **viszerale Beteiligung** (selten) ⇒ Pleuritis sicca
- **Beteiligung des Nervensystems** (Neuropathie, Meningoenzephalitis u.a.)
- **Amyloidose** (in einzelnen Fällen)

Verlauf

- Die **Symptomatik** der Reiter-Erkrankung beginnt meist erst einige Tage bis Wochen nach urogenitaler (z.B. Chlamydia trachomatis, Ureaplasma) oder enteraler Infektion (Durchfallerkrankung).
- Die Arthritis kann von **Enthesopathien**, digitaler Periostitis **(Fibroostitis)**, plantarer Fasziitis und Tendinitis der Achillessehne begleitet sein.
- Die Symptomatik bildet sich im typischen Fall innerhalb von 3–4 Monaten zurück.
- Beim **rezidivierenden Reiter-Syndrom** (bis zu 30% d.F.) können Gelenkdeformitäten, Ankylose sowie Sakroiliitis und/oder Spondylitis auftreten.

Differentialdiagnosen

- Positive Gonokokkenkulturen und ein schnelles Ansprechen auf Penicillintherapie lassen eine Unterscheidung zwischen **akuter Gonokokkenarthritis** und **Reiter-Syndrom** zu.
- Die **chronische Form des Reiter-Syndroms** kann der **psoriatischen Arthritis**, der **ankylosierenden Spondylitis** und dem **Behçet-Syndrom** (Aphthen der Mund- und Genitalschleimhaut, Uveitis anterior, Oligoarthritis) ähneln.

Therapie

- physikalische Therapie
- **Enthesiopathie** ⇒ lokale Infiltrationsbehandlung mit Kortikosteroiden
- **Arthritis** ⇒ vorzugsweise **nichtsteroidale Antiphlogistika** (z.B. Diclofenac, Indometazin)
- bei **schwerer, fortgeschrittener Arthropathie** ⇒ ggf. Methotrexat, Sulfasalazin
- **Chlamydien-Infektionen** (auch Partnertherapie!) ⇒ orale Gabe von **Doxycyclin** (2mal 100mg/d für 7–14 Tage) oder **Ciprofloxacin** (2mal 500mg/d für 7–14 Tage) bzw. **Azithromycin** (z.B. Zithromax® 1mal 500mg/d für 3 Tage)

HLA-B-27-assoziierte reaktive Arthritiden (seronegative Spondylarthritiden)

Hierunter werden chronisch-entzündliche **rheumatische Erkrankungen**, bei denen die **Rheumafaktoren fehlen (= seronegativ)** zusammengefasst, die bevorzugt das **Achsenskelett** (Wirbelsäule und Sakroiliakalgelenke) betreffen und eine **hohe Assoziation mit HLA-B 27** aufweisen.

- **ankylosierende Spondylitis** (Bechterew-Krankheit)
- Arthritis **psoriatica** mit Sakroiliitis
- juvenile rheumatoide Arthritis mit Sakroiliitis
- **enteropathische Arthritiden** mit Sakroiliitis bei M. Crohn, Colitis ulcerosa, M. Whipple
- **postinfektiöse reaktive Arthritis** und Reiter-Syndrom

Befallsmuster und klinische Zusatzbefunde

- Sakroiliitis
- oft Mon- bzw. Oligoarthritis
- oft entzündliche Enthesopathien (Insertionstendinitis)
- Augen ⇒ oft Uveitis, Iritis oder Iridozyklitis
- Haut ⇒ z.B. Psoriasis, Erythema nodosum

Diagnostik und **Therapie** werden unter den entsprechenden Krankheitsbildern abgehandelt.

Abb. 7.13

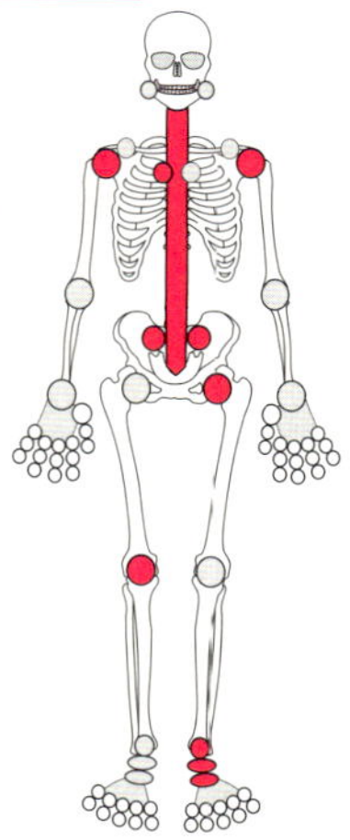

Gelenktopologie bei seronegativer Spondylarthritis

Virale Arthritiden

Pathogenese, Symptomatik

Rheumatische Manifestationen treten bei den folgenden Viruserkrankungen auf:

- **Hepatitis B** ⇒ symmetrische Polyarthritis kleiner Gelenke, Abklingen nach Auftreten des Ikterus
- **Röteln** ⇒ symmetrische Polyarthritis großer und kleiner Gelenke (oft Kniegelenke), Tendinitiden
- **Parvovirus-B-19-Infektionen** (Ringelröteln) ⇒ häufig Oligoarthritiden (oft Kniegelenke)
- **Mumps** ⇒ asymmetrische Oligoarthritis

Auch **Enteroviren, Adenoviren, Herpesviren, Alphaviren, Pocken** und **HIV-Infektion** (direkt virusinduziert oder sekundär infiziert) können zu viral ausgelösten Arthritiden führen, die durch die typischen **Primärmanifestationen** der jeweiligen **Virusinfektion** diagnostiziert werden können.

Diagnostik

- Nachweis von virusspezifischen Antikörpern der IgG- und IgM-Klasse im Serum oder Nachweis von Viren in der Synovialflüssigkeit.

Therapie

- **bevorzugt nichtsteroidale Antiphlogistika**
- Behandlung von Superinfekten
- körperliche Schonung, Kühlung von überwärmten Gelenken

Prognose

- Die Mehrzahl der Arthritiden heilt nach einigen Tagen bis Wochen spontan.
- **Prolongierte Verläufe** können **nach Rötelnimpfungen** oder bei **Parvovirus-B-19-Infektion** auftreten.

Infektiöse Arthritiden (eitrige Arthritiden)

Ätiologie

Infektiös-eitrige Arthritiden werden **meist** durch **bakterielle Erreger** verursacht.

- Bei Erwachsenen lassen sich **Staphylokokken** (meist St. aureus bzw. epidermidis), **Streptokokken** (Gruppe A, B und G) und **Kokken** (Neisseria gonorrhoeae bzw. meningitidis) bei über **90 %** aller infektiös-eitrigen Arthritiden nachweisen. Auch **Mycobacterium tuberculosis** und atypische Mykobakterien kommen ursächlich in Betracht.
- **Gramnegative Erreger** werden in bis zu **10 % der Fälle** isoliert.

Symptomatik

Befallsmuster

- meist **Monarthritis**, seltener **Oligoarthritiden**, noch seltener Polyarthritiden
- **Häufigkeit** (in abnehmender Reihenfolge) ⇒ Knie-, Hüft- und Sprunggelenke, weniger häufig Schulter-, Ellenbogen- und Handgelenke, noch seltener Finger- oder Zehengelenke

Lokalsymptomatik

- stark **geschwollenes, überwärmtes, schmerzhaftes Gelenk** (Ruhe- und Bewegungsschmerz) mit **Funktionseinschränkung** und Hautrötung über dem Gelenk
- oft **fluktuierender Gelenkerguss**

Allgemeinsymptome ⇒ systemische Entzündungszeichen wie Fieber (können auch fehlen)

Diagnostik

- Gelenkpunktion (**Arthrozentese**) ⇒ mikrobiologischer Erregernachweis in der Synovia (bei Yersinia-Arthritis negativ)

- **Synoviaanalyse** ⇒ Leukozytenzahl >50.000/µl (Granulozyten >90%), Gramfärbung, Laktat in der Synovia >100 mg/dl bei infektiös-eitrigen Arthritiden
- **serologische Untersuchungen** ⇒ z. B. Staphylolysintiter
- **Röntgenbild** des betroffenen Gelenks (Knorpel-Knochen-Destruktion?)
- **Arthrosonographie** zur Erkennung von gekammerten Gelenkanteilen und zur Beurteilung des Therapieerfolges
- ggf. **Knochenszintigramm** zur Erkennung von infektiös-eitrigen Spondylitiden und Osteomyelitiden

Therapie

- **absolute Ruhigstellung** des betroffenen Gelenkes für 3–5 Tage, anschließend **Bewegungsschiene** mit täglichen passiven und später auch aktiven **Bewegungsübungen**
- **tägliche Entlastungspunktion** bzw. **Spülungen** des Gelenkes mit steriler physiologischer Kochsalzlösung (bei stark eitriger Synovia)
- Analgetika oder **nichtsteroidale Antirheumatika** bei Bedarf
- **lokale Kryotherapie**
- ggf. **operative Sanierung** (z. B. Arthrotomie und Empyemausräumung oder **arthroskopische** Spülung und **Synovektomie**)

Antibiotische Therapie (bereits ohne Erregernachweis)

- initial **Aminoglykosidantibiotikum** wie **Netilmicin** (z. B. Certomycin® 4–6 mg/kg KG/d in 3 Einzeldosen i. m. oder als Kurzinfusion i. v.) oder **Imipenem** (z. B. Zienam® 3-mal 1.000 mg/d i. v.) **bis zum Erhalt des Antibiogramms**, dann erregerspezifische Therapie über mindestens 14 Tage, anschließend oral wirksame Antibiotika für 4–6 Wochen
- bei **Gonorrhö** ⇒ Penicillin G in hoher Dosierung, alternativ Tetrazykline
- bei **Mycobacterium-tuberculosis**-Infektion ⇒ **Antituberkulotika** (Mehrfachtherapie) über mindestens 6 Monate
- **Pilze** ⇒ Amphotericin B ggf. in Kombination mit Flucytosin

Infektiöse Spondylitiden

Pathogenese

Spondylitiden können durch **Salmonellen, Shigellen, Brucellen**, **Francisella** tularensis, **Mycobacterium tuberculosis, Strepto-** und **Staphylokokken** hervorgerufen werden.

Pathogenetische Faktoren ⇒ pyogene Erkrankung (Primärherd mit **hämatogener Streuung**), Infektion durch therapeutische Eingriffe (u. a. Periduralanästhesie, Lumbalpunktion)

Symptomatik

Allgemeinsymptome

- **akut** ⇒ schweres Krankheitsgefühl mit septischen Temperaturen
- **chronisch** ⇒ Gewichtsverlust und subfebrile Temperaturen
- selten neurologische Ausfälle (u. a. Miktionsstörungen)

Lokalsymptomatik

- **Wirbelsäulenschmerz** (Spontan-, Druck- und Stauchungsschmerz, Nachtschmerz) v. a. im Bereich der unteren BWS und oberen LWS ⇒ **Schonhaltung** der Wirbelsäule

Sonderform: tuberkulöse Spondylitis (Pott-Erkrankung)

- **typisches Röntgenzeichen** ⇒ zwei zerstörte Wirbel (Destruktion der benachbarten Deck- und Bodenplatte) mit **verschmälertem Zwischenwirbelraum** (bei Wirbelmetastasen ist der Zwischenwirbelraum nicht verschmälert!), **Gibbusbildung**
- bei **Wirbelfraktur** ⇒ Paraplegie möglich

- bei **Abszess** ⇒ paravertebrale Schwellung (**Senkungsabszess** kann über den M. psoas abwärts zur Vorderseite des Oberschenkels wandern)

Diagnostik

- **Laborbefunde** ⇒ BSG und CRP↑, Leukozytose, Blutkulturen, Tbc-Diagnostik
- **Röntgen** ⇒ Diskushöhe↓, Osteoporose benachbarter Wirbelkörper, Spondyloretrolisthesis, vordere Wirbelkantenerosion und -einschmelzung (⇒ anguläre **Kyphose**, **Gibbus-Bildung**), Reparationsosteophyten, knöcherne Wirbelverblockung
- **Drei-Phasen-Szintigraphie** im Frühstadium ⇒ hohe Aktivitätsanreicherung
- immer **Tomographie** (Schichtuntersuchung) ⇒ Konturdefekte mit oder ohne Osteolysen (Sequester sprechen für Tbc-Spondylitis)
- **CT** ⇒ Nachweis von **Abszedierung in paravertebrale Weichteile**, Beurteilung des Spinalkanals
- ggf. **Biopsie** von Synoviagewebe bzw. **Wirbelkörperbiopsie** ⇒ histologisch auch kulturell untersuchen (Erregernachweis nur in 50% d.F.), bei Tbc-Spondylitis 80% d.F. positiv

Therapie

- **Immobilisation** bis zu 6 Wochen, bei Schmerzreduktion ⇒ vorsichtige Mobilisation (Korsett)
- **antibiotische Therapie** (bereits ohne Erregernachweis) wie bei bakterieller Arthritis (Siehe Seite 609)
- **Stützband** bzw. **Korsettversorgung** bis zu 2 Jahren
- **operative Wirbelsäulenstabilisierung** bei schwerer Wirbelkörperdestruktion, neurologischen Ausfällen oder Schmerzsymptomatik (zunehmende Ischialgie), Abszedierung oder septischen Temperaturen (>14 Tage) trotz Antibiose

7.2 Arthropathien bei Stoffwechselerkrankungen

Arthritis urica

Symptomatik, Diagnostik (Siehe auch Seite 507 ff.)

Akute Gichtarthritis ⇒ **mon-** oder **polyartikuläre Schmerzen** (pochend, drückend), häufig nachts verbunden mit Schwellung, Erwärmung, Rötung, Berührungsempfindlichkeit

- **Allgemeinerscheinungen** ⇒ subfebrile Temperaturen, Schüttelfrost, Krankheitsgefühl
- **Podagra** ⇒ Metatarsophalangealgelenk der großen Zehe
- **Chiragra** ⇒ Daumengrundgelenk

Auch das Mittelfußgelenk, die Knöchel, die Knie (**Gonagra**), das Handgelenk und die Ellenbogen sind **Prädilektionsstellen**, die gleichzeitig oder aufeinander folgend beteiligt sein können.

Der **erste Gichtanfall** dauert meist nur einige Tage, kann aber unbehandelt auch mehrere Wochen andauern. Unbehandelt neigen die **asymptomatischen Intervalle** zur Verkürzung, und es kommt zu chronifizierten Gelenksymptomen durch **erosive Gelenkdeformierungen**.

Chronische Gicht ⇒ **Bewegungseinschränkung** an **Händen** und **Füßen**, seltener auch an **Schultergelenken**, Sakroiliakal- und Sternoklavikulargelenken oder der Halswirbelsäule; Ablagerungen von Uratkristallen in Sehnenscheiden und den Wänden der Schleimbeutel

Abb. 7.14

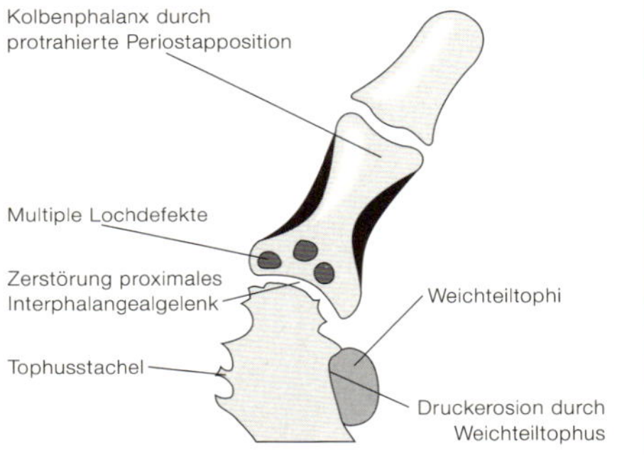

Gelenkveränderungen bei Gicht (aus Lohr/Bös 1998)

Therapie

- **Medikamentöse Therapie** (s. Seite 508 ff.); vorrangig NSAR-Gabe, lokale Kryotherapie
- **Ergotherapie** ⇒ Gelenkschutztraining, ggf. Versorgung mit Hilfsmitteln wie bei anderen chronischen Arthritiden

Indikation zur chirurgischen Therapie

- **Infektionskomplikationen**, **Behinderung** durch große Tophi an exponierten Stellen wie Olecranon (Gefahr der Hautulzeration) oder Tophi in Schleimbeuteln
- **Gelenkfehlstellungen** im Spätstadien einer unbehandelten Gicht ⇒ operative Korrektur bzw. Gelenkersatz

Prognose

Auch bei Patienten mit **fortgeschrittener Gicht** können **Tophi** durch Medikation **aufgelöst** und die Gelenkfunktion verbessert werden.

- Gicht verläuft **bei früh erkrankten Patienten** (<30. Lj.) schwerer.
- Auch bei **renaler Dysfunktion** (Hypertension, Diabetes mellitus) resultiert eine verminderte Uratausscheidung, wodurch der pathologische Prozess in den Gelenken beschleunigt wird.

Ochronose

Pathogenese

- Bei der **Alkaptonurie** (erbliche **Ochronose**) besteht eine autosomal-rezessiv erbliche Anomalie des Tyrosinstoffwechsels. Das Enzym Homogentisinsäuredioxygenase fehlt, wodurch Homogentisinsäure nicht zu Fumarylazetoazetat abgebaut werden kann.
- Der **Urin**, mit dem die Homogentisinsäure vermehrt ausgeschieden wird, erhält unter Luftzufuhr eine typisch braunschwarze Färbung, da sich **Alkapton** spontan **als Oxydationsprodukt der Homogentisinsäure** bildet.

- **Ablagerungen des Alkaptons** im Organismus, besonders in **Sehnen** (bradytrophe Gewebe), **Knorpel**, Endokard (⇒ **Herzklappenfehler**), Skleren und Haut, führen zum Bild der **Ochronose**.

Abb. 7.15

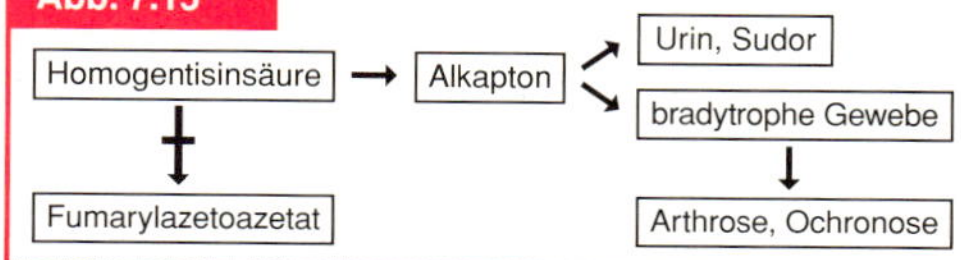

Symptomatik der Alkaptonurie (aus Lohr/Bös 1998)

Symptomatik

(meist erst nach dem 30. Lebensjahr)

- progrediente **Gon-, Kox-, Omarthrose** mit meist erheblichen Funktionseinschränkungen
- **Enthesiopathien**
- **Diskusverkalkungen**
- **Einsteifung der Wirbelsäule**

Therapie wie bei Arthrose (Siehe Seite 614 ff.)

Chondrokalzinose

Die **Chondrokalzinosearthropathie** entsteht durch Ablagerung von Kalziumpyrophosphatdihydrat-Kristallen v. a. im Faserknorpel von Menisken und hyalinen Knorpelgewebe.

- Neben einer **primären Form** treten **sekundäre Formen** bei Erkrankungen des Kalzium- und Phosphatstoffwechsels (z. B. **Hyperparathyreoidismus**), bei **Hämochromatose**, Hämosiderose, Amyloidose und bei **lokalen Gelenkveränderungen** (z. B. Arthrose, Trauma) auf.

Symptomatik

Befallsmuster

- **Monartikuläre** und **polyartikuläre** Verlaufsformen ⇒ **Knie**-, **Hüft**-, **Hand**-, Ellenbogen-, Sprung- und Schultergelenk

Verlauf

- **akut** ⇒ kristallinduzierte Synovitis ⇒ Pseudogichtanfall
- **chronisch** ⇒ rezidivierende Arthritis ⇒ sek. **Arthrose** mit Anlauf-, Bewegungs- und Ruheschmerz

Klinischer Befund

- meist unauffällig ⇒ oft radiologischer Zufallsbefund (z. B. Meniskusverkalkung)

Diagnostik

- **Labor** ⇒ BSG ↑
- **Synoviaanalyse** ⇒ polarisationsoptischer Nachweis positiv doppelbrechender, rhombenförmiger **Kalziumpyrophosphat-Kristalle**, die den Rand von Leukozyten nicht überlagern
- **Röntgen** ⇒ parallel zur Knorpelgrenze verlaufende **kalkdichte Streifen** in hyalinem Knorpel und Menisken

Therapie

- **Pseudogichtanfall** ⇒ NSAR; bei Nichtansprechen: intraartikuläre Applikation von Kortikoidkristallpräparaten, ggf. Ergusspunktion
- bei Ruheschmerz und Nachtschmerz ⇒ nichtsteroidale Antiphlogistika (Indometacin, z. B. Amuno®)
- bei **rezidivierenden entzündlichen Schüben** ⇒ Therapieversuch mit niedrigdosiertem Colchicin (0,5–1,5 mg/d) zur Anfallsreduktion
- bei **chronisch-destruierendem polyarthritischem Verlauf** ⇒ Ergotherapie, operative Maßnahmen, wie bei der Therapie einer rheumatoiden Arthritis

Abb. 7.16

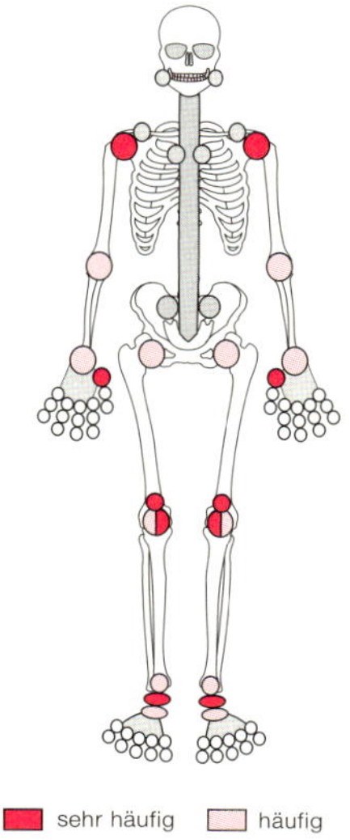

Gelenktopologie bei Chondrokalzinose

7.3 Degenerative Gelenkerkrankungen

Arthrose großer Gelenke

Die **Arthrosis deformans** ist ein chronisch-degenerativer Prozess, der zunächst den hyalinen Knorpel, die Synovialis und im weiteren Verlauf der Erkrankung den Knochen und das periartikuläre Gewebe betrifft.

Pathogenese

- Bei der **Arthrosis deformans** verliert der Knorpel seine elastischen Eigenschaften, wird härter und zerfällt asbestfaserartig nach Demaskierung von kollagenen Fasern. Das Eindringen von proteolytischen, kollagenolytischen und Glykosaminoglykan-abbauenden Enzymen fördert den weiteren **Abbau von Knorpelgewebe**.
- Insbesondere die kalziumbindende Eigenschaft der Chondroitinsulfatproteide geht verloren. Da kollagene Fasern Kalzium binden, resultieren **osteophytäre** und **subchondrale Knochenneubildung**.
- Es finden sich Konglomerate von **frakturierten Trabekeln**, **Nekrosen** und **neugebildetem** Knochen im subchondralen Bereich sowie **subchondrale Zysten** im Bereich stärkster Beanspruchung.
- **Schmerzen** entstehen durch die ungedämpfte Stoßübertragung auf den subchondralen Knochen und im Rahmen der **reaktiven Synovialitis** (**aktivierte Arthrose**) bei der u. a. Bradykinine und Prostaglandine im Rahmen des enzymatischen Selbstzerstörungsprozesses freigesetzt werden.

Auftreten

- **idiopathisch** oder **sekundär**
- erhöhte Inzidenz bei **Frauen** >50. Lebensjahr
- Korrelation mit **Lebensalter** (20. Lebensjahr 4 %; 70. Lebensjahr >80 %)

Begünstigende Faktoren

- **genetische Disposition** (bei Koxarthrose, Fingergelenkspolyarthrose)
- **Gelenküberbeanspruchung** infolge von **Übergewicht**, Gelenkdysplasie, Coxa valga, Trauma, M. Perthes, Inkongruenz der Gelenkflächen, Fehlhaltung oder mechanischer Überbelastung
- **Diabetes mellitus** (⇒ mangelhafte Glykosaminoglykansynthese)
- **Hämophilie** (⇒ Reaktion des freien Hämoglobins mit Säuregruppen der Glykosaminglykanproteide)
- **Ochronose** (⇒ Ablagerung von Homogentisinsäure im Knorpelgewebe)
- **Gicht** (⇒ kristalline Mononatriumurat-Ablagerung)
- **Chondrokalzinose** (⇒ Ablagerung von Kalziumpyrophosphatdihydrat-Kristallen)
- **Xanthomatosen** (⇒ Cholesterinablagerung in Sehnen und Gelenkknorpel)
- **Inflammation** (bakteriell, reaktiv, autoimmun)
- **endokrin** (Hyperparathyreoidismus, Hypothyreose)

Symptomatik, Diagnostik

- **Leitsymptom** ⇒ **Anlauf-** und **Belastungsschmerz**, der auch im Ausbreitungsgebiet der sensiblen Innervation des betroffenen Gelenks empfunden wird; später ⇒ **Dauerschmerz**
- **Krepitation**, rezidivierende Reizergussbildung, Bewegungseinschränkung
- **fortgeschrittenes Stadium** ⇒ Gelenkinkongruenz mit nichtachsengerechter Belastung und extraartikulären sklerosierenden, zystischen und osteophytären Veränderungen, Instabilität, Muskelatrophie
- **Periarthrose** ⇒ Bursitiden und Tendomyosen mit **muskulärem Reflexhypertonus**
- **aktivierte** (= sekundär entzündliche) **Arthrose** ⇒ Entzündungssymptome

Abb. 7.17

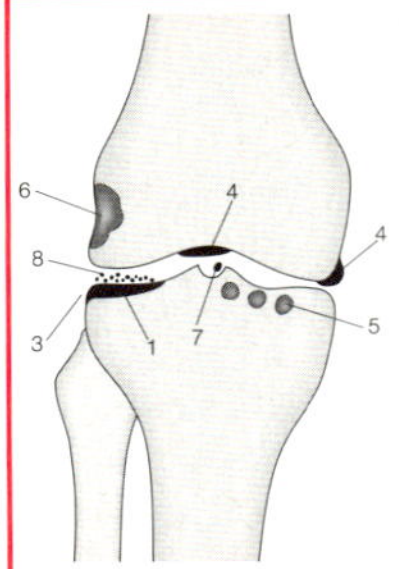

Röntgenbefunde bei Gonarthrose

Diagnostik

- **Labor** ⇒ leicht beschleunigte BSG bei aktivierter Arthrose
- **Synoviaanalyse** ⇒ Viskosität↑, Leukozytenzahl (≤ 2.000/mm^3)
- **Röntgen** ⇒ asymmetrische (exzentrische) Gelenkspaltverschmälerung, subchondrale Sklerosierung, Osteophyten, Bildung freier Gelenkkörper, Geröllzysten, Deformierung
- Für **sekundäre posttraumatische Arthrosen** ist eine Verdickung der Gelenkkapsel und Sklerosierung des subchondral gelegenen Knochens typisch.

Therapie

Allgemeinmaßnahmen

- Beseitigung von Übergewicht, Korrektur metabolischer Störungen
- Entlastung betroffener Gelenke durch Alltagsverhalten, tägliches Durchbewegen

Physikalische Therapiemaßnahmen

- **Krankengymnastik** kombiniert mit aktiven und passiven Übungen (auch Bewegungsbad) ⇒ dehnende Wirkung auf das geschrumpfte periartikuläre Bindegewebe, Verbesserung des chondralen Stoffwechsels
- **Ergotherapie** (Beschäftigungstherapie) zum Training von komplexen Bewegungsabläufen
- **Kryotherapie** im akuten synovitischen und periarthrotischen Schub zur Dämpfung der Stoffwechselaktivität
- **Thermotherapie** im subakuten oder Latenzstadium des arthrotischen Schmerzsyndromes
- **Massage** (Streichung, lockernde Walkung, Unterwasserdruckstrahlmassage und Vibrationen) zur Verbesserung der Mobilität
- **intermittierende Extension** zur Kontrakturprophylaxe und -rückbildung
- **Balneotherapie** kombiniert mit physikalischen Maßnahmen und Bewegungstherapie
- **Elektrotherapie** (z. B. Kurz-, Mikro- und Ultrahochfrequenzwellen) ⇒ lokale Tiefenhyperthermie u. a. bei reflektorisch schmerzhaften Muskelverspannungen
- **Iontophorese** (Kombination von galvanischem Strom und ionisierten Medikamenten) zur Therapie von periarthrotischen und myalgischen Beschwerden
- **Ultraschallwellen** ⇒ vibrationsmassageähnlicher Effekt im periarthrotischen Gewebe
- **Gehhilfen** (z. B. Gehstock, Unterarmgehstütze) und **orthopädische Schuhkorrekturen** zur Entlastung von Hüft- und Kniegelenken bei schwerer Arthrose
- bei **patello-femoraler Form der Gonarthrose** ⇒ Medialverlagerung der Patella durch Pflasterverband zur Schmerzlinderung
- ggf. **Radiotherapie** (Entzündungsbestrahlung)

Medikamentöse Therapie

- **Analgetika** (z. B. Paracetamol) bei rez. Schmerzen im Rahmen der chronischen Arthrose
- **Gabe** von **nichtsteroidalen Antirheumatika** in niedrigster wirksamer Dosis bei **aktivierter Arthrose** und **sekundären Entzündungen** in den gelenkumgebenden Weichteilen (**Periarthrose**)
  Wirkstoffe und **Dosierungen**
  Acetylsalicylsäure (z. B. Aspirin® 3-mal 500 mg/d), **Acemetacin** (z. B. Rantudil® 3-mal 30 mg/d), **Diclofenac** (z. B. Voltaren® 3-mal 25 mg/d), **Ibuprofen** (z. B. Ibuprofen® 3-mal 200 mg/d), **Indometacin** (z. B. Amuno® 3-mal 50 mg/d), **Naproxen** (z. B. Proxen® 2-mal 250–500 mg/d), **Tiaprofensäure** (z. B. Surgam® 3-mal 200 mg/d)
- **Myotonolytika** wie **Methocarbamol** (z. B. Ortoton® 3-mal 700 mg/d) dämpfen den Reflexhypertonus und die periarthrotische Begleittendomyose.
- **Lokalanästhetika** zur Blockade der Schmerzrezeptoren und der afferenten Schmerzleitung, wobei **Bupivacain** (z. B. Carbostesin® 0,5 %) die längste Wirkdauer hat
- **Intra- und periartikuläre Injektionstherapie nur** bei therapieresistenten Reizzuständen (z. B. Triamcinolonacetonid (z. B. Volon® A), Triamcinolonhexatonid (z. B. Lederlon®) oder **Prednisolonkristallsuspension**, ggf. Mischung mit **Lokalanästhetikum** (z. B. Carbostesin®))

Vorgehensweise
- bei **Bewegungsschmerzen** ⇒ zusätzlich **Bandagen- und Schienenversorgung**, Intensivierung der Therapie, mehrfache großvolumige **NaCl-Spülung**
- bei **Ruheschmerzen** ⇒ zusätzlich **mehrfache Gelenkpunktionen** (Binnendruck↓), ggf. Lokalanästhetika und/oder Steroide intraartikulär

Therapeutische Überlegungen
- Klinische Studien belegen die **Wirksamkeit niedrigdosierter** nichtsteroidaler **Antirheumatika (NSAR)** zur **symptomatischen Therapie** von Arthrosen im Sinne von **Schmerzlinderung** und damit verbundener Funktionsbesserung. Allerdings fehlen klinische Nachweise, dass Arthrosen langfristig unter NSAR-Gabe günstiger verlaufen.
- Beim **Kniegelenkserguss** sind NSAR wirksamer als Analgetika.
- Niedrigdosierte NSAR mit kurzer Halbwertszeit (z.B. Diclofenac, Acetylsalicylsäure, Ibuprofen) sind hinsichtlich einer geringeren Ulkuskomplikationsrate zu bevorzugen.
- Bei **Unverträglichkeit** und bei Patienten im **hohen Alter** mit **peptischem Geschwür** in der Anamnese sowie bei zusätzlicher Einnahme von **Kortikosteroiden** oder **Antikoagulanzien** sind **vorrangig Analgetika** (z.B. Paracetamol 3 g/d) **einzusetzen**. **Ulkuskomplikationen** sind unter **hochdosierter** NSAR-Therapie deutlich häufiger anzutreffen als bei Nichtanwendern! Ulkusblutungen treten unter der Therapie mit Ibuprofen und Diclofenac allerdings seltener als bei anderen NSAR auf.
- Risikopatienten für gastrointestinale Komplikationen können bei Unabdingbarkeit einer NSAR-Gabe – unter Berücksichtigung aktueller Produktinformationen – selektive COX-II-Hemmer in Kombination mit Omeprazol oder Misoprostol erhalten.
- **Lokal anwendbare NSAR** (z.B. Diclofenac) erreichen den Wirkort zu 85% über den Blutkreislauf mit nahezu identischen Konzentrationen in der Synovialflüssigkeit des behandelten und unbehandelten Knies.
- **Intraartikuläre Injektionen** in ein arthrotisches Gelenk sind u.a. durch die **Spülwirkung** (⇒ Auswaschen abgeriebener Knorpelpartikel) **lindernd wirksam**. **Cave** bakterielle Infektion!
- **Intraartikuläre Kortikosteroidtherapie** im Rahmen einer **aktivierten Arthrose** ist nach einigen Untersuchungen (Triamcinolon) wirksamer als Plazebogabe. In Studienergebnissen britischer Autoren besserte sich die Symptomatik von Patienten mit Koxarthrose durch intraartikuläre Injektion von **Kochsalzlösung** jedoch deutlich besser als nach Kortikosteroid- oder Lokalanästhetikainjektionen.
- **Capsaicin-Externa** (z.B. Capsamol®) wirken an Nervenendigungen u.a. über eine Verminderung der Substanz P, wobei sich Schmerzen bessern, nicht jedoch die Gelenkfunktion.
- Eine **chondroprotektive Wirkung** bei **Patienten** ist bislang im Gegensatz zu tierexperimentellen Befunden für **keine Substanzklasse** gesichert.
- Bei **Einschränkung der Gelenkfunktion** und **therapierefraktären Schmerzzuständen** ist ein operativer Gelenkersatz indiziert. Über 90% der Patienten weisen auch nach zehn Jahren gute funktionelle Ergebnisse auf.

Operative Therapie
(nach Ausschöpfen der konservativen Therapiemaßnahmen)
- **Osteotomien** zur Verbesserung der Gelenkkongruenz oder Änderung der Belastungsrichtung
- **Arthroplastik** v.a. bei schweren Arthrosen von Hüft- und Kniegelenk
- **Arthrodese** bei zerstörten Gelenken, wenn eine Alternative fehlt, nach Infektion
- **Hüft- oder Knietotalendoprothese** (vorzugsweise >50. Lj.) bei weitgehend zerstörtem Gelenk, wenn Schmerzen, Bewegungseinschränkung oder Fehlstellung die Gehfähigkeit gefährden

Prognose
- Die **Progredienz einer Arthrose** des Knie- oder Hüftgelenks hängt überwiegend von der statisch-dynamischen Belastung ab.
- Obwohl die **pathologischen Veränderungen** in der Regel **fortschreiten**, treten die unterschiedlichsten Grade von Behinderung und funktioneller Beeinträchtigung auf.

Prävention

- Ein Stillstand oder Rückgang der klinischen Befunde, gelegentlich sogar eine **Rückbildung** der **Kox- und Gonarthrose** kann nach Gewichtsreduktion bei Adipositas und durch **tägliche Bewegungsübungen** in Beruf und Freizeit erreicht werden.
- Dabei wird ein Gleichgewicht zwischen Ruhe (4–6 Stunden ⇒ Rehydrierung des Knorpels) und Übungsbehandlung angestrebt.
- Auch **Schwimmen** wirkt einer Progredienz entgegen.

Interphalangealarthrose (Fingerpolyarthrose)

Pathogenese

- meist **primäre** Genese ⇒ Frauen ab dem 50. Lebensjahr
- **sekundär bei mechanischer Überlastung** mit Lockerung des Kapselbandapparates

Symptomatik, Diagnostik

Die Interphalangealarthrose hat ein **typisches Befallsmuster** der Hände.

- **Heberden-Knötchen** ⇒ erbsgroße nur wenig druckdolente, unverschiebliche Knötchen (kartilaginär-osteophytär) an den seitlichen Partien der **distalen Interphalangealgelenke**
- **Bouchard-Knoten** ⇒ diffuse, spindelförmige derbe Gelenkauftreibung und Kapselschwellung an den **Fingermittelgelenken**
- **Rhizarthrose** ⇒ degenerative Veränderungen am **Daumenwurzelgelenk** ⇒ Schmerzen beim festen Zupacken und Drehbewegungen (z. B. Schlüsseldrehen), bei Opposition und Abduktion des Daumens

Abb. 7.18

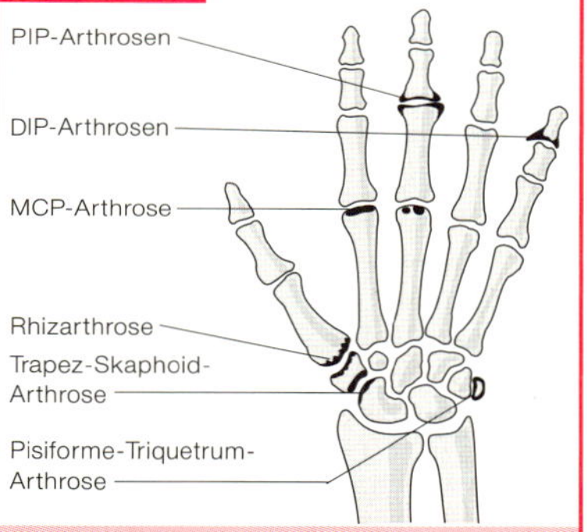

Röntgenbefund bei Interphalangealarthrose

Weitere Befunde

- **Anlaufschmerz** (Morgensteifigkeit <30 min), Bewegungsschmerz, gel. auch Ruheschmerz
- **Krepitation** bei Kompression des ersten Strahles gegen die Handwurzel (positiver Grind-Test)
- Arthrose der **Karpometakarpalgelenke** und des **Trapez-Skaphoid-Gelenks**

Sonderformen ⇒ aktivierte Polyarthrose, erosiv **destruierende** Polyarthrose

Röntgenbild

- **Gelenkspalt**↓, **Osteophytenbildung** oft erst nach mehreren Jahren, Randwülste, Bildung von Detrituszysten **und subchondrale Sklerosierung mit Verdichtung knöcherner Gelenkenden** (im Gegensatz zur Arthritis keine gelenknahe Osteoporose!), Deformationen in fortgeschrittenem Stadium
- **Laborwerte** sind meist normal. Die BSG kann bei aktivierter Arthrose leicht erhöht sein.

Therapie

Physikalische Therapie

- bei Arthrose ⇒ warme Handbäder, Kneten von warmem Fango
- bei **aktivierter** Arthrose ⇒ Kneten von kühlem Fango, Kryotherapie

Medikamentöse Therapie

- **lokal anwendbare NSAR** (z. B. Diclofenac), **kühlende Gelapplikation** bei aktivierter Polyarthrose (z. B. Voltaren Emulgel®)
- bedarforientierte **systemische Gabe** von **nichtsteroidalen Antirheumatika** (z. B. Voltaren®)
- **Ergotherapie** ⇒ funktionelle Bewegungsübungen (z. B. Flasche öffnen)

- **Röntgenbestrahlung** bei Beschwerdepersistenz
- **operative Therapie** meist nur bei therapierefraktärer Rhizarthrose mit Funktionseinschränkung

Prognose

- günstig, nur selten destruktiv-erosiver Verlauf

Arthropathie bei Neuropathien

Definition ⇒ **destruktive Gelenkarthropathie** bei gestörter Schmerz- und Lageempfindung

Ätiologie

- Die **Störung des Tiefenschmerzempfindens** kann zu wiederholten **Minitraumata** und kleinen **periartikulären Frakturen** führen, die von lokalisierten **Gelenkinfektionen** gefolgt sind.
- Sog. „**Charcot-Gelenke**" können u. a. beim **Diabetes mellitus** und bei **tabischer Arthropathie** auftreten. Bei über lange Zeit schlecht eingestellten Diabetikern besteht zudem eine **Bindegewebsstoffwechselstörung** (⇒ Cheiroarthropathie).

Symptomatik

Befallsmuster

- bei **Tabes dorsalis** ⇒ Hüft-, Knie- und Fußgelenke, auch Wirbelgelenke
- bei **Diabetes mellitus** ⇒ Tarsal- und Zehengrundgelenke, seltener die Fingergelenke
- Meist ist mit Ausnahme kleiner Fußgelenke nur **ein Gelenk** betroffen, seltener **zwei** oder **drei** in **asymmetrischer Verteilung**. Der **Verlauf der Gelenkerkrankung** kann rasch progredient sein.

Symptome

- **Schmerzempfindungen** sind geringer, als es dem Grad der Gelenkzerstörung entspricht.
- **Gelenkschwellung** durch knöchernes Randwachstum und Gelenkergüsse
- **Deformierungen**, freie **Gelenkkörper** (Gelenk wie „ein Sack voll Knochen")
- **hörbares Krepitieren**

Abb. 7.19

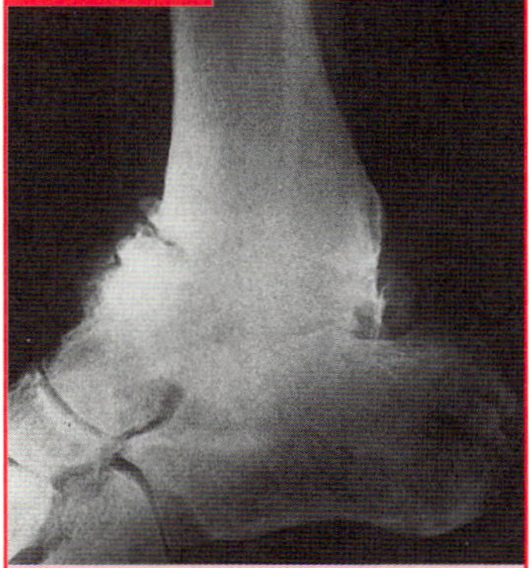

Ausgeprägte Arthrose im oberen Sprunggelenk mit Deformation der Talusrolle und der dist. Tibia bei Neuropathie (IMPP-Prüfungsabbildung)

Diagnostik

- **Röntgenbefund** ⇒ geschwollenes Gelenk mit Gelenkergüssen und Subluxation der Gelenkflächen, Knochenneubildung in Nachbarschaft des Kortex, bizarr geformte Osteophyten, freie Gelenkkörper, gel. extensive Weichteilverkalkungen

Therapie

- Behandlung der Grundkrankheit
- **frühe Diagnose**, Immobilisierung und Therapie schmerzloser Frakturen
- instabile Gelenke durch **Schienen**, Spezialschuhe oder andere orthopädische Hilfsmittel schützen
- ggf. Knochentransplantat, Arthrodese oder Gelenkersatz

7.4 Statikstörungen der Wirbelsäule (siehe GK Orthopädie)

7.5 Degenerative Erkrankungen der Wirbelsäule (siehe auch GK Orthopädie)

- Mit zunehmendem Alter nehmen Turgor und Wassergehalt des Nucleus pulposus ab, bis dieser eintrocknet. Gleichzeitig nimmt der Kollagengehalt zu. Es resultiert eine ungedämpfte Übertragung von Stößen auf den Faserring, der infolge Druck- und Beugebelastung zerrieben wird.
- Es resultieren **knöcherne Reaktionen** an den Rändern der Endplatten der begrenzenden Wirbel ⇒ **Osteochondrose**, **Spondylosis deformans** (v. a. im Hals- und Lendenwirbelbereich) bis zur kompletten Ankylose.

7.6 Wirbelsäulenerkrankungen bei metabolischen Grundleiden

Spondylosis hyperostotica

Die **Spondylosis hyperostotica** (syn. M. Forestier, diffuse idiopathische Skeletthyperostose) ist durch eine breite und lange Spangenbildung zwischen den Wirbelkörpern mit Einsteifung der BWS gekennzeichnet. Bevorzugt sind Männer (oft Pykniker) im 60.–70. Lebensjahr betroffen.

Pathogenese

- osteoplastische Diathese
- erhöhte Assoziation mit Diabetes mellitus, **Hyperlipidämie** und **Hyperurikämie**

Die beim Diabetes mellitus auftretende **Spondylosis hyperostotica** wird durch eine **gesteigerte Wirkung** von insulinähnlichen **Wachstumsfaktoren** (z. B. IGF-1) an **ossären Insulinrezeptoren** erklärt.

Symptomatik

- Einschränkung der Beweglichkeit der Brust- und Lendenwirbelsäule
- Schmerzen bei vertebragenem **BWS-Syndrom**, ggf. auch Lumboischialgie
- **Enthesiopathien** v. a. am Fersenbein (ossifizierende Fibroostosen)

Diagnostik

Labor: Entzündungsparameter normal; Harnsäure, Blutzucker und Fette oft erhöht

Röntgen

- hyperostotische Spondylophyten, Verkalkung der Rippenwirbelgelenke, Längsbandossifikation (sog. „Zuckergusswirbelsäule“) überwiegend rechtsseitig (an mind. 4 benachbarten Wirbelkörpern)
- keine Bandscheibendegeneration in den betroffenen Segmenten, keine Sakroiliitis

Therapie

- Therapie der metabolischen Störungen
- physikalische Therapie, ggf. NSAR oder Analgetika

7.7 Wirbelmetastasen

Wirbelmetastasen entstehen durch die **hämatogene Metastasierung** von Karzinomen oder Sarkomen. **Skelettmetastasen** finden sich bei jedem zweiten Tumorpatienten.

- In mehr als drei Viertel der Fälle lässt sich als Primärtumor ein **Mammakarzinom**, **Prostatakarzinom**, **Bronchialkarzinom**, **Nierenkarzinom** oder **Schilddrüsenkarzinom** nachweisen.

Symptomatik

- **zunehmende Rückenschmerzen**, pathologische Wirbelkörperfrakturen
- bei Nervenplexuskompression ⇒ neurologische Ausfälle

Diagnostik

Osteoplastische Metastasen (u. a. bei Prostatakarzinomen)

- Labor ⇒ alkalische Phosphatase ↑
- radiolog. Diagnostik ⇒ rundlich scharf begrenzte Herde; Mehranreicherung im Knochenszintigramm

Osteolytische Metastasen (u. a. bei Schilddrüsen- und Nierenkarzinomen)

- Labor ⇒ **Hyperkalzämie**, Hypophospatämie
- radiolog. Diagnostik ⇒ unregelmäßig begrenzte Lochdefekte, Destruktion der Bogenwurzeln, Minderanreicherung im Knochenszintigramm

Therapie

- Therapie der Tumorprogression (z. B. Chemotherapie als Mono- oder Kombinationstherapie)
- Therapie von **Komplikationen**
  - **Hyperkalzämie** ⇒ Rehydratation, Kalzitonin (z. B. Karil®) oder Diphosphonat (z. B. Clodronsäure = Ostac®) + Glukokortikoide (z. B. Prednison 20–30 mg/d p. o.)
- – **Kompression des Spinalkanals** ⇒ rascher neurochirurgischer Eingriff
- Stufentherapie des Tumorschmerzes, ggf. analgetische Medikation über Periduralkatheter

Stufenplan der Tumor-Schmerztherapie (modifiziert nach WHO)

Stufe 0 (leichte, intermittierende Schmerzen) ⇒ **Nichtopioide** bei Bedarf
Stufe I (chronische Schmerzen) ⇒ **regelmäßig Nichtopioide** ± **Neuro-** bzw. **Thymoleptika**
Stufe II (zunehmende oder fortbestehende chronische Schmerzen), unzureichende Therapie (Stufe I) ⇒ **regelmäßig niederpotente Opioide** ± Nichtopioide ± **Neuro-** bzw. **Thymoleptika**
Stufe III (zunehmende oder fortbestehende chronische Schmerzen), unzureichende Therapie (Stufe II) ⇒ **regelmäßig hochpotente Opioide** ± Nichtopioide ± **Neuro-** bzw. **Thymoleptika**

- **niederpotente Opioide** ⇒ u. a. Tramadol (z. B. Tramal®), Tilidin (z. B. Valoron®), Nefopam (z. B. Ajan®), Pentazocin (z. B. Fortral®)
- **hochpotente Opioide** ⇒ u. a. Buprenorphin (z. B. Temgesic®), Morphinsulfat (z. B. MST Mundipharma®), Pethidin (z. B. Dolantin®), Piritramid (z. B. Dipidolor®)
- **Neuroleptika** ⇒ u. a. Levomepromazin (z. B. Neurocil® 15–30 mg/d), Promethazin (z. B. Atosil® 25–150 mg/d)
- **Thymoleptika** ⇒ u. a. Amitriptylin (z. B. Saroten® 25 – 150 mg/d), Imipramin (z. B. Tofranil® 10–50 mg/d)

Lokale Therapiemaßnahmen

- **Radiatio** (wirksam bei 80 % der Patienten) ⇒ (z. B. 36–40 Gy in mehreren Einzelfraktionen) oder einmalige Bestrahlung mit z. B. 10 Gy bei schlechtem Allgemeinzustand
- **Applikation von Radionukliden** beim gut differenzierten Schilddrüsenkarzinom oder metastasiertem Prostatakarzinom
- **absolute Operationsindikationen** bei pathologischen Frakturen der Wirbelsäule oder progredienter Kompression des Rückenmarks mit objektivierbaren Nervenausfällen
- **relative Operationsindikationen** bei drohender pathologischer Fraktur oder spinaler Kompression

7.8 Erkrankungen der Muskulatur

Allgemeines

Einteilung

Ätiologische Einteilung der Myositiden

- nicht erregerbedingte Myositiden **bei Autoimmunkrankheiten**
- nicht erregerbedingte Krankheitsbilder **unklarer Ätiologie**
- **erregerbedingte** Myositiden

Histologische Einteilung der Myositiden und charakteristische **Symptomatik**

- rein **interstitielle Myositis** ⇒ **Myalgien**
- interstitielle Myositis **mit** herdförmigem **Parenchymuntergang** (Herdmyositis) ⇒ **Myalgien** mit leichter Schwäche und mäßig ausgeprägte Atrophie der Muskulatur
- gemischt **interstitiell-parenchymatöse** Myositis (**Polymyositiden**) ⇒ **symmetrisch auftretende Muskelschwäche** und mäßig ausgeprägte Atrophie der Muskulatur, oft **Myalgien**

Abb. 7.20

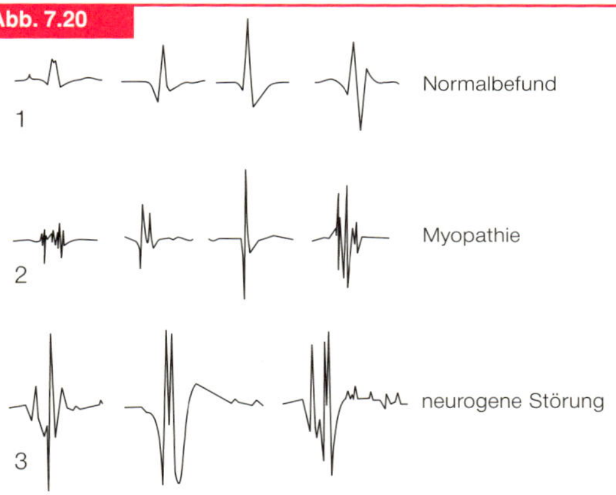

Elektromyographiebefunde

Pathophysiologie des Symptoms Myalgie

- **Fieber, Allgemeininfektionen, Myositis** ⇒ Makrophagenaktivierung ⇒ Synthese von **Prostaglandin E_2** und **Substanz P↑** ⇒ **Stimulation muskulärer Nozirezeptoren**

Differentialdiagnose der Elektromyographiebefunde

- Bei einer **Myopathie** resultiert ein **amplitudengemindertes** Interferenzmuster. Die Potentiale erscheinen z.T. polyphasisch und aufgesplittert; Dauer und Amplitudenhöhe sind vermindert.
- Bei einer **neurogenen Schädigung** findet man Einzeloszillationen im Stadium der Reinnervation. Das Einzelpotential ist verlängert, polyphasisch und amplitudenerhöht.
- Bei der **Myasthenia gravis** nimmt die Amplitude des Summenaktionspotentials unter Stimulationsbedingungen kontinuierlich ab.

Polymyositis, Dermatomyositis

- **Polymyositis** und **Dermatomyositis** sind **entzündlich-degenerative Erkrankungen** der **Skelettmuskulatur**, die **idiopathisch**, **paraneoplastisch** oder in Assoziation mit **Kollagenosen** auftreten können. Frauen sind doppelt so häufig wie Männer betroffen.
- Die meist schleichend auftretende **idiopathische Polymyositis** entsteht durch einen zellulären **zytotoxischen Autoimmunprozess**, bei dem CD_8-positive Lymphozyten in die Muskelfasern eindringen und diese zerstören. Eine Vaskulitis wie bei der Dermatomyositis besteht nicht.
- Bei der **Dermatomyositis** besteht eine **Vaskulitis** der kleinsten Gefäße mit **Hauptmanifestation im Bereich der Muskulatur und der Haut**. In den kleinen Gefäßen finden sich Abbauprodukte der Komplementkaskade sowie elektronenmikroskopische Ablagerungen von Interleukin II. Der Befall des Muskels führt durch Schädigung der kleinen Muskelgefäße im Perimysium zum typischen Bild einer sog. Polymyositis vom perifaszikulären Typ. Typisch ist dabei ein schmetterlingsförmiges **lilarötliches Erythem**, mit weißen atrophischen Flecken **im Gesichtsbereich**.

- Histologisch ist die seltene **Einschlusskörpermyositis** (inclusion body myositis) abzugrenzen, die überwiegend Männer im mittleren Lebensalter betrifft. Es wird die sporadische von einer hereditären Einschlusskörper-Myopathie unterschieden, die autosomal-rezessiv oder autosomal-dominant vererbt wird. In der Muskelbiopsie sichert der elektronenmikroskopische **Nachweis von Filamenten im Zellkern und im Zytoplasma** die Diagnose. Ein der Alzheimer'schen Erkrankung ähnlicher degenerativer Prozess mit Akkumulation pathologischer Proteinfibrillen wird als Pathomechanismus diskutiert. Im Gegensatz zu Dermatomyositis und Polymyositis (Beginn in der Oberarm- bzw. Oberschenkelmuskulatur) sind charakteristischerweise initial distale Muskelgruppen, besonders Fußextensoren und Fingerflexoren, zum Teil auch asymmetrisch mitbetroffen (cave Fehldiagnose: Neuropathie!). Myalgien fehlen in den meisten Fällen.

Symptomatik, Diagnostik

- Beginn akut oder schleichend
- **symmetrische Schwäche der proximalen Muskulatur** (bei Einschlusskörpermyositis ⇒ initial bereits distale Muskelschwäche), **Myalgien, Fieber** und **Gewichtsverlust** (Muskelschwund ⇒ Becken- und Schultergürtel)
- **Polyarthralgie**, nichtdeformierende **Arthritis** bei ungefähr einem Drittel der Patienten
- **Hautveränderungen** (typ. Dermatomyositis in 40% d.F. mit lila-rötlichem Gesichtserythem („lilac-disease") sowie periorbitalem Ödem); gel. Raynaud-Phänomen (besonders häufig bei Patienten mit Kollagenose)
- **Dysphagie** und **Regurgitation** bei Beteiligung der quergestreiften Muskulatur des Pharynx und der oberen Anteile des Ösophagus

Abb. 7.21

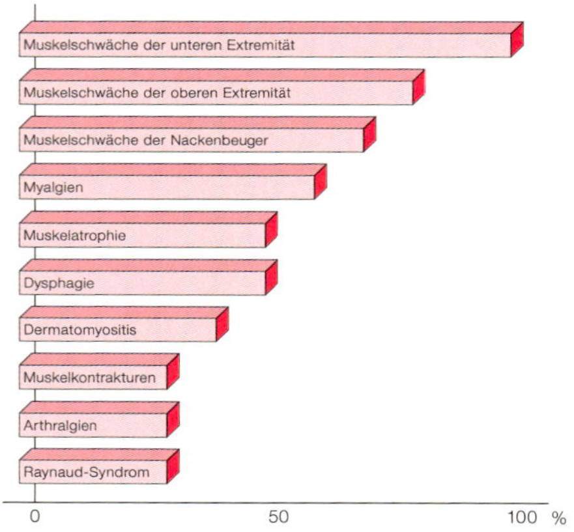

Häufige Befunde bei Polymyositis, Dermatomyositis

- **Viszerale Beteiligung** (gelegentlich Frühsymptom) ⇒ interstitielle Pneumonie, Herzbeteiligung (⇒ Arrhythmien, Überleitungsstörungen), abdominelle Symptome durch Ulzerationen des Gastrointestinalsystems
- **Nierenversagen** durch schwere Rhabdomyolyse mit Myoglobinurie (Crush-Syndrom)

Diagnostik

- **Laborbefunde** ⇒ CK-MM, LDH, Aldolase, AST und ALT↑; BSG oft↑, α_2- und γ-Globuline↑
  Beachte: Bei chronischer Myositis und ausgeprägter Muskelatrophie können diese Enzyme trotz aktiver Krankheit im Normbereich liegen.
- **Autoantikörper** ⇒ antinukleäre Antikörper, Antikörper gegen PM-1 und nukleäres Thymusantigen (Jo-1)
- **Elektromyographie** und Elektronenneurographie (>90% d.F. pathologisch)
- **Muskelbiopsie** (entzündliche Infiltrate ⇒ T_4-Lymphozyten bei Dermatomyositis, T_8-Lymphozyten bei Polymyositis dominant)

Immunpathologische Befunde:

- Bei der Polymyositis besteht eine **T-Zell-vermittelte Autoimmunreaktion** gegen quergestreifte Muskelfasern. **T_8-Lymphozyten** finden sich dabei in nicht nekrotischen Muskelfasern.
- Bei der **Dermatomyositis** finden sich humorale Reaktionen und vaskulitische Prozesse. An den kleinen Muskelgefäßen finden sich Ablagerungen von Immunkomplexen und C5b9-Komplement (MAC; membrane attack complex).

Therapie

- **Bettruhe** (ggf. auch stationäre Behandlung) **im akuten Stadium** (aktive Krankengymnastik zu diesem Zeitpunkt kontraindiziert)

- Gabe von **Glukokortikoiden** (z. B. Prednison initial bis 100 mg/d für 3–4 Wochen, Erhaltungsdosis 10–20 mg jeden zweiten Tag über mindestens 1–2 Jahre)
- wenn jeden 2. Tag mehr als 20 mg Prednison bzw. Fluocortolon zum Erzielen eines ausreichenden Therapieeffekts erforderlich sind ⇒ zusätzliche Gabe von **Azathioprin**
- bei Nichtansprechen ⇒ hochdosierte Immunglobuline i. v. insbesondere bei Einschlusskörpermyositis; Methotrexat, Cyclophosphamid oder Chlorambucil
- bei **Rhabdomyolyse** (Gefahr des akuten Nierenversagens) ⇒ **hohe Flüssigkeitszufuhr** (Bilanzierung), ggf. vorübergehende **Dialyse**
- bei **paraneoplastischer** Polymyositis/Dermatomyositis ⇒ **operative Entfernung des Tumors** ⇒ Remission der Myositis

Prognose

- bei zunehmender Muskelschwäche ⇒ Rollstuhl oder Bettlägrigkeit, zusätzlich Dysphonie bei Schwäche der Kehlkopfmuskulatur
- Einschlusskörpermyositis ist **therapierefraktär**.
- 50 % d. F. ⇒ **Vollremission**
- **5-Jahres-Überlebensrate** > 80 %

Polymyalgia rheumatica (arteriitica)

Die **Polymyalgia rheumatica** und die **Arteriitis cranialis** bzw. **temporalis** werden, obwohl sie in etwa der Hälfte der Fälle klinisch voneinander unterscheidbare Symptome aufweisen, als **Entität** unter dem Begriff **Polymyalgia arteriitica** zusammengefasst.

Die **Polymalgia rheumatica** (arteriitica) ist ein ätiologisch unklares Krankheitsbild überwiegend älterer Menschen (> 65), dem pathogenetisch eine Riesenzellarteriitis im Aortenbogen bzw. in den proximalen Extremitätenarterien (segmentaler multilokulärer Gefäßbefall) zugrunde liegt. Sie betrifft Frauen häufiger als Männer.

Symptomatik

- Beschwerdezunahme innerhalb von 2 Wochen
- **systemische Beschwerden** ⇒ Müdigkeit, Fieber, **Gewichtsverlust**, Depressionen
- bei generalisierter **Gefäßbeteiligung** ⇒ Myokardinfarkt, apoplektischer Insult, Aortenaneurysmen

Arteriitis temporalis

- meist starke **Zephalgie** als Frühsymptom
- gel. Visusverlust oder Gesichtsfeldausfälle (⇒ Amaurosis fugax) beim Befall okulärer Arterien

Abb. 7.22

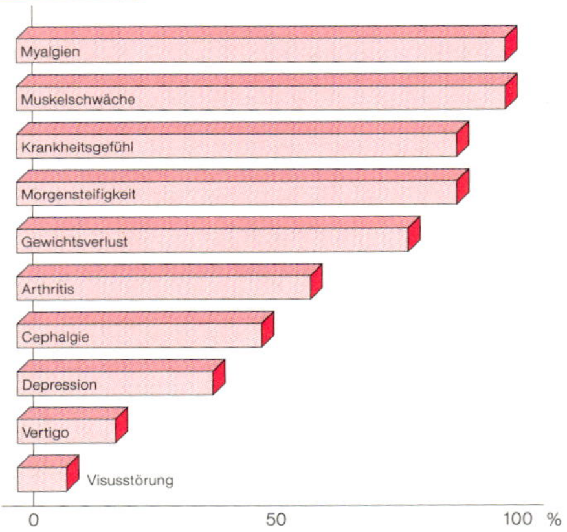

Symptome bei Polymyalgia arteriitica

Klinische Diagnosekriterien der Polymyalgia rheumatica

1. Bilaterale symmetrische Schmerzen und/oder beidseitige Steifigkeit im Bereich der Nacken-, Schulter- und/oder Beckenmuskulatur
2. Akuter Krankheitsbeginn in weniger als 2 Wochen
3. Anfängliche Blutkörperchensenkungsbeschleunigung > 40 mm in der 1. Stunde
4. Morgensteifigkeit der Schulter- und Beckengürtelmuskulatur >1 Stunde
5. Alter > 60 Jahre
6. Depression und/oder Gewichtsverlust

7. Bilaterale Druckschmerzempfindlichkeit der Oberarme
8. Synovitis

Eine wahrscheinliche **Polymyalgia rheumatica** wird angenommen, wenn 3 Kriterien positiv sind oder 1 Kriterium zusammen mit einer Temporalarteriitis auftritt.

Diagnostik

- **Labor** ⇒ hohe BSG (1-Stunden-Wert >40 mm), CRP↑, normochrome normozytäre Anämie, ggf. Leukozytose
- unauffälliges EMG und negative Muskelbiopsie
- beidseitige **Biopsie der Temporalarterie**, um die Diagnose zu sichern

Therapie

- **Arteriitis temporalis** ⇒ Auch ohne **Sicherung des histologischen Befundes** ist eine **sofortige Kortikosteroidmedikation** (initial hochdosiert >60 mg/d) indiziert, um die drohende Erblindung zu verhindern.
- bei **Ansprechen auf Kortikosteroide** (Symptomatik, Entzündungsparameter, EMG) ⇒ Dosisreduktion und **Erhaltungstherapie** über mindestens 2 Jahre (5–10 mg/d), dann günstige Prognose
- bei wiederholt auftretenden **Rezidiven** ⇒ additive Gabe von **Methotrexat** (10–20 mg/Woche)
- **Polymyalgia rheumatica** ⇒ promptes Ansprechen auf Prednison als diagnostisches Kriterium (bereits 15 mg können initial ausreichen)

Prognose

- unbehandelt ⇒ **Erblindung** in 30 % der Fälle
- **Erkrankungsdauer** ⇒ 1–4 Jahre
- selten chronisch-rezidivierender Verlauf

Symptomatische Myopathien

Endokrine Myopathien

Endokrine Myopathien bezeichnen eine progrediente Muskelschwäche, die durch **Endokrinopathien** bedingt ist.

- Bei der **Hyperthyreose** finden sich als Folge einer verminderten Bereitstellung von ATP bulbäre Paralysen mit Schluck- und Sprachstörungen, Paresen und Myatrophien der Schulter- und Beckengürtelmuskulatur.
- Auch bei der **Hypothyreose** kommt es zu degenerativen Veränderungen der Muskelfasern, wobei die Muskelkraft reduziert und die Reflexzeit verlangsamt ist.
- Bei hypophysär bedingter **Akromegalie** besteht trotz Muskelhypertrophie eine **Muskelschwäche**, da Wachstumshormon die Aktivität der myofibrillären ATPase und die Membranerregbarkeit mindert.
- Der **Hyperparathyreoidismus** geht ebenso wie das **Cushing-Syndrom** mit einer Muskelschwäche einher. **Steroidmyopathie** (nach langjähriger Therapie) ⇒ Steigerung der Glukoneogenese ⇒ katabole Wirkung auf den Proteinstoffwechsel ⇒ **Myopathie**
- Beim **Hyperaldosteronismus** infolge **Conn-Syndroms** führt Kaliummangel zu Schwäche- und Lähmungserscheinungen hauptsächlich im Bereich der unteren Extremitäten.

Myopathien durch Arzneimittel und Toxine

- **Medikamente** ⇒ u.a. Kortikosteroide, **Chloroquin** (⇒ nekrotisierende Myopathie), **Colchizin**, **Pentazocin** (⇒ fibröse Myopathie), **Lipidsenker** (Fibrate, Cholesterinsynthesehemmer ⇒ Myositis), **Betablocker** (Labetalol, Propranolol, Sotalol), **Diuretika** und **Laxanzien** (⇒ hypokaliämische, proximal betonte, symmetrische, schlaffe Lähmung), **Sulfonamide** (⇒ transitorische Myopathie), **Tetrazykline**, **Virustatika** (Aciclovir, Zidovudin), **Ciclosporin A** (Besserung durch Dosisreduktion)

- Bei **Alkoholabusus** kann eine Muskelschwäche, die überwiegend die unteren Extremitäten betrifft, auftreten. Als Frühsymptom wird der Wadendruckschmerz angegeben. Alkoholabusus kann auch zur Rhabdomyolyse (**Muskelfasernekrose**) und zum Entstehen der alkoholtoxischen Kardiomyopathie führen.

Paraneoplastische Myopathien

- Vor allem das kleinzellige Bronchialkarzinom, das Mamma-, Magen-, Ovarial-, Prostata-, Kolon- und Gallenblasenkarzinom können zu **symptomatischen Myopathien** führen.
- **Lambert-Eaton-Syndrom** (syn. pseudomyasthenisches Syndrom) ⇒ paraneoplastisches Syndrom bei bösartigen Tumoren im Brustraum mit **myasthenieartiger Muskelschwäche** der oberen Armmuskulatur und Abschwächung der Muskeleigenreflexe (Kontraktionsamplitude im EMG ↓) durch präsynaptisch wirksame Antikörper

Autoimmune Myositiden

- SLE, Sarkoidose, Sjögren-Syndrom, rheumatoide Arthritis

Erregerbedingte Myositiden

- **Viren** (Coxsackie u.a.), **bakterielle Infekte** (u.a. lokale Gasbrandinfektion), und **Protozoen** (u.a. Toxoplasma-Infektion) können zur **Myositis** führen.
- Die **Therapie** erfolgt erregerspezifisch.

Sonderform: Myositis ossificans

- Die **Myositis ossificans** tritt entweder lokal (u.a. **nach Traumen**) oder generalisiert auf. Es besteht eine Verknöcherung des muskulären Bindegewebes, der Faszien und Sehnen sowie des Gelenkknorpels.
- Bei der **lokalen Form** mit mechanischer Bewegungsbehinderung besteht die Indikation zur chirurgischen Exstirpation. Bei der **Myositis ossificans progressiva** werden Diphosphonate wie Dinatrium-Etidronat (z.B. Diphos®) eingesetzt.

7.9 Erkrankungen der Sehnen, Sehnenscheiden und Bursen

Tendinitiden, Enthesiopathien, Tendovaginitiden

- **Tendinitis** bezeichnet die Entzündung der eingeschlossenen Sehne (z. B. infolge von Kalkablagerungen).
- **Enthesopathien** (Enthesis = Ansatz), auch **Insertionstendinosen** genannt, sind meist Folge einer inadäquaten Beanspruchung des Bewegungsapparates. Degenerative **Veränderungen der Sehnen- und Bandansätze** im Bereich der Nackenmuskulatur, des Schulter- und Beckengürtels sowie im Fersenbeinbereich gehen dabei mit **Spontan-** und **Bewegungsschmerzen** einher.
- **Tendovaginitis** bezeichnet eine mit Schwellung oder auch Ergussbildung einhergehende **Synovitis der Sehnenscheide** (⇒ druckschmerzhafte Schwellung, Bewegungsschmerz). Am häufigsten ist das Handgelenk (Fingerstrecker bzw.- beuger) betroffen.
- Die **Tendovaginitis stenosans** entsteht durch narbige Schrumpfung von Sehnen und Sehnenscheiden mit schmerzhafter Gleithemmungen der Sehne (⇒ Syndrom des schnellenden Fingers).
- Als **Bursitis** bezeichnet man eine **Schleimbeutelentzündung**. Die Schleimbeutel liegen zwischen den Sehnen, Muskeln und Knochenvorsprüngen.

Diese Krankheitsbilder gehören zum Stoffgebiet des **GK Orthopädie**.

Generalisierte Tendomyopathie (Fibromyalgie)

Die **Fibromyalgie** kann als **multilokuläres Schmerzsyndrom** bei **extraartikulären** rheumatischen Erkrankungen (**Weichteilrheumatismus**) von Muskeln, Faszien, Sehnen, Sehnenscheiden, Bursen, Bändern sowie des Unterhautfettgewebes auftreten oder **primär psychosomatischen Ursprungs** sein. Oft sind **Frauen um das 35. Lebensjahr** oder im Klimakterium betroffen.

Formen

- **primäre Fibromyalgie ohne** erkennbare Grunderkrankung
- **sekundäre Fibromyalgie bei** Grunderkrankung (u. a. Polymyositis, Polymyalgia rheumatica, SLE, rheumatoide Arthritis, Spondylarthritis)

Pathogenese

- **Ätiologie unklar**

Pathomechanismen fibromyalgischer Schmerzen

- **Nozizeptorenschmerz struktureller Genese** bei Myopathien, Sehnenzerrung, M. Bechterew (⇒ Achillessehnentendinitis)
- **reaktive Schmerzübertragung** von Muskelsehneneinheiten mit zentralnervös vermittelter Schmerzausstrahlung („referred pain“) bei Organerkrankung oder Funktionsstörungen **mit entfernt liegendem nozizeptiven Reiz** (z. B. Schulterschmerz bei Handgelenksarthritis)
- **psychosomatische Genese** u. a. bei Depression, Angstzuständen (z. B. Tendomyopathien, **primäre Fibromyalgie**)

Symptome

Symptome und Befunde

- initial oft LWS- oder HWS-Syndrom
- **Muskel-** und **Sehnenansatzschmerzen** (**großflächig** und **punktuell**) im Bereich von Sehneninsertionsstellen und periartikulär, schmerzhafte Muskelverspannungen
- **„jump sign“** (Zurückweichen des Patienten bei leichtem Druck auf den Processus xiphoideus)
- **funktionelle Störungen** (u. a. Abgeschlagenheit, funktionelle Unterbauchbeschwerden, Spannungskopfschmerzen und Schlafstörungen, kalte Akren)

Abb. 7.23

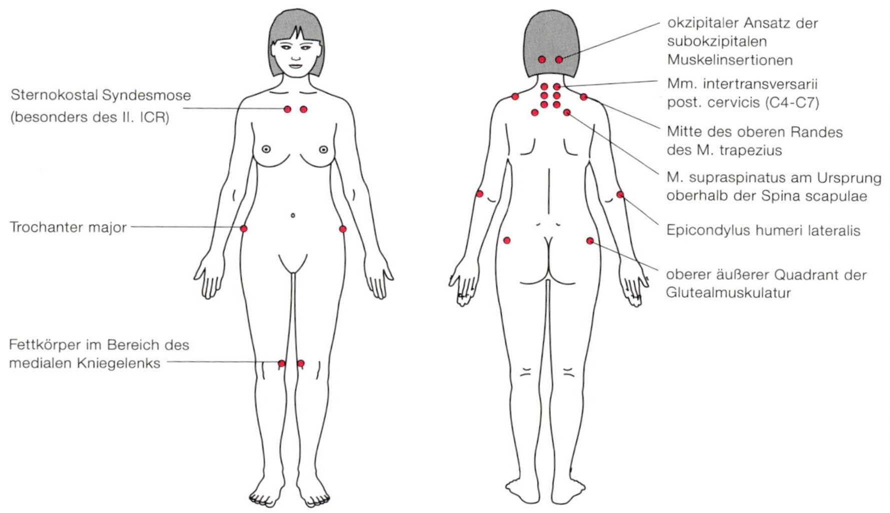

Triggerpunkte bei Fibromyalgie

Diagnostik

- **labordiagnostisch** keine Auffälligkeiten
- **multilokuläre Muskelschmerzen** (>3 Mon.), wobei mindestens 11 der folgenden 18 „tender points" bei der Palpation schmerzhaft sind:
- okzipitaler **Ansatz der subokzipitalen Muskelinsertionen**, bilateral
- **Mm. intertransversarii posteriores cervicis** (C4–C7), bilateral
- **M. trapezius** in Mitte des Oberrandes, bilateral
- **M. supraspinatus** am Ursprung oberhalb der Spina scapulae, bilateral
- **sternokostale Syndesmose** (besonders II. ICR), bilateral
- **Glutealmuskulatur** (oberer äußerer Quadrant), bilateral
- **Trochanter major**, bilateral
- **Epicondylus humeri lateralis**, bilateral
- **Fettkörper im Bereich des medialen Kniegelenkes**, bilateral

Therapie

- **physikalische Therapie** (u. a. Massagen, Wärme- oder Kältetherapie)
- **Psychotherapie** (Gesprächstherapie, autogenes Training, Schmerzbewältigungstraining)
- **Elektrotherapie**, transkutane elektrische Nervenstimulation (TENS)
- **Lokalanästhetika-Infiltrationen** (z. B. 1–2 ml 1 %ige Lidocainlösung oder 0,5–2,0 ml 1 %iges Mepivacain, z. B. Scandicain®) an Triggerpunkten („tender points"), Akupunktur
- bei **chronischem Schmerzsyndrom** ⇒ niedrigdosierte **trizyklische Antidepressiva** wie Amitriptylin (z. B. Saroten® 25–50 mg/d für 6 Mon.) **kombiniert mit NSAR** wie **Naproxen** (z. B. Proxen® 500 mg zur Nacht)
- **Muskelrelaxanzien** (z. B. Tizanidin: Sirdalud®)
- kurzfristige Schmerzbehandlung mit **Analgetika** wie Paracetamol (3mal 500–1000 mg/d), **cave Schmerzmittelabusus!**

7.10 Kombinierte Weichteilerkrankungen

Periarthropathia humeroscapularis

Die **Periarthropathia humeroscapularis** entsteht durch degenerative Veränderungen der sehnigen Strukturen, die unter dem vorderen Akromionanteil und dem Lig. coracoacromiale (Fornix humeri) durchziehen. Es resultieren **ödematöse Anschwellung** (Neer Stadium I) und **sekundär fibrotische Umwandlung** (Neer Stadium II) ⇒ „**Impingement**"-**Syndrom**.

Ätiologie

- Fehlbelastung oder Überlastung bei exzessiver sportlicher Betätigung
- abnorm gekrümmtes Akromion
- Verknöcherung des Lig. coracoacromiale oder von Osteophyten an der Unterfläche des AC-Gelenkes

Supraspinatussyndrom

Das **Supraspinatussyndrom** wird durch degenerative oder entzündliche krankhafte Prozesse im periartikulären Gewebe hervorgerufen. Es resultieren **Schmerzen** im Sehnen-Muskel-Gebiet des Oberarmes und Nackens sowie **Bewegungseinschränkung**.

- Bei der **Bewegungsprüfung** treten Schmerzen beim seitlichen Heben des Armes zwischen 80 und 120 Grad auf (schmerzhafter Bogen).
- Im weiteren Verlauf kann es zu einer **partiellen Ankylosierung der Schulter** kommen. Röntgenologisch lässt sich bei etwa 20 % der betroffenen Patienten eine **periartikuläre Verkalkung** nachweisen.
- Bei **Ruptur der Supraspinatussehne** besteht ein Höhertreten des Humeruskopfes bei Kontraktion des M. deltoideus oder beim Aufstützen des ausgestreckten Armes gegen das Akromion, das röntgenologisch in einer a.p.-Aufnahme bei 45 Grad nachgewiesen werden kann.

Diese Krankheitsbilder gehören zum Stoffgebiet des **GK Orthopädie**.

Neurodystrophien

Symptomatik

Das **Sudeck-Syndrom** (syn. **Algodystrophie**) geht im **akuten** Stadium mit **lokaler Schwellung**, **Hautrötung**, Schmerzen, Hyperhidrose und diffusen Empfindungsstörungen über der betroffenen Region einher. Anschließend besteht eine teigig-blasse Schwellung mit eher livider Hautfarbe und Hypothermie. Gleichzeitig kommt es zum **Knochenabbau**.

- **Bevorzugte Lokalisationen** in abnehmender Reihenfolge ⇒ Hand, Fuß, Schulter, Knie, Ellenbogen und Hüfte (nur selten zwei oder mehrere Regionen)
- **Beispiel: Schulter-Hand-Syndrom** ⇒ Kombination einer **schmerzhaften Schultersteife** mit **Algodystrophie der Hand**

Abb. 7.24

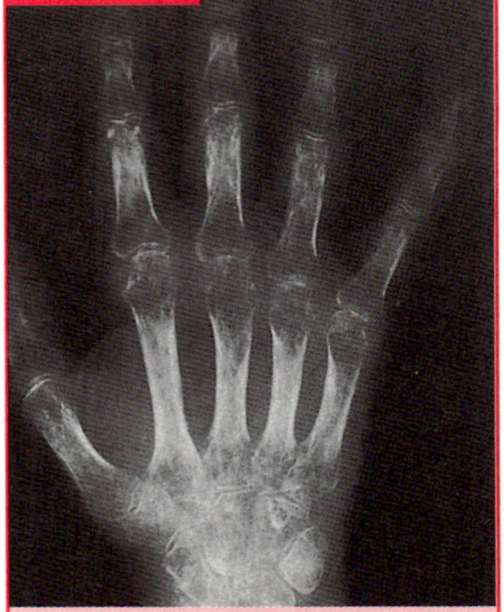

Fleckige Entkalkung bei Sudeck-Syndrom (IMPP-Prüfungsabbildung)

Ätiologie

- idiopathisch, **posttraumatisch**, zentralmotorische Erkrankungen, Organerkrankungen des Mediastinal- und Thoraxbereiches (Tumoren, Gefäßerkrankungen), Läsionen und Erkrankungen peripherer Nerven

Pathogenese

- **sympathische Reflexstörungen** an den Gefäßen ⇒ venöser und lymphatischer Abfluss gestört ⇒ **Ödem** ⇒ **Störung des**

Substrataustauschs mit pH- und Elektrolytverschiebungen (⇒ Knochenatrophie) sowie Akkumulation vasoaktiver Substanzen (z. B. Kinine) ⇒ **Sensibilisierung lokaler nozizeptiver Rezeptoren**

Diagnostik

- **labordiagnostisch** keine Auffälligkeiten
- **Röntgenbild** ⇒ lokale diffuse oder kleinfleckige Osteoporose (nach 2–4 Erkrankungswochen)

Eine **spontane Defektheilung** kann innerhalb von 6 Monaten bis 2 Jahren erwartet werden.

Therapie

- **Analgetika** (z. B. Tramal®) oder **Antirheumatika** (z. B. Diclofenac® 3-mal 50 mg, **Acetylsalicylsäure** (3mal 500 mg/d)
- **Psychopharmaka** (z. B. Neurocil® 50–75 mg/d)
- **Myotonolytika** (z. B. Sanoma® 3-mal 1–2 Tbl./d, Musaril® $^1/_2$–1 Tbl., langsame Steigerung bis zur Tagesdosis von 2–4 Tbl.)
- **Glukokortikoide** (60–80 mg Prednison als Stoßtherapie)
- **Vasotherapeutika** (z. B. Dusodril® 3-mal 1 Retard-Kps./d) und Rheologika (z. B. Trental® 3-mal 400 mg/d)
- **Calcitonin** (100 IE s. c. oder i. m.) ⇒ analgetisch und antiosteoporotisch wirksam
- **neurotrope Vitamine** (z. B. Neurobion®)
- **Elektrotherapieverfahren** (z. B. Interferenzströme 200 Hz, TENS)
- **Iontophorese** (z. B. mit 1 %iger Salicylatlösung, Applikationsdauer 45 min), **Lymphdrainage**
- **Applikation von Anästhetika** (z. B. Carbostesin®) über Periduralkatheter in schweren Fällen
- passive und aktive Übungsbehandlung
- **Blockaden des Ganglion stellatum bzw. des Grenzstranges** (bis zu 3-mal pro Woche)

7.11 Periphere Kompressionssyndrome

Karpaltunnelsyndrom

Das **Karpaltunnelsyndrom** wird durch Kompression des N. medianus unter dem Ligamentum carpi volare hervorgerufen. Frauen sind häufiger betroffen als Männer (3:1).

Pathogenese

Disponierende Faktoren

- **Beschäftigung** mit **häufig wiederholter Extension** der Hand ⇒ Mikrotraumata
- **Lageanomalie** im Muskel- und Sehnenverlauf, **Vernarbung**
- **hormonelle Faktoren** ⇒ Hypothyreose, Akromegalie, Ödemneigung in der 2. Hälfte der Schwangerschaft
- **lokale Amyloidablagerungen** bei Amyloidose oder monoklonalen Plasmazellvermehrungen
- **rheumatoide Arthritis**, **Kollagenosen** (z. B. Sklerodermie), **Gicht** ⇒ Tendosynovialitis
- **Diabetes mellitus** ⇒ disponierender Faktor für Engpasssyndrome (z. B. Karpaltunnelsyndrom, Tarsaltunnelsyndrom)

Symptomatik, Diagnostik

- **Anfangs bestehen überwiegend nachts** auftretende schmerzhafte, oft **brennende Parästhesien (Brachialgia paraesthetica nocturna)** am Mittelfinger, an der Beugeseite (volar) des 1. bis 3. Fingers sowie an den Endgliedern des 2. und 3. Fingers dorsal. Die gesamte Hand kann von Missempfindungen und Schmerzen erfasst werden, die bis zur Ellenbogengegend nach proximal ausstrahlen.
- Im **weiteren Verlauf** kommen **sensible Reizsymptome** auch tagsüber vor, es tritt eine **Hypästhesie** auf, und es stellt sich eine **Parese** und **Atrophie** der **Mm. abductor pollicis brevis** und **opponens pollicis** ein.
- Auch die **Schweißsekretion** (Ninhydrin-Test) im Innervationsgebiet des N. medianus ist vermindert. Im fortgeschrittenen Stadium können im **EMG Denervierungszeichen** der betroffenen vom N. medianus versorgten Muskeln nachgewiesen werden.

Diagnostik des Karpaltunnelsyndroms

- **Phalen-Zeichen** ⇒ Pat. beugt beide Handgelenke für 1 Minute ⇒ **kurzfristige Zunahme der Parästhesien**
- **Flaschenzeichen** (Medianusparese)⇒ beim Umgreifen des Flaschenbodens mit der Hand bleibt ein Zwischenraum zwischen erster Digitalfalte und Flasche
- **Beklopfen des Karpaltunnels** (Hoffmann-Tinel-Zeichen) ⇒ Auslösung von elektrisierenden Parästhesien im Innervationsgebiet des N. medianus (Hinweis auf Regeneration)
- **Stauung des Oberarmes mit der Blutdruckmanschette** (Tourniquet-Test nach Gilliat) ⇒ Provokation von Beschwerden
- **Elektroneuro-** bzw. **myogramm** ⇒ sensible Nervenleitgeschwindigkeit ↓, Denervierungszeichen im EMG
- Verminderung der Schweißsekretion (objektivierbar mittels Ninhydrin-Test)
- **Röntgenaufnahmen** zur Feststellung von überschießender Kallusbildung, Pseudarthrosen, tumorartigen Knochenveränderungen?

Therapie

- Behandlung einer Grunderkrankung
- **Ruhigstellung** des Handgelenkes **in Neutralstellung** durch eine Schiene
- Injektion von **Hydrokortison** in den Karpaltunnel im Frühstadium
- Operation mit Spaltung des Ligamentum carpi transversum ⇒ Dekompression des Nerven

Sulcus-nervi-ulnaris-Syndrom

Symptomatik

- **Atrophie** des Spatium interosseum I und des Hypothenar sowie auch des M. adductor pollicis

- **Hakenstellung** des 4. und 5. Fingers
- **Sensibilitätsstörungen** an der ulnaren Handkante, am 5. und ulnaren 4. Finger

Therapie

- Vermeiden von habituellem Aufstützen des Ellenbogens oder starker Beugung des Ellenbogengelenks
- ggf. nächtliche Schienung des Armes in leicht flektierter Stellung des Ellenbogengelenks
- bei motorischen oder sensiblen Ausfällen ⇒ operative Therapie

7.12 Knochenerkrankungen

Osteoporose

Siehe Seite 470 ff.

Osteomalazie, Rachitis

Siehe Seite 468 ff.

Knochenerkrankungen bei Hyperparathyreoidismus

Siehe Seite 463 ff.

Osteodystrophia deformans (Morbus Paget)

Die **Osteodystrophia deformans** ist durch einen **abnorm gesteigerten** Knochenabbau und -anbau (bis zu 20fach gesteigerter **Knochenumbau**) unter Bildung von mechanisch minderwertigem **Geflechtknochen** charakterisiert.
Es besteht eine **lokalisierte Osteopathie unklarer Ätiologie** (slow virus infection?), die bevorzugt im höheren Lebensalter **monostisch** oder **polyostisch** lokalisiert, jedoch nicht generalisiert, auftritt. **Sarkomatöse Entartung** besteht in weniger als 1 % der Fälle.

Symptomatik

- **asymptomatischer Verlauf** (etwa ⅓ d. F.)
- **Knochenschmerzen**
- **Deformitäten** ⇒ u. a. „Säbelscheidentibia", Zunahme des Kopfumfangs („Hut passt nicht mehr")
- sekundäre **Arthrosen**
- Komplikationen ⇒ Nervenkompression, **Spontanfrakturen**
- mitunter auch **Volumenbelastung des Herzens** durch vermehrte Knochendurchblutung bzw. Vaskularisierung

Abb. 7.25

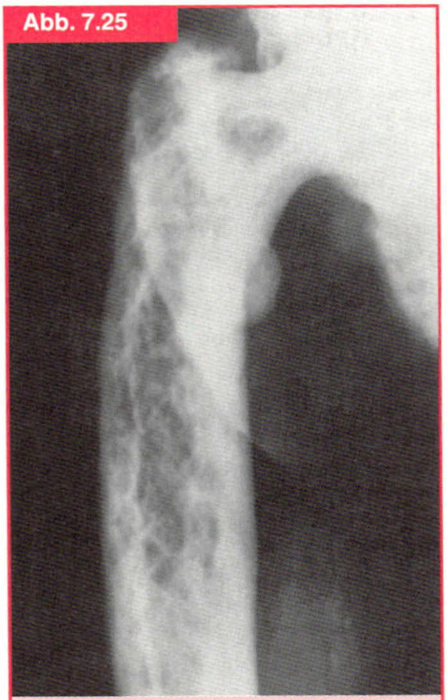

Röntgenbild des Oberschenkels bei Ostitis deformans Paget (IMPP-Prüfungsabbildung)

Diagnostik

- **Laborwerte** ⇒ alkalische Phosphatase ↑ und Hydroxyprolinurie als Aktivitätsparameter, gel. Hyperkalzämie
- **Röntgendiagnostik** ⇒ Volumenzunahme des betroffenen Knochens, grobsträhnige Aufhellungen, sklerosierende Veränderungen, scharfe Abgrenzung zum gesunden Knochen
- **Ganzkörperknochenszintigraphie** ⇒ Bestimmung von Ausdehnung und Aktivität, Abgrenzung von tumorösen Prozessen
- **Knochenbiopsie** bei unklarem Befund ⇒ Mosaikstruktur, Zunahme von Osteoblasten- und -klasten

Therapie

Indikation zur medikamentösen Therapie

- deutliche Knochenschmerzen
- alkalische Phosphatase **>600 IE/l** oder Hyperkalzämie
- **Osteolyse im Bereich tragender Skeletteile**, beginnende Koxarthrose, zunehmende Frakturanfälligkeit, neurologische Komplikationen
- im Rahmen von **orthopädischen Eingriffen** an Knochen

Präparate

Bisphosphonate ⇒ Hemmung des Knochenumsatzes, Remissionen möglich (> 1 Jahr)
- **Dinatrium-Etidronat** (z. B. Diphos®)
- **Clodronat** (z. B. Ostac® 1–2-mal 400 mg/d)

Kalzitonin ⇒ Hemmung der Osteoklasten (Osteolyse)
- **Humankalzitonin** (z. B. Cibacalcin® 0,5 mg s. c. täglich über 3–8 Wochen, danach 2–4 Injektionen pro Woche, abhängig vom Schweregrad)

Operative Maßnahmen
- Korrektur von Fehlstellungen und stärkerer Deformitäten u. a. zur Prävention einer Koxarthrose
- frühzeitig stabilisierende Osteosynthese bei drohenden Frakturen von Femur und Tibia

Knochentumoren und -metastasen

- **Primäre Knochentumoren** befallen in abnehmender Häufigkeit die Knieregion, Hüftgelenk und Becken sowie den Schultergürtel.
- **Skelettmetastasen** sind Erkrankungen im mittleren und höheren Lebensalter, die vorwiegend Wirbelsäule, Becken und proximalen Femur betreffen.

Symptomatik

Leitsymptome
- dumpfer, therapieresistenter Knochen- und Weichteil**schmerz**
- zunehmende **Schwellung** und **Bewegungseinschränkung**
- Kompressionssymptome von Nerven, Gefäßen
- **pathologische Frakturen**

Diagnostik

- lokale Röntgenaufnahmen, Sonographie, Computertomographie, ggf. Magnetresonanztomographie (Weichteilaffektion?)
- bei **malignem Tumor** zusätzlich ⇒ Röntgenübersicht der Lunge, Oberbauchsonographie, Skelettszintigraphie zum Nachweis von Metastasen
- **Biopsie** zur Diagnose von Tumortyp (Typing), Malignitätsgrad (Grading) und Tumorstadium
- **Labor** ⇒ ggf. BSG und alkalische Phosphatase ↑, Anämie

Benigne Knochentumoren
- u. a. Osteochondrom, Osteoidosteom, Osteom, Chondrom

Maligne Knochentumoren
- **multiples Myelom** (Plasmozytom = häufigster maligner Tumor des Skelettsystems)
- **Knochensarkome** (u. a. Osteosarkom, Chondrosarkom, Ewing-Sarkom) bilden etwa 1,5 % der bösartigen Tumoren im Erwachsenenalter.

Therapie

- **operative Tumorentfernung,** bei hochmalignen Tumoren unter Einbeziehung ganzer Knochen, Gelenke, Muskelgruppen mit Faszien, Gefäß- und Nervenstraßen
- **Rekonstruktionsverfahren** ⇒ Endoprothesen ganzer Gelenke und Knochen, Arthrodesen, Sehnen- und Muskelverpflanzungen, Gefäß- und Nervenersatz
- **niedrigmaligne Knochensarkome** (G 1), wie das parossale Osteosarkom, das hochdifferenzierte Chondrosarkom und das Chordom ⇒ **operative Entfernung** auch im metastasierten Stadium (⇒ Resektion von Lungenmetastasen)

- **hochmaligne Tumorformen** (G 2 und G 3), wie das zentrale Osteosarkom, Ewing-Sarkom, das maligne fibröse Histiozytom, das Chondrosarkom und das kleinzellige Sarkom mit früher hämatogener Metastasierung ⇒ **radikale operative Entfernung** (ggf. Amputation) **+ neoadjuvante Chemotherapie + Radiatio** ggf. kombiniert mit **regionaler Tiefenhyperthermie**

Prognose

- rezidivfreie 5-Jahres-Überlebenswahrscheinlichkeit beim Osteosarkom >60 %, beim Ewing-Sarkom >50 %

7.13 Systemerkrankungen des Binde- und Stützgewebes mit fakultativen Manifestationen am Bewegungsapparat

Lupus erythematodes, Panarteriitis (nodosa) und **Sklerodermie** werden als **Kollagenosen** auf Seite 645 ff. ausführlich dargestellt.

7.14 Systemische Begleiterscheinungen außerhalb des Bewegungsapparats bei Erkrankungen des Bewegungsapparats

Sicca-Syndrom (Sjögren-Syndrom)

Das **Sicca-Syndrom** ist eine chronische Systemerkrankung unbekannter Ätiologie, die durch Trockenheit des Mundes, der Augen und anderer Schleimhäute gekennzeichnet ist und zu 90% Frauen (bevorzugt im Klimakterium) betrifft. **Hauptmanifestationsalter** ist das 30–60. Lebensjahr.

Ätiologie

- Das **primäre Sicca-Syndrom** (ohne assoziierte Bindegewebserkrankung) ist oft mit HLA-DR_3 und -B_8 assoziiert.
- Beim **sekundären Sicca-Syndrom** bestehen **als Primärerkrankung** generalisierte **Kollagenosen** (z.B. Sklerodermie und systemischer Lupus erythematodes), **Vaskulitiden** (z.B. Panarteriitis nodosa) oder andere **Erkrankungen** (z.B. rheumatoide Arthritis, Autoimmunthyreoiditis, Hepatitis C, primäre biliäre Zirrhose) **mit Autoimmunpathogenese**. Es ist oft mit rheumatischen Erkrankungen (z.B. rheumatoide Arthritis) assoziiert, wobei das **Sicca-Syndrom** häufiger als der SLE, aber seltener als die rheumatoide Arthritis auftritt.

Pathogenese

- genetische **Prädisposition** HLA-DR_3 und -B_8, HLA- DRw_{52}
- **Virusinduktion** (z.B. Epstein-Barr-Virus, Retroviren)
- B-Zellproliferation (**Pseudo**lymphom)

Symptomatik

Kriterien für die Diagnose eines Sicca-Syndroms (europ. Studiengruppe, 1993)
Okuläre Symptome (mindestens 1 von 3)

- anhaltendes tägl. Trockenheitsgefühl (>3 Mon.)
- wiederkehrendes Sandkorngefühl der Augen (>3 Mon.)
- Benutzung von künstlicher Tränenflüssigkeit (>3mal/d und >3 Mon.)

Orale Symptome (mindestens 1 von 3)

- anhaltende tägl. Mundtrockenheit (>3 Mon.)
- persistierende oder rezidivierende Schwellung der Speicheldrüsen (>3 Mon.)
- häufiges Benutzen von Getränken als Schluckhilfe trockener Speisen (>3 Mon.)

Augendiagnostik (mindestens 1 von 2)

- pathologischer Schirmer-Test (<5 mm/5 min)
- pathologischer Rose-Bengal-Wert

fokale Sialadenitis (mindestens 1 von 3)

- Speicheldrüsenszintigraphie
- Sialographie der Parotis
- Speicheldrüsenfluss reduziert (<1,5 g/2 min)

Lippenbiopsie ⇒ >50 mononukleäre Zellen je 4 mm
Autoantikörper (SS-A/Ro oder SS-B/La)

Ein **primäres Sjögren-Syndrom** besteht, wenn mindestens 4 von 6 Hauptkriterien erfüllt sind und wenn **keine** HIV-, Sarkoidose-, Lymphom- oder Graft-Versus-Host-Erkrankung vorliegt.

Okuläre Symptome (Xerophthalmie)
- Atrophie des sekretorischen Epithels der Gll. lacrimales ⇒ Austrocknung der Hornhaut und der Konjunktiven (**Keratoconjunctivitis sicca**, in fortgeschrittenen Fällen **Keratitis filiformis**)

Orale Symptome (Xerostomie = Trockenheit des Mundes und der Lippen)
- oft bilateral **vergrößerte Parotisdrüsen** (feste Konsistenz) mit chronischer **lymphozytärer Proliferation** und **Atrophie der Speicheldrüsen** ⇒ Speichelbildung↓ ⇒ fördert Bildung von **Calculi** in den Ausführungsgängen der Speicheldrüsen, Aphthen und Karies
- **Geschmacks-** und **Geruchsfähigkeit** können beeinträchtigt sein.

Weitere mögliche Manifestationen
- **Schleimhautaustrocknung** auch in Nase, Rachen, Larynx, Respirationstrakt (⇒ interstitielle Pneumonitis), Vulva und Vagina (⇒ Schmerzen beim Geschlechtsverkehr) möglich
- **gastrointestinale Manifestationen** ⇒ Atrophie der Mukosa oder Submukosa mit diffusem plasmazellulären und lymphozytärem Infiltrat (⇒ **Dysphagie**), seltener **Pankreatitis** (exokrines Pankreasgewebe ähnelt dem Speicheldrüsengewebe), **primäre biliäre Zirrhose**
- **fibrinöse Perikarditis**
- **sensorische Neuropathie** des zweiten und dritten Trigeminusasts, **zerebrale** Zirkulationsstörungen
- **interstitielle Nephritiden** mit renal-tubulärer Azidose
- Patienten mit Parotisvergrößerung, Splenomegalie und Lymphadenopathie weisen gegenüber der Normalbevölkerung ein deutlich erhöhtes Risiko für das Auftreten eines **lymphoplasmazytoiden Immunozytoms** auf.
- **Polyarthralgien, Arthritiden** (Gelenksymptome sind leichter als bei der rheumatischen Arthritis und führen nur selten zu Zerstörungen)
- gelegentlich **Vitiligo**

Diagnostik

Augen
- **Schirmer-Test** misst Tränenflüssigkeit, die auf Kontakt mit einem Filterpapierstreifen im unteren Augenlid gebildet wird ⇒ 15% des Testergebnisses falsch-positiv und 15% falsch-negativ
- **Augenfärbung mit Bengalrot** (hoch spezifisch) ⇒ beim Sjögren-Syndrom ⇒ rote Dreiecke, die mit der Basis gegen den Limbus gerichtet sind
- **Spaltlampenuntersuchung**, Tränenauflösungszeit, Lysozymkonzentration in der Tränenflüssigkeit

Speicheldrüsen
- **Speichelflussbestimmung** (z.B. **Saxon-Test**: Kauen einer sterilen Wundkompresse ⇒ Gewichtsdifferenz <1,5 g/2 Min. (Norm: >2,5 g/2 min) oder **Zuckerwürfeltest** ⇒ Zeit bis zum Auflösen eines Stück Würfelzuckers im Mund deutlich verlängert)
- **Sialographie** (⇒ Lumeneinengung und Rarefizierung der Speicheldrüsengänge), Speicheldrüsenszintigramm
- **Lippen-** bzw. **Speicheldrüsenbiopsie** ⇒ Herde von Lymphozyten und Plasmazellen

Laborwerte
- BSG, CRP und **Gammaglobulinspiegel**↑
- SS-A- und SS-B-Antikörper↑ (Antikörper gegen Kernantigene)
- Antikörper gegen Epithelzellen der Speicheldrüsenausführungsgänge
- Rheumafaktor↑, ANA (70% positiv)
- LE-Zellen bei 15–20% der Patienten positiv
- gel. Kryoglobulinämie, Anämie, Leukopenie und Eosinophilie
- Durchflusszytometrie⇒ Lymphozytensubpopulationen mit erhöhter CD_4/CD_8-Ratio

Therapie

- Therapie der Grunderkrankung, Luftbefeuchtung
- **Keratoconjunctivitis sicca** ⇒ künstliche Tränenflüssigkeit aus Methylzellulose (z. B. Liquifilm®), weiche Kontaktlinsen
- **Xerostomie** ⇒ häufiges Trinken, Kauen von zuckerlosem Kaugummi, **sorgfältige Mundhygiene**, künstlicher Speichel (z. B. Glandosan®), jeden Calculus sofort entfernen; Dekongestanzien und Antihistaminika vermeiden (Verminderung der Speichelproduktion)
- **Analgetika** bei schmerzhafter Speicheldrüsenschwellung
- bei Patienten mit schwerer Vaskulitis oder klinisch relevanter **viszeraler Beteiligung** ⇒ Azathioprin (z. B. Imurek® 100–150 mg/d)

Angioneuropathie (M. Raynaud)

Der französische Arzt Maurice Raynaud beschrieb erstmals 1862 eine durch Kälte verursachte Durchblutungsstörung der Finger, die anfallsartig in typischen Phasen abläuft. Beim **Raynaud-Syndrom** besteht ein **Arteriolenspasmus** der **Digitalarterien**, der zu meist **symmetrischer** Ischämie (⇒ **Hautblässe**), Dys- und/oder Parästhesien, nachfolgender **Zyanose** (venöse Stase) und **abschließender Rötung** (arterielle Hyperämie) führt (**Trikolorephänomen**). Gelegentlich sind auch **Nase** und **Zunge** betroffen. Frauen sind 5 × häufiger betroffen als Männer.

Ätiologie

Auslösend wirken **Kälte, Stress** und **lokale Kompressionsphänomene**. Die Symptomatik ist unter Wärmeeinfluss rückläufig.

Primäres Raynaud-Syndrom ⇒ anfallsartig auftretende Vasospastik ohne Nachweis einer Grunderkrankung (idiopathisch)

Sekundäres Raynaud-Syndrom durch

- **Bindegewebserkrankungen** (u. a. rheumatoide Arthritis, Sklerodermie, systemischer Lupus erythematodes, Polymyositis, Sharp-Syndrom)
- **stenosierende arterielle Erkrankungen** (u. a. Thrombangiitis obliterans, arterielle Gefäßdysplasien)
- **neurogene Schäden** (u. a. apoplektischer Insult, Neuritis, Poliomyelitis, Wirbelsäulenerkrankungen)
- **Medikamente** (u. a. Mutterkornalkaloide, Clonidin, Noradrenalin, Bleomycin, Betablocker, Vinblastin), **Nicolau-Syndrom** (= Embolia cutis medicamentosa)
- **Intoxikationen** (z. B. PVC, Schwermetalle, Pilze)
- **hämatologische Erkrankungen** (u. a. Kryoglobulinämie, Paraproteinämie)
- **endokrinologische Erkrankungen** (u. a. Hypothyreose, Phäochromozytom)
- **paraneoplastische Syndrome** (Karzinome)
- **Traumata** (z. B. Presslufthammer, Röntgenstrahlen)
- **lymphatische Abflußstörungen** (Yellow nail syndrome)

Das idiopathische **Raynaud-Syndrom** betrifft meist junge Frauen (60–90 % d. F.).

Pathogenese

- **Synapsenstörung** im Bereich der Fingerarterien
- **erhöhter Sympathikotonus** ⇒ generelle Konstriktion der kleinen Gefäße
- **Viskositätserhöhung** (Kälteagglutinine, Paraproteinämie)

Symptomatik

- kritische Umgebungstemperatur (15–20 °C), Erhöhung der sympathischen Aktivität ⇒ symmetrisch auftretende **Weißverfärbung** bzw. **Zyanose des II.–V. Fingers**, fast nie an Daumen, Handrücken und Handinnenflächen; nur 2 % der Fälle im Bereich der Zehen

- **Dauer** ⇒ wenige Minuten bis zu 1 h (meist 25 min)
- häufig Parästhesien während der Attacke, selten Schmerzen

Primäres Raynaud-Syndrom ⇒ Symptomdauer von mindestens zwei Jahren mit fehlender Progredienz der Symptome, meist fehlen trophische Hautveränderungen

Diagnostik

- Ausschluss eines sekundären Raynaud-Syndroms

Angiologische Untersuchung

- dynamische **Kapillarmikroskopie**
- **Thermographie** mit Kältereiz ⇒ Wiedererwärmungszeit ↑
- **Laser-Doppler-Flowmessung**, Elektrooszillographie
- ggf. MR-Angiographie
- **Fingerdruckmessung** (Strain-gauge-Plethysmographie) vor und nach einer Kälteexposition

Therapie

- **Prophylaxe** ⇒ Vermeidung auslösender Ursachen (Kälte, Feuchtigkeit, situative Konflikte), Nikotinverzicht, Biofeedbackmethoden, autogenes Training
- bei **Sympathikotonie** ⇒ regelmäßiges Ausdauertraining (mindestens dreimal wöchentlich 30 min)
- **Physikalische Therapie** ⇒ Paraffinbad, stabile Längsgalvanisation, gepulste Ultraschallbehandlung des Ganglion stellatum

Medikamentöse Therapie

- **Kalziumantagonisten** vom Dihydropyridintyp (z. B. Nifedipin 3-mal 10–30 mg/d)
- alternativ α_1-Blocker (z. B. Phenoxybenzamin) in niedriger Dosis
- **transkutane Applikation von Nitroglycerin** (z. B. Isoket® Salbe)
- **Lorsartan** bei normo- bis hypertonen Patienten
- bei Fingerarterienverschlüssen ⇒ **Prostaglandine** (z. B. Prostavasin® 2 × 40 pg Alprostadil in je 250 ml NaCl über 2–4 h), ggf. Sympathektomie, Stellatumblockade
- bei Kryoglobulinämie, Paraproteinämie ⇒ Plasmapherese

8 Immunsystem und Bindegewebe

8.1 Immundefekte

Primäre Immundefizienzen lassen sich auf **angeborene Defekte** von B- bzw. T-Lymphozyten, phagozytierenden Zellen oder von Komplement zurückführen.
Sekundäre Immundefizienzen treten als **Folge krankheitsbedingter Störungen** des Immunsystems auf.

Typische Folgen
- **Antikörper-(B-Zell)-Immundefizienzen** ⇒ Infektionen mit grampositiven Erregern (Pneumokokken, Streptokokken ⇒ z. B. rez. Sinusitis, Otitis media)
- **T-Zell-Immundefizienzen** ⇒ schwere Infektionen durch **Viren, Pilze** (z. B. chronische mukokutane Candidiasis) und andere **opportunistische Erreger** (z. B. Pneumocystis carinii, Zytomegalievirus, Kryptosporidien, **Toxoplasmen**)
- **Störungen der Phagozytose** ⇒ rekurrente Infektionen mit Staphylokokken und gramnegativen Keimen
- **Defekte der Komplementfaktoren C_5 bis C_8** ⇒ oft Neisserieninfektionen

Einteilung von Immundefekten (WHO-Klassifikation, 2003)

1. Kombinierte Immundefekte (T- und B-Zellen betroffen)
2. Immundefekte, bei denen der Antikörpermangel im Vordergrund steht
3. Immundefekte, bei denen ein T-Zelldefekt im Vordergrund steht
4. Andere gut definierte Immundefekt-Syndrome
5. Immundefekte mit lymphoproliferativer Erkrankung
6. Immundefekte, assoziiert mit oder Folge einer anderen Erkrankung
7. Komplementdefekte
8. Defekte der Granulozyten und Makrophagen

Primäre Immundefekte

Zelluläre Immundefekte

T-Zell-Defizienzen
- **DiGeorge-Syndrom** (klinisch charakterisiert durch hypokalzämische Tetanie, angeborene Herzfehler, charakteristisches Gesicht und Hypo- oder Aplasie des Thymus ⇒ opportunistische Infektionen ↑)
- Alymphozytose Nezelof

Kombinierte B- und T-Zell-Defizienzen
- **schwere kombinierte Immundefizienz** (Fehlen von T-Lymphozyten durch Enzymdefekte oder Defekt des Zytokinrezeptors)
- **kombinierte Immundefizienz** mit anormaler Immunglobulin-Bildung
- **Nucleosid-Phosphorylase-Mangel, Adenosin-Desaminase-Mangel**

Kombinierte Immundefekte begünstigen bereits im Säuglingsalter das Auftreten schwerer opportunistischer Infektionen (u.a. CMV, Pneumocystis jiroveci). Potentiell kurative Therapieform ist die Stammzelltransplantation. Einzelfälle können künftig mittels somatischer Gentherapie behandelt werden.

Beispiele für kombinierte Immundefekte

Bezeichnung	Pathogenese	Auswirkung
X-chromosomal (μc Defekt)	Mutationen in μ-Kette der IL-2,4,7,9,15,21-Rezeptoren	Stark verminderte Anzahl an NK Zellen
Autosomal-rezessiv (Jak3-Defekt)	Mutationen im Jak3-Gen	Stark verminderte Anzahl an NK Zellen
Artemis-Defekt	Defekte VDJ-Rekombination	Erhöhte Sensibilität gegenüber ionisierenden Strahlen
Retikuläre Dysgenesie	Defekte Reifung von T- und B-Zellen und myeloischen Zellen (Stammzelldefekt)	Granulozytopenie Thrombozytopenie
Omenn-Syndrom	Missense-Mutationen im RAG 1/2-Gen	Erythrodermie Eosinophilie
X-chromosomales Hyper-IgM-Syndrom	Mutationen im CD40-Ligand-Gen	Neutropenie, Thrombozytopenie
CD40-Mangel	Mutationen im CD40-Gen	Neutropenie
Purin-Nucleosid-Phosphorylase-(PNP) Mangel	T-Zelldefekt auf Grund von toxischen Metaboliten in Folge eines Enzymmangels	Autoimmunhämolytische Anämie
TAP-1- bzw. TAP-2-Defekt	Mutationen im TAP-1- bzw. TAP-2-Gen	MHC Klasse-I-Defekt

Humorale Immundefekte

B-Zell-Defizienzen (Antikörperdefizienzen)

- **IgA-Mangel** (häufigste Immundefizienz, keine therapeutische Konsequenz). Es besteht eine erhöhte Neigung zu Atemwegsinfektionen, Allergien und Autoimmunerkrankungen. Pat. mit angeborenem IgA-Mangel bilden Antikörper gegen IgA (cave anaphylaktoide Reaktionen bei Gabe von Blutprodukten).
- X-chromosomale **Agammaglobulinämie** ⇒ Infektion mit putriden Keimen
- **IgG-Unterklassendefizienz** (z. B. **Immunglobulindefizienz** mit IgM-Hypergammaglobulinämie) ⇒ erhöhte Anfälligkeit für Infektionen mit putriden Keimen

AK-Defizienz mit normalen oder erhöhten Immunglobulinspiegeln

- **variables Immundefektsyndrom** (⇒ B-Zellfunktion gestört)
- X-chromosomales lymphoproliferatives Syndrom
- transitorische Hypogammaglobulinämie des Kleinkinds

Eine kausale Therapie ist nur mit Stammzelltransplantation oder somatischer Gentherapie möglich. Die Substitution fehlender Immunglobuline und Antikörper erfolgt situationsadaptiert. Dabei können polyvalente Immunglobuline zum Infektionsschutz eingesetzt werden, während monovalente Hyperimmunseren dem gezielten Schutz vor bestimmten Infektionen (u. a.CMV, Hepatitis A und B, Tollwut, Tetanus und FSME) dienen.

Beispiele für Immundefekte mit Antikörpermangel

Bezeichnung	Pathogenese	Immunglobuline	Auswirkung
x-chromosomale **Agamma-globulinämie**	Mutationen im btk-Gen	sämtliche Isotypen vermindert	Schwer verlaufende bakterielle Infektionen
autosomal-rezessive **Agamma-globulinämie**	u.a. Mutationen in μ oder λ5-Genen	sämtliche Isotypen vermindert	Schwer verlaufende bakterielle Infektionen
Common variable immunodeficiency	unbekannt	IgG, IgA und/oder IgM vermindert	klinisch unterschiedlich; eher schlechte Prognose
AID-Mangel (Activation-induced Cytidindeaminase)	Mutationen im Activation-induced Cytidindeaminase-Gen	IgG und IgA vermindert	Vergrößerte Lymphknoten und Keimzentren

Kongenitale Phagozytosedefekte

Phagozytosestörungen sind Krankheiten, bei denen der primäre Defekt entweder die Zellmobilität (Chemotaxis) oder die mikrobizidale Aktivität betrifft.

Störungen der Phagozytose und **Zellmobilität**
- IgE-Hyperimmunglobulin-Syndrom
- Leukozytenadhäsionsdefizienz

Störungen der mikrobiziden Aktivität
- **chronische Granulomatose** (Defekt der NADPH-Oxidase ⇒ reaktive Sauerstoffmetabolite fehlen in den Phagozyten ⇒ Bakterien vermehren sich in Phagozyten und induzieren Granulombildung)
- **Myeloperoxidasemangel** ⇒ Halogenierung der Bakterienzellwand bleibt aus.
- Chédiak-Higashi-Syndrom

Beispiele für Defekte der Granulozyten und Makrophagen

Krankheit	Gendefekt	Auswirkung
Leukozyten Adhäsionsdefekt 1	Beta Kette (CD18) von LFA-1, Mac 1, p150,95	chronische Hautulzera, Leukozytose, defekte T + NK-Zell Zytotoxizität
Rac-2 GTPase-Defekt	GTPase Rac-2	Verzögerte Wundheilung, Leukozytose
Lokalisierte juvenile Parodontitis	Formylpeptid-Rezeptor	Paradontitis
Shwachman-Diamond-Syndrom	unbekannt	Panzytopenie
IFN-γ Rezeptor-Defekte	IFN-γ Rezeptor 1, IFN-γ Rezeptor 2	Erhöhte Anfälligkeit gegenüber Mykobakterien und Salmonellen

Komplementdefekte

Defekte von Komplementkomponenten
- C_{1q}-, C_{1r}-, C_2- C_4-Defizienz ⇒ **Immunkomplexerkrankungen**
- C_3-Defizienz ⇒ rekurrierende **Infekte mit putriden Keimen**
- **C_5- bis C_9**-Defizienz ⇒ oft **Neisserieninfektionen**

Defekte von Kontrollproteinen

- **C_1-Esterase-Inhibitor-Defizienz** (⇒ **hereditäres Angioödem**), Faktor-I(C_{3b}-Inaktivator)-Defizienz, Propertindefizienz

Diagnostik

- **Blutbild** mit Differentialblutbild
- Bestimmung der **IgG-, IgM-, IgE- und IgA-Spiegel**
- Bestimmung der **Komplementproteine.** Initial: Bestimmung der Gesamtaktivität im Serum (CH50) und des Serumspiegels von C_3 und C_4; anschließend Messung einzelner Komplementkomponenten.
- **Isohämagglutinin-Titer** (Anti-A und/oder Anti-B) zur Beurteilung der IgM-Funktion
- **Ak-Funktionsprüfungen**
- **spezielle Testverfahren** ⇒ u. a. Migrationsmessungen an Granulozyten oder Monozyten, Aufnahme von Latexpartikeln oder Bakterien durch isolierte Granulozyten oder Monozyten, Nachweis spezifischer Granulozytenproteine- bzw. Oxidationsprodukte

Therapie

- **Allgemeine Maßnahmen** sind das Meiden von Menschenansammlungen, Infektionsprophylaxe mit Totvakzinen, Operationen oder zahnärztliche Arbeiten unter antibiotischem Schutz.
- **frühzeitig einsetzende Antibiotikatherapie**, ggf. auch prophylaktische Gabe
- Substitution von **humanem Serum-Immunglobulin** (100 bis 200 mg/kg KG i. m. in monatlichen Intervallen) bei Antikörpermangelsyndromen
- bei akutem hereditärem Angioödem ⇒ C_1-Esterase-Inhibitor-Human langsam i. v.; Dauertherapie mit Danazol (fördert als Androgenderivat die Produktion des C_1-Esterase-Inhibitors in der Leber) möglich
- fetale **Thymustransplantate** beim DiGeorge-Syndrom
- **Knochenmarktransplantation**

Beachte:

- bei **Patienten** mit **zellulären Immundefizienzen** ⇒ **Graft-versus-host(GvH)-Reaktionen** durch Frischblutprodukte mit intakten Lymphozyten!
- bei **selektivem IgA-Mangel** ⇒ **Anti-IgA-Ak-Reaktionen** bei Immunglobulin- oder Plasmagaben!

Sekundäre Immundefekte

Para- und postinfektiöse Immundefizienzen

- **Infektion** mit **lymphotropen Viren** (z. B. Zytomegalievirusinfektion (CMV), infektiöse Mononukleose (EBV), Masern (⇒ T-Zellverarmung))
- **HIV-Infektion** (z. B. AIDS), chronisch-aktive Hepatitis
- **parasitäre Erkrankungen** (Bilharziose, Leishmaniose)
- **chronische Infektionen** durch Mykobakterien, Lepra (⇒ Inaktivierung chemotaktischer Komplementfaktoren) oder Pilze

Malignombedingte Immundefekte

- **Morbus Hodgkin** und **Non-Hodgkin-Lymphome** (z. B. **Myelom** ⇒ Hypogammaglobulinämie)
- **infiltrierende hämatologische Erkrankungen** (z. B. Leukämien)
- **komplexe Immundefizienz** bei soliden Tumoren (oft Herpes zoster durch Anomalien der T-Zell-Immunregulation); **Tumorkachexie** ⇒ Immunglobulinsynthese ↓

- Immundefekte, denen eine gestörte Apoptoseinduktion zugrunde liegt:
- **Autoimmun-lymphoproliferative Syndrom** (ALPS oder Canale-Smith-Syndrom) durch Mutationen im Fas Gen (CD95)
- Defekte in den Fas-Ligand-, FLICE- oder Caspase 8-Genen.

Stoffwechselbedingte Immundefekte

- **M. Cushing**, Cushing-Syndrom ⇒ immunsuppressive Glukokortikoidwirkung
- **M. Addison** ⇒ niedrige Leukozytenzahlen
- **Diabetes mellitus** ⇒ Chemotaxis↓ ⇒ Phagozytose↓
- **Proteinmangel** bei Mangelernährung, Enteropathien mit Proteinverlust, nephrotischem Syndrom
- **Urämie** ⇒ toxischer Effekt
- **Leberzirrhose** ⇒ Synthesestörung von Komplementfaktoren und Immunglobulinen

Immundefekte im Rahmen von Systemerkrankungen

- Chromosomeninstabilität oder defekte Reparaturmechanismen (z.B. **Fanconi-Anämie**)
- Chromosomendefekte (z.B. **Down-Syndrom**)
- Immundefekt mit Wachstumsstörungen (z.B. **Dubowitz-Syndrom**)
- Immundefekt mit Hauterscheinungen (z.B. **Dyskeratosis congenita**)
- Angeborene Stoffwechseldefekte (z.B. **Methylmalonazidämie**)
- Immunglobulin-Hyperkatabolismus (z.B. **Intestinale Lymphangiektasie**)

Iatrogene und posttraumatische Immundefizienz

- **Radiatio**
- **immunsuppressive Medikamente** (u.a. Kortikosteroide, Zytostatika, Antilymphozytenglobulin)
- medikamentös induzierte Agranulozytose
- Operationen, Traumata, Verbrennungen
- Splenektomie

8.2 Autoimmunerkrankungen

Kollagenosen

Kollagenosen sind **Systemerkrankungen**, die das Bindegewebe und Gefäßsystem betreffen und durch gemeinsame Immun- und Autoimmunphänomene charakterisiert sind.

Hierzu zählen
- systemischer **Lupus erythematodes** (SLE)
- progressive **systemische Sklerose** (PSS)
- **Dermato- und Polymyositis**
- **Mischkollagenose** (MCTD = mixed connective tissue disease, **Sharp-Syndrom**)
- **Sjögren-Syndrom**

Systemischer Lupus erythematodes

Der **systemische Lupus erythematodes** (SLE) ist eine genetisch prädisponierte **Autoimmunerkrankung** mit **oligo-** oder **multisymptomatischem Verlauf**, die sich meist zwischen dem 20. und 40. Lebensjahr manifestiert.

Pathogenese

- **genetische Prädisposition** ⇒ HLA-BS, -B_{15}, -B_{19}, -DR W_2, -DR W_3; familiäre Häufung; **Frauen erkranken** mit einem Geschlechtsverhältnis von etwa 10:1 wesentlich **häufiger** als Männer (im Kindesalter und nach dem 60. Lj. ⇒ nur noch 2:1).
- Hyperreaktivität von B-Zellen, **T-Zell-Aktivität vermindert**
- erbliches **Fehlen des Komplementfaktors C_2**
- **Induktion durch UV-Strahlen** ⇒ gehäuftes Auftreten in Sommermonaten
- Freisetzung von **Virus-DNA** bei Zytolyse ⇒ persistierende **Autoimmunreaktion** gegen **DNA** mit Formation zirkulierender Immunkomplexe von **ds-DNA** und korrespondierendem Antikörper ⇒ **Immunkomplexablagerung** in das Bindegewebe von Gefäßen (⇒Vaskulitis), Haut und Organen

Symptomatik

Kriterien zur Diagnose des systemischen Lupus erythematodes
(American College of Rheumatology (ACR))
Wenn **mehr als 4 dieser Kriterien** bei einem Patienten vorliegen (auch intermittierend in unterschiedlichen Zeitintervallen) ist ein **SLE** anzunehmen.
- **Schmetterlingserythem** (fixiertes Erythem, flach oder erhaben über Wangen und Nasenrücken mit der Tendenz, die Nasolabialfalten auszusparen)
- **diskoider Lupus erythematodes** (erhabene, gerötete hyperkeratotische Effloreszenzen mit Schuppenbildung); atrophische Narben bei älteren Herden
- **Photosensibilität** (Hauteffloreszenzen als Reaktion auf Sonnenlichtexposition)
- **orale** oder **nasopharyngeale Ulzerationen**
- **nichterosive Arthritis** an **zwei** oder **mehr** peripheren Gelenken (Jaccaud-Arthropathie, häufig Fingermittelgelenke)
- **Polyserositis** (Pleuritis, Perikarditis)
- **Nierenbeteiligung** (⇒ persistierende Proteinurie >0,5 g/d oder Zylindurie; Glomerulonephritis unterschiedlicher Histologie, nephrotisches Syndrom, renaler Hypertonus)
- **ZNS-Beteiligung** (u. a. Polyneuropathie, Krampfanfälle, Chorea, Hemiparesen, Psychose)
- **Hämatologische Beteiligung** (Coombs-positive **hämolytische Anämie** oder **Leukopenie** $<4.000/mm^3$ oder **Lymphopenie** $<1.500/mm^3$ oder **Thrombopenie** $<100.000/mm^3$)
- **Immunologische Befunde (positives LE-Zell-Phänomen** oder **Antikörper** gegen **native DNA** oder **Phospholipidantikörper** oder **Nachweis** von **Antikörpern** gegen das **Sm-Nukleoprotein** oder **falsch positive Lues-Serologie**)
- **Antinukleäre Antikörper** (ANA)

Abb. 8.1

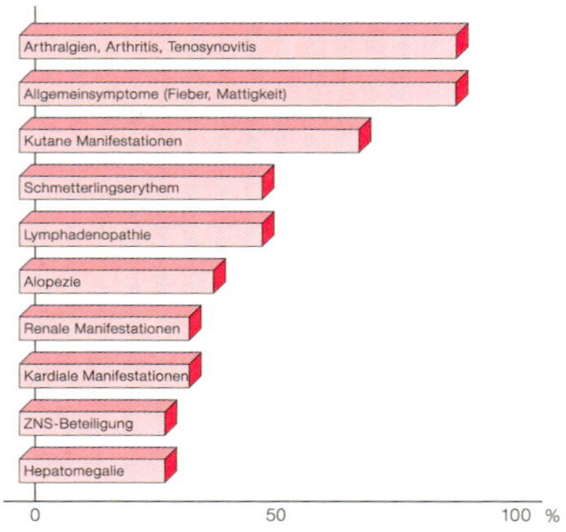

Symptomatik des SLE

Abb. 8.2

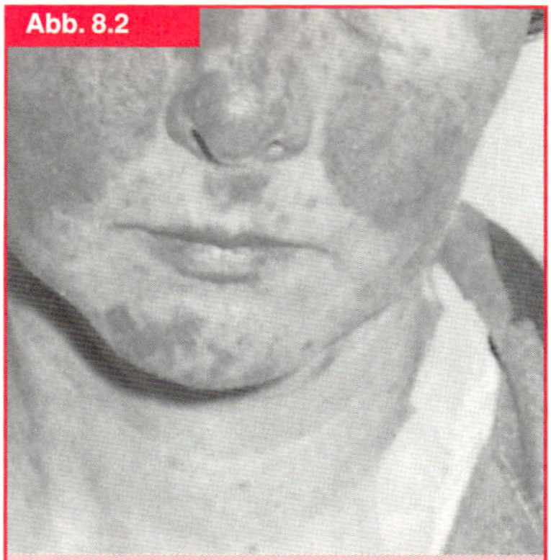

Lupus erythematodes: Gesichtserythem (IMPP-Prüfungsabbildung)

Weitere Symptomatik

- **Allgemeinsymptome** ⇒ rez. Fieberschübe, Abgeschlagenheit, Allergieneigung, gel. Sicca-Syndrom
- generalisierte **Lymphadenopathie**, **Alopezie**
- **Myalgien** ⇒ Muskelschwäche, Polymyositis
- **pulmonale Manifestationen** ⇒ **Lupuspneumonitis**, Pleuritis, Pleuraerguss, interstitielle Fibrose
- **kardiale Manifestationen** ⇒ **Endokarditis LibmanSacks**, Myokarditis, Perikarditis
- **renale Manifestationen** ⇒ fokale, diffuse membranoproliferative oder membranöse Glomerulonephritis, nephrotisches Syndrom
- **Hepatosplenomegalie**, selten Peritonitis

Diagnostik

Laborwerte

- hochtitrige **antinukleäre Antikörper** (**ANA**) 95 % d. F.
- hochtitrige **Antikörper** gegen (**D**oppelstrang-) **ds-DNA** (bis zu 90 % d. F.) und gegen das **Sm-Antigen** (25 % d. F.)
- **Antiphospholipidantikörper** (⇒ falsch positive Luesserologie und **erhöhtes Risiko** für **thromboembolische Gefäßprozesse**, da der **Phospholipidkomplex Prothrombin** nicht mehr durch **Antiphospholipide** blockiert wird)
- **weitere Antikörper** ⇒ SS-A/Ro-AK, SS-B/La-AK, Histon-AK (häufiger bei medikamentös-induziertem SLE) sowie **zirkulierende Immunkomplexe**
- **LE-Zellen** (30 % d. F. enthalten phagozytierte Zellkerne)
- **Entzündungsparameter** ⇒ BSG ↑, CRP ↑ (gelegentlich auch normal), Leukopenie
- **Gesamtkomplement** ↓ (typischerweise **ausgeprägte Hypokomplementämie**)
- ggf. polyklonale γ-Globuline ↑, ggf. Kryoglobulinämie (IgG- und IgM-Typ)
- **Urinuntersuchung** (Protein, Sediment, ggf. Diskelektrophorese)

Abb. 8.3

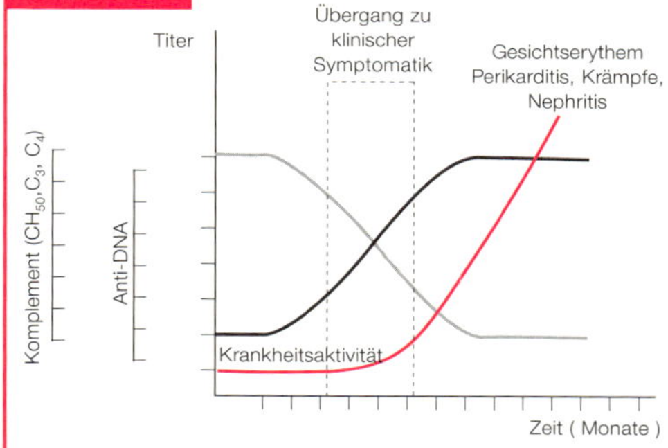

Immunologische Befunde im Krankheitsverlauf des SLE

Weitere Diagnostik

- **Hautbiopsie** (Lupusbande, IgG- bzw. IgM-Ablagerung an den Basalmembranen)
- Sonographie, EKG, Röntgen je nach speziellem Befund

Labordiagnostische Abgrenzung zur Mischkollagenose

- Die **Mixed connective tissue disease** (MCTD, Mischkollagenose) ist ein Syndrom **mit klinischen Merkmalen des SLE**, die sich mit denen der progressiven systemischen Sklerose und der Polymyositis/Dermatomyositis überlappen.
- **typische Merkmale** der MCTD ⇒ **U_1-snRNP-Antikörper** (hoher Titer relativ spezifisch) sowie das **Fehlen von** Antikörpern gegen **ds-DNA**, SS-A/Ro, Sm, Scl-70, SS-B/La; **HLA-DR4-Assoziation**

Therapie

Beachte ⇒ Der Nachweis von Antikörpern gegen ds-DNA rechtfertigt bei sonst unauffälligem Verlauf nicht den Einsatz von Immunsuppressiva (**keine Therapie von Laborparametern!**).

- **milder Verlauf** ohne Organbefall ⇒ **nichtsteroidale Antiphlogistika + Chloroquinderivate** (z. B. Hydroxychloroquin, Quensyl® 200 mg/d; Chloroquindiphosphat, Resochin® 250 mg/d)
  bei Nichtansprechen kurzfristig niedrigdosierte Steroidmedikation
- **hochaktiver Verlauf** ohne Befall von ZNS, Niere oder Herz ⇒ **Steroide** (initial 60–100 mg Prednison/d), **nichtsteroidale Antiphlogistika** und **Chloroquinderivate; Methotrexat zum Remissionserhalt** bei Patienten mit Arthritis und Hautmanifestationen, ohne Nierenbefall.
- **Befall von ZNS, Niere oder Herz** ⇒ **Steroide** (1 g Prednisolon/d) und/oder **Alkylanzien** (**Cyclophosphamid** (100–150 mg/d)), alternativ **Mycophenolatmofetil** (z. B. CellCept®); zusätzlich **Plasmapherese** bei akuten Krankheitsexazerbationen
- ggf. **Cyclophosphamid-Pulstherapie** einmal im Monat i. v.
- bei **Hautbefall** ⇒ **Chloroquintherapie**, Retinoide, lokal wirksame Steroide
- im terminalen Stadium der Niereninsuffizienz ⇒ **Dauerdialyse**; bei nierentransplantierten SLE-Patienten kann das transplantierte Organ durch die Grunderkrankung geschädigt werden.

SLE in der Schwangerschaft

- **erhöhte Abort- und Thromboseneigung** ⇒ Steroidmedikation + niedrigdosierte Acetylsalicylsäuretherapie (100 mg/d) bis kurz vor dem Entbindungstermin (Neugeborene kardiologisch untersuchen lassen! Weiterbehandlung durch Kinderarzt)
- bei **Organbeteiligung** der Mutter und **Alkylanzien-Therapie** ⇒ **Interruptio** indiziert

Prognose

- Die **Prognose** ist abhängig von den beteiligten Organen (prognosebestimmend ⇒ **Lupusnephritis, ZNS-Beteiligung** sowie bakterielle Infektionen unter Immunsuppression) und der Intensität der Entzündungsreaktion. Der Verlauf ist meist **chronisch-rezidivierend**, oft mit jahrelanger Remission.
- Wenn die **initiale Phase** therapeutisch zugänglich ist, kann von einer **guten Langzeitprognose** ausgegangen werden.
- Die **10-Jahre-Überlebensrate** liegt bei über 95 %, ist aber bei ZNS- und Nierenbeteiligung vermindert (etwa 70 %).

Arzneimittelinduzierter Lupus erythematodes

Ätiologie, Pathogenese

Das Auftreten des **arzneimittelinduzierten Lupus erythematodes** ist nicht dosisabhängig!
Die Symptomatik kann bis zu mehreren Monaten dauern.

Unterschied zur **idiopathischen Form**

- meist **Fehlen von Antikörpern gegen native ds-DNA** bei gleichzeitigem
- Vorhandensein von **hochtitrigen antinukleären Antikörpern** und **Histonantikörpern**
- meist **keine ZNS- und Nierenbeteiligung**

Auslösende Medikamente

- **Antibiotika** ⇒ Isoniazid, Penicillin, Sulfonamide, Streptomycin, Tetracycline, Nitrofurantoin
- **Antiepileptika** ⇒ Phenytoin, Primidon
- **Antihypertonika** ⇒ Reserpin, Methyldopa, Captopril

- **Antiarrhythmika** ⇒ Procainamid
- **Basistherapeutika** ⇒ Goldsalze, D-Penicillamin
- **Psychopharmaka** ⇒ Chlorpromazin
- **Schilddrüsen-Therapeutika** ⇒ Methylthiouracil, Propylthiouracil
- **Varia** ⇒ Phenylbutazon, Allopurinol, orale Kontrazeptiva

Prognose

- Mit dem **Absetzen des SLE-induzierenden Medikaments** und ggf. auch kurzfristiger Glukokortikosteroidtherapie tritt in der Regel eine Inaktivierung des Krankheitsbildes ein.

Mischkollagenose

Synonyma ⇒ **Überlappungssyndrom**, Overlap-Syndrom, Mixed connective tissue disease, gemischte Kollagenose, **Sharp-Syndrom**

Die **Mischkollagenose** ist ein rheumatisches Krankheitssyndrom, das **überlappende klinische Merkmale** des **SLE**, der **Sklerodermie** und der **Polymyositis/Dermatomyositis** aufweist und mit einem **hohen Titer** eines zirkulierenden antinukleären Antikörpers gegen ein Antigen des nukleären Ribonukleoproteins (**U_1-snRNP**) assoziiert ist.

Pathogenese

- Die **Ätiologie** ist unbekannt. Immunogenetische Studien sprechen für eine Assoziation mit HLA-DR4. **Immunvorgänge** sind an der Pathogenese beteiligt. Etwa 80% der Patienten sind **Frauen im mittleren Lebensalter**.

Symptomatik

Abb. 8.4

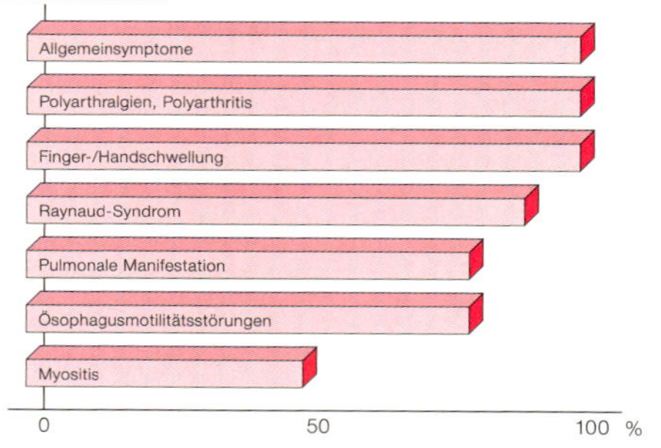

Häufige Symptome der Mischkollagenose

- Das **Raynaud-Phänomen** kann anderen Kranheitsmanifestationen um Jahre vorausgehen.
- Die **Arthritis** ist meist **nicht deformierend**, aber erosive Veränderungen können vorhanden sein.
- Der **häufigste Hautbefund** ist eine Schwellung der Hände, wobei die Finger wurstartig verdickt erscheinen.
- Trotz **verminderter Peristaltikamplitude der beiden unteren Ösophagusdrittel** geben die meisten Patienten keine Ösophagusbeschwerden an.
- Dagegen findet sich häufig eine **Schwäche der proximalen Muskulatur** (Biopsie ⇒ Muskelfaserdegeneration, interstitielle und perivaskuläre Infiltrate von Lymphozyten und Plasmazellen).
- **Lungenbeteiligung** mit diffusen, interstitiellen Infiltraten und proliferativen vaskulären Läsionen kann bei einigen Patienten zur **pulmonalen Hypertonie** führen.
- **Weitere Befunde**, die vorhanden sein können, umfassen das Sjögren-Syndrom, Fieber, Lymphadenopathien, Splenomegalie, Hepatomegalie, Nierenbeteiligung, seltener Perikarditis, Myokarditis, ZNS-Befall und Beteiligung des Intestinums.

Labor

- BSG und CRP↑, gel. mäßige Anämie und Leukopenie
- **Hypergammaglobulinämie**, C_3 und C_4 gel. leicht vermindert
- hohe Titer von antinukleären Antikörpern (**ANA**) (oft >1: 640)

- sehr hohe Titer (>1:100.000) von **U_1-RNP-Antikörpern** (fällen Komplexe aus U_1-small nuclear ribonucleic acid (snRNA)-Protein aus)
- **nur selten** Antikörper gegen native DNA (ds- DNA), SS-A/Ro, SS-B/LA oder LE-Zell-Phänomen
- Rheumafaktoren oft positiv

Therapie

- wie SLE (gutes Ansprechen auf Glukokortikoide); Antimalarika und/oder NSAR oft ausreichend.

Prognose

- Remissionen für viele Jahre werden beobachtet.
- teilweise Übergang in SLE oder PSS, Tod durch proliferative vaskuläre Veränderungen möglich
- insgesamt bessere Prognose als bei anderen systemischen Kollagenosen

Progressive systemische Sklerose (systemische Sklerodermie)

Die **progressive systemische Sklerose** ist eine chronische Systemerkrankung des Bindegewebes mit **übermäßiger Kollagensynthese** (⇒ **Fibrosierung + obliterierende Angiopathie** durch vaskuläre Fibrosklerose), die sich an der **Haut** (Sklerodermie), **Gelenkstrukturen** und an **inneren Organen** (Ösophagus, Intestinaltrakt, Lungen, Herz und Nieren) manifestiert.

Die **Ätiologie** ist **unbekannt**. Frauen erkranken (bevorzugt im mittleren Lebensalter) viermal häufiger als Männer.

Pathogenese

- **genetische** Disposition (häufige Assoziation mit HLA-DR 5)
- **Pathologische Immunmechanismen** (u. a. pathogene T-Lymphozyten) werden diskutiert.
- **gesteigerte Fibroblastenaktivität** ⇒ **Kollagensynthese**↑ im Bindegewebe, Parenchym und Gefäßsystem (⇒ **obliterative Angiopathie**)
- generalisierte **Vaskulitis** der **kleinen Arterien**

Abb. 8.5

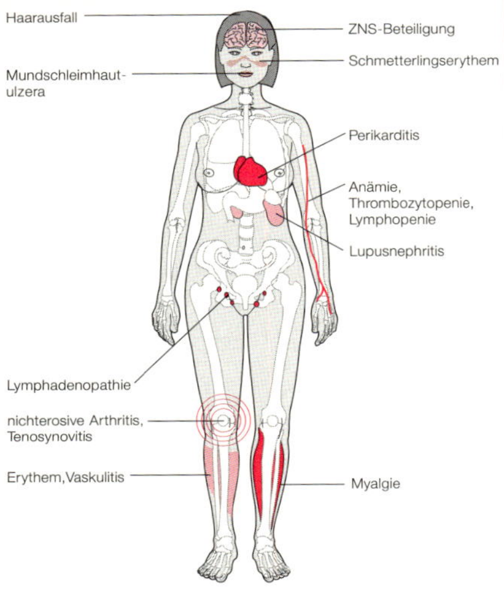

Krankheitserscheinungen beim systemischen Lupus erythematodes

Abb. 8.6

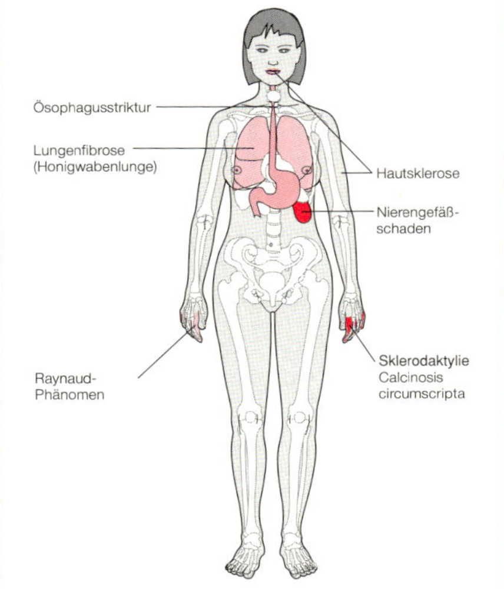

Krankheitserscheinungen bei Sklerodemie

Symptomatik

Klassifikationskriterien (ARA, 1980)
Eine **progressive systemische Sklerose** ist anzunehmen, wenn entweder das Hauptkriterium oder mindestens 2 der Nebenkriterien erfüllt sind.
- **Hauptkriterien** ⇒ symmetrische Sklerodermie proximal der MCP (Metakarpalphalangen) oder MTP (Metatarsalphalangen)
- **Nebenkriterien** ⇒ grübchenförmige Narben oder Substanzverlust der distalen Finger- bzw. Zehenweichteile, Sklerodaktylie, bilaterale basale Lungenfibrose

Internationale Klassifikation der systemischen Sklerose
- **limited cutaneous systemic sclerosis** (lSSc) ⇒ akraler Befall, geringe Beteiligung innerer Organe
- **diffuse cutaneous systemic sclerosis** (dSSc) ⇒ Beginn zentral oder proximal, ausgeprägte innere Organbeteiligung und rasche Progredienz

Formen
- **Typ I** ⇒ Akrosklerodermie (Hände bis Handgelenk)
- **Typ II** ⇒ proximal aszendierende Form (über das Handgelenk reichend)
- **Typ III** ⇒ Stammsklerodermie

Symptome
- **Frühsymptome** ⇒ **Raynaud-Syndrom** (oft lange vor Krankheitsbeginn), langsam zunehmende Verdickung der Fingerhaut. Auch Polyarthralgie, gastrointestinale Störungen (z. B. Dysphagie) oder Atembeschwerden (z. B. Dyspnoe) können Erstmanifestationen der Krankheit sein.

Allgemeinsymptome ⇒ Müdigkeit („Kollagenoseschlappheit")

Hautveränderungen (**Stadien**: schmerzloses **Ödem** ⇒ **Induration** ⇒ **Atrophie**)
- **Sklerodaktylie**: anfangs „Wurstfinger", nachfolgend Schrumpfung der Haut ⇒ „Madonnenfinger" mit straff gespannter Haut und **schmerzlosen Kontrakturen**, Zuspitzung und trophischen **Ulzera** („Rattenbissnekrosen") **an den Fingerkuppen**
- **zunehmende** symmetrische **Hautsklerose** (Fibrosierung) ⇒ Hautfalten kaum abhebbar
- **subkutane Verkalkungen** (Calcinosis circumscripta, „**Thibièrge-Weissenbach-Syndrom**") meist an den Fingerspitzen und über knöchernen Vorsprüngen ⇒ stippchenförmig, durch die atrophierte Haut hindurchschimmernd
- **Teleangiektasien** an Fingern, Brustkorb, Gesicht und Zunge; Hyper- und Hypopigmentierung
- **Gesichtsveränderungen**: maskenhafter Gesichtsausdruck mit mimischer Starre, Mikrostomie mit radiärer Fältelung der Lippen („Tabaksbeutelmund"), Verkürzung des Zungenbändchens

Bewegungsapparat
- **Arthralgien** an kleinen und großen Gelenken, **Myalgien**, selten Arthritiden und entzündlich-rheumatische Syndrome; gelegentlich **Friktionsreiben** über großen Gelenken, Sehnenscheiden (Tendinitis), Einschränkung der Gelenkbeweglichkeit, gelegentlich Karpaltunnelsyndrom

Gastrointestinaltrakt
- **Sklerose** (⇒ Wandstarre), **Atrophie** und **Stenose des Ösophagus** ⇒ **ösophageale Dysfunktion** (häufigste viszerale Störung) mit Globusgefühl, Schluckstörungen, Dysphagie und Refluxsymptomatik durch Schließschwäche des unteren Ösophagussphinkters ⇒ erhöhtes Risiko für **peptische Ösophagitis** mit Striktur oder Barrett-Metaplasie / Adenokarzinom
- **Sklerose** und **Atrophie der Darmschleimhaut** ⇒ **Hypomotilität des Dünndarms** ⇒ Malabsorption (Darmkrämpfe, Diarrhö, Obstipation)

Kardiopulmonales System
- **Respirationstrakt** ⇒ **Lungenfibrose** mit Dyspnoe, trockenem Husten; pleuritischer Thoraxschmerz, interkurrente Pneumonien, Diffusionsstörung

- **Myokardfibrose,** herdförmiger Schwund von Herzmuskelzellen (⇒ Herzinsuffizienz), ggf. auch **Cor pulmonale** als Folge pulmonaler Hypertension, **Perikarditis**, Herzrhythmusstörungen

Nierenbeteiligung

- **Nierenerkrankung** mit Intimahyperplasie der interlobulären und Läppchenarterien ⇒ **renale Hypertonie**, multiple Niereninfarkte

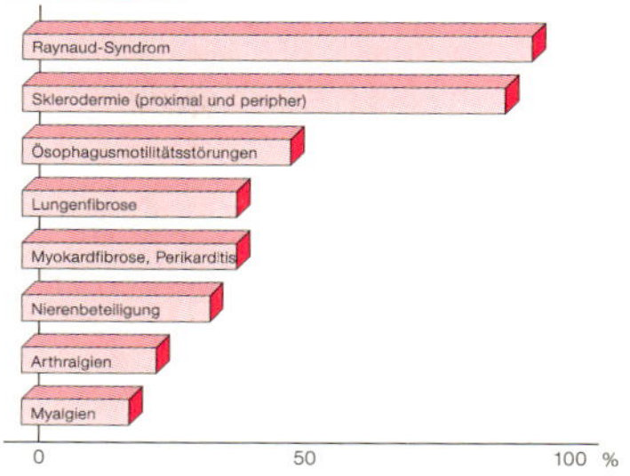

Abb. 8.7 Häufige Symptome der systemischen Sklerose

Diagnostik

- BSG und CRP↑, Anämie
- **antinukleäre Antikörper (ANA)** bei bis zu 90% der Fälle
- **Anti-Zentromerantikörper** (ACA) bei **CREST-Syndrom** oder auch bei **lSSc**
- **Topoisomerase-I-Antikörper (anti-Scl-70)** bei generalisierter systemischer **Sklerose** (dSSc)
- **Rheumafaktortests** bei einem Drittel der Sklerodermie-Patienten positiv
- bei Überlappungssyndrom ⇒ zusätzlich Pm-Scl- oder Fibrillarin-Antikörper
- **Kapillarmikroskopie**
- **Hautbiopsie** ⇒ Zunahme der kompakten Kollagenfasern im Stratum reticulare, Epidermisverdünnung und Atrophie der Hautanhangsgebilde, verschieden große Ansammlungen von T-Lymphozyten in der Dermis und der Subkutis

Therapie

Ein gesichertes Therapiekonzept fehlt.

- Therapieversuch mit **D-Penicillamin** (z.B. Metalcaptase®, Trolovol® 0,2–1,0g/d) ⇒ inhibiert Kollagenvernetzung
- ggf. **extrakorporale Photopherese** (Gabe von 8-Methoxypsoralen, anschließend Bestrahlung von Leukozyten mit UV-A-Licht und Reinfusion ⇒ Suppression pathogener T-Lymphozyten)
- Erste Hinweise lassen eine mögliche Wirksamkeit von **TNF-α-Blockern** bei der Therapie der Sklerodermie mit Etanercept (Enbrel®) und Infliximab (Remicade®) vermuten.
- ggf. Therapieversuch mit **Interferon, Kalium-4-Aminobenzoat** (z.B. Potaba®)
- bei **schweren Organmanifestationen**:
  - **Glukokortikoide** (50–100mg Prednisolonäquivalent)
  - **Azathioprin** (z.B. Imurek® 2–3-mal 50mg/d)
  - **Cyclophosphamid** (z..B. Endoxan® 2–3-mal 50mg/d)
  - **Ciclosporin A** (z.B. Sandimmun® 100–150mg/d)
- bei **Raynaud-Syndrom** ⇒ **Nifedipin** (4-mal 20mg/d), Nitroglyzerinsalbe, Acetylsalicylsäure (100mg/d) zur Verbesserung der Mikrozirkulation
- bei **Refluxösophagitis** ⇒ häufige kleine Mahlzeiten, Antazida und H_2-Blocker
- bei **Nierenerkrankung** ⇒ Kalziumantagonisten, ACE-Hemmer; ggf. Dialyse und Transplantation
- bei **respiratorischer Insuffizienz mit Cor pulmonale** ⇒ Sauerstofftherapie ⇒ Senkung des pulmonalvaskulären Widerstands
- **Physiotherapie** zur Verhinderung von Gelenkkontrakturen

Prognose

- **variabler Verlauf**, oft nur langsam progressiv
- schlechte Prognose, wenn **viszerale Veränderungen** frühzeitig auftreten (5-Jahres-Überlebensrate 35–70%)

CREST-Syndrom

Das **CREST-Syndrom** ist eine Sonderform der **progressiven systemischen Sklerose** mit langsam progredientem Verlauf und typischer Symptomatik.

CREST-Syndrom ⇒ **C**alcinosis cutis, **R**aynaud-**Ph**änomen, oesophageale (engl.) Dysfunktion, **S**klerodaktylie, **T**eleangiektasie

Epidemiologie

- Frauen 8-mal häufiger betroffen als Männer, Erstmanifestation um das 50. Lebensjahr

Labor

- **Anti-Zentromerantikörper** (**ACA** in 70 % d. F. positiv), dabei **kein** Nachweis von **Scl-70-Antigen!**

Therapie

- wie bei progressiver systemischer Sklerose

Prognose

- günstiger als bei progressiver systemischer Sklerose

Abb. 8.8

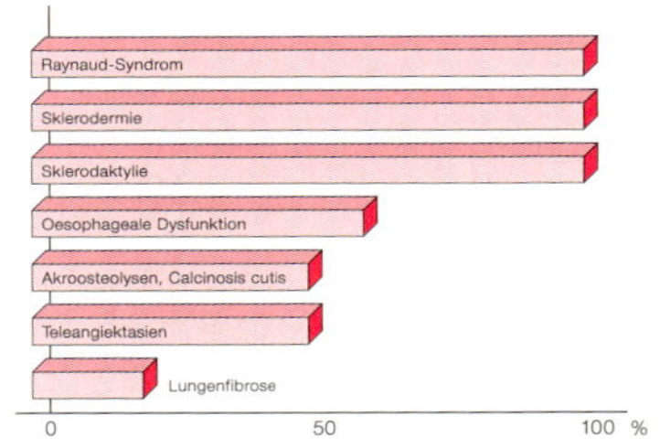

Häufige Symptome des CREST-Syndroms

Eosinophile Faszitis (Shulman-Syndrom)

Die **eosinophile Faszitis** ist eine Sonderform der **progressiven systemischen Sklerose** mit **Beteiligung der Muskelfaszien** ohne Hinweis für eine Beteiligung innerer Organe. Spontanremissionen sind möglich.

Symptomatik

- **Allgemeinsymptome** mit Fieber, Gewichtsverlust, Lymphomen, **kein Raynaud-Syndrom**
- **progrediente Bewegungseinschränkung** der Hände und Füße, myalgiformer Druckschmerz
- **Karpaltunnelsyndrom**, **Fibrose** der Gelenkkapsel und periartikulärer Strukturen ⇒ **Beugekontraktur** der Finger und Handgelenke

Diagnostik

- **Labor** ⇒ **Eosinophilie**, Hypergammaglobulinämie, zirkulierende Immunkomplexe, ANA selten positiv
- **Haut-Muskel-Biopsie** ⇒ Rundzellinfiltrate, Fibrose, Eosinophilie

Therapie

- bei erheblichen Beschwerden ⇒ **Glukokortikoide** (50–100 mg Prednisolonäquivalent)

Differentialdiagnostisch ist die **Pseudosklerodermie** (durch Chemikalien) abzugrenzen:

- **Eosinophilie-Myalgie-Syndrom** bei Einnahme von verunreinigtem L-Tryptophan
- **Silikonarthropathie** (z. B. nach Mammaaufbauplastik)
- **Polyvinylchlorid-Erkrankung**

Dermato-/Polymyositis

⇒ Siehe Seite 621 ff.

Sjögren-Syndrom

⇒ Siehe Seite 635 ff.

Antiphospholipid-Syndrom

Antiphospholipid-Antikörper (z. B. Antikardiolipinantikörper, Lupusantikoagulans) richten sich gegen Antikörper, die gegen anionische Phospholipide gerichtet sind.

- Es resultiert ein **erhöhtes Risiko** für **thromboembolische** Komplikationen, da der **Phospholipidkomplex Prothrombin** nicht mehr durch **Antiphospholipide** blockiert wird.
- Die **Symptomatik** kann **Sehstörungen** (⇒ Amaurosis fugax), **Herz- und Lungeninfarkte** (⇒ pulmonale Hypertonie), aber auch neuropsychiatrische Manifestationen umfassen.
- Bei asymptomatischen Patienten besteht keine Indikation zur prophylaktischen Antikoagulation.

Kollagenosespezifische Antikörper

Positive ANA-Titer (1:320) **bei Autoimmunerkrankungen** in Prozent

Kollagenosen:	
• LE	95–100 %
• medikamentös induzierter LE	95 %
• Pseudo-LE	0 %
• Mischkollagenose (Sharp-Syndrom)	100 %
• Sklerodermie	30 %
• CREST-Syndrom	95 %
• Dermatomyositis, Polymyositis	40 %
• Sjögren-Syndrom	50–95 %
Rheumatoide Erkrankungen:	
• rheumatoide Arthritis (p. c. Polyarthritis)	10–60 %
• Felty-Syndrom	60–100 %
Autoimmunerkrankungen:	
• chronisch-aggressive Hepatitis	40–100 %
• Thyreoiditis	20–40 %

Tab. 8.1 Typische Befundkonstellationen

Anti-Histon-AK	medikamentös induzierter SLE
Anti-ds-DNA	nicht medikamentös induzierter SLE
ENA ⇒ **Anti-U1-RNP**	Mischkollagenose
ENA ⇒ **Anti-Sm**	SLE
ENA ⇒ **Anti-Ro (SSA)**	SLE, Sjögren-Syndrom
ENA ⇒ **Anti-La (SSB)**	SLE, Sjögren-Syndrom
ENA ⇒ **Anti-SCL 70**	Sklerodermie
Anti-Zentromer-AK	CREST-Syndrom
Anti-PM 1, Anti-Jo 1	Dermatomyositis, Polymyositis

Entzündliche Gelenkerkrankungen

⇒ Siehe Seite 594 ff.

Vaskulitiden

Primäre Vaskulitiden

- **Periarteriitis nodosa**
- **Hypersensitivitätsangiitis** (generalisiert als Schoenlein-Henoch-Purpura, lokalisiert als nekrotisierende Venulitis und Urtikariavaskulitis)
- **granulomatöse Vaskulitiden** (systemisch: Wegener-Granulomatose, allergische granulomatöse Angiitis Churg-Strauss, Morbus Behçet; lokalisiert: Midline-Granulom, kutane Churg-Strauss-Granulome u. a.)
- **Riesenzellarteriitiden** wie Polymyalgia rheumatica, Arteriitis cranialis Horton, Takayasu-Arteriitis (Befall der Aorta)

Abb. 8.9

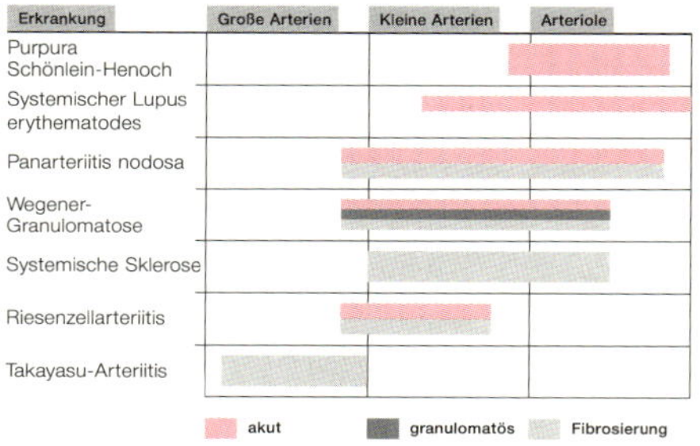

Arterienbeteiligung bei Systemerkrankungen

Sekundäre Vaskulitiden bei

- **Autoimmunerkrankungen** ⇒ z.B. Kollagenosen, rheumatoide Arthritis, Sarkoidose, autoimmune Lebererkrankungen, Morbus Crohn und immunkomplexbedingte Vaskulitiden
- **maligne Erkrankungen** ⇒ z.B. Leukämien, Lymphome, Gammopathien, solide Tumoren
- **Infektionen** durch Bakterien (u.a. Streptokokken-, Spirochäten-Erkrankungen, Mykobakteriosen), Viren (z.B. HIV- oder Hepatitis-B-Infektionen), Pilze und Parasiten
- **Medikamente** (z.B. Basistherapeutika, Antibiotika, Zytostatika) bzw. **Noxen** (z.B. Nikotinabusus)

Periarteriitis nodosa (Panarteriitis nodosa)

Die **Panarteriitis nodosa** ist eine **Systemerkrankung** mit **generalisierter nekrotisierender Vaskulitis, die alle Wandschichten** (pan = ganz) kleiner und mittlerer Arterien betrifft.
Die Erkrankung kann in unterschiedlicher Stärke ablaufen. **Geschlechtsverhältnis** ⇒ m:w = 2–3:1, **Erkrankungsgipfel** ⇒ 40.–50. Lebensjahr

Formen

- **klassische Panarteriitis nodosa** (cPAN ohne Glomerulonephritis)
- **mikroskopische Panarteriitis** (mPAN mit Glomerulonephritis)

Pathogenese

- unbekannt (bis zu 30% der Patienten sind HBsAg-positiv)

Symptomatik, Diagnostik

Klassifikationskriterien (ACR, 1990)
Panarteriitis nodosa ist anzunehmen, wenn 3 der nachfolgenden Kriterien erfüllt sind:

- Gewichtsverlust >4 kg in kurzer Zeit
- Livedo reticularis
- Hodenschmerz (Epididymitis)
- Myalgien, Schwäche der Beinmuskulatur
- Mono-/Polyneuropathie
- diastolischer Blutdruck >90 mm Hg (Nierenbeteiligung)
- Kreatininerhöhung (>1,5 mg/dl)
- HBsAg-positiv (in 30% d.F.)
- Arteriographie ⇒ Verschlüsse bzw. Aneurysmen viszeraler Arterien
- Arterienbiopsie ⇒ granulozytäres bzw. mononukleäres Infiltrat, fibrinoide Medianekrose

Weitere Symptome

- **Allgemeinsymptome** ⇒ Krankheitsgefühl mit Fieber, Gewichtsverlust

Symptome der vaskulitischen **Organbeteiligung**:

- **Niere** ⇒ glomeruläre Herdnephritis, renaler Hypertonus, anämische Niereninfarkte
- **Gastrointestinaltrakt** ⇒ ischämische Enterokolitis ⇒ kolikartige Bauchschmerzen, Nausea, Vomitus
- **Herz** ⇒ Angina pectoris, Infarkt
- **Haut** ⇒ Erytheme, Ulzera, Knotenbildung
- **ZNS** ⇒ Massenblutungen, Sehstörungen

Labor

- BSG und CRP↑, Leukozytose, Thrombozytose, gel. Eosinophilie
- ANA in bis zu einem Drittel d.F. positiv, **Nachweis zirkulierender Immunkomplexe**

Therapie

- im **Schub** ⇒ hochdosierte **Steroidtherapie** (z.B. Prednison/Prednisolon 1-2 mg/kg Körpergewicht p.o.) oral
- bei **schwerem Verlauf** ⇒ **Fauci-Schema** ⇒ **Cyclophosphamid** (z.B. Endoxan® p.o.) + **Steroide**

Prognose

- **5-Jahres-Überlebensrate** ohne Behandlung ⇒10 %
- **5-Jahres-Überlebensrate** unter **Fauci-Schema** deutlich besser ⇒ bis zu 90 %

Mikroskopische Polyangiitis (mPAN)

Symptomatik

Die **mikroskopische Polyangiitis** ist eine **Systemerkrankung** mit **generalisierter nekrotisierender nicht-granulomatöser Vaskulitis** der **kleinen Gefäße** (Kapillaren, Arteriolen und Venolen), bei der Immunkomplexablagerungen meist fehlen.
Typische Manifestation ist die **Glomerulonephritis**.

Weitere Befunde

- **Allgemeinsymptome** ⇒ Fieber, Abgeschlagenheit
- **Kapillaritis der Lunge** ⇒ Dyspnoe, Hämoptoe
- bei schwerem Verlauf ⇒ **pulmorenales Syndrom** mit der Gefahr des Multiorganversagens
- **Bewegungsaparat** ⇒ Arthritis, Arthralgien, Myositis, Myalgien
- **Haut** ⇒ Ulzerationen, palpable Purpura

Diagnostik

- Entzündungsparameter ↑
- **pANCA** in 70 % d. F. positiv, davon bis zu 80 % myeloperoxidasepositiv
- Kreatinin ↑, Hämaturie, Proteinurie
- **Nierenbiopsie** („pauci-immune" Glomerulonephritis) ⇒ fokal segmental nekrotisierende Glomerulonephritis mit extrakapillärer Proliferation (Halbmondbildung)

Therapie

- **Fauci-Schema** ⇒ **Steroide** (z. B. Decortin H bis 1,5 mg/d p. o.) + **Cyclophosphamid** (z. B. Endoxan® 2–4 mg/d p. o.)
- ggf. anschließende Cyclophosphamid-Bolusgabe i. v. alle 4 Wochen über 1 Jahr

Prognose

- 5-Jahres-Überlebensrate etwa 70 %; Todesursache sind meist pulmonale Komplikationen.
- Rezidive können auch noch nach Jahren auftreten.

Kawasaki-Syndrom

Das **Kawasaki-Syndrom** tritt meist bei Säuglingen und Kindern vor dem 5. Lebensjahr auf und geht mit **Fieber** (>40 °C), **polymorphem Exanthem**, Enanthem (Stomatitis), **Konjunktivitis**, **Lymphadenopathie** (insbes. zervikal), **Enteritis** und **Polyarteriitis** verschiedenen Schweregrades einher.

- **Labor** ⇒ **ANCA** und **Endothelzellantikörper** sind oft **positiv**; Entzündungsparameter ↑
- **Therapie** ⇒ Acetylsalicylsäure hochdosiert bzw. 7S-Immunglobuline (z. B. Venimmun® 400 mg/kg KG/d über 5 Tage)
- **Prognose** ⇒ **Koronaritis** (etwa 1 Drittel d. F.) auch im Anschluss an die akute Krankheitsphase möglich, Myokardinfarkt bei 2–3 % der Patienten; **Letalität** ⇒ 1 %

Wegener-Granulomatose

Die **Wegener-Granulomatose** ist eine systemische nekrotisierende, granulomatöse Vaskulitis mit Befall der kleinen und mittleren Arterien und Venen.
Typische Manifestationsorte sind der **HNO-Trakt** und die **oberen Luftwege** (Initialstadium), später auch die **Nieren** (Generalisationsstadium).

Pathogenetische Faktoren (Ätiologie unbekannt)

- **Hypersensitivität** gegen bakterielle oder virale Antigene, Immunkomplexe
- **Antineutrophilenzytoplasma-Antikörper** (**cANCA**) mit Spezifität gegen **granulozytäre Proteinase 3** ⇒ Degranulation von Granulozyten ⇒ Endothelzellschädigung durch Zytokine

Symptomatik, Diagnostik

Klassifikationskriterien (ACR, 1990)
Wegener-Granulomatose ist anzunehmen, wenn 2 der nachfolgenden Kriterien erfüllt sind:

- ulzerierende, hämorrhagische, purulente Entzündung im Nasen-Mund-Bereich
- Lungeninfiltrat ⇒ **Rundherd**, Verschattung (sog. „fixe" Infiltrationen), Kaverne
- nephritisches Urinsediment mit Erythrozyturie, Erythrozytenzylindern
- Histologie ⇒ peri- und extravaskuläre granulomatöse Entzündung der Gefäßwand

Weitere Symptome
Rhino-pulmo-renales Sydrom

- therapierefraktäre **Sinusitis**, hämorrhagische **Rhinitis**, Otitis, Mastoiditis
- therapierefraktäre **Bronchitis** mit Hämoptoe, subglottischer Larynx- oder Trachealstenose
- **fokale Glomerulonephritis,** rapid progressive Glomerulonephritis
- **Allgemeinsymptomatik** ⇒ Fieber, Gewichtsverlust, Nachtschweiß
- **Bewegungsapparat** ⇒ Arthralgien, Arthritis, Myalgien, Myositis
- **Augen** ⇒ Konjunktivitis, Episkleritis, Protrusio bulbi
- **Haut** ⇒ palpable Purpura
- **Nervensystem** ⇒ Polyneuropathie, Hirnnervenneuritis, zerebrale Durchblutungsstörungen
- **Herz** ⇒ Valvulitis, Perikarditis, Koronaritis

Abb. 8.10

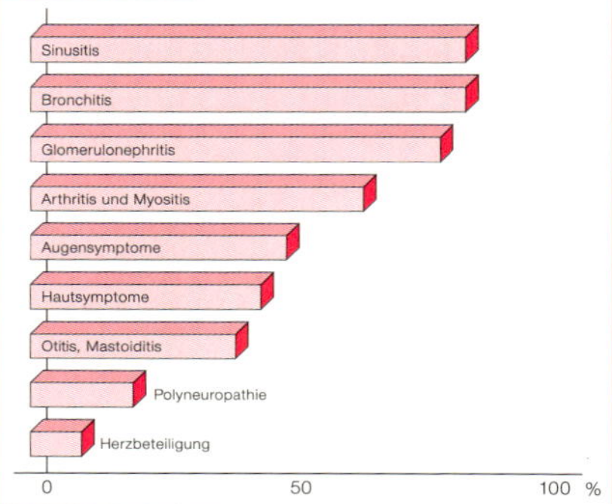

Häufigkeit der Symptome bei Wegener-Granulomatose

Labor

- Entzündungsparameter↑, Leukozytose, Eosinophilie
- **cANCA** (bei 60% d.F. im Initialstadium, später >95% d.F., **größte diagnostische Relevanz**)
- **Anti-Proteinase-3-Antikörper** nachweisbar
- **pathologisches Urinsediment** (>5 Erythrozyten pro Gesichtsfeld, Erythrozytenzylinder)

Biopsie des **Sinus maxillaris** / obere Luftwege ⇒ Nachweis perivaskulärer Infiltrate und Granulome aus mononukleären Zellen, Epitheloidzellen und fibrinoiden Nekrosen

Therapie

Initialstadium ⇒ **Cotrimoxazol** (z.B. Bactrim® 2-mal 960mg/d)
Generalisationsstadium

- **Fauci-Schema** (Cyclophosphamid und Steroide) bis zur Reduktion der Leukozytenzahl auf Werte zwischen 3.000 – 4.000/mcl (Leukozytenadaptierte Cyclophosphamiddosis)
- **Cyclophosphamid-Bolustherapie** i.v. alle 4 Wochen
- ggf. Plasmapherese, bei leichten Schüben ⇒ Methotrexat (MTX, z.B. Lantarel® 15–30mg/Wo)

Prognose

- unbehandelt ⇒ **letaler Verlauf** nach etwa 5 Monaten (rapid progressive Glomerulonephritis)
- nach **Fauci-Schema** ⇒ 5-Jahres-Überlebensrate etwa 85%
- Langjährige **limitierte Formen** mit fakultativem Manifestationsort kommen vor.

Churg-Strauss-Syndrom (allergische Angiitis und Granulomatose)

Das **Churg-Strauss-Syndrom** ist eine **granulomatöse,** nekrotisierende **Vaskulitis** unbekannter Ätiologie mit Infiltration von **eosinophilen Granulozyten**, die bevorzugt **Pulmonalarterien** betrifft.
Männer erkranken doppelt so oft wie Frauen.

Symptomatik

Klassifikationskriterien (ACR, 1990)
Ein **Churg-Strauss-Syndrom** ist anzunehmen, wenn 4 der nachfolgenden Kriterien erfüllt sind:
- Asthma bronchiale
- Lungeninfiltrat
- Eosinophilie im Blut
- Neuropathie
- Nasennebenhöhlenveränderungen
- Histologie ⇒ Eosinophilie in betroffenen Geweben

Weitere Symptomatik
- Krankheitsgefühl
- selten Perikarditis, Glomerulonephritis, blutige Diarrhöen, kutane Symptomatik, nichterosive Arthritis

Labor
- Entzündungsparameter ↑, **IgE** ↑
- ggf. Nachweis von pANCA (MPO-ANCA bis zu 60 % d. F.)

Therapie
- **milder Verlauf** ⇒ Glukokortikosteroidgabe im Schub
- **Schub mit Organbefall** ⇒ Plasmaseparation + hochdosierte Glukokortikosteroidgabe, ggf. Langzeittherapie mit Cyclophosphamid (1–2 mg/kg KG/d) und Methylprednisolon (8–12 mg/d)

Morbus Behçet

Der **Morbus Behçet** ist eine systemische Vaskulitis, die bevorzugt bei Südeuropäern, Mittelmeeranrainern und Japanern auftritt. In Deutschland beträgt die Inzidenz 1:500.000 Einwohner und Jahr, wobei Männer doppelt so häufig wie Frauen betroffen sind. Hauptmanifestationsalter ist das 20. bis 40. Lebensjahr.

Pathogenese
- allergische Reaktion vom verzögerten Typ ⇒ Hyperfunktion von Thrombozyten, Granulozyten
- Assoziation mit **HLA-B5**; Ätiologie unbekannt

Symptomatik
Trias
- **aphthöse Ulzeration der Mundschleimhaut**
- **genitale Ulzerationen**
- **Uveiitis**

Diagnostische Kriterien (International Study Group for Behçet's Disease, 1990)
- **stets** rezidivierende **orale Aphthen** (≥ 3-mal im Jahr), zusätzlich **2** der nachfolgenden Kriterien:
- genitale Ulzerationen
- Uveitis/Iritis mit Hypopyon, Retinitis
- Erythema nodosum, Follikulitis, sterile Pusteln
- Pathergietest (z. B. Nadelstich in die Haut) positiv mit dem Auftreten einer papulopustulösen Effloreszenz

Weitere mögliche Befunde ⇒ nichterosive Oligoarthritis, Meningoenzephalitis, Perikarditis, Kolonulzera

Diagnostik

- **Labor** ⇒ Entzündungsparameter↑, **kein** Antikörper-Nachweis (ANA, ANCA)
- **Hautbiopsie** ⇒ Nachweis granulozytärer Infiltrate in der Gefäßwand und perivaskulär
- Magnetresonanzdarstellung des ZNS ⇒ zerebrale „white matter"-Läsionen

Therapie

- topische Steroide (z. B. Dermatop®) bei Schleimhautulzerationen, Uveitis und Iritis
- **komplikationsloser Verlauf** ⇒ NSAR (z. B. Voltaren® 75–150 mg/d) oder Colchizin
- **systemischer Verlauf** ⇒ Immunsuppressiva wie Chlorambucil (z. B. Leukeran®), Ciclosporin (z. B. Sandimmun®); bei **Lungengefäßbefall**: Hochdosis-Chemotherapie mit Stammzelltransplantation. Bei **ZNS-Beteiligung**: Hochdosierte Gabe von Kortikosteroiden, als intravenöse Pulstherapie über 5–7 Tage im akuten Erkrankungsschub, oder Therapieversuch mit Interferon-α.
- **Cyclophosphamid** (z. B. Endoxan® 50–150 mg/d) bei drohender Erblindung

Polymyalgia rheumatica und Polymyalgia arteriitica

Siehe Seite 623 ff.

Aortitissyndrom (Morbus Takayasu)

Siehe Seite 100 ff.

Leukozytoklastische Vaskulitis (V. allergica, Purpura Schoenlein-Henoch)

Die **leukozytoklastische Vaskulitis** ist eine Sonderform der **Hypersensitivitätsangiitis.**
Es besteht eine **entzündlich-allergische Vaskulitis** der kleinen Gefäße (**Arteriolen, Kapillaren, Venolen**) der Haut, Gelenke, des Gastrointestinaltraktes und der Nieren mit Leukozyteninfiltration, Ablagerungen von Immunkomplexen und Komplement.

Die Erkrankung betrifft **hauptsächlich Kinder** zwischen dem 2. und 7. Lebensjahr mit Bevorzugung des männlichen Geschlechts. Seltener erkranken Erwachsene.

Pathogenese

- allergische Reaktion auf **endogene** (z. B. Kollagenosen, Kryoglobulinämie (Typ I, II, III), Kryofibrinogenämie, Malignome, Komplementdefekte) oder **exogene** Antigene (z. B. Medikamente, Infekte)
- Die Hypothese der **Immunkomplexgenese** stützt sich auf den Nachweis von IgA und Komplement in der Kapillarwand. Ferner finden sich subendothelial abgelagerte Immunkomplexe in kleinen Gefäßen.

Symptomatik

Klassifikationskriterien (ACR, 1990)
Eine **leukozytoklastische Vaskulitis** ist anzunehmen, wenn 2 der nachfolgenden Kriterien erfüllt sind:
- palpable Purpura (v. a. an den Beinen)
- Manifestationsalter vor dem 21. Lebensjahr
- Angina abdominalis
- bioptisch gesicherte leukozytoklastische Vaskulitis

Typisch ist die **Trias**: **Hautveränderungen, Abdominalkoliken** und **Arthralgie**.
- Oft gehen im Kindes- und Adoleszentenalter Infektionen des Respirationstraktes voraus.
- **Fieber**
- **Haut** ⇒ Urtikaria, nicht wegdrückbare Papeln, petechiale bis konfluierende Hautblutungen, hämorrhagische Ulzerationen

Die Veränderungen können anfangs urtikariell sein, entwickeln sich aber später zu indurierten, tastbaren, rotblauen Flecken.

- **Gastrointestinaltrakt** ⇒ gastrointestinale Blutungen, Melaena, abdominelle Schmerzen
- **Gelenke** ⇒ Arthralgien mit flüchtiger Kapselschwellung
- selten **Glomerulonephritis** (⇒ Hämaturie, Proteinurie), Karditis, **Polyneuropathie**
- **Nieren** ⇒ IgA-Glomerulonephritis mit Hämaturie und Proteinurie

Diagnostik

- **Labor** ⇒ Nachweis zirkulierender Immunkomplexe
- **Hautbiopsie** ⇒ aseptische Vaskulitis mit **fibrinoider Nekrose der Gefäßwand** sowie perivaskulärer Infiltration mit polymorphkernigen Leukozyten. Typisch sind dabei zahlreiche Zelltrümmer, die durch den Zerfall von Leukozyten entstehen (**Leukozytoklasis**).

Therapie

- Eliminierung der auslösenden Ursache (z. B. Nahrungsmittel, Sulfonamide, Salicylate)
- Bei **extrakutanem Befall** sind Steroide (z. B. Prednison initial 1 mg/kg KG/d) bis zur klinischen Besserung kurzfristig indiziert.

Sonderformen: Kryoglobulinämie, Kryofibrinogenämie

Es besteht eine **Vaskulitis kleiner Gefäße** mit Ablagerung zirkulierender Immunkomplexe, die im abgekühlten Serum präzipitieren.

Symptomatik, Diagnostik

Kriterien

- akral betonte leukozytoklastische und/oder nekrotisierende kutane Läsionen
- Provokation der Symptome durch Kälte
- Vaskulitisnachweis in Arteriolen, Kapillaren oder Venolen
- Nachweis von Kryoglobulin bzw. Kryofibrinogen

Weitere Befunde

- akral betontes makulopapulöses Exanthem, Purpura
- ggf. auch Arthralgien, Lymphadenopathie, Hepatosplenomegalie, sek. Raynaud-Syndrom
- selten Glomerulonephritis, Mononeuritis multiplex

Diagnostik

- **Labor** ⇒ Kryoglobulinnachweis, Einteilung des Kryoglobulinpräzipitates (Typ 1, 2, 3)
- Komplement↓, RF oft positiv
- HBsAg-positiv (bis zu 66 % d. F.)
- **Hautbiopsie** ⇒ wie Hypersensitivitätsvaskulitis, Immunkomplexablagerungen

Therapie

- Steroide (z. B. Prednison initial 1 mg/kg KG/d) bis zur klinischen Besserung
- bei schwerem Krankheitsverlauf ⇒ **Cyclophosphamidstoß** (z. B. Endoxan®), **Plasmapherese** zur Entfernung von Antigen-Antikörper-Komplexen

Differentialdiagnose

- Differentialdiagnostisch von der leukozytoklastischen Vaskulitis abzugrenzen ist das Moschcowitz-Syndrom.

Exkurs: Moschcowitz-Syndrom (thrombotisch–thrombozytopenische Purpura)

Symptomatik, Diagnostik

- **Fieber**
- **Ischämie verschiedener Organe** durch Thrombozyten-Fibrin-Thromben ⇒ u. a. Myokardschädigung, Nierenschädigung, Leberzellschaden
- schwere **Thrombozytopenie**
- **fragmentierte Erythrozyten** im Blutausstrich (helmförmige Zellen, dreiecksförmige Erythrozyten, verdreht erscheinende Erythrozyten)
- **Hämolysezeichen** (Hämoglobinabfall, Polychromasie der Erythrozyten, erhöhte Retikulozytenzahl, erhöhte LDH)

Therapie

- wiederholte Plasmapherese mit Plasmaaustausch (z. B. 5 l/d über mehrere Tage)
- ggf. Kortikosteroide, Thrombozytenaggregationshemmer

Endangiitis obliterans

Die **Endangiitis obliterans** wird auf Seite 99 ausführlich dargestellt.

Sonderform: Livedo reticularis (Cutis marmorata) ⇒ lokalisierte oder generalisierte **netzförmige Hautzyanose**, bei der die Haut von einem Venennetz durchsetzt erscheint

Tab. 8.2 ANCA bei unterschiedlichen Krankheiten

Churg-Strauß-Syndrom	pANCA
Polyarteriitis nodosa	selten **p** oder **cANCA**
Wegener-Granulomatose	cANCA
SLE	pANCA
rheumatoide Arthritis	pANCA, atyp. ANCA
Colitis ulcerosa, M. Crohn	pANCA, atyp. ANCA
chronische Hepatitis	pANCA, atyp. ANCA

Autoimmunzytopenien

Autoimmunhämolytische Anämien

Autoimmunhämolytische Anämien werden auf Seite 126 ff. ausführlich dargestellt.

Immunneutropenien

- Die **Immunneutropenie** wird durch **Iso- bzw. Autoantikörper** bedingt, die zu einer Verminderung der neutrophilen Granulozyten führen. Sie ist ein häufiger Befund beim **Felty-Syndrom**, Lupus erythematodes visceralis und anderen Kollagenosen.
- **Ursachen** ⇒ **Autoimmunopathien**, fetomaternale Blutgruppeninkompatibilität

Felty-Syndrom

Das **Felty-Syndrom** ist eine seltene Variante (1 %) der seropositiven, nodösen rheumatoiden Arthritis, die mit **Splenomegalie** und **Leukozytopenie** einhergeht. Es tritt bevorzugt postmenopausal auf.

Pathogenese

- **Leukopenie** durch zytotoxische Antikörper und Immunkomplexe (⇒ Destruktion von Granulozyten) sowie **gesteigerter Sequestration in der Milz** bei hyperplastischer Granulopoese im Knochenmark

Symptomatik, Diagnostik

(**Trias** ⇒ Leukopenie + Splenomegalie + seropositive rheumatoide Arthritis)

- **schwere seropositive rheumatoide Arthritis** (meist >10 Jahre), progredient destruierender Verlauf
- **Befunde**: Gewichtsverlust, **Splenomegalie**, Hepatomegalie (40 % d. F.), **Lymphadenopathie**, sekundäres **Sjögren-Syndrom** (70 % d. F.), Episkleritis, **kutane Vaskulitis** und **Ulzera**, rez. **Infektionen** (z. B. Furunkulose, Harnwegsinfekte, Endokarditis, Perikarditis), Mononeuritis multiplex
- **Labor** ⇒ **Leukopenie** (500–4.500/mcl), gelegentlich **Thrombozytopenie**, Transaminasen ↑, ANA mit Anti-Histon-AK ↑, pANCA (bis zu 40 % d. F. positiv)

Therapie

- wie bei **aggressiver rheumatoider Arthritis**

Immunthrombozytopenien

Immunthrombozytopenien werden auf Seite 177 ff. ausführlich dargestellt.

Autoimmunopathien des Nervensystems

Myasthenia gravis

Pathogenese

Bei dieser Erkrankung, die das mittlere Lebensalter bevorzugt, besteht eine Blockierung der postsynaptischen Membran durch **Azetylcholinantikörper**. Bei einem Teil der Patienten konnte auch ein **beschleunigter Abbau des Azetylcholinrezeptors** nachgewiesen werden. Es liegt demnach eine für die normale Kontraktion der Muskulatur unzureichende Menge von Azetylcholin an der Synapse vor.

- Bei einem Teil der Patienten mit generalisierter Myasthenia gravis sind **Autoantikörper gegen eine Muskel-spezifische Rezeptor-Tyrosinkinase** (MuSK) nachweisbar, die mit der Clusterbildung von Azetylcholinrezeptoren an der motorischen Endplatte interferieren.
- Bei der **autosomal-rezessiv erblichen Myasthenie** besteht eine Störung der neuromuskulären Übertragung, die bereits in der Kindheit beginnt, wobei Antikörper gegen den Acetylcholinrezeptor fehlen.

Symptomatik, Diagnostik

Befunde

- **rasche Ermüdbarkeit der quergestreiften Muskulatur**, beginnend im Kopfbereich (⇒ Ptosis, Doppeltsehen)
- **schnelle Erholung bei Ruhe** (Azetylcholin anfangs im Überschuss freigesetzt)
- keine Faszikulationen, Myatrophien oder Sensibilitätsstörungen
- **myasthenische Reaktion im EMG**, positiver Tensilontest (Cholinesteraseinhibitor bessert Muskelkraft)

Therapie

- **Cholinesteraseinhibitoren** (z. B. Pyridostigmin als Mestinon® retard in 3–4 Tagesdosen) erhöhen indirekt die Azetylcholinkonzentration im synaptischen Spalt.
- bei **generalisierter Myasthenie** zusätzlich immunsuppressive Therapie mit **Glukokortikosteroiden** (Ansprechrate innerhalb weniger Wochen bis zu 80 %) und/oder Azathioprin (z. B. Imurek® 2 mg/kg KG) oder **Ciclosporin A** (CSA; Sandimmun®); **bei Nichtansprechen**: Cyclophosphamid oder Mykophenolat Mofetil (CellCept®).
- in **Einzelfällen:** ⇒ Plasmapherese, Immunadsorption, hochdosiertes Immunglobulin G (z. B. 7S-Globulin, 400 mg/kg KG)
- **Thymektomie** bei jüngeren Patienten mit generalisierter Myasthenie

Bei **Unterdosierung** oder durch **Stressbelastung** kann eine **myasthenische Krise** ausgelöst werden. **Überdosierung** führt zur cholinergischen Krise mit Hypersalivation, Muskelzuckungen und Krämpfen ⇒ Behandlung durch Atropin (1–2 mg s. c. oder i. v.).

Lambert-Eaton-Syndrom

- Das **Lambert-Eaton-Syndrom** geht mit einer belastungsabhängigen Schwäche einher, die sich immer zuerst an den Beinen manifestiert. 80 % der Patienten weisen ein Bronchialkarzinom als Primärerkrankung auf.
- **Antikörper gegen Epitope im Bereich präsynaptischer Kalziumkanäle** (⇒ verminderte Freisetzung des Azetylcholins) lassen sich als pathogenetischer Faktor nachweisen.
- Durch die Gabe von **Kalium-Ionenkanalblockern**, wie **3,4-Diaminopyridin**, das im Rahmen eines individuellen Heilversuchs verordnet werden kann, ist eine wirksame symptomatische Therapie möglich. Bei Nichtansprechen ⇒ therapeutische Maßnahmen wie bei Myasthenia gravis

Polyradikulitis Guillain-Barré

Die **Polyradikulitis Guillain-Barré** ist eine **akute demyelinisierende** Erkrankung des peripheren Nervensystems, die mit einer zellgebundenen Immunreaktion einhergeht.
Oft gehen dem Krankheitsbeginn virale Infektionen oder Traumen voraus.

Symptomatik

- aufsteigende Schwäche der Beine und Arme bis zur Insuffizienz der Atemmuskulatur
- **Liquor** ⇒ Liquoreiweiß ↑ bei normaler Zellzahl

Therapie

- frühzeitiger **Plasmaaustausch** (in den ersten 2 Wochen nach Krankheitsbeginn)
- immunsuppressive Therapie (Prednisolon 1 mg/kg KG über 2–3 Wochen, dann reduzieren; ggf. kombiniert mit Azathioprin 2–3 mg/kg KG)
- frühzeitig **Thromboseprophylaxe** und krankengymnastische Behandlung
- bei Schluckstörung ⇒ Sondenernährung

Multiple Sklerose

Pathophysiologie, Symptomatik

Die **Multiple Sklerose** (Encephalomyelitis disseminata) ist eine meist **schubweise** fortschreitende Erkrankung mit überwiegend **chronisch-progredientem** Verlauf. Sie ist die häufigste neurologische Erkrankung, die im jungen Erwachsenenalter zu bleibender Behinderung führt. Unterschiedlich ist dabei die Ausprägung von Demyelinisierung und axonalem Schaden. Bei den Patienten finden sich zahlreiche **entzündliche Läsionen** innerhalb der markscheidenreichen weißen Substanz im Großhirn, vorderer Sehbahn, Hirnstamm, Kleinhirn und Rückenmark.

Abb. 8.11

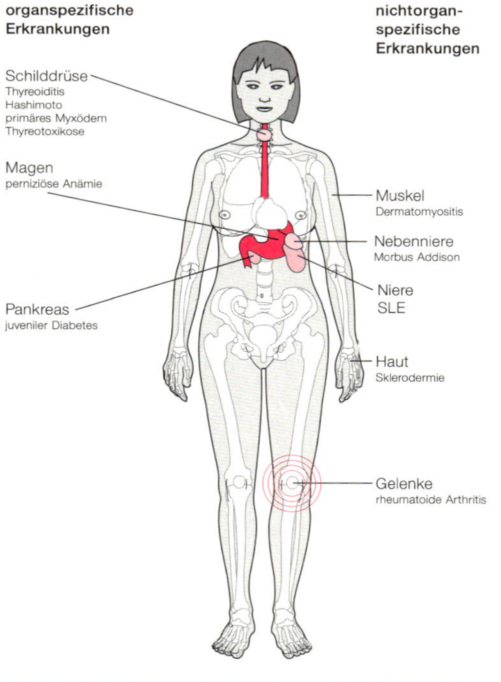

Organspezifische und nichtorganspezifische Autoimmunkrankheiten

Es resultiert ein gliös-narbiges Folgestadium (⇒ **Sklerosierung**) mit irreversiblen neurologischen Funktionsausfällen (⇒ Visusstörungen, Beeinträchtigung der Motorik ⇒ spastische Paraparese der Beine).

Pathogenetische Faktoren

- genetische Disposition
- **Immunpathogenese** mit unspezifischer Aktivierung fakultativ enzephalitogener T-Lymphozyten ⇒ Autoaggression gegen die Markscheidenproteine

Therapie

- **akuter Schub** ⇒ hochdosierte intravenöse Methylprednisolon-Stoßtherapie mit einer Dosierung von jeweils 1g an bis zu 5 aufeinander folgenden Tagen; bei schweren, protrahiert verlaufenden Schüben frühzeitig immunsuppressive Behandlung (z.B. Mitoxantron, wie Novantron®) in einem MS-Zentrum.
- in stabilen Krankheitsphasen ⇒ regelmäßige Kortikoid-Pulstherapie
- Verlaufsmodifizierende (schubmindernde) Therapie **mit einem rekombinanten** β-Interferon **(Betaferon®, Avonex™®, Rebif®) oder** Glatirameracetat **(Copolymer-1; Copaxone®)**; **alternativ** Azathioprin **(2 mg/kgKG/d) oder** Immunglobuline **als** Basistherapie**.**

Therapeutische Alternativen

In der klinischen Prüfung sind derzeit **Simvastatin**, **Minocyclin** und **Natalizumab.** ⇒ siehe aktuelle Lehrbücher der Neurologie

Weitere immunologische Erkrankungen des **endokrinen Systems**, des **Gastrointestinaltrakts**, der **Nieren** und **Atemwege** werden im jeweiligen organbezogenen Kapitel ausführlich dargestellt.

8.3 Transfusionsmedizin

Voraussetzung für eine Bluttransfusion ist die Übereinstimmung der **Blutgruppenmerkmale** des **ABO-** und **Rhesus-Systems** von Spender- und Empfängererythrozyten.

Die **Erythrozyteneigenschaften** werden mit Iso-Antiseren der Spezifitäten Anti-A, Anti-B und Anti-AB bestimmt. Die **Bestimmung der Serumeigenschaften** erfolgt mit Testblutkörperchen der Gruppenzugehörigkeit A (A_1 und A_2), B und 0.

Testverfahren

- **Major-Test** ⇒ Empfängerserum + Spendererythrozyten ⇒ Agglutination bei Inkompatibilität
- **Minor-Test** ⇒ Spenderserum + Empfängererythrozyten ⇒ Agglutination bei Inkompatibilität
- **Antikörper-Suchtest** ⇒ Suche nach Serum-Antikörpern gegen irreguläre Erythrozytenantigene
- zusätzlich **immer Bedside-Test** (vergleicht Blutgruppe der Blutkonserve mit der des Empfängers) vor der Transfusion!

Beachte

- **Transfusionsreaktionen** treten meist nur auf, weil an Stelle einzelner Blutkomponenten Vollblut mit einer großen Anzahl von potentiellen Antigenen transfundiert wird.
- Patienten sollen **nur die Komponenten des Vollblutes** erhalten, die zur Therapie unbedingt notwendig sind!
- bei **Unverträglichkeitsreaktion** ⇒ alle serologischen Untersuchungen, die vor der Transfusion durchgeführt wurden, noch einmal mit einer neu abgenommenen Blutprobe wiederholen
- Blutgruppenbeutel zur Klärung von Transfusionsreaktionen ⇒ 24 h im Kühlfach aufbewahren!

Transfusionsreaktion und Therapie ⇒ Siehe Seite 189 ff.

Plasmapherese

- Bei der **Plasmapherese** wird das patienteneigene Plasma über eine großporige Membran oder Blutzellseparatoren gegen eine eiweißhaltige Substitutionslösung (z.B. Humanalbumin) ausgetauscht, um **pathogenetisch wirksame Proteine**, **Lipide** und **proteingebundene Toxine** aus dem Patientenplasma zu entfernen.
- **Behandlungsindikationen** können u.a. bei rapid progressiver Glomerulonephritis (⇒ Entfernung zirkulierender Immunkomplexe), Hyperviskositätssyndrom, Hemmkörper-Hämophilie (⇒ Entfernung von Antikörpern gegen Gerinnungsfaktoren), immunhämolytischer Anämie (⇒ Entfernung antierythrozytärer Antikörper) bestehen.
- **Nachteil dieses Verfahrens** ist, dass Patientenplasma durch Humanalbumin in Kombination mit Immunglobulinen oder durch die **Gabe von Frischplasma** ersetzt werden muss (⇒ Infektionsübertragung, Fibrinogenzufuhr).
- Verfahren zur **selektiven Elimination** pathogener Blutbestandteile sind u.a. die **Lipidapherese**, **Leukapherese**.

8.4 Transplantationsmedizin

Allgemeines

Definitionen

- **Autotransplantat** (autograft) ⇒ Übertragung von eigenem Gewebe von einem Ort zum anderen (z. B. Knochentransplantation)
- **syngenetisches Transplantat** (isograft) ⇒ Transplantation zwischen eineiigen Zwillingen
- **Allotransplantat** (homograft) ⇒ Gewebsübertragung zwischen genetisch nicht verwandten Mitgliedern derselben Spezies
- **Xenotransplantat** (heterograft) ⇒ Transplantate zwischen Mitgliedern verschiedener Spezies (z. B. Schweineherzklappen)

Immunreaktionen

- **Host versus graft** ⇒ Immunreaktion des Empfängers gegen das Transplantat vermittelt durch zytotoxische Lymphozyten und Antikörper
- **Graft versus host** ⇒ Immunreaktion des Transplantats gegen den Empfänger; bei Knochenmarktransplantation durch immunkompetente Zellen des Spenderknochenmarks

Die **chronische** Abstoßungsreaktion führt zu einem langsam progredienten Funktionsverlust des Transplantats (⇒ oft Retransplantation notwendig).

Tab. 8.3 Typen der Abstoßungsreaktion

Abstoßungsreaktion	Zeitpunkt der Schädigung	Pathomechanismus
• hyperakut	innerhalb von Minuten bis 48 Std.	präformierte zytotoxische Antikörper gegen Spenderantigene, Komplementaktivierung
• beschleunigt	2–5 Tage	Reaktivierung sensibilisierter T-Zellen
• akut	>5 Tage bis Wochen	primäre T-Zellaktivierung
• chronisch	>3 Monate	Störung der Spender-/Empfängertoleranz
• immunpathologisch	>3 Monate	immunpathologische Vorgänge, die Ursache der Transplantation waren

Histokompatibilitäts-(oder Gewebs-)Typisierung

Humane Leukozytenantigene, Gruppe A (**HLA**) lassen sich als sog. „Transplantationsantigene", die u. a. bei der Transplantatabstoßung von Bedeutung sind, durch **Gewebetypisierung in vitro** bestimmen.

Die **Immunantwort** auf diese Antigene ist der Hauptgrund für Abstoßungskrisen bei Organtransplantationen.

- **HLA** werden durch einen Genkomplex, der als (**M**ajor-) bzw. **Haupthistokompatibilitätskomplex** (MHC) bezeichnet wird und auf dem 6. Chromosom lokalisiert ist, kontrolliert.
- In der **Nomenklatur** werden die Allele nach dem Genort (z. B. HLA-A1, HLA-B5, HLA-Cw1, HLA-Dw1) benannt oder als **vorläufig definierte Allele** mit „w" bezeichnet.
- Die Antigene, die von den **A-, B- und C-Loci** kodiert werden, bezeichnet man als **Klasse-I-Antigene**.
- Die Genprodukte des **D-Locus** nennt man **Klasse-II-Antigene**.

Organtransplantation

Allgemeine Kontraindikationen für eine **Organtransplantation**

- nicht kurable **maligne** Erkrankungen

- **chronische Infekte** (u.a. Tuberkulose, Osteomyelitis, Bronchiektasen) ⇒ wegen postoperativer immunsuppressiver Therapie
- bestimmte **Systemerkrankungen** (z.B. Oxalose (Nierentransplantation), floride Vaskulitiden)
- nicht kooperativer Patient ⇒ z.B. Alkohol- oder Drogenabhängigkeit

Transplantationsvorbereitung

- **Labor** ⇒ Blutgruppenbestimmung, HLA-Typisierung, HIV-Test, Hepatitisserologie, CMV-Serologie
- **Fokussuche** ⇒ zahnmedizinische, HNO-ärztliche und ophthalmologische Untersuchung
- **Funktionsdiagnostik** ⇒ Lungenfunktion, EKG, Ergometrie, ggf. Koronarangiographie, Echokardiographie
- **bildgebende Verfahren** ⇒ Sonographie, Rö-Thorax, ggf. Thorax- bzw. Abdomen-CT
- ggf. psychologisches Gutachten ⇒ Motivation, Compliance, Suchtverhalten

Keine Organgewinnung bei bekanntem Malignom, Sepsis oder chronischen Infektionen!

- **„Cross match"** ⇒ **Empfängerserum + Spenderlymphozyten** („HLA" aus Milz, Lymphknoten)
- **Langzeiterfolg** hängt von der Gewebeverträglichkeit im HLA-System und vom Prozentsatz präformierter AK ab.

Nierentransplantation

Indikation

- dialysepflichtige Niereninsuffizienz beim Fehlen von Kontraindikationen

Lebertransplantation

Indikation

- **fortschreitende Leberzirrhose** beim Erwachsenen
- **Stoffwechselerkrankungen** mit progredienter Leberinsuffizienz (z.B. Morbus Wilson u.a.)
- progrediente **Leberinsuffizienz** bei Kindern (z.B. Gallengangsatresie)
- **akutes Leberversagen**
- **singuläre maligne Tumoren** der Leber **ohne** Metastasen

Bevorzugter Indikationszeitpunkt ⇒ bevor Bilirubin >7 mg%, Quick-Wert <50%, Albumin <1,8 g/dl, vor irreversibler Enzephalopathie, schweren Gerinnungsstörungen, exzessiver Katabolie, nicht beherrschbarem Aszites

Herztransplantation

Indikation

- rezidivierende, dekompensierte Herzinsuffizienz (z.B. dilatative Kardiomyopathie)
- therapierefraktäre KHK, Herzinfarkt mit größerem Myokarduntergang
- angeborene Vitien

Spezielle Kontraindikationen

- schwere pulmonale Hypertonie (Ind. f. Herz-Lungen-Transplantation), schwere Nierenerkrankung
- Lungenembolie in den letzten 4 Wochen

Pankreastransplantation

Indikation

- extrem instabiler Diabetes (sog. „brittle diabetes"), insulinpflichtiger Typ-I-Diabetes mit terminaler Niereninsuffizienz

Knochenmarktransplantation

Indikation
- nichtmaligne Stammzellerkrankungen (u. a. schwere aplastische Anämie)
- kombinierte Immundefekte
- maligne Stammzellerkrankungen (u. a. akute Leukämie, CML)
- Insuffizienz hämatopoetischer Stammzellen
- Schädigung lymphatischer Stammzellen (z. B. als Therapiefolge)

Vorbereitung
- bei **kombiniertem Immundefekt** ⇒ in der Regel keine spez. Vorbehandlung erforderlich, da das insuffiziente Immunsystem nicht in der Lage ist, das Transplantat abzustoßen
- bei **schwerer aplastischer** Anämie ⇒ immunsuppressive Vorbehandlung (z. B. Cyclophosphamid je 50 mg/kg an den Tagen 5, 4, 3 und 2 vor Transplantation oder Antithymozytenglobulin) erforderlich, ggf. in Kombination mit Lymphknotenbestrahlung
- bei **Leukämie** ⇒ immunsuppressive + intensive Chemo- und Strahlentherapie

Autologe Knochenmarktransplantation

- Das in einer Remissionsphase gewonnene, kryokonservierte **spendereigene Knochenmark** wird zur Wiederherstellung der Hämatopoese im Anschluss an eine hochdosierte (myeloablative) Chemotherapie **retransfundiert**.

Syngene Knochenmarktransplantation

- Spender ist eineiiges Zwillingsgeschwister.

Allogene Knochenmarktransplantation

- Nach der **allogenen Knochenmarktransplantation** siedeln sich die im **Spender-Knochenmark** enthaltenen Stammzellen des so weit wie möglich HLA-kompatiblen Spenders **in den Markräumen des Empfängers** an und produzieren dort Blut des Spenders.
- Die Übertragung immunkompetenter Zellen des Spenders mit dem Transplantat kann **eine Graft-versus-host(GvH)-Reaktion** auslösen.

Durchführung
- Das Knochenmark wird durch multiple Aspirationen vom **Beckenkamm** (0,5–1,5 l) entnommen, in heparinisiertem Gewebekulturmedium mehrfach filtriert und dem Empfänger intravenös infundiert.
- Die **kernhaltigen Zellen** lassen sich auch mit Hilfe eines Zellseparators von Plasma und Erythrozyten trennen, wenn das Knochenmark zur autologen Transplantation kryokonserviert wird.
- **Knochenmark** kann zur autologen Transplantation unter Zusatz von DMSO als Gefrierschutzmittel ohne Vitalitätsverlust in Flüssigstickstoff gelagert und ohne zusätzliche Separationsschritte infundiert werden.

Grundzüge der Nachbehandlung

Immunsuppression
- Prednisolon (initial 100–500 mg/d, nachfolgend alle 2 Wo. Reduktion um 2,5 mg, bis zur Erhaltungsdosis)
- **Ciclosporin A** (z. B. Sandimmun® initial 5–8 mg/kg KG/d p. o. oder 2–3 mg/kg/d i. v., nachfolgend 5 mg/kg/d p. o.). **Beachte** ⇒ wiederholte Blutspiegelbestimmungen erforderlich!
- **Azathioprin** (z. B. Imurek® 2 mg/kg/d)
- **Triple-Drug-Therapie** (Basistherapie) mit Cyclosporin oder Tacrolimus (Prograf®, FK 506) und Mycophenolat-Mofetil (CellCept®) oder Azathioprin und Steroide

- zur kurzfristigen **Akuttherapie** ⇒ Antithymozytenglobulin, Antilymphozytenglobulin, monoklonale Antikörper gegen T-Zellen (z.B. OKT 3)

Graft versus host disease (GvH-Krankheit)

Die **GvH-Krankheit** tritt innerhalb der ersten **3 Monate nach der Knochenmarktransplantation** bei mehr als einem Drittel der Patienten auf.

Akute GvH-Krankheit

Symptomatik

- Dermatitis, Hepatitis, Enteritis

Prophylaxe

- Kombination von **Methotrexat** (über kurze Zeit) und **Ciclosporin A**
- **bakterielle Dekontamination** (z.B. Darmflora)

Therapie

- **Prednisolon**
- bei Versagen ⇒ **Antithymozytenglobulin** oder **monoklonale Antikörper gegen T-Zellen**

Chronische GvH-Krankheit (> 100 Tage nach KMT)

Symptomatik

- **Haut- und Schleimhautveränderungen** (z.B. Lichen ruber planus, Sklerodermie Sicca-Syndrom)
- **Leber** ⇒ Hepatitis
- **Darm** ⇒ rezidivierende Diarrhö
- **chronische Lungengerüsterkrankungen**

Therapie

- Prednisolon und Ciclosporin A, ggf. Azathioprin

Hinweis

- Bis zum Erreichen einer vollständigen Immunkompetenz nach Knochenmarktransplantation können 1–2 Jahre vergehen. Sie kann bei Patienten mit chronischer GvH-Krankheit so lange ausbleiben, wie die GvH-Krankheit aktiv ist.
- **Infektionsprophylaxe** und rechtzeitige **Infektionsbehandlung** sind daher erforderlich.

Exkurs: Immunsuppressiva in der Transplantationsmedizin

Pharmakologische Mechanismen der immunsuppressiven Therapie
- Bindung an Immunophiline (Cyclosporin A, Tacrolimus, Rapamycin)
- Bindung an T-Zell-Rezeptoren (ALG/ATG, OKT3, Anti-IL-2-R)
- Hemmung der DNA-Synthese (Azathioprin, Cyclophosphamid)
- Hemmung der Guanosin-Nukleotidsynthese (Mycophenolat-Mofetil)
- Hemmung der Phospholipase A_2 (Glukokortikoide, z.B. Prednisolon)

Inhibitoren der Cytokinsynthese

- **Ciclosporin A** (Inhibition der Gentranskription von Il-2 und anderer Cytokine; behindert T-Zellaktivierung und Differenzierung)
  NW.: **Nephrotoxizität** (vor allem bei Kombinationstherapie), **Neurotoxizität**, **Hepatotoxizität** (vor allem bei vorgeschädigter Leber), gastrointestinale Beschwerden, **arterielle Hypertonie**, Dysmenor-

rhoe oder Amenorrhoe, Laborwerte: reversible Erhöhung der Blutfettwerte, Transaminasen und Retentionsparameter, Hyperglykämien (diabetogene Wirkung). Hyperkaliämie, Hypomagnesiämie, Anämie, Leukopenie, **Thrombopenie** möglich
- **Tacrolimus** (Hemmung der Aktivierung und Reifung von T-Zellen)

Proliferationshemmer
- **Azathioprin** (T-Zelldifferenzierung wird im Stadium der Zellproliferation durch antimetabolytische Wirkung im Purinstoffwechsel gehemmt)
  NW.: Knochenmarkstoxizität, allerg. Reaktionen, gastrointestinale Beschwerden, Schleimhautulzera, Hepatotoxizität, Cholestase, Neurotoxizität (Polyneuritis, Parästhesien, Vertigo), Polymyositis, arterielle Hypotonie, erhöhtes Risiko maligner Neoplasien, fibrosierende Alveolitis, Periarteriitis nodosa, Gelenkerkrankungen
- **Mycophenolat-Mofetil** (Antiproliferation durch antimetabolytische Wirkung im Purinstoffwechsel)

Glukokortikoide
- Prednisolon, Methylprednisolon (Hemmung der zellulären und humoralen Immunabwehr und der Makrophagenfunktion, u.a. Suppression der Interleukin-1-Produktion)
  NW.: Cushing-Syndrom, Hyperkortisolismus (siehe dort)

9 Infektionskrankheiten

9.1 Allgemeine Grundlagen

Infektion (lat. inficere = etwas hineintun, vergiften) bezeichnet die Ansiedlung und Vermehrung von Mikroorganismen in einem Makroorganismus. Sie kann **asymptomatisch** oder **symptomatisch** verlaufen.

Begriffe der Infektologie

- **primäre Infektion** ohne infektionsbegünstigende Faktoren
- **sekundäre Infektion** beim Vorliegen prädisponierender Faktoren
- **spezifische Infektion** durch obligat pathogene („spezifische“) Erreger, die ein typisches Krankheitsbild hervorrufen (z. B. Tuberkulose)
- **unspezifische Infektion** durch unspezifische Erreger mit dem Fehlen einer klinischen Spezifität und Erregerspezifität (z. B. unspezifischer Harnwegsinfekt)
- **nosokomiale Infektion** (=Krankenhausinfektion) durch Krankenhausaufenthalt (z. B. Urosepsis nach Prostatektomie)
- **rekurrierende Infektion** als **Reinfektion** (= erneutes Auftreten einer bestimmten Krankheit durch eine andere Erregerart als bei der Erstinfektion) oder als **Relaps** (= erneutes Auftreten einer bestimmten Krankheit durch den gleichen Erregerstamm wie bei der Erstinfektion)
- **Rezidive** bei latenter Infektionen mit **Erregerpersistenz**
- **exogene Infektion** durch Erreger von der Außenwelt (z. B. Schmierinfektion, Tröpfcheninfektion, sexuell übertragbare Infektionen, enteraler Infektionsweg)
- **endogene Infektion** durch physiologische oder pathologische Kolonisationsflora bei Abwehrschwäche (u. a. **endogene Reaktivierung** persistierender Erreger)
- **Monoinfektion** durch eine einzige Erregerart
- **Mischinfektion** durch verschiedene Erregerarten in einem Infektionsbezirk
- **Mehrfachinfektionen** durch verschiedene Erregerarten aus unterschiedlichen Infektionsbezirken
- **Superinfektion** durch eine zweite Infektion mit der gleichen oder einer anderen Erregerart

Begriffe der Epidemiologie

- **Epidemie** ⇒ gehäuftes, zeitlich **und** räumlich begrenztes Auftreten einer Infektionskrankheit in einer Bevölkerungsgruppe
- **Endemie** ⇒ gehäuftes, räumlich begrenztes, **aber** zeitlich nicht begrenztes Auftreten einer Infektionskrankheit in einer Region
- **Pandemie** ⇒ eine sich über Länder und Kontinente ausbreitende Epidemie
- **Kontagionsindex** ⇒ Verhältnis der manifest Erkrankten bezogen auf 100 nichtimmune Exponierte

Infektionsschutzgesetz und Meldepflicht

- **Seuche** bezeichnet das plötzliche Erkranken einer großen Anzahl von Lebewesen an einer schweren, ansteckenden Infektionskrankheit.

Siehe **Tabelle der meldepflichtigen Infektionskrankheiten** im Anhang.

Isolierung und Prävention

- Eine **strenge Isolierung** verhindert die Verbreitung von Infektionskrankheiten durch Kontakt oder auf dem Luftweg. Sie erfordert die Unterbringung im **Einzelzimmer auf einer Infektionsstation**, bei dem die Tür geschlossen bleibt, das Tragen von **Schutzkleidung** (u. a. Schutzkittel, Maske und Handschuhe) und Maßnahmen zur **Desinfektion**. Kontaminierte Gegenstände müssen vernichtet oder vor neuem Gebrauch desinfiziert werden.
- Bei der **Schutzisolierung** (umgekehrte Isolierung) wird demgegenüber ein infektionsanfälliger Patient vor Kontakt mit schädlichen Mikroorganismen geschützt.

Infektionsquellen

- **Luft** (z. B. virusbedingtes hämorrhagisches Fieber)
- **Wasser** (z. B. Hepatitis A, Poliomyelitis, Cholera, Typhus)
- **Boden** (z. B. Tetanus)

- **Vektoren** (z.B. Schlafkrankheit, Malaria, Chagaskrankheit, Gelbfieber, FSME)
- **Tröpfchen** (z.B. Pertussis, Masern, Röteln, Varizellen, Mumps, Neisseria meningitides)
- **Blut** (z.B. Hepatitis B, HIV, Lues)
- **Sekrete** (z.B. Tollwuterreger im Speichel)
- **Stuhl** (z.B. Hepatitis A, Poliomyelitis, Cholera, Typhus, Ruhr, Coxsackieviren)
- **Urin** (z.B. Zytomegalie, Mumps)

Bezogen auf die Gesamtzahl von **Mikroorganismen** können nur wenige Bakterien, Viren, Rickettsien, Chlamydien, Mykoplasmen, Pilze oder Protozoen Erkrankungen verursachen.

- Den meisten Infektionskrankheiten liegt eine **Gewebemanifestation** zugrunde, selbst wenn zusätzlich Toxine gebildet werden (z.B. Tetanus).
- Einige Erkrankungen werden vorrangig durch **Toxine**, die durch Mikroorganismen bereits außerhalb des Wirts gebildet wurden, verursacht (z.B. Lebensmittelvergiftung).

Mögliche Folgen einer Infektion

- **Mikroorganismen** werden durch Immunantwort **vernichtet** und können zu einer **Immunität** führen.
- Vermehrung der Mikroorganismen, Produktion toxischer Bakterienprodukte, überschießende entzündliche Reaktion ⇒ **Zellschädigung** bis zum **Exitus letalis**
- **chronische Infektion** durch langsame Erregervermehrung oder **Erregerpersistenz** (DNA-Integration von viralem Genom)

Symptomatik bei Infektionskrankheiten

- **Allgemeinsymptome** (Kopf- und Gliederschmerzen, Augendruck, Fieber, Schüttelfrost, Abgeschlagenheit)
- ggf. **Lymphknotenschwellungen, Splenomegalie**
- **Leitsymptome** der Haut und Schleimhäute (Exanthem, Enanthem, Ikterus), **pulmonale, kardiale, gastrointestinale, urogenitale** oder **meningeale Beschwerden**

Allgemeinreaktionen auf Infektionen

Hämatologische Manifestationen

- **Leukozytose** mit Linksverschiebung meist bei **bakterieller Infektion**
- **Neutropenie** bei Typhus, Brucellose, **Virusinfektionen**
- **toxische Granulation** (reversibles Auftreten von Zytoplasmagranula) in den Neutrophilen bei **Sepsis**
- Anämie bei schwerer Malaria (Hämolyse) oder bei Eisenverteilungsstörung (chronischer Infekt)

Kardiopulmonale Manifestationen

- Bei Fieber besteht meist eine **Verkürzung der Kreislaufzeit** mit Tachykardie und erhöhtem Schlagvolumen.
- Die **Herzfrequenz** kann bei bestimmten Infektionen auch **niedriger** sein, als es dem Temperaturverlauf entspricht (z.B. Typhus, Tularämie, Brucellose, Denguefieber).
- Meist besteht eine mäßig ausgeprägte **Hyperventilation** (⇒ respiratorische Alkalose), da für jedes °C über 37 °C der Sauerstoffverbrauch um etwa 13 % zunimmt.

Neurologische Manifestationen

- **Fieberkrämpfe**, Verwirrtheitszustände, Stupor und Koma bei schweren Infektionen mit **Hyperpyrexie**

Metabolische Manifestationen

- Durch das **Überwiegen diabetogener Hormone im Fieberzustand** kann beim latenten **Diabetiker** eine Hyperglykämie der erste Anhalt für eine Infektion sein. Es besteht ein ausgeprägter **Katabolismus** von Muskelproteinen.

Exkurs: Fieber

- **Fieber** ist bei Erwachsenen als Zunahme der Körpertemperatur auf **>37,8 °C** bei **oraler** oder von **>38,2 °C** bei **rektaler** Messung quantitativ definiert. Subfebrile Temperaturen liegen darunter.

- Bestimmte Viren, Bakterien, Endotoxine oder **exogene Pyrogene** können Peritoneal- und Alveolarmakrophagen sowie Zellen des Monozyten-Makrophagen-Systems zur Bildung von **Interleukin-1** anregen, das, u.a. über **Prostaglandin E_2** vermittelt, die Sensitivität des im Hypothalamus lokalisierten Wärmezentrums verändert.
- Die **Sollwertverstellung** der Körpertemperatur nach oben (Fieber) führt anfangs zu **Kältegefühl** (⇒ Schüttelfrost) mit peripherer Vasokonstriktion und beim **Fieberabfall** zu Gefäßerweiterung und Schweißausbruch.
- Der biologische **Sinn des Fiebers** im Rahmen einer Infektionskrankheit ist noch unklar. Einzelne Mikroorganismen (Gonokokken, Poliomyelitisviren) werden in ihrem Wachstum durch hohe Körpertemperaturen gehemmt. Diskutiert wird auch eine **temperaturabhängige Förderung der Interferonproduktion**, der **Lymphozytenproliferation** sowie einzelner Leukozytenfunktionen (**Phagozytoseaktivität**).
- Der **Fieberverlauf** kann **intermittierend** mit täglichen Temperaturspitzen, die von einer Rückkehr zur Normaltemperatur gefolgt sind, oder **remittierend** sein, wobei die Temperatur nicht zum Normalwert zurückkehrt.

Differentialdiagnosen des unklaren Fiebers (FUO = fever of unknown origin)

- **Infektionskrankheiten** sind die häufigste Ursache des Fiebers, gefolgt von **Immundefekten**, **Hämoblastosen**, **Neoplasien** (u.a. Lymphogranulomatose, Vorhofmyxom, Hypernephrom, Hepatome, Sarkome, Bronchial- und Pankreaskarzinome), **Kollagenosen** und **Autoimmunkrankheiten**.
- Zu den **Differentialdiagnosen des unklaren Fiebers** zählen auch **allergische Reaktionen**, **Granulomatosen** (u.a. Sarkoidose), **Endokrinopathien** (u.a. Hyperthyreose, Phäochromozytom, M. Addison), **Intoxikationen** (Blei- bzw. Thalliumintoxikation), **metabolische Störungen** (z.B. hepatische Porphyrie, Hyperkalzämie), **Drogenfieber** (mit und ohne Agranulozytose) rezidivierende Mikroembolien der Lunge, **Dehydratation** sowie resorptive und nekrotische Prozesse. Ein **vorgetäuschtes** Fieber ist auszuschließen (Temperaturmessung in Gegenwart des Arztes).
- Bei der **Septikämie** bestehen **intermittierendes Fieber**, Tachykardie, Splenomegalie, Leukozytose mit Linksverschiebung sowie eine Tendenz zur Anämie und Dysproteinämie.

Beachte

- **Tagesrhythmik** der Körpertemperatur ⇒ **Minimum** in den frühen Morgenstunden (axillar 36,0 °C; oral 36,2 °C; rektal 36,5 °C) und **Maximum** am späten Nachmittag (axillar 37,2 °C; oral 37,5 °C; rektal 37,8 °C). **Postovulatorisch** besteht ein mittlerer Anstieg der Körperkerntemperatur von 0,5 °C.
- **Ältere Patienten** und Alkoholiker können auch bei einer schweren Infektion fieberfrei bleiben!

Abb. 9.1

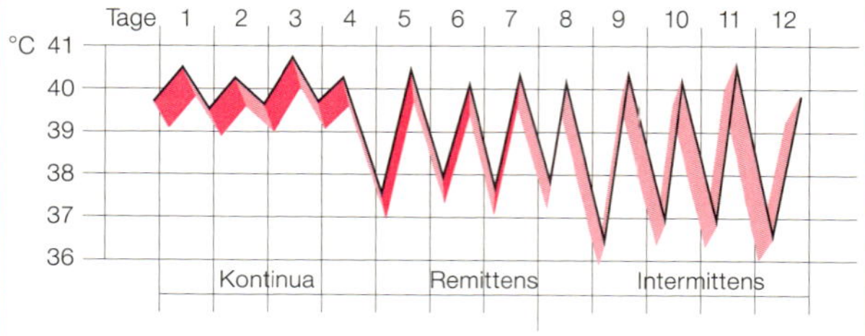

Fiebertypen

- Bei **vegetativer Labilität** kann eine erhöhte, im Tagesverlauf stark schwankende Körpertemperatur vorliegen.
- Eine bereits **eingeleitete Behandlung** kann zur Modifikation des Temperaturverlaufes führen.

Diagnostik bei Infektionskrankheiten

Anamnese

- frühere Infektionskrankheiten, Infektionen als Zweitkrankheit, **Tierkontakt**, **Auslandsreisen**, HWG-Person (Personen mit häufig wechselnden Geschlechtspartnern) ⇒ Partnermitbehandlung
- **vorausgegangene** diagnostische und therapeutische Eingriffe, Medikamenteneinnahme („drug fever"), immunsuppressive Therapie oder Chemotherapie

Körperliche Untersuchung
- **Inspektion**, **Palpation** und **Auskultation**
- **Organscreening** ⇒ u. a. Röntgenbefunde und sonographischer Befund

Labordiagnostik
- **Blutbild, Differentialblutbild, BSG, CRP**, **Immunelektrophorese**, Elektrolyte, Blutzucker
- **mikroskopische Analyse** von Untersuchungsmaterialien (Urin, Liquor u. a.)
- **Blut- und Liquorkulturen** zur Keimisolierung unter Berücksichtigung der Sauerstoffbedürfnisse (Aerobier, Anaerobier)
- **Antigennachweis** mittels ELISA (**e**nzyme **l**inked **i**mmuno**s**orbent **a**ssay) u. a. vor Keimisolierung aus Direktmaterial möglich (bekannter spezifischer Antikörper + unbekanntes Antigen (Keim) ⇒ Erregerdiagnose)
- **Keimisolierung**, ggf. **Gewebekultur** (z. B. Chlamydien, Virusarten) oder **Tierversuch** (z. B. Botulismus, Gasbrand, Tuberkulose), **Keimidentifizierung** und Antibiogramm
- molekularbiologische **Diagnostik** ⇒ Nachweis von Erreger-Nukleinsäure durch **Hybridisierungstechniken** oder **Polymerasekettenreaktion** (Erreger-DNA + Oligonukleotidprimer + DNA-Polymerase ⇒ Polymerasekettenreaktion)
- **Antikörpernachweis** (bekanntes Antigen + unbekannter Antikörper) mittels Komplementbindungsreaktion (KBR), ELISA, RIA (Radioimmunassay), Präzipitation ⇒ Nachweis spezifischer humoraler Antikörper oder einer signifikanten Titerbewegung

Elektrophoresebefunde bei entzündlichen Dysproteinämien
- **Akut-Phase-Reaktion** bei floriden Infekten ⇒ Vermehrung der α-Globuline, Verminderung der Albumine und des Präalbumins
- **chronisch entzündliche Dysproteinämie** ⇒ meist gleichmäßige Vermehrung der γ-Globulinfraktion; leicht reduzierte α-Globuline

Abb. 9.2

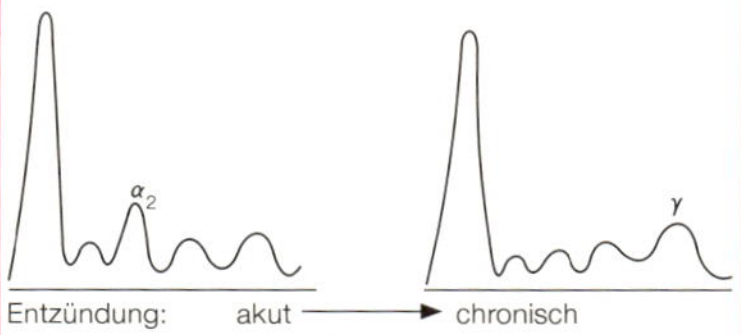

Elektrophoresebefunde bei akuter und chronischer Entzündung

C-reaktives Protein
- Das **C-reaktive Protein** ist ein **Akut-Phase-Protein**, das während einer **bakteriellen Infektion** vermehrt gebildet wird.
- Die Bezeichnung resultiert aus seiner Fähigkeit, das **C-Protein von Pneumokokken** zu binden. Es bindet aber auch an bestimmte Epitope anderer Bakterien und Pilze und spielt eine wichtige Rolle bei der Infektionsimmunität.
- **Bakteriengebundenes C-reaktives Protein** begünstigt die Anlagerung von Komplement, was zu einer erleichterten Phagozytose führt (Opsonierung).
- Bei viralen Infektionen steigt es nur gering über den Normwert (0,6 mg/dl), während für bakterielle Infektionen ein rasches Ansteigen auf Werte >5 mg/dl typisch ist.

Therapie

Symptomatische Maßnahmen
- Ausgleich des Wasser- und Elektrolytverlusts (**perspiratio insensibilis**↑ ⇒ 1l/d **+ 0,5 bis 1 Liter** je °C **>37°C**)
- **Energiebilanz** (Normalgewicht erhalten)
- **physikalische Maßnahmen** (kalte Wadenwickel und Eisbeutel ⇒ konvektive Wärmeabgabe)
- **Antipyretika**
  Insbesondere bei Erwachsenen mit **zerebrovaskulärer, kardialer** oder **pulmonaler Insuffizienz** sollte Fieber mit **Antipyretika** behandelt werden. Die begleitende **analgetische Wirkung** dieser Präparate lindert auch die Allgemeinsymptome.
  Präparate
  – **Acetylsalicylsäure** (z. B. ASS®, Aspirin® 2–3-mal 0,5–1,0 g/d per os oder Aspisol® in Einzeldosen von 0,5 g nach Wirkung i. v.)

- **Paracetamol** (z. B. ben-u-ron®, Treupel® P 2–3-mal 0,3–0,6 g/d per os)
- bei fehlendem Ansprechen auf o. g. Maßnahmen ⇒ **Metamizol** (z. B. Novalgin®, Norgesic® 3–4-mal 0,5–1,0 g/d)
- nichtsteroidale Antiphlogistika bei Erkrankungen des rheumatischen Formenkreises, Kollagenosen

Prinzipien der antiinfektiösen Therapie

- **vor** der Antibiotikatherapie ⇒ **Versuch** der **Erregerisolierung**
- wenn Antibiotikatherapie **nach 4 Tagen** nicht zur **Besserung** der klinischen Symptomatik führt ⇒ möglicherweise falsche Substanzwahl, spezielle Erregerlokalisation, Immundefekt des Patienten
- **unnötige Antibiotikatherapie** sofort **absetzen**!
- Auch im **Antibiogramm** können falsch positive oder falsch negative Ergebnisse auftreten (methodische Gründe)!
- **ungezielte antibiotische Therapie** (ex juvantibus) **nur im Ausnahmefall** (z. B. Infektion bei immunsupprimierten Patienten, Sepsis)

9.2 Bakterielle Infektionskrankheiten

Systemische Infektionen

Typhus abdominalis und Paratyphus

Erreger

Typhus abdominalis und **Paratyphus** sind en- oder epidemische Infektionskrankheiten, die durch **Salmonella typhi** bzw. **paratyphi** (Typ A, B, C) verursacht werden.
Paratyphen haben eine kürzere Krankheitsdauer und eine geringere Neigung zu Komplikationen. Allerdings treten postzyklische Folgeerscheinungen (z. B. Cholezystitis) häufiger auf.

Epidemiologie

- mehr als eine Million Menschen jährlich erkrankt, hohe Inzidenz in den Entwicklungsländern

Übertragungsweg

- fäkal-oraler Infektionsweg über **Dauerausscheider** (nur Menschen!)
- fäkal verunreinigte Nahrungsmittel, loses Speiseeis und nicht abgekochtes Trinkwasser in südlichen Ländern
- **Zielgewebe** ⇒ invasiver Befall des mononukleär-phagozytären Systems (Leber, Milz, Peyer-Plaques), fakultativ intrazellulärer Parasitismus

Pathogenese

- **Stadium I** (**Inkubationszeit** 7–28 (14–17) Tage) ⇒ **Erregerinvasion** (transiente, inapparente Bakteriämie) mit Absiedlung und Vermehrung der Erreger im mononukleär-phagozytären System
- **Stadium II** (Generalisation) ⇒ **erneute** (sekundäre) **Bakteriämie** mit Streuung in Organe
- **Stadium III** (Organmanifestation) ⇒ humorale Abwehrreaktion (Antikörperbildung, Opsonisierung), T-Zell-Aktivierung ⇒ **Granulombildung**, nekrotisch **einschmelzende Typhome** (⇒ u. a. Milz-, Darmruptur)

Symptomatik

Klinischer Verlauf

- **Stadium incrementi** ⇒ treppenförmiger Fieberanstieg, uncharakteristische Allgemeinsymptome (Kopfschmerzen, **Obstipation**, katarrhalische **Symptome**, Bronchitis)
- **Stadium acmes** (nach 1 Wo.) ⇒ **langsamer Fieberanstieg** und Entwicklung eines **Fieberkontinuums** (39–40°C), **relative Bradykardie** trotz Fieber, Bewusstseinstrübung (**typhos = Nebel**), Bauchschmerzen, Hepato-**Splenomegalie**, **linsengroße rötliche Herde** ⇒ **Roseola typhosa** am Rumpf (septische Absiedelungen; 50% d. F.), ggf. Bouveret-Ulkus am Gaumenbogen

Abb. 9.3

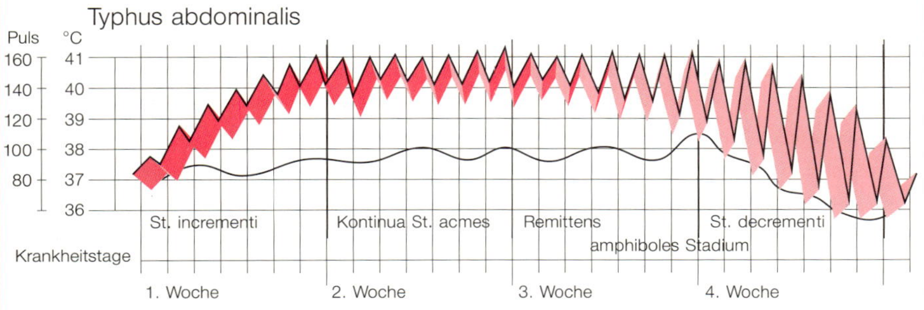

Puls- und Temperaturverlauf bei Typhus abdominalis

- **Stadium decrementi** ⇒ 7–14 Tage später (3.–4. Wo.) **erbsenbreiartige Diarrhö**, lytische Entfieberung (anfangs steile morgendliche Remissionen „amphiboles Stadium"), Beginn der Rekonvaleszenz
- **Komplikationen** ⇒ Darmblutung (3. Wo.), Darmperforation (3.–5. Wo.), Perforationsperitonitis, Milzruptur, Cholezystitis, Leberabszess, -nekrosen, Zystopyelitis, Bronchopneumonie, Osteomyelitis, Myokarditis, Meningitis, Salmonellenseptikämie, toxischer Kreislaufkollaps

Diagnostik

- **Inkubationszeit** ⇒ Erregernachweis im **Blut**
- **Stadium acmes** ⇒ Erregernachweis im **Blut**, oft **Leukopenie** mit Linksverschiebung und toxischer Granulation (bei Paratyphus auch Leukozytose möglich), rel. Lymphozytose
- **Stadium decrementi** ⇒ ab der 3. Krankheitswoche Erregernachweis **in Stuhl**, **Urin** und **Knochenmarkkultur** möglich, **Antikörperanstieg** ⇒ positive Widal-Reaktion

Therapie (14 Tage)

- Mittel der Wahl ist **Ciprofloxacin** (z. B. Ciprobay® 1,0–1,5 g/d)
- alternativ **Cefotaxim** (6 g/d) oder **Ceftriaxon** (2 g/d)
- **Sanierung von Dauerausscheidern**: **Ciprofloxacin** (2× 0,5–0,75g/d für 4 Wochen) oder **Ceftriaxon** (2g/d für 2 Wochen) oder **Cotrimoxazol** für 2–4 Monate (z. B. Bactrim®, Eusaprim® 2-mal 1 Tablette zu 0,16 g Trimethoprim und 0,8 g Sulfamethoxazol)

Bis zur Entfieberung vergehen durchschnittlich 5 Tage. In Entwicklungsländern wird oft **Chloramphenicol** (z. B. Paraxin® Kapseln, 30–50 mg/kg KG/d) zur Therapie eingesetzt.

Beachte

- **Bettruhe, Flüssigkeits- und Elektrolytausgleich**
- **keine** Salizylate ⇒ bei Typhus kein ausreichend antipyretischer Effekt, Blutungsneigung ↑
- **Rezidive** treten bei 10–20 % aller Fälle auf (bis zum 30. Tag); **Letalität** <1 %.
- **Dauerausscheider** (bis zu 5 % d. F.) scheiden 10 Wochen nach Krankheitsbeginn Salmonellen über Gallenflüssigkeit oder Dünndarm aus. Sie sind durch das zuständige **Gesundheitsamt** zu überwachen, über mehrere Wochen mit Ciprofloxazin zu behandeln und gelten als geheilt, wenn 10 Stuhlproben oder 3 **Duodenalsaftproben** keimnegativ sind.

Prophylaxe

- **oraler attenuierter Lebendimpfstoff** (z. B. Typhora L®) spätestens 10 Tage vor Reisebeginn
- **parenteraler Impfstoff** (z. B.Typhim Vi®) ⇒ länger anhaltender Impfschutz (3–5 Jahre)

Es besteht **Meldepflicht** bei Verdacht, Erkrankung und Tod. Der Patient ist zu isolieren (**Infektionsstation**), und seine Ausscheidungen sind zu desinfizieren.

Rickettsiosen

Erreger

Rickettsien sind obligat intrazelluläre, gramnegative, pleomorphe Bakterien.

Epidemiologie

- Bevorzugung ländlicher Bevölkerung in zoonotischen Endemiegebieten

Einteilung, Nomenklatur

- klassisches **Fleckfieber** ⇒ Flecktyphus, Brill-Zinsser-Krankheit (Spätrezidiv des epidemischen Fleckfiebers), endemisches Fleckfieber, Tsutsugamushifieber

- **Zeckenbissfiebergruppe** ⇒ Zeckenbissfieber, Rocky-Mountain-Fleckfieber oder Felsengebirgsfieber, Rickettsienpocken
- **Fünftagefieber** ⇒ Wollhynisches Fieber, Schützengrabenfieber
- **Q-Fieber** (engl. query) wird derzeit auch als eigenständige Erkrankungsgruppe geführt.

Übertragungsweg

- **Vektoren** sind Arthropoden (Läuse, Zecken, Milben u.Ä.); **Erregerreservoir** ⇒ Säugetiere, Mensch.
- Verdauungstrakt von Arthropoden ⇒ **Arthropodenbiß** oder Aufnahme von rickettsienhaltigem **Staub** über die **Schleimhäute**

  Zielgewebe
  - **Fleckfieber**- und **Zeckenbissfiebergruppe** ⇒ Gefäßendothelien
  - **Coxiella burnetii** ⇒ Lunge, Herz, Leber

Pathogenese

- **Fleckfieber-** und **Zeckenbissfieber-Gruppe** ⇒ Erregervermehrung in Gefäßendothelien ⇒ **Vaskulitis** ⇒ Organmanifestation (z.B. Exanthem, Gewebegangrän, Enzephalitis)
- **Coxiella burnetii** ⇒ **Inhalation** (Stalltiere, Heu) ⇒ lokale Vermehrung ⇒ Rickettsiämie ⇒ **Pneumonie** und **Hepatitis**

Symptomatik

Klinischer Verlauf

- **Fleckfieber** ⇒ **Inkubationszeit** 10–14 Tage ⇒ **hohes Fieber**, das 7–14 Tage andauert, **Zephalgie, Schwächegefühl**, Hypotension, **Exanthem** ab dem 4.–6. Tag (Aussparung von Gesicht, Fußsohlen und Handinnenflächen), gel. Splenomegalie, Zeichen einer Enzephalitis, lokalisierte Pneumonie, Ekchymose mit Gangrän. **Prognostisch ungünstig** sind Kreislaufkollaps und Niereninsuffizienz.
- **Zeckenbissfieber** ⇒ **Inkubationszeit** im Mittel 7 Tage ⇒ **hohes Fieber** (in schweren Fällen >14 Tage), **Zephalgie**, **Schwächegefühl**, Myalgie, **unproduktiver Husten**. **Exanthem** ab dem 4. Fiebertag mit petechialen Läsionen bis zu hämorrhagischen Flächen, gel. Zeichen der Enzephalitis, Hepatomegalie, lokalisierte Pneumonie. **Prognostisch limitierend** sind schwere Gewebsnekrosen und Kreislaufversagen.
- **Fünftagefieber** ⇒ **Inkubationszeit** 14–30 Tage ⇒ **hohes Fieber**, das 5–6 Tage andauert und mehrfach zurückkehrt, **Zephalgie,** Schwächegefühl, flüchtiges **Exanthem**, Arthralgien, Myalgie (Rücken- und Beinschmerzen), gel. Hepato- und Splenomegalie. **Ausheilung** meist nach 1 bis 2 Monaten
- **Q-Fieber** ⇒ **Inkubationszeit** im Mittel 19 Tage ⇒ **hohes Fieber** bis zu über 3 Wochen; ab der 2. Krankheitswoche ⇒ **atypische, interstitielle Pneumonie** mit unproduktivem Husten, **Zephalgie**, Arthralgien, Myalgien, granulomatöse **Hepatitis** (30 % d.F.), gel. Karditis, seltener Endokarditis, Meningoenzephalitis; **Letalität** <1 % (**beachte** ⇒ meist **kein** Exanthem!)

Diagnostik

- **Fleckfieber** ⇒ **serologischer Antikörpernachweis** (Weil-Felix-Reaktion durch Serumagglutinine gegen Proteus-Stämme, bei Zeckenbissfieber rel. unspezifisch), KBR, IFT, Erregernachweis im Speziallabor, Grampräparat, ggf. Tierversuch

Therapie

- **Tetrazyklin** (z.B. Hostacyclin® 0,5 g/8 h p.o.), **Doxycyclin** (z.B. Vibramycin®, Sigadoxin® 100 mg/12 h p.o.)
- Chloramphenicol als Reservemittel

Immunität

- **Fleckfiebergruppe, Fünftagefieber** ⇒ Rückfallerkrankung bei nachlassender Immunität
- **Zeckenbissfiebergruppe** ⇒ Kreuzimmunität zu anderen Spezies dieser Gruppe

Tab. 9.1 Rickettsienerkrankungen

Krankheit	Erreger	Geographische Verteilung	Arthropoden	Säugetier	Prinzipieller Übertragungsweg auf den Menschen
Fleckfiebergruppe					
Rocky Mountain spotted fever	*R. rickettsii*	Westliche Hemisphäre	Zecken	Wilde Nagetiere, Hunde	Zeckenbiss
Fièvre Boutonneuse	*R. conorii*	Afrika, Europa, Mittlerer Osten Indien	Zecken	Beuteltiere, wilde Nagetiere	Zeckenbiss
Queensland-zeckenbissfieber	*R. australis*	Australien	Zecken		
Nordasiatische Zeckenbissrickettsiosen	*R. sibirica*	Sibirien, Mongolei	Zecken	Wilde Nagetiere	
Rickettsienpocken	*R. akari*	USA, Russland Afrika	Milben	Hausmaus und andere Nagetiere	Milbenstich
Typhusfiebergruppe					
Murines Fleckfieber (endemisch)	*R. mooseri*	Weltweit	Flöhe	Kleine Nagetiere	Infizierte Flohfäzes werden in die Haut eingekratzt
Klassisches Fleckfieber (epidemisch)	*R. prowazekii* *R. canada*	Weltweit Nordamerika	Körperlaus Zecken	Menschen, Flugeichhörnchen	Infizierte Lausfäzes werden in die Haut eingekratzt
Brill-Zinsser-Krankheit	*R. prowazekii*	Weltweit	Wiederausbruch Jahre nach der ursprünglichen Attacke des klassischen Fleckfiebers		
Tsutsugamushi-Fieber	*R. tsutsugamushi*	Asien, Australien, Pazifische Inseln	Trombikulide Milben	Wilde Nagetiere	Milbenstich
Andere Rickettsienerkrankungen					
Q-Fieber	*C. burnetti*	Weltweit	Zecken	Kleine Säugetiere, Rinder, Schafe, Ziegen	Inhalation von trockenem infizierten Material

- **Q-Fieber** ⇒ Immunität, oft **stille Feiung** (Immunisierung nach unbemerkter Aufnahme von Keimen und Auseinandersetzung mit diesen)

Prävention

Vektorsanierung, ggf. Impfprophylaxe bei exponierten Personen

Meldepflicht
- **Fleckfieber** bei Verdacht, Erkrankung und Todesfall
- **Q-Fieber** bei Erkrankung und Todesfall

Brucellose

Erreger

Brucellen sind gramnegative, kokkoide, unbewegliche aerob wachsende Stäbchen.

- 4 **humanpathogene Arten** ⇒ Brucella abortus (⇒ M. Bang), melitensis (⇒ Maltafieber), suis und canis

Epidemiologie

- endemisch in Ländern mit Viehzucht, in Deutschland seltene Zoonose

Übertragungsweg

- **Erregerreservoir** Urogenitaltrakt von trächtigen Schafen, Rindern, Ziegen, lange Überlebenszeit in Milchprodukten
- Übertragung durch **Milchprodukte** (z. B. Milch, Schafs- und Ziegenkäse) oder Infektion über Hautverletzungen und Konjunktiva beim Umgang mit **Geweben** infizierter Tiere
- **Zielgewebe** ⇒ Zellen des monozytär-phagozytären Systems

Pathogenese

- primär Lymphknotenaffekt, danach granulomatöser Befall innerer Organe, intrazellulär überlebende Erreger in Makrophagen

Symptomatik

Klinischer Verlauf (⇒ akute, chronische und subklinische (90 %) Verlaufsformen)

- **Inkubationszeit** 1–3 Wochen (Maltafieber), 2 Wochen bis Monate (M. Bang)
- **Prodromalstadium** ⇒ Muskel-, Kopf- und Nackenschmerzen, Abgeschlagenheit, Anstieg der Körpertemperatur
- **Generalisationsstadium** ⇒ undulierendes Fieber über 1–5 Wochen im Wechsel mit 2–14tägigen Remissionen und erneuten wellenförmigen Fieberschüben, Lymphknotenschwellung, Splenomegalie, gel. Hepatomegalie, Arthritis, Spondylitis
- **Organmanifestationen** ⇒ Granulombildung u. a. in Lymphknoten, Milz, Leber und Gefäßen
- **Komplikationen** ⇒ Meningoenzephalitis, Orchitis, Endokarditis, Myokarditis, Cholezystitis, Leberabszess, Osteomyelitis
- Die Erkrankung hinterlässt eine langanhaltende Immunität. Letalität < 2 %

Diagnostik

- **Leukozytenzahl** normal oder ↓, relative oder absolute Lymphozytose
- direkter **Erregernachweis** aus Blutkulturen, Gewebebiopsiematerial, Sternalpunktat
- Agglutinationsreaktion mit Patientenserum (Brucellen-Widal), **KBR, ELISA**, Immunfluoreszenz
- **PCR** zur Spezifizierung und Biotypisierung von Brucella-Isolaten

Therapie (3–8 Wochen)

- **Tetracyclin** (z. B. Tetracyclin 4-mal 0,5 g/d) **+ Aminoglykosid** (z. B. Gentamicin 3-mal 40–80 mg/d) oder **Rifampicin** (2-mal 300 mg/d)
- alternativ Cotrimoxazol-Monotherapie
- bei **ZNS-Manifestation** ⇒ Cefotaxim in Kombination mit Rifampicin

Meldepflicht bei Erkrankung und Todesfall

Borreliose

Erreger (Gattung der Spirochäten)

- **Borrelia burgdorferi** ⇒ Lyme-Erkrankung
- **Borrelia recurrentis** ⇒ Rückfallfieber

Lyme-Erkrankung

Epidemiologie

- Erregerreservoir ⇒ Säugetiere (Nagetiere und Primaten)
- waldreiche Gebiete
- Vektoren sind Zecken (Ixodes ricinus), seltener Stechfliegen.

Pathogenese

- Infektion ⇒ kutane Ausbreitung (**Lymphadenosis cutis benigna**) ⇒ lymphohämatogene Dissemination ⇒ **Organbefall** (Haut, Herz, Nervensystem, Gelenke) ⇒ chronischer Infektionsprozess

Symptomatik

- Stadium I ⇒ **Erythema migrans, Lymphangiosis cutis benigna**
- Stadium II ⇒ **neurologische** und **kardiale** Manifestationen (oft AV-Block)
- Stadium III ⇒ **Arthritis, Akrodermatitis, Enzephalitis**, chronische Infektion der Haut (Acrodermatitis chronica atrophicans)

Diagnostik

Nachweis spezifischer Antikörper durch Immunfluoreszenz oder Westernblot; Erregernachweis durch Borrelien-PCR u. a. aus Urin, Liquor und Hautbiopsie möglich.

Therapie

- **Stadium I** ⇒ orale Therapie über 10–21 Tage mit **Doxycyclin** (2-mal 100 mg/d) oder **Amoxicillin** (3–4-mal 500 mg/d) oder **Erythromycin** (3–4-mal 500 mg/d) oder **Roxithromycin** (2-mal 150 mg/d)
- **Stadium II** und **III** ⇒ orale Therapie (30 Tage) mit **Doxycyclin** (2-mal 100 mg/d) oder **Amoxicillin** (4-mal 500 mg/d) bzw. **intravenöse Therapie** bei schwerer Organmanifestation über 2 bis 4 Wochen mit **Ceftriaxon** oder **Cefotaxim**

Abb. 9.4

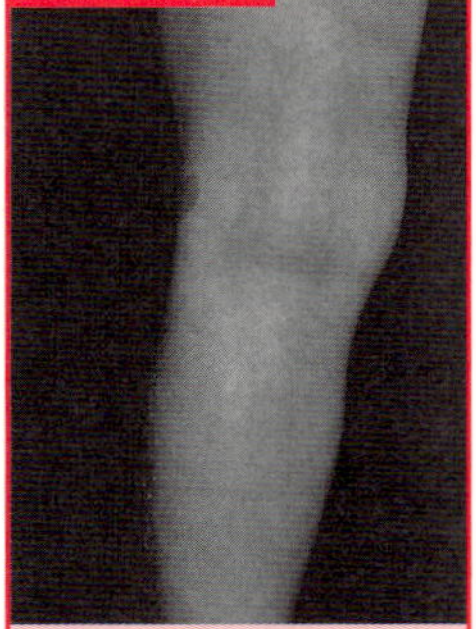

Erythema migrans (IMPP-Prüfungsabbildung)

Abb. 9.5

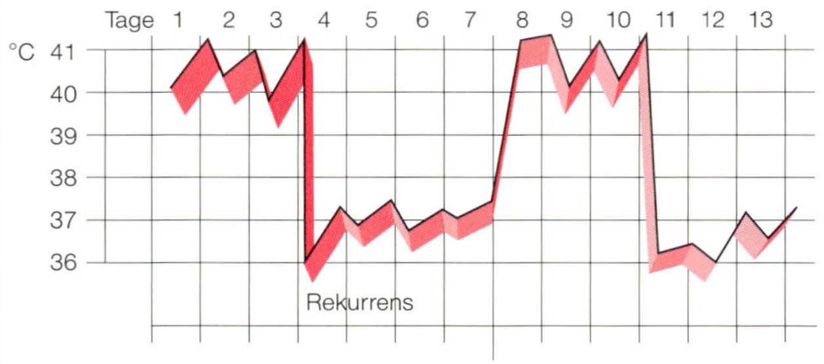

Rückfallfieber, Fieberverlauf

Rückfallfieber

Epidemiologie

- Erregerreservoire ⇒ Säugetiere (Nager und Primaten)
- Schlechte hygienische Verhältnisse
- Vektoren sind Läuse.

Pathogenese

- Borreliämie, Endotoxinproduktion ⇒ Fieber, Sequestrierung der Erreger in Organe ⇒ afebrile Periode, Antigenmodifikation ⇒ erneute Bakteriämie mit antigenetisch modifizierten Borrelien ⇒ zyklische Wiederholung dieses Vorgangs

Symptomatik
- nach einer **Inkubationszeit** von etwa **1 Woche** ⇒ **remittierendes Fieber**, Kopf-, Rumpf- und Gliederschmerzen, Hepatosplenomegalie, Petechien

Diagnostik
- **mikroskopische** Untersuchung eines nach Giemsa oder Wright gefärbten Blutausstrichs, **kultureller Nachweis** des Erregers

Therapie
Tetracyclin (z.B. Hostacyclin® 0,5 g/8 h p.o.)

Meldepflicht
- Rückfallfieber ⇒ Verdacht, Erkrankung und Tod
- Lyme Erkrankung ⇒ keine

Leptospirose

Erreger
- **Leptospira interrogans** (gramnegatives schraubenförmiges Bakterium), Serovar **icterohaemorrhagiae** (⇒ **M. Weil**), Serovar **canicola** (⇒ Kanikola-Fieber), Serovar **grippotyphosa** (⇒ Feld-, Schlamm-, Erntefieber)

Epidemiologie
- **Erregerreservoir** ⇒ Nagetiere und Säugetiere (Nierentubuli) und deren Harn
- **Infektionsquelle** ⇒ mit dem Urin infizierter Tiere kontaminiertes Wasser bzw. Aerosole

Pathogenese
- Erregeraufnahme über Haut bzw. Schleimhaut ⇒ Vermehrung in regionalen Lymphknoten ⇒ Bakteriämie ⇒ Absiedlung in Niere, Leber, ZNS ⇒ Endothelläsionen im Kapillarsystem

Symptomatik
Klinischer Verlauf (asymptomatische sowie leichte (Spontanheilung möglich) bis schwere Verläufe der Leptospirose je nach Serovar)

Abb. 9.6

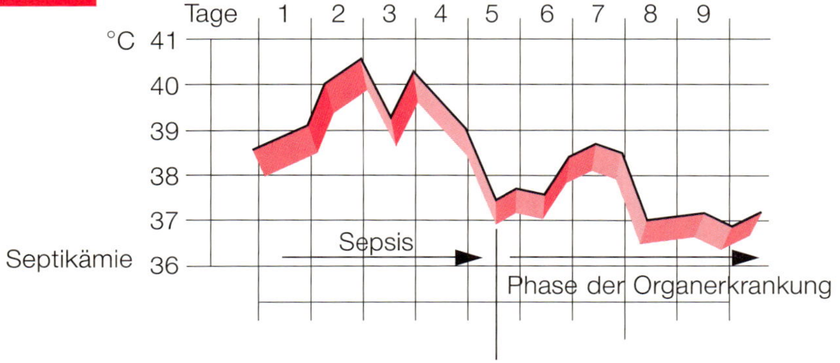

Leptospirose

M. Weil

- **Inkubationszeit** 7–13 Tage
- **Zweiphasiger Fieberverlauf** mit **abrupt** einsetzendem **hohem Fieber**, Schüttelfrost, Zepahlgie, Muskel-, Gelenk- und Wadenschmerzen, Konjunktivitis, Iridozyklitis, Exanthem in der ersten Fieberepisode (3–8 Tage) ⇒ **erneuter Fieberanstieg** mit rasch zunehmender **ikterohämorrhagischer** Symptomatik bis zum Multiorganbefall (Hepatitis, interstitielle Nephritis, Meningitis) mit Oligo-/Anurie und Meningitis

Diagnostik

- erste Krankheitswoche ⇒ Erregernachweis aus Blut und Liquor möglich
- ab der zweiten Krankheitswoche ⇒ Erregernachweis aus frischem Urin möglich
- ab Beginn der zweiten Krankheitswoche ⇒ Nachweis von agglutinierenden Antikörpern im Serum mit Komplementbindungsreaktion, Mikroagglutination oder Hämagglutinationslysisreaktion

Therapie (10–14 Tage)

- **nur frühzeitige** Antibiotikatherapie (1.–4. Krankheitstag) ist **effektiv**!
- **Präparate** ⇒ **Penicillin G** (120.000 IE/kg KG/d in 4 bis 6 Einzeldosen) über 10 Tage oder **Doxycyclin** (2,5–3 mg/kg KG/d)

Meldepflicht bei: Erkrankung und Tod

Bakterielle Enteritiden, Lebensmittelvergiftung

Allgemeines

Siehe auch Seite 307 ff.

Erreger

Bakterielle Enteritiden können durch **enterotoxinbildende** (u. a. enterotoxigener E. coli (**ETEC**), Staphylococcus aureus, Clostridium difficile et perfringens, Bacillus cereus, Vibrio cholerae) und **enteroinvasive** (u. a. Shigellen, E. coli, Enteritissalmonellen, Campylobacter sp., Yersinien) **Bakterienarten** verursacht werden. Die meisten „**Lebensmittelvergiftungen**" werden durch **Staphylokokken** oder **Salmonellen** verursacht.

Anamnese

- **Anamneseerhebung** unter Berücksichtigung einer mutmaßlichen **Exposition** (z. B. Tropenrückkehr, Anzahl erkrankter Personen, vorbestehende **Immunsuppression** oder HIV-Infektion)
- kurze **Inkubationszeit** (< 12 Stunden) bei Nahrungsmittelintoxikation

Spezielle Labordiagnostik

- **Stuhlproben** (an drei aufeinander folgenden Tagen) ⇒ **Erregernachweis** durch **Kultur** und **mikroskopischen Befund**
- **Toxinnachweis** (z. B. Botulismus)
- **serologische Untersuchungen**
- zusätzlich **Blutkulturen** bei septischem Temperaturverlauf

Therapie

- Elektrolyt- und Flüssigkeitsersatz
- Antibiotika **nur** bei schweren generalisierten Verlaufsformen oder zur Erregerelimination bei nachgewiesener bakterieller enteroinvasiver Infektion

Lebensmittelvergiftung durch Staphylokokkentoxin

Epidemiologie

- Pathogene Staphylokokken (S. aureus) kommen ubiquitär vor; das Enterotoxin ist hitzestabil (≥ 100 °C) und gelangt durch **kontaminierte Lebensmittel** in den Körper.

Klinischer Verlauf

- **Inkubationszeit** ⇒ 1 bis 6 Stunden
- **Symptomatik** ⇒ Nausea, Vomitus, Diarrhö, Abdominalkoliken, ggf. Fieber, Bauchdeckenspannung, Hypotension

Diagnostik

- Enterotoxinnachweis

Therapie

- selbstlimitierende Erkrankung, keine spezifische Therapie

Lebensmittelvergiftung durch Botulinustoxin (Botulismus)

- **Botulinustoxin** wird von **Clostridium botulinum** unter anaeroben Bedingungen vor allem in nicht ausreichend sterilisierten, mit Clostridium botulinum infizierten **Fleisch-, Fisch-** und **Gemüsekonserven** gebildet. In einigen Fällen entsteht eine typische **Gasbildung in Konserven**, die zur Auftreibung des Verschlussdeckels (Bombage) führt.
- Das akut toxische **Ektotoxin** ist durch 10–15-minütiges Erhitzen auf 100°C zerstörbar (**thermolabil**) und gilt als das gefährlichste neurotrope Gift. Die **letale Dosis** beträgt nach oraler Aufnahme etwa 0,01 mg (i. v. 0,003 mg). **Botulinustoxin** blockiert die Freisetzung von Acetylcholin an den cholinergen Synapsen.

Epidemiologie

- Die hitzeresistenten Sporen von **Clostridium botulinum** gelangen durch Kontamination in Nahrungsmittel, wo sie zur Vegetativform auskeimen, die das Exotoxin bildet.

Symptomatik

Klinischer Verlauf

- **Inkubationszeit** ⇒ 8 bis 16 Stunden
- **Anfangsstadium** ⇒ Nausea, Vomitus, Meteorismus und Diarrhö
- **nach 1–2 Tagen** ⇒ **motorische** und **vegetative Störungen** wie Akkommodationslähmung, Obstipation, **Augensymptome** (Akkommodationslähmung, Mydriasis, Anisokorie, abgeschwächte Lichtreaktion, Augenmuskelparesen ⇒ **Strabismus paralyticus**, Diplopie), Oberlidptose, Vertigo und Zephalgie, Muskelschwäche, **Schluckstörungen**, **Sprechschwierigkeiten**, Speichelsekretionsstörung, **Trockenheit der Schleimhäute** sowie Durst
- **Endstadium** ⇒ Tod durch Atemlähmung infolge akuter Obstruktion der Luftwege, Herzstillstand

Diagnostik

- **Toxinnachweis** im Patientenserum und kontaminierten Lebensmitteln, Tierversuch

Therapie

- **Respiratortherapie** bei Zeichen der Ateminsuffizienz
- **Elimination des Toxins** durch Magenspülung, Abführmittel und Einläufe
- **frühzeitige Gabe von** trivalentem **ABE-Antitoxin** nach konjunktivaler oder subkutaner Testung (Antitoxin kann bei Sensibilisierung einen anaphylaktischen Schock auslösen)

Prognose

- Mortalität ca. 10 %, bei hospitalisierten Patienten etwa 2 %

Salmonellose (Enteritissalmonellose)

Erreger

- **Salmonella typhimurium, Salmonella enteritidis**

Epidemiologie

- häufigste bakterielle Gastroenteritis-Lebensmittelinfektion (u. a. Geflügel, Eier, Speiseeis, Muscheln)
- **Infektionskette** ⇒ Futtermittel — Geflügel — Eiprodukte — Mensch; auch Schmierinfektion möglich

Symptomatik

Klinischer Verlauf

- **Inkubationszeit** ⇒ 6 bis 48 Stunden
- **Symptomatik** ⇒ Abdominalkoliken und wässrige Diarrhö + Nausea und Vomitus
- **Komplikationen** ⇒ Septikopyämien mit Organbeteiligung (Endokarditis, Meningitis, Pleuritis, Osteomyelitis, reaktive Arthritis, Cholezystitis), hypovolämischer Schock

Diagnostik

- Erregernachweis im Stuhl bzw. Lebensmittel
- nach kultureller Anzüchtung ⇒ biochemische und serologische Identifizierung des Erregers (Untersuchungsdauer für die Verdachtsdiagnose beträgt einen Tag).

Therapie

- primär symptomatisch (Siehe Seite 308)
- **Beachte** ⇒ **antibiotische Therapie** ist **nur** bei **Septikopyämie** oder bei gleichzeitig bestehender Immunsuppression indiziert, da sie die **Ausscheidungsdauer von Salmonellen im Stuhl verlängert** und das benigne Krankheitsbild kaum beeinflusst.
- Mittel der Wahl ist dabei **Ciprofloxacin** (2-mal 500 mg/d) oder **Ofloxacin** (2 × 0,4 g/d) über mind. 14 Tage, alternativ Cotrimoxazol oder Amoxicillin.

Meldepflicht bei Verdacht, Erkrankung, Tod, Dauerausscheidern

Cholera

Erreger

Vibrio cholerae und **V. parahaemolyticus** (**El Tor**) sind fakultativ anaerobe, gramnegative, unipolar begeißelte Stäbchen. Zusätzlich gibt es mehrere Bio- oder Serovarietäten und verwandte Vibrionen. Die Erreger der **Cholera asiatica** (Vibrio cholerae) bilden Enterotoxin, einige Stämme (El Tor) auch Hämolysin. Cholera-Vibrionen bleiben im Wasser bis zu einer Woche infektiös, sind aber empfindlich gegen Austrocknung.

Epidemiologie

- Die Erreger leben im **Dünndarm des Menschen** (= Wirt, auch gesunder Dauerausscheider).
- **Übertragung** durch **fäkal** kontaminiertes Wasser oder Lebensmittel
- **Cholera** kommt **endemisch** und **epidemisch v. a.** in Asien (Indien, Indonesien), Afrika und südamerikanischen Ländern (z. B. Peru) vor.
- Biotyp **V. El Tor** verdrängt Biotyp **V. cholerae** und weist eine geringere Letalität als dieser auf.

Pathogenese

- **Erreger** ⇒ Anheftung an Dünndarmepithelzellen (Zielgewebe) ⇒ Produktion von Choleratoxin ⇒ **Blockade des Gs-Regulatorproteins der intestinalen Adenylzyklase** ⇒ intrazellulärer cAMP-Spiegel ↑ ⇒ „aktivierte Ionenpumpe" ⇒ Hypersekretion mit massivem isotonischem Flüssigkeitsverlust über die Dünndarmepithelien ⇒ Hypovolämie

Symptomatik

Klinischer Verlauf (milde bis letale Formen bekannt)

- **Inkubationszeit** ⇒ Stunden bis 5 Tage
- **Krankheitsbild** ⇒ **wässrige Diarrhö** („Reiswasserstühle" bis zu mehr als 10 l/d), Vomitus und Darmkrämpfe, **Hypothermie** (bis 20 °C) ⇒ **Hypovolämie** ⇒ Exsikkose (Kahnbauch, Oligurie, Tachykardie), Durst, Muskelkrämpfe, **Hypotonie** ⇒ **Kreislaufinsuffizienz**, Anurie mit finaler Urämie
- Letalität der unbehandelten schweren Cholera ⇒ 50 %

Diagnostik

- **Stuhlprobe**, **Duodenalsaft** oder Rektalabstrich in geeigneten Medien (1 %ige Peptonlösung) rasch ins Labor transportieren (cave Austrocknung!) ⇒ mikroskopischer oder serologischer Erregernachweis

Therapie

Rehydratation und Ausgleich des Elektrolytverlustes

- in den ersten Krankheitstagen und zur Erregerelimination ⇒ **Doxycyclin, Furazolidon** (Erwachsene 100 mg p.o. 2×/d für 72h) oder **Norfloxacin** (Erwachsene 400 mg p.o. 2×/d).

Prophylaxe

- aktive Impfung
- z. B. oraler Lebendimpfstoff (Orochol Berna®)
- Schutzwirkung vor schwerer Erkrankung etwa 6 Monate

Meldepflicht bei Verdacht, Erkrankung und Tod

Yersiniose

Erreger

- **Yersinia enterocolitica**, Serotyp 0:3 und 0:9 (Y. pseudotuberculosis)

Epidemiologie

- Infektionsquellen sind Tiere (Zooanthroponose), Infektion durch Lebensmittel (Fleisch).

Symptomatik

Klinischer Verlauf

- **Inkubationszeit** ⇒ 3 bis 7 Tage
- **Verlaufsformen**
  - **akute Enteritis** mit blutiger Diarrhö, kolikartigen Bauchschmerzen
  - **akute terminale Ileitis** (⇒ **Pseudoappendizitis**), **Lymphadenitis mesenterialis**
- **Komplikationen** ⇒ reaktive Arthritis (oft bei HLA-B-27-positiven Personen), **Erythema nodosum, Sepsis**

Diagnostik

- **Erregernachweis** aus dem Stuhl, exstirpierter Appendix oder Lymphknoten
- serologische Diagnostik (Agglutininreaktion/Widal-Reaktion)
- **PCR** zur Spezifizierung und Biotypisierung von Yersinien

Therapie

- **symptomatisch**
- **in schweren Fällen** ⇒ **Tetracycline**, Doxycyclin, Cotrimoxazol oder Gyrasehemmer (Ciprofloxacin, Ofloxacin)

Meldepflicht bei enteritischer Erkrankung

Campylobacter-Enteritis

Erreger

- gramnegative **Campylobacter** jejuni (et coli)

Epidemiologie

- **Erregerreservoir** ⇒ Wild- und Haustiere
- Übertragung auch durch **Nahrungsmittel** (Milch, Trinkwasser)

Symptomatik

Klinischer Verlauf

- **Inkubationszeit** ⇒ 2 bis 11 Tage
- **Krankheitsbild** ⇒ **blutige Diarrhö** mit Schleimbeimengungen, Fieber, Vomitus, kolikartigen Bauchschmerzen
- **Komplikationen** ⇒ Abszesse, reaktive Arthritis, Synovitis, Karditis, Cholezystitis, Thrombophlebitis, Salpingitis

Diagnostik

- **Erregernachweis** aus Blut (Septikämie) und Stuhl, serologische Widal-Reaktion, KBR, modifizierter indirekter Immunfluoreszenztest, ELISA-Test oder durch Nukleinsäurenachweis (**PCR**)
- Erregerausscheidung kann persistieren.

Therapie

- symptomatisch
- nur **in schweren Fällen** ⇒ **Erythromycin** oder **Azithromycin**, (500 mg/d p.o. für 3 Tage) bzw. **Ciprofloxacin** (500 mg/d p.o. für 5 Tage); Patienten mit extraintestinalen Infektionen sollten über 2–4 Wochen behandelt werden.

Meldepflicht bei Verdacht, Erkrankung, Tod

Reisediarrhö

Erreger

- selbstlimitierende Erkrankung **meist** durch ein **thermolabiles Toxin** von enterotoxinbildenden E. coli (**ETEC**), auch andere Erreger wie Shigellen, Enteroviren als Auslöser möglich

Symptomatik

Klinischer Verlauf

- **Inkubationszeit** ⇒ 1 bis 4 Tage
- **Krankheitsbild** ⇒ **Diarrhö,** Nausea, Vomitus, gelegentlich Fieber, kolikartige Bauchschmerzen
- **Komplikationen** ⇒ Dehydratation ⇒ Kreislaufinsuffizienz

Diagnostik

- **Erregernachweis** aus Stuhl oder Erbrochenem
- serologische Untersuchungen

Therapie

- symptomatisch (Siehe Seite 308 ff.)
- nur **in schweren Fällen ⇒ Trimethoprim-Sulfamethoxazol** (z.B. Bactrim® forte) oder Doxycyclin (z.B. Vibramycin®)

Escherichia-coli-Enteritis

Erreger

- enteropathogene E. coli (**EPEC**) = Säuglingsenteritis
- enterotoxinbildende E. coli (**ETEC**) = häufigster Erreger der Reisediarrhö
- enteroinvasive E. coli (**EIEC**) = Coliruhr
- enterohämorrhagische E. coli (**EHEC**) = hämorrhagische Kolitis

Epidemiologie

- ubiquitäre Verbreitung, fäkal-oraler Übertragungsweg, Lebensmittel, Trinkwasser
- bei **EHEC ⇒ Übertragung durch infizierte Wiederkäuer (v.a. Rinder)** ⇒ Milchprodukte, rohes Fleisch

Symptomatik

Klinischer Verlauf

- **Inkubationszeit** ⇒ 12 Stunden bis 4 Tage
- **Krankheitsbild** ⇒ wässrige Diarrhö, Nausea, Vomitus
- bei **EHEC der Serogruppe 0157** ⇒ wässrig-blutige Diarrhö; Gefahr des **hämolytisch-urämischen Syndroms** sowie der **thrombotisch-thrombozytopenischen Purpura (TTP)** wenige Tage nach Beginn oder kurz nach Besserung der Durchfälle.
- **Enterohämorrhagische Escherichia coli** (EHEC)-Bakterien werden durch ihre Fähigkeit zur Bildung sog. **Shigatoxine** (Shiga-like-Toxine bzw. Verotoxine) charakterisiert und daher auch als Shiga-Toxin bildende E. coli (**STEC**) bzw. Verotoxin-bildende E. coli (**VTEC**) bezeichnet.
- Die Shigatoxine binden an spezielle Zellwandrezeptoren (Gb_3 und Gb_4) des kapillären Endothels und blockieren dort die Proteinsynthese. Dies führt zum schnellen Zelltod und damit zu kapillären **Endothelschäden**.

Diagnostik

- Erregernachweis im Stuhl, serologische Untersuchung auf Antikörper (z.B. gegen das O157 LPS, O26 LPS) durch **ELISA; Stx-Direktnachweis: PCR-Nachweis** von Shigatoxin-Genen oder Nachweis der Shigatoxine mit ELISA-Techniken

Therapie

- symptomatisch. Eine antibakterielle Chemotherapie (z.B. Gyrasehemmer) ist im Allgemeinen **nicht** angezeigt, da sie die Bakterienausscheidung verlängern kann und zur Stimulierung der Toxinbildung führt.

Meldepflicht bei Erkrankung

Shigellenruhr

Erreger

Shigella flexneri und **Sh. sonnei** in Mitteleuropa; **Sh. dysenteriae et boydii** in den Tropen; seltener **Sh. dysenteriae**

Epidemiologie

- fäkal-oraler Übertragungsweg von Mensch zu Mensch oder über Lebensmittel (Milch, mayonnaisehaltige Salate) und Wasser
- Erregerreservoir ist der Mensch (u. a. symptomlose Ausscheider); die Erkrankung hinterlässt keine Immunität.

Symptomatik

Überwiegend resultiert eine **fibrinöse ulzeröse Kolitis** mit blutig-schleimig-eitrigen Durchfällen.

Klinischer Verlauf

- **Inkubationszeit** ⇒ 1 bis 7 Tage
- **Krankheitsbild** ⇒ **kolikartige Bauchschmerzen**, Nausea, Vomitus, **schmerzhaft-spastische Stuhlentleerungen** (=**Tenesmen**), anfangs **wässrige**, später **blutig-schleimig-eitrige** Diarrhö („Johannisbeergelee") bis zu 40-mal/d, **Fieber**, oft abortive Verläufe
- **Komplikationen** ⇒ **Darmperforation** mit konsekutiver Peritonitis, toxisches Megakolon, Schocksymptomatik mit Exsikkose vor allem bei alten Patienten und Kindern, **Shigellen-Rheumatoid** (seröse asymmetrisch auftretende Arthritis der großen Gelenke oft mit Reiter-Syndrom)

Diagnostik

- **Erregernachweis** aus Stuhlkultur oder Rektalabstrich (Erreger sind im Unterschied zur Cholera eingetrocknet haltbar!)
- Zur **Aufdeckung von Infektionsquellen** wird für Sh. sonnei und Sh. flexneri eine Biochemotypie und genotypische Identifizierung im Nationalen Referenzzentrum für Salmonellen und andere Enteritis-Erreger des Robert-Koch-Instituts empfohlen.
- **Koloskopie** ⇒ geschwollene, mit fibrinösen Belägen bedeckte Schleimhaut mit z. T. ulzerösen Veränderungen

Therapie

- symptomatisch
- Wegen der hohen Infektiosität und der destruierenden Kolitis sollten die Patienten entweder mit **Cotrimoxazol** oder **Ampicillin** über 5 Tage behandelt werden; alternativ: Gabe von **Ofloxacin** oder **Ciprofloxacin**
  Antibiotika verkürzen die Krankheitsdauer (vorher Antibiotikatestung!).

Meldepflicht bei Verdacht, Erkrankung, Tod, Dauerausscheidern

Pseudomembranöse Kolitis (Clostridium difficile)

Epidemiologie

- **Clostridium difficile** ist ubiquitär verbreitet im Boden sowie im Darm von Tier und Mensch. Etwa 2 % der Erwachsenen in Europa sind symptomlose Träger.
- Clostridium difficile ist nicht gewebsinvasiv.

Als **Nebenwirkung einer Antibiotikatherapie** kann eine durch den **Toxinbildner Clostridium difficile** ausgelöste **pseudomembranöse Kolitis** auftreten.
Insbesondere Patienten in postoperativem Zustand, mit dialysepflichtiger Niereninsuffizienz und Malignomen unter Radio- und Chemotherapie sind hiervon betroffen.

Pathogenese

Ampicillin und andere β-Laktamantibiotika, Lincosamide (Lincomycin, Clindamycin) ⇒ Störung der intestinalen Flora ⇒ **Virulenz von C. difficile**↑ ⇒ **Exotoxinproduktion** (Toxin A und B) ⇒ pseudomembranöse Kolitis durch zytopathischen Effekt und Veränderung des Zytoskeletts der Enterozyten ⇒ Permeabilität der Interzellularspalten ↑ ⇒ Darmsekretion ↑

Symptomatik
- wässrige, teilweise blutige Diarrhö ⇒ Volumenmangel und Elektrolytverlust
- Nausea, Tenesmen, geblähtes Abdomen
- Fieber, Tachykardie

Diagnostik
- **Laborwerte** ⇒ Leukozytose, Anämie, Hypalbuminämie (intestinaler Eiweißverlust)
- **Endoskopie des Dickdarms** (Rektosigmoidoskopie)
  - **Schweregrad I** ⇒ diskrete fokale Epithelnekrosen, Fibrin- und Granulozytenbeläge
  - **Schweregrade II und III** ⇒ Nachweis typischer Pseudomembranen
- **Nachweis von C. difficile** und **seiner Toxine** im Stuhl

Differentialdiagnose
Differentialdiagnostisch abzugrenzen sind:
- antibiotikaassoziierte Diarrhö **ohne Kolitis**
- pseudomembranöse Kolitis auch nach **Goldtherapie** oder bei **Infektion** mit Staph. aureus, Amöben und Shigellen

Therapie
- **Absetzen** des auslösenden Antibiotikums
- bei zwingender Indikation (z.B. Sepsis) ersatzweise Gabe von **Antibiotika mit geringem Risiko für pseudomembranöse Kolitis** (vorrangig Metronidazol, Teicoplanin oder Vancomycin)
- symptomatische Therapie
- **Vancomycin** (z.B. Vancomycin Lilly® Enterocaps 4-mal 250–500 mg/d per os) bei C. difficile

Rezidivrate nach Therapie ⇒ 25 % innerhalb eines Monats

Tab. 9.2 Bakterielle Lebensmittelvergiftung

Toxinbildender Erreger	B. cereus	C. perfringens	Staph. aureus
kontaminierte Lebensmittel	Getreide, Reis pflanzl. Produkte	Fleisch, Fisch Backwaren	Fleisch, Milchprodukte Backwaren
Erkrankungsdauer	12–24 h	12–24 h	6–12 h
Vomitus	++	+	+++
Diarrhö	++	+++	++
Kollaps	+	+	+++

Enteritiden ohne Erregernachweis

In mehr als der Hälfte aller Enteritiden gelingt der Erregernachweis bei akuten Durchfallerkrankungen nicht.
- **Leichte Verlaufsformen** erfordern keine aufwendige Diagnostik, da sie in der Regel **innerhalb kurzer Zeit selbstlimitierend** sind. Auf einen Ausgleich verlorener Flüssigkeit und Elektrolyte ist zu achten!
- Bei **schwerem Verlauf** mit anhaltendem Fieber, Exsikkose und blutigen Stühlen ist eine umfangreiche Labordiagnostik einschließlich **bakteriologischer Untersuchungen** und **Bestimmung serologischer Parameter** angezeigt. Zusätzlich kann eine **Sigmoidoskopie** in Verbindung mit **Schleimhautbiopsie** weiteren Aufschluss über die Krankheitsursache geben.
- Bei bakteriellen **Nahrungsmittelvergiftungen** ist die Krankheitsursache primär in der Aufnahme des vom Bakterium bereits im Lebensmittel produzierten Toxins zu sehen, so dass ein Erregernachweis beim Patienten in der Regel nicht gelingt.

Infektionen des Respirationstrakts durch obligat pathogene Bakterien

Abb. 9.7

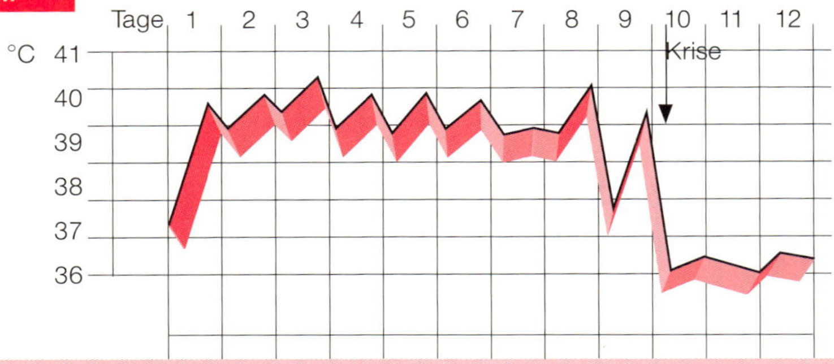

Fieberverlauf bei Pneumonie

Ornithose (Psittakose)

Erreger

- **Chlamydia psittaci =** Erreger der Papageienkrankheit (Psittakose)

Epidemiologie

- Wirte ⇒ **Vögel** scheiden den Erreger mit der Faeces aus.
- **Übertragung** durch Inhalation von chlamydienhaltigem Staub, seltener durch Vogelbiß oder von Mensch zu Mensch

Symptomatik

Klinischer Verlauf

- **Inkubationszeit** ⇒ 3–21 Tage
- **Krankheitsbild** ⇒ hohes Fieber, Schüttelfrost, starke Zephalgie, Epistaxis, **atypische/interstitielle Pneumonie** mit trockenem Reizhusten und/oder blutig tingiertem Expektorat (oft unauffälliger Auskultationsbefund!), septische Verlaufsform mit (Hepato-)Splenomegalie
- **Komplikationen** ⇒ ZNS-, Leber- oder Herzbeteiligung (Perikarditis, Myokarditis)

Diagnostik

- **Laborbefunde** ⇒ BSG↑, leichte Leukopenie, Eosinopenie, Transaminasen↑, transitorische Proteinurie und Mikrohämaturie
- **Antikörpernachweis** durch KBR nach 10 Tagen; PCR-Nachweis in Speziallaboratorien

Therapie

- **Doxycyclin** (2-mal 100 mg/d), **Erythromycin** 4-mal 500 mg/d) oder Chinolone bis 14 Tage nach Entfieberung

Prognose

Sterblichkeit ohne Therapie 20–40 %; mit Therapie etwa 1 %

Meldepflicht bei Verdacht, Erkrankung, Tod

Infektionen durch Chlamydia pneumoniae

Erreger
- **Chlamydia pneumoniae**, früher Laborkürzel TWAR

Epidemiologie
- Durchseuchung bei Erwachsenen in den westlichen Ländern durchschnittlich 50%; gelegentlich monatelange **Erregerpersistenz**

Symptomatik
- Sinusitis, Pharyngitis, Bronchitis, **atypische Pneumonie**

Diagnostik
- **Antikörpernachweis** durch KBR; PCR-Nachweis in Speziallaboratorien

Therapie
- **Clarithromycin** (z.B. Klacid® 250–500 mg alle 12 h per os), **Doxycyclin** (2mal 100 mg/d) oder Chinolone bis 14 Tage nach Entfieberung

Meldepflicht bei Verdacht, Erkrankung, Tod

Mykoplasmainfektionen

Erreger
- **M. pneumoniae**, **zellwandlose** Bakterienart, daher **Resistenz** gegen Penicilline, Cephalosporine

Epidemiologie
- **Erreger** ⇒ weltweit extrazellulär auf Schleimhautzellen verschiedener Wirtsspezies
- **Übertragung** durch Tröpfcheninfektion (**M. pneumoniae**) ⇒ Infektionen von Ziliarapparat und Epithelzellen mit peribronchialem entzündlichen Infiltrat aus Lymphozyten und Plasmazellen

Pathogenese
- **Virulenzfaktoren** ⇒ H_2O_2-Bildung auf Flimmerepithelzellen durch M. pneumoniae

Symptomatik
Klinischer Verlauf
- **Inkubationszeit** ⇒ 12–20 Tage
- **Krankheitsbild** ⇒ **mehrtägiges** grippales **Prodromalstadium**, Abgeschlagenheit, **atypische Pneumonie** mit trockenem Husten, Zephalgie, gel. auch Otalgie (Entzündung des Trommelfells), **extrapulmonale Manifestationen** betreffen den Gastrointestinaltrakt (Nausea, Vomitus, Diarrhö), Muskulatur und Skelettsystem (Myalgie, Arthralgie, Arthritis), selten neurologische Symptome und Hauterscheinungen (Erythema exsudativum multiforme).
- **Komplikationen** ⇒ Meningoenzephalitis, Myokarditis, hämolytische Anämie

Diagnostik
- Laborwerte ⇒ BSG↑, oft Kälteagglutinine, gelegentlich leichte Granulozytose

Abb. 9.8

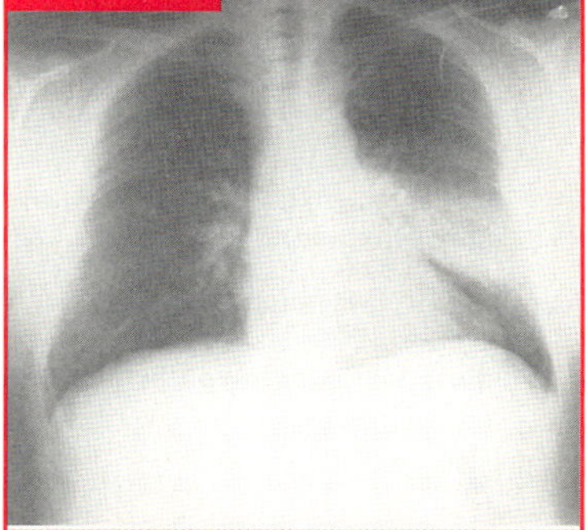

IMPP-Prüfungsabbildung: Thorax-Röntgenbild bei Mykoplasmenpneumonie (schleierartig flächige Schatten bedingt durch meist segmental begrenzte Exsudation in die Alveolen)

- Erregernachweis aus Sekret des Nasopharynngealraums, Sputum
- M.-pneumoniae-DNA-Nachweis
- Antikörpernachweis, KBR

Therapie

- Doxycyclin, Erythromycin oder Gyrasehemmer über mindestens 2 Wochen

Geschlechtskrankheiten

Syphilis

Erreger

- **Treponema pallidum** und Subspezies

Epidemiologie

- Mensch ist der einzige natürliche Wirt.
- Weltweit verbreitet; Männer erkranken häufiger als Frauen.
- **Zielgruppe** ⇒ „**HWG-Personen**" (Personen mit häufig wechselnden Geschlechtspartnern)
- **Übertragungsweg** ⇒ horizontal (Schleimhautkontakt) oder vertikal (transplazentar)
- **Formen** ⇒ **erworbene**, **angeborene** und **nichtvenerisch übertragene** (z.B. Hautverletzung bei Geburtshelfern) **Syphilis**

Zielgewebe

- Schleimhaut, lymphatisches Gewebe, ZNS, Haut, Gefäßsystem

Symptomatik

- **Inkubationszeit** ⇒ 8–21 Tage

Chronisch-zyklischer Verlauf

- **Frühsyphilis** ⇒ Stadium I und II
- **Spätsyphilis** ⇒ Stadium III und Neurosyphilis

Krankheitsbild

- **Stadium I** ⇒ **Primäraffekt**
  Nach 2–4 Wochen tritt am Infektionsort (Genitale, Analgegend, Mund, Finger) ein **derbes Geschwür** (auch multiples Auftreten möglich) und eine **schmerzlose Schwellung der regionalen Lymphknoten** auf ⇒ spontane Remission ⇒ **Latenzphase** bis zu etwa 8 Wochen nach der Infektion ⇒

- **Stadium II (Generalisationsstadium)**
  symmetrisches makulöses oder papulöses bzw. papulosquamöses **Exanthem**, Condyloma lata in der Genitalregion, Pigmentverschiebungen (Leukoderm), Alopezie, Angina syphilitica, Zephalgie, Arthralgie, gelegentlich interstitielle Hepatitis und leichtes Fieber

danach **4–20-jährige Latenzphase** ⇒

- **Stadium III (Tertiärsyphilis): Organmanifestation**
  bei etwa der Hälfte der unbehandelten Fälle (z.B. tuberonodöse Hautsyphilide, kardiovaskuläre Syphilis, Neurosyphilis, Gummata):

Kardiovaskuläre Syphilis

- **Mesaortitis** ⇒ Aortenaneurysma, Aorteninsuffizienz
- **Arteriitis** der Koronararterien, Pulmonalis-, Extremitäten- und Hirnbasisgefäße (⇒ Aneurysma, Blutung)

Neurosyphilis (Gefäßprozesse, Meningitis, Enzephalitis)

- Hemiplegien (Apoplexie), partielle Hirnausfälle (⇒ Demenz), **Tabes dorsalis** (Degeneration der Hinterstränge), **progressive Paralyse** (⇒ Reflexausfälle), **Hirnnervenausfälle**
- Argyll-Robertson-Syndrom ⇒ Pupillenanomalien, Doppelbilder

Gummata (verkäsende, entzündliche Granulationsgeschwulst, die zur Kolliquationsnekrose neigt und Gewebsdefekte hervorruft)

- **Nasenrücken** (⇒ **Sattelnase**), **Gaumen** (⇒ Lochdefekte), **Knochen** (⇒ Nekrosen)
- **Leber** (⇒ Hepar lobatum), **Endo-** bzw. **Myokard** (⇒ Reizleitungsstörungen, Herzwandaneurysmen), **Testis** (tumorartige Schwellung)

Konnatale Syphilis
Hutchinson-Trias

- **Hutchinson-Zähne** = tonnenförmig mit Querrillen, Schneidefläche halbmondförmig sowie
- **Keratitis parenchymatosa** = interstitielle Hornhautentzündung ⇒ Erblindung sowie
- **Labyrinthitis** ⇒ Taubheit
- zusätzlich Hydrocephalus internus, Gummata, Knochenveränderungen

Abb. 9.9

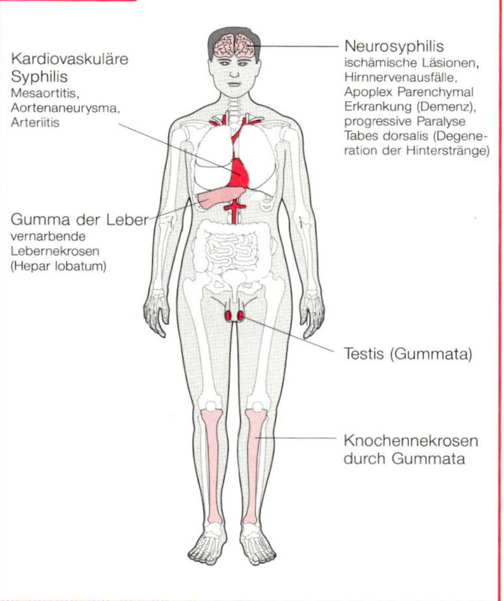

Organmanifestationen bei Syphilis

Diagnostik

Labor

- **mikroskopischer Erregernachweis** aus Läsionen im Primär- und Sekundärstadium im Dunkelfeldpräparat

Abb. 9.10

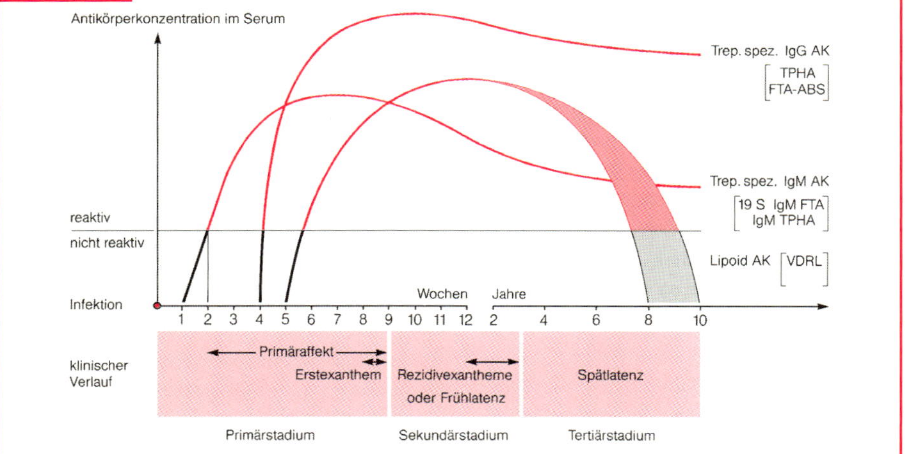

Serologische Befunde bei unbehandelter Syphilis (aus Jung 1995)

- **serologische Diagnostik**
  - **TPHA** (Treponema-pallidum-Hämagglutinationstest) als **Suchtest**
  - **FTA-ABS** (Fluoreszenz-Treponemen-Antikörper-Absorptionstest) zur **Bestätigung**
  - **VDRL** (Venereal Disease Research Laboratory ⇒ AK gegen Cardiolipin) zur **Verlaufs-** bzw. **Therapiekontrolle**
  - **spezifischer IgM-Nachweis** als frühes Zeichen der humoralen Immunantwort
- Erregernachweis mit PCR möglich

Therapie

- Mittel der Wahl ist **Penicillin G** i. m.
- **bei Penicillinüberempfindlichkeit** ⇒ Erythromycin, Tetracycline
- **bei Spätsyphilis** ⇒ ggf. Vorbehandlung mit Kortikosteroiden (25–50 mg Prednisolon/d) für die Dauer von 1–2 Wochen

Richtlinien der WHO

Frühsyphilis (= primäre, sekundäre und frühlatente Syphilis bis zum Ende des ersten Jahres nach der Infektion):

1. **Benzathin-Penicillin G** (z. B. Tardocillin®), einmalige intramuskuläre Injektion von 2,4 Mio. E (2-mal 1,2 Mio. E)
2. **Procain-Penicillin G** (z. B. Liquocillin®) oder **Clemizol-Penicillin G** (z. B. Megacillin®), tägliche Injektion von 600.000–1.200.000 E Procain-Penicillin G bzw. 1 Mio. E Clemizol-Penicillin G für die Dauer von mindestens 10 Tagen

übrige Syphilis einschließlich Spätsyphilis:

1. **Benzathin-Penicillin** G ⇒ 3-mal 2,4 Mio. E i. m. im Abstand von 1 Woche als eine Serie
2. **Procain-Penicillin G** oder **Clemizol-Penicillin G** ⇒ tägliche intramuskuläre Injektion von 600.000 bis 1,2 Mio. E **Procain-Penicillin G** bzw. 1 Mio. E **Clemizol-Penicillin G** für die Dauer von 3 Wochen

Jarisch-Herxheimer-Reaktion

- nach der ersten Penicillinverabfolgung ⇒ Temperaturanstieg und Zunahme der Hautveränderungen als Ausdruck des massiven Erregerzerfalls

Meldepflicht bei Erkrankung primär anonym, bei **Behandlungsverweigerung** auch **namentliche Meldung** an das Gesundheitsamt! (§ 6 der Ersten Verordnung zur Durchführung des Gesetzes zur Bekämpfung der Geschlechtskrankheiten)

Gonorrhö

Erreger

- **Neisseria gonorrhoeae** (gramnegative Gonokokken = hochinfektiöse Schleimhautparasiten, die **keine Immunität** hinterlassen)

Epidemiologie

- Mensch ist der einzige natürliche Wirt.
- weltweit verbreitet, **Zielgruppe** ⇒ „HWG-Personen“ (Personen mit häufig wechselnden Geschlechtspartnern)
- **Übertragungsweg** ⇒ horizontal (**Schleimhautkontakt**), Neugeborene infizieren sich beim Durchtritt durch den Geburtskanal, **nichtvenerisch** (z. B. Hautverletzung bei Geburtshelfer).

Pathogenese

- obligat pathogener Erreger, disseminierte Verläufe bei Komplementdefekt oder durch komplementresistente Stämme

Symptomatik

Klinischer Verlauf

- **Inkubationszeit** ⇒ 2–14 Tage

Krankheitsbild

- beim **Mann** ⇒ **Urethritis** mit schmerzhaftem Wasserlassen (**Algurie**) und eitrigem gelblich-grünen urethralen **Ausfluss** und Harndrang, Proktitis bei Analverkehr, gelegentlich Konjunktivitis
- – **Komplikationen** ⇒ Prostatitis, Epididymitis, Gonokokkensepsis und Endokarditis, reaktive Arthritis
- bei der **Frau** oft nur gering ausgeprägte Symptome ⇒ **Urethritis** (⇒ Dysurie, häufiges Wasserlassen), **Zervizitis** mit zervikalem schleimig-eitrigem Fluor, **Bartholinitis**, Proktitis bei Analverkehr, Gonoblenorrhoe (v. a. bei Neugeborenen)
- – **Komplikationen** ⇒ Salpingitis, Adnexitis, Peritonitis, Tuboovarialabszess, Gonokokkensepsis und Endokarditis, reaktive Arthritis

Diagnostik

- mikroskopischer oder kultureller Erregernachweis (**Abstrichdiagnostik**)
- DNA-Bestimmung mittels PCR

Therapie

Empfehlungen des amerikanischen Center for Disease Control

- 1-mal 250–500 mg Ceftriaxon (z. B. Rocephin®) i. m. + 2mal 100 mg Doxycyclin oral täglich über 7 Tage

Alternativen

- 500 mg **Ciprofloxacin** (Ciprobay®) oral, 800 mg **Norfloxacin** (z. B. Barazin®) oral, 1 g **Cefotaxim** (z. B. Claforan®) i. m. oder 500 mg Ceftizoxim-natrium i. m., in allen Fällen gefolgt von 100 mg Doxycyclin, 2-mal täglich über 7 Tage

Beachte

- Wie unter Penicillin, Spectinomycin (2 g i.m.) und Tetrazyklin bzw. Doxycyclin sind derzeit auch unter den Chinolonderivaten Ciprofloxacin, Norfloxacin, Ofloxacin und Rosoxacin **zunehmend Resistenzen** zu beobachten.
- Grundsätzlich sollten bei jedem Patienten vor und bis zu 8 Wochen nach einer Gonorrhötherapie **Seroreaktionen zur Untersuchung auf Syphilis** durchgeführt werden.
- Stets simultane **Partnerbehandlung**!

Therapie in der Schwangerschaft

- vorzugsweise Penicillin- oder Erythromycintherapie

Abb. 9.11

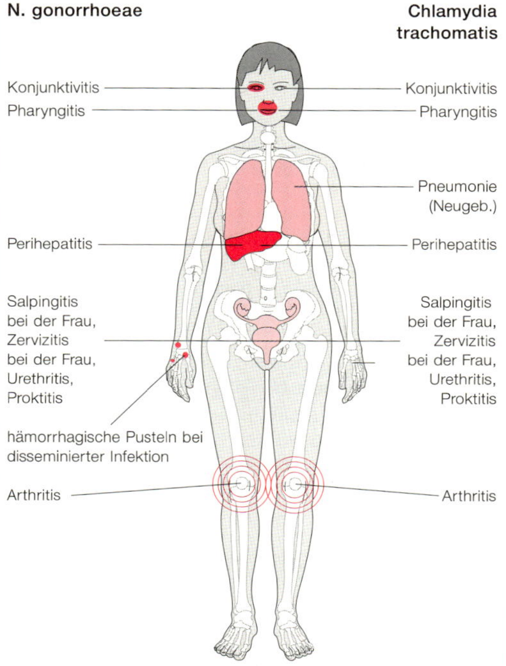

Symptome bei Gonokokken- und Chlamydieninfektion

Infektion durch Chlamydia trachomatis

Erreger
- **Chlamydia trachomatis**

Epidemiologie
- **Serotyp D-K** ⇒ Mehrzahl aller **nichtgonorrhoischen Urethritiden**, Konjunktivitis
- **Serotyp A-C** ⇒ **Trachom**
- **Serotyp L1-3** ⇒ **Lymphogranuloma inguinale**
- gel. monatelange **Erregerpersistenz**

Symptomatik

Klinischer Verlauf
- **Inkubationszeit** ⇒ 7 bis 28 Tage

Krankheitsbilder
- beim **Mann** ⇒ **Urethritis** mit leichter Dysurie und Ziehen in der Urethra sowie schleimig-eitrigem **Ausfluss**, gel. auch akut einsetzende schmerzhafte Miktion, häufiger Harndrang; Proktitis bei Analverkehr, Pharyngitis bei Oralverkehr
  - **Komplikationen** ⇒ Prostatitis, Epididymitis, **postinfektiöse reaktive Arthritis** (gelegentlich Reiter-Syndrom), Fitz-Hugh-Curtis-Syndrom (Perihepatitis)
- bei der **Frau** oft nur gering ausgeprägte Symptome ⇒ **Urethritis** (⇒ geringgradige Dysurie, häufiges Wasserlassen, schleimig-eitriges Sekret), vaginaler Fluor, **Zervizitis**, Bartholinitis, Proktitis bei Analverkehr, Pharyngitis bei Oralverkehr
  - **Komplikationen** ⇒ Salpingitis, Adnexitis, Peritonitis, Tuboovarialabszess, tubare Sterilität, **reaktive Arthritis** (gelegentlich Reiter-Syndrom mit Urethritis, Polyarthritis sowie Konjunktivitis), Fitz-Hugh-Curtis-Syndrom (Perihepatitis)
- **Neonatalinfektion** ⇒ Ophthalmia neonatorum (Einschlusskonjunktivitis), Pneumonie
- **Lymphogranuloma inguinale** (venerum)
  - **endemisch** nur noch in Asien, Afrika und Südamerika
  - durch Geschlechtsverkehr übertragene Infektionskrankheit mit **Primärerosion**, entzündlicher **Konglomeratbildung der inguinalen** und **iliakalen Lymphknoten**, die eitrig einschmelzen
  - später **genitales Lymphödem** mit fibrösem Verschluss der betroffenen Lymphgefäße (⇒ Elephantiasis genitoanorectalis)

Diagnostik
- bakteriologische **Abstrichuntersuchung** aus der Urethra, bzw. Zervikalsekret
- **Antikörpernachweis** durch KBR
- DNA-Bestimmung mittels PCR (Polymerase-Kettenreaktion)

Therapie
- **Clarithromycin** (z.B. Klacid® 250–500 mg alle 12 h per os) oder **Doxycyclin** (2-mal 100 mg/d) über 7–14 Tage
- in der **Schwangerschaft** ⇒ Erythromycin oder Amoxicillin (3-mal 500 mg p.o. für 14 Tage)
- bei durch Chlamydien ausgelöster **Arthritis** ⇒ mehrmonatige Tetracyclintherapie
- simultane **Partnertherapie**
- **Syphilisserologie** vor der Behandlung und nach 3 Monaten
- bei **Lymphogranuloma inguinale** zusätzlich Punktion fluktuierender Bubonen (Leistenlymphknoten), um deren Ruptur zu verhindern

Meldepflicht bei Verdacht, Erkrankung, Tod

Infektionen durch Mykobakterien

Die **Tuberkulose** und Infektionen durch „**atypische**“ **Mykobakterien** werden ausführlich auf Seite 260 ff. dargestellt.

Lepra

Erreger
- **Mycobacterium leprae**

Epidemiologie
- obligater, intrazellulärer Parasit
- Erregerreservoir ⇒ Mensch, Menschenaffen, Gürteltiere
- Mexiko, Süd- und Zentralamerika, Asien, Afrika (höchste Prävalenz)

Pathogenese
- **Tröpfcheninfektion** oder **Infektion durch langdauernden Hautkontakt** ⇒ Erregerpersistenz in Makrophagen oder Schwann-Zellen ⇒ chronische Infektionskrankheit mit **Tropismus für das periphere Nervensystem** und andere kühlere Regionen des Körpers (z. B. Haut und Schleimhaut) ⇒ **lympho-histiozytäre Infiltration** und Zerstörung infizierter Gewebe

Symptomatik

Klinischer Verlauf
- **Inkubationszeit** ⇒ 1 bis über 40 Jahre (Durchschnitt 5–7 Jahre); Verdoppelungszeit des Erregers ⇒ 2 Wochen

Krankheitsbilder
- **tuberkuloide Lepra** (Nervenlepra, gute zelluläre Immunität) ⇒ hypopigmentierte, hypästhetische Flecken mit scharf begrenzten Rändern, lymphozytäre Hautinfiltrationen und **periphere Nervenläsion** in der Nähe von Hautveränderungen
- **lepromatöse Lepra** (Knotenlepra bei schwacher zellulärer Immunität) ⇒ symmetrische, subkutane Hautknoten (Leprome, v. a. im Gesicht) und diffuse Hautinfiltrate, distal periphere Neuropathie, Verlust von Körperhaaren, **Ulzerationen** (besonders an den Beinen) bis zur Verstümmelung, **Erythema nodosum leprosum**
- **Lepra dimorpha** (Borderline-Lepra) ⇒ Merkmale beider Formen
- **Komplikationen** ⇒ **Leprareaktion** (Allergie auf Zerfallsprodukte von Leprabakterien) mit Fieber, Herdexazerbation und Erythema nodosum leprosum, Sekundärinfektionen, Bakteriämie, Amyloidose

Diagnostik
- mikroskopischer **Erregernachweis**, ggf. Tierversuch (Maus)
- **Hautbiopsie** ⇒ stark vakuolisierte Makrophagen (Schaumzellen)
- **Serum-IgM-Antikörper** gegen M.-leprae-Phenolglykolipid-Antigen (PGI)
- Lepromintest unsicher

Therapie (WHO-Schema)
- **Dapsone** (4.4-Diaminodiphenylsulfon [DDS]) 100 mg/d
- **+ Clofazimin** 50 mg/d und zusätzlich 300 mg einmal monatlich
- **+ Rifampicin** 600 mg einmal monatlich über mindestens 2 Jahre
- Wirksam sind auch **Prothionamid** und Thalidomid.

Sonstige bakterielle Infektionskrankheiten

Listeriose

Erreger
- **Listeria monocytogenes** (grampositives aerobes Stäbchen)

Epidemiologie

- ubiquitär in Erde, Schlamm, Wasser und kontaminierten Lebensmitteln vorkommendes Bakterium mit hoher Umweltresistenz (Vermehrung auch im Kühlschrank!)
- Zoonose bei **Haustieren** (Rind, Ziege, Schwein, Geflügel, Nagetieren)
- **Übertragung** aerogen, oral, konjunktival, genital oder diaplazentar (Sommer-Herbst-Gipfel)
- Durchseuchung hoch, Manifestationsindex gering
- **Gefährdete Personengruppen**
  - meist ältere Personen mit **resistenzschwächenden Grundkrankheiten** (Immunsuppression bei Organtransplantation, Diabetes mellitus, Tbc, Neoplasmen, AIDS, Leberzirrhose (Alkoholismus))
  - **Schwangere** und deren Feten

Symptomatik

Formen

- **kutane Form** mit Listeriomen (granulomatöse Entzündungsherde mit Zentralnekrose) oder pustulösen Effloreszenzen sowie eitrigen Abszessherden
- **ZNS-Listeriose** ⇒ granulomatöse Meningitis, Hirnstammenzephalitis, selten Hirnabszess
- **Schwangeren-Listeriose** (meist in der 2. Schwangerschaftshälfte) ⇒ asymptomatisch, grippale Symptomatik oder septischer Verlauf (⇒ oft Früh-, Fehlgeburt)
- **Neugeborenen-Listeriose** bei **diaplazentarer Infektion des Fötus** ⇒ Sepsis mit Keimaussaat (Meningitis mit Krämpfen, miliar verteilte Granulome der Haut, Lebernekrosen, Diarrhö, Herdpneumonie etc.)
- **okuloglanduläre Listeriose** ⇒ purulente Konjunktivitis mit Ulzera der Cornea, **Monozytenangina**, regionäre Lymphadenopathie
- **akut septische Form** mit Septikämie und disseminiertem Organbefall (Polyserositis, Endokarditis, Hirn-, Weichteilabszess)
- **chronisch septische Form** mit isoliertem Organbefall (v.a. Endokarditis, Hirn-, Weichteilabszess)

Diagnostik

- **mikroskopischer** bzw. **kultureller Erregernachweis** im Grampräparat aus Mekonium, Blut, Liquor oder Zervixabstrich
- Serologisch ist nur ein Titeranstieg beweisend (z.B. KBR).
- **Listerien-DNA-Nachweis** mit der Polymerasekettenreaktion
- **ZNS-Listeriose** ⇒ Liquor mit granulozytär-lymphozytärer Pleozytose

Therapie

- Aminopenicilline wie **Ampicillin** (z.B. Binotal® 1–5 g alle 8 h i.v.) oder **Amoxicillin** (z.B. Clamoxyl®), in schweren Fällen kombiniert mit Gentamycin oder Tobramycin
- bei **ZNS-Listeriose** ⇒ Kombination der beiden Aminopenicilline (⇒ synergistischer Effekt)
- in der **Schwangerschaft** ⇒ Gabe o. g. Aminopenicilline

Meldepflicht bei Erkrankung und Tod, bei diaplazentar erworbener Listeriose und bei ZNS-Listeriose

Anthrax (Milzbrand)

Erreger

- **Bacillus anthracis** (grampositiver, aerober Sporenbildner)

Epidemiologie

- Anthropozoonose, Erreger ist weltweit vorhanden.
- Berufskrankheit bei Landwirten, Tierärzten, Fleischern und bei Personen, die mit Tierwolle und -häuten in Kontakt kommen
- **Hautmilzbrand** am **häufigsten**, seltener Lungen- und Darmmilzbrand

Übertragungsweg

- **Erregerreservoir** ⇒ Tiere wie Pferde, Rinder, Schafe und Ziegen, die sich zuvor mit Anthraxsporen infiziert haben
- **Übertragung** auf den Menschen durch **Hautverletzung** (Hautmilzbrand), **Einatmen** von Sporen (Lungenmilzbrand) oder **Ingestion** von sporenhaltigen Speisen (Darmmilzbrand)

Pathogenese

- Milzbrandtoxin ⇒ hämorrhagische Entzündung

Symptomatik

Krankheitsverlauf

- **Inkubationszeit** ⇒ 2–5 Tage

Krankheitsbild

- **Allgemeinsymptome** ⇒ Zephalgie, regionale Lymphknotenschwellung, gel. Splenomegalie, Fieber
- **Hautmilzbrand** ⇒ juckende Papeln, schmerzlose Bläschen mit serös-blutigem Inhalt, die zentral ulzerieren (**Pustula maligna**), angrenzende Weichteile geschwollen
- **Lungenmilzbrand** ⇒ atypische hämorrhagische Bronchopneumonie
- **Darmmilzbrand** ⇒ hämorrhagische Enteritis mit hämorrhagischem Erbrechen und blutigen Stühlen
- **Komplikation** ⇒ **Milzbrandsepsis** ⇒ Meningitis und Enzephalitis
- Unbehandelt führt Hautmilzbrand in 20–30 % d. F. zum Tode, unter Antibiotikatherapie < 1 %.

Diagnostik

- mikroskopischer und kultureller **Erregernachweis** aus Bläscheninhalt, Blut, Sputum, Stuhl und Liquor

Therapie

- **Hautmilzbrand** ⇒ **Penicillin G** 6 Mill. E. i. m. 2-mal täglich für 7 Tage, alternativ **Doxycyclin** oder **Cephalosporine, Ruhigstellung** der betroffenen Extremität
- **Beachte** ⇒ **Inzision kontraindiziert**, da Gefahr der Milzbrandsepsis besteht
- **Lungenmilzbrand** und **Sepsis** ⇒ **Penicillin G** 20–40 Mega E/d i. v. in Kombination mit **Streptomycin** 500 mg/d alle 8 h i. m.

Meldepflicht bei Verdacht, Erkrankung und Tod

Gasbrand

Erreger

- **Clostridium perfringens**, septicum, haemolyticum, novyi, bifermentans und fallax als anaerobe grampositive Stäbchen/Sporenbildner

Epidemiologie

- ubiquitär vorkommende Clostridien
- oft **Mischinfektionen** mit aerob wachsenden Erregern (O_2-Konsum ⇒ anaerobe Verhältnisse)

Übertragungsweg

- **Erregerreservoir** ⇒ Erdreich und Darm bzw. Exkremente von Mensch und Tier
- **Übertragung** ⇒ postoperativer Gasbrand durch minimal-invasive Chirurgie

Pathogenese

- **Gasbranderreger + anaerobes Milieu** mit nekrotischem (Muskel-)Gewebe ⇒ **rasche Keimvermehrung** und durch „**bursting factor**" ⇒ gewebeinfiltrierendes Ausbreiten (Geschwindigkeit bis 10 cm/h)

- **Produktion von Toxinen** ⇒ hämolysierend und nekrotisierend wirkende **Lezithinase**, Kollagenasen, Hyaluronidasen und Desoxyribonukleasen ⇒ Gasbildung im Gewebe (insbesondere Muskulatur)

Symptomatik

Krankheitsverlauf

- **Inkubationszeit** ⇒ 2 Tage

Verlaufsformen

- Patienten mit **diffus sich ausbreitenden Muskelnekrosen** und **Toxikose** (eigentlicher Gasbrand)
- Patienten mit **lokalisierter Muskelnekrose** ohne toxische Reaktion
- Patienten mit **Zellulitis ohne Muskelbefall** mit toxischer Reaktion
- Patienten mit **Zellulitis ohne** toxische Reaktion
- **Allgemeinerscheinungen** ⇒ **Tachykardie** ohne entsprechende Temperatursteigerung, Hypotonie bis zum **Blutdruckabfall**, Unruhe bei klarem Bewusstsein, später Deliranz, **Hämolyse** (⇒ Ikterus, Anämie), Nierenversagen
- **spezielle Symptomatik** ⇒ lokale, sich schnell steigernde Weichteilschwellung und Schmerzen; **Hautfarbe** anfangs **blassgrau** (ödematös), später **graugrünlich** und schließlich **bräunlichviolett**

Diagnostik

- **Beachte** ⇒ **Diagnose muss frühzeitig** auf Grund des klinischen Bildes **gestellt werden**!
- **Ödembildung** und **Knistern** der Haut bei **Palpation**
- **Direktausstrich** vom Wundgebiet, Kultur, Nachweis clostridieller Sialidasen
- sog. „**Fiederung**" der Muskulatur im Röntgenbild

Therapie

Verlegung des Patienten auf eine chirurgische **Intensivstation**, ggf. Transport mit **Hubschrauber**! ⇒ Das Gasödem ist ohne Behandlung innerhalb von 1–3 Tagen letal.

- **chirurgische Revision** des Verletzungs- oder Operationsbereiches mit breiter Eröffnung und sorgfältigem Débridement unter antibiotischem Schutz; ggf. Gliedmaßenamputation
- **hyperbare Oxygenation** mehrfach am Tage bis zu zwei Stunden
- **Antibiose** mit **Penicillin G** und einem **Aminoglykosid** (z.B. Refobacin®, Gernebcin®, Tobramycin®) **oder Imipenem** (z.B. Zienam®) in Kombination mit **Metromidazol** (z.B. Clont®)

Ohne Zeitverlust des Therapiebeginns sind **Überlebensraten** von ca. 60 % zu erzielen.

Meldepflicht bei Erkrankung und Tod

Aktinomykose

Erreger

- **Actinomyces israeli**, anaerob, grampositiv

Epidemiologie

- am häufigsten bei erwachsenen Männern

Übertragungsweg

- **Erregerreservoir** ⇒ Haut- und Schleimhautflora des Menschen
- Erreger wird erst pathogen, wenn er u.a. durch eine bakterielle Entzündung in tieferliegendes Gewebe gelangt.
- **zervikofaziale Form** ⇒ häufigste Eintrittspforte sind kariöse Zähne und Mundschleimhautläsionen.
- **thorakale Form** durch Aspiration oraler Sekrete
- **abdominale Form** durch Läsion im Bereich der Mukosa eines Divertikels oder der Appendix

Pathogenese

- **Actinomyces israeli** ⇒ brettharte Schwellung durch multiple, kleine kommunizierende Abszesse, die von Granulationsgewebe umgeben sind, multiple **Fistelbildung**, die sich auf angrenzende Gewebe ausbreitet. Die Erkrankung verläuft langsam progressiv.

Symptomatik

Formen

- **abdominale Form** betrifft Darm (meist das Zökum und die Appendix) und Peritoneum ⇒ Schmerzen, Fieber, Vomitus, Diarrhö oder Obstipation. Resistenz im Abdomen, ggf. auch mit Anzeichen eines Ileus sowie Fistelung in der Bauchwand
- **zerviko-faziale Form** ⇒ kleine flache, harte Schwellung, mit oder ohne Schmerzen im Bereich der Mundschleimhaut oder Haut an Hals, Wange bzw. Mandibularregion; Abszesse, Fisteln ⇒ Sekret ⇒ Ausbreitung in Pharynx, Speicheldrüsen, Schädelknochen, Meningen oder das Gehirn ist möglich.
- **thorakale Form** ⇒ Thoraxschmerzen, Fieber und Husten mit Auswurf, gelegentlich Mediastinitis, Pleuraempyem, Perforation der Brustwand und des Mediastinums mit chronisch-abszedierenden Einschmelzungen
- **generalisierte Form** mit hämatogener Ausbreitung ⇒ Befall von Haut, Wirbelkörpern, Gehirn, Leber, Niere, Herz (Myokarditis), Ureter und (bei Frauen) der Beckenorgane

Diagnostik

- mikroskopischer oder anaerob-kultureller Nachweis von A. israeli aus Sputum, Eiter oder Biopsien
- mikroskopischer Nachweis von Drusen und charakteristische „**Schwefelgranula**" im eitrigen Exprimat

Therapie

- **Penicillin G**, mindestens 20 Mio. IE/d i. v., nach der 4. Wo. Penicillin V, 1 g per os 4-mal täglich, alternativ **Tetracyclin** 500 mg per os alle 6 h über mindestens 8 Wo – 1 Jahr
- Abszessdrainage und operative Sanierung ist meist erforderlich.

Tetanus

Erreger

- **Clostridium tetani**, ein anaerob wachsender Sporenbildner

Epidemiologie

- ubiquitäres Vorkommen
- In Deutschland sterben jährlich etwa 50 Tetanus-Patienten.

Übertragungsweg

- **Übertragung** ausschließlich an der Eintrittspforte (Läsion), meist bei Bagatellverletzung oder postoperativ (z. B. nach Operation eines perityphlitischen Infiltrats)

Pathogenese

Clostridium tetani + anaerobe Verhältnisse ⇒ Produktion von **neurotoxischem Tetanospasmin** ⇒ Dissimination auf dem Blut- bzw. Lymphweg oder entlang dem Achsenzylinder motorischer Nerven zum ZNS ⇒ Beeinflussung inhibitorischer Synapsen ⇒ Übererregungszustand der Vorderhornzellen ⇒ **schmerzhaft tonische Muskelstarre** mit **klonischen Krämpfen**, deszendierende Ausbreitung

Symptomatik

Krankheitsverlauf

Inkubationszeit ⇒ 3–60 Tage, meist 7–10 Tage

Krankheitsbild

- Beginn mit Verkrampfung der Kiefer- und Gesichtsmuskulatur ⇒ **Kieferklemme** (**Trismus** ⇒ eingeschränkte Mundöffnung), **Risus sardonicus** und **Dysphagie**
- Verkrampfung der Nacken- und Rückenmuskulatur ⇒ **Opisthotonus**, **Hyperlordose** der **Lendenwirbelsäule**

- Verkrampfung der **Bauchmuskeln** und des **Zwerchfells**
- Unruhe, Gliederschmerzen, zunehmendes Fieber
- **Provokation** der Verkrampfung durch äußere Reize wie Licht, Lärm, Berührung

Ein **klonischer Anfall** dauert etwa 1–2 Minuten und kann zu Hypoxämie, Azidose und akutem Herztod führen.

Schweregrade
- **Schweregrad I** (leichter Tetanus) ⇒ Muskelrigidität, Trismus, Risus sardonicus, Opisthotonus, Schluck- und Miktionsbeschwerden, **keine Krampfanfälle**
  Therapeutische Maßnahmen ⇒ Sedierung
- **Schweregrad II** (mittelschwerer Tetanus) ⇒ deutliche Muskelrigidität bis zur Grenze der Ateminsuffizienz, **vereinzelt generalisierte tetanische Krampfanfälle**
  Therapeutische Maßnahmen ⇒ Sedierung, Oxymetrie ⇒ ggf. Intubation und Beatmung
- **Schweregrad III (starke Muskelrigidität)** ⇒ Ateminsuffizienz, **generalisierte Krampfanfälle** mit schweren Bronchial- und Zwerchfellkrämpfen sowie Erstickungsanfällen, Kreislauflabilität, **Hyperthermie**
  Therapeutische Maßnahmen ⇒ Sedierung, Intubation + Relaxierung ⇒ künstliche Beatmung

Prognostisch ungünstig ist das Auftreten der Schweregrade II oder III innerhalb der ersten Woche.

Diagnostik

- Nachweis von **Tetanustoxin** im Serum oder Tierversuch

Therapie

Intensivstation!

Verhindern weiterer Toxinbildung
- **chirurgische Sanierung der Verletzungsregion** (Débridement zur Ausschaltung der Toxinquelle)
- 20 Millionen Einheiten **Penicillin**/d in Kombination mit **Metronidazol** (z. B. Clont®)

Neutralisation des Toxins
- **Antitoxin** (z. B. Tetagam®, Tetaglobulin® 1.000 IE bis 10.000 IE sowie je 3.000 IE am 2. und 3. Tag)

Unterstützung der körpereigenen Immunabwehr und Prophylaxe eines Spätrezidivs
- **aktive Immunisierung** mit **Tetanustoxoid** (z. B. Tetanol®, Tetavax®)

Symptomatische Therapie
- **Diazepam** (z. B. Valium® 2–10 mg/h ⇒ sedierend, antikonvulsiv und muskelrelaxierend)
- bei **weiteren Krampfzuständen** ⇒ zusätzlich **nichtdepolarisierendes Muskelrelaxans** (z. B. Pancuroniumbromid (z. B. Pancuronium® 1–2 mg)) oder **vollständige Relaxation** (4–8 mg Pancuronium® i. v.). mit **kontrollierter Beatmung** unter starker Sedierung (z. B. Dehydrobenzperidol® und Fentanyl® oder Barbiturate und Dormicum®)
- **Cave** ⇒ Atrophie der Atemmuskulatur bei Langzeitrelaxation!

Zusätzliche Maßnahmen
- **Stressulkusprophylaxe** ⇒ z. B. Omeprazol (z. B. Antra®) oder Ranitidin (z. B. Sostril®)
- Prophylaxe der **toxischen Tetanusmyokarditis** ⇒ Glykoside bei beginnender kardialer Insuffizienz
- **Thromboseprophylaxe** ⇒ Heparin

Prophylaxe

Tetanusschutzimpfung
- **passive Immunisierung** mit homologem Antitoxin
- **aktive Immunisierung** mit Tetanus-Adsorbat-Impfstoff (Tetanustoxoid = vorbehandeltes Tetanustoxin, z. B. Tetanol®)

Die Grundimmunisierung (3 Injektionen) erfolgt durch Erstimpfung, Zweitimpfung nach **2–4 Wochen** und dritte Impfung **6–12 Monaten** nach der Erstinjektion.

Tetanusprophylaxe

- **vollständig Immunisierte** (Grundimmunisierung oder Auffrischung <5 Jahre) ⇒ ausreichender Impfschutz
- **Grundimmunisierung** oder **Auffrischung >5 Jahre** ⇒ bei tiefen, verschmutzten Wunden ⇒ **aktive Auffrischimpfung**
- **unvollständige** (2 Impfungen) **Grundimmunisierung** innerhalb der letzten 10 Jahre ⇒ **aktive und passive Immunisierung (= Simultanimpfung)**
- alle Übrigen und bei unbekannter Impfanamnese ⇒ **aktive Grundimmunisierung** und **passive Immunisierung** mit **Tetanusimmunglobulin**

Der behandelnde **Arzt** ist im Verletzungsfall **zur Impfung und** zur **Ausstellung eines Impfausweises verpflichtet**.

Beachte ⇒ Erst durch die Zweitinjektion nimmt die Antikörperproduktion deutlich zu (⇒ Schutz beim Ungeimpften frühestens nach 18–21 Tagen!).

Meldepflicht bei Erkrankung und Tod

Legionellose

Erreger

- **Legionella pneumophila**, **L. micdadei** und **L. bozemanii** sowie **L. dumoffii** (gramnegative, sporenlose Stäbchen)

Epidemiologie

- **Legionärspneumonie** ⇒ sporadisches und epidemisches Auftreten
- bevorzugt bei männlichen Personen im mittleren Lebensalter, Rauchern, Immunsupprimierten
- bis zu 8 % aller Pneumonien und etwa 4 % der letalen nosokomialen Pneumonien

Übertragungsweg

- **Erregerreservoir** ⇒ Wasserreservoire wie Seen, Bäche und Flüsse
- **Übertragung** durch **aerogene Infektion** über Kühlwasser in **Klimaanlagen** und **Inhalationsgeräten** in Krankenhäusern und Hotels oder **Wasser aus verunreinigten Duschköpfen** oder in **Warmsprudelbecken** (bis 70°C)

Symptomatik

Krankheitsverlauf

Inkubationszeit ⇒ 2–10 Tage

Die **Legionellose** kann als **grippeähnliche Erkrankung** mit neurologischen Symptomen ohne Infiltrate (**Pontiac fever**) oder als akute, **schwere Bronchopneumonie** mit Leber- und Nierenbeteiligung verlaufen. Häufigste Todesursache ist die respiratorische Insuffizienz, an der etwa 15 % der Patienten versterben.

Krankheitsbild

- **prodromale Phase** mit Fieber, Zephalgie und Myalgien, anschließend **hohes Fieber mit relativer Bradykardie**
- **Husten** anfangs nicht produktiv, später oft mit schleimigem Sputum, Pleuraergüsse
- **Diarrhö**, Leibschmerzen
- selten Verwirrungszustände, Lethargie oder Delirium

Diagnostik

- **Thorax-Röntgenaufnahme** ⇒ uni- oder bilaterale, fleckige segmentale oder **lobäre** alveoläre **Infiltrate**, gelegentlich Rundschatten (septische Embolien)
- **Labordiagnostik** ⇒ mäßig ausgeprägte Leukozytose (bis 15.000 mcl) mit Linksverschiebung, Hyponatriämie, Transaminasen ↑, gelegentlich Mikrohämaturie
- Erregernachweis durch **direkte Immunfluoreszenz** oder ELISA aus Bronchialsekret bzw. Lungenbiopsie
- **Antikörpernachweis** ⇒ 4facher Titeranstieg 3–6 Wochen nach dem Beginn der Erkrankung
- Nachweis von Legionella-DNA mittels **PCR** oder anderer Amplifikationstechniken ist möglich.

Therapie

- **Makrolide** wie **Clarithromycin** (z. B. Klacid® 0,25 g/12 h p. o.) oder **Erythromycin** (z. B. Erycinum® 1 g/8 h i. v.)
- alternativ **Ciprofloxacin** (z. B. Ciprobay® 0,5 g/12 h p. o.) oder **Moxifloxacin**

Tularämie

Erreger

- **Francisella tularensis**, aerobes Stäbchen

Epidemiologie

- **weltweit verbreitet**, außer Großbritannien, Australien und Antarktis

Übertragungsweg (hochinfektiöser Erreger fi Übertragung durch Stich, Biß, Verletzung, Ingestion, Inhalation oder Kontamination möglich)

Erregerreservoir

- **Typ A** ⇒ **Feldhasen** (in Europa hauptsächlich), Katzen
- **Typ B** ⇒ freilebende Nagetiere, Lemminge, Paarhufer
- erkrankte freilebende Nagetiere ⇒ **Vektoren** (u. a. Bremsen, Zecken) ⇒ Mensch (Anthropozoonose) oder direkter Umgang mit dem Fleisch erkrankter Tiere, Biss infizierter Tiere, Konsum kontaminierten Wassers oder Fleisch, sehr selten Übertragung von Mensch zu Mensch
- **Zielgewebe** ⇒ Milz, Leber, Lunge

Symptomatik

Krankheitsverlauf

- **Inkubationszeit** ⇒ 1 bis 5 Tage

Krankheitsbild

- hohes Fieber über 3–4 Wo., Schüttelfröste, Erschöpfungszustände, örtliche Papel- und Ulkusbildung an der Eintrittsstelle (außer bei glandulärer Form), regionale Lymphadenitis, Splenomegalie
- **ulzeroglanduläre Tularämie** (häufigste Form) mit plötzlichem Fieberanstieg, exulzerierender Papel an der Inokulationsstelle und regionärer Lymphadenitis
- **okuloglanduläre Tularämie** mit konjunktivaler Eintrittspforte (gelbliche Knötchen), Schwellung präaurikulärer und zervikaler Lymphknoten
- **glanduläre Tularämie** ohne sichtbare Eintrittspforte
- **glandulo-pharyngeale Tularämie** (meist Kinder) mit Mundhöhlen-, Pharynxulzera und Schwellung regionaler Kieferwinkellymphknoten
- **generalisierte Tularämie** (oft Laborinfektion) mit schwerem Verlauf, atypischer Pneumonie
- **Komplikationen** ⇒ Lungenabszesse, Mediastinitis, Meningitis

Diagnostik

- oft **Leukozytose**
- **Erregernachweis** aus Läsion, Lymphknoten oder Sputum; KBR, Agglutinationstest nach dem 10. Tag

der Infektion positiv (Widal-Technik); **Nukleinsäure-Nachweis** durch PCR oder **Antigen-Nachweis** (Immunofluoreszenzmikroskopie, ELISA)

Therapie

- **Antibiotika**-Gabe über 10–14 Tage (**Streptomycin**, 0,5 g i. m. alle 12 h oder **Gentamicin**, 3–5 mg/kg/d in 3 Dosen oder **Ciprofloxacin** 500 mg alle 12 h oder **Cefotaxim** 1–2 g i. v. alle 8 h bzw. **Ceftriaxon** 1 g i. v. alle 12 h)

Meldepflicht bei Verdacht, Erkrankung, Tod

Diphtherie

Erreger

- **Corynebacterium diphtheriae**, drei Typen (mitis, gravis, intermedius)

Epidemiologie

- Erreger ubiquitär verbreitet
- Erkrankung durch Schutzimpfung in Deutschland selten; in Osteuropa zunehmende Häufigkeit

Übertragungsweg

- **Erregerreservoir** ⇒ Mensch
- **Übertragung** durch Tröpfchen- oder Schmierinfektion
- **Zielgewebe** ⇒ Schleimhaut des oberen Respirationstrakts, Herzmuskel, Nieren, Nerven

Pathogenese

- **Exotoxin** hemmt Elongationsfaktor 2 ⇒ Proteinbiosynthese ↓.

Symptomatik

Krankheitsverlauf

- **Inkubationszeit** ⇒ 1–7 Tage

Krankheitsbild

- **plötzlicher Krankheitsbeginn** mit Schluckschmerzen, Zephalgie und Fieber
- **Schleimhaut der oberen Atemwege** ⇒ membranöse, meist doppelseitige **Angina** mit Bildung von erhabenen, grau-weißen scharf begrenzten **Pseudomembranen**, die sich im Krankheitsverlauf **unter Blutungen ablösen**; wenn sich die Membran auf Larynx oder Trachea erstreckt ⇒ **Verlegung der Trachea**; bei **Kehlkopfbeteiligung** ⇒ **Croup** mit Erstickungsanfällen

Komplikationen

- **toxische Myokarditis** (⇒ AV-Dissoziation, kompletter AV-Block und ventrikuläre Arrhythmien, Herzinsuffizienz, Kreislaufversagen)
- **Neuritis** bzw. **Polyneuropathie** mit Gaumensegel- und Schluckparesen, Phrenikuslähmung, Akkomodationslähmung
- **selten Nephropathie**

Diagnostik

- kultureller Nachweis des Erregers, Gramfärbung
- Der **Nachweis des Diphtherietoxins** am isolierten Erreger erfolgt über eine Immunpräzipitation (ELEK-Test) oder genetisch mittels PCR.

Therapie

- **Neutralisierung des Toxins** durch rechtzeitige Gabe von **Antitoxin** (zwischen 20.000 und 100.000 IE) ⇒ vorher Sensibilisierung des Patienten gegenüber Pferdeserum prüfen!
- **Erythromycin** (40–60 mg/kg KG/d für 10 Tage) oder **Penicillin G** (100.000 bis 200.000 E/kg KG/d in 4 Einzeldosen), alternativ Amoxicillin, Rifampicin oder Clindamycin
- bei **Kehlkopfdiphtherie** ⇒ Intubationsbereitschaft
- bei **Phrenikusparese** ⇒ künstliche Beatmung

Prophylaxe

- **Kontaktpersonen** prophylaktisch mit **Erythromycin** über 8–10 Tage oder **Benzathin-Penicillin** (einmal 1,2 Mega-Einheiten i. m.) behandeln
- **bereits immunisierte Kontaktpersonen** ⇒ **Auffrischdosis** mit adsorbierten Diphtherie- und Tetanustoxoiden (DT-Impfung) für Erwachsene
- **Grundimmunisierung** durch aktive Impfung aller Kinder gegen Diphtherie ab dem 3. Lebensmonat, Auffrischung in 10jährigem Abstand empfohlen

Meldepflicht bei Erkrankung, Tod

9.3 Infektion durch fakultativ pathogene Bakterien

Allgemeines

Fakultativ pathogene Bakterien sind Bestandteil der physiologischen Mikroflora von Haut, Schleimhaut und inneren Organen.
Bei **Resistenzschwächung** (u.a. immunsuppressive Therapie, hämatologische Erkrankungen, Verbrennungen, Diabetes mellitus, Kachexie) können sich diese Bakterien als **opportunistische Erreger** vermehren und den Wirtsorganismus pathogen infizieren.

Opportunistische Infektionen können u.a. durch Enterobacter, Klebsiella, Serratia, Pseudomonas oder Proteus verursacht werden.

- Patienten mit **ausgedehnten Verbrennungen** aber auch bei **Tracheotomie** oder **Harnblasendauerkatheter** sind gegenüber Infektionen mit antibiotikaresistenten endogenen oder Umgebungskeimen wie gramnegative Bakterien (z.B. **Pseudomonas** und **Serratia**) gefährdet.
- **Neoplastische** und **Immundefekterkrankungen** gehen bevorzugt mit Pneumokokken- und Hämophiluspneumonien einher.
- Unter **Immunsuppression** und bei Patienten mit **Morbus Hodgkin** treten gehäuft Infektionen mit Aspergillus-, Candida-, Cryptococcus-, Histoplasma-, Mucor-, Nocardia- oder Staphylococcuskeimen auf.
- Bei **AIDS** finden sich u.a. Infektionen mit atypischen Mykobakterien, Herpes-simplex- und Herpeszoster-Viren, Giardia, Kryptosporidien und Isospora.

Wichtig ist neben strenger **Hygiene im Krankenhaus bzw. ambulanten Bereich** die Isolierung des Keimes und Anfertigung eines **Antibiogramms**, um anschließend therapeutisch die Resistenzlage durchbrechen zu können.

Spezielle Infektionen

Infektionen durch Staphylococcus aureus (Staph. aureus)

Epidemiologie

- Vorkommen ubiquitär, auf Haut und Schleimhaut

Pyogene Infektionen

- **lokal oberflächliche Infektionen** ⇒ Furunkel, Karbunkel, Panaritium, Schweißdrüsenabszess, Impetigo und Wundinfektionen
- **invasive Infektionen** ⇒ Weichteil- und Organabszesse, Empyem, Pneumonie, hämatogene Osteomyelitis, Parotitis, Mastitis und Fremdkörper-assoziierte Infektionen
- Immer kann eine **Sepsis** entstehen (Sonderfall ⇒ Endokarditis).

Toxinvermittelte Erkrankungen

- **Staphylococcal Scalded Skin Syndrome** (SSSS) durch die Toxine **Exfoliatin A** und **B** ⇒ lokale oder systemische intraepidermale Spaltbildung ⇒ Blasenbildung
- **Toxic Shock Syndrome** (TSS) durch **Toxic-Shock-Syndrome-Toxin-1** oder **Enterotoxin B;** (TSS oft durch Staph. aureus kontaminierte Tampons), Vollbild nur, wenn ein ausreichend protektiver Antikörpertiter fehlt
- **gastrointestinale Enterotoxikose** nach oraler Aufnahme von präformierten Enterotoxinen (ETA-ETE) ⇒ Enterokolitis

Infektionen durch koagulasenegative Staphylokokken

- **Novobiocinresistente koagulasenegative Staphylokokken** wie St. saprophyticus ⇒ akute Harnwegsinfektionen und Urethritiden, seltener Pyelonephritis und Urosepsis
- **Novobiocinempfindliche koagulasenegative Staphylokokken** wie St. epidermidis und St. haemolyticus ⇒ Infektionen v.a. bei parenteral Drogenabhängigen (Rechtsherzendokarditis) sowie bei intravasalen Kathetern oder Polymerimplantaten (z.B. Prothesenendokarditis), **Septikämie** bei Frühgeborenen, aplastischem Syndrom

Diagnostik

- kultureller Erregernachweis, u.a. aus Blutkulturen, Katheterspitzen, Tampons (TSS)
- bei Toxin-vermittelten Staph.-aureus-Erkrankungen ⇒ zusätzlich TSST-1- bzw. ETB-Bildungsfähigkeit
- ggf. Enterotoxinnachweis
- Genotypische Verfahren mittels **PCR** (Sequenzierung der 16S rRNA).

Therapie

- Abszesse und Empyeme ⇒ chirurgische Intervention
- **Kombinationstherapie** ⇒ **Isoxazolylpenicillin** (z.B. Dicloxacillin, Flucloxacillin) **+ Aminoglykosid** (z.B. Gentamicin)
- bei **Isoxazolylpenicillin-(Methicillin-)resistenten Stämmen** ⇒ **Vancomycin** für 4–6 Wochen kombiniert mit **Gentamycin** für 5–14 Tage

Schwere S.-aureus-Infektionen und Infektionen mit **Methicillin-resistenten S. aureus** (MRSA) sollten grundsätzlich mit Nicht-β-Laktamantibiotika behandelt werden. Kombinationen von Glykopeptiden mit Rifampicin, Clindamycin, Gentamicin oder Fosfomycin sind je nach Antibiogramm indiziert. **Oxazolidinone** wie **Linezolid** (Zyvox®) können als **Monotherapie** per os oder i.v. eingesetzt werden.

Infektionen durch Streptokokken

Erreger

- grampositive, fakultativ anaerobe Streptokokken
- **β-hämolysierende Streptokokken ⇒ obligat pathogen**
- **nicht-β-hämolysierende Streptokokken** ⇒ Bestandteil der physiologischen Bakterienflora

Einteilung

- **Serogruppe A ⇒ St. pyogenes** ⇒ Angina, Scharlach, Erysipel, Phlegmone, Impetigo contagiosa, Ekthyma, Wund- und Weichteilinfektionen, „Streptococcal toxic shock syndrome"; hyperergische **Folgekrankheiten** ⇒ rheumatisches Fieber, Poststreptokokken-Glomerulonephritis
- **Serogruppe B ⇒ St. agalactiae** ⇒ Endometritis puerperalis, Neugeborenensepsis, -meningitis
- **Serogruppe C, G ⇒ St. equisimilis** ⇒ eitrige Infektionen (wie **Serogruppe A**, ohne Folgekrankheiten)
- **Serogruppe D ⇒ Enterococcus faecalis** bzw. **faecium, St. bovis** ⇒ Cholecystitis, Cholangitis, Endokarditis, Harnwegsinfekte
- **ohne Gruppenantigen** ⇒ Pneumokokken ⇒ Pneumonie, Meningitis, (St.-pneumoniae-) Sepsis, Infektionen des oberen Respirationstrakts
- **α-hämolysierende**, vergrünende **Streptokokken** ⇒ St. viridans
- **nichthämolysierende Streptokokken** mit **unterschiedlichen Gruppenantigenen** ⇒ St. salivarius, St. mitior, St. mutans, St. sanguis ⇒ Endokarditis lenta

Epidemiologie

- ubiquitär, auf Haut und Schleimhaut des Menschen

Scharlach

Erreger

- **β-hämolysierende Streptokokken** der Serogruppe A ⇒ Bildung eines **erythrogenen Toxins**, gegen das der Patient keine Antikörper hat. **Mehrfacherkrankungen** möglich, da insgesamt 4 verschiedene Toxine bekannt sind.

Symptomatik

Krankheitsverlauf

- **Inkubationszeit** ⇒ 2–7 Tage

Krankheitsbild
- **akute Tonsillitis** (eitrige Beläge nicht obligat) mit hohem Fieber, Zephalgie, gelegentlich Nausea, Vomitus, Bauchschmerzen
- **nach 12–48 Stunden** ⇒ typisches **mikropapuläres Scharlachexanthem** in den Gelenkfalten der Gliedmaßen (Pastias-Faltenzeichen), Hals und Leistenbeuge beginnend und sich von dort über den ganzen Körper unter Bevorzugung der Streckseiten ausbreitend
  Fieberrote Wangen mit **perioraler Blässe**. Nach Abblassen des Exanthems ⇒ Hautschuppung (**Beachte** ⇒ auch nicht exanthematischer Verlauf möglich!)
  Enanthem ⇒ Zunge anfangs weißlich belegt, später gerötet mit verdickten Papeln (ab 4. Tag **Himbeerzunge**)
- **Komplikationen**
  – **eitrig** ⇒ deszendierender Verlauf (z. B. Peritonsillarabszess, Otitis media, eitrige Lymphadenitis)
  – **septisch** ⇒ multilokuläre Absiedelung der Erreger
  – **toxisch** (Streptococcal Toxic Shock-like Syndrome) ⇒ Blutdruckabfall, Verbrauchskoagulopathie, Hautblutungen, Weichteilnekrosen, Leber- und Nierenschädigung, Atemnotsyndrom, Nierenversagen
  – **hyperergisch** (Folgekrankheiten) ⇒ rheumatisches Fieber, Glomerulonephritis, Chorea minor

Diagnostik
- **Erregernachweis** im Rachenabstrich oder aus Blut, Liquor, Pleuraexsudat, Aszites, Operationswunden
- **Leukozytose** mit Linksverschiebung, Eosinophilie, **Antistreptolysintiter** steigt nicht immer an!

Therapie
- **Penicillin G** 100.000 E/kg KG/d i. v. in 4 Einzeldosen für mindestens 10 Tage
- alternativ **Erythromycin**-Estolat (20–30 mg/kg KG/d in 2 Einzeldosen) oder Erythromycin-Ethylsuccinat (40–60 mg/d in 3 Einzeldosen) oder β-Laktamase-stabile **Cephalosporine**
- **Folgekrankheiten** lassen sich auch **bei späterem Therapiebeginn** (bis zu 6 Tage nach Erkrankungsbeginn) vermeiden.
- bei **toxischem Schocksyndrom** ⇒ **frühzeitige** Penicillingabe
- Zwei Tage nach Therapiebeginn sind die Patienten nicht mehr infektiös.
- Kinder aus der Wohngemeinschaft des Erkrankten sollten ebenfalls für 10 Tage mit Penicillin oder Erythromycin 100.000 E./kg KG/d behandelt werden, um Reinfektionen zu vermeiden.

Erysipel

Symptomatik
- **Allgemeinsymptome** ⇒ oft schwereres Krankheitsbild mit Schüttelfrost, hohem Fieber und regionärer Lymphknotenschwellung

Abb. 9.12

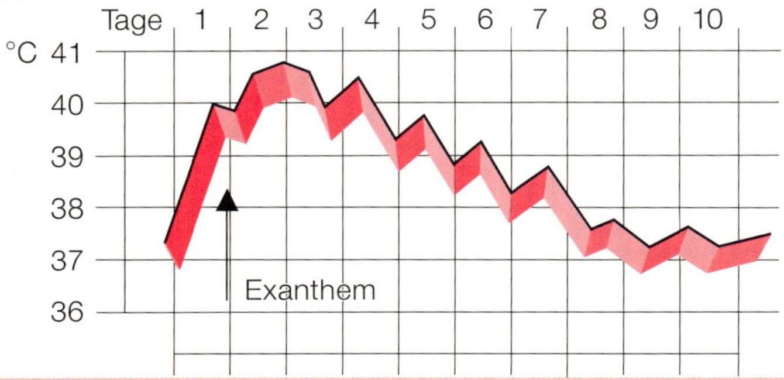

Scharlach, Fieberverlauf

- **Hautveränderung** (ein Arm oder Bein, Gesicht, Schleimhaut) ⇒ hochrot, scharf abgegrenzt, glänzend, ödematös, mit geröteten zungenförmigen Ausläufern, Blasenbildung, ggf. Nekrose
- bei **rezidivierendem Verlauf** ⇒ chronisches Lymphödem

Diagnostik

- Erregernachweis aus Abstrich
- **Laborwerte** ⇒ Leukozytose, BSG↑, ggf. Anstieg des **Antistreptodornasetiters**

Therapie

- Ruhigstellung der betroffenen Körperregion, Sanierung der Eintrittspforte
- **Penicillin G** 3mal 5 Mega IE/d i. v. über 10 Tage
- alternativ **Cefazolin** oder **Vancomycin** i. v.

A-Streptokokken

- **β-hämolysierende Streptokokken** der Serogruppe A werden durch **Tröpfchen-** und **Schmierinfektion** übertragen und verursachen Infektionen des **Respirationstrakts** und der **Haut**.

B-Streptokokken

B-Streptokokken können als Bestandteil der natürlichen Flora des unteren **Intestinaltraktes** vorkommen und bei Frauen die Genitalschleimhaut asymptomatisch kolonisieren.

Bei der Geburt oder bei abdomineller Schnittentbindung kann eine invasive Infektionen mit **B-Streptokokken** (Endometritis, Puerperalsepsis) resultieren.

- **vertikale Infektion** des Neugeborenen während des Geburtsvorganges ⇒ Neugeborenensepsis, -pneumonie bzw. -meningitis („Early onset disease")
- **horizontale Infektion** des Neugeborenen in den ersten Tagen und Wochen nach der Geburt ⇒ meist Meningitis („Late onset disease")

Seltener treten B-Streptokokken-Infektionen **beim Erwachsenen** auf (⇒ Pneumonie, Arthritis, Osteomyelitis, Endokarditis).

C- und G-Streptokokken

- **C-** und **G-Streptokokken** sind Bestandteil der Pharyngeal-, Intestinal- und Hautflora. Sie können jedoch bei verminderter Resistenzlage zu invasiven Infektionen (Pharyngitis, Hautinfektionen, Endometritis puerperalis) führen.

D-Streptokokken

- D-Streptokokken (Enterokokken) verursachen u. a. Harnwegsinfektionen, Endokarditis, Cholangitis, Cholezystitis und nosokomiale Pneumonien.

Enterokokkeninfektionen

Spezies

- E. faecalis, E. faecium und E. durans als Bestandteile der natürlichen Flora des Dünn- und Dickdarms des Menschen

Krankheitsbilder

- bei **verminderter Resistenzlage** ⇒ aszendierende Infektionen bzw. hämatogene Streuung möglich ⇒ Cholangitis, Cholezystitis, **Harnwegsinfektionen**, intraabdominelle Abszesse, nosokomiale Pneumonie, **Enterokokkenendokarditis** (schlechtere Prognose als durch St. viridans)

Diagnostik

- Speziesbestimmung und antimikrobielle Empfindlichkeitsprüfung

Therapie

- **Harnwegsinfektionen** ⇒ Ampicillin bzw. Amoxicillin oral
- **Enterokokkeninfektionen innerer Organe** (z.B. Cholangitis, Leberabszess) ⇒ Ampicillin, Acylureido-Penicillin bzw. Imipenem in hoher Dosierung i. v.
- **Enterokokkenendokarditis** ⇒ **Mezlocillin** (12–20 g i. v. in 3–4 Einzeldosen) in Kombination mit **Gentamycin** (3 mg/kg/d i. v. in 3 Einzeldosen) oder **Streptomycin** über 4–6 Wochen
- **alternativ** oder auch bei Infektionen durch E. faecium ⇒ **Vancomycin** oder **Teicoplanin** in Kombination mit **Gentamycin** über 4–6 Wochen

Infektionen durch Escherichia coli

Erreger

Escherichia coli ⇒ fakultativ pathogene gramnegativen Stäbchen der Familie Enterobacteriaceae

Extraenterale Escherichiosen

- **Urogenitaltrakt** ⇒ Zystopyelonephritis, Prostatitis, Epididymitis, aber auch häufigster Keim unkomplizierter Harnwegsinfekte
- **Gallenwege** ⇒ Cholezystitis, Cholangitis
- **Atemwege** ⇒ Bronchitis, Bronchiektasien, Abszesse
- **hämatogene Streuung** ⇒ Peritonitis, Endokarditis, Meningitis

Diagnostik

Erregernachweis mit Resistogramm

Therapie

Aminopenicilline mit β-Laktamasehemmern

- Amoxicillin/Clavulansäure (z.B. Augmentan® i. v.)
- Ampicillin/Sulbactam (z.B. Unacid® i.v)
- alternativ ⇒ Cefotiam, Cefoxitin, Cefuroxim, Gentamycin, Tobramycin

Zu enterotoxischen und **enteroinvasiven Erkrankungen**: Siehe Seite 684 ff.

Klebsiellen- und Enterobacterinfektionen

Klebsiella- und **Enterobacterinfektionen** treten v. a. bei Patienten mit systemischer Abwehrschwäche oder als nosokomiale Infektionen auf.

- **Klebsiella pneumoniae** verursacht die seltene, schwere **Friedländer-Pneumonie**, die durch einen subakuten Beginn mit Infiltration des rechten Lungenoberlappens sowie **rasche Ausbreitung** charakterisiert ist. Das Sputum ist rostbraun und zäh („Johannisbeergelee").
  Komplikationen ⇒ **Septikämie**, Lungenabszess und Empyem
- **Therapie** ⇒ Cephalosporine, Breitspektrum-Penicilline (Ticarcillin, Carbenicillin, Piperacillin) und Aminoglykoside je nach Resistenzlage
- **Klebsiella oxytoca** kann Hospitalpneumonien verursachen und weist eine ungünstige Resistenzsituation auf.
- **Enterobacterinfektionen** betreffen oft immunsupprimierte Patienten und verursachen Harnwegsinfektionen, Pneumonien, Otitiden, Cholezystitiden und Enteritiden (v. a. im Säuglingsalter).
- **Therapie** ⇒ u. a. Aztreonam (z.B. Azactam®), Ticarcillin/Clavulansäure (z.B. Betabactyl®)

Infektionen durch Proteusbakterien

Erreger

Proteusstämme (gramnegative Keime)

- Proteus (P. mirabilis, P. vulgaris, P. myxofaciens)
- Morganella (M. morganii)
- Providencia (P. rettgeri, P. acalifaciens und P. stuartii)

Epidemiologie
- ubiquitär im Boden, Wasser und Fäzes
- bevorzugtes Auftreten bei Patienten mit Immundefizienz, bei Brandwunden oder nach intensiver Antibiotikatherapie

Krankheitsbilder
- **P. mirabilis** ⇒ Bakteriämie, tiefliegende Infektionen (Otitis, Mastoiditis, Peritonitis), chronische Harnwegsinfekte, seltener Sepsis oder Meningitis

Diagnostik
- **Erregernachweis** aus oberflächlichen Wunden, Sekreten und Sputum

Therapie
- **P. mirabilis** ⇒ Ampicillin, Carbenicillin, Ticarcillin, Piperacillin, Cephalosporine, Aminoglykoside
- bei **Resistenz** ⇒ Gentamycin, Tobramycin, Amikazin

Pseudomonasinfektionen

Epidemiologie
- ubiquitär vorkommender Feuchtkeim (u. a. Oberflächengewässer, Waschbecken, Haut)
- **Zielgruppe** ⇒ Patienten mit Immundefizienz, malignen Erkrankungen, bei Hautwunden (u. a. Ulcus cruris) bzw. Verbrennungen, bei Langzeitbeatmeten sowie Kleinkindern und Frühgeborenen (⇒ pyogene Infektionen); meist nosokomiale Infektionen

Symptomatik
- **Pseudomonas aeruginosa** verursacht als Wundkeim pyogene Infektionen mit typisch riechendem, bläulich tingiertem Eiter. Je nach Invasionsort können Pneumonien, Harnwegsinfekte, Meningitis und Keratitis auftreten. **Komplikation** ⇒ **Pseudomonassepsis**

Therapie
- Piperacillin, Azlocillin, Ceftazidim und Imipenem ggf. in Kombination mit einem Aminoglykosid, bei Harnwegsinfektionen vorzugsweise Ciprofloxacin

Infektionen durch Haemophilus influenzae

Erreger (fakultativ anaerobe, gramnegative Stäbchen, wenig umweltresistent)
- **Haemophilus-influenzae-Bakterien** des **Kapsel-Serotyps B** entziehen sich der Phagozytose (⇒ 90 % der Haemophilus-influenzae-Erkrankungen).
- **unbekapselte Haemophilus influenzae**

Epidemiologie
- **Haemophilus-influenzae-Bakterien** des **Kapsel-Serotyps B** ⇒ sporadisches Auftreten v. a. bei Kleinkindern, die noch keine Antikörper gegen die Kapsel entwickelt haben
- **unbekapselte Haemophilus influenzae** ⇒ Bestandteil der physiologischen Flora des Oropharynx
- **Zielgewebe** ⇒ Epithelien des Respirationstrakts, Meningen
- **Übertragung** durch direkten Kontakt,Tröpfcheninfektion oder **endogene Infektion**

Krankheitsbilder
- **Haemophilus influenzae, Kapseltyp B** ⇒ Meningitis (oft <2. Lebensjahr), Epiglottitis, **Pneumonie** hauptsächlich bei Patienten mit chronisch-obstruktiver Lungenerkrankung, Alkoholismus, Diabetes mellitus oder Immunschwäche
- **unbekapselte Haemophilus influenzae** ⇒ Sinusitis, Otitis media, Bronchopneumonie und Exazerbationen chronischer Bronchitiden

Diagnostik

- mikroskopischer und kultureller **Erregernachweis** aus Blut, Liquor, Abstrich, Punktat; serologisch durch Agglutinationsreaktion

Therapie

- **Aminopenicilline** (z.B. Ampicillin, Bacampicillin, Amoxicillin), je nach Resistenzlage mit **dem β-Lactamase-Inhibitor Clavulansäure** (z.B. Augmentan®)
- alternativ Gyrasehemmer oder Cephalosporine (Cefaclor, Cefotiam, Cefoxitin, Cefuroxim), **Imipenem** (z.B. Zienam®)
- bei **Meningitis** ⇒ **Cefotaxim** (3-mal 2 g/d) oder **Ceftriaxon** (4 g/d)

Vakzination

- **Haemophilus-influenzae-Typ-B-Schutzimpfung** (aktiv) für Kinder ab dem 3. Lebensmonat empfohlen (2 Injektionen im Abstand von mindestens 6 Wochen, kontralateral zur Injektion gegen DPT)
- **passive Immunisierung** bei Kindern mit Immundefekten durch i.m. oder i.v. Gabe von humanen Immunglobulinen möglich

Infektionen durch Anaerobier

Erreger

- **Strenge Anaerobier**: **Tetanusclostridien** und fakultativ pathogene, sporenlose, gramnegative **Bacteroidesarten**. Anaerobe Mischflora: Bacteroides, Klebsiella pneumoniae, Fusobakterien, anaerobe Streptokokken

Epidemiologie

- **Bacteroides**arten sind Bestandteil der Normalflora von Oropharynx, Kolon und Vagina.
- **endogener Infektionsweg** ⇒ opportunistische Infektionen im Rahmen von Mischinfektionen oder pulmonale Infektionen als Folge von **(Mikro-)Aspirationen,** operativer Koloneröffnung, Verletzungen
- bei **intestinalen** und **genitalen** Infektionen (z.B. Adnexitis) ⇒ oft **B. fragilis**

Krankheitsbilder

- **pulmonale Infektion** ⇒ Gewebsnekrose (⇒ Abszess, Empyem), Produktion von **putridem, faulig riechendem Sputum**
- Gingivitis, Sinusitis, Otitis media, Mastoiditis, Osteomyelitis
- **Komplikation** ⇒ u.a. Hirnabszess, Pleuraempyem, generalisierte Peritonitis

Diagnostik

- mikroskopischer und kultureller **Erregernachweis** aus Blut, Liquor, Abstrich, Punktat; serologisch durch Agglutinationsreaktion

Therapie

- Penicillin G, Aminopenicilline, Cephalosporine (am wirksamsten sind Cefoxitin und Latamoxef), Metronidazol
- Bacteroides fragilis ⇒ Acylureidopenicilline oder Clindamycin

Septikämien

Sepsis

Definition (syn. septikämisches Syndrom, Blutvergiftung)

- Gruppe heterogener Krankheitsbilder, bei denen von einem **Sepsisherd** im Körper kontinuierlich oder schubweise pathogene Bakterien und deren Toxine in den Blutkreislauf (⇒ Septikämie) gelangen

Pathogenese

Der **lokale Infektionsherd** ist auf eine unzureichende Erregerabwehr (⇒ zyklische Allgemeinreaktion) auf Grund einer Resistenzschwächung des Organismus (z.B. Antikörpermangel, Splenektomie, immunsuppressive oder zytostatische Therapie) zurückzuführen.

Beispiel

- **Typhus** (zyklische Infektionskrankheit) ⇒ **Lokalinfektion der Gallenblase** mit Typhuserregern (= **Infektionsherd**) ⇒ **Typhussepsis**

Nach dem **Infektionsherd** lassen sich unterscheiden:

- von **Hohlorganen** ausgehende Sepsis (z. B. Urosepsis, cholangitische Sepsis, intestinale Sepsis)
- **thrombophlebitische** Sepsis (u. a. bei zentralem Venenkatheter), **Endoplastitis** (Infektion intravasaler Fremdkörper)
- **lymphangitische** Sepsis (u. a. Wundsepsis bei Phlegmone, Lymphangitis)
- **endokarditische** Sepsis

Pathomechanismus

- **pathogene Bakterien, Endotoxine** ⇒ regionäre Phlebitis und Lymphangitis ⇒ Eindringen der Keime in die Blutbahn ⇒ Aktivierung des **Komplement**- und **Kallikreinsystems** sowie von **Arachidonsäuremetaboliten** (Leukotriene, Prostaglandine, Thromboxane), **Endorphinen**, **Phospholipiden** (plättchenaktivierender Faktor = PAF), **Proteasen** (Elastase, Kollagenase), **Sauerstoffradikalen** und **Zytokinen** (Interleukin-1, TNF)

Es **resultieren:**

- Inhibition sauerstoffutilisierender Zellenzyme, zytotoxische Effekte, Maldistribution des Blutflusses
- **Komplikation** ⇒ **septischer Schock** mit Organversagen (Schocklunge, akutes Nierenversagen mit Anurie, Verbrauchskoagulopathie)

Krankheitsbilder und Sepsiserreger

- **Sepsis bei nosokomialer Infektionen bei abwehrgeschwächten Patienten** ⇒ koagulasenegative Staphylokokken, Enterobacteriaceae oder Pseudomonas aeruginosa
- **akutes septisches Krankheitsbild** mit **Hautherden** ⇒ A-Streptokokken-Sepsis, Sepsis nach Pharyngotonsillitis (Lemierre-Syndrom)
- **hämatogen** bzw. **posttraumatisch entstandene Osteomyelitis** ⇒ Staphylokokken, auch Mischinfektionen
- **Wundsepsis, postoperative Sepsis** ⇒ Staph. aureus, Str. pyogenes, Enterobacterien, Anaerobier, Pseudomonas sp.
- **Puerperalsepsis, septischer Abort** ⇒ Str. pyogenes, Staph. aureus, Anaerobier, Enterobakterien
- **Urosepsis** ⇒ E. coli, Enterokokken, Klebsiella-Enterobacter-Serratia, Proteus sp., Pseudomonas aeruginosa
- **cholangitische Sepsis** ⇒ Salmonella sp., Enterokokken, Anaerobier, E. coli und andere Enterobakterien, Staph. aureus
- **pylephlebitische Sepsis** (V. portae) ⇒ Enterobakterien, Anaerobier, Staph. aureus, Enterokokken
- **dermatogene Sepsis** ⇒ Staph. aureus, Str. pyogenes
- **otogene Sepsis** ⇒ Staph. aureus, Str. pyogenes, Pneumokokken, Haemophilus influenzae, Enterobakterien, Pseudomonas sp.
- **Endokarditis** ⇒ Str. viridans, Enterokokken, Staph. aureus und Staph. epidermidis, Enterobakterien, Pseudomonas sp., Haemophilus influenzae, Brucella sp.

Symptomatik

Verlaufsformen ⇒ akut bis **hochakut** (foudroyant), **subakut** (z. B. Endocarditis lenta) oder **chronisch**

- **Bakteriämie**
  - **gramnegative Anaerobier** ⇒ **intermittierendes Fieber** (tägliche Schwankungen zwischen 37 °C und 40 °C) mit Schüttelfrost und starken Schweißausbrüchen bei Fieberabfall
  - **Staphylokokken** ⇒ Dauerbakteriämie mit **kontinuierlichem Fieber**
- ggf. auch **Septikopyämie** ⇒ Pyämie mit Bildung septischer Infarkte und metastatischer Abszesse (⇒ Nierenrinde, Gehirn, Knochen)
- (weiche) **Splenomegalie**

bei schwerer Sepsis

- **Atmung** ⇒ Tachypnoe, Hypokapnie bei Hyperventilation und Hypoxämie

Abb. 9.13

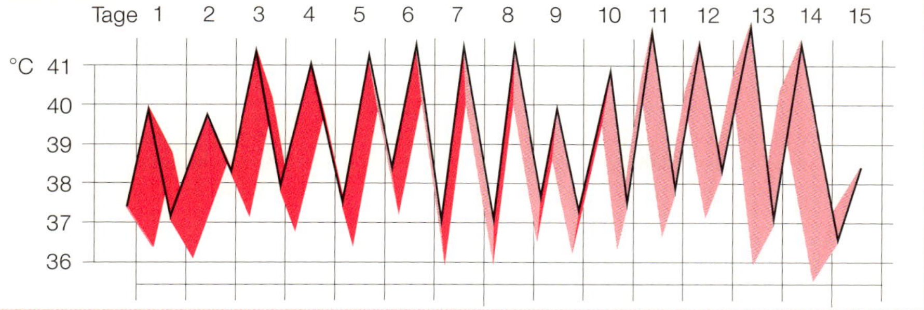

Septischer Temperaturverlauf

- **Herz und Gefäße** ⇒ Tachykardie (Puls ist klein, weich und schnell), zunehmende Hypotension ⇒ Zentralisation des Kreislaufs ⇒ **septischer Schock** ⇒ anfangs **hyperdynames** (Frühphase), nachfolgend **hypodynames Schocksyndrom**
  Pathomechanismus ⇒ Verlangsamung des Blutstroms + Schädigung der Gefäßendothelien ⇒ Mikrothrombenbildung in den Kapillaren ⇒ disseminierte intravasale Gerinnung (Verbrauchskoagulopathie)
- **Haut** ⇒ zunächst meist heiß, rot und trocken, später u.U. kühl, grau-blass und feucht, marmoriert
- **Niere** ⇒ zunehmende Niereninsuffizienz mit Rückgang der Diurese ⇒ Oligurie ⇒ Serumkreatinin ↑, Ödeme
- **ZNS** ⇒ Unruhe, Verwirrtheit, zunehmende Bewusstseinstrübung, Somnolenz und Koma

Beachte
- Die Symptome können im Neugeborenen- und Greisenalter auch geringer ausgeprägt sein!
- 25 % der durch gramnegative Erreger verursachten Septikämien führen zum septischen Schock ↑.

Diagnostik

- **Laborwerte** ⇒ polynukleäre **Leukozytose**, CRP ↑, BSG ↑, Komplement C_3
  bei schwerer Sepsis: **metabolische Störung** ⇒ Hyperglykämie, Hyperlaktatämie, **Hämolyse** ⇒ Anämie, **Gerinnungsstörung** ⇒ Antithrombin III ↓, Thrombozyten ↓, Fibrin(ogen)-Spaltprodukte ↑
- **kultureller Erregernachweis + Resistogramm** aus mindestens 3 innerhalb von 24 Stunden abgenommenen Blutkulturen (z. B. Beginn des Fieberanstiegs, anschließend in stündlichen Abständen) ⇒ jeweils 2 venöse Blutkulturen (anaerob + aerob)!

  Beachte
  - **gründliche Desinfektion** der Einstichstelle (1 Minute PVP-Jod, anschließend waschen mit 70 %igem Alkohol), um sekundäre Kontamination zu verhindern!
  - **Blutentnahme nie aus** liegendem **Venenkatheter**!
  - **Transport sofort** ins mikrobiologische Labor, Aufbewahrung im Brutschrank bei 37–38 °C!
- **serologische Diagnostik** ⇒ **Antigennachweis**, **Endotoxinnachweis** für B-Streptokokken, Pneumokokken, Haemophilus influenzae, Legionellen und Meningokokken meist **nicht ergiebig**
- **mikroskopische Diagnostik** ⇒ **Leptospirose** (Dunkelfeldmikroskopie), **Protozoen (Malaria), Mikrofilarien** (Blutausstriche nach Giemsa oder „dicker Tropfen")
- **bildgebende Diagnostik** ⇒ **Thorax-Röntgenbild** (⇒ Pneumonie, ARDS u. a.), **Abdomen-Röntgenbild** (⇒ Ileus u. a.), **spezielle Röntgenuntersuchungen, Sonographie** (⇒ Harnstau, Gallenabflussstörung, Milzgröße, septische Metastasierung u. a.)

Therapie

- **kalkulierte** parenterale **Antibiotikatherapie** mit hohen Dosen über mindestens 10–14 Tage ⇒ **Einschätzung der Erregerspezies nach dem Infektionsherd**, Anpassung nach mikrobiologischem Befund
- bei **Granulozytopenie** (1.000/mm³) ⇒ **synergistische Antibiotikakombination** (z. B. Ticarcillin + Amikacin bei gramnegativen Bakterien oder Ceftazidim + Flucloxacillin bei Staphylokokkensepsis)

- bei **Leukämien, Malignomen** ⇒ Piperacillin + Aminoglykosid (z.B. Gernebcin), bei Staphylokokkensepsis zusätzlich Flucloxacillin oder Vancomycin
- bei **Einschränkung der Nierenfunktion** ⇒ Dosisanpassung nach Kreatininclearance (u.a. Verlängerung der Halbwertszeiten von Aminoglykosiden und Betalaktamantibiotika)
- bei **Urosepsis** ⇒ Aminoglykosid + Flucloxacillin (+ Cephalosporin)
- ggf. auch Gabe von monoklonalen **Endotoxinantikörpern**
- **Sepsisherd eliminieren** ⇒ z.B. eitrige Tonsillen oder Gallenblase exstirpieren, Abszesse und Empyeme drainieren, Obstruktionen und Perforationen von Hohlorganen operativ beseitigen, infizierte Venenkatheter oder Implantate entfernen

Therapie des septischen Schocks
- **Sauerstoffzufuhr** (2–5 l/min)
- **bilanzierter Elektrolyt- und Volumenersatz**
- **Blutgasanalyse** ⇒ ggf. **Azidosekorrektur** mit $NaHCO_3$
- Menge der Infusionslösungen richtet sich nach dem zentralen Venendruck **(ZVD)**, der erst in der **hypodynamen Phase** des septischen Schocks oder bei bestehender Herzinsuffizienz ansteigt.
- bei **zunehmender Herzinsuffizienz** ⇒ Dopamin und/oder Dobutamin i.v.
- kalkulierte **Antibiotikatherapie**
- **Stressulkusprophylaxe** (z.B. Protonenpumpenhemmer, H_2-Antagonisten)
- bei Lungenödem bzw. **ARDS** (acute respiratory distress syndrome) ⇒ Intubation und **kontrollierte Beatmung** mit **positivem endexspiratorischem Druck** (PEEP)
- bei initialer **Verbrauchskoagulopathie** ⇒ Heparin 500–1.000 E/h i.v.
- wiederholte Kontrolle der Gerinnungsparameter!

Anmerkung
Eine Prednisolongabe beim septischen Schock ist aus heutiger Sicht nicht indiziert.

Pneumonien

Pneumonien werden auf Seite 229 ff. ausführlich dargestellt.

Meningitis

Definition
- **Meningitis** bezeichnet eine entzündliche Erkrankung der Hirnhäute. Der Übergang zur Meningoenzephalitis ist – anatomisch bedingt – fließend.

Ätiologie
- Bakterien, Viren und Pilze, Fremdkörper und liquorgängige Substanzen

Bakterielle Meningitiden

Ätiologie
- **häufige bakterielle Erreger im Erwachsenenalter** ⇒ Pneumokokken, Meningokokken, Staphylokokken, Streptokokken (A, D), Escherichia coli, seltener Listerien und gramnegative Stäbchen

Pathogenese
- **Infektion der Hirnhäute** erfolgt **hämatogen** oder durch **lokale Invasion** über offene Schädelverletzungen, Liquorfisteln, Lymphbahnen oder Knochenlücken ⇒ **zelluläre Reaktion**, abhängig vom Erregertyp und Immunitätslage
- **tuberkulöse Meningitis** ⇒ entzündlich-granulomatöser Prozess vorzugsweise in den basalen Zisternen (**Basalmeningitis**) und an den spinalen Wurzeln

Symptomatik

- Kopf- und Nackenschmerzen, **Nackensteife** (Kinn kann nicht bis zum Thorax gebeugt werden)
- ggf. Kahnbauch, **Opisthotonus**
- **Fieber, Schüttelfrost, Nausea, Vomitus**
- **Lichtscheu**, allgemein gesteigerte Reizüberempfindlichkeit bis zur ausgeprägten Hyperästhesie
- **psychomotorische Unruhe** oder **Bewusstseinstrübung** (Somnolenz, Sopor und Koma)
- **virale Meningitis** ⇒ klinisches Bild weniger ausgeprägt, oft katarrhalische Frühsymptome, Zephalgie, Nackensteife und Fieber nahezu immer vorhanden
- **tuberkulöse Meningitis** ⇒ subakuter Beginn mit langsam progredientem Verlauf und nichteitrigem Liquorbefund
- **Listerienmeningitis** ⇒ eitrige Meningitis, disseminierte bzw. **stammhirnbetonte Enzephalitis** oder nichtpurulente Meningoenzephalitis; akuter oder subakuter bis chronischer Verlauf
- **chronische Meningitiden** ⇒ schleichender Beginn, leichter **Meningismus**, allgemeines Krankheitsgefühl, zunehmende Hirnnervenausfälle, später auch enzephalitische Symptome
- **Komplikationen** ⇒ **Waterhouse-Friderichsen-Syndrom** bei Meningokokkensepsis, therapieresistentes **Hirnödem**, kortikale und subkortikale **Abszesse**, **Okklusionshydrozephalus**
- **Letalität** bei bakterieller Meningitis bis zu 20 % (höher bei ZNS-Listeriose)
- **ungünstige Prognose** bei tief komatösem Verlauf, hypotoner Kreislauflage (systolisch <100 mm Hg) und Zeichen der Verbrauchskoagulopathie (DIC)

Abb. 9.14

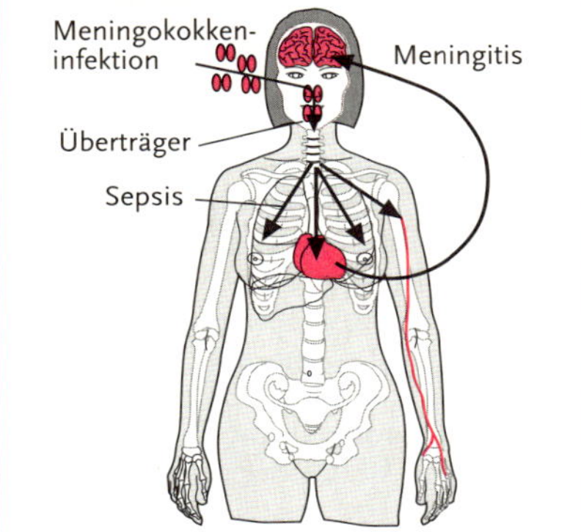

Meningokokkenerkrankung

Diagnostik

Klinische Zeichen

- **Brudzinsky-Nackenzeichen** ⇒ passive Neigung des Kopfes sowie rasche Hebung der Arme zum Kopf führt zur reflektorischen Beugung der Beine
- **Brudzinsky-Wangenzeichen** ⇒ Druck auf beide Wangen unterhalb des Jochbeins führt zur reflektorischen Beugung im Ellenbogengelenk
- **Dreifuß-Zeichen** ⇒ Patient stützt sich, um die Wirbelsäule zu entlasten, auf beiden Arme ab, wodurch der Eindruck eines Dreifußes entsteht.
- **Kernig-Zeichen** ⇒ positiv, wenn das gestreckte Bein bei liegendem Patienten nicht bis 90° gehoben werden kann, sondern vorher gebeugt wird
- **Parrot-Zeichen** ⇒ Erweiterung der Pupillen durch Schmerzreiz, z. B. durch Kneifen
- **Lichtenstein-Zeichen** ⇒ Klopfschmerzhaftigkeit der Extremitätenknochen

Labor

- Lumbalpunktion (**beachte** ⇒ Einklemmungsgefahr bei Hirndruck!) und **Liquoruntersuchung mit Liquorzytogramm** (Meningiosis leucaemica bzw. carcinomatosa) sowie **Erregernachweis**
- **Suche nach Primärherd** (z. B. Bronchiektasen, Innenohr- und Nebenhöhlenprozesse) und Eintrittspforte, **Ausschluss von Liquorfisteln** durch Liquorszintigraphie
- ggf. kraniales **CT** bzw. **MRT** zum Abszessausschluss
- ggf. zerebrale **Angiographie** bei Verdacht auf Vaskulitis oder Hirnvenenthrombose

Erregeridentifikation

- **Polymerase-Kettenreaktion** (PCR) zum Nachweis der Meningokokken-DNA im Liquor und im Blut (vorzugsweise EDTA-Blut); auch für Neisserien-Nachweis und Hämophilus-Typisierung möglich.
- **Gramfärbung des Liquorausstriches**
  - **grampositiv** ⇒ Pneumokokken

   - **gramnegative, extrazellulär gelegene Stäbchen** ⇒ meist Enterobakterien (E. coli, Proteus), Listerien, **Meningokokken, Haemophilus-Keime**
- **kultureller Erregernachweis** mit **Resistenztestung** aus Liquor, Blutproben, Rachen-, Ohr- und Wundabstrich
- **Tbc** ⇒ über 50 % der Fälle intra vitam nicht oder erst spät verifizierbar

Liquoruntersuchung
- **akutes Krankheitsbild** ⇒ initial polymorphkerniges Liquorzellbild
- **subakuter** und **chronischer Krankheitsverlauf** ⇒ Neutrophile, Lymphozyten, Makrophagen und Plasmazellen (buntes Zellbild) im Liquorzytogramm
- **Eosinophile** bei Überempfindlichkeit, Parasitenbefall, Einblutungen in den Subarachnoidalraum aber auch bei Meningitis tuberculosa
- **aktivierte B-Lymphozyten** (Immunglobulin-enthaltende Zellen) im akuten Stadium fast immer vorhanden
- **Liquorpleozytose** (Vermehrung von Zellen im Liquor über 100/3 Zellen) kann bei Infektion durch Pneumokokken, Meningokokken und Haemophilus influenzae auch ausbleiben (**apurulente bakterielle Meningitis**) oder verspätet erscheinen. Dabei kann in der mikroskopischen Untersuchung eine **bakterielle Reinkultur** vorliegen.

Differentialdiagnostik

Symptomatisch-entzündliches Liquorsyndrom bei tumorösen oder entzündlichen Prozessen
- keine Vermehrung der Gammaglobuline, mäßige Zunahme des Liquorgesamteiweiß, vorwiegend granulozytäre Pleozytose

Chronisch-entzündliches Liquorsyndrom bei allen chronisch-entzündlichen Prozessen des ZNS
- Gammaglobuline vermehrt (besonders IgG), häufig normales Liquorgesamteiweiß, Lymphozyten und Plasmazellen leicht erhöht

Therapie

Bei Verdacht auf eine Meningitis muss eine sofortige Krankenhauseinweisung veranlasst werden!
- bei akuter bakterieller Meningitis ⇒ **hochdosierte antibiotische Sofortbehandlung**, da sich innerhalb weniger Stunden ein lebensbedrohliches Krankheitsbild entwickeln kann.
- **beachte ⇒ erst Untersuchungsmaterial asservieren**!
- empirische Antibiotikatherapie nach klinischer Wahrscheinlichkeit

Erregerspezifische Antibiose
- **Pneumokokken** und **Meningokokken** (80 % der Krankheitsfälle) ⇒ Penicillin G, 30 Mio. IE in 3 Einzeldosen. Bei Infektion mit – durch β-Laktamase – resistenten Stämmen ist eine Therapie mit **Cephalosporinen der 3. Generation** (z.B. **Cefotaxim, Ceftriaxon, Ceftazidim**) durchzuführen.
- bei **gramnegativen Hospitalisationskeimen** ⇒ Cefotaxim (4-mal 2 g/d) oder Ceftriaxon (4 g/d) + Penicillin G oder Aminoglykosid
  Nach Vorliegen von Erregernachweis und Antibiogramm wird gezielt behandelt.
- **Haemophilus influenzae** ⇒ Cefotaxim (6–8 g/d) oder Ceftriaxon (4 g/d)
- **Staphylokokken** ⇒ Flucloxacillin (3-mal 2 g) oder Vancomycin (2-mal 1 g), alternativ Rifampicin oder Fosfomycin. Behandlungsdauer mindestens 3 Wochen, Sanierung des Primärherds

Tab. 9.3 Liquorbefunde bei Meningitiden

Untersuchung	viral	Tbc	bakteriell
Aussehen	klar, nie eitrig!	klar, xanthochrom	trüb bis eitrig
Zellbild	Lymphozyten, initial Neutr.	Lymphozyten, Neutrophile	Neutrophile
Zellen (pro ml)	<5.000/3 Zellen	<2.000/3	10.000–50.000/3 Zellen
Gesamtprotein	normal bis ↑	↑ bis ↑↑↑	↑ bis ↑↑
Zucker	normal	↓ (<30 mg %)	auf 20 mg-% reduziert
Laktat (mmol/l)	<2,5	2,5 bis 8,0	8 bis 15
Immunglobuline	–	IgA, IgG	ggf. IgG, IgA

- **A- und B-Streptokokken** ⇒ Penicillin G (3-mal 10 Mio. IE i. v.)
- **D-Streptokokken** ⇒ Amoxicillin (3-mal 2 g/d) + Gentamicin (3-mal 80–120 mg/d)
- **Escherichia coli** ⇒ Cefotaxim (3-mal 2 g/d) oder Ceftriaxon (1–2-mal 2 g/d) + Gentamicin, bei Erregerpersistenz nach 24 h ⇒ zusätzlich intrathekale Applikation von Gentamicin (5 mg/d)
- **Listeria monocytogenes** ⇒ Amoxicillin (3–4-mal 2 g) + Aminoglykosid über 4 Wochen fortgeführt
- **Leptospirenmeningitis** ⇒ Penicillin oder Tetrazykline in hoher Dosierung (gel. spontane Ausheilung)
- **Salmonellen, Pseudomonas, Klebsiellen** und **Enterobacter** ⇒ Cephalosporine der 3. Generation + Aminoglykosid
- **tuberkulöse Meningitis** ⇒ vierfache Kombinationstherapie mit **INH**, **Rifampicin**, **Ethambutol** und **Pyrazinamid** bis zur Rückläufigkeit der pathologischen Liquorbefunde, anschließend orale Zweierkombination von INH (5 mg/kg/d) und Rifampicin (10 mg/kg/d) über 9–10 Monate; **Begleittherapie** mit Dexamethason (initial) und Vitamin B_6
  - **bei schwerem Krankheitsverlauf** zusätzlich intrathekale Applikation von Streptomycin (1 mg/kg KG alle 2 Tage)

Therapieüberwachung bei bakterieller Meningitis
- am **3. Behandlungstag erneute Liquoruntersuchung** ⇒ bei **Therapieerfolg** in der Regel **Neutrophilensturz** mit Abfall der Zellzahl auf die Hälfte des Ausgangswertes
- weitere Kontrollpunktionen alle **4–7 Tage**
- **Therapiedauer** mindestens 3–5 Tage über den Zeitpunkt völliger Beschwerdefreiheit hinaus
- bei Enterokokkenmeningitis, ZNS-Listeriose ⇒ Nachkur mit oraler oder parenteraler Antibiotikagabe

Umgebungsprophylaxe bei Meningokokkeninfektionen: Mittel der Wahl ist Rifampicin (10 mg/kg/d) über 2 Tage; **alternativ** erhalten Erwachsene als **Einmalgabe** 500 mg **Ciprofloxacin per os** oder **Ceftriaxon** (250 mg als i.m.-Applikation), was mit hoher Sicherheit zur Sanierung von Keimträgern führt. In der Schwangerschaft ist Ceftriaxon das Mittel der Wahl.

Waterhouse-Friderichsen-Syndrom

Definition

Fulminante Meningokokkensepsis mit Versagen der Nebennierenrinde (funktionell oder durch hämorrhagischen Infarkt)

Abb. 9.15

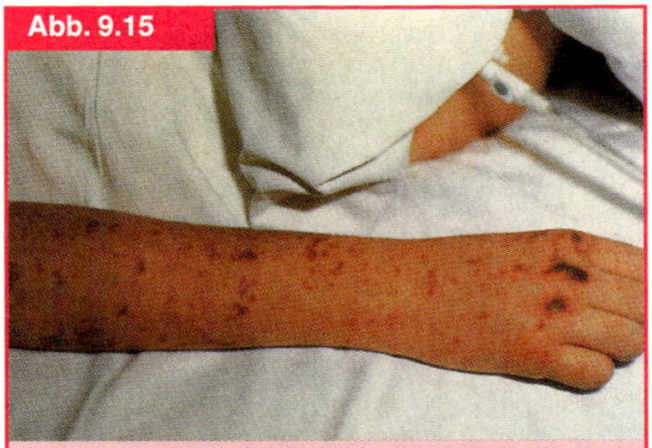

Hautveränderungen bei Meningokokkensepsis (IMPP-Prüfungsabbildung)

Symptomatik

- Meist ausgehend von unspezifischen Prodromalsymptomen sowie meist auch **meningealen Zeichen** erscheint bei der Mehrzahl der Patienten ein charakteristisches **petechiales Exanthem**, das meist im Bereich von Achseln, Flanken, Handgelenken und Knöcheln lokalisiert ist. In schweren Fällen kommt es zu fleckförmiger Purpura und größeren Hautblutungen (Sugillationen).
- Das **krisenartige Kreislaufversagen** ist von kalten Extremitäten, Hypotonie und Tachykardie, Nausea, Vomitus, Zyanose und Koma begleitet. Es resultiert ein Verlust von Gewebsflüssigkeit sowie eine Thrombosierung von Venolen der Haut, Sinusoiden der Nebennieren (⇒ **Nebennierenrindeninsuffizienz**) und der Kapillaren der Glomeruli.

Diagnostik

- Nachweis von **Neisseria meningitidis** in Kulturen von Blut, Liquor oder Abkratzpräparaten der Petechien bei Patienten, Antigennachweis im Liquor; auch PCR möglich

Therapie

- intensivmedizinische Behandlung
- frühzeitig einsetzende antibiotische Therapie

9.4 Virusinfektionen

Allgemeines

Virusinfektionen bedingen in der westlichen Welt etwa 60% der Infektionskrankheiten. Zahlreiche Viren verursachen dabei **inapparente Infektionen**.

- Viren können primär den **Menschen** infizieren und von ihm vor allem durch **respiratorische** (u.a. Influenza, Mumps, Adenoviren) und **intestinale Sekrete** (u.a. Hepatitis) sowie **Schmierinfektion** (u.a. Herpes simplex) verbreitet werden.
- Bei **zoonotischen Viren** (u.a. Arbo- und Arenaviren) findet die Virusvermehrung primär in Wirbeltieren und Gliederfüßlern statt, wobei der Mensch nur einen sekundären Wirt darstellt.

Bestimmte Viren haben die Eigenschaft der **Tumorinduktion** (z.B. Epstein-Barr-Virus ⇒ Burkitt-Lymphom), eine deutlich **verlängerte Inkubationszeit** (⇒ Slow-Virus-Infektion) oder die Eigenschaft der **Viruspersistenz** (z.B. HSV 1).

Immunantwort bei Virusinfektionen

- Viren stimulieren die **T-Zellantwort** des Immunsystems. T-Helferzellen fördern die Reifung **zytotoxischer T-Zellen (Tc)** und setzen Lymphokine und Interferon frei. Sowohl zytotoxische T-Zellen als auch natürliche Killerzellen (NK-Zellen) können **virusinfizierte Zellen lysieren**.
- **Interferone** (auch von der infizierten Zelle) stimulieren die **NK-Zellaktivität** und **hemmen** die **Virusvermehrung** durch Aktivierung zytoplasmatischer Enzyme (Endonukleasen, Proteinkinasen, 2',5'-Oligoadenylatsynthetase) nach Bindung an spezifische Rezeptoren der Zelloberfläche. **Lymphokine** sind an einer Hemmung der Virusvermehrung in der Zielzelle durch DNA-Fragmentation beteiligt, ohne dabei eine Lyse der Zellwände zu verursachen.

Diagnostik

- **Virusdirektnachweis** aus Liquor, Rachen-, Zervix-, Genitalabstrich, Urin oder Stuhl
- **Feinsttypisierung** u.a. durch DNA-Hybridisierung, Polymerasekettenreaktion

Serologische Verfahren

- **Komplementbindungsreaktion (KBR)** ⇒ Patientenserum (in aufsteigender Verdünnung) + Virusantigen + Komplement ⇒ Bestimmung des Komplementverbrauchs durch die im positiven Falle stattfindende Antigen-Antikörper-Reaktion
- **Neutralisationstest (NT)** ⇒ neutralisierende Antikörper des Patientenserums verhindern die Virusreplikation und heben dadurch in abgestuften Serummengen den zytopathischen Effekt einer Virussuspension auf eine Zellkultur auf.
- **Hämagglutinations-Hemmtest (HHT)** ⇒ hämagglutinierende Antikörper des Patientenserums verhindern die Erythrozytenagglutination durch eine Virussuspension.

Abb. 9.16

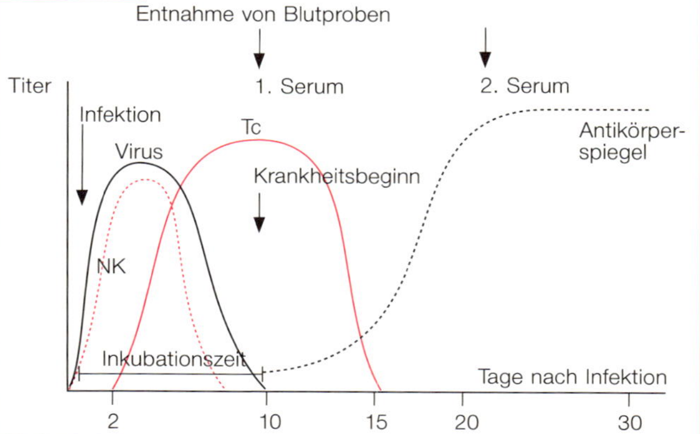

Immunantwort bei akuter Virusinfektion und Serodiagnostik

- **ELISA** (**e**nzyme **l**inked **i**mmunosorbent **a**ssay) ⇒ der spezifische Antikörper gegen das Antigen (die zu messende Substanz) ist an die Wand des Probengefäßes (oder an Polymerkügelchen) chemisch gebunden. Das **Antigen der Serumprobe** lagert sich daran an. Wird nun ein **enzymgebundener Antikörper** zugesetzt, bindet sich dieser an jedes im Erstschritt fixierte Antigenmolekül. Die Enzymaktivität des über **Antikörper-Antigen-Antikörper** (Sandwich-Technik) mit der Röhrchenwand (bzw. dem Polymer) verbundenen Enzyms kann nach Zugabe eines entsprechenden Substrates photometrisch gemessen werden.
- **Immunoblotting** ⇒ spezifischer Nachweis von Antikörpern im Serum durch Bindung an elektrophoretisch aufgetrennte Virusbestandteile
- **Hinweis für eine Infektion** durch IgM-AK-Nachweis und/oder zweifache IgG-Titerbestimmung in zweiwöchigem Abstand: AK-Titer der zweiten Probe muss sich gegenüber dem ersten Titer mindestens vervierfacht haben.

Therapie

Beispiele für Chemotherapeutika gegen Virusinfektionen

- **Aciclovir** (Acycloguanosin, z. B. Zovirax®) ist ein systemisch einsetzbares **Virostatikum**, das eine aktive Triphosphatverbindung (Aciclovir-Triphosphat) bildet und zum Kettenabbruch führt. Bei **Herpes-Viren** besteht eine Thymidinkinasehemmung. **Aciclovir** wirkt am besten auf **Herpes-simplex-Viren** (HSV) Typ 1 und 2, in höheren Konzentrationen auch auf Varicella-Zoster-Viren. Die Wirksamkeit auf Infektionen mit EBV und CMV ist gering.
- **Ganciclovir** (z. B. Cymeven® zur intravenösen Applikation) wirkt gegen **alle pathogenen Herpesviren** einschließlich CMV. **Famciclovir** ähnelt strukturell Ganciclovir und ist gegen das Herpes simplex und Varicella-Zoster-Virus wirksam.
- **Vidarabin** (Adenin-Arabinosid) hemmt die virale DNS-Synthese 40mal stärker als die zelluläre, indem es als Triphosphat die DNS-Kettenbildung terminiert. Es wirkt gegen HSV-1 und -2 und Varicella-Zoster-Virus. In Deutschland nicht zugelassene Substanz
- Beim Thymidinderivat **Zidovudin** (**AZT**, z. B. Retrovir®) ist eine Hydroxylgruppe durch eine Azido-Gruppe ersetzt. Das Analogon des Nukleinsäurebausteins Thymidin wirkt als Inhibitor der DNA-Polymerasen und hemmt nach Phosphorylierung durch die zelluläre Thymidinkinase als Triphosphat die reverse Transkriptase von **Retroviren** (HIV).
- **2,3-Didesoxycytidin** (**DDC, Zalcitabin**, z. B. Hivid®) und **Didesoxyinosin** (**DDI**, **Didanosin**, z. B. Videx®) wirken in gleicher Weise auf Retroviren und können im täglichen Wechsel mit AZT gegeben werden.
- **Lamivudin** (Epivir®) und **Stavudin** (Zerit®) sind weitere chemisch ähnliche Pyrimidin-Dideoxynukleosidanaloga, die zur Therapie der HIV-Infektion eingesetzt werden.
- **Cidofovir** (Vistide®) hemmt nach Umwandlung zu Cidofovir-Diphosphat kompetitiv die virale DNA-Polymerase. Die Folge ist ein Abbruch der DNA-Synthese und eine Hemmung der viralen Polymerasen. Das **Nukleotidanalogon** (Cytidin-Derivat) wird zur Behandlung der **CMV-Retinitis bei AIDS-Patienten** eingesetzt und ist auch gegen CMV, Herpes-simplex-Viren und gegen Varicella-Zoster-Viren wirksam.
- **Ribavirin** hemmt die Guanyltransferase und die virale m-RNS und hat ein breites antivirales Spektrum gegen DNS- und RNS-Viren. Als Aerosol kann es zur Behandlung von RSV- und Influenzainfektionen eingesetzt werden. Auch bei Masern und Lassa-Fieber besteht ein therapeutischer Effekt.
- **Zanamivir** (Relenza®) ist ein Neuraminidasehemmer, der gegen die Replikation von Influenza-Viren (A und B) wirkt.
- **Foscarnet** (z. B. Foscavir®) ist ein Pyrophosphatderivat, das die virale DNS-Polymerase von HSV und CMV reversibel und kompetitiv hemmt. Auch RNS-Viren und verschiedene Retroviren (auch HIV-1) können von Foscarnet gehemmt werden.
- **Interferone** werden von virusinfizierten Zellen gebildet und besitzen neben antiviralen auch antiproliferative und immunstimulierende Wirkungen. **α-Interferon** ist wirksam zur Behandlung von Rhino- und Papillomavirus-, Hepatitis-B-, CMV-, VZV-, HSV- und Vaccinia-Virus-Infektionen.

Sowohl bei der Behandlung der **chronischen Hepatitis B und C** als auch beim **Kaposi-Sarkom** von AIDS-Patienten konnten Remission erzielt werden. Derzeit wird insbesondere die Kombination von Interferon mit Virostatika klinisch geprüft.

- **Proteinaseinhibitoren**, wie **Ritonavir** (Norvir®), **Saguinavir** (Invirase®) oder **Indinavir** (Crixivan®) hemmen den Vermehrungszyklus von Retroviren posttranskriptionell.

Virusinfektionen mit Manifestation an der Haut und Epithelien

Viren der Herpesgruppe

- **humanpathogene Arten** (DNA-Viren) ⇒ **Herpes-simplex**-Virus **Typ 1 und 2**, **Zytomegalie**-Virus (CMV), **Varicella-Zoster**-Virus, **B**-Virus (= Herpesvirus simiae), **EB**-Virus (Epstein-Barr Virus), humanes **Herpesvirus 6** (HHV 6 ⇒ Exanthema subitum, Kinderkrankheit), **Kaposi-Sarkom-Herpesvirus** (KSHV)

Infektionen mit Herpes simplex

Erreger (2 Serotypen) und typische Krankheitsbilder

- **HSV Typ 1** (orofaziale Prädilektion) ⇒ **Herpes simplex labialis**, aphthöse **Stomatitis**, **Ekzema herpeticatum**, **Keratokonjunktivitis** und **Meningoenzephalitis**
- **HSV Typ 2** (genitale Prädilektion) ⇒ **Herpes genitalis** (u.a. Vulvovaginitis mit Lymphadenopathie) und herpetische Allgemeinerkrankung bei **Neugeborenen**

Abb. 9.17

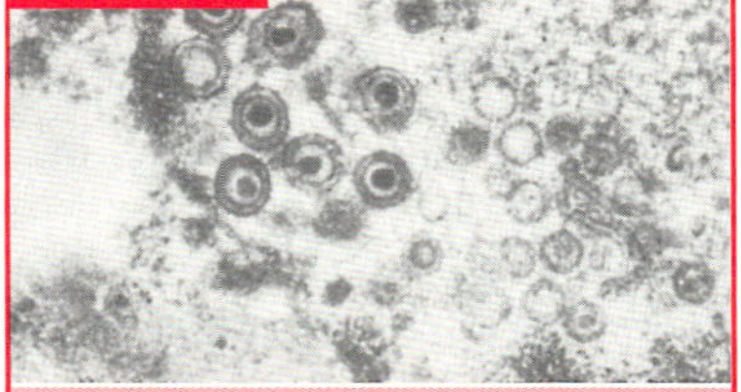

Herpesvirus (mit freundl. Genehmigung Prof. Gross, Universität Rostock)

Epidemiologie

- **HSV Typ 1** ⇒ ubiquitär verbreitet (Durchseuchung bis zu 100%)
- **HSV Typ 2** ⇒ Infektion erfolgt meist nach der Pubertät durch Intimverkehr (Durchseuchung bis zu 30%).
- **Erregerreservoir** ist der Mensch.
- **Übertragung** durch Tröpfcheninfektion oder Schmierinfektion sowie perinatale Infektion, hohe Kontagiosität
- oft **latente Infektion**, **niedriger Manifestationsindex**

Pathogenese

- Herpesvirus bevorzugt **Haut- und Nervengewebe** (ektodermo- bzw. neurotrop) ⇒ Wanderung zu sensorischen Spinalganglienzellen ⇒ persistiert als nukleotropes Virus im Zellkern.
- **persistierendes Virusgenom** ist Ursache der häufigen **Herpesrezidive** (>⅓ d.F.).
- **Rekrudeszenz** ⇒ erneute Intensivierung der **Krankheitssymptome** nach eingetretener Remission (engl. recrudescence = Rezidiv)
- **Rekurrenz** ⇒ **symptomloses** Wiederauftreten von Herpesviren in der Peripherie

Symptomatik

- **Inkubationszeit** ⇒ 2–12 Tage

Krankheitsbilder durch HSV Typ 1

Gingivostomatitis herpetica

- **Erstmanifestation** der **meist im Kleinkindalter** auftretenden **HSV-Typ1-Primärinfektion** ist in den meisten Fällen die **akute Gingivostomatitis herpetica** (Stomatitis aphthosa).
- **Symptomatik**
  - schmerzhafte Schwellung und **Bläschenbildungen** auf der Mundschleimhaut bzw. Lippenrot, **multiple flache Ulzera** (Aphten) im Bereich der Mundschleimhaut
  - oft regionale **Lymphknotenschwellung**, **Fieber**, Abgeschlagenheit und Vomitus (beeinträchtigt das Allgemeinbefinden von Kleinkindern stark, Schwierigkeiten bei der Nahrungsaufnahme)
- **spontanes Abheilen** innerhalb von 7–20 Tagen, selten systemischer Befall und tödliche Virämie

Rezidivierender Herpes labialis

- Nach der **Primärinfektion** bedingt der Antikörpertiter, dass **Rezidive** meist nur mit harmlosen Lokalerscheinungen als **Herpes labialis** einhergehen. Auslösend können **leichte Traumen** (z.B. zahnärztliche Behandlung), **Sonnenstrahlung** (⇒ Herpes solaris), Einsetzen der **Menstruation** oder Erkrankungen sein, die mit einem **erhöhten Grundumsatz** einhergehen (⇒ sog. **Fieberbläschen** bei Infektionen).
- **Symptomatik** mit brennendem Gefühl, bevor es zur Bläschenbildung kommt; spontanes Abheilen innerhalb von 10 Tagen

Herpes corneae

- Initiale Infektion als **unspezifische Konjunktivitis**, die spontan abheilt ⇒ Übergang in **dendritische Keratitis** ⇒ **Keratitis disciformis**, begleitende Iritis ⇒ **Hornhauttrübung**, ggf. mit Visusverlust

Krankheitsbilder durch HSV Typ 2

HSV Typ 2 ist durch **sexuellen Kontakt** oder **sub partu** übertragbar. Häufigste Manifestation ist der **Herpes genitalis**.

Neonatalinfektion

- meist HSV Typ 2 (etwa 80%), seltener durch Typ 1
- **Symptomatik** ⇒ Hautvesikel, Temperaturinstabilität, Apathie, Hypotonie, Atemstörungen (u.a. Pneumonie), ggf. Enzephalitis (⇒ Krämpfe), Hepatitis und/oder disseminierte intravaskuläre Gerinnung

Herpes genitalis

- verursacht beim **Mann** herpetische Bläschenbildung bzw. Vulvovaginitis mit Lymphadenopathie bei der **Frau**; rezidivierender Verlauf möglich; Serumantikörper weisen auf eine bereits durchgemachte Infektion hin.

Krankheitsbilder durch HSV Typ 1 und 2

Eczema herpeticatum

- Das **Eczema herpeticatum** bezeichnet die Infektion einer vorgeschädigten Haut mit Herpes-simplex-Virus. Die **Inkubationszeit** beträgt 5–7 Tage. Besonders gefährdet sind vor allem Säuglinge und Kleinkinder mit Neurodermitis atopica (Neurodermitis constitutionalis, endogenes Ekzem). Es besteht ein hochfieberhaftes, unter Umständen auch lebensbedrohliches Krankheitsbild.

Herpesenzephalitis

- Die **akute nekrotisierende Herpes-simplex-Enzephalitis** befällt bevorzugt die Temporallappenregion (⇒ Nekrosen der basalen Schläfenrinde) und geht nach unspezifischen **Prodromalerscheinungen** häufig mit **neurologischer Herdsymptomatik** und **Veränderungen des Elektroenzephalogramms** (⇒ temporaler Verlangsamungsherd) einher. **Typische Trias** ⇒ Fieber, entzündliches Liquorsyndrom und temporaler Herdbefund

Herpessepsis

- **Komplikation** bei **Immunsuppression, Immunschwäche** (z.B. AIDS) oder als **Neonatalinfektion**

Diagnostik einer Herpesinfektion

- Virusisolierung aus Herpes-labialis-Bläschen, Antigennachweis
- Nachweis von **Virus-DNA** mit PCR (Polymerasekettenreaktion) oder **HSV-Antigen**
- bei Verdacht auf **HSV-Enzephalitis** ⇒ Bestimmung von Liquorantikörpern (ELISA) in Relation zu Serumantikörpern oder **PCR**
- Antikörpernachweis (IgM) nur bei Primärinfektion aussagekräftig (Serokonversion)

Therapie

- **primäre Stomatitis herpetica** ⇒ Aciclovir in altersgemäßer Dosierung
- **rezidivierender Herpes labialis** (Lippenbläschen)
  - frühzeitige topische Anwendung von **Aciclovirsalbe**
  - prophylaktisch ⇒ Sonnenschutzmittel, die Aminobenzoesäure (PABA) enthalten
  - in schweren Fällen Aciclovir (5-mal 200mg/d p.o.)

  - lokale Anwendung von Alkohol, Äther und Chloroform
- **Herpes corneae** ⇒ **a_2-Interferon** (z. B. Berofor®), **Aciclovir-Augensalbe**
- **Herpes genitalis** ⇒ einige Tage vor dem Geburtstermin ⇒ Aciclovir 5 × 200 mg/d p. o. ⇒ bei fortbestehender Herpespräsenz im Geburtskanal ⇒ **Indikation zur Sectio caesarea**
- **systemische Herpeserkrankungen** ⇒ Aciclovir per infusionem (5–10 mg/kg KG alle 8 Stunden)
- **Herpesenzephalitis**
  - Infusionstherapie mit **Aciclovir** (z. B. Zovirax®, 3 × 10 mg/kg KG/d i. v. über 14 Tage)
  - **Hirnödem-Therapie** ⇒ Osmotherapeutika (z. B. Mannit)
  - **antikonvulsive Therapie** (z. B. Phenytoin)
  - ggf. Dekompressionsoperation mit Resektion eines Temporallappens

Beachte
- Eine therapeutische Beeinflussung der Viruslatenz ist derzeit nicht möglich.
- Bei einer systemischen Behandlung mit Aciclovir (z. B. Zovirax®) muss die **Nierenfunktion kontrolliert** werden, **weil** Aciclovir durch Auskristallisieren im Bereich der Niere zu Nierenfunktionsstörungen führen kann.
- Auch eine systemische orale Therapie mit **Valaciclovir** (wird zur Aciclovir metabolisiert), das Aciclovirserumkonzentrationen erzielt, die sonst nur nach i. v. Gabe erreicht werden können, oder **Famiciclovir** (wird zu Pencilovir metabolisiert) ist möglich.

Infektionen mit dem Varicella-Zoster-Virus

Epidemiologie
- **Erreger** ⇒ ubiquitär verbreitet
- **Erregerreservoir** ist der Mensch.
- **Übertragung** durch Tröpfcheninfektion (daher die Bezeichnung ⇒ **Wind**pocken) oder Schmierinfektion (Bläscheninhalt) sowie perinatale Infektion; **Kontagionsindex** 90 %
- **Varizellen** ⇒ meist Kinderkrankheit
- **Herpes zoster** ⇒ meist Erkrankung Erwachsener oder immunsupprimierter Patienten; gehäuftes Auftreten bei Patienten mit malignen Systemerkrankungen (u. a. Lymphogranulomatose) und bei Borreliose-Infizierten
- Bei Kindern kann der Kontakt mit Zosterkranken zu Windpocken führen.

Pathogenese
- **Primärinfektion** ⇒ **Varizellen** (Windpocken)
- **lebenslange Latenz** in Spinalganglien und Ganglion trigeminale
- **Reaktivierung** oder Reinfektion bei Teilimmunität ⇒ **Herpes zoster**

Diagnostik
- **Erregernachweis** aus floriden Bläschen in Zellkulturen
- **Antigennachweis** mit Immunfluoreszenz oder ELISA
- **IgG- und IgM-Antikörperanstieg** 4–6 Tage nach Exanthemausbruch mit KBR oder ELISA nachweisbar
- Nachweis des Virus-Genoms mittels **PCR** möglich. **Methode der Wahl** zur Klärung atypischer Krankheitsbilder und bei immundefizienten Personen.

Prophylaxe
- **Umgebungsprophylaxe** ⇒ **Isolierung des Patienten für mindestens 5 Tage** nach Ausbruch des Exanthems, bei Immundefizienz **bis sich keine Bläschen mehr bilden**
- **Varizellen-Hyperimmunserum** bis spätestens 96 Stunden nach Exposition (z. B. Varitect® 0,2 ml/kg KG einmalig i. m. bzw. i. v.) u. a. bei **Immundefizienz**, in der **Gravidität** und für **Neugeborene**, deren Mütter 4 bis 7 Tage vor bis 2 Tage nach der Geburt an Varizellen erkrankt sind
- **attenuierte Lebendvakzine** s. c. vor einer geplanten Immunsuppression, nichtimmune Frauen vor einer geplanten Schwangerschaft

Beachte
- Nach der Gabe von **Varizellenimmunglobulin** kann sich die **Inkubationszeit** für Varizellen auf bis zu 28 Tage verlängern.
- **Infizierte** sind bereits **3 bis 4 Tage vor Ausbruch der Krankheit kontagiös**!
- Erst mit dem **Abheilen des Exanthems** (Abfallen der Borken) erlischt die Kontagiosität.

Varizellen (Windpocken)

Abb. 9.18

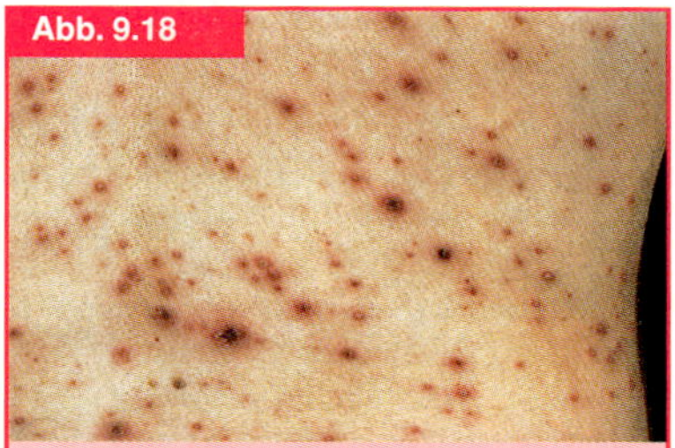

Alle Stadien der Windpocken (aus Classen, Diehl, Kochsiek, 1998)

Symptomatik
- **Inkubationszeit** ⇒ 14–21 Tage
- **Prodromalstadium** mit Inappetenz, ggf. Rush (flüchtiges, scharlachähnliches Präexanthem), Fieber
- **generalisiertes polymorphes Exanthem** (**Makel** ⇒ **Papel** ⇒ **Bläschen** ⇒ **Kruste**) mit einem Nebeneinander aller Stadien („**Sternkarte**"), weil durch wiederholte virämische Schübe immer neue Effloreszenzen entstehen; auch **Schleimhautbefall** (u. a. Vulva, Mund)

  Differentialdiagnosen
  - bei **Masern** ⇒ Aussparung von Handflächen und Fußsohlen
  - bei **Pocken** ⇒ gekammerte Bläschen, anfangs Handflächen und Fußsohlen befallen
- **Juckreiz** ⇒ zerkratzte Effloreszenzen ⇒ Superinfektion u. a. durch Strepto- oder Staphylokokken möglich ⇒ Narbenbildung
- **Komplikationen** ⇒ postinfektiöse **Meningoenzephalitis** (meist leicht verlaufend) mit Vertigo und Ataxie
- bei **Immunsuppression** bzw. **-defizienz** ⇒ foudroyant verlaufende Pneumonie, Zerebellitis, Enzephalitis, Hepatitis
- **Infektion während der Frühschwangerschaft** ⇒ **kongenitales Varizellen-Syndrom** (<4% d. F.) mit Mikrozephalie, Chorioretinitis, Katarakt, Haut- und Skelettdefekten

  Beachte ⇒ sonographische Kontrolle des Feten
- **Infektion <1 Woche vor der Entbindung** ⇒ intrauterine Infektion mit schwer verlaufenden Varizellen beim Neugeborenen mit hoher Letalität (>30%)
- **Infektion in der Neonatalzeit** ⇒ meist nur leichte Varizellen (frühestens am 10. Lebenstag)

Therapie
- Wenn Fiebersenkung, dann Paracetamol (**Beachte** ⇒ Acetylsalicylsäure kann bei Varizellen ein Reye-Syndrom auslösen!)
- **Pruritus** ⇒ lokale Anwendung von z. B. Anaesthesulf®- oder Thesit®-Lotio
- bei **bakterieller Superinfektionen** (Impetiginisierung) ⇒ lokal wirksame Antibiotika (z. B. Furacin®-, Nebacetin® Salbe) oder orale Gabe eines Cephalosporins
- **Bei Immundefizienz** kann auch frühzeitig virostatisch mit **Brivudin** (15 mg/kgKG/d) oder **Aciclovir** behandelt werden. Dies verhindert die Vermehrung der Viren, tötet sie jedoch nicht ab.

Zoster („Gürtelrose")

Symptomatik
- **Allgemeinerscheinungen** (Abgeschlagenheit, Appetitlosigkeit, Temperaturerhöhung u. a.) und **lokaler Schmerz** (Brennen) können als **Prodromi** mehrere Tage den lokalen Symptomen vorausgehen.
- **Exanthem** ⇒ meist im **Bereich** eines **Dermatoms** einseitig, bandförmig an Thorax (**Z. intercostalis**), Nacken, Schultern oder Armen auftretende **gruppierte Bläschenbildung** (enthalten „Windpockenviren", z.T. **hämorrhagischer** Inhalt) **auf rotem Grund**; gelegentlich nur schwach ausgeprägte Hauterscheinungen
- **stark schmerzhafte Neuralgien** und Sensibilitätsstörungen im betroffenen Hautareal möglich

- gelegentlich Befall von mehreren benachbarten Segmenten, **Schleimhautbefall**
- gelegentlich Lokalisation im Ausbreitungsgebiet von **Hirnnerven** (z. B. N. trigeminus)
  - **Zoster oticus** (Hirnnerven VII u. VIII) ⇒ Bläschen im Ohr- und angrenzenden Gesichtsbereich, Hör-, Vestibularis-, Geschmacksstörung, **Fazialislähmung** (Ggl. geniculi), Trigeminusausfälle
  - **Zoster ophthalmicus** (Ramus ophthalmicus) ⇒ halbseitige Kopfschmerzen, Lidödem, Bläschenausschlag an Stirn, Nasenwurzel, behaarter Kopfhaut; oft Konjunktivitis, Hornhautbeteiligung (Keratitis mit Bläschenbildung und Ulzeration, Hornhauttrübung)

Komplikationen

- **Zoster ophthalmicus** ⇒ Optikusneuritis ⇒ Erblindung
- **Zoster corneae** ⇒ bleibende Hornhautnarben
- **Zosterenzephalitis** mit diskreten lymphozytären Infiltraten
- **Zostermeningitis** durch Übergreifen von den Ganglien auf die Meningen
- **Zostermyelitis** durch Übergreifen auf das Rückenmark
- **Zoster generalisatus** bei schlechter Abwehrlage des Organismus (nach meist zunächst segmentärer Form ⇒ Ausbreitung auf innere Organe (u. a. Pneumonie) einschließlich des Gehirns)
- **bakterielle Superinfektion** der Hauteffloreszenzen ⇒ narbige Abheilung

Verlauf

- Gelegentlich **lange Rekonvaleszenz** ⇒ Nach Abheilung der zosterbedingten Hautläsionen können postzosterische Neuralgien bestehen (besonders bei Patienten in höherem Alter).

Therapie

- Lokalbehandlung z. B. mit Vioform-Lotio®
- bei **immunschwachen Patienten** (z. B. Leukämie, Kortikosteroide) oder Komplikationen wie **Varicella-Zoster-Enzephalitis** ⇒ frühzeitige **i. v.-Applikation** von **Famciclovir** (z. B. Famvir®), **Brivudin**, **Valaciclovir** (orales Prodrug von Aciclovir) oder **Aciclovir** über mindestens 10 Tage. Diese Präparate sind bezüglich der Wirksamkeit auf kutane Zosterläsionen als äquipotent zu bewerten. **Brivudin**, **Famciclovir** und **Valaciclovir** weisen jedoch bezüglich der Dauer zosterassoziierter Schmerzen eine signifikant bessere Wirkung als Aciclovir auf.
- bei **schweren neuralgischen Schmerzen** ⇒ **Carbamazepin** (3 × 150–200 mg/d) oder Clonazepam (z. B. Rivotril® 3 × 1 mg/d), bei unzureichendem Ansprechen zusätzlich Amitryptilin (50–150 mg/d) oder Neuroleptika (z. B. Haloperidol)

Zytomegalie

Erreger

- **Zytomegalievirus** (humanes CMV-Virus), in der neueren Literatur auch als **humanes Herpesvirus Typ 5 (HHV-5)** bezeichnet, artspezifisch; weltweit verbreitet. Der Name leitet sich von der Eigenschaft ab, eine Vergrößerung der infizierten Zelle (Cytomegalie) zu bewirken und charakteristische Einschlusskörperchen zu induzieren.

Epidemiologie

- **Übertragung** durch **Schmierinfektion** (Sekrete aus dem Urogenitaltrakt), **Gewebetransplantation**, **Transfusion**, **diaplazentare** sowie **pränatale** Infektion
- gehäuftes Auftreten bei Patienten mit Immunsuppression oder malignen Systemerkrankungen (**Durchseuchung** 40–100 %, abhängig von sozioökonomischen Faktoren und Risikogruppen)
- **geringer Manifestationsindex** (bei Transplantatempfängern allerdings bis zu 90 %)
- Pränatal infizierte Kinder scheiden das Virus noch monatelang aus.

Pathogenese

- **Primärinfektion** ⇒ Erregerpersistenz ⇒ **endogene Reaktivierung**
- Virus persistiert v. a. in Speicheldrüsen, Lunge und Nieren.

- **Histologie** ⇒ Riesenzellbildung, große, basophile intranukleäre virale Einschlusskörperchen in Epithelien
- **Lokalisation** ⇒ (spino)zerebral, hepatisch, gastrointestinal, pulmonal, Speicheldrüsen oder generalisierter Typ

Symptomatik

- **Inkubationszeit** ⇒ 2–12 Wochen
- **Intrauterine Infektion** ⇒ **meist inapparente Infektion** (>80% d. F.), selten Frühabort, intrauteriner Fruchttod oder **generalisierte Zytomegalieinfektion des Neugeborenen** ⇒ **hämorrhagische Erkrankung** mit Erythroblastämie und thrombozytopenischer Purpura, **Enzephalitis**, zerebralen Verkalkungen, Mikrozephalie, Krämpfen, Paresen, Oligophrenie, **Chorioretinitis**, Hepatosplenomegalie, **Hepatitis**, **Icterus neonatorum gravis**, Diarrhö, **Herdpneumonie**
- **perinatale Infektion** ⇒ meist **asymptomatisch** und folgenlos
- **Erstinfektion im Kindes- oder Erwachsenenalter** ⇒ **meist asymptomatisch** oder leichte Hepatitis, **Lymphadenitis** mit Fieberschüben (CMV-Syndrom **ähnlich der Mononukleose**), Parotitis, selten Myokarditis, ZNS-Beteiligung; **Restitutio ad integrum** meist innerhalb von 3 Wochen
- **CMV-Reaktivierung** bei immunsupprimierten Patienten, AIDS ⇒ **interstitielle Pneumonie**, **hämorrhagische Enteritis**, **Hepatitis**, Myokarditis, **Polyradikulitis**, **Enzephalopathie**, **Retinitis**, nach Transplantation ⇒ Transplantatabstoßung

Diagnostik

- **Virusisolierung** aus dem Urin der Patienten bei vitaler Relevanz
- **CMV-Antigendirektnachweis** („early" pp65-Antigen) u. a. in Blutleukozyten, Zellen einer Bronchiallavage, Speichel
- KBR, ELISA, Immunfluoreszenz ⇒ **Nachweis CMV-spezifischer IgM-Antikörper** (keine sichere Unterscheidung zwischen Primärinfektion und Reaktivierung möglich), ggf. PCR-Diagnostik
- **Histologie** ⇒ Eulenaugenzellen
- **Laborwerte** ⇒ gel. Thrombopenie, Leukopenie, relative Lymphozytose, Transaminasen normal oder ↑

Therapie

- leichte Infektion bei **immunkompetenten** Patienten ⇒ keine spezielle Therapie erforderlich
- bei **schwerer Organbeteiligung** (z. B. **interstitielle Pneumonie, Retinitis, Ulzeration** der **Gastrointestinalschleimhaut**) ⇒ Ganciclovir (z. B. Cymeven®) oder **Cidofovir** (Vistide®) + CMV-Hyperimmunglobulin-Präparat
- **lebensbedrohliche CMV-Infektion bei immunsupprimierten Patienten** oder AIDS ⇒ Ganciclovir (z. B. Cymeven®) 5–7 mg/kg KG i. v. über 14–21 Tage ggf. in Kombination mit Foscarnet, anschließend **Erhaltungstherapie** mit Ganciclovir
- **alternativ Foscarnet** (120–200 mg/kg KG/d i. v. über 2–3 Wochen)
- **Interferongabe** unterdrückt CMV-Ausscheidung während der Applikationsdauer ohne Besserung der klinischen Erscheinungen.

Prophylaxe

Passive Immunisierung

- zur Prophylaxe einer Primärinfektion bei CMV-negativen Patienten
- postexpositionelle Gabe in der Schwangerschaft

Infektiöse Mononukleose („Pfeiffer-Drüsenfieber")

Epidemiologie

- **Erreger** ⇒ **Epstein-Barr-Virus** (EBV), weltweit verbreitet (findet sich auch regelmäßig bei der afrikanischen Form des Burkitt-Lymphoms und beim lymphoepithelialen Nasopharynxkarzinom)
- **Übertragung** durch orale Infektion (Speichel) ⇒ üblicherweise Kuß („kissing disease")
- rel. häufig rekurrierende orale EBV-Ausscheidung bei klinisch gesunden Personen

Pathogenese

- **Zielzellen** ⇒ **B-Lymphozyten** („Lymphocryptovirus“) und Epithelzellen **des Oropharynx**
- **Primärinfektion** mit **Erregerpersistenz** und möglicher Reaktivierung

Abb. 9.19

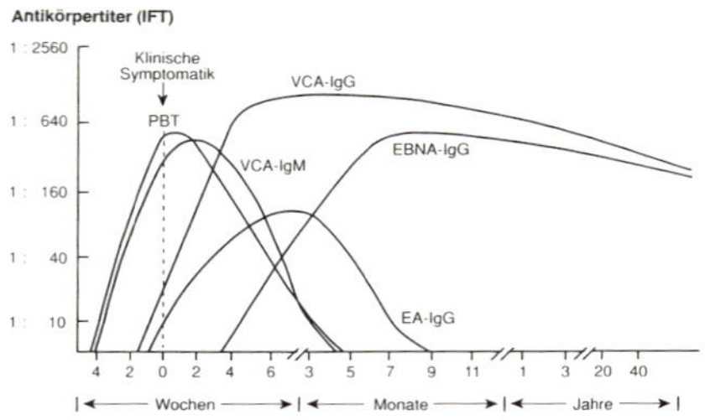

Antikörper bei infektiöser Mononukleose (aus Falke et al. 1994)

Symptomatik

- **Inkubationszeit** ⇒ 30–50 Tage
- bei **Kindern** ⇒ fast immer subklinischer Verlauf
- im **Schulkind- und Erwachsenenalter** ⇒ **Fieber + Angina** mit flächenhaften weißlichen Belägen auf den Tonsillen (diphtherieähnlich), **zusätzlich**
  - **glandulärer Verlauf** ⇒ **lokale** oder **generalisierte Lymphadenopathie** (besonders auffällig zervikal und occipital), **Milzschwellung**
  - **hepatischer Verlauf** ⇒ Hepatosplenomegalie (cave Milzruptur!)
  - **exanthematöser Verlauf** ⇒ multiformes Exanthem und petechiales Enanthem am Gaumen
- **bei Immundefekten** ⇒ hämatologische Veränderungen bis zu malignen lymphoproliferativen Erkrankungen, **orale Haarleukoplakie** bei HIV-Infizierten
- **Komplikationen** ⇒ Meningitis, Enzephalitis, Hepatitis, Milzruptur, Myokarditis, Nephritis, Pneumonie, autoimmunhämolytische Anämie, Polyradikulitis, reaktive Arthritis, Streptokokkenangina als Superinfektion

Diagnostik

- **Nachweis heterophiler Antikörper** der **IgM**-Klasse, die Hammelbluterythrozyten agglutinieren (Paul-Bunnel Test (PBT); oft falsch-negative Ergebnisse) oder von **viralen Capsidantigen** (**VCA**)-**IgM-Antikörpern**
- **reaktivierte EBV-Infektion** ⇒ erneuter Nachweis von **VCA-IgA-Antikörpern** (>1:64) bzw. **Early-antigen(EA)-IgG-Antikörpern**; signifikante Titerbewegungen der **EBNA-IgG-Antikörper** (EBNA = EBV-nukläres Antigen)
- **Nachweis** von EBV-DNA mittels **PCR**
- **Laborwerte** ⇒ Leukozytose, Transaminasen ↑
- **Differentialblutbild** ⇒ Leukozytose mit >40–90 % lymphomonozytären Zellen und mehr als 10 % atypischen lymphoiden Zellen (Downey's cells)

Differentialdiagnostik

Mononukleose-ähnliches Krankheitsbild („infectious mononucleosis syndrome“) u. a. **bei** Infektion mit Zytomegalievirus (CMV), Toxoplasmen, humanem Herpesvirus Typ 6 (HHV-6), humanen Immundefizienz-Viren (HIV)

Therapie

- **Bettruhe** während Fieberperiode, ggf. Paracetamol
- **Antibiotikatherapie** bei bakteriellen Superinfektionen (**kein Ampicillin**! ⇒ makulöses Exanthem)
- bei **Immundefizienz**: **Cidofovir** (Vistide®) 5 mg/kg 1× wöchentlich für 2 Wochen, dann alle 2 Wochen;

Masern (Morbilli)

Epidemiologie

- **Erreger** ⇒ **Masernvirus** (RNA-Virus aus der Familie der Paramyxoviren)
- **Erregerreservoir** ⇒ Mensch

- **Übertragung** aerogen durch Tröpfchen, **hohe Kontagiosität** (95–98 %), kaum inapparente Infektionen
- **Infektiosität** besteht vom Ende der Inkubationszeit (Beginn der Prodromi) bis zum Abheilen des Exanthems.
- nach Infektion ⇒ **lebenslange Immunität**

Pathogenese

- **Zielzellen** ⇒ Epithelzellen des Respirationstrakts ⇒ hämato- und lymphogene Ausbreitung ⇒ Befall von Zellen des Immunsystems (T-Lymphozyten↓)
- **Inkubationszeit** ⇒ 9–11 Tage

Symptomatik

- **Prodromalstadium** (3–4 Tage) mit Fieber, Lichtscheu, quälendem Husten, Rhinitis, Konjunktivitis, beginnender generalisierter Lymphadenitis
- nach kurzer Entfieberung **erneut Fieberanstieg + grobfleckiges konfluierendes makulopapulöses Exanthem,** das hinter den Ohren und im Gesicht beginnt, sich nach kraniokaudal ausbreitet und nach etwa 3 Tagen rückläufig ist
- **pathognomonisch in** den ersten Tagen des Exanthemstadiums ⇒ **Enanthem** mit Koplik-Flecken (kalkspritzerartige Stippchen der Wangenschleimhaut)

Komplikationen

- akute interstitielle **Pneumonie** (interstitielles lymphozelluläres Infiltrat mit mehrkernigen Riesenzellen), **bakterielle Superinfektionen** (u.a. Otitis media, Bronchopneumonie), bei Kindern ⇒ stenosierende Laryngitis ⇒ Croup; **akut-progressive** (bei Immundefizienz) oder **akute postinfektiöse Enzephalitis**/Meningoenzephalitis (Letalität bis zu 20 % d.F.)
- Entwicklung einer **subakuten sklerosierenden Panenzephalitis** (SSPE) durch Virusmutanten (slow virus infection) Monate bis 10 Jahre nach der Masernerkrankung möglich
- Eine **abgelaufene Tuberkulose** kann durch Masern reaktiviert werden.

Diagnostik

- **Antikörpernachweis** mit KBR, Hämagglutinationstest, Immunfluoreszenz oder ELISA, ggf. **Virusisolation; RNS-PCR** möglich
- **Liquorbefunde** bei Masernenzephalitis ⇒ mäßige Pleozytose, vorwiegend mononukleäre Zellen, gering erhöhter Eiweißgehalt

Therapie

- symptomatische Behandlung
- **Antibiotikatherapie** bei bakteriellen Superinfektionen
- bei **subakuter Masernenzephalitis** ⇒ ggf. Ribavirin; bei **SSPE** ⇒ Interferon (Therapieversuch)

Abb. 9.20

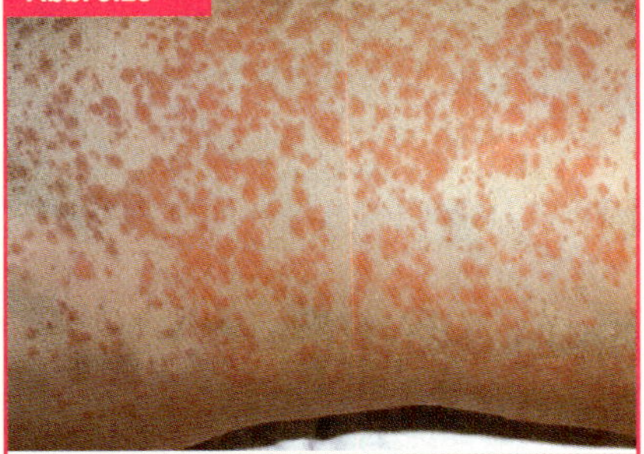

Exanthem bei Masern
(aus Classen, Diehl, Kochsiek, 1998)

Abb. 9.21

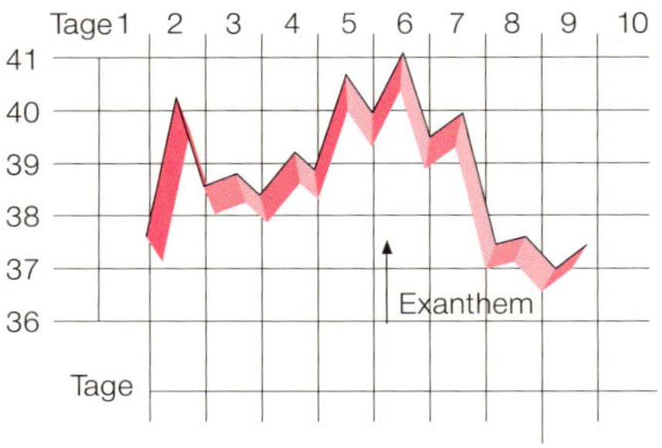

Fieberverlauf bei Masern

Prophylaxe

Masernlebendimpfung

- **einmalige Impfung ab dem 15. Lebensmonat** (zuvor Schutz durch mütterliche Antikörper) bei allen gesunden Kindern indiziert (Masern-Mumps-Röteln-Kombinationsimpfstoff) ⇒ Impfschutz für mindestens 15 Jahre
- **Impfmasern** (abgeschwächte Erkrankung mit geringem Fieber und flüchtigem Exanthem) treten 1 Woche nach der Vakzination bei einem Teil der Geimpften auf und sind **nicht ansteckend**; Enzephalitis nach Masernimpfung tritt erheblich seltener auf als die Enzephalitis nach Infektion mit dem Wildvirus.
- Die **Masernimpfung** ist bei Kindern unter immunsuppressiver Therapie und nach HIV-Infektion kontraindiziert.
- bei **Exposition eines Nichtgeimpften** ⇒ passive Immunisierung mit Standardimmunglobulin bis zum sechsten Inkubationstag

Röteln

Epidemiologie

- **Erreger** ⇒ **Rubellavirus** (RNA-Virus aus der Familie der Togaviren)
- **Erregerreservoir** ⇒ Mensch
- **Übertragung** aerogen durch Tröpfchen, diaplazentar
- **geringe Kontagiosität,** Übertragungsgipfel im Schulkindalter
- **Infektiosität** besteht 7 Tage vor bis zu maximal 14 Tage nach Exanthemausbruch.
- nach Infektion ⇒ **lebenslange Immunität**

Abb. 9.22

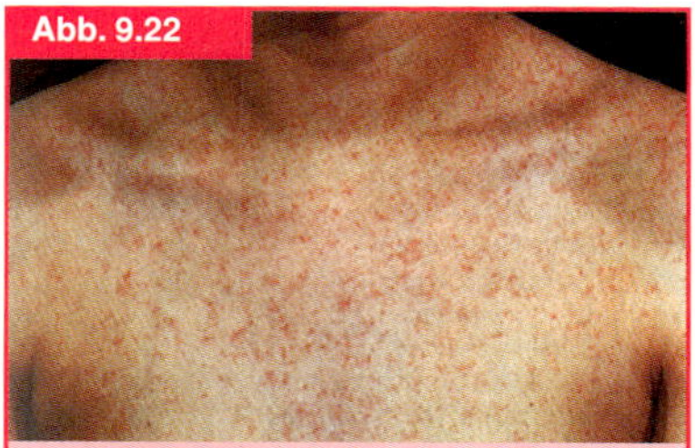

Rötelnexanthem
(aus Classen, Diehl, Kochsiek, 1998)

Pathogenese

- Virus befällt **Epithelzellen des oberen Respirationstrakts** ⇒ hämato- und lymphogene Ausbreitung ⇒ multiple Organlokalisation.

Symptomatik

- **Inkubationszeit** ⇒ 2–3 Wochen
- oft (bis zu 50 % d. F.) asymptomatischer Verlauf ohne Exanthem und Fieber
- **Prodromalstadium** ⇒ geringes Fieber, **generalisierte Lymphadenitis** (Theodor-Zeichen) mit starker nuchaler und retroaurikulärer Ausprägung, Konjunktivitis, transiente Arthralgien
- **rötliches, makulopapulöses Exanthem** (mittelfleckig, locker verteilt, nicht konfluierend), das hinter den Ohren am Hals und im Gesicht beginnt und sich kraniokaudal ausbreitet (dauert etwa 3 Tage)
- **Komplikationen** ⇒ selten **Rötelnenzephalitis (1:6.000)**, **Rötelnpurpura** durch passagere **Thrombozytopenie**, **Rötelnarthritis** bei Erwachsenen

Rötelnembryopathie bei Infektion im ersten Trimenon der Schwangerschaft ⇒ **Gregg-Syndrom**

- im **Stadium der Organogenese** ⇒ **Herzfehler** (Pulmonalarterienstenose, offener Ductus arteriosus, Ventrikelseptumdefekt), **Innenohrschwerhörigkeit**, Katarakt, Mikrozephalie, mentale Retardation, Wachstumsstörung mit vermindertem Geburtsgewicht
- **Rötelnfetopathie** mit Ikterus und Hepatosplenomegalie
- **Rötelninfektion** in der Schwangerschaft > 17. Woche ⇒ meist keine kindlichen Schäden

Diagnostik

- **Antikörpernachweis** mit Hämagglutinationstest, IgM- oder IgG-ELISA ⇒ 8facher Titeranstieg
- **pränatale Diagnostik** ⇒ Nachweis von **Virus-RNA** (rtPCR) aus Fruchtwasser; IgM-Antikörpernachweis aus fetalem Blut nach der 22. Schwangerschaftswoche oder beim Neugeborenen
- **Blutbild** ⇒ Leukopenie mit relativer Lymphozytose, vermehrt Plasmazellen

Abb. 9.23

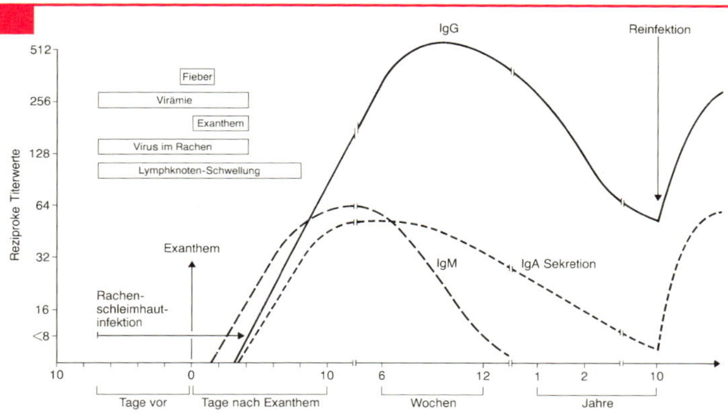

Ablauf der Rötelninfektion (aus Falke et al. 1994)

Differentialdiagnose

- exanthematische Echo-Virus-Erkrankungen, Erythema infectiosum (Ringelröteln durch Parvovirus B19), Masern, Scharlach, Mononukleose

Therapie

- symptomatisch
- bei **Exposition** einer nichtimmunen Schwangeren ⇒ **passive Immunisierung** mit Standardimmunglobulin bis zum **2. postexpositionellen Tag**

Prophylaxe

Rötelnlebendimpfung

- **einmalige Impfung ab dem 15. Lebensmonat** (Masern-Mumps-Röteln-Kombinationsimpfstoff)
- Protektiv sind Antikörpertiter von 1:32 im Hämagglutinationshemmtest (HAH); bei niedrigerem Titer ⇒ **Nachimpfung.**
- Impfung in der Frühschwangerschaft ist kontraindiziert.

Erythema infectiosum

Epidemiologie

- **Erreger** ⇒ humanes **Parvovirus B19** (DNA-Virus)
- **Erregerreservoir** ⇒ Mensch
- **Übertragung** aerogen durch Tröpfchen, Blut- und Plasmaprodukte, diaplazentar
- **Übertragungsgipfel** bei Kindern und Jugendlichen, gebietsweises Auftreten
- **Virämische Phase** dauert 7–12 Tage.

Pathogenese

- **Zielzellen** ⇒ Blutgruppen **P-Antigen** von kernhaltigen **Erythrozyten-Vorstufen**

Symptomatik

- **Inkubationszeit** ⇒ 4–12 Tage
- inapparente Infektionen möglich
- **initial leichtes Fieber** und Abgeschlagenheit, Lymphknotenschwellungen
- **nach 1–2 Tagen** ⇒ konfluierendes, **fleckiges makulopapulöses Exanthem**, das mit livider Verfärbung an den Wangen **schmetterlingsförmig** beginnt („Ohrfeigenkrankheit") und sich symmetrisch auf die exponierten Teile der Extremitäten ausbreitet und dabei Handflächen und Fußsohlen meist ausspart

- **Arthralgien** v. a. im Erwachsenenalter (können über Monate bestehen oder wiederkehren)
- **Krankheitsdauer** ⇒ 5 bis 10 Tage (Ausschlag kann auch mehrere Wochen später wiederkehren)

Komplikationen
- bei **immunschwachen Patienten** ⇒ langdauernde Infektion mit schwerer Anämie (z. B. **Pure red cell anemia** bei AIDS-Patienten), **aplastische Krise** bei vorbestehender chronisch-hämolytischer Anämie
- **Ringelröteln während der Schwangerschaft** ⇒ schwere fetale Anämie mit ausgedehnten Ödemen (**Hydrops fetalis**), Abortrate bis zu 30 %

Diagnostik
- **Antikörpernachweis** mit Hämagglutinationstest, IgM- oder IgG-ELISA
- **Nachweis von Virus-DNA** (PCR) im Fruchtwasser oder fetalen Blut

Therapie
- symptomatisch
- **pränatale Infektion** ⇒ ggf. intrauterine Austauschtransfusion

Virusinfektionen des Respirationstrakts

Influenza

Epidemiologie
- **Erreger** (Orthomyxoviren, ubiquitär verbreitet) ⇒ **Influenza-Virus-Genera A, B** und **C**
- **Erregerreservoir** ⇒ Mensch, Schwein, Pferd, Vögel (auch Rekombination zwischen humanen und tierischen Virusstämmen)
- **Übertragung** durch Tröpfcheninfektion
- **Influenza-A-Viren** können ihre immunologisch relevanten Oberflächenantigene **Hämagglutinin** und **Neuraminidase langsam** durch Reassortment (⇒ antigenic **shift**) oder in kurzem Abstand durch **Punktmutation** (⇒ antigenic **drift**) verändern, was zu den pandemieverursachenden Stämmen führt (**Pandemie** ⇒ auf große Gebiete eines Landes oder Erdteils übergreifende Epidemie). Da das RNS-Genom der Influenzaviren segmentiert vorliegt, sind Genrekombinationen bei Doppelinfektion eines Wirtes mit verschiedenen Influenzaviren möglich.
- **Influenza-B-Viren** (kein Antigenshift bekannt) infizieren hauptsächlich Kinder und Jugendliche, milder Verlauf.
- **Risikogruppen** ⇒ Patienten mit Immunsuppression oder Immunschwäche, rheumatischem Herzfehler, Herzinsuffizienz, chronisch-bronchopulmonalen Erkrankungen, Diabetes mellitus, Morbus Addison, beruflich Exponierte und Personen jenseits des 60. Lebensjahres sowie Schwangere

Pathogenese
- **Zielzellen** ⇒ Schleimhaut des Respirationstrakts, Bronchialbaum
- **virale Neuraminidase** verflüssigt Bronchialschleim ⇒ Bindung des Virus vorwiegend an Zellrezeptoren des Bronchialepithels ⇒ Zytotoxiziät ⇒ hämorrhagische Entzündung der Atemwegsschleimhaut (⇒ **Laryngo-Tracheo-Bronchitis**) mit Nekrose und Desquamation der Epithelzellen ⇒ Sekundärinfektionen (u. a. bakterielle Bronchitis, Bronchopneumonie, Sinusitis, Panotitis)
- **permissiver Einfluss** durch **Staphylokokken**, die Proteasen zur Hämagglutininspaltung produzieren

Symptomatik
- **Inkubationszeit** ⇒ 1–3 Tage
- symptomarmer Verlauf bei bis zu 50 % der Infizierten, je nach Serotyp
- meist **akut auftretendes Krankheitsbild** mit **Fieber** (einphasiger Verlauf), Zephalgie, Muskelschmerzen, Arthralgien und **Reizhusten** (**Sputum** ⇒ zähschleimig, gel. auch blutig tingiert), oft begleitet von Rhinitis und Pharyngitis

- **seltener** gastroenteritische Symptomatik, Epistaxis
- oft **verzögerte Rekonvaleszenz** mit hypotonen Blutdruckwerten

Komplikationen

- **interstitielle Influenzapneumonie**, primär **hämorrhagische** Influenzapneumonie, am häufigsten **superinfizierte Pneumonie**
- Tracheobronchitis (⇒ **Pseudokrupp** im Kindesalter)
- **Peri-, Myokarditis** (⇒ Rhythmusstörungen), schwere Myositis
- **Enzephalitis**, Reye-Syndrom

Diagnostik

- **Virusisolierung, direkter Antigennachweis** mit ELISA bzw. Immunfluoreszenztest (IFT) aus **Nasensekret** oder **Rachenspülwasser** in den ersten beiden Krankheitstagen
- Antikörper gegen **antigene Varianten** mit Hämagglutinationshemmtest differenzieren
- **Nachweis von spezifischen IgG- und IgA-Antikörpern** (Immunfluoreszenztest)
- **Genomnachweis** durch PCR möglich

Therapie

- **Influenza-A- und B-Viren** ⇒ **frühzeitig** einsetzende **Chemotherapie** mit dem Neuraminidasehemmer **Zanamivir** (Relenza®) oder Oseltamivir (Tamiflu®) reduziert Krankheitsdauer und verhindert Komplikationen
- **symptomatische Therapie** mit Antipyretika (z. B. Acetylsalicylsäure), Atemwegstherapeutika, ggf. Flüssigkeitersatz
- bei **bakterieller Superinfektion** (gelbliches Sputum) ⇒ Antibiotika (z. B. Doxycyclin)
- bei schwerem Verlauf ⇒ **Hyperimmunglobulin** i. v.

Prophylaxe

- bei **Influenza-A-Stämmen** ⇒ ggf. **Chemoprophylaxe** mit Amantadin (Wirksamkeit wie Impfung)
- **Impfstoff** (**aktiv**) mit Oberflächenantigenen der epidemiologisch relevanten Influenza-A- und Influenza-B-Stämme nach WHO-Empfehlung ⇒ (z. B. Mutagrip®) **Applikation i.m.** oder **tief s.c.** mit jährlicher Wiederholung (bei Hühnereiweißallergie kontraindiziert)

Meldepflicht bei Tod

Grippaler Infekt, „Sommergrippe"

„**Grippaler Infekt**" (common cold) ist eine **Sammelbezeichnung** für **fieberhafte Infektionen der oberen Luftwege**, deren Symptome denen eines leichten Verlaufs der echten Grippe ähnlich sind.

- **Ursächlich** sind meist **Adeno-, ECHO-, RS-** oder **Coxsackie-Viren**.
- Die **Diagnosestellung** erfolgt nach dem klinischen Bild. Beim Fehlen von Komplikation unterbleibt eine virologische und serologische Diagnostik.
- Die **Therapie** ist symptomatisch; bei RSV-Infektion: Ribaverin-Aerosol.

Die sog. **Sommergrippe** kann u. a. durch Coxsackie-Viren (Serotypen A9, 16, 21, 24 und B1 bis 6) verursacht werden. Nach einer **Inkubationszeit** von 1–2 Wo-

Abb. 9.24

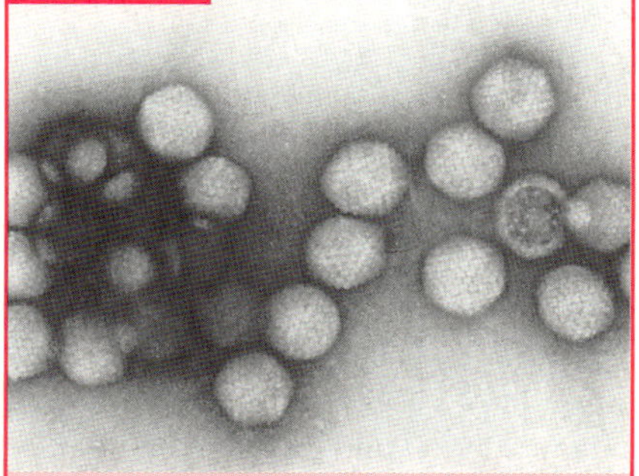

Adenovirus (mit freundl. Genehmigung Prof. Doerr, Universität Frankfurt)

chen besteht die **Symptomatik** in Rhinitis, Pharyngitis, gel. auch begleitendem Exanthem und/oder Konjunktivitis.

Coxsackie-Virosen (Serotypen A1 bis 6, 8, 10, 22) können sich bei Kindern auch als bogenförmig gruppierte **Herpangina** des weichen Gaumens unter febrilen Allgemeinsymptomen manifestieren.

Virale Rhinitis

Epidemiologie

- **Erreger** ⇒ **Picornaviridae**, sog. **Rhinoviren** (>110 Typen), seltener **Adenoviren**
- **Erregerreservoir** ⇒ Mensch
- **Übertragung** ⇒ hauptsächlich Schmierinfektion, seltener aerogen durch Tröpfchen

Pathogenese und Symptomatik

- Virus befällt **Epithelzellen der oberen Luftwege** ⇒ entzündliche Schwellung der Nasenschleimhaut mit **Rhinorrhö** und Behinderung der Nasenatmung.
- **Inkubationszeit** ⇒ 1–3 Tage; **Krankheitsdauer** ⇒ bis zu 8 Tagen

Therapie

- **kurzfristig abschwellende Nasentropfen** (z. B. Otriven® Nasentropfen oder Spray 0,1 %ig (für Kinder 0,05 %ig)), Kamillendampfinhalation

Epidemische Pleurodynie (Bornholmer Krankheit)

Epidemiologie

- **Erreger** ⇒ **Coxsackie-Viren** der **Gruppe B**
- **Erregerreservoir** ⇒ Mensch
- **Übertragung** ⇒ Schmierinfektion, fäkal-orale Übertragung, aerogen durch Tröpfchen
- kann in jedem Lebensalter auftreten, bei Kindern am häufigsten

Symptomatik

- **plötzlich auftretendes** Fieber, Zephalgie, Halsschmerzen **verbunden mit**
- intermittierend auftretenden **stechenden Schmerzen im unteren Thorax** (pleuritischer Schmerz) **und Epigastrium** (sog. Teufelsgriff), inspiratorisch zunehmend
- lokale Berührungsempfindlichkeit, Hyperästhesie, Myalgien von Stamm und Extremitäten
- **Komplikationen** ⇒ Myokarditis, Perikarditis, fibrinöse Pleuritis, Orchitis, aseptische Meningitis, Enzephalitis
- **Krankheitsdauer** ⇒ 2 bis 14 Tage; Symptome können persistieren; Rezidive möglich.

Diagnostik

- Virusnachweis aus Rachenspülsekret oder Stuhl
- Virusnachweis im histologischen Präparat durch In-vitro-Hybridisierung möglich
- Nachweis des Anstiegs spezifischer neutralisierender Antikörpertiter

Therapie

- symptomatisch

Prognose

- In unkomplizierten Fällen gut, vereinzelt Todesfälle

Virusinfektionen mit überwiegend intestinaler Symptomatik

Erkrankungen durch Enteroviren

Humanpathogene Enteroviren sind kleine RNA-Viren, die zur Familie der **Picornaviridae** gehören. Die insgesamt 64 Serotypen unterteilen sich in:

- Coxsackieviren mit den Untergruppen A und B
- Echoviren
- Polioviren Typ 1–3
- Enteroviren 68–71

Epidemiologie

In gemäßigten Klimazonen gibt es eine saisonale Häufung der **Enterovirusinfektionen** im Spätsommer und Herbst. Die Übertragung erfolgt direkt durch Tröpfcheninfektion oder über Schmierinfektion durch mit Stuhl oder Speichel kontaminierte Gegenstände. Die mittlere Inkubationszeit beträgt etwa 3–5 Tage.
Echoviren werden häufig bei aseptischen **Meningitiden** nachgewiesen, während **Coxsackie-B-Viren** eine Myo- und Perikarditis verursachen können.

Diagnostik

- **Erregernachweis** erfolgt mittels Virusanzucht in Zellkultur mit anschließender Typisierung (Neutralisationstest) bzw.
- **Virusgenomnachweis** mit **PCR** aus Stuhl, Liquor oder Rachenspülwasser.

Coxsackie-Virus-Infektion

Coxsackie-Virus A und B können vorwiegend im Sommer („Sommerdiarrhö") zu akuten Durchfallerkrankungen führen.

- Diese **Enteroviren** werden insbesondere aus dem Stuhl Neugeborener und immunsupprimierter Patienten mit langwierigen Diarrhöen isoliert.
- Die **Therapie** erfolgt symptomatisch; Coxsackie-Virus-positive Patienten mit Myokarditis profitieren nach ersten Ergebnissen einer Pilotstudie von der Gabe von β-Interferon.

Echo-Virus-Infektionen

„**E**nteric **C**ytopathogenic **H**uman **O**rphan"-Viren (orphan = verwaist, da sie systematisch und pathogenetisch nicht eindeutig einzuordnen sind) sind ubiquitär verbreitete **humanpathogene Picornaviren** mit 34 Serotypen.

- Erreger **fieberhafter Infektionen des Magen-Darm-Traktes** sind die Serotypen E 2, 7, 11, 12, 14, 18, 19, mit denen sich meist Kinder in den Sommer- und Herbstmonaten durch **Schmutz-, Schmier- und Tröpfcheninfektion** infizieren.
- Nach einer **Inkubationszeit** von **6 bis 12 Tagen** tritt eine Gastroenteritis unter den Begleitsymptomen eines grippalen Infekts auf.
- Die **Viren** können aus dem Pharynx, Stuhl (auch ohne manifeste Erkrankung), Blut, Liquor und aus ZNS-Gewebe isoliert werden. Die **Typendifferenzierung** erfolgt durch **Neutralisationstest,** Virusgenomnachweis oder Plaque-Technik.
- Die **Therapie** ist symptomatisch.

Erkrankungen durch Reoviridae

Rota-Virus-Infektionen

Rotaviren (lat. rota = Rad) sind weltweit vorkommende **Erreger von Enteritiden** bei Säuglingen (Hauptursache der Säuglingssterblichkeit in Entwicklungsländern) und Kleinkindern. Asymtomatische Virusausscheider kommen als Infektionsquelle in Betracht.

- Rotaviren werden fäkal-oral besonders durch **Schmierinfektion** oder durch kontaminiertes Wasser und Lebensmittel übertragen.
- nach **2–3-tägiger Inkubationszeit** ⇒ Enteritis mit Fieber, Vomitus und Diarrhö, gelegentlich auch Infektionszeichen der oberen Luftwege

- **Erregernachweis** aus dem Stuhl durch Antigen-ELISA oder durch molekularbiologische Untersuchungsverfahren (PCR und Sequenzierung des Amplifikats)
- Die **Therapie** ist symptomatisch.

Virusinfektionen des ZNS

Virale Meningitiden werden durch **Coxsackie-, ECHO-, Mumps-, LCM**- und **Adenoviren** sowie verschiedene **Myxo-** und **Herpesviren** verursacht.

Poliomyelitis

Epidemiologie

- **Erreger** ⇒ **Poliovirus** (Enteroviren der Picornavirusgruppe), weltweite Verbreitung
  3 Serotypen: **Typ I** (85 %) höchste Virulenz ⇒ verursacht die meisten Poliomyelitisepidemien (hauptsächlich in Europa) ⇒ Lähmungen, **Typ II** (hauptsächlich in Übersee), **Typ III** (10 %)
- **Erregerreservoir** ⇒ Mensch
- **Übertragung** ⇒ **Schmierinfektion**, **fäkal-orale Übertragung** (Virusausscheidung mit dem Stuhl 4–8 Wochen), **aerogen** durch Tröpfchen (Virusausscheidung über den Rachen 1–2 Wochen)
- Etwa 20 % der Infizierten erkranken mit Lähmungen (>90 % der paralytischen Fälle betreffen Kinder vor dem 5. Lebensjahr).
- bis zu 80 % d. F. ⇒ inapparenter Verlauf oder „minor illness“

Pathogenese

- **orale Aufnahme** ⇒ Virusvermehrung im Lymphgewebe des Oropharynx und Intestinaltrakts, hauptsächlich im Ileum ⇒ **Virämie, Erregerinvasion** entlang autonomer Nerven ⇒ Befall von motorischen Neuronen der Vorderhörner, Medulla und Teilen des Gehirns, einschließlich Zerebellum und motorischer Hirnrinde ⇒ Schädigung der Neuronen mit intensiver Entzündungsreaktion

Symptomatik

- **Inkubationszeit** ⇒ 5–14 Tage
  Es gibt 4 Krankheitsstadien. Die Erkrankung kann in jedem Stadium enden.
- **Initialstadium** (2–3 Tage) ⇒ unspezifische grippale oder gastroenteritische Symptomatik (**abortive Poliomyelitis**)
- **fieberfreies Latenzstadium** (1–3 Tage)
- **präparalytisches Stadium** (1–2 Tage) ⇒ Adynamie und Hyperästhesien, erneut Fieber und Meningismus ⇒ lymphozytäre Meningitis (**aseptisch-meningitische Poliomyelitis**)

Abb. 9.25

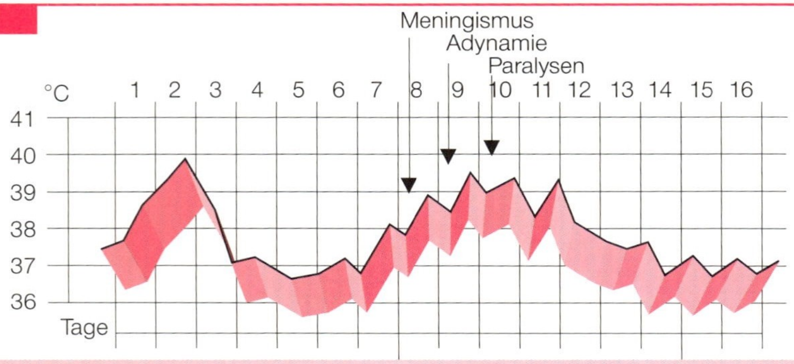

Fieberverlauf bei Poliomyelitis

- **paralytische Phase (paralytische Poliomyelitis)** mit Entfieberung
  - **spinale Form** ⇒ **asymmetrische schlaffe Lähmungen** verschiedener Muskelgruppen mit Verlust der Sehnenreflexe
  - **bulbopontine Form** mit Hirnnervenlähmungen ⇒ **Frühzeichen** sind Dysphagie und nasale Stimme; bei Befall des Kreislaufzentrums ⇒ Todesfälle durch Kreislaufversagen, bei Befall des Enzephalon ⇒ **Krämpfe, Bewusstseinstrübung**
- Eine Verbesserung der Muskelfunktion kann sich über 2 Jahre erstrecken.

Abb. 9.26

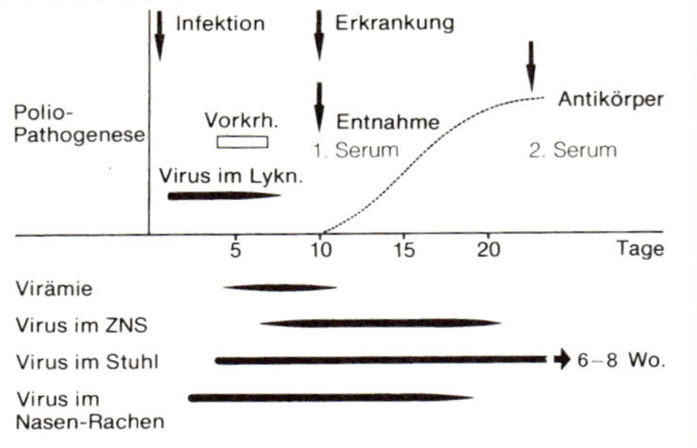

Polioinfektion (aus Falke et al. 1994)

Diagnostik

- Erregernachweis aus Stuhl, Nasen-Rachen-Spülwasser, Blut, Liquor
- Differenzierung zwischen Wildtyp- und Impfstämmen durch molekularbiologische Methoden wie PCR in Verbindung mit der Hybridisierung und Sequenzierung.
- **Antikörperbestimmung** im **Neutralisationstest**
- **Liquorbefund** bei **aseptischer Meningitis** ⇒ Liquorzucker normal, Gesamtprotein leicht erhöht, Zellzahl zwischen 20 und 300 Zellen/mm^3 (hauptsächlich Lymphozyten)
- **Laborwerte** ⇒ periphere Leukozyten normal oder mittelgradig erhöht

Therapie

- symptomatische Therapie, ggf. Beatmung; Rehabilitationsmaßnahmen

Prognose

- 25 % der Patienten **mit paralytischer Poliomyelitis** ⇒ bleibende Lähmungen
- 50 % der Patienten **mit paralytischer Poliomyelitis** ⇒ folgenlose Ausheilung
- Mortalität ⇒ 1–4 %, bei Patienten mit Bulbärerkrankungen ⇒ 10 %

Prophylaxe

Impfstoffe (aktiv)

- trivalenter Adsorbat-Totimpfstoff (IPV) nach Salk (vorrangig)
- attenuierter trivalenter Lebendimpfstoff (OPV) nach Sabin

Seit Januar 1998 gilt in Deutschland IPV als Polioimpfstoff der Wahl. Er ist sicher wirksam und verursacht keine vakzineassoziierte paralytische Poliomyelitis (VAPP). Auch Personen mit Immunschwäche können risikolos mit IPV geimpft werden. Der weiterhin zugelassene OPV-Impfstoff kann bei Polio-Epidemien nach Anordnung durch die Gesundheitsbehörden eingesetzt werden.

Vorgehen ab dem 3. Lebensmonat

- **Grundimmunisierung** mit inaktiviertem Poliototimpfstoff (IPV) ⇒ 2 Injektionen (i. m.) im Abstand von 4–8 Wochen, 3. Injektion nach 6–12 Monaten; **Auffrischimpfungen** mit inaktiviertem Poliototimpfstoff (IPV) alle 5 Jahre
- **Grundimmunisierung** mit **Polio-Lebendimpfstoff (oral)** mit drei Impfdosen im Abstand von mindestens 6 Wochen, **Nachimpfung** alle 10 Jahre

Auf 6,7 Millionen Dosen **Polio-Lebendimpfstoff** kommt nach Angaben der WHO eine Paralyse als Folge einer **vakzineassoziierten paralytischen Poliomyelitis** (⇒ hohes Fieber, Meningitis, Paresen, anhaltende Durchfälle).

Arbovirusinfektionen

Arboviren (arthropod borne) werden von Insekten (Arthropoden) übertragen, in denen sie sich ebenso wie in Wirbeltieren vermehren.
Etwa **250 humanpathogene Viren** werden durch blutsaugende Stechmücken, Milben oder Zecken auf Menschen übertragen. Die Erreger sind je nach dem Vorhandensein entsprechender Überträgerinsekten auf der ganzen Welt verbreitet.

Beispiele
- **Fieber, Zephalgie, Myalgie** ⇒ u.a. **Phlebovirus** (⇒ Rifttalfieber), **Orbivirus** (⇒ Colorado-Zeckenbissfieber)
- **Fieber mit ZNS-Beteiligung** ⇒ u.a. **Flavivirus** (⇒ St.-Louis-Enzephalitis), **Alphavirus** (⇒ venezuelanische Pferdeenzephalitis)
- **Fieber, Zephalgie, Myalgie, hämorrhagische Symptome** ⇒ u.a. **Flavivirus** (⇒ Kyasanur-Erkrankung), Lassafieber

Symptomatik
- **ZNS-Syndrome** (u.a. aseptische Meningitis, Enzephalitis), unspezifische **fiebrige Erkrankungen** und **inapparente Infektionen** (am häufigsten)

Frühsommer-Meningoenzephalitis (FSME)

Epidemiologie
- **Erreger** ⇒ FSME-Virus (Virus der Flavivirusgruppe)
- **Endemiegebiete** ⇒ einzelne Regionen in Deutschland und angrenzende Länder
- **Erregerreservoir** ⇒ Nagetiere
- **Übertragung** ⇒ Vektor ist **Ixodes ricinus** (bis zu 2% der Schildzecken sind Virusträger), sehr selten vektorfreie Übertragung (z.B. Milch).
- nach der Infektion ⇒ lebenslange Immunität

Pathogenese
- **Zeckenbiss** ⇒ 1. Virämie mit **grippaler Symptomatik** (2–4 Tage) ⇒ fieberfreies Intervall (8 Tage) ⇒ 2. Virämie mit **neurologischer Symptomatik** bei etwa 10–20% der Infizierten

Symptomatik
- **Inkubationszeit** ⇒ 4–21 Tage
- **symptomloser Verlauf** bei etwa 65% der Infizierten
- **Meningitis, Meningoenzephalitis, Meningomyelitis** oder **Meningoenzephalomyelitis** bei etwa 15% der symptomatisch Erkrankten ⇒ Zephalgie, Bewusstseinseintrübung, neurologische Herdsymptome, psychische Veränderungen, Dysarthrie, Tremor bis Parkinsonismus, Crampi, gefolgt von schlaffen Lähmungen (v.a. im Schultergürtelbereich)

Diagnostik
- IgG- und **IgM**-Bestimmung mit ELISA oder KBR
- **Zu Beginn der Erkrankung** ist eine **Virusisolierung** mittels Zellkultur-Verfahren oder einer **nRT-PCR** (nested reverse transcriptase polymerase chain reaction) aus Blut und Liquor möglich.
- ggf. **Liquordiagnostik**
- diagnostische Zeichen der Meningitis ⇒ Siehe Seite 718ff.

Therapie
- keine spezifische Behandlung der **manifesten FSME-Erkrankung** möglich
- Bettruhe, Fiebersenkung, ggf. Analgetika
- ggf. Hirnödemtherapie (nicht bei rein meningitischer Manifestation!)

Prophylaxe

- **aktive Immunisierung** (FSME-Immun®, FSME-Vaccine Behring®) als **Expositionsprophylaxe**
  Vorgehen ⇒ Grundimmunisierung durch dreimalige i. m. Injektion einer Impfstoffdosis im Abstand von 1–2 und 6–12 Monaten, Auffrischimpfung nach 3 Jahren
- **postexpositionelle Prophylaxe** mit **Hyperimmunglobulin** bis zum 4. postexpositionellen Tag ⇒ 0,1 ml/kg KG in den ersten 48 Stunden nach Zeckenbiss, doppelte Dosierung am 3. oder 4. Tag

Das Maß der Wirksamkeit der passiven Immunisierung ist bei Menschen nicht ausreichend belegt. Möglicherweise kann hierdurch auch der Krankheitsverlauf ungünstig beeinflusst werden.

Prognose

- **Letalität** ⇒ etwa 1 % der Patienten, **Residualsymptome** bei etwa 7 % der Patienten

Tollwut (Rabies, Lyssa)

Epidemiologie

- **Erreger** ⇒ **Lyssavirus** (Rhabdoviren), empfindlich gegenüber Licht, Hitze und Austrocknung; in kalter, dunkler, feuchter Umgebung ⇒ über mehrere Tage infektiös
- **Erregerreservoir** ⇒ warmblütige **Haus- und Wildtiere** in Tollwutgebieten, gel. auch Rinder und Schafe
- **Übertragung durch infizierten Speichel** (Biss, aber auch Lecken, Berührung u. a. von Fuchs, Hund, Katze, Wildtieren, Fledermaus), selten **aerogene Infektion** (Höhlenforscher durch Fledermäuse, Laborinfektion)

Pathogenese

- **primäre Virusreplikation** am **Eintrittsort** ⇒ Einwandern über die peripheren Nerven zum Rückenmark und Gehirn ⇒ erneute **Virusreplikation** ⇒ über efferente Nerven werden Speichel-und Hautdrüsen erreicht.

Symptomatik

- **Inkubationszeit** ⇒ **10 Tage – 3** (selten bis zu 10) **Monate**, je nach Nähe der Infektionsstelle zum ZNS
- **Prodromalstadium** mit leichtem Fieber, Schmerzen in der Bissnarbe, Zephalgie, Nausea, Hyperästhesie und zunehmender Unruhe
- **Exzitationsstadium** („wilde Wut") mit Krämpfen der Schlund-, Extremitäten-, Rumpf- u. Atemmuskulatur, starkem Speichelfluss (⇒ Schaum vor dem Mund), Halluzinationen, Wutanfällen (Schlagen, Kratzen, Beißen etc.), Durst und Schlingkrämpfen, die durch den Anblick von Wasser provoziert werden können (**Hydrophobie**)
- **paralytisches Stadium** mit Sistieren der Paroxysmen, raschem Verfall und Tod durch Lähmung des Atem- und Kreislaufzentrums am 3.–5. Tag
- selten **frühzeitig paralytische** („stille Wut") und abortive Formen

Diagnostik

- **Erregerisolation** aus Speichel (auch PCR möglich), oder okzipitalen Hautbiopsien Tierversuch
- **Virusnachweis** durch **Fluoreszenzserologie** aus Hautbiopsie aus dem Nackengebiet, Kornealzellen
- **RFFIT** (rapid fluorescent focus inhibition test) ⇒ Nachweis spezifischer Tollwutantikörper im Serum
- post mortem ⇒ **Nachweis von Negri-Körperchen** (intrazytoplasmatischen Einschlusskörperchen) im Gehirn

Therapie

Bei Tollwutverdacht ⇒ Desinfektion und **Exzision der Wunde**, **offene Wundbehandlung**, Umspritzen der Wunde mit Tollwut-Hyperimmunglobulin; ggf. Einsatz von α-Interferon (z. B. Roferon®)
Ohne **postexpositionelle Impfmaßnahmen** (inaktivierte Vollvirusimpfstoffe) kommt es in mehr als der Hälfte der Fälle zur manifesten Tollwut, die stets **letal** endet!

Vorgehen bei Bissverletzungen durch tollwutverdächtiges Tier

- Tier vom Tierarzt 10 Tage lang beobachten lassen!
  - **Initialstadium** mit Charakterveränderungen, Fressunlust (1–3 Tage); **Infektiosität** bereits bis zu 6 Tage vorher!

- **Folgestadium** mit paroxysmalen Schlingkrämpfen, Abmagerung, Neigung zum Zubeißen und Herumstreichen; anschließend Paralysen und Krampfparoxysmen bis zum Tod
- **ohne Erkrankung des betreffenden Tiers** ⇒ keine Behandlung
- **nicht verfügbares gesund wirkendes Tier in Tollwutgebiet** ⇒ Impfserie an den Tagen 0, 7, 21, 56
- **bei Erkrankung des betreffenden Tiers** ⇒ aktive und passive Impfung

Prophylaxe

Tollwut-Schutzimpfung

Impfstoff (**aktiv** mit (human-diploid-cell-) **HDC-Vaccine** ⇒ Impfschutz erreicht 100%)
- **präexpositionelle Prophylaxe** bei erhöhtem Expositionsrisiko (u.a. Jäger, Abdecker, Tierärzte) durch **dreimalige Injektion** an den Tagen 0, 28 und 56 in den M. deltoideus
- **postexpositionelle Prophylaxe** durch **6 Injektionen** an den Tagen 0, 3, 7, 14, 28 und 90 in den M. deltoideus (bis zu 48 Stunden nach der Infektion sicher wirksam)

Passive Immunisierung
- **simultane passive Immunisierung** mit homologem Hyperimmunglobulin (20 IE/kg KG) i.m. an anderer Stelle

Meldepflicht bei Verdacht (Kontakt mit tollwutverdächtigen Tieren) und Todesfall

Virusbedingtes hämorrhagisches Fieber

Dengue-Fieber

Epidemiologie und Pathogenese
- **Erreger** ⇒ **Denguevirus**, ein Flavivirus mit vier spezifischen Serotypen (Togaviridae)
- **Erregerreservoir** ⇒ Mensch
- **Endemiegebiete** ⇒ Tropen und Subtropen, Karibik, einschließlich Puerto Rico; **hämorrhagisches Dengue-Fieber** (Serotypen 3 und 4) auch in Südostasien, China und Kuba
- **Übertragung** ⇒ durch den Stich virustragender **Aedesmücken**

Symptomatik
- **Inkubationszeit** ⇒ 3–15 Tage
- **Dengue-Trias** ⇒ hohes **Fieber**, **Exanthem** und **Zephalgie**
- **Initialphase** ⇒ hohes **Fieber** mit relativer Bradykardie und Hypotension, **Zephalgie**, Muskel- und Gelenkschmerzen (Kreuzschmerzen), die zu einem **steifen, „gezierten“ Gang** führen (span. Denguero = geziert; engl. „Dandy-fever“)
- **danach Fieberabfall** (3.–4. Tag) und **erneuter Fieberanstieg** (Sattelkurve) mit Auftreten eines **masern- oder scharlachähnlichen Exanthems** und Lymphknotenschwellungen
- selbstlimitierende Erkrankung mit langsamer Rekonvaleszenz
- **(Zweit-)Infektion mit Serotyp 3 und 4 des Dengue-Virus** ⇒ **hämorrhagisches Dengue-Fieber** ⇒ respiratorische und gastrointestinale Symptomatik, Hepatomegalie, Erschöpfung, kühle, feuchte Extremitäten (Stamm oft warm), schwacher Fadenpuls und periorale Zyanose; **Blutungsneigung** ⇒ Zahnfleischbluten, Purpura, Petechien, Hämatemesis, Melaena, Epistaxis
- **Komplikationen** ⇒ Dengue-Schock-Syndrom, subarachnoidale Blutung, Bronchopneumonie mit oder ohne bilaterale Pleuraergüsse, Myokarditis, Neuritiden
- **Mortalität** bis zu 30%, insbesondere bei Kindern vor dem 1. Lebensjahr

Diagnostik
- ELISA, Neutralisationstest, hohe komplementbindende Antikörpertiter gegen die Flaviviren
- Ab dem 3.–7. Krankheitstag kann das Virus mit **PCR** nachgewiesen werden. Auch ein **Dengue-Schnelltest** ist verfügbar.

- **meist Leukopenie** ab dem 2. Fiebertag, Hämatokrit >50 %, **Thrombozytopenie** (<100.000/mm^3), Prothrombinzeit ↑, positiver Rumpel-Leede-Test

Therapie

- absolute Bettruhe, symptomatische **Therapie** (**cave** Acetylsalicylsäure!)
- Ausgleich von Flüssigkeitsmangel und Elektrolytstörungen, ggf. Humanserumalbumin

Gelbfieber

Epidemiologie und Pathogenese

- **Erreger** ⇒ **Gelbfiebervirus** (Flavivirus)
- **Erregerreservoir** ⇒ **silvatische Form** des Gelbfiebers ⇒ wild lebende Tierspezies, Affen- und Halbaffenpopulationen (Anthropozoonose), **urbane Form** ⇒ Mensch
- **Endemiegebiete** ⇒ sog. Gelbfiebergürtel: **Afrika, Mittel- und Südamerika**
- **Übertragung** ⇒ durch den Stich virustragender **Aedes-Mücken**
- lokale Replikation in **Kapillarendothelien** ⇒ Virämie ⇒ Besiedlung von Lymphknoten und Leber

Symptomatik

- **Inkubationszeit** ⇒ 3–6 Tage
- auch inapperenter Verlauf möglich
- **1. Fieberperiode** ⇒ hohes **Fieber,** Puls anfangs schnell, ab dem 2. Tag **relative Bradykardie** (Faget-Zeichen)**, Zephalgie**, **Myalgie**, Schmerzen im Epigastrium, Nausea, **Vomitus**
- nach 3–4 Tagen **Remissionsstadium** ⇒ **Fieberabfall** (bei leichtem Verlauf endet die Krankheit in diesem Stadium)
- nach 2 Tagen **erneuter Fieberanstieg** (Intoxikationsperiode) mit
  - **Hepatitis** (⇒ Ikterus; bei Koagulationsnekrosen ⇒ Gerinnungsfaktoren ↓)
  - **Nephritis** (⇒ Proteinurie, fettige Tubulusdegeneration), ggf. mit Oligurie
  - **hämorrhagischer Diathese** mit Schleimhautblutungen (⇒ blutiges Erbrechen, „**Vomito negro**" bei gastrointestinaler Blutung), **Kreislaufkollaps,** Delir, Koma
- **Komplikationen** (meist nach dem 6. Tag) ⇒ **Leber- und Nierenversagen** ⇒ **Letalität** wird in der Literatur von 10–80 % d. F. angegeben.

Diagnostik

- **RT-PCR** ist Methode der Wahl (i.d.R. bereits am ersten Krankheitstag positiv)
- **Antikörpernachweis** (KBR, HHT), Plaque-Test
- **Laborwerte** ⇒ Bilirubin ↑, Transaminasen ↑, Quick-Wert ↓, ggf. leichte Leukopenie

Therapie

- Isolation, **symptomatische Therapie**

Prophylaxe

Gelbfieber-Schutzimpfung

Indikationen ⇒ Reisen in Endemiegebiete

- **attenuierter Lebendimpfstoff** (aktiv, 17-D-Stamm)
- **Vorgehen** ⇒ subkutane Injektion von frisch rekonstituiertem Impfstoff (0,5 ml) **nur durch autorisierte Gelbfieberimpfstellen**; bei Verdacht auf Hühnereiweißallergie ⇒ intrakutane Vortestung mit 0,1 ml

Meldepflicht bei Verdacht, Erkrankung und Tod

Krim-Kongofieber

Das hämorrhagische Krim-Kongofieber tritt auf der Krim, in der Balkanregion, den arab. Emiraten und in Zentralafrika auf.

- **Erreger** ist das **C-CHF-Virus** (Bunyaviridae), das u.a. durch Hyalommaarten auf den Menschen übertragen wird.
- **Symptomatik** ⇒ Glieder- und Kopfschmerzen, Gesichtsrötung, gefolgt von hämorrhagischem Enanthem und masernähnlichem Exanthem mit Petechien
- **Diagnostik** und **Therapie** wie Hantaanvirusinfektion bzw. Lassa-Fieber

Hanta-Virusinfektion

Hantavirus species (Bunyaviridae) rufen akute Infektionen mit **Nierenbeteiligung und Hämorrhagie** hervor. **Humanpathogene Arten** sind
- **Hantavirus** ⇒ Erreger des koreanischen hämorrhagischen Fiebers (auch in Südosteuropa)
- **Seoluvirus** ⇒ mildere Form des koreanischen hämorrhagischen Fiebers (auch im Balkan)
- **Puumalavirus** ⇒ **Nephropathia epidemica** (gehäuftes Auftreten in Skandinavien und Mitteleuropa)

Epidemiologie und Pathogenese
- **Erreger** ⇒ Hantaviren, ubiquitär, in Europa zunehmend verbreitet (häufige Ursache der Niereninsuffizienz)
- **Erregerreservoir** ⇒ kleinen Nagetiere, Ratten, Wild
- **Übertragung** ⇒ Einatmen von infektiösen Aerosolen aus Ausscheidungen von Wild, Nagetieren

Symptomatik
- **Inkubationszeit** ⇒ 7–36 Tage

bei hämorrhagischem Fieber mit renalem Syndrom:
- **Fieberphase** ⇒ Schüttelfrost, Fieber, lumbale und abdominelle Schmerzen, Myalgien, relative Bradykardie, diffuse Rötung des Gesichts, positiver Dermographismus, Petechien ab dem 3.–5.Tag, hämorrhagische Konjunktivitis, Albuminurie bei **interstitieller Nephritis**
- **hypotensive Phase** (5.–8. Tag) ⇒ Hypotension bis zum Kreislaufversagen (Schock), Hämatokritanstieg, Proteinurie, Leukozytose und Thrombozytopenie
- **oligurische Phase** ⇒ Zunahme der hämorrhagischen Manifestationen und **Niereninsuffizienz**
- **diuretische Phase** (etwa 11. Tag.) mit ZNS- oder Lungenkomplikationen
- **Rekonvaleszenzphase** ⇒ 3–6 Wochen

Diagnostik
- **Retentionsparameter** kontrollieren, Harnsediment
- **Antikörpernachweis von IgM und IgG** (IFT, Hämagglutinationshemmtest, Immunoblot)
- **PCR** zum Virusnachweis aus Blut (nur während der akuten klinischen Phase) und Biopsiematerial

Therapie
- symptomatische **Therapie**, ggf. Hämodialyse, ggf. Ribavirin intravenös

Prognose
- **Letalität** >15 % d.F., ggf. bleibende Niereninsuffizienz

Lassa-Fieber

Epidemiologie und Pathogenese
- **Erreger** ⇒ **Lassavirus,** extrem virulentes Arenavirus
- **Erregerreservoir** ⇒ Ratten, Mäuse
- **Übertragung** ⇒ Einatmen von infektiösen Aerosolen, mit Ausscheidungen (z.B. Nagerurin) kontaminierte Nahrungsmittel; bei Infizierten ⇒ Übertragung von **Mensch zu Mensch**
- **Virus** wirkt vermutlich **immunsuppressiv** (⇒ T-Zellimmuntoleranz), führt zur **Immunkomplexnephritis.**

Symptomatik
- **Inkubationszeit** ⇒ 3–24 Tage
- auch inapparenter Verlauf möglich
- **Initialsymptome** ⇒ hohes Fieber (ab 3.–6. Tag über bis zu 3 Wo.), zunehmende Halsschmerzen, Fieber, Frösteln, Zephalgie, Myalgie
- **1. Woche** ⇒ auf den Tonsillen weiße oder gelbe Exsudatflecken (⇒ Pseudomembran), relative Bradykardie, generalisierte Lymphadenopathie
- **2. Woche** ⇒ schwere Abdominalschmerzen und Vomitus, ödematöse Schwellungen in Gesicht und Nacken, Epistaxis, Zahnfleischbluten, Mund- und Gaumenulzeration, makulopapulöses Exanthem, Hautblutungen, Husten und Schwindelgefühl, **ausgeprägte Hypotonie** (RR <90/20 mm Hg)
- **nach dem 12. Tag** entweder **Entfieberung** oder zunehmende Eintrübung des Bewusstseins, Grand-mal-Anfälle, Pneumonie, Pleuraergussbildung und Tod

Diagnostik
- **Laborwerte** ⇒ gel. Leukopenie, AST (GOT) und ALT (GPT) im Serum ↑, CPK und LDH ↑
- **Urin** ⇒ massive **Proteinurie**
- Nachweis von Lassa-IgM-Antikörpern (ELISA); 4facher Antikörperanstieg beim indirekten Fluoreszenztest, ggf. Virusisolierung
- **RT-PCR** zum Nachweis von Virus-RNA in Blut, Urin und Liquor

Therapie
- **strenge Isolierung** in einem Raum mit Unterdruck, ohne Luftbewegung, Gebrauch von Schutzbrillen, Schutzkleidung, hocheffektiven Masken
- Korrektur von Flüssigkeits- und Elektrolytstörungen
- **Ribavirin** (2 g i. v. Bolus; danach 1 g alle 6 h über 4 Tage; danach 0,5 g alle 8 h für weitere 6 Tage), **Immunserum**
- Überwachung der Kontaktpersonen, bisher keine Schutzimpfung

Prognose
- **Mortalität** ⇒ bis zu 16 %, Schwangere und Wöchnerinnen ⇒ 50 %
- **Folgeschäden** ⇒ etwa 5 % Taubheit, gelegentlich Alopezie, Iridozyklitis

Virushepatitiden

Siehe Seite 342 ff.

Slow-virus-Infektionen

„Slow-virus"-Infektionen bezeichnen entweder durch **Viren** oder **Prionen** (engl. proteinaceous infectious particles) hervorgerufene Infektionskrankheiten des Zentralnervensystems mit bis zu **mehrjähriger Inkubationszeit** und langsam fortschreitenden Funktionsstörungen.

Zu den Prion-assoziierten Erkrankungen („Prion Diseases") werden die **übertragbaren spongioformen Enzephalopathien** (transmissible spongiforme Enzephalopathien; **TSE**) gezählt. Beim Menschen treten unterschiedliche Formen der TSE mit stets tödlichem Verlauf auf:
- sporadische Creutzfeldt-Jakob-Krankheit (sCJK; meist > 60. Lj.)
  - **iatrogene CJD** (sog. iCJD durch Einnahme von kontaminierten Wachstumshormonen, über Hornhauttransplantation oder Implantate aus der harten Hirnhaut, die aus Leichenmaterial hergestellt wurden)
  - **autosomal-dominant** vererbte Formen der **CJK**: Gerstmann-Sträussler-Scheinker-Syndrom (GSS) oder die die familiäre fatale Insomnie (FFI) durch **familiär-vererbte** Mutationen des Prionprotein-Gens

- **neue Variante der CJK** (**nvCJK;** vermutlich durch Übertragung des BSE-Erregers; histopathologisch von der sCJK abgrenzbar; meist < 40. Lj.)
- **Kuru** bei Eingeborenen Neuguineas

Creutzfeldt-Jakob-Krankheit

Derzeit unterscheidet man die nach ihren Entdeckern Hans-Gerhard Creutzfeldt und Alfons Jakob benannte **Creutzfeldt-Jakob-Krankheit** (**CJK**) von der erstmals 1996 beschriebenen **neuen Variante der CJK** (**nvCJK**). Die neue **V**ariante der **C**reutzfeldt-**J**akob-Er**k**rankung (**vCJK**) gilt als die Humanvariante der von Rindern her bekannten Hirnerkrankung BSE (**b**ovine **s**pongiforme **E**ncephalopathie). Im Unterschied zur bekannten, namensgebenden Form der CJK erkranken überwiegend jüngere Personen.

Epidemiologie und Pathogenese

- **Erreger** ⇒ **Prionen**, die dem Auslöser von Kuru beim Menschen, Scrapie bei Schafen bzw. BSE beim Rind gleichen
- **Erregerreservoir** ⇒ Menschen, Schafe, Rinder, Ziegen
- **Mögliche Übertragungswege** ⇒ Essen kontaminierter Gewebe (z.B. Kannibalismus), Cornea- oder Dura-mater-Transplantation, Behandlung mit Wachstumshormonen aus Hypophysen menschlicher Leichen
- **CJK** ⇒ unspezifische **Nervenzelldegeneration** des Groß- u. Kleinhirns, der Basalganglien und des Rückenmarks mit **reaktiver Astrozytose** (Rosetten, „Totenladen")

Pathogenese der nvCJK

- Das **pathologisch gefaltete Prionprotein** (**PrPSc**) stammt möglicherweise primär von Schafen, die an **Scrapie** erkrankt waren und gelangte in infektiösem Zustand über Tiermehl als Viehfutter in die Nahrungskette von Kühen. Nach Überspringen der Artenbarriere verursachte es bei Rindern die **b**ovine **s**pongiforme **E**nzephalopathie (**BSE**) und gelangte durch BSE-infiziertes Rindergewebe in die Nahrungskette des Menschen und wurde so vermutlich durch erneutes **Überspringen der Artenbarriere** zur Ursache von vCJK. In Großbritannien wurden bisher insgesamt 146 vCJK-Erkrankungsfälle gemeldet (2004).
- **Prionen** weisen überwiegend die sog. Scrapie-Form des Prionproteins (PrPSc) auf. Dieses Protein entsteht durch Änderung der dreidimensionalen Struktur eines bei allen Säugetierarten vorkommenden normalen Proteins, der sog. zellulären Form des Prionproteins (PrPC).
- Die **pathologischen Prionproteine** vermehren sich, indem sie bereits vorhandene normale Prionproteine im Hirngewebe veranlassen, in die abnorme Faltungsstruktur überzugehen, woraus eine Hirngewebsdegeneration (**spongiforme Enzephalopathie**) resultiert.

Symptomatik

- **Inkubationszeit** ⇒ **mehrere Jahre** nach der initialen Exposition
- **progressive Demenz** bereits im frühen Lebensalter ⇒ Verwahrlosung, Apathie oder Reizbarkeit, Somnolenz oder Schlaflosigkeit, Mangel an Orientierungsvermögen, Aphasie, Apraxie, Dyslexie, Dysgraphie, Agnosie, Links-rechts-Verwechslung und einseitige Abschwächungen
- **myoklone Krämpfe** (innerhalb der ersten 6 Monate) durch Erkrankung der kortikospinalen Bahnen
- **Erkrankung der Basalganglien** ⇒ Hypokinesie, dystonische Körperhaltung, Zahnradphänomen, Tremor und choreatische Bewegungen
- **Hirnnervenausfälle** ⇒ Sehfelddefekte, Diplopie, Sehschwäche oder Verschwommensehen, optische Agnosie
- beim **Gerstmann-Sträussler-Scheinker-Syndrom** ⇒ **chronische zerebelläre Ataxie** und **Amyloidablagerungen** im Gehirn

Diagnostik

- **CT** ⇒ zerebrale oder zerebellare Atrophie
- **Kernspintomogramm** ⇒ Rindenatrophie ohne Veränderung der weißen Substanz
- **EEG** ⇒ lokale oder generalisierte Dysrhythmien, Muster von Paroxysmen aus scharfen Wellen und Spikes

- **Liquorbefund** normal
- **Ultrafiltration** des infektiösen Agens aus Nervengewebe
- **Histopathologische Untersuchung** von Hirngewebe (Autopsie-Material, Tonsillen-Biopsie)
- Für den **CJD-Nachweis** steht Antikörper 15B3 der Fa. Prionics aus der Schweiz zur Verfügung.
- **genetische Untersuchung** zur Erkennung der familiären Formen

Therapie

- nicht spezifisch, nur symptomatisch

Prognose

- **Exitus letalis** 3 Monate bis 2 Jahre nach Beginn der Symptomatik (95% d. Patienten) meist an hypostatischer Pneumonie

Kuru

Epidemiologie und Pathogenese

Kuru ist eine progressive neurologische Erkrankung bei Foreeingeborenen im Hochland von Neuguinea. Seit auf **kannibalistische Riten** bei Trauerfeierlichkeiten verzichtet wurde, ist die Erkrankung im Wesentlichen beseitigt.

- Es resultieren **schwammförmige Veränderungen** (wie BSE), Amyloidablagerungen und astrozytische Proliferationen im Hirngewebe.

Symptomatik

- **Bewegungsstörungen** ⇒ Starrheit der Extremitäten und Klonus, gelegentlich grobe Athetose und choreaartige Bewegungen
- emotionelle Labilität, pathologische Lachausbrüche, übertriebene Schreckreaktion
- im **fortgeschrittenen Stadium** ⇒ zunehmende Demenz
- **Endstadium** ⇒ Patient völlig ruhig, stumm und reagiert nicht mehr.
- **Exitus letalis** 3–12 Monate nach Beginn der Symptomatik oft durch hypostatische Pneumonie

Retrovirus-Infektion

Infektion durch HIV (AIDS)

Vom **Human immunodeficiency virus** (HIV), das zum „Acquired immunodeficiency syndrome" (=AIDS) führt, sind derzeit **3 Typen** bekannt, von denen **Subtypen** existieren (HIV-1 ⇒ 9 Subtypen). HIV gehört zu den **RNA-Viren**, die das Enzym **re**verse **Tr**ansskriptase besitzen (⇒ **Retro**viren). HIV sind lymphozytotrop und neurotrop. **Zielzellen** der Infektion sind Zellen, die das **CD_4-Oberflächenantigen** tragen (⇒ T_4-Lymphozyten, Monozyten bzw. Makrophagen (Reservoir mit langsamer Replikation), Mikrogliazellen und Langerhans-Zellen der Mukosa und Epidermis).

Epidemiologie

- **Erreger** ⇒ **HIV-0**, **HIV-1**, **HIV-2** (human immunodeficiency virus), **Lentiviren**, **Retroviren**
- **Vorkommen** ⇒ HIV-1 weltweit, HIV-0 und HIV-2 vorwiegend in Westafrika
- **Erregerreservoir** ⇒ **nur Menschen**! (bei Affen ⇒ artverwandteViren SIV-1 und -2)
- **Risikogruppen** ⇒ Homosexuelle, Drogenabhängige, Prostituierte, Hämophile, aber auch promiskuitive Heterosexuelle sowie deren Partner bei „Unsafe sex"
- **Übertragung** ⇒ von **Mensch zu Mensch** über kleine Hautverletzungen (Blut, Sperma, Speichel, Körpersekrete) durch homo- und heterosexuellen Sexualverkehr, **vertikale diaplazentare** und **perinatale Infektion**, Infektion durch **virushaltiges Blut oder Blutprodukte** und **Benutzung** von **kontaminiertem Injektionszubehör** („Needle-sharing" bei Drogenabusus)
- Nur 20% der Kinder seropositiver Mütter sind infiziert.

Pathogenese

- **Adsorption des Virus** an **CD_4-Rezeptor**-positive Zellen ⇒ **Integration**, durch Aktivierung der Lymphozyten ⇒ **reverse Transkriptase** schreibt die virale RNS in eine provirale DNA-Kopie, die in die Wirtszell-DNA integriert wird ⇒ **Virusreplikation** mit Zerstörung der infizierten T-Helferzellen ⇒ Immundefizienz
- **Immunität** ⇒ Bildung von Antikörpern erst nach 6–12 Wochen

Beachte ⇒ ein negativer Antikörperbefund schließt eine Infektion nicht aus!

Da das **HIV-Hüllprotein** eine spezifische **Affinität zum CD_4-Protein der T-Helferzellen** besitzt, führt die intrazelluläre Vermehrung und Ausschleusung des HIV zu einer Zerstörung der T-Helferzellen, wodurch sich der **Quotient T-Helferzellen/T-Suppressorzellen** auf Werte **unter 1:1** (normal 2:1) vermindert.

- Es resultieren **opportunistische Infektionen**, die auch das Endstadium der systemischen Immunschwäche kennzeichnen.
- Der **Verlauf** der HIV-Infektion ist **progressiv**. Die Hälfte der HIV-Infizierten erkranken innerhalb von 10 Jahren an AIDS.
- **variabler Krankheitsverlauf** (6 Monate bis über 15 Jahre) zwischen Inokulation und Tod

Symptomatik

- **Inkubationszeit** ⇒ 2–24 Tage

Stadieneinteilung nach klinischen und immunologischen Parametern (CDC, 1993)

Stadium	**A**	**B**	**C**
CD_4-positive T-Lymphozyten	**HIV-Akutkrankheit, Latenzphase Lymphadenopathie-Syndrom**	**Symptome des AIDS-related-complex**	**AIDS-definierende Erkrankungen**
>500/mcl	**A1**	**B1**	**C1**
200–499/mcl	**A2**	**B2**	**C2**
<200/mcl	**A3**	**B3**	**C3**

CDC = Center for disease control

Stadium A

HIV-Akutkrankheit (1–2 Wochen)

- **akute Infektion** ⇒ passageres Mononukleose-ähnliches Krankheitsbild mit generalisierter Lymphknotenschwellung, Splenomegalie, Angina, Fieber, Exanthem, Arthralgien, selten Meningoenzephalitis, dem nach 1–3 Monaten eine Serokonversion für Antikörper gegen das HIV folgt

Latenzphase (bis >10 Jahre)

- **asymptomatische Infektion** ⇒ Virusvermehrung im lymphatischen Gewebe, wobei der HIV-Antikörpertest erst 1 bis 6 Monate nach der Infektion positiv wird. Die **Latenzphase** kann Monate bis Jahre anhalten und **mit** oder **ohne pathologische Laborwertveränderungen** einhergehen.

Lymphadenopathie-Syndrom

- bei positivem HIV-Antikörpertest besteht eine **persistierende generalisierte Lymphadenopathie** (Lymphknotenschwellung an mindestens zwei extrainguinalen Orten >1 cm), die bei fehlenden Allgemeinsymptomen länger als 3 Monate besteht.

Stadium B

AIDS-related-complex (ARC)

- **Gewichtsverlust >10 % des Körpergewichts** („Slim disease" bzw. „Wasting syndrome" bei fortschreitendem Gewichtsverlust von **>15 %** des **KG**)
- **intermittierendes Fieber** (>38 °C) und Nachtschweiß >1 Monat, Krankheitsgefühl, Müdigkeit

- **rezidivierende** oder **persistierende Diarrhö** > 1 Monat ohne Nachweis eines opportunistischen Erregers
- rezidivierende **Infektionen** ⇒ **Listeriose**, ausgedehnter **Herpes zoster** (> 1 Dermatom) und oropharyngeale bzw. vulvoaginale **Candidiasis**, orale **Haarzell-Leukoplakie**
- **periphere Neuropathien**
- gelegentlich seborrhoisches Ekzem, Exsikkationsdermatose

Laborwerte
- periphere CD_4-Helferzellen↓, polyklonale Vermehrung der γ-Globuline (insbes. IgG), immunvermittelte **Thrombozytopenie** (ggf. thrombozytopenische Purpura), β_2-Mikroglobulin↑, Neopterin (Stoffwechselprodukt von Makrophagen) i. Serum und i. Urin↑

Stadium C
AIDS-definierende Erkrankungen

Infektionen durch Protozoen und Parasiten
- **Pneumocystis-carinii-Pneumonie** (Röntgen ⇒ interstitielle Zeichnungsvermehrung), **Toxoplasmose** des Gehirns, **Isosporidiasis**, **Kryptosporidiose** intestinal (> 1 Monat)

Infektionen durch Pilze
- **Candidiasis** (in Ösophagus, Trachea, Bronchien, Lunge), **Histoplasmose** (extrapulmonal oder disseminiert), extrapulmonale **Kryptokokkose**, extrapulmonale oder disseminierte **Kokzidioidomykose**

Infektionen durch Viren
- **Herpes-simplex-Infektion** (chronische Ulzera > 1 Monat, Herpes-Bronchitis, -Pneumonie, -Ösophagitis), **Epstein-Barr-Virus**-Infektion (⇒ orale Haarzelleukoplakie), **Zytomegalieinfektion** (häufigste Ursache einer Erblindung bei AIDS), progressive multifokale **Leukenzephalopathie**

Infektionen durch Bakterien
- wiederholt auftretende **Salmonellensepsis**, Infektionen durch **Mycobacterium tuberculosis**, Infektionen durch **atypische Mykobakterien**, wiederholt auftretende **Pneumonien** (> 1-mal/Jahr)

Tumorerkrankungen
- Kaposi-Sarkom
- Non-Hodgkin-Lymphome
- invasives Zervixkarzinom

sonstige Erkrankungen
- HIV-Enzephalopathie (progressive multifokale Leukenzephalopathie)
- HIV-bedingte Kachexie („Wasting syndrome“)

Neurologische Manifestationen
- periphere **Neuropathie** (⇒ Schwäche, Parästhesien), **progressive Enzephalopathie** (⇒ fokal-motorische Anfälle, Sensibilitätsausfälle, Hirnatrophie und Demenz), **neurologische Komplikationen** durch
- **aseptische Meningitis** (⇒ Fieber, Nackensteifigkeit und Lichtscheu)
- **Infektionen** (z. B. Toxoplasmoseenzephalitis, Kryptokokken- und tuberkulöse Meningitis, subakute Enzephalitis durch HIV oder Zytomegalievirus)
- **Neoplasien** (z. B. primäres oder generalisiertes Lymphom, Kaposi-Syndrom)
- **vaskuläre Komplikationen** (z. B. Thrombozytopenie ⇒ zerebrale Blutungen)

Kaposi-Sarkom
Bei etwa 20 bis 30 % der HIV-Infizierten tritt ein disseminiertes kutanes und viszerales **Kaposi-Sarkom** auf.
- **Kaposi-Sarkom** ⇒ multilokulär wachsender, gefäßreicher Tumor mit bräunlich-rötlich-blauer Pigmentierung und dem Auftreten von Spindelzellen, nach jahrelangem Bestehen folgt Metastasierung.
- **Symptomatik** ⇒ anfangs **subkutaner schmerzloser, Tumorknoten** ohne Juckreiz, initial meist im Gesicht und an den Extremitäten in den **Spaltlinien der Haut**, am harten bzw. weichen Gaumen, den Al-

veolarflächen, dem Pharynx; anschließend viszerale Ausbreitung einschließlich der Lymphknoten
- Beteiligung des **Gastrointestinaltraktes** (⇒ Subileus, selten Blutungen im Gastrointestinaltrakt) und der **Lunge** (⇒ Hustenanfälle, Bronchospasmus, progressive pulmonale Insuffizienz)

Abb. 9.27

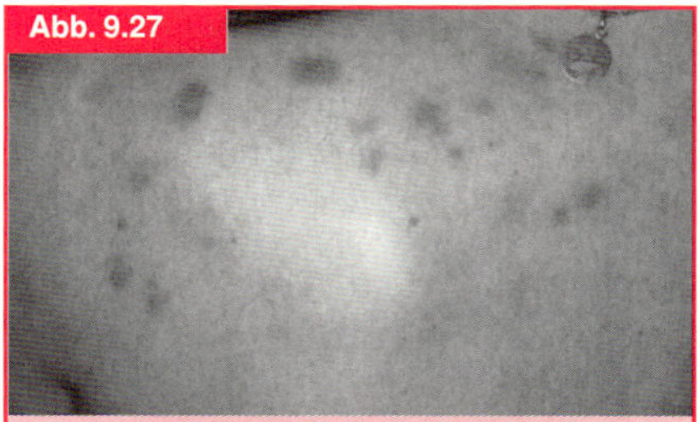

Kaposi-Sarkom (IMPP-Prüfungsabbildung)

Non-Hodgkin-Lymphom

Bei etwa 3–5 % der HIV-Infizierten tritt ein **malignes Non-Hodgkin-Lymphom** (NHL) auf.
- Insbesondere die **primäre Manifestation** des **NHL** (meist B-Zell-Lymphome) im **Zentralnervensystem** ist ausschließlich bei HIV-Infizierten anzutreffen. Es resultieren neurologische Ausfälle und Wesensveränderungen.
- Weitere Lokalisationen sind der Gastrointestinaltrakt, Zervix, die Leber oder die Lunge.

Opportunistische Infektionen
- Vor allem **opportunistische Infektionen** bestimmen die Prognose des AIDS-Patienten (>90 % d. F. ⇒ Todesursache).
- Das **Risiko für opportunistische Infektionen steigt statistisch hochsignifikant**, wenn die Helferzellzahl 200/µl unterschreitet.
- Das **Erregerspektrum** ist quantitativ relativ gering und beinhaltet meist **fakultativ pathogene Keime**, vor denen ein Schutz kaum möglich ist. Es bestehen **regionale Unterschiede** hinsichtlich der **Inzidenz** bestimmter Infektionen, die vorwiegend durch die Prävalenz des Erregers in der Gesamtbevölkerung bestimmt wird.
- Zeichen eines HIV-bedingten Immundefektes können u.a. Pneumonien durch **Pneumocystis carinii** (PcP) bzw. **Streptokokken**, Ösophagitiden durch **Candida albicans**, durch **Toxoplasmen** verursachte zerebrale Abszesse oder die **Reaktivierungen einer Tuberkulose** sein.

Diagnostik

Virologische Diagnostik
- **Suchtest** (Screening-ELISA) ⇒ **Antikörpernachweis gegen HIV** im Serum (= **Serokonversion**) und anderen Körperflüssigkeiten wird positiv ab etwa 3 Wochen bis 3 Monate nach Virusinokulation.
- **Bestätigungstest** ⇒ **Immunoblot** (Westernblot) oder Immunfluoreszenztest
- ggf. **Virusisolierung** und DNA/RNA-Nachweis durch quantitative **PCR** (bereits vor der Serokonversion) oder bDNA-Methode
- **p_{24}-Antigentiter** (= HIV-Kernprotein) zur Verlaufskontrolle als Marker für Virämie

Bestimmung der Lymphozytensubpopulation
- **Normalwert** ⇒ CD_4/CD_8 **= 1,2–3**; **CD_4** >1.000/mcl
- **mäßiger zellulärer Immundefekt** ⇒ CD_4/CD_8 **= 0,5 bis 1**; kritischer Wert **CD_4** <200-300/mcl
- **ausgeprägter zellulärer Immundefekt** ⇒ CD_4/CD_8 **= <0,5**; **CD_4** <100/mcl

Therapie

Das Ziel einer initialen antiretroviralen Therapie ist, die Viruslast unter die Quantifikationsgrenze von 20–50 HIV-RNA-Kopien/ml abzusenken, um ein Voranschreiten der Erkrankung zu verzögern bzw. aufzuhalten. Hierfür stehen derzeit **Nukleosidanaloga** bzw. **nichtnukleosidische Hemmstoffe**, **Hemmstoffe der viralen Protease** sowie **Entry-Inhibitoren** zur Verfügung. Empfohlen werden derzeit:
- Kombination eines – ggf. geboosteten – Proteaseinhibitors (PI) mit zwei nukleosidanalogen Reverse-Transkriptase-Inhibitoren (NRTI bzw. „nukes")
- Kombination eines nicht nukleosidanalogen Reverse-Transkriptase-Inhibitors (NNRTI) mit zwei NRTI
- Kombination von drei nukleosidanalogen Reverse-Transkriptase-Inhibitoren (NRTI)

Abb. 9.28

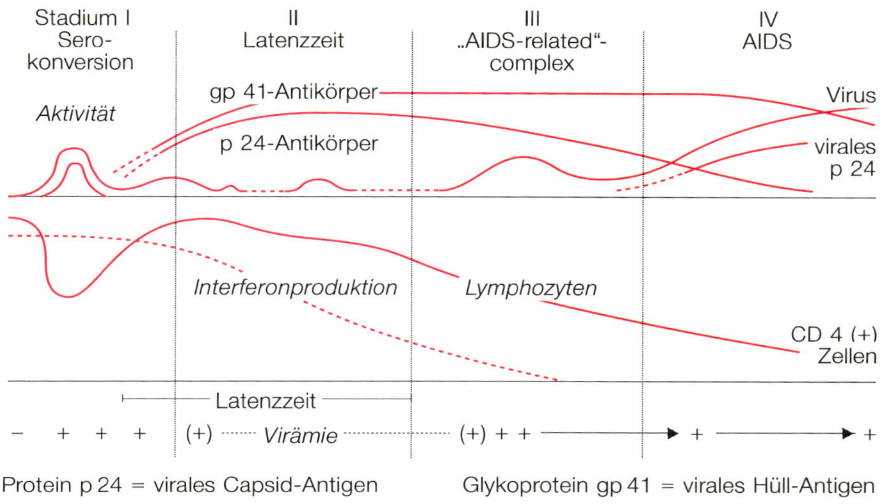

Verlauf und Interpretation der HIV-Serologie

Proteasehemmer „boostern"

Ritonavir inhibiert das Isoenzym 3A4, eine Untereinheit des Cytochrom P450-Enzymsystems. Durch Hinzugabe kleiner Dosen von Ritonavir lassen sich daher die Spiegel der meisten **Proteasehemmer** mit Ausnahme von Nelfinavir anheben („boostern"), wodurch das tägliche Einnahmeschema vereinfacht wird.

Antiretrovirale Therapie (Dosisangaben beziehen sich auf durchschnittliches Normalgewicht)

Beispiele für Nukleosidanaloga (Hemmung der reversen Transkriptase)

Zidovudin (Azidothymidin, AZT, z. B. Retrovir® 2 × 250 mg/d)

- **Indikation** ⇒ AIDS bzw. AIDS-related-complex, bei Immunthrombozytopenie und HIV-Enzephalopathie ⇒ 1.000 mg/d, asymptomatische Patienten mit abnehmender Zahl der CD_4-Zellen <500/mcl
- **unerwünschte Nebenwirkungen** ⇒ Myelosuppression (⇒ **Absetzen von AZT**, wenn Hb-Wert <7,5 g/dl, neutrophile Granulozyten <750/mcl), AZT-Myopathie
- **Resistenz** durch Selektion AZT-resistenter Mutanten nach 2–3 Jahren, bei Therapiebeginn im Spätstadium in 6–9 Monaten (nach mehrmonatiger Therapieunterbrechung **reversibel**)
- **Anstieg der CD_4-Werte** innerhalb von etwa 8 Wochen nach Therapiebeginn

Didanosin (Dideoxyinosin, z. B. Videx® 2 × 200 mg/d)

- **Indikation** ⇒ Patienten, die AZT nicht tolerieren oder bei denen AZT versagt; keine Myelosuppression
- **unerwünschte Nebenwirkungen** ⇒ Neurotoxizität, selten akute Pankreatitis
- **Resistenz** ⇒ unter langfristiger Behandlung; keine Kreuzresistenz zwischen **AZT**, **Didanosin** und **Zalcitabin** ⇒ alternierende Therapie mit AZT möglich

Zalcitabin (Dideoxycytidin, z. B. Hivid® 3 × 0,75 mg/d)

- **Indikation**, **unerwünschte Nebenwirkungen, Resistenz** ⇒ wie Didanosin

Lamivudin (Epivir® 2 × 150 mg/d)

- **Indikation** ⇒ Kombinationstherapie zur Behandlung von HIV-infizierten Erwachsenen und Kindern über 12. J. mit fortschreitender Immunsuppression (CD4⁻ Zellzahl: 500 Zellen/mm^3)
- **Unerwünschte Nebenwirkungen** ⇒ gastrointestinale Beschwerden, nasale Symptome u. Muskelschmerzen; selten Pankreatitis; bei der Komb. mit Zidovudin: Neutropenie und Anämie (beide gelegentlich in schwerer Form)
- **Wechselwirkung**: gleichzeitige Anwendung von Epivir mit hohen Dosen Cotrimoxazol zur Behandlung von Pneumocystis carinii Pneumonie (PCP) und Toxoplasmose vermeiden. Die gemeinsame Verabreichung mit i. v. Ganciclovir oder Foscarnet wird nicht empfohlen.

Stavudin (Zerit® 2 × 30 mg/d)

- **Indikation** ⇒ Behandlung von HIV-Infektionen, für die Zidovudin nicht oder nicht mehr geeignet ist
- **Unerwünschte Nebenwirkungen** ⇒ dosisabhängige periphere Neuropathie, Brust-, Bauch-, Rückenschmerzen, Myalgien, Arthralgien, selten Neutropenie (<750/mm^3), Thrombozytopenie (Blutplättchen <50 000/mm^3)
- **Wechselwirkungen**: Da Stavudin aktiv über die Nierentubuli ausgeschieden wird, sind Wechselwirkungen mit anderen aktiv ausgeschiedenen Arzneistoffen möglich. Dosisanpassung bei eingeschränkter Nierenfunktion

Beispiele für Proteinaseinhibitoren (Saquinavir, Indinavir, Ritonavir)

Saquinavir (Invirase® 3 × 600 mg/d)

- Hemmstoff der HIV-Proteinase vor allem in der Kombinationstherapie mit zwei Nukleosidanaloga (Zidovudin, Zalcitabin) hoch wirksam
- führt zur Abnahme der Virusbelastung und Zunahme der CD_4-Zellen

Indinavir (Crixivan®)

- hat sich in zahlreichen Studien als ein sehr effektiver PI erwiesen.
- verursacht bei einem Teil der Patienten Nephrolithiasis, weshalb die Patienten aufgefordert werden müssen, mindestens 1,5 Liter täglich zu trinken.

Lopinavir/r (Kaletra®)

- Lopinavir/**r** wird mit einer festen Boosterdosis **R**itonavir eingesetzt. Es ist insbesondere zur **Salvage-Therapie** (Salvage = Rettung) bei PI-vorbehandelten Patienten mit multiplen Resistenzen wirksam.
- massive Dyslipidämien, Lipodystrophie und diverse Interaktionen möglich!
- **Lopinavir/r plus Saquinavir** zeigen in Studienergebnissen gute Wirksamkeit; in den USA wird Lopinavir/r als Bestandteil der Primärtherapie empfohlen.

Beispiele für nichtnukleosidale Polymeraseblocker (NNRTI)

Efavirenz (Sustiva® 600 mg/d)

- Kombinationen von **Efavirenz** mit **Lamivudin plus Zidovudin, Stavudin oder Tenofovir** zeigen in Studienergebnissen gute Wirksamkeit.
- Substanz weist ZNS-Nebenwirkungen auf (Störungen der Schlafarchitektur, morgendlicher Schwindel und Benommenheit: „dizzyness") und die für alle NNRTI geltende Anfälligkeit für Kreuzresistenzen.

Nevirapin (Viramune®) und **Delavirdin** (Rescriptor®) hemmen die reverse Transkriptase hoch spezifisch durch allosterische Hemmung und nicht durch Bindung an funktionelle Domänen. Problematisch ist auch hier (NNRTI) die rasche Selektion resistenter HIV-Varianten.

Entry-Inhibitoren

Das Eindringen von HIV in die CD_4-Zelle erfolgt durch die Bindung an den CD_4-Rezeptor (sog. **Attachment**) sowie an **Korezeptoren** und die **Fusion** von Virus und Zelle. Als **Entry-Inhibitoren** werden Attachment-Inhibitoren, Korezeptor-Antagonisten und die Fusionsinhibitoren zusammengefasst. **T-20** (Enfurvitide®, Fuzeon®) ist ein Prototyp unter den Fusionsinhibitoren. Es bindet an eine Intermediärstruktur des HIV-Proteins gp41, die bei der Fusion von HIV mit der Zielzelle entsteht und ist nach erster Einschätzung insbesondere bei schwerkranken HIV-Patienten einzusetzen (Überlebenszeit um 1,5 Jahre verbessert).

Kombinationstherapie (Therapie der Wahl)

Beispiel: Zidovudin (2 × 250 mg/d) + **Lamivudin** (2 × 150 mg/d) + **Saquinavir** (3 × 600 mg/d)
bei **Substanzunverträglichkeit**:

- an Stelle von Zidovudin ⇒ **Stavudin** (2 × 30 mg/d)
- an Stelle von Lamivudin ⇒ **Didanosin** (2 × 200 mg/d) **oder Zalcitabin** (3 × 0,75 mg/d; keine Kombination mit Stavudin)

Vermeidung konnataler HIV-Infektionen

- Zidovudin (ab der 14. SSW) + parenterale Gabe unter der Geburt + postuale Therapie der Kinder über 6 Wochen reduziert die Transmissionsrate um mehr als 50 %.

Überwachung des Therapieerfolgs mittels quantitativer PCR!

Therapie spezieller Krankheitsbilder

Neurologische Erkrankungen bei AIDS sprechen kaum auf eine Behandlung an.

Therapie des Kaposi-Sarkoms

- **lokalisierter Hautbefall** ⇒ Exzision, Kryotherapie, Laserbehandlung oder Bestrahlung
- **liposomale Anthrazykline** (z. B. Doxorubicin 20 mg/m^2 Körperoberfläche alle 3 Wochen als Infusion) ⇒ Remissionsraten von über 90 %
- ggf. **α-Interferon** oder Anti-Angiogenese mit SU 5416
- **Chemotherapie** nur bei rasch fortschreitendem Kaposi-Sarkom mit Komplikationen ⇒ Bleomycin + Vincristin (ABV), ggf. zusätzlich Adriblastin
- **<750 Granulozyten/µl unter Chemotherapie** ⇒ G-CSF-Gabe (z. B. Neupogen®)

Therapie bei Lymphomen

- stadiengerechte Therapie des Lymphoms (s. dort)
- bei **hochmalignen Lymphomen** ⇒ Polychemotherapie nach dem CHOPP-Schema
- bei **ZNS-Befall** ⇒ Radiatio

Opportunistische Infektionen

- oft **Mehrfachinfektionen**! Beachte ⇒ Ausbleiben eines Fieberabfalls bei Therapie eines Erregers spricht meist für eine zweite oder dritte Infektion.
- **antibiotische Therapie** nach dem Resistenzmuster des isolierten Keimes

Tabelle 9.4: Behandlung opportunistischer Infektionen bei HIV-Infizierten

Pneumocystis carinii Pneumonie	Pentamidin; Trimethoprim-Sulfamethoxazol; Dapson + Pyrimethamin + Leukovorin; Atovaquon
Toxoplasmose	Dapson + Pyrimethamin + Leukovorin; Atovaquon +/- Pyrimethamin
CMV-Infektion	Ganciclovir; Foscarnet; Cidofovir
Herpes simplex	Aciclovir; Famciclovir; Valaciclovir; Foscarnet; Cidofovir
Candidose	Fluconazol; Itraconazol; Ketoconazol; Nystatin
Aspergillose	Fluconazol; Itraconazol; Amphotericin B
Tuberkulose	Standardtherapie (Wechselwirkungen beachten!)

Prophylaxe opportunistischer Infektionen

- **Indikation** ⇒ Helferzellen <200/µl und bei Patienten nach **Pneumocystis-carinii-Pneumonie** oder AIDS-definierende Krankheiten mit Ausnahme des Kaposi-Sarkoms
- **Pneumocystis-carinii-Pneumonie** ⇒ Cotrimoxazol (960 mg/d 3–7 mal/Woche) oder Pentamidin
- **zerebrale Toxoplasmose** ⇒ Cotrimoxazol oder Pyrimethamin

Therapeutische Überlegungen

- Die Wirksamkeit der PI-Kombinationstherapie ist auch bei Patienten mit weit fortgeschrittenem Immundefekt nachgewiesen.
- Eine Kombination von Nukleosidanaloga in der Initialtherapie ist nur zu empfehlen, wenn eine PI- oder NNRTI-haltige Therapie nicht durchführbar ist.
- Wenn eine Nukleosid-/Nukleotidanaloga Dreifachkombination initial eingesetzt wird, sollte sie Thymidinanaloga zur Vermeidung einer raschen Resistenzentwicklung enthalten.
- Der behandelnde Arzt muss sich über mögliche **Medikamenteninteraktionen** und **Pharmakokinetik** der Einzelsubstanzen informieren!

Beispiele

- bei gleichzeitiger Gabe von **Ribavirin** ⇒ Wirkungsverlust von AZT
- bei gleichzeitiger Gabe von **Antazida** ⇒ Wirkungsverlust von Ketoconazol
- Kombination von β-**Lactamantibiotika** und **Ganciclovir** ⇒ Risiko generalisierter Krampfanfälle

Verhalten nach akzidenteller Inokulation

Vorgehensweise

- **Blutfluss** aus der Wunde induzieren
- **Desinfektion** (jedes verfügbare Desinfektionsmittel ist wirksam)
- möglichst **innerhalb von 2 h Stunden nach Exposition** Zidovudin (z.B. Retrovir®) 3 × 200 mg/d + Lamivudin (z.B. Epivir®) 2 × 15 mg/d + Indinavir (z.B. Crixivan®) 3 × 800mg/d über 4 Wochen
- **D-Arzt** ⇒ **Arbeitsunfall** bei Arzt oder Pflegepersonal
- **HIV-Testung** des Patienten (Erregertypisierung als Beweismittel)
- **HIV-Testung** des Verletzten am selben Tag sowie 90 und 180 Tage danach

Anmerkung

- **Risiko** ⇒ weltweit bisher 19 gesicherte Fälle (dabei 17 Nadelstichverletzungen) der **akzidentellen** HIV-Übertragung. Das Infektionsrisiko durch Kanülenstich wird auf 0,3 % geschätzt.
- Im Tierversuch reduziert AZT-Einnahme das Risiko der Infektion. Beim Menschen wurden demgegenüber auch Fälle eines Versagens dieser Prophylaxe beschrieben (möglicherweise AZT-resistente Stämme).

Myxovirus-Infektion

Mumps

Epidemiologie

- **Erreger** ⇒ **Myxovirus parotidis** (einsträngiges RNA-Virus aus der Familie der Paramyxoviridae)
- ubiquitär verbreitet (Durchseuchung bis zu 90 %)
- **Virusreservoir** ⇒ Nasen-Rachen-Raum des Menschen
- **Übertragung** des Virus durch Tröpfcheninfektion von Mensch zu Mensch
- **Infektiosität** ⇒ 1–7 Tage vor Beginn der Parotisschwellung bis 5–9 Tage danach

Pathogenese

- systemische Virusinfektion ⇒ **serofibrinöse Sialadenitis** und Befall weiterer Organe
- Infektion hinterlässt **bleibende Immunität**

Symptomatik

- **Inkubationszeit** ⇒ 16–18 Tage
- Bis zu 50 % der Fälle verlaufen klinisch inapparent.
- leichtes bis mittelschweres Fieber, Zephalgie, Halsschmerzen, Lymphknotenschwellung

- **schmerzhafte Schwellung** der **Parotis** (75 % d. F. beidseits) begleitet von Gewebsödemen vor und unter dem Ohr, Schmerzen beim Kauen oder Schlucken
- ggf. auch Schwellung der submaxillären und sublingualen Drüsen **(Sialadenitis)**

Komplikationen
- **Meningoenzephalitis**
- bleibende **Schwerhörigkeit**
- **Orchitis** bei Mumps nach der Pubertät (bis zu 20 % d. F.) ⇒ selten testikuläre Atrophie, Sterilität
- bei weiblichen Patienten ⇒ **Oophoritis**, Mastitis; im 1. Trimenon ⇒ Aborte
- seltener Arthritis, Thyreoiditis, Pankreatitis, Nieren- und Schilddrüsenbeteiligung

Diagnostik
- **Antikörpernachweis** mit Immunfluoreszenz, KBR bzw. ELISA
- **Virusisolierung** möglich
- **Virus-RNA-Nachweis** aus Rachenabstrich, Speichel, Liquor, Urin oder Biopsiematerial (molekularbiologische Subdifferenzierung durch Puls-Feld-Gel-Elektrophorese)
- **Laborwerte** ⇒ Parotisamylase ↑, oft leichte Leukopenie

Therapie
- symptomatisch ⇒ Bettruhe, saure Lebensmittel (z. B. Säfte aus Zitrusfrüchten) meiden; ggf. Analgetika
- bei **Orchitis** ⇒ Hochlagern des Skrotums (Verminderung der Spannung), Auflegen von Eisbeuteln, ggf. Kortikosteroide
- bei **Pankreatitis** ⇒ Nulldiät, Flüssigkeitsbilanz durch Dextrose und Salzlösungen i. v. ausgleichen
- bei **Mumpsenzephalitis** ⇒ hochdosiert Kortikosteroide (z. B. 3-mal 8 mg Dexamethason)

Prophylaxe
- **aktive Impfung** mit Mumpslebendvakzine im 15. Lebensmonat, Wiederauffrischimpfung im Alter von 6 Jahren

9.5 Pilzinfektionen

Humanpathogene Pilze

- **obligat pathogene dimorphe Pilze** ⇒ u.a. Blasto-, Kokzidioidomykose, Histoplasmose
- **Hefepilze** ⇒ u.a. Candida, Cryptococcus
- **Schimmelpilze** ⇒ u.a. Aspergillus flavus (⇒ Aflatoxine), Claviceps purpura (⇒ Secale-Alkaloide ⇒ Ergotismus), Mucoraceen
- **Dermatophyten** (Fadenpilze) befallen die Haut (z.B. Trichophyton, Microsporon).

Pilzdiagnostik

- **Pilznachweis** im **mikroskopischen Nativpräparat** aus Abstrich, Hautschuppen, Sputum, Knochenmark, Urin, Blut, Liquor sowie aus Lymphknoten-, Leber- bzw. Lungenbiopsie und zusätzliche **Differenzierung durch Pilzkultur**
- Da Pilze (z.B. Candida, Aspergillus) auch bei gesunden Menschen nachweisbar sind, erfolgt die Interpretation in Abhängigkeit vom Krankheitsbefund oder mittels **histopathologischer** Bestätigung einer Gewebsinvasion und Beurteilung der **Pilzmorphologie**.
- **serologische Diagnostik** für Aspergillus, Candida, Cryptococcus, Coccidioides, Histoplasma verfügbar, aber oft unzuverlässig

Systemische antimykotische Therapie

Therapeutika

- **Amphotericin B**
  Das **Polyenantibiotikum** bindet vorrangig an Zellmembran-Sterole der Pilzmembran und führt über eine Steigerung der Membranpermeabilität zum Zelltod. **Wirkspektrum** ⇒ Aspergillus, Candida, Cryptococcus, Coccidioides, Histoplasma

- **Azole**
  Azole hemmen die Neusynthese der Pilzzellwand durch Inhibition der Ergosterolsynthese. Hierzu gehören die **Imidazolderivate** Ketoconazol und Miconazol sowie die neueren **Triazole Fluconazol** (Wirkspektrum ⇒ Candida albicans, Cryptococcus, Coccidioides, Histoplasma) und **Itraconazol** (Wirkspektrum ⇒ Aspergillus, Candida, Cryptococcus).

- **5-Fluorocytosin**
  5-Fluorocytosin wird in der Pilzzelle durch eine in eukaryoten Zellen nicht vorkommende Desaminase zum toxischen Metaboliten 5-Fluorouracil metabolisiert. Durch DNS- und RNS-Synthesestörung resultiert der antimykotische Effekt. Wegen rascher **Resistenzentwicklung** wird diese Substanz zur **Kombinationstherapie** eingesetzt. **Wirkspektrum** ⇒ Candida

- **Terbinafin**
  Terbinafin (Lamisil®) gehört zur Gruppe der Allylamine. Es beeinflusst die Biosynthese des Ergosterols, indem es die Squalenepoxidase inhibiert. Damit greift es früher in die Biosynthese dieses Zellmembranbestandteils ein als Azol-Antimykotika. Das Wirkungsspektrum umfasst Dermatophyten, u.a. Trichophyton mentagrophytes, T. rubrum, Epidermophyton floccosum, Microsporum canis, M. gypseum, und viele Aspergillus-Arten. Keine Wirksamkeit besteht dagegen für Candida albicans, C. glabrata und C. tropicalis.

Antimykotische Therapie in der Schwangerschaft

- Die **Lokalbehandlung** mit Antimykotika gilt als **unbedenklich**.
- **Systemisch wirksame Antimykotika** können zu einer Gefährdung des Embryo bzw. Feten führen.
- Für die intravenöse Anwendung von **Amphotericin B** (strengste Indikationsstellung!) wurden sowohl komplikationslose Schwangerschaftsverläufe als auch Frühgeburten und Aborte beschrieben.

Therapeutische Überlegungen

- Bei einer **Granulozytopenie** dominieren in den ersten drei Wochen bakterielle Infektionen, während die Inzidenz von Pilzinfektionen erst in der Folgezeit steigt. Hieraus ergibt sich die Möglichkeit einer **prophylaktischen Intervention**.
- In mehreren Studien führte die **prophylaktische Inhalationsbehandlung** mit Amphotericin B zu einer **Reduktion pulmonaler Pilzinfektionen**.
- Bei **invasiven Pilzerkrankungen** ist die antimykotische Therapie unter **Berücksichtigung zulässiger kumulativer Gesamtdosen** über 10 Tage nach Entfieberung fortzuführen (bei Organbefall >3 Wochen).

Candida-Infektionen

Epidemiologie

- **Erreger ⇒ Candida albicans, Candida krusei oder seltenere Candidaspezies**
- gehäuftes Auftreten bei Diabetes mellitus, bei Antibiotikatherapie, Immunsuppression
- häufigste opportunistische **Mykose** bei HIV-Infizierten!

Formen

- **kutan ⇒ feuchte Hautbereiche** wie Achselhöhle ⇒ nässendes Erythem
- **mukokutan** ⇒ u.a. Mundschleimhaut, Ösophagus, Darm ⇒ Stomatitis, Soorösophagitis, Verdauungsstörungen
- **systemisch** ⇒ u.a. Soorpneumonie, Meningoenzephalitis, Endokarditis, Peritonitis, Sepsis (meist neutropenische Patienten), Nephritis, Endophthalmitis

Symptomatik

- **Candidastomatitis** ⇒ weißliche, abstreifbare Beläge auf Zunge, Rachenhinterwand und Wangenschleimhaut, unter den **Soorbelägen** oft Ulzerationen
- **Soorösophagitis** (Pilzrasen vor allem im unteren Ösophagusdrittel) ⇒ Dysphagie, retrosternale Schmerzen bei Nahrungsaufnahme

Diagnostik

- neben Abstrich, Blutkultur, Biopsie ⇒ Bestimmung des Antikörpertiters (Candida HAT bzw. IFT), der D-Arabinitolkonzentration und Antigennachweis aus Serum möglich

Therapie

- **unkomplizierte Stomatitis** ⇒ lokale Anwendung von **Amphotericin-B-Suspension**
- **Soorösophagitis** ⇒ **systemische Gabe** von **Fluconazol** (z.B. Diflucan® 100–200 mg/d) oder **Ketoconazol** (200–400 mg/d)
- bei **Therapieversagen, AIDS** ⇒ Fluconazol (z.B. Diflucan® 400 mg i.v.) bzw. liposomal verkapseltes Amphotericin B (0,5–1 mg/kg KG i.v.)

Cryptococcus-Infektionen

Epidemiologie

- **Erreger ⇒ Cryptococcus neoformans**
- weltweit verbreiteter Sprosspilz, Übertragung u.a. durch Vogelkot
- opportunistische Infektion bei Immundefizienz (u.a. HIV-Infizierte)

Pathogenese

- **aerogene Infektion** ⇒ lokale Lungeninfektion ⇒ Dissemination ⇒ Befall von Prostata (⇒ Erregerpersistenz) und Meningen (⇒ **Kryptokokkenmeningitis**; unbehandelt fast immer letal), je nach Immunstatus auch Beteiligung von Lunge (⇒ Herdpneumonie), Leber, Milz, Knochenmark, Herz

Symptomatik
- zunehmende beidseitige Zephalgie, mäßig ausgeprägtes Fieber, Hepatosplenomegalie, anfangs nur geringer Meningismus, gelegentlich auch fokale neurologische Ausfälle (ZNS-Beteiligung)

Diagnostik
- Pilznachweis aus Sputum oder Liquor im Tuschepräparat, Antigennachweis in Liquor und Serum

Therapie
- **Fluconazol** (z.B. Diflucan® 400 mg/d per os oder i.v.) oder liposomales Amphotericin B (z.B. AmBisome®) **in Kombination mit Flucytosin** über mindestens 6 Wochen
- bei persistierendem Antigentiter im Serum ⇒ lebenslange Rezidivprophylaxe mit 100–200 mg Fluconazol/d

Aspergillose

Epidemiologie
- **Erreger ⇒ Aspergillus fumigatus**
- weltweit verbreitet, Übertragung durch Inhalation von Sporen
- opportunistische Infektion bei weit fortgeschrittener Immundefizienz (u.a. HIV-Infizierte)

Pathogenese
- **aerogene Infektion** ⇒ lokale Lungeninfektion ⇒ selten Keratitis, Otomykose, Sinusitis

Symptomatik
- oft schwerkranke Patienten mit Gewichtsverlust, Fieber, Dyspnoe, Husten (blutig tingiertes Sputum)
- **exogen-allergische Alveolitis** mit Zeichen der Bronchialobstruktion und Eosinophilie
- **nekrotisierende (Broncho-)Pneumonie**
- **Aspergillome** bei Besiedlung vorbestehender Kavernen

Diagnostik
- **Pilznachweis** aus Sputum oder Biopsiepräparat, Antikörpernachweis
- **Thorax-Röntgen** ⇒ Infiltrate v.a. in den Oberfeldern der Lunge

Therapie
- **Itraconazol** (600 mg/d), alternativ Amphotericin B in Kombination mit Flucytosin
- Aspergillome operativ sanieren

Pneumocystis-carinii-Infektion

Epidemiologie
- **Erreger ⇒ Pneumocystis-carinii**, ubiquitärer Saprophyt (therapeutisch eher Protozoon als Pilz)
- weltweit verbreitet, Übertragung durch **Tröpfcheninfektion** von Mensch zu Mensch
- **Pneumocystis-carinii-Pneumonie** bei Immundefizienz, **häufigste opportunistische Infektion bei AIDS** (auch **häufigste Erstmanifestation** ⇒ daher Indikatorinfektion)!

Pathogenese
- **aerogene Infektion** ⇒ Lungeninfektion ⇒ **Alveolitis**
- selten extrapulmonale Lokalisation der Infektion (z.B. Lymphknoten, Niere)

Symptomatik
- **Trias ⇒ Fieber, trockener Husten** (im Spätstadium produktiv) und **Belastungsdyspnoe**; Leistungsknick, atemabhängige Thoraxschmerzen (wie bei Pleuritis), später Abnahme der Vitalkapazität, **Zyanose** ($pO_2\downarrow$)
- auch schleichender Verlauf über Wochen und Monate möglich

Diagnostik

- **mikroskopischer Erregernachweis** aus **Alveolarmaterial**, das **bioptisch**, durch **Sputuminduktion** (Inhalation 3 % iger NaCl-Lösung) oder **Bronchiallavage** gewonnen wird
- **DNA Nachweis durch PCR** ermöglicht gleichzeitig eine Aussage bzgl. der Bactrim-Suszeptibilität
- Serologie bei bestehender Immunsuppression oft falsch negativ
- **Labordiagnostik** ⇒ Serum-LDH↑ (typischer Befund)
- **Thorax-Röntgenbild** ⇒ symmetrische interstitielle Infiltrationen, zunächst in beiden Mittelfeldern

Therapie

- **Cotrimoxazol** hochdosiert i. v. (über 3 Wochen) + Folinsäure (15 mg/d)
  Cave ⇒ allergische Reaktionen (Lyell-Syndrom), **Granulozytopenie** (nach etwa 7–10 Tagen)!
- **mittelschwere bis schwere Pneumonie** (pO_2 < 60 mm Hg) ⇒ zusätzlich Kortikosteroidgabe (40–80 mg/d)
- **alternativ** ⇒ u. a. Pentamidindiisethionat (4 mg/kg KG/d i. v. über Perfusor), Dapsone+Pyrimethamin+Leukovorin; Atovaquon (Wellvone®)

Letalität bei rechtzeitiger Therapie < 5 %

9.6 Infektionen durch Protozoen

Malaria

Erreger (Protozoa)

- **Plasmodium falciparum** ⇒ Malaria tropica
- **Plasmodium vivax**, **Plasmodium ovale** ⇒ Malaria tertiana
- **Plasmodium malariae** ⇒ Malaria quartana

Epidemiologie

- **Endemiegebiete** sind Subtropen und Tropen.
- in Deutschland ⇒ jährlich etwa 1.000 Erkrankungen (Afrikatouristen ⇒ 70 % **Malaria tropica**)
- **Übertragung** durch erregerhaltigen Speichel beim **Stich** durch infizierte **weibliche Stechmücken** der Gattung **Anopheles**, selten **Transfusionsmalaria** (Erreger im Citratblut etwa 14 Tage infektiös), **akzidentell** (u. a. Nadelstichverletzung), sog. **Airportmalaria** durch eingeflogene Mücken, **konnatale Malaria** bei transplazentarer oder perinataler Plasmodienübertragung

Pathogenese

- **Weibliche Anophelesmücke** nimmt von einem Malariainfizierten gametozytenreiches Blut auf ⇒ Geschlechtsentwicklung der Gametozyten innerhalb der Mücke (**Sporogonie**), die sie als **Sporozoiten** in den Speicheldrüsen der Insekten beenden ⇒ Mücke injiziert Sporozoiten wieder in den Menschen.
- asexuelle **Vermehrung** des Parasiten **in Leberparenchymzellen** (exoerythrozytäre Phase) ⇒ Reifungsperiode (Tage bis Monate) ⇒ **Merozoiten** befallen rote Blutkörperchen (erythrozytäre Phase) ⇒ asexuelle **Vermehrung** des Parasiten **innerhalb der roten Blutkörperchen** (Schizogonie) ⇒ neue Generation von **Merozoiten** wird nach **Zerfall infizierter Erythrozyten** in das zirkulierende Plasma ausgeschwemmt (dabei Pyrogenfreisetzung mit **Fieberanstieg**) ⇒ **Infektion intakter roter Blutkörperchen**, die sich als sog. Erythrozytenzyklus wiederholt.
- Außer bei der **Malaria tropica** sind selten mehr als 2 % der Erythrozyten infiziert.
- insbesondere bei **Malaria tropica** ⇒ **Mikrozirkulationsstörungen** durch **Cytoadhärenz infizierter Erythrozyten**, Immunkomplexbildung ⇒ Thrombosierung und nachfolgende Organläsionen (⇒ Niere, Lunge, Gehirn, kardiovaskuläres System und Leber)

Abb.9.29

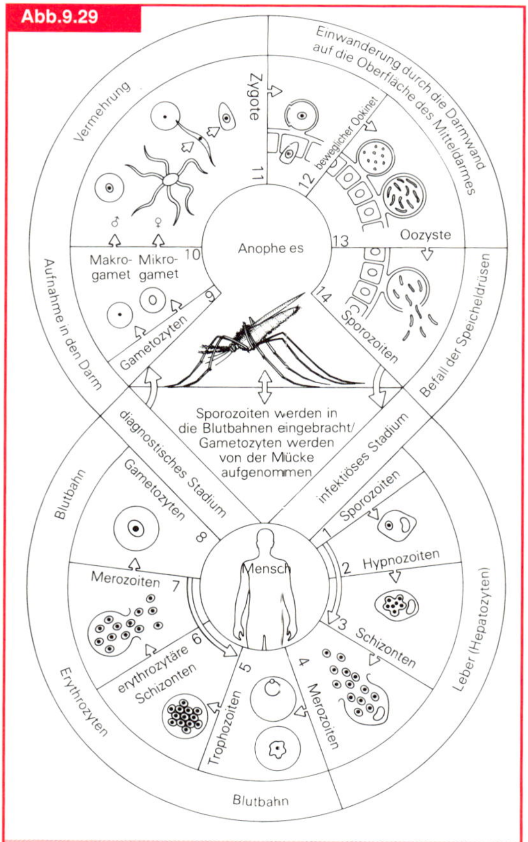

Lebenszyklus von Malaria-Plasmodien (aus Roitt et al. 1995)

Beachte

- bei **unzureichender Prophylaxe** bzw. **Teilresistenz** der Erreger ⇒ Verlängerung der Inkubationszeit möglich (z.B. **Malaria tropica** ⇒ 4 Wochen bis Monate; **Malaria vivax** nach 2–3 Jahren)
- bei **Mehrfachinfektion** und durch Stammunterschiede der Plasmodienart ⇒ **atypische Fiebertypen** (z.B. täglicher Fieberrhythmus bei Tertiana duplicata mit Quotidianarhythmus)
- Die unbehandelte Infektion kann **Monate** (M. tropica) bis **Jahre** (M. quartana) fortbestehen.
- Bei der **Malaria tertiana** verursachen **in der Leber persistierende Hypnozoiten** Rezidive.

Tab. 9.5 Formen der Malaria

Plasmodium	Malariatyp	Inkubationszeit	Fieber	Prognose
falciparum	tropica	1–2 Wochen	unregelmäßig	letal oder Spontanheilung
vivax/ovale	tertiana	1–3 Wochen	jdn. 3. Tag	Spontanheilung
malariae	quartana	2–7 Wochen	jdn. 4. Tag	keine Heilung

Abb. 9.30

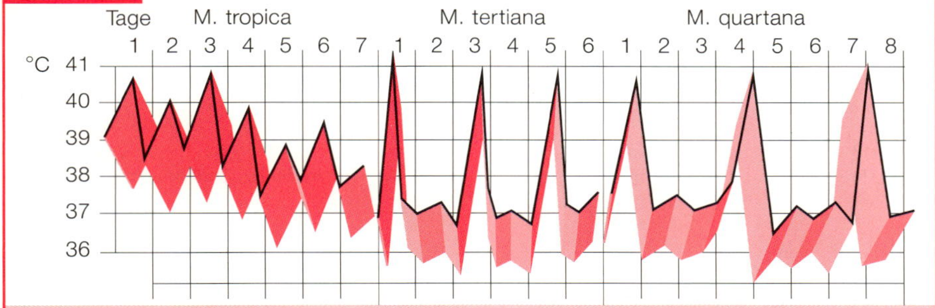

Temperaturverläufe bei Malaria

Symptomatik

- **kurzes Prodromalstadium** (2–3 Tage) mit Schüttelfrost, unregelmäßigem Fieberverlauf, stirnbetonter Zephalgie, Myalgie, Abgeschlagenheit ⇒ **Cave** Fehldiagnose „Grippe"!
- **Abdominalbeschwerden**, weiche Splenomegalie, Leberschwellung, leichter Ikterus; gelegentlich Nausea, Vomitus, Diarrhö

Spezielle Symptomatik

- **Malaria tropica** ⇒ Fieber kann 20–36 h dauern; statt Schüttelfrösten manchmal nur Frösteln; Temperatur fällt lytisch; Erschöpfung stärker als bei M. tertiana, oft starke Zephalgie; in den Intervallen zwischen den Anfällen besteht meist leichtes Fieber mit reduziertem Allgemeinzustand.
  Komplikationen
  - **zerebrale Beteiligung** mit hohem Fieber, schwerer Zephalgie, Verwirrung, Hirnödem, Krampfanfällen, Delirium und Koma
  - bei intensiver **Parasitämie** (>100.000 Organismen/mm^3) ⇒ **Hypoglykämie**
  - **kardial** ⇒ Karditis, Kreislaufversagen
  - pulmonal ⇒ Lungenödem, ARDS
  - **renal** ⇒ akutes Nierenversagen, Glomerulonephritis
  - selten **Malaria haemolytica** („Schwarzwasserfieber") ⇒ intravaskuläre Hämolyse und „schwarzbrauner" Hämoglubinurie (u.a. nach Gabe von Chinin) mit hoher Letalität
- **Malaria tertiana** ⇒ Fieber dauert 1–8 h; zwischen den Fieberanfällen meist Beschwerdefreiheit.
- **Malaria quartana** ⇒ wie M. tertiana, Fieberanfälle wiederholen sich in 72-h-Intervallen.

Bei der **chronischen Malaria** mit geringgradiger Parasitämie sind die Symptome meist leichter und kürzer als bei der initialen Erkrankung.

Diagnostik

- **Plasmodiennachweis** im **Blutausstrich** und „**dicken Tropfen**" (bei negativem Befund alle 6 h mehrfach wiederholen)
- molekularbiologische Diagnostik (u. a. Malaria-PCR) möglich
- Malariaserologie wird erst 1–2 Wochen nach Krankheitsbeginn positiv.
- **Laborwerte ⇒ hämolytische Anämie** (LDH↑, Haptoglobin↓), Thrombozyten↓ (korreliert mit Schwere der Erkrankung), Leukozytenzahl normal oder vermindert, BSG↑, ggf. Hypoglykämie

Therapie

Malaria tropica

- umgehende **stationäre Einweisung erforderlich**, ggf. intensivmedizinische Therapie

Stationäre medikamentöse Therapie

Chinin

- **Chinindihydrochlorid** 500 mg i. v. in der ersten Stunde, anschließend 500–750 mg in den nächsten vier Stunden (bis zu 20 mg/kg KG in vier Stunden), dann bis zu 10 mg/kg KG (3mal/d) über 10 Tage; **cave** Kardiotoxizität (⇒ Herzrhythmusstörungen, Blutdruckabfall)
- nach dem 5. Tag auch Umstellung auf **orale Tetracyclintherapie** möglich

Mefloquin

- **Mefloquin** (z. B. Lariam®) initial 750 mg, nach 6–8 Stunden weitere 500 mg und bei einem Körpergewicht von über 60 kg 6–8 Stunden später nochmals 250 mg

Halofantrin

Halofantrin (z. B. Halfan®) 3-mal 2 Tabletten in je 6-stündigem Abstand als Eintagesbehandlung und nach 7 Tagen; **cave** lebensbedrohliche Herzrhythmusstörungen (PR-Intervall und QT-Zeit↑)!

Kombinationspräparate

- **Malarone®** (250 mg Atovaquon + 100 mg Proguanil) zur **Prophylaxe** (Aufenthalt von bis zu 28 Tagen) und Therapie einschließlich der **notfallmäßigen Selbstbehandlung** von unkomplizierten Infektionen durch Plasmodium falciparum
- **Riamet®** (20 mg Artemether und 120 mg Lumefantrin) zur **Stand-by-Therapie der akuten unkomplizierten Malaria tropica** durch Plasmodium falciparum

Intensivmedizinische Therapie

- bei Niereninsuffizienz, eingeschränkter Leberfunktion ⇒ Chinintherapie über **Blutspiegelbestimmungen dosieren** (therapeutischer Bereich 5–10 mg/l)
- bei **ARDS** ⇒ Beatmung, Glukokortikoide
- bei **Nierenversagen** ⇒ Peritoneal- oder Hämodialyse
- bei **schwerer Hämolyse** ⇒ Blutaustauschtransfusion mit gewaschenen Erythrozyten (ein- bis zweifaches Blutvolumen)

Malaria tropica

- **unkomplizierte Malaria tropica:** Mefloquin, Atovaquon + Proguanil (**Malarone®**) oder Artemether + Lumefantrin (**Riamet®**)
- **komplizierte Malaria tropica** (z.B. ZNS-Beteiligung, Organkomplikationen): parenterale **Chinin-Gabe** (20 mg/kg KG in 5% Glucose über 1 h, gefolgt von 10 mg/kgKG alle 8 h) **in Kombination mit Doxycyclin**

Malaria tertiana und quartana

- **Chloroquin** (z. B. Resochin® 600 mg Base initial, nach 6 Stunden sowie am 2. und 3. Tag gibt man weitere 300 mg)

- bei **Malaria tertiana** anschließend **Rezidivprophylaxe** mit **Primaquine** (15 mg/d über 14 Tage), um **Hypnozoiten** (in der Leber verbleibende Parasitenformen) abzutöten
  Cave hämolytische Reaktionen bei Patienten mit Glucose-6-Phosphat-Dehydrogenasemangel!

Therapie in der Schwangerschaft
- **Chloroquin**
- bei **chloroquinresistenter Malaria** ⇒ Chinidin, Proguanil, **Pyrimethamin** (z.B. Daraprim®) oder **Pyrimethamin + Sulfadoxin** (z.B. Fansidar®)
- **Prophylaxe** ⇒ **Chloroquin** und **Proguanil** (+ Folsäure 2,5 mg/d) einsetzbar

Prognose
- **Letalität** der **unbehandelten Malaria tropica** ⇒ 20%, **behandelt** bis zu 4%, bei über 60-Jährigen bis 16%

Prophylaxe
Allgemeine Maßnahmen
- Verwendung von Moskitonetzen
- Verwendung von **Mückenrepellents** zum Einreiben (z.B. „Stopp den Biss")

Endemiegebiete ohne Malaria tropica
- **Chloroquin**, auch während der gesamten Schwangerschaft

Endemiegebiete der Malaria tropica oder Gebiete mit Chloroquinresitenz
- **Chloroquin** (2 Tabletten 1-mal/Woche) + **Proguanil** (z.B. Paludrine® 2 × 100 mg/d)
- **alternativ Mefloquin** (1 Tablette 1-mal wöchentlich jeweils am selben Wochentag und in der 2. und 4. Woche nach Verlassen des Malariagebietes)

„Stand-by-Therapie"
- postexpositionelle **„Stand-by-Therapie"** bei zuvor **ausschießlicher Expositionsprophylaxe** ⇒ Einnahme o. g. Präparate, wenn während der Reise trotz **Expositionsprophylaxe** unklares Fieber auftritt

Kryptosporidiose

Erreger
- **Cryptosporidium (Protozoon)**
- Übertragung u.a. durch kontaminiertes Wasser, Kälber, Nagetiere und von Mensch zu Mensch
- opportunistische Infektion bei Immundefizienz (u.a. HIV-Infizierte)

Symptomatik
- selbstlimitierte sekretorische Diarrhö mit Tenesmen, Zephalgie (u.a. Reisediarrhö auf Karibikinseln)
- bei **fortgeschrittenem Immundefekt** (z.B. **HIV-Patienten**) ⇒ schwere profuse, anhaltende Diarrhö (bis >6 Wochen) mit nachfolgender Exsikkose

Diagnostik
- **Erregernachweis** im Stuhl, Gallenflüssigkeit, Biopsiematerial

Therapie
- Elektrolyt- und Flüssigkeitsersatz, ggf. Somatostatinanaloga
- Motilitätshemmer führen zu keiner Abnahme der Volumenverluste.
- Chemoprophylaxe mit Clarithromycin oder Rifabutin ist bei Immundefekten möglich.

Amöbiasis

Erreger
- **Entamoeba histolytica**
- **Zyste** ⇒ infektiöse Form des Organismus, gegenüber Umwelteinflüssen geschützt

- **bewegliche Trophozoiten**
  - **invasive Magnaformen** ⇒ Gewebs-Parasitismus
  - **nichtinvasive Minutaformen** ⇒ intestinale Amöbiasis (Kommensalismus)

Epidemiologie

- bis zu 70% der Menschen in den Tropen ⇒ symptomlose Amöbenträger (Minutaformen, Zysten)
- **Übertragung** durch **Ingestion** von kontaminiertem Wasser oder Nahrungsmitteln (z.B. Früchte und Gemüse) sowie durch **Schmierinfektion** von Mensch zu Mensch (z.B. zwischen Sexualpartnern) u.a. durch asymptomatische Zystenträger
- Die **Pathogenität** resultiert aus einer kleinen Gruppe gewebsinvasiver **E.-histolytica-Subtypen**. Auch Veränderungen der Virulenz des Erregers oder der Immunitätslage des Wirts können zur Erkrankung führen.

Pathogenese der Amöbenruhr

Auflösung der Zysten im Dünndarm ⇒ freie **Trophozoiten** (**Magnaform**) erreichen **Zökum, Appendix, Colon ascendens, Sigmoid** und **Rektum** ⇒ **Vermehrung** ⇒ **Frühläsion** (meist submuköser Abszess) ⇒ diffuse Invasion ⇒ konfluierende **Ulzera** mit Blutungen, Ödem und Abstoßung großer Schleimhautgebiete ⇒ Nekrose der Muskelschicht mit granulomatöser Reaktion (⇒Amöbome) und **Perforation** ⇒ **Amöben erreichen über den** Pfortaderkreislauf die Leber ⇒ **Leberabszesse** und **extraintestinale Verbreitung** u.a. in Pleura, rechte Lunge und Perikard.

Symptomatik

- meist **asymptomatischer** Verlauf (initial ⇒ kurzfristige wässrige Diarrhö)
- **akute symptomatische Form** mit abwechselnder Diarrhö und Obstipation, leichtem Fieber, Tenesmen, Dysenterie
- **chronische symptomatische Form** mit Druckschmerz über Leber und Colon ascendens, sehr weichen Stühlen mit Schleim- und Blutbeimengung („Himbeergelee") ⇒ progrediente Abmagerung und Anämie

Komplikationen

- **hepatische Amöbiasis mit** periportaler Entzündung ⇒ **druckdolente Hepatomegalie**
- **Leberabszess** meist solitär ⇒ Schmerzen über der Leber, die bei Bewegung zunehmen, **hohes Fieber**, **Leukozytose**, rechtsseitiger **Zwerchfellhochstand** (ggf. **Randwinkelerguss**), Nausea, Vomitus, zunehmende Schwäche und Gewichtsverlust, selten **Ikterus**
- **Symptome einer subakuten Appendizitis** (nach Operation ⇒ oft Peritonitis)
- **Amöbome** ⇒ Subileus, Ileus
- selten **hämatogene Aussaat** ⇒ Abszesse in Lungen, Gehirn , Milz und peripheren Organen

Diagnostik

- **mikroskopischer Nachweis von Entamoeba histolytica** im Stuhl (mehrere Proben) oder Gewebe
- **Serologie** ⇒ indirekter Hämagglutinationstest, ELISA
- **PCR** zur Klassifizierung spezieller Antigene des jeweiligen Amöbentyps
- **Endoskopie** ⇒ Biopsie aus Randgewebe von Ulzera

Therapie

- Flüssigkeit- und Elektrolytsubstitution
- **Metronidazol** (z.B. Clont® 3mal 750 mg/d über 10 Tage), Nimorazol (z.B. Eschama® 2 × 500 mg/d über 1 Woche) oder **Tinidazol** (1× 30 mg/kg KG/d über 5 Tage)
- bei schwerer **Amöbenkolitis** ⇒ Kombination von Metronidazol mit **Paromomycin**
- alternativ **Diloxanid** (z.B. Furamide® 3 × 500 mg/d über 10 Tage) oder Ornidazol
- **Chloroquin** (initial 10 mg/kg KG, nach 6 h 5 mg/kg KG; anschließend über 2–3 Wochen je 5 mg/kg KG/d, wenn es unter Behandlung mit den Imidazolderivaten zu keiner klinischen Besserung kommt)
- **Leberabszess** unter Metronidazoltherapie ⇒ zusätzlich Chloroquin (z.B. Resochin®) oder Dehydroemetin; ggf. **sonographisch gezielte Punktion** bzw. transkutane Drainage bei bakterieller Superinfektion

Prognose
- bei **Komplikationen** ⇒ **Letalität** bis zu 30 %

Toxoplasmose

Erreger
- **Toxoplasma gondii**

Epidemiologie und Pathogenese
- weltweit verbreitetes, intrazellulär wachsendes Protozoon, das sich im Zytoplasma vermehrt
- **Durchseuchungsgrad** in Mitteleuropa ⇒ bis zu 80 % der Erwachsenen
- **Infektionsquellen** ⇒ zystenhaltiges **rohes** oder ungenügend erhitztes **Fleisch** jeder Warmblüterart, **Katzen** (=**Endwirt**, der Oozysten ausscheidet) sowie durch Oozysten verunreinigte Rohkost und Salate
- **Übertragung** auch **diaplazentar** durch inapparent erkrankte Mutter ⇒ **konnatale Toxoplasmose**!
- **nach Erstinfektion** ⇒ **Zysten** (=latente Entwicklungsphase, chronische Infektion) bevorzugt im Hirn-, Muskel- und Herzgewebe
- nur **freie und intrazelluläre Toxoplasmen** (Trophozoiten) ⇒ **pathogen wirksam** und gegen medikamentöse Behandlung empfindlich
- **reaktivierte Infektionen** bei Immundefizienz ⇒ u.a. AIDS-Patienten, Transplantatempfänger

Symptomatik
- **Inkubationszeit** ⇒ 1–3 Wochen
- **selbstlimitierende Erstinfektion** ⇒ **meist symptomlos** oder uncharakteristische grippale Symptomatik in Verbindung mit zervikalen oder generalisierten Lymphknotenschwellungen (**Lymphknotentoxoplasmose** = häufigste klinische Manifestation ⇒ sog. Pieringer-Lymphadenitis) und leichter anikterischer Hepatitis
- **Komplikation** (1 % d.F.) ⇒ Karditis, Meningitis, Pneumonie, Chorioretinitis
- **latente Infektion** ⇒ wird bei sonst gesunden Personen nicht reaktiviert (Ausnahme ⇒ Retina)
- **Reaktivierung** bei massiver **Immunsuppression** oder bei AIDS-Patienten ⇒ **abszedierende Enzephalitis** bei 30 % aller AIDS-Patienten mit präexistenten Antikörpern!
- **Symptomatik der Toxoplasmoseenzephalitis** ⇒ neurologische Ausfälle, Herdzeichen, Hemiparesen, unspezifische Wesensveränderungen, Zephalgie, Fieber, Krampfanfälle
- **konnatale Toxoplasmose** ⇒ Hydrozephalus mit Hirnverkalkungen und Mikrophthalmus, Strabismus, Chorioretinitis, Hepatosplenomegalie, ggf. Frühgeburt, Abort

Diagnostik
- **akute Infektion** ⇒ Komplementbindungsreaktion (KBR), indirekter Immunfluoreszenz-IgG-Test (IFT), IgM-(EIA-)Test + IgM-μ-capture-Agglutinationstest (ISAGA) mit Serum oder Liquor
- **Lymphknotenhistologie** ⇒ Epitheloidzellherde
- **Laborwerte** ⇒ oft Lymphozytose
- **Schwangerenvorsorge** ⇒ direkter Agglutinationstest (DA) oder der IFT-IgG-Test + IgM-EIA; bei positivem DA-Test ⇒ weitere Differenzierung
- **pränatale Diagnostik** in der 22. bis 23. Schwangerschaftswoche ⇒ IgM-Antikörpernachweis im fetalen Blut bzw. Erreger-, Antigen- und DNS-Nachweis (PCR) im fetalen Blut und Fruchtwasser ⇒ bei positivem IgM-Befund oder Erregernachweis ⇒ **Interruptio**
- bei **zerebraler Toxoplasmose** ⇒ **Computertomographie** bzw. Kernspintomographie mit Kontrastmittel; Erreger-DNS-Nachweis im Liquor (PCR), ggf. Hirnbiopsie

Therapie
Indikation ⇒ Primärinfektion in der Schwangerschaft, Verdacht auf konnatale Toxoplasmose, Toxoplasmoseenzephalitis bei AIDS-Patienten
- **Pyrimethamin** (z.B. Daraprim®) + **Sulfadiazin** (z.B. Sulfadiazin-Heyl®, Aristamid®) + Folsäuresubstitution mit Kalziumfolinat (z.B. Leucovorin®)

- bei **Toxoplasmoseenzephalitis** von **AIDS-Patienten** ⇒ o.g. Therapie lebenslang, Therapieunterbrechung nur bei Unverträglichkeit, bei Hirndruckzeichen ⇒ Kortikosteroide
- bei **Sulfonamidallergie** ⇒ Pyrimethamin + **Clindamycin** (2,4–3 g/d)
- **1.–16. Schwangerschaftswoche** ⇒ **Spiramycin** (z. B. Rovamycin® 500 3g/d über 4 Wochen)
- ab der **17. Schwangerschaftswoche** ⇒ **Kombinationstherapie** mit **Sulfadiazin** (50 mg/kg KG/d bis 4,0 g per os, in vier Teildosen) **+ Pyrimethamin** (50 mg an Tag 1, 25 mg an den Folgetagen, per os jeweils als Einmaldosis) **+ Folinsäure** (10–15 mg/d, p.o. zur Vorbeugung einer Hemmung der Hämatopoese) über 4 Wochen

Prognose

- bei Immunkompetenz gute Prognose (⇒ schwere Verläufe 1:1.000)
- Reaktivierung bei Immundefekten ⇒ letaler Verlauf trotz Therapie möglich

Leishmaniose

Erreger

- Flagellaten der Gattung **Leishmania**

Epidemiologie

- **Vorkommen** ⇒ Indien, China, Russland, Afrika, Mittelmeerregion und süd- und zentralamerikanische Länder
- **Wirtsorganismen** ⇒ v. a. Mensch, Nagetiere, Hunde
- **Prädilektionsalter** ⇒ Kinder und junge Erwachsene
- **Übertragung** durch **Sandmücken** (Phlebotomus- und Lutzomyiamücken)

Pathogenese

- **Mücke** nimmt von einem Infizierten Blut auf ⇒ Entwicklung der Parasiten zur **Leptomonasform** ⇒ Vermehrung im Mitteldarm des Insekts ⇒ Parasiten gelangen in den Saugrüssel, wo sie ihre Entwicklung zu **Promastigoten** abschließen.
- Mücke injiziert **Promastigoten** in den Menschen ⇒ Befall mononukleärer Phagozyten ⇒ Entwicklung zu vermehrungsfähigen Amastigoten ⇒ freigesetzte **Amastigoten** befallen weitere Zellen.

Symptomatik

Inkubationszeit ⇒ Wochen bis Monate

Befallsmuster

- **L. tropica (kutane Leishmaniose)** ⇒ Befall von **Hautmakrophagen** ⇒ zentral ulzeröse, kirschgroße „**Orientbeule**" mit eitrigen Exsudat und guter Selbstheilungstendenz (1 Jahr)
- **L. brasiliensis (mukokutane Leishmaniose)** ⇒ Befall von **Makrophagen** der Haut und Schleimhaut des Nasopharyngealtrakts; Spontanheilungen seltener
- **L. donovani (viszerale Leishmaniose)** ⇒ Befall von **Makrophagen** der Leber, Milz und des Knochenmarks ⇒ **Kala-Azar**

Symptomatik der „schwarzen Krankheit" (Kala-Azar)

- rezidivierendes Fieber, ausgeprägte Hepatosplenomegalie, Lymphadenopathie
- nach 6–12 Monaten ⇒ „**schwarze**" **Hautpigmentierung** v. a. im Gesichtsbereich, Gewichtsverlust

Abb. 9.31

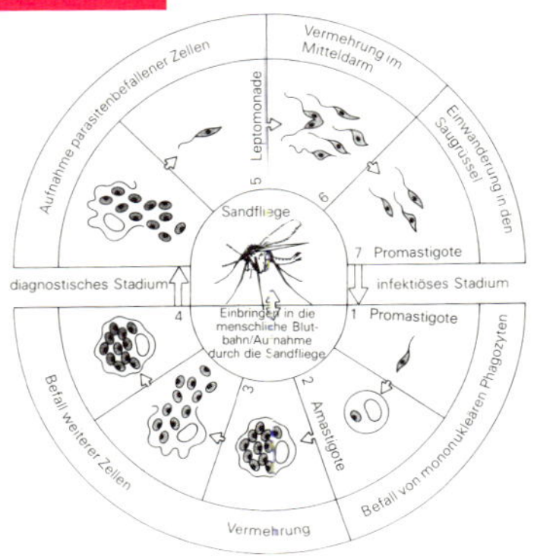

Lebenszyklus von Leishmania (aus Roitt et al. 1995)

Diagnostik

- **Erregernachweis** mittels Feinnadelbiopsie von Leber, Milz, Lymphknoten oder Knochenmarkpunktat ⇒ typische **Leishman-Donovan-Körperchen**
- **kultureller Nachweis** aus Geweben, Blut
- serologische Diagnostik, Leishmanienhauttest; auch PCR-Diagnostik möglich
- **Laborwerte** ⇒ zunehmende Leukopenie, Anämie, Hypergammaglobulinämie

Abb. 9.32

<table>
<tr><td>Parasit</td><td>Plasmodiumsporozoiten, Darmwürmer, Trypanosomen</td><td>Plasmodiumsporozoiten, Merozoiten, T. cruzi, Toxoplasma gondii</td><td>Trypanosomen</td><td>Schistosomen, T. spiralis, Filarien</td></tr>
<tr><td>Mechanismus</td><td>1
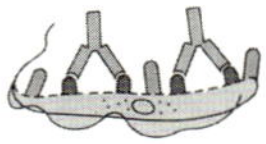</td><td>2
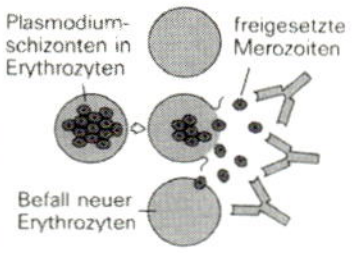
</td><td>3
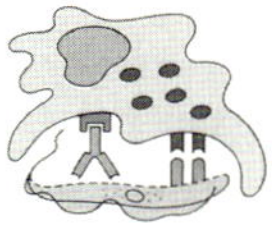</td><td>4
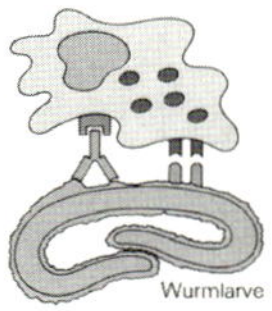
</td></tr>
<tr><td>Wirkung</td><td>direkte Schädigung oder komplementvermittelte Lyse</td><td>durch Besetzen der Anlagerungsstelle wird weitere Ausbreitung verhindert; Einschluss in der lysosomalen Vakuole, verhindert Hemmung der lysosomalen Fusion</td><td>Phagozytose wird gefördert</td><td>antikörperabhängige Zytotoxizität (ADCC)</td></tr>
</table>

Antikörpervermittelte Kontrolle parasitärer Infektionen (aus Roitt et al. 1995)

Therapie

- **Allgemeinmaßnahmen** ⇒ Bettruhe, Transfusionstherapie, antibakterielle Chemotherapie bei bakteriellen Komplikationen
- **Amphotericin B** oder **Pentamidin** als Mittel der Wahl (4mg/kg KG/d i.m. über 15 Tage)
- bei viszeraler Leishmaniose: Miltefosin (Impavido®) per os

Prognose

- Die **Letalität** beträgt bei unbehandelten Fällen bis zu 90%, bei behandelten Fällen <10%.

9.7 Wurminfektionen

Wurminfektionen (Helminthiasen)
- **Nematoden** (Rund- oder Fadenwürmer)
- **Trematoden** (Saugwürmer, Egel)
- **Zestoden** (Bandwürmer)

Meist ist der **Mensch Endwirt** ⇒ Entwicklung geschlechtsreifer erwachsener Würmer im Menschen (Ausnahme ⇒ larvale Zestoden- und Nematodeninfektionen).

Unterschieden werden
- intestinale (**Darmwurminfektionen**) ⇒ initial gewebeinvasive Wanderungsphase ⇒ adulter Standort im Darmtrakt
- **blut-** bzw. **gewebeinvasive** Helmintheninfektion
- **Vermehrung durch endogene oder exogene Autoinfektion** (Enterobiasis, Strongyloidiasis, intestinale Kapillariasis, Hymenolepiasis)

Echinokokkose

Parasitologie
- **adulte Bandwürmer im Darm von** ⇒ E. granulosus = cysticus (Endwirt **Hund**), E. multilocularis = alveolaris (Endwirt **Fuchs**)
- **orale Aufnahme** der mit dem Kot der Endwirte ausgeschiedenen Eier ⇒ Embryonen wandern durch die Darmwand und gelangen über den Blutstrom in die **Leber, Lunge**, Gehirn, Knochen oder andere Organe ⇒ ungeschlechtliche Entwicklung von Larven in Geweben (Mensch = Zwischenwirt)

Epidemiologie
- **E. multilocularis** ⇒ nördliche Hemisphäre; in Teilen Süddeutschlands (Raum zwischen Bodensee und Schwarzwald), Mittelgebirge und Rheinebene verbreitet
- **E. granulosus** weltweit verbreitet, in Mitteleuropa seltener
- **Infektionsquelle** ⇒ z.B. bodennah gesammelte kontaminierte Waldbeeren

Pathogenese
- Bildung gefüllter Zysten (E. granulosus) oder tumorartiges infiltratives Wachstum (E. multilocularis) ⇒ Verdrängung und Kompression von umgebenden Geweben ⇒ Bildung einer Wirtskapsel
- allergischer Schock nach Platzen von Zysten

Symptomatik
- abhängig von Parasitenart, Lokalisation und Größe des Prozesses
- **E. granulosus** bildet in der **Leber** eine mit Flüssigkeit gefüllte Zyste (solitär oder multipel), die langsam verdrängend wächst und zu Oberbauchbeschwerden (Schmerzen, Druckgefühl) und Gallenstau mit Ikterus führen kann.
- **E. multilocularis** führt in der Leber zu einer **tumorartigen Ausbreitung** der Parasiten und ist nicht selten mit einem Ikterus kombiniert.

Diagnostik
- **Serologie** ⇒ indirekter Immunfluoreszenztest, indirekte Hämagglutination, ELISA (falsch positive Ergebnisse durch Kreuzreaktion mit anderen Würmern möglich)
- **Larvennachweis** aus Operationsmaterial
- bei Verdacht auf Echinokokkose mit Leberbeteiligung ⇒ Sonographie, Computertomographie, Abdomenübersichtsaufnahme (⇒ rundlicher, verkalkter Herd)

Therapie

- **Zystenexstirpation** unter **Belassung der Wirtskapsel**
- bei **Inoperabilität** oder Zystenruptur ⇒ orale Behandlung mit **Albendazol** als Mittel der 1. Wahl (z.B. Eskazol® 2 × 6–7 mg/kg KG/d) oder **Mebendazol** (Vermox forte® 3 × 20 mg/kg KG/d) über mindestens drei Monate
- bei **alveolärer Echinokokkose** (E. multilocularis) ⇒ Dauertherapie, ggf. Absetzversuch nach zwei Jahren

Prognose

- Der Verlauf einer Erkrankung durch Befall mit **E. granulosus** (E. cysticus) ist in der Regel **prognostisch günstiger** zu bewerten als der Verlauf einer Erkrankung durch Befall mit E. alveolaris.
- Ein Befall der Leber mit **E. granulosus** (E. cysticus) kann in der Regel **erfolgreicher chirurgisch behandelt** werden als eine Erkrankung mit E. multilocularis (E. alveolaris).
- Die **Perforation** von Echinokokkuszysten der Leber ist mit einer hohen Komplikationsrate belastet.

Zystizerkose

Parasitologie

- **adulte Bandwürmer** (Cestoda) der Arten Taenia saginata, T. solium, Diphyllobothrium latum, Hymenolepis nana im Darm des **Menschen (Zwischen- und Endwirt)**, **T. solium als Finne** auch in Geweben
- **orale Aufnahme** von Finnen mit dem Fleisch von Zwischenwirten (Rind, Schwein oder Fisch) oder von Eiern bei Hymenolepis

Schweinebandwurm

- Infektion des Verdauungstraktes mit ausgewachsener Zestode **Taenia solium** (Bandwurmbefall)
- Infektion mit Larven (Zystizerkus) ⇒ **Zystizerkose**

Abb. 9.33

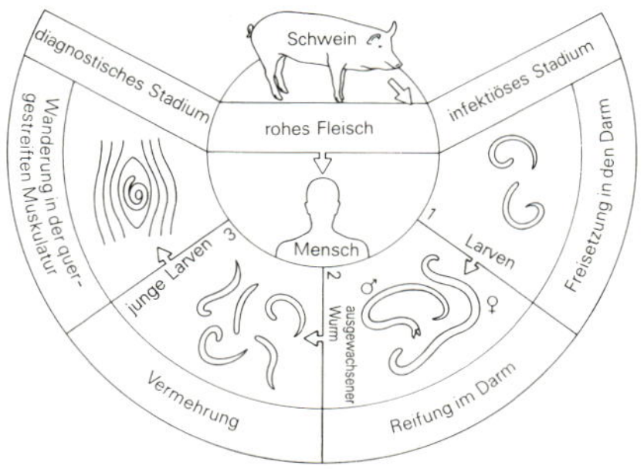

Lebenszyklus von Taenia solium (aus Roitt et al. 1995)

Epidemiologie und Pathogenese

- **Endemiegebiete** ⇒ Asien, Russland, Osteuropa und Lateinamerika
- Mensch nimmt Eier entweder **direkt oral** auf oder durch **Rückführung von Proglottiden** aus dem Darm werden im **Magen** Embryonen freigesetzt ⇒ Embryonen dringen durch die Darmwand und gelangen schließlich in Unterhautgewebe, Muskeln, Eingeweide und das ZNS.
- **lebensfähige Zystizerken** ⇒ leichte Gewebsreaktion, tote Larven ⇒ ausgedehnte Reaktion

Symptomatik

- Infektion mit ausgewachsenem Wurm ⇒ meist asymptomatisch
- Infektionen mit Larven (**Zystizerkose**) ⇒ Myalgie, Fieber; bei **Neurozystizerkose** ⇒ chronische Meningoenzephalitis mit Krampfanfällen, Erblindung und plötzlichem Tod
- symptomlos, Zystizerkose (Gehirn) bei T. solium

Diagnostik

- Nachweis von Wurmeiern bzw. Bandwurmteilen (**Proglottiden**) in der perianalen Region oder im Stuhl
- bei **Zystizerkose** ⇒ **Antikörpernachweis** (Immunoblot-Assay) und **Schädel-CT**

- **Zystennachweis** mit Bandwurmfinnen (1–4 cm) ⇒ CT oder MRI
- **Labordiagnostik** bei gewebeinvasiven Infektionen ⇒ **Eosinophilie, IgE↑**
- ggf. Biopsie von subkutanen Knötchen

Rinderbandwurm

- Infektion des Verdauungstraktes mit der Zestode **Taenia saginata** (Länge von 4,5–9 m)

Epidemiologie und Pathogenese

- **Endemiegebiete** ⇒ Afrika, dem Mittleren Osten, Osteuropa, Mexiko und Südamerika
- Eier schlüpfen in Rindern, deren quergestreifte Muskulatur abgekapselte Finnen enthält ⇒ Mensch infiziert sich durch orale Aufnahme der Finnen aus rohem oder ungenügend gekochtem Rindfleisch.

Symptomatik und Diagnostik

- **meist asymptomatischer Verlauf**, gel. Schmerzen im Epigastrium, Diarrhö und progredienter Gewichtsverlust
- Nachweis charakteristischer Bandwurmglieder im Stuhl oder Rektalabstrich
- Nachweis von Eiern aus rupturierten Bandwurmgliedern

Fischbandwurm

- Infektion des Verdauungstraktes mit der ausgewachsenen Zestode **Diphyllobothrium latum**

Epidemiologie und Pathogenese

- **Endemiegebiete** ⇒ Europa (besonders Skandinavien), Japan, Afrika, Südamerika, Kanada und USA, besonders Alaska
- Mensch nimmt Eier durch **rohe** oder ungenügend gekochte **Fischspezialitäten** auf.

Symptomatik und Diagnostik

- **meist asymptomatische Infektion**, gel. leichte gastrointestinale Symptome oder Anämie durch kompetitive Aufnahme von Vitamin B_{12} von Wirt und Bandwurm
- Nachweis gedeckelter Eier im Stuhl

Therapie von Zestodeninfektionen

- bei **intestinaler Zestodeninfektion** ⇒ Praziquantel (z.B. Cesol®), alternativ Niclosamid (z.B. Yomesan®)
- bei **Zystizerkose** ⇒ Albendazol (2-mal 7,5 mg/kg KG/d über 1–2 Wochen) oder Praziquantel (3-mal 25 mg/kg KG/d über zwei Wochen)
- bei **Neurozystizerkose** ⇒ zusätzliche Gabe von Dexamethason und Antikonvulsiva

Prophylaxe

Finnen von Bandwürmern im Fleisch lassen sich u.a. zuverlässig abtöten durch:

- Kochen bzw. Durchbraten
- Tiefgefrieren (–18 °C bis –23 °C über 2 Wochen)
- Pökeln

Bilharziose

Die **Bilharziose** ist eine parasitäre Eingeweideerkrankung durch **Trematoden der Gattung Schistosoma**.

Epidemiologie und Pathogenese

- **Endemiegebiete** ⇒ Afrika, Ägypten, Gebiete von Nord- und Südafrika, Südamerika (S. mansoni), Japan, Zentral- und Südchina, Philippinen, Indonesien, Malaysia, Thailand und Laos (S. japonicum), Mittlerer Osten (S. haematobium)

- **Zerkarien**, die sich aus Larven in Süßwasserschnecken (= Zwischenwirte) entwickeln und freischwimmend das Wasser kontaminieren ⇒ Infektion beim Baden oder Schwimmen
- **Zerkarien dringen in die Haut** ein und gelangen in den **intrahepatischen Pfortaderkreislauf**, wo sie innerhalb von 1–3 Monaten heranreifen ⇒ adulte Würmer wandern in die **kleinen venösen Blutgefäße der Harnblase** (S. haematobium) oder von **Darm und Leber** (S. mansoni und S. japonicum).
- Einige Schistosomenarten erzeugen nur eine **Dermatitis** („Schwimmerdermatitis").

Abb. 9.34

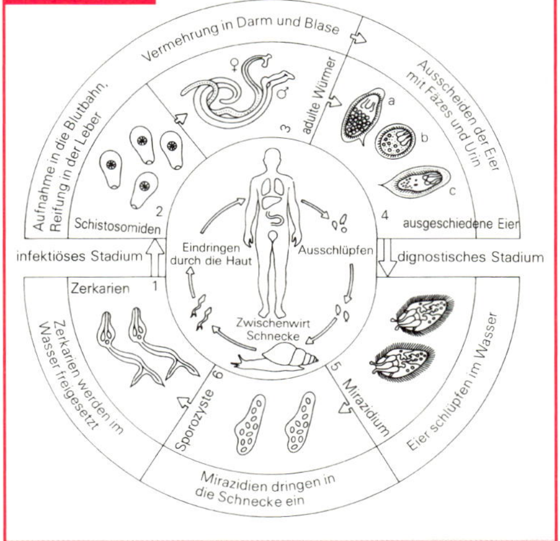

Lebenszyklus von Schistosoma (aus Roitt et al. 1995)

Symptomatik

- **Eintrittstelle der Zerkarien** ⇒ initial juckender papulöser Ausschlag
- **Reifung des Parasiten in der Leber** ⇒ Fieber, Eosinophilie, Urtikaria, Hepatosplenomegalie und Lymphadenopathie
- **Wanderung der adulten Würmer** in die Eingeweide ⇒ Eiablage ⇒ Entzündung in der Umgebung der Eier ⇒ je nach betroffenem Organ ⇒ Zystitis, chronische Diarrhö bzw. **portale Stauung** durch Granulombildung (⇒ Verhärtung der Leber, Splenomegalie, Aszites und Ösophagusvarizen) ⇒ über venöse Kollateralkreisläufe ⇒ Streuung in die Lungen (⇒ pulmonaler Hochdruck) und das ZNS

Diagnostik

- **Nachweis** von lebenden Eiern im **Stuhl** (S. japonicum und S. mansoni), **Harnsediment** (S. haematobium) oder in Biopsien von Rektum und Harnblase
- **Antikörpernachweis**

Therapie

- **Praziquantel** (z.B. Biltricide®, Cesol® eintägige Gabe 60 mg/kg KG/d auf 2 oder 3 Dosen verteilt)

Beachte ⇒ 3 bzw. 6 Monate nach der Behandlung sollten die Patienten erneut auf lebende Eier untersucht werden.

Filariosen

Erreger

Nematoden der Gattungen ⇒ Wuchereria, Brugia, Loa, Onchocerca.

Epidemiologie und Pathogenese

- **Endemiegebiete** ⇒ tropische und subtropische Länder

Abb. 9.35

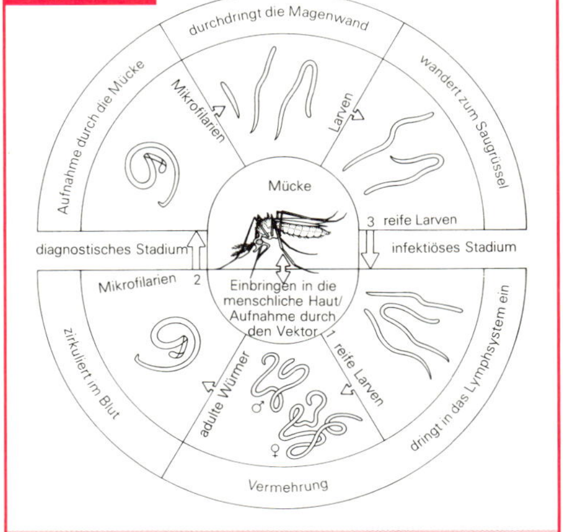

Lebenszyklus von Filarien (aus Roitt et al. 1995)

- Übertragung durch **Insekten** (Vektoren) von Mensch zu Mensch (Wuchereria bancrofti) von Wirtstieren auf Menschen (Brugia malayi)
- **Mikrofilarien** reifen in der Brustmuskulatur verschiedener Mückenarten und wandern zur Mundregion ⇒ beim **Biss Übertragung** durch erregerhaltigen Speichel ⇒ Mikrofilarien erreichen das **Lymphsystem** ⇒ Weiterentwicklung zu Würmern ⇒ Entzündungsreaktion und Fibrose bis zur fortschreitenden lymphatischen Obstruktion.

Symptomatik

- **Inkubationszeit** ⇒ 2 Monate; bis zum Auftreten von Mikrofilarien im Blut ⇒ >8 Monate
- **Allgemeinsymptome** ⇒ Schüttelfrost, Fieber, Zephalgie
- **Wucheria und Loa** ⇒ Lymphangitis, Lymphadenitis, Lymphvarikosis, Orchitis, Funikulitis, Epididymitis und Chylurie, ggf. **Elephantiasis**
- **Loa loa** ⇒ Hautschwellungen, wandert im subkutanen Bindegewebe
- **Onchocerca volvulus** ⇒ Keratitis und Iridozyklitis, liegt aufgeknäult in der Subkutis
- „**tropische Eosinophilie**" (Sonderform) ⇒ Husten, Bronchospasmus, Thoraxinfiltrate, Hypereosinophilie, Mikrofilarien in Geweben, aber nicht im Blut nachweisbar

Diagnostik

- **Nachweis von Mikrofilarien** im Blutausstrich oder in der Lymphe; von weiblichen Filarien abgegebene Mikrofilarien finden sich besonders nachts im peripheren Blut (Loa loa bei Tage).
- **serologische Tests** nicht zuverlässig

Therapie

- **Diethylcarbamazin** (z.B. Hetrazan®, Banocide® in langsam steigender Dosierung) wirkt gegen Mikrofilarien, nicht gegen adulte Würmer.
- bei **Onchozerkose** ⇒ einmalige Gabe von Ivermectin (z.B. Mectizan®), ggf. **Suramin** gegen adulte Würmer
- bei **hoher Mikrofilariendichte** ⇒ **prophylaktische Gabe von Kortikosteroiden**, da durch die rasche Abtötung von Mikrofilarien schwere allergische Reaktionen auftreten können

Hakenwurmerkrankung

Erreger

- Ancylostoma duodenale und Necator americanus

Epidemiologie und Pathogenese

- **Endemiegebiete** ⇒ tropische Länder, Mittelmeerregion, Indien, Asien, China und Japan

Abb. 9.36

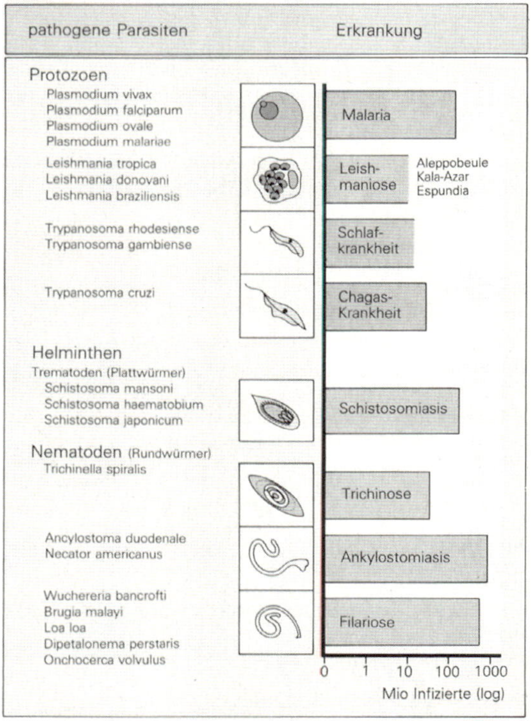

Häufigkeit parasitärer Infektionen (WHO, 1993) (aus Roitt et al. 1995)

Abb. 9.37

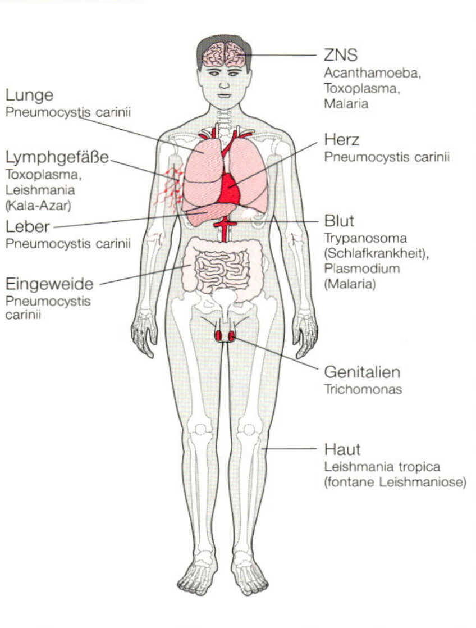

Manifestationsorte bei Protozoen-Infektionen

Abb. 9.38

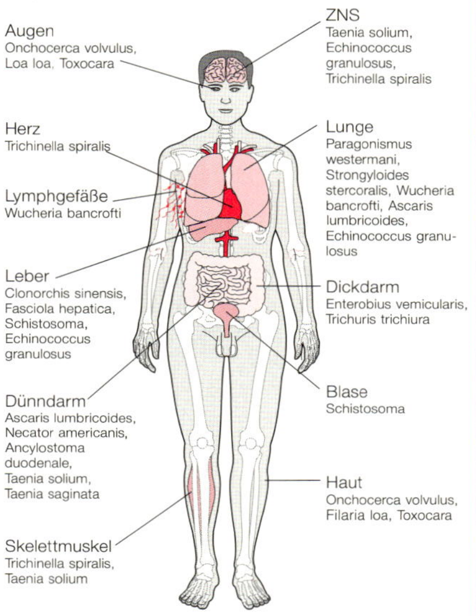

Manifestationsorte bei Helminthen-Infektionen

- Übertragung durch direkten Hautkontakt u. a. beim Barfußlaufen, in Gruben oder beim Tunnelbau (Berufskrankheit)
- **Larven dringen durch die Haut** des Menschen ⇒ Lymph- und Blutgefäße ⇒ Larvenwanderung über die **Lunge** zum **Rachen** ⇒ Larven werden **geschluckt** und erreichen (1 Woche nach der primären Infektion) den **Gastrointestinaltrakt** ⇒ Anheftung im oberen Dünndarm ⇒ Blutsaugen.

Symptomatik

- oft asymptomatische Hakenwurmerkrankung
- **Eintrittsstelle der Larve** ⇒ juckender, makulopapulöser Ausschlag
- **Wanderung der Larve durch die Lunge** ⇒ gelegentlich Husten, Lungensymptomatik
- **ausgewachsene Würmer** ⇒ Abdominalschmerzen, Verdauungsstörungen, intestinaler Blutverlust (⇒ hypochrome Eisenmangelanämie und Hypoalbuminämie)
- selten Anasarka, Herzversagen

Diagnostik

- **Nachweis der** typischen Eier bzw. Larvenauswanderung in Stuhl, Sputum
- **Labordiagnostik** ⇒ Eosinophilie, IgE↑

Therapie

- Ausgleich des Eiweiß- und Blutverlustes
- **Pyrantel** (z. B. Helmex® einmal 3 Tbl.), alternativ Mebendazol (z. B. Vermox® 2-mal 100 mg/d) oder Thiabendazol (z. B. Minzolum®)

Anthelminthika in der Schwangerschaft

Für **Mebendazol** sind bislang keine embryotoxischen Effekte bekannt.

10 Spezielle Psychosomatik

10.1 Allgemeine Gesichtspunkte

Psychosomatische Erkrankungen lassen sich gliedern in
- **psychosomatische Erkrankungen (Psyche ⇒ Organdestruktion**; Bsp.: Ulcus pepticum, Colitis ulcerosa, atopisches Ekzem)
- **psychovegetative (funktionelle) Störungen (Psyche** ⇒ körperliche Erscheinungen ohne pathologisches Substrat; Bsp.: „vegetative Dystonie", „vegetative Labilität", „Neurasthenie")
- **somatopsychische Erkrankungen** (somatische Erkrankung ⇒ Problem der Krankheitsverarbeitung ⇒ **psychische Symptome**; Bsp.: Tumorleiden, terminale Niereninsuffizienz)

Der Begriff der „**Bereitstellungskrankheiten**" bezieht sich darauf, dass der Organismus körperliche Symptome als Ausdruck für einen unbewältigten psychischen Konflikt bereitstellt.
- Die Konfliktsituation beeinflusst das vegetative Nervensystem und führt zur somatischen **Funktionsstörung** (z. B.: Diarrhö, Tachykardie).

Auch die **Reaktivierung von frühkindlichen Konfliktstrukturen** kann über eine **Konfliktspannung** zur **Somatisierung** (⇒ körperliches Symptom als „Ausweg") führen.
- Typisch ist dabei die **Umwandlung psychischer Konflikte in somatische Symptome (Konversion)**. Dabei wird nach dem Konversionsmodell **libidinöse Energie mittels somatischer Innervation freigesetzt**.
- In der **psychoanalytischen Lehre** sind **hysterische Symptome Ausdruck eines Konfliktes zwischen Trieb und Abwehr**, wobei ursprünglich Konflikte aus der ödipalen Phase überwiegen. **Psychogene Gangstörungen** (Wunsch und gleichzeitige Ablehnung zu Gehen) aber auch der **hysterische Anfall** mit dem „arc de cercle" gehört zu den typischen **Konversionssymptomen**.

Ein anderes Konzept nennt **Stresszustände als auslösende äußere Belastung**, die zu psychosomatischen Beschwerden führen kann. Belastende Situationen gehen mit **„Copingprozessen"** einher, die die Belastung verhindern oder vermindern sollen. **Krankheitsverarbeitung („Coping")** bei infauster Prognose kann eine Adaptation ermöglichen oder über eine Fehlanpassung zu psychosomatischen Störungen führen (maladaptives Coping).

Möglichkeiten der therapeutischen Intervention
- Ausgangspunkt von Therapieverfahren ist die **Bearbeitung der aktuellen Konfliktsituation** (Fokus).
- Eine gezielte **Symboldeutung** von Beschwerden bereits im ersten ärztlichen **psychotherapeutischen Gespräch** mit dem Patienten ist in der Regel nicht möglich.

- Da der Patient zur **Verdrängung krankheitsauslösender Fakten** neigt, muss durch das verständnisvolle Ansprechen der Lebenssituation das Vertrauen des Patienten gewonnen werden, um weitere Information über die dem Krankheitsbild zugrunde liegende **psychische Konfliktsituation** zu gewinnen.
- Der dynamische Gesichtspunkt des psychischen Geschehens, das Erleben und Verhalten des Patienten, soll vom Therapeuten angesprochen werden, um **Interaktionen verschiedener intrapsychischer Vorgänge, Systeme und Inhalte aufzuzeigen (Psychodynamik)**.

Ein Hinweis auf **traumatische Ereignisse in der Kindheit** kann dem Patienten im Verlauf einer **Psychoanalyse** oder **psychoanalytischen Kurztherapie** gegeben werden.
- In der **psychoanalytischen Kurztherapie** beschränkt man sich auf die **Bearbeitung eines bestimmten Symptoms oder einer akuten Konfliktsituation**. Im Gegensatz zur Psychoanalyse wird dabei **keine Übertragungsneurose angestrebt**. Neben allgemeinen Deutungen kann der Therapeut dem Patienten während der höchstens 50 Kontakte **gezielte Symboldeutungen und Ratschläge** geben.

Weitere **Therapieformen** werden unter dem jeweiligen Krankheitsbild angesprochen.

10.2 Funktionelle Störungen

Psychovegetative Allgemeinstörungen (vegetative Dystonie)

Pathogenese

- unbewältigte Konfliktsituationen, körperliche und psychische Über- und Unterbelastung
- Arznei- und Genussmittelmissbrauch, psychosexuelle Funktionsstörungen

Symptomatik

Circulus vitiosus durch wechselseitige Verstärkung der einzelnen Störungsbedingungen
Zahlreiche atypische und wechselnde Beschwerden

- **Allgemeinbeschwerden** (Erschöpfung, Schlafstörungen)

Beschwerden im

- **vegetativ innervierten Bereich** (Herz, Magen, Darm, Urogenitalsystem, **vermehrtes Schwitzen**)
- im **sensomotorischen Bereich** (Myalgien, Tendopathien, Spannungskopfschmerz)
- **emotionelle Störungen** (depressive Verstimmung)

Differentialdiagnosen

Frühsymptomatik von Organerkrankungen, larvierte Depressionen, Sucht, leichtes Durchgangssyndrom

Therapiemöglichkeiten

- Psycho- und Soziotherapie, physikalische Therapie

Prognose

- vom Prozess der Desomatisierung abhängig

Funktionelle Herzbeschwerden

Im Gegensatz zu Patienten mit koronarer Herzerkrankung ist die **Herzangstneurose** oft im jungen und mittleren Lebensalter anzutreffen. Herzneurotische Patienten sind meist Männer vor dem 40. Lebensjahr.

- Von der **Persönlichkeitsstruktur** her handelt es sich vor allem um **angstneurotische** oder **depressive** Menschen.
- Dabei können **depressive Symptome auch überkompensierend verleugnet** werden. **Dieser geringe Anteil von Patienten** versucht die eigene Schwäche mit übertriebenem Optimismus und übertriebener Aktivität zu überspielen. Für den **überkompensierenden Patienten** ist es charakteristisch, dass er durch Aktivität und körperlichen Einsatz versucht, seine eigene Schwäche zu kompensieren. Er möchte nicht durch Sedativa zur Entspannung verurteilt sein.

Pathogenese

- **Funktionellen Herzbeschwerden** (Herzneurose) liegen meist Trennungskonflikte zugrunde, die bis in die frühe Kindheit zurückreichen. Man erklärt diese Erkrankung mit einer **unselbständigen Haltung der Patienten**, die auf einer starken **Mutterfixierung** basiert.
- Der Patient fürchtet die Trennung von der Mutter und wünscht sie gleichzeitig herbei. Zum Gesamtbild des Patienten gehören heftigste **Anklammerungstendenzen,** das Vermeiden von Situationen, die mit körperlicher Belastung verbunden sind und permanente **Selbstbeobachtung**. Typischerweise klammern sich diese Patienten auch an den Arzt und geben ihm eine sehr detaillierte Schilderung der herzbezogenen Beschwerden.
- Die dabei auftretenden, durch **Introspektion** wahrnehmbaren Herzmissempfindungen (Palpitationen), werden vom Patienten als pathologisches Symptom gewertet und provozieren infolge angstbedingter Sympathikusstimulation den herzphobischen Anfall. Dieser bestätigt den Patienten in seiner Angsthaltung (⇒ **Circulus vitiosus**).

Symptomatik

Charakteristisch für das **Krankheitsbild** ist eine auf das Herz zentrierte Angstkrankheit. Es besteht die **Angst vor einem Herzstillstand**, vor einem erneuten **herzphobischen Anfall** und die Angst vor einer organischen Herzerkrankung. Andere Verlaufsformen zeigen phobische Züge. Auch **Klaustrophobie** und Platzangst (**Agoraphobie**) können zusätzlich vorhanden sein.
Patienten mit einer **Herzphobie** weisen innere Unruhe, Herzschmerzen, Palpitationen, niedergedrückte Stimmung, diffuse Ängstlichkeit, Angst vor Herzstillstand und hypochondrische Befürchtungen auf.

Herzphobischer Anfall

- Der **herzphobische Anfall** beginnt plötzlich mit unspezifischen Vorzeichen wie allgemeiner Unsicherheit und Angespanntheit. Die Patienten sind tachykard und empfinden **starke Todesangst**. Im Rahmen der sympathikotonen Reaktionslage finden sich Blutdruckanstieg, Schweißausbruch und frequente Atmung. Nach solch einem 5 bis 60 Minuten dauernden Anfall, den der Patient bei vollem Bewusstsein erlebt, fixiert sich seine Aufmerksamkeit und Angstbereitschaft erneut auf das Herz.
- Bereits die **Angst vor dem Auftreten eines neuen Anfalls** kann einen solchen wieder provozieren (**Circulus vitiosus**). Die Patienten beobachten sich ständig selbst und fixieren ihr ganzes Erleben und Verhalten auf das Herz. Sie **vermeiden Situationen, die mit körperlicher Belastung einhergehen** und schonen sich. Viele **geben** ihren **Beruf** ganz **auf** und sind unfähig, allein, ohne ärztliche Behandlung oder Betreuung durch nahe stehende Angehörige zu leben. Sie vermeiden sexuelle Kontakte, Sport und jede Art von Aufregung. Müssen sie im Alltag eine plötzliche kardiale Belastung auf sich nehmen (Laufen, Aufregung), wähnen sie sich noch kränker, da der **untrainierte Kreislauf** auf diesen Reiz besonders stark reagiert.

Differentialdiagnose

Trotz der charakteristischen Symptome des **herzphobischen Anfalls** stellt diese Diagnose eine **Ausschlussdiagnose** dar. In jedem Fall muss eine gründliche körperliche Untersuchung andere Ursachen (Angina pectoris vera) ausschließen. Im Gegensatz zu Patienten mit Herzphobie neigt der **Patient mit koronarer Herzerkrankung** zum **Dissimulieren vorhandener Beschwerden**. Daraus entsteht die Gefahr einer Selbstüberschätzung der koronaren Belastbarkeit mit nachfolgendem Herzinfarkt. Auch nach durchgemachtem Herzinfarkt besteht die Tendenz, eigenem Leistungsstreben nachzugeben und die Erkrankung nicht wahrhaben zu wollen.

Therapie

- **Bewegungs- und Hydrotherapie** zur Verbesserung der körperlichen Belastbarkeit und vegetativen Stabilität
- pragmatische **Psychotherapieverfahren** (autogenes Training, Suggestivtherapie u. Ä.)
- Gäbe man einem Patienten mit **herzneurotischen Beschwerden** herzwirksame Pharmaka, würde man ihn in seinem Glauben an einer organisch bedingten Herzerkrankung zu leiden, bestärken. Daher sind ausschließlich **sedierende Psychopharmaka** indiziert. Herzneurotische Patienten fühlen sich in der Gegenwart des Arztes besser, was im Rahmen eines therapeutischen Gespräches genutzt werden sollte.
- Während einer **aufdeckenden Psychotherapie** wird versucht, den symbiotischen Bezug zur Mutter oder einer ihr gleichgestellten Bezugsperson zu lösen, um Unselbständigkeit und Trennungsangst des Patienten abzubauen.

Hyperventilationstetanie

Hyperventilationssyndrom

Pathogenese, Symptomatik

- Das **Hyperventilationssyndrom** ist gekennzeichnet durch eine **unphysiologische Steigerung der Atmung**, die dem Patienten selbst nicht bewusst ist. Typischerweise haben die Patienten Angst, Parästhesien, Schwarzwerden vor den Augen und Engegefühl in der Brust, verbunden mit Hand- und Fußkrämpfen.

- **Psychodynamisch** besteht eine **phobische** oder **angstneurotische Reaktion**. Gemischt mit Seufzeratemzügen ist die **Angstpolypnoe** ein spezifischer Ausdruck von Abgespanntheit und Resignation. Die Patienten glauben immer wieder an eine somatische Ursache der „Krankheitserscheinungen".

Hyperventilationstetanischer Anfall

- Von der Hyperventilationstetanie sind meist **ängstliche Patienten** betroffen. Die Angst führt zu einer verstärkten Atmung mit nachfolgender **respiratorischer Alkalose**, die mit einer **Abnahme des freien Kalziums** einhergeht, obwohl im Serum ein normaler Gesamtkalziumspiegel vorliegt.
- Als **Folge** der schnelleren Nervenleitfähigkeit treten **Parästhesien und tetanische Krämpfe** auf. Den Patienten wird schwarz vor Augen, da der hyperventilationsbedingte CO_2-Mangel im Blut (Hypokapnie) zusätzlich eine **Engstellung der Hirngefäße** bedingt.

Therapie

- **Beruhigen des Patienten** durch ärztliches Gespräch (Aufklärung des Patienten)
- Man fordert den Patienten auf, in einen **Plastikbeutel rückzuatmen**. Dadurch kann der verminderte pCO_2 normalisiert werden (⇒ Anteil des ionisierten Kalziums im Blut normalisiert sich nach Rückgang der Alkalose).
- **Neben der Gabe von Tranquilizern** zur unmittelbaren Sedierung kann eine **analytische Einzel- oder Gruppentherapie** indiziert sein.

Funktionelle Abdominalbeschwerden

Funktionelle Abdominalbeschwerden (FAB) können sich bei entsprechender Persönlichkeitsentwicklung sowohl im **Ober-** als auch im **Unterbauch** äußern (Reizmagen bzw. Colon irritable).

Pathogenese

- Patienten mit **Aerophagie** („arme Schlucker") oder einem **Reizmagen** klagen v.a. über Druckgefühl im Oberbauch, nachdem ihnen „etwas auf den Magen geschlagen ist". Ihre **Persönlichkeit** entspricht der des Ulkuskranken, wobei neurotische Symptome wie Phobien und zwanghafte Strukturen dominieren können. **Psychodynamisch** bestehen oral fixierte, frühkindliche Abhängigkeitsbedürfnisse.
- Die Neigung zu **Pedanterie** (Reaktionsbildung) und **extremer Korrektheit** (Reinlichkeit) findet sich auch bei Patienten mit funktionellen Unterbauchbeschwerden, deren Persönlichkeit von **Fixierungen der analen Phase** geprägt ist. Das **Reizkolon,** das mit zum Teil heftigsten Schmerzen einhergehen kann, wird ebenso wie die **emotionale Diarrhö** meist durch Angst-und Versagenssituationen (z.B. Examenssituation) ausgelöst. In der Persönlichkeit dominiert **der Wunsch nach Leistung und Geltung im latenten Bewusstsein der eigenen Ohnmacht**.
- Die **Diagnosestellung** kann jedoch erst nach sorgfältiger Abklärung des klinischen Befundes erfolgen.

Therapie

- Patienten mit funktionellen Abdominalbeschwerden wehren sich dem Therapeuten gegenüber oft gegen Gespräche mit affektiven Inhalten, so dass diese vom Arzt direkt angesprochen werden müssen (**aufdeckende Therapie**).

10.3 Psychosomatische Aspekte spezieller Krankheitsbilder und Symptome

Anorexia nervosa

Die **Anorexia nervosa** ist eine schwere Krankheit, deren **Mortalität 5–10 %** beträgt. Das **Manifestationsalter** der Erkrankung liegt **zwischen dem 15. und 25. Lebensjahr**. Das **Geschlechtsverhältnis Frauen zu Männer** beträgt etwa **25:1.**

- Für Patientinnen mit einer **Anorexia nervosa** ist die Trias **Gewichtsabnahme, Obstipation und sekundäre Amenorrhö** charakteristisch. Der Magerzustand wird verleugnet, und die Patientinnen fühlen sich leistungsfähig und weder körperlich noch seelisch krank.
- Die Patienten sind trotz der infolge Essstörung ausgeprägen **Gewichtsabnahme** sehr agil und überaktiv. Sie neigen zu asketischen Idealen und haben oft fanatische intellektuelle Zielsetzungen. Viele Magersüchtige bestehen darauf, dass ihre Angehörigen gut essen, und kochen für sie mit Leidenschaft. Hierbei werden die eigenen **Triebansprüche an andere abgetreten**. Mitunter treten **orale Triebdurchbrüche** (bei 50 % der Anorektikerinnen) auf, die sich z. B. als **Plünderung des Kühlschranks** bemerkbar machen können.
- Es gesellt sich das triebhafte „Essenmüssen" zu Praktiken, die eine Gewichtsabnahme bedingen, wie **selbstinduziertes Erbrechen** und Abführmittelabusus. Es können **Dehydratation**, metabolische Azidose und niedriges Serumkalium auftreten. Dies alles wird bewusst, meist völlig konfliktlos und ichgerecht praktiziert.
- Nach diagnostischen Kriterien wird ein **restriktiver Typus** ohne regelmäßige Anfälle von Hyperphagie oder „Purging"-Verhalten (selbstinduziertes Erbrechen oder Missbrauch von Laxanzien, Diuretika oder Klistieren) von einem **Binge Eating/Purging-Typus** mit Heißhungerattacken und Purgingverhalten unterschieden.
- **Differentialdiagnostisch** müssen Erkrankungen organischer Ursache wie z. B. konsumierende Krankheiten, Tuberkulose und Sprue ausgeschlossen werden.

Pathogenese

- **Psychodynamisch** besteht eine neurotische Fehlentwicklung, bei der die **weibliche Geschlechtsrolle abgelehnt** wird. Magersucht ist psychodynamisch als ein Versuch zu sehen, sich außerhalb jeder menschlichen, triebhaften Regung zu stellen. Eine **asketische Ich-Idealbildung mit unkörperlichem Selbstbild** entspricht dem regressiven Zustand. Dabei wird die Austragung des Konfliktes von der genitalen auf die orale Phase verschoben, wobei **Regression** als Mittel der Abwehr benutzt wird.
- Die **orale Ambivalenz** zeigt sich in einem Wechsel von Appetitlosigkeit und Heißhunger, der bis zu Lebensmitteldiebstählen reichen kann. Insbesondere dominante Mütter, die keine Vorbilder für die Identifikation mit der Frauenrolle gegeben haben, sind ätiologisch von Interesse. Es finden sich **auffällige Persönlichkeitszüge** mit einer starken Neigung zu asketischen Idealen, fanatischer intellektueller Zielsetzung und hingebungsvoller Fürsorge für andere Menschen.

Interaktion

- Die Patienten zeigen ein **trotziges, oppositionelles Verhalten**, das mit einer Therapieablehnung verbunden ist und geben sich oft eigensinnig bis autistisch.
- Gelegentlich geben sie sich **pseudogefügig**, indem sie so tun, als ob sie der Aufforderung zu essen nachkämen und täuschen damit andere Personen über die tatsächlich aufgenommene Nahrungsmenge.

Abb. 10.1

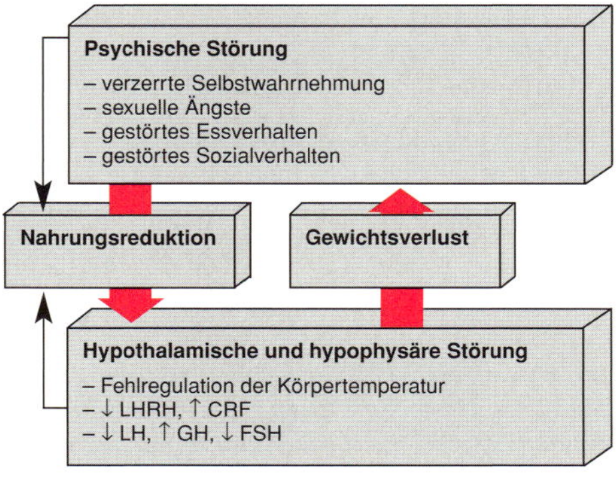

Anorexia nervosa

- Auch findet sich relativ häufig eine **Tendenz zur motorischen Überaktivität.** Die Patienten sind schwer zur Ruhe zu bringen, machen lange Spaziergänge und sind ständig für andere unterwegs. Psychologisch wird dies als eine **Flucht vor sich selbst** gedeutet. Selbst bei extremer Abmagerung sind die Patienten im Bett noch überbeschäftigt und fallen durch ständiges Lernen oder Stricken auf.

Symptomatik

- Durch **Nahrungsverweigerung** und **selbstinduziertes Erbrechen** kommt es zu einem extremen Gewichtsverlust. Die verminderte Nahrungszufuhr begünstigt das Entstehen einer **Obstipation,** mit der die Patienten ihren Laxanzienabusus begründen können. Resultierender Kaliumverlust führt seinerseits zur Obstipation.
- Bei der überwiegenden Mehrzahl der Fälle von Pubertätsmagersucht kommt es zur **sekundären Amenorrhö**. Gewöhnlich tritt diese Störung etwa 3 Jahre nach der Menarche ein. Oft ist sie bereits vor einer sichtbaren Abmagerung vorhanden und überdauert das akute Krankheitsbild um mehrere Jahre. Die Kranken weisen **nur wenig follikelstimulierendes und Luteinisierungshormon** auf. Daher sind auch die **Östrogenspiegel niedrig**.
- Das LH-Releasing-Hormon wird in unphysiologischem Rhythmus mit veränderter Amplitude freigesetzt. Außerdem fehlt das positive Feedback der Östrogene auf das LH mit dessen charakteristischem Anstieg in der Zyklusmitte als unmittelbarer Vorläufer der Ovulation. Erst nach Gewichtszunahme springt der normale Regelkreis wieder an. Bei Männern und Frauen nimmt die Libido ab.
- Das in den Fettzellen gebildete Leptin mit Rezeptoren im Hypothalamus und zahlreichen peripheren Organen ist vermindert und korreliert mit dem BMI und der Fettmasse. Es ist ein sensitiver Marker für den Ernährungsstatus im Krankheitsverlauf.
- Bei Patienten mit Anorexia nervosa besteht eine verminderte Konversion von Thyroxin in das biologisch aktive Trijodthyronin. Stattdessen wird das biologisch unwirksame retro-T_3 vermehrt gebildet, was eine Verminderung des Energiebedarfs bewirkt.

Therapie

- Nur bei leichten Fällen der Anorexia nervosa ist eine Psychotherapie ambulant durchführbar. Zunächst muss versucht werden, das **Nahrungsdefizit** durch „**Auffütterung**" bzw. künstliche Ernährung mittels Magensonde **auszugleichen** (= **Kurzzeitintervention**). Dies ist nur **unter stationären Bedingungen** möglich. Günstig wirkt in diesem Zusammenhang auch die Trennung von der Ursprungsfamilie.
- Die Patientinnen sind einer **Psychotherapie nur schwer zugänglich**, da es oft an ihrer Mitarbeit mangelt. Hinsichtlich des Erfolges steht die **Familientherapie** vor der **Verhaltenstherapie** und psychoanalytischen **Einzeltherapie**.
- **Pharmakotherapie**: Bei anhaltender depressiver Verstimmung oder ausgeprägten Zwängen: **Serotonin-Reuptake-Hemmer**. **Neuroleptika** (z.B. Fluoxetin, Olanzapin) sind bei extrem ausgeprägter Gewichtsphobie und wahnhaft anmutender Körperschemastörung einzusetzen. Es gibt keine Anhaltspunkte dafür, dass eine zusätzliche Gabe von Antidepressiva bei Untergewicht den Behandlungsverlauf verbessert.
- Auch nach einer Normalisierung des Körpergewichtes bleibt die **anorektische Primärpersönlichkeit** erhalten (⇒ **Rezidivgefahr**↑). **Spontanremissionen** treten **äußerst selten** (weniger als **5 %**) auf.

Bulimia nervosa

Unter **Bulimia nervosa** versteht man ein pathologisch gesteigertes Essbedürfnis auch ohne Hungergefühl. Häufig kommt es zu **Anfällen von Hyperphagie** meist mit **nachfolgend induziertem Erbrechen**.

- Die **Bulimia nervosa** betrifft, wie die Anorexia nervosa, **hauptsächlich junge Frauen** aus der Mittel- oder Oberschicht. In den USA wird eine Häufigkeit von bis zu 2 % bei Collegestudentinnen angegeben.
- Sie ist das **Symptom einer neurotischen Störung der Gesamtpersönlichkeit**. Während beim Anorexiepatienten eine Appetitabnahme wegen unbewusster emotionaler Faktoren besteht, ist **der Appetit** bei der **Bulimie phasenhaft** übertrieben **gesteigert („Heißhunger")**, wobei der Patient **keine Kontrolle mehr über sein Essverhalten** hat (⇒ Wechsel von Fasten und Heißhunger).

Pathogenese

- Das **Essen** wird **zur Ersatzbefriedigung für versagte emotionale Tendenzen**. Die unbewusste Grundlage des krankhaft gesteigerten Appetits bildet ein **intensives Verlangen nach Geliebtwerden** sowie aggressive Tendenzen zu besitzen bzw. zu verschlingen.
- Obwohl **viele Patienten normalgewichtig** bleiben, kommt es in einigen Fällen zur **Adipositas** (kann als Abwehr gegen die eigene Rolle interpretiert werden).
- Von einem Teil der Patienten wird aus **Sorge um Figur und Gewicht** auch **Erbrechen induziert**, Laxanzien- und/oder Diuretikaabusus betrieben oder versucht, die Hyperphagie mit strengen **Diäten** oder **Fastenkuren** auszugleichen.

Symptomatik

- Das **Verschlingen von Nahrungsmitteln** kann in seltenen Fällen so ausgeprägt sein, dass eine akute Dilatation und sogar Ruptur des Magens eintritt. Das induzierte Erbrechen führt durch das Einwirken von **Magensäure** zur Ösophagitis und zu **Zahnschmelzerosionen**. Auch eine Parotitis, **Hypokaliämie** und **Aspirationspneumonien** können dabei auftreten.
- Personen mit Bulimie haben die Tendenz, sich ihres Verhaltens bewusst zu sein und erscheinen **weniger introvertiert als Patienten mit Anorexia nervosa**. Sie neigen mehr zu **impulsivem Verhalten**, aber auch zur Depression.
- Die **Diagnosestellung** erfolgt, wenn eine Häufigkeit der Hyperphagie von zweimal pro Woche über einen Zeitraum von mindestens drei Monaten vorliegt. Mitunter treten diese auch mehrmals täglich auf, werden oft durch psychosozialen Stress ausgelöst und finden eher heimlich statt. Bulimiepatienten können fettleibig, aber auch **normalgewichtig** (Mehrzahl) sein.

Therapie

- Die Therapie erfolgt **kognitiv verhaltenstherapeutisch** und **pharmakologisch**. **Serotin-Reuptake-Hemmer und Antidepressiva** haben sich als wirksam erwiesen, selbst wenn keine eindeutig depressiven Symptome vorhanden sind. Nach dem Absetzen treten allerdings oft Hyperphagierezidive auf.
- Bei einer rezidivierenden bulimischen Essstörung empfiehlt sich auf Grund geringer Toxizität und Nebenwirkungen eine Prophylaxe mit SSRI (z.B. Fluvoxamin 3 × 50 mg/d).

Prognose

- Unbehandelt besteht ein **chronischer Verlauf** mit Verheimlichungstendenzen und **der Gefahr von somatischen Schäden** (auch Stoffwechselstörungen).

Adipositas

Psychodynamische Zusammenhänge

- Nach dem **Regressionskonzept** besteht eine **Fixierung auf orale Befriedigung**, wobei Essen ein Ersatz für die fehlende Mutterliebe sei.
- Die **Mütter** sollen **überprotektiv** und **überpossessiv**, teils verhätschelndes, teils kontrollierendes Verhalten gezeigt haben.Vermehrtes Essen soll dabei der Abwehr von Depressionen dienen. Eine Beziehungsform, die **direkte Liebesbezeugungen vermeidet** und an deren Stelle **orale Verwöhnung** tritt, begünstigt das Auftreten von Fettsucht bei den Kindern.

Als **auslösende Ursachen** der Fettsucht werden am häufigsten genannt:

- **Frustrationen**, vor allem die Trennung von einem Liebesobjekt. Der Tod des Ehepartners führt statistisch signifikant zur Gewichtszunahme bei Frauen (⇒ **Kummerspeck**).
- **allgemeine Verstimmungen**, Langeweile, Ärger, Angst vor dem Alleinsein (⇒ **Spannungsabfuhr**)
- **Herausforderungssituationen**, die Gefahr und Leistung beinhalten (z.B. Lernen für Examen), führen bei manchen Menschen zur gesteigerten Esslust, bzw. im Sinne einer Zunahme oraler Bedürfnisse, zum Rauchen.

- In den zuvor genannten Fällen hat das Essen die Bedeutung einer **Ersatzbefriedigung.** Bereits Kindern wird dieses Gefühl vermittelt, wenn man ihnen bei Krankheit oder Kummer Süßigkeiten als Trost anbietet.

Interaktion

- Die psychosomatische Gruppe der **Adipösen** zeichnet sich vor allem dadurch aus, dass **Hungerempfinden** und **Appetit primär nicht durch physiologische Stimuli**, wie Magenfüllung, sondern durch gewohnheitsmäßige und emotionale Faktoren **bestimmt** werden.
- Typischerweise kommt es dabei zu anfallsweisem Essen ohne Sättigung und vermehrter Nahrungsaufnahme bei Spannungs- und Konfliktsituationen**. Adipöse Patienten dissimulieren: „Ich esse ja gar nicht so viel!"** Oft beobachtet man bei ihnen auch das **Night-eating-Syndrom**, also das nächtliche Plündern des Kühlschranks. Es ist charakterisiert durch morgendliche Anorexie, Hyperphagie am Abend und Schlaflosigkeit.
- Es finden sich signifikant mehr Züge der **Depression**, viel Beschäftigung mit dem eigenen Körper, Angst, Impulsivität und Abwehrtendenzen. Dennoch lässt sich **kein einheitlicher Typ des Fettsüchtigen** beschreiben. Weniger häufig lassen sich narzisstische Züge bei Fettsüchtigen feststellen. Die Patienten neigen generell dazu, ihre Esslust positiv zu empfinden. Die **Persönlichkeitsstruktur** gilt als passiv, **bequem**, kontaktgestört und **aggressionsgehemmt**. Insbesondere im Rahmen von **Abmagerungskuren** neigen adipöse Patienten vermehrt zur Depression.

Therapie

- Auch **nach** erfolgreicher **klinischer Gewichtsreduktion** sind **Hyperphagierezidive häufig.**
- Ziel einer **psychosomatischen Therapie** muss daher neben einer **kontrollierten Reduktionsdiät** (stationäre Bedingungen) eine Ich-Stärkung des Patienten sein. Um den **Kontrollverlust beim Essen** zu bremsen, lässt man die Patienten **über** jede zugeführte **Nahrungsmenge Buch führen**. Durch intensive stationäre **Behandlung (= Zuwendung)** lässt sich in den meisten Fällen eine rasche **Gewichtsreduktion** erzielen. Die in dieser Zeit gewonnene Arzt-Patient-Beziehung kann genutzt werden, um den fettsüchtigen Patienten weiter zu motivieren, das Essverhalten einzuschränken. Insbesondere der psychosomatische Fettsüchtige braucht diese Ich-Stärkung.
- In der **Verhaltenstherapie** versucht man positive Ersatzstimuli anzubieten, wodurch das Entsagen der ernährungsbezogenen Befriedigung erleichtert werden soll. Auch die Gemeinschaft von Schicksalsgenossen in Selbsthilfegruppen – in den USA **„weight watchers"** genannt – kann zur Regulation des Essverhaltens beitragen.
- Bei der **Verhaltensmodifikation** soll eine verbesserte **Kontrolle der Stimuli**, die dem Essen vorausgehen sowie der Essenshandlung selbst erfolgen. Eine **permanente Veränderungen des Essverhaltens** soll erreicht werden, die von gesteigerter körperlicher Aktivität begleitet wird.

- **Die Patienten sollen genau über** die **Nahrungsaufnahme** und die damit in Verbindung stehenden Gewohnheiten **Buch führen**, um Kontrolle über ihre **Essgewohnheiten** zu gewinnen. Dabei erhält der Patient die Möglichkeit, eigene Arbeit in seine Behandlung zu investieren. Der Zusammenhang zwischen Erfolg und eigener Anstrengung soll den Patienten ermutigen, die **Verantwortung über das Ausmaß der Nahrungsaufnahme** bewusst zu tragen.
- Patienten sollen während des Essens **einzelne Bissen**, jedes Kauen **und jeden Schluck zählen**.
- Das **Essbesteck soll nach jedem dritten Bissen** so lange **hingelegt werden**, bis der Bissen auch hinuntergeschluckt worden ist.
- Schließlich können **längere Pausen** eingeführt werden, die **während der Mahlzeiten** einzuhalten sind.
- Ferner werden die Patienten aufgefordert, ihr Essen wirklich zu genießen und dabei **keinen sekundären Beschäftigungen wie Zeitunglesen oder Fernsehen nachzugehen**.

Prognose

- Der **Langzeiterfolg** aktiver Behandlungsprogramme beträgt **zwischen 5 und 10 %**. Dabei ist zu beachten, dass die realen Langzeiterfolge eher noch niedriger anzusetzen sind, da der Abschluss einer Studie natürlich nicht die gesamte Lebenszeit erfasst.

- **Erkrankungen des Verdauungstraktes** sind bei Adipösen in ähnlicher Häufigkeit wie bei anderen Bevölkerungsgruppen anzutreffen.

Essentielle Hypertonie

Psychosomatische Hypothesen

- Für Patienten mit **essentieller Hypertonie** wird eine gesteigerte Aggression bei gleichzeitig erhöhter Aggressionshemmung postuliert.
- Wenn ein Kind wegen seiner Aggressivität beim Umgang mit autoritären Bezugspersonen deren Zuneigung verlieren könnte, verwandelt es sich in einen fügsamen Menschen. Unbewusst bleibt jedoch der **Konflikt zwischen Aggression und Aggressionsabwehr** bestehen.
- Patienten mit essentieller Hypertonie neigen zu **hohen Ansprüchen an sich selbst**, und verdrängen eigene Wünsche, wenn sie dadurch Bestätigung finden können. Sie wirken daher **leistungswillig, pflichtbewusst und angepasst**. Die **intermittierende Blutdruckerhöhung** resultiert in diesen Fällen vorrangig aus einer anspannungsbedingten Zunahme des Symphatikotonus.

Therapie

- **Eine therapeutische Dauerbeziehung ist erforderlich**, bei der sich die Patienten durch **Kritikangst** auszeichnen.
- Durch **Biofeedbacktraining** und **verhaltenstherapeutische Intervention** lassen sich adrenerg bedingte Reaktionen kontrollieren.
- Der **Einsatz von antihypertensiv wirkenden Medikamenten** ist zur Prognoseverbesserung unausweichlich.

Koronarleiden und Herzinfarkt

Infarktpersönlichkeit

Nach den bisherigen Untersuchungen gelten bei **Infarktpatienten** folgende Stichworte zur Umschreibung der **psychischen Struktureigentümlichkeit**:

- zwangsähnlich rigides **Leistungs- und Erfolgsstreben**
- hohe psychophysische Beweglichkeit und **hartnäckiges Festhalten an gesetzten Zielen**
- ständige **Neigung zur Beschleunigung des Arbeitstempos** ⇒ Zeitdruck und Terminnot
- **Ungeduldshaltung**
- **Rivalisierungstendenzen**
- starker **Wunsch nach sozialem Prestige**

- Das **Verhaltensmuster von Herzinfarktpatienten** zeigt neben anhaltendem **Konkurrenzstreben** eine hohe individuelle Bewertung, welche Anstrengung es kostet, sich anzupassen.
- **Lebensveränderungen** werden von Herzinfarktpatienten häufig **als Belastung empfunden**. In diesen Fällen kann auch die Entlastung vom Stress, sowie die damit verbundene Suche nach neuen Zielen, an der Entstehung eines Herzinfarktes beteiligt sein. Befriedigend ist dieses Phänomen allerdings noch nicht geklärt.
- **Gereizt-aggressives Verhalten** kann vom **Herzinfarktpatienten** insbesondere dann gezeigt werden, wenn die von ihm gesteckten Leistungsziele nicht rechtzeitig erreicht wurden.

Interaktion mit Ärzten

- Selbst in der **akuten Infarktphase** tendieren die Patienten dazu, auftauchende Ängste und Depressionen zu verleugnen. Das mit den heftigen Brustschmerzen einhergehende Vernichtungsgefühl wird schon bald nach ärztlicher Intervention verleugnet.
- **Unmittelbar nach dem Infarktereignis** ist der meist **hyperaktive Koronarpatient** von der Notwendigkeit der körperlichen und psychischen Schonung zu überzeugen. In **Gesprächen** soll die Angst vor

augenblicklichem und künftigem Krankheitserleben vermindert werden. Möglicherweise bestehende Konflikte sollen in Gesprächen auf ein vernünftiges Maß relativiert darstellbar werden.

Psychotherapie

- Das therapeutische Ziel in der **Postinfarktphase** besteht in einer Beeinflussung der Lebensführung, deren Sinn dem Infarktpatienten v.a. in **themenzentrierten Gruppengesprächen** nahegebracht wird.
- Die **Gruppenbehandlung** von Herzinfarktpatienten hat eine Anleitung zur gesunden Lebensführung und ausgewogene **Bewegungstherapie** zum Ziel. Die Patienten sind jedoch meist nicht von ihrer leistungsbezogenen Einstellung abzubringen.
- Die von Arthur Janov begründete Primärtherapie eignet sich **nicht** zur psychotherapeutischen Beeinflussung der Postinfarktphase, da nach dem Infarktgeschehen insbesondere plötzliche Anstrengungen vermieden werden sollen.

Im **Gegensatz zu Patienten mit** einer **Herzneurose,** die in ihrer Aufmerksamkeit ängstlich auf ihr Herz fixiert sind, **neigen Patienten mit koronarer Herzerkrankung zur Bagatellisierung ihrer Herzbeschwerden**.

Asthma bronchiale

Ursachen für das Asthma bronchiale können **teilweise psychosomatisch** interpretiert werden.
Man unterscheidet ein **allergisches** (= extrinsic) und ein **nichtallergisches** (= intrinsic) **Asthma bronchiale.**

- Vor allem das **intrinsic Asthma bronchiale** schließt als Ursache Infekte, chemische und physikalische Noxen sowie physische und psychische Belastungen ein. Oft sind die einzelnen auslösenden Mechanismen nicht voneinander unterscheidbar, so dass man von einer **Erkrankung mit multifaktorieller Genese** sprechen kann.
- Beim **Asthma bronchiale** kann bereits der Anblick einer Kunststoffblume, im Sinne einer **Reizgeneralisierung**, zum Auftreten einer allergischen Erscheinung führen. Dieser Effekt ist auf eine **klassische Konditionierung** zurückzuführen.
- Der **Asthmaanfall** kann demnach auch durch **gelerntes Verhalten** (unwillkürlich oder willkürlich veränderte Atemmotorik) auslösbar sein. Im Verlauf der Krankheit kommt es zur Bahnung, Erweiterung und Reizgeneralisierung, so dass über das eigentlich auslösende Allergen kaum verwertbare Aussagen möglich sind.

Psychische Komponente der Pathogenese

- **Psychodynamisch** soll der **Hauptkonflikt** der Patienten darin bestehen, **dass unbewusste Motive das Hingezogensein zur Mutter bedrohen**.
- Obgleich die Patienten mit dem entsprechenden Mutterobjekt verschmelzen wollen, verspüren sie **Angst,** dadurch ihre **Individualität verlieren zu können**. Daher besteht im zwischenmenschlichen Bereich die gleichzeitige **Angst vor zu großer Nähe** wie **auch vor** zu **großer Ferne** (**Verschmelzung versus Identitätsverlust**).

Interaktion mit Ärzten

- Für den Therapeuten bedeutet dies, **sich weder vom Patienten gefühllos** zu **distanzieren, noch allzu distanzlos (kumpelhaft) mit ihm umzugehen**.
- Durch **psychotherapeutische Intervention** im Rahmen einer **Gruppentherapie** kann versucht werden, die Symptome zu bessern. Im weiteren Verlauf der Psychotherapie treten jedoch häufig Rückfälle auf, da der Patient **gegenüber** dem **Übertragungsobjekt** Arzt bzw. Psychotherapeut **Angst vor zu großer Nähe** hat.

Therapie

- Neben der rein **medikamentösen Therapie** können **gruppentherapeutische Ansätze** versucht werden. Jedoch bleiben auch hierbei die organischen Grundlagen des allergischen Reaktionsprozesses unverändert bestehen.

- Selbstverständlich muss trotz aufdeckender psychotherapeutischer Bemühungen **die Grundtherapie mit bronchospasmolytischen Medikamenten** und eine bestehende **Kortikoidtherapie** fortgeführt werden.
- Zusätzlich können **übende Verfahren** wie **Atemtherapie** und **autogenes Training** Anwendung finden.

Ulcus duodeni

Beim **Ulcus duodeni** werden die Beschwerden oft durch die Nahrungsaufnahme gelindert. Es werden **zwei Arten von Ulkuspersönlichkeiten**, die sich beide aus einer oralen Fixierung entwickeln, unterschieden:

- **offen abhängiger Typ** ⇒ kleinere Gruppe von Patienten, die ihre oralen Wünsche offen auslebt und in ihrem Empfinden von anderen Menschen stark abhängig ist
- **pseudounabhängiger Typ** ⇒ weitaus **größerer Teil der Ulkuspersönlichkeiten**, der diese oralen Wünsche in Form von Reaktionsbildung abwehrt

- Die Persönlichkeit des **pseudounabhängigen Ulcus-duodeni-Kranken** wird durch **Reaktionsbildung** wie Leistung, **Hyperaktivität**, Selbständigkeit und Selbstgenügsamkeit bestimmt. Damit sollen **Wünsche nach fortdauernder Zuwendung und Fürsorge abgewehrt** werden.
- Sowohl der **pseudounabhängige** als auch der manifeste **abhängige Ulkuskranke** ist auf fortdauernde Zuwendung und Fürsorge ausgerichtet. Ohne Reaktionsbildung werden die Versorgungswünsche stärker ausgelebt und deren Versagen als Frustration erlebt. Die **Fixierung** liegt durch Verwöhnung oder Versagen **auf der oralen Libidostufe**.

Interaktion mit Ärzten

- Die Mehrzahl der Ulcus-duodeni-Patienten ist **nicht therapiemotiviert**.
- **Pseudounabhängige Patienten** entfernen sich bald nach Abklingen des Ulkusschubes aus der Therapie des Arztes. Ihre Abhängigkeitswünsche akzeptieren sie nur während der akuten Phase der Erkrankung. **Nach Abklingen der akuten Symptome rivalisieren sie mit dem Arzt** und wehren sich gegen ein psychotherapeutisches Arbeitsbündnis.
- Die **abhängigen Ulkuspatienten** befürchten ebenso wie die pseudounabhängigen Patienten ein Bewusstmachen ihrer oralen Bedürfnisse. Sie **erwarten** allerdings nach Abklingen der akuten Symptomatik **ärztliche Unterstützung** und Versorgtwerden.
- Da die Veranlagung zur Ulkusbildung nahezu immer lebenslang erhalten bleibt, muss mit einer sehr langdauernden psychotherapeutischen Behandlung gerechnet werden.

Colitis ulcerosa

Die manifeste **Colitis ulcerosa** kann sich in jedem Alter entwickeln. Beide Geschlechter sind ungefähr gleich häufig betroffen. Der **Häufigkeitsgipfel** liegt im frühen Erwachsenenalter und bei Patienten, die älter als 50 Jahre sind.

Psychische Komponente der Pathogenese

- Am ehesten kann eine **Störung in der** Bewältigung der Sauberkeitserziehung, also der **analen Phase**, postuliert werden. Die Patienten sind „hergabebereit" (**Darmmotilität steigt**), weisen jedoch gleichzeitig Verlustängste auf. Es besteht ein Konflikt zwischen Gehorsam einerseits und Auflehnung andererseits.
- Bei diesen Kranken kommt es **nicht** zu einer echten **Trennungs-/Trauerarbeit, sondern** zur **Autoaggression**. Dabei schafft die Abhängigkeit von Schlüsselpersonen eine besondere Verwundbarkeit.
- Die Patienten sind an ihre **dominierenden, kontrollierenden** und **perfektionistischen Mütter** im Sinne einer Unterwerfung und einer extrem starken Hingabe gebunden. Die Mütter zeigen ein übermäßiges Bedürfnis, die Darmfunktion der Kinder zu kontrollieren und jedes offene aggressive Benehmen zu unterdrücken (lt. Sperling). Durch erzieherische Interventionen der Mutter im Sinne einer **Sauberkeitsdressur** wurde das Kind in seinem natürlichen Darmfunktionsrhythmus irritiert. Nach anfänglicher Auflehnung beugt es sich später den Strafandrohungen mit ängstlichem Gehorsam.

- Die **symbiotische Abhängigkeit** von **der Mutter oder einer Muttererersatzfigur** ist dabei eine Grundvoraussetzung für das Entstehen einer Colitis ulcerosa. Bei männlichen Patienten kann es **auch** zu einer **Fixierung auf den Vater** kommen. Da die Patienten in einer symbiotischen Abhängigkeit zum jeweiligen Elternteil leben, müssen sie sich ständig bemühen, diese nicht zu gefährden. Daher werden alle **aggressiven Einstellungen und Verhaltensweisen vermieden**.
- Zusätzlich findet man **Überintellektualisierung**, starre Haltung und Moral, gestörten Sinn für Humor sowie zwanghaftes Sich-Sorge-Machen und Schüchternheit. Auch **zwangsneurotische Eigenschaften** können bei einer **Fixierung in der analen Phase** auftreten.

Man unterscheidet zwei Gruppen von Persönlichkeiten:
- **übertrieben selbständige Gruppe** ⇒ verleugnet das Abhängigsein von anderen, versucht allerdings die Personen, zu denen ein Abhängigkeitsverhältnis besteht, zu beherrschen und zu kontrollieren
- **passive Gruppe** ⇒ erlebt sich dagegen als **hilflos** und ohne Durchsetzungsvermögen. Patienten dieser Gruppe versuchen Anerkennung durch übersteigerte Selbstlosigkeit und Leistungsbereitschaft zu erlangen. Das Verhalten wird auch **als „permissive Submission"** bezeichnet, da eine fast unterwürfige Haltung bei hintergründiger Aggression besteht.

Auslösend für einen **Colitisschub** ist der reale oder vermutete Objektverlust (Mutter, Vater oder Lebenspartner). Etwa ⅔ der Colitis-ulcerosa-Fälle können auf Verlusterlebnisse wie Zurückweisung durch einen Lebenspartner, Tod einer wichtigen Bezugsperson oder Trennung von dieser zurückgeführt werden.

Psychotherapie

- Wesentlich ist das Aufrechterhalten einer stabilen Arzt-Patient-Beziehung (**Relationship-Therapie**). Psychoanalytische Einzel- oder Gruppentherapie ist nicht in allen Fällen anwendbar.

Schlafstörungen

Hierunter fallen Schwierigkeiten beim Ein- oder Durchschlafen oder **Schlafrhythmusstörungen**, die zur Vorstellung führen, ungenügend geschlafen zu haben.

Mit zunehmendem **Alter** verkürzt sich die Schlafdauer, wobei es keinen Anhaltspunkt dafür gibt, dass eine solche Schlaflosigkeit sich auf die Gesundheit auswirkt.

Man unterscheidet
- **Einschlafstörungen** oft **bei emotionalen Störungen** (Angst, Phobie, Depression), aber auch bei „Vorfreude"
- **Änderungen des Schlafrhythmus** bei Jet-lag (Zeitverschiebung) und unregelmäßigen Arbeitszeiten, Störungen im Bereich des Hypothalamus (z. B. Schädelverletzung oder Enzephalitis), Missbrauch von Beruhigungsmitteln, obstruktive **Schlafapnoe**, **Schlafmittelentzug** ⇒ Rebound-Zustand von Wachheit, den der Patient als rezidivierende Schlaflosigkeit deutet

Bei permanenter Schlaflosigkeit kann die Untersuchung in einem **Schlaflabor** indiziert sein.

Differentialdiagnose
- Schlaflosigkeit kann **primär** auftreten (Langzeitsymptom).
- **sekundäre Schlaflosigkeit** bei Schmerzen, Angst, Drogen- oder Alkoholentzug oder Depression
- **Narkolepsie** ⇒ seltenes Syndrom mit **imperativen Schlafanfällen** (meist REM-Schlaf ohne vorangehende NREM-Periode) und plötzlichem **Muskeltonusverlust** (Kataplexie), **Schlafparalyse** und hypnagogischen Phänomenen. Dabei ist die **Gesamtschlafzeit nicht erhöht**.

Therapie

- Die Therapie hängt von der zugrunde liegenden Störung ab. **Schlaflosigkeit** aus verständlichen Ängsten ist einer **Gesprächstherapie** zugänglich.
- **Ältere Menschen**, deren normales Schlafbedürfnis sich geändert hat, sollten zu mehr Bewegung am Tage aufgefordert werden.
- Bei **Schlaflosigkeit auf Grund emotionaler, aber nichtdepressiver Störungen** können **kurzzeitig** Schlafmittel benötigt werden (Sedativa und Hypnotika). Bei **Depressionen** sind Antidepressiva wirksam, die etwa eine Stunde vor dem Schlafengehen einzunehmen sind.
- Da **Schlafmittel** zu **Toleranz** und **Sucht** führen können, sollten sie nicht länger als 2–4 Wochen oder intermittierend eingesetzt werden.

Schmerz (Migräne, Spannungskopfschmerz)

Das **Persönlichkeitsbild von „Kopfschmerzpatienten"** ist durch ein ehrgeiziges, gewöhnlich sich überforderndes Leistungsstreben gekennzeichnet. Dabei fällt oft **Perfektionismus** und ein **überhöhtes Anspruchsniveau** auf. Die oft gleichzeitig feststellbare **Anspannung der Kopfmuskulatur** ist Begleiterscheinung und **Ausdruck der frustranen**, nicht zu einer Bestätigung und Befriedigung führenden **inneren Anspannung**.

- **Migräneanfälle** können durch die verschiedensten Anlässe ausgelöst werden (z.B. Änderungen des Schlaf-Wach-Rhythmus, Wetterwechsel, Lärmeinflüsse, Lichtreize), insbesondere dann, wenn intensive Anstrengungen unternommen werden, ein gestecktes Ziel zu erreichen. Die **Migräneattacke** setzt **in den meisten Fällen erst** dann ein, **wenn die Anstrengung vorbei ist**, ganz gleich, ob diese Anstrengung zum Erfolg führte oder nicht.
- Beim **diffusen Spannungskopfschmerz** aus **neurotischer Ursache** besteht ein **äußerer und/oder innerer Leistungskonflikt.** Übergroße Ansprüche an die eigene Leistungsfähigkeit und Erwartungen in bezug auf Erfolge und Anerkennung finden sich neben einem rigiden Charakter.

Psychotherapie

- Vor allem der **Spannungskopfschmerz** auf neurotischer Grundlage bietet eine Indikation für eine **fokale Kurztherapie** oder für **Gruppentherapie**. Auch übende Verfahren wie das **autogene Training** sind zusätzlich von Nutzen.

Posttraumatisches Stresssyndrom (PTSD)

Es besteht eine **neurotische Erkrankung nach** einer **extremen Stresssituation** (ursprünglich bei heimkehrenden Vietnamsoldaten definiert).

Die Patienten erleben wiederholt Episoden, in denen das traumatische Ereignis erneut durchlebt wird. Voraussetzung ist dabei in jedem Fall die **Exposition gegenüber einem überwältigenden externen Stresserlebnis**.

Pathogenese

- ein **plötzliches und völlig unerwartetes Ereignis** (z.B. Großfeuer, Explosionen, Flugzeugabstürze oder Naturkatastrophen)
- **grausame Unmenschlichkeit** (z.B. bewaffneter Kampf oder Geiselnahme)
- **langdauernder Stress**, unmenschlicher Behandlung ausgesetzt zu sein (Folter)
- gleichzeitige **Körperverletzungen**
- die psychische und physische Konstitution des Opfers
- Art und Verfügbarkeit sozialer Unterstützung

Symptomatik

- **Wiedererleben des Traumas** in Form lästiger unkontrollierbarer Erinnerungen und Alpträume. Es besteht ein Zustand gespaltenen Bewusstseins, in dem der Patient die traumatische Erfahrung lebhaft wieder zu durchlaufen scheint.
- **chronische Dysphorie, Angst, Schlaflosigkeit**, oft verbunden mit Konzentrations- und Gedächtnisschwäche
- **Phobien** gegenüber Situationen, die Erinnerungen an die Ereignisse hervorrufen
- gelegentlich **Ausbrüche von Reizbarkeit** ⇒ Gewalttätigkeiten

Viele der Betroffenen werden in der Folgezeit **alkohol- bzw. drogenabhängig**, um den inneren Zustand der Übererregbarkeit zu dämpfen. Die meisten Betroffenen verlieren das Interesse an ihrer Beschäftigung und fühlen sich emotional ausgebrannt und isoliert.

Diagnostik

- Die Symptome **Depression, Angst oder Phobie** bestimmen nicht als Einzelmerkmal das klinische Bild und **sind klar erkennbar Folge des Traumas**.

Therapie

- **Dämpfung von Übererregbarkeit und Angst**
- Methoden der **Verhaltensdesensibilisierung** und Entspannung sind besonders hilfreich, und in Fällen mit dissoziativen Abläufen ist **Psychotherapie** nützlich, die darauf abzielt, Abreaktion und Einsicht zu erreichen. Bei Bedarf Anxiolytika und Antidepressiva

Prognose

- Die **akute, mit kurzer Latenz auftretende Form** bessert sich ohne Behandlung nach etwa 6 Monaten.
- Der Verlauf der sich mit einer Latenzzeit von mehreren Monaten **später entwickelnden Form** kann **Monate bis Jahre** dauern, wobei die Betroffenen oft erheblich beeinträchtigt sind.

10.4 Chronisch und unheilbar Kranke

Die Mitteilung einer schweren Krankheit, die das Leben bedroht, bedingt für den Betroffenen eine **extreme Belastungssituation**.
Die Frage, wie schnell und wie weitgehend man dem Patienten die Diagnose offenbaren soll, hängt von den daraus resultierenden **therapeutischen Konsequenzen**, der **Lebenssituation** und der **Persönlichkeit** des Kranken ab.

- Nach der **Befundmitteilung** ist mit einer schweren **reaktiven Depression** zu rechnen, die in Einzelfällen auch zum **Suizid** führen kann. Nach Möglichkeit sollte man zuvor feststellen, ob der Kranke in seiner Situation allein gelassen wird oder ob er von seinen Angehörigen und Freunden Hilfe und Trost findet.
- Wichtig ist es, dem Patienten eine **Bündnisgemeinschaft mit den Möglichkeiten der Medizin** in Aussicht zu stellen, auch, wenn diese nur noch zu einer palliativen Verbesserung der Lebensqualität führen.
- Jede **Aktivität zur Gestaltung der eigenen Abschiedssituation** ist zu fördern.

Kübler-Ross hat eine Studie über das Verhalten unheilbar Kranker in amerikanischen Krankenhäusern durchgeführt und 1973 veröffentlicht. Sie fand dabei **fünf verschiedene Verarbeitungsphasen und Reaktionsweisen**, die nicht zeitlich voneinander getrennt ablaufen müssen:

- **Nicht-wahrhaben-Wollen („Ja, aber das kann doch nicht sein ...?") ⇒ Abwehr und Verleugnung** ⇒ Die Befundmitteilung wird anfangs nicht ernst genommen. Betroffene klammern sich an die Vorstellung der Verwechslungen von Röntgenaufnahmen und Befunden. Andere Ärzte werden aufgesucht, um der deprimierenden Realität auszuweichen.
- **Zorn und Revolte („Warum gerade ich?")** ⇒ Die Patienten hadern mit ihrem Schicksal und werden gegenüber Mitmenschen und gegen das Pflegepersonal **aggressiv**.
- **Verhandeln („Wenn, dann muss aber ...?") ⇒ kurze Übergangsphase**, in der versucht wird, das Unvermeidliche in einer Art Handel hinauszuschieben. Ärzte sollen alles Machbare tun und die neuesten Erkenntnisse zur Verlängerung des Lebens einsetzen.
- **Depressionen („Wozu..., alles ist sinnlos...?")** ⇒ Wenn das Fortschreiten der Krankheit offensichtlich ist und sich die Diagnose durch das Krankheitsbild erhärtet, resultieren **depressive Verstimmungen**, besonders dann, wenn die Krankenrolle zur Isolation geführt hat. Rückblickend wird das eigene Leben betrachtet und Versäumnissen nachgetrauert.
- **Zustimmung („Ich erkenne jetzt erst...")** ⇒ In dieser letzten Phase, wo sich der Kranke mit dem herannahenden Tod konfrontiert sieht, tritt **Gelassenheit und Bejahung des Unausbleiblichen** ein. Der Tod wird als Erlösung von der Krankheit herbeigesehnt. Oftmals werden die Angehörigen vom Sterbenden getröstet und ihnen Mut für die künftigen Aufgaben gemacht.

HIV-Infektion und AIDS

Die **Verarbeitungsphasen** unheilbar Kranker **nach Kübler-Ross** treffen auch auf dieses Krankheitsbild zu. Allerdings können die Patienten je nach Krankheitsstadium **auch Hoffnung in neu zu entwickelnde Therapiemöglichkeiten** setzen.

- Der behandelnde Arzt muss sich über den traumatischen Einschnitt, den diese Diagnose für das Leben des Betroffenen bedeutet, im Klaren sein. Die **rasche Mitteilung des Untersuchungsergebnisses** ist **erforderlich**, um das Auftreten weiterer Infektionen zu verhindern und eine Therapie einzuleiten.
- Dabei ist die **Lebenssituation des Patienten** der **Gesprächsgegenstand**. Aspekte von **Sucht**, der **Erregerübertragung** (Infektionsquelle?) aber auch die Beziehung zwischen psychosozialem Stress und Immunfunktion sowie deren Bedeutung für den weiteren Verlauf der Erkrankung sind anzusprechen.
- **Verdrängungsphänomene** müssen bei diesem Krankheitsbild auch im Hinblick auf eine mögliche **soziale Stigmatisierung** (u.a. Drogenmissbrauch, Homosexualität) verstanden werden, so dass deren Bewältigungsstrategien (Gruppentherapie, Selbsthilfe) anzusprechen sind.

Meldepflichtige Krankheiten

Krankheit	Verdacht	Erkrankung	Todesfall	Ausscheider
AIDS				
Botulismus				
Brucellosen				
Cholera				
Diphtherie				
Enteritis infectiosa (*z.B. Salmonellose, Yersiniose*), Typhus abdominalis				
Fleckfieber-Gruppe				
Gasbrand				
Gelbfieber				
Gonorrhö				
Hepatitis, virale				
Humane spongioforme Enzephalopathie				
Influenza (Virusgrippe)				
Keuchhusten				
Lebensmittelintox. (bakteriell oder viral)				
Lepra				
Leptospirose				
Listeriose (kongenital)				
Lymphogranuloma inguinale				
Malaria				
Masern				
Meningitis, Enzephalitis				
Milzbrand				
Ornithose				
Paratyphus				
Pest				
Pocken				
Poliomyelitis				
Puerperalsepsis				
Q-Fieber				
Rötelnembryopathie				
Rotz (Malleus)				
Rückfallfieber				
Scharlach				
Shigellenruhr				
Syphilis				
Tetanus				
Tollwut				
Trichinose				
Toxoplasmose (kongenital)				
Trachom				
Tuberkulose				
Tularämie				
virales hämorrhagisches Fieber				

meldepflichtig

Sachwortverzeichnis

A

B

E

F

G

H

J

K

L

N

Q

R

T

U

V

W

Literaturverzeichnis

(1) Ammon (1991) Arzneimittelneben- und Wechselwirkungen. Wissenschaftliche Verlagsgesellschaft

(2) Andreoli, Carpenter, Plum, Smith (1994) Cecil´s Textbook of Medicine. Mc Graw Hill, New York

(3) Besser, Thorner (1994) Clinical Endocrinology. Wolfe, Times Mirror International Publishers Ltd., London, UK

(4) Chan, Safani, Winkle (1996) Current Clinical Strategies in Medicine. CCS Publishing, USA

(5) Classen, Diehl, Kochsiek (1996) Innere Medizin. Urban & Schwarzenberg, München

(6) Droste, Planta (1993) Memorix. Chapman & Hall, Weinheim

(7) Forth, Henschler, Rummel, Starke (1992) Pharmakologie und Toxikologie. BI-Wissenschaftsverlag, Mannheim, Wien, Zürich

(8) Fricke, Klaus (jahrgangsweise) Neue Arzneimittel. Wissenschaftliche Verlagsgesellschaft

(9) Gross, Schölmerich, Gerok (1994) Lehrbuch der Inneren Medizin. Schattauer, Stuttgart

(10) Hahn, Falke, Klein (1995) Medizinische Mikrobiologie. Springer, Heidelberg

(11) Harrison (1992) Principles of Internal Medicine. McGraw-Hill, New York, USA

(12) Heilmann (1981) Differentialdiagnose Hämatologie. edition medizin, Weinheim

(13) Medizin, Gesamtdarstellung in 5 Bänden (1996). ecomed

(14) Kaufmann (1992) Internistische Differentialdiagnostik. Schattauer, Stuttgart

(15) Kirch (1992) Fehldiagnosen in der inneren Medizin. Gustav Fischer Verlag, Stuttgart

(16) Lohr, Bös (1996) GK2 Pathophysiologie. Chapman & Hall, Weinheim

(17) Leps, Lohr (1996) GK3 Innere Medizin. Chapman & Hall, Weinheim

(18) Mörl (1992) Gefäßerkrankungen in der Praxis. Chapman & Hall, Weinheim

(19) Nilius, Rink (1995) Gastroenterologie und Hepatologie, Ullstein Mosby, Berlin, Wiesbaden

(20) Primer (1988) Pulmologie in der Praxis. edition medizin, Weinheim

(21) Roitt, Brostoff, Male (1993) Immunology. Mosby, Mosby-Year Book Europe Ltd., London, UK

(22) Schettler (1990) Innere Medizin. Thieme, Stuttgart

(23) Schwabe, Pfaffrat (1995) Arzneiverordnungsreport. Gustav Fischer Verlag, Stuttgart

(24) Shapiro (1995) A Colour Atlas of Heart failure. Wolfe Publishing Ltd., London, UK

(25) Seidel, Ball, Dains, Benedict (1994) Physical examination. Mosby, Mosby-Year Book Inc., St. Louis, USA

(26) Siegenthaler (Hrsg.) (1994) Klinische Pathophysiologie. Thieme, Stuttgart

(27) Siegenthaler (Hrsg.) (1993) Differentialdiagnose Innerer Krankheiten. Thieme, Stuttgart

(28) Siegenthaler (Hrsg.) (1992) Lehrbuch der inneren Medizin. Thieme, Stuttgart

(29) Spielmann, Steinhoff, Schäfer, Bunjes (1992) Taschenbuch der Arzneiverordnung in Schwangerschaft und Stillperiode, Gustav Fischer Verlag, Stuttgart

(30) Stevens, Lowe (1995) Pathology. Mosby, Times Mirror International Publishers Ltd., London, UK

(31) Stobbe/Baumann (Hrsg.) (1996) Lehrbuch der Inneren Medizin. Ullstein Mosby, Berlin, Wiesbaden

(32) Therapie-Handbuch (1996), Urban & Schwarzenberg. München

(33) Wolff, Weihrauch (1995) Internistische Therapie. Urban & Schwarzenberg, München

(34) Klippel/Dieppe (Hrsg.) (1995) Practical Rheumatology. Mosby, Times Mirror International Publishers Ltd., London, UK

(35) Emond et al. (1995) Color Atlas of Infections Diseases. Mosby – Wolfe, Times Mirror International Publishers Ltd., London, UK

Bildquellennachweis

Allolio, Schulte: Praktische Endokrinologie, Urban & Schwarzenberg Verlag, München 1996

H. Begemann et al.: Klinische Hämatologie, Georg Thieme Verlag, Stuttgart, 1975.

M. G. Besser/M. O. Thorner: Clinical Endocrinology, 2nd edition, Mosby-Wolfe, London, UK, 1994. Mit freundlicher Genehmigung von Mosby International Ltd.; Abb. 5.5, S. 398 mit freundl. Genehmigung von Lippincott Williams & Williams, Philadelphia, Pa, USA.

Dr. med. J. A. Bönhof, Fachbereich Ultraschall, Deutsche Klinik für Diagnostik, Wiesbaden.

T. Brody et al.: Human Pharmacology, 2nd edition, Mosby-Year Book Inc., St. Louis, USA 1994. Mit freundlicher Genehmigung von Mosby International Ltd.

M. M. Canobbio: Cardiovascular disorders, C. V. Mosby Company, St. Louis, USA, 1990. Mit freundlicher Genehmigung von Mosby International Ltd.

Classen, Diehl, Kochsiek: Innere Medizin, 4. Auflage, Urban & Schwarzenberg Verlag, München 1998

Prof. Leslie J. DeGroot, University of Chicago Medical Center, Chicago, Illinois, USA.

Prof. Dr. med. H. W. Doerr, Institut für Medizinische Virologie der J. W. Goethe-Universität Frankfurt/Main.

Dr. med. Drexler und Prof. Dr. med. Kasper, St. Josef-Hospital, Wiesbaden.

Droste/Planta: Memorix, Enke Verlag, Stuttgart 1993.

Fresenius Medical Care Deutschland, Bad Homburg v. d. M.

Haber: Farbatlas mikroskopischer Harnanalytik, Urban & Schwarzenberg Verlag, München 1983

Prof. Dr. med. G. Gross, Direktor der Klinik und Poliklinik für Dermatologie und Venerologie, Universität Rostock.

Hahn/Falke/Klein (Hrsg.): Medizinische Mikrobiologie, Springer-Verlag, Berlin/Heidelberg/New York, 1994.

G. D. James/P. R. Studdy: Color Atlas of Respiratory Diseases, 2nd edition, Mosby-Year Book Europe Ltd., London, UK, 1992. Mit freundlicher Genehmigung von Mosby International Ltd.

E. G. Jung (Hrsg.): Duale Reihe Dermatologie, 3. Auflage, Hippokrates Verlag, Stuttgart, 1995.

Dr. med. K.-F. Kreitner, Klinik und Poliklinik für Radiologie, Johannes Gutenberg-Universität Mainz.

W. Leps/M. Lohr: GK 3 Innere Medizin, 11. Auflage, Georg Thieme Verlag, Stuttgart 1998.

Prof. Dr. med. H. Löllgen, Klinikum Remscheid.

M. Lohr/B. Bös: GK2 Pathophysiologie, Pathobiochemie, 10. Auflage, Georg Thieme Verlag, Stuttgart 1998.

W. A. McAlpine, Moderne Medicine, 1979.

K. Müller/S. Müller: GK 2 Klinische Chemie, 12. Auflage, Georg Thieme Verlag, Stuttgart 1998.

Prof. R. S. Nanra, John Hunter Hospital, Newcastle, Australien.

R. Nilius/C. Rink: Gastroenterologie und Hepatologie, Berlin/Wiesbaden, Ullstein Mosby 1995.

Novartis Pharma GmbH, Nürnberg.

Prof. Dr. med. P. Pfannenstiel, Prof. Dr. med. L.-A. Hotze, Mainz-Kastel.

Roitt et al.: Kurzes Lehrbuch der Immunologie, 2. Aufl., Georg Thieme Verlag, Stuttgart, 1995.

Prof. Dr. Dr. h.c. P. C. Scriba, Direktor der Medizinischen Klinik, Klinikum Innenstadt der Universität München.

Segal et al., American Journal of Medicine, 1996.

S.G. Spiro: Mediastinal Masses, Medicine International 1986; 36; 1475, Medicine Journal Group Ltd., Oxon, UK.

A. Stevens/J. Lowe: Pathology, Mosby-Wolfe Limited, London, UK, 1995.

H. Stobbe/G. Baumann (Hrsg.): Innere Medizin, 7. Auflage, Berlin/Wiesbaden, Ullstein Mosby 1995.

J. D. Swales/D. De Bono: Cardiovascular Risk Factors, Gower Medical Publishing, London, UK, 1993. Mit freundlicher Genehmigung von Mosby International Ltd.

PD Dr. med. B. Wiesner, Bad Berka.

J. D. Williams et al.: Clinical Atlas of the Kidney, Gower Medical Publishing, New York, USA, 1991. Mit freundlicher Genehmigung von Mosby International Ltd.

S. F. Wilson/J. M. Thompson: Respiratory disorders, Mosby-Year Book Inc., St. Louis, USA, 1990. Mit freundlicher Genehmigung von Mosby International Ltd.

Dr. med. B. Wintersperger, Institut für Radiologische Diagnostik, Klinikum Großhadern LMV München.

Nachwort

Auszüge aus dem „Gebet eines Wissenschaftlers"

Herr, Du weißt, dass ich älter werde und in absehbarer Zeit alt sein werde.
ist zwar jammerschade, mein umfassendes Wissen nicht ständig zu gebrauchen
– aber du weißt, o Herr –,
dass ich schließlich doch noch einige wenige Freunde behalten möchte.

Ich wage nicht, dich um ein besseres Gedächtnis zu bitten, aber
um wachsende Demut und weniger Sturheit,
wenn meine Erinnerungen mit denen anderer nicht übereinstimmen sollten.

Frei übersetzt aus „A Prayer for the Office", Theo Hürny